Jonathan L. Benumof
ANÄSTHESIE IN DER
THORAXCHIRURGIE

ANÄSTHESIE IN DER THORAXCHIRURGIE

Jonathan L. Benumof

Übersetzt von
Gerhard Boeden und Ulrich Zaune

230 Abbildungen und 75 Tabellen

Gustav Fischer · Stuttgart · New York · 1991

© 1987 by W. B. Saunders Company

Titel der Originalausgabe:
Anesthesia for Thoracic Surgery

Die Veröffentlichung der Übersetzung von
Anesthesia for Thoracic Surgery, 1. Auflage,
erfolgt in Übereinstimmung mit
W. B. Saunders Company, Philadelphia.

Anschriften des Autors und der Übersetzer:

Jonathan L. Benumof, M. D.
Professor of Anesthesia
University of California, San Diego
La Jolla, California, U.S.A.

Dr. Gerhard Boeden
Dr. Ulrich Zaune
Klinikum der Stadt Nürnberg
Institut für Anästhesiologie
Flurstraße 17
D-W 8500 Nürnberg 90

Die Abbildung auf dem Umschlag basiert auf Abbildung 9.9c: Das Einführen des linksseitigen Doppellumentubus.

CIP-Titelaufnahme der Deutschen Bibliothek

Benumof, Jonathan L.:
Anästhesie in der Thoraxchirurgie / von Jonathan L. Benumof. Übers. von Gerhard Boeden und Ulrich Zaune . – Stuttgart; New York: G. Fischer, 1991
 Einheitssacht.: Anesthesia for thoracic surgery <dt.>
 ISBN 3-437-00609-6

Geschützte Warennamen (Warenzeichen) wurden **nicht** besonders kenntlich gemacht. Aus dem Fehlen eines solchen Hinweises kann nicht geschlossen werden, daß es sich um einen freien Warennamen handelt.

Wichtiger Hinweis
Die pharmakotherapeutischen Erkenntnisse in der Medizin unterliegen laufendem Wandel durch Forschung und klinische Erfahrungen. Autor und Übersetzer dieses Werkes haben große Sorgfalt darauf verwandt, daß die in diesem Werk gemachten therapeutischen Angaben (insbesondere hinsichtlich Indikation, Dosierung und unerwünschten Wirkungen) dem derzeitigen Wissensstand entsprechen. Das entbindet den Benutzer dieses Werkes aber nicht von der Verpflichtung, anhand der Beipackzettel zu verschreibender Präparate zu überprüfen, ob die dort gemachten Angaben von denen in diesem Buch abweichen, und seine Verordnung in eigener Verantwortung zu bestimmen.

Für die deutsche Ausgabe
© Gustav Fischer Verlag · Stuttgart · New York · 1991
Wollgrasweg 49, D-W 7000 Stuttgart 70 (Hohenheim)
Das Werk einschließlich aller seiner Teile ist urheberrechtlich geschützt. Jede Verwertung außerhalb der engen Grenzen des Urheberrechtsgesetzes ist ohne Zustimmung des Verlags unzulässig und strafbar. Das gilt insbesondere für Vervielfältigungen, Übersetzungen, Mikroverfilmungen und die Einspeicherung und Verarbeitung in elektronischen Systemen.

Gesetzt in der Caslon 9/10 p, 8/9 p und der Helvetica auf Linotype System 202, gedruckt auf Scheufelen BVS® matt, 100 g/m².

Satz, Druck und Einband: Wilhelm Röck GmbH, Weinsberg
Graph. Bearbeitung/Reproduktionen: PC-Design Peter Kellner, Ludwigsburg
Umschlaggestaltung: Hans Lämmle, Stuttgart

Printed in Germany

Für
Sherrie, Benjamin und Sarah,
meiner geliebten Familie

Vorwort

Die Thoraxchirurgie ist zu einem bedeutenden chirurgischen Spezialfach geworden. Im Vergleich mit der Anzahl thoraxchirurgischer Eingriffe vor dem Jahre 1940, wo nur drei Pneumonektomien und 30 Ösophagogastrektomien weltweit beschrieben wurden, rechnet man heutzutage in den Vereinigten Staaten mit etwa 120 000 bis 130 000 Thoraxeingriffen pro Jahr ohne herzchirurgische Eingriffe (1, 2). Darüber hinaus kann für das nächste Jahrzehnt mit einem weiteren Anstieg der Fallzahl, speziell für Lungenresektionen, gerechnet werden (1, 2).

Die Zunahme der thoraxchirurgischen Eingriffe ist durch eine entsprechende Erweiterung der anästhesiologischen Verfahren begleitet, die die Behandlung von Patienten, die sich einem solchen (thoraxchirurgischen) Eingriff unterziehen, erheblich verbessern können. In jüngster Zeit sind erhebliche Fortschritte im Verständnis der Physiologie der Ein-Lungen-Beatmung (Determinanten der hypoxischen pulmonalen Vasokonstriktion; siehe Kapitel 3,4 und 8), der präoperativen Risikoeinschätzung (Tumorstaging, Messung von physiologischen Funktionsparametern; siehe Kapitel 5), dem Monitoring (Oxymetrie, Kapnographie; siehe Kapitel 7), der Wahl des Anästhesieverfahrens (neue Narkotika, Isofluran; siehe Kapitel 8), der fiberoptischen Bronchoskopie (zur Kontrolle von Doppellumentuben; siehe Kapitel 9), zur CPAP-Beatmung der nichtabhängigen Lunge (siehe Kapitel 11), zur High-frequency-Ventilation (siehe Kapitel 12), zur Anästhesie bei Laser-Resektionen von Tumoren der Atemwege (siehe Kapitel 13) und bei der Anwendung der Epiduralanästhesie gemacht worden (siehe Kapitel 20). Die Veröffentlichungen zu diesen Themen erscheinen dabei in sehr verschiedenen Formen und einem breiten Literaturspektrum zur Lungenphysiologie, Intensivmedizin, Anästhesiologie, Chirurgie und Inneren Medizin. Dieses Buch faßt all diese neueren Erfahrungen zu einer Quelle zusammen.

Das Buch ist als ein Lehrbuch speziell für die Anästhesie in der Thoraxchirurgie gedacht. Es ist anzunehmen, daß diese Anästhesie von Fortgeschrittenen ausgeübt wird, die die Fähigkeit zur sicheren Anwendung der Anästhesietechniken bei unkomplizierten Fällen bereits erworben haben. So setzt zum Beispiel der Abschnitt über die Anwendung von Doppellumentuben die allgemeinen Kenntnisse der Intubationstechnik voraus, und die Empfehlung, einen Pulmonalarterienkatheter oder einen arteriellen Katheter einzuführen bzw. die Epiduralanästhesie anzuwenden, baut auf der Kenntnis über die entsprechenden Verfahrensweisen auf.

Das Buch beinhaltet die gesamte perioperative Phase. Der erste Abschnitt («Grundüberlegungen») bietet Hilfe bei Verständnisschwierigkeiten, die in späteren Kapiteln auftreten können. Die Abschnitte II und V orientieren sich an der perioperativen Phase in ihrem zeitlichen Ablauf, wie er in der Praxis auftritt: präoperative Überlegungen, intraoperative Überlegungen (Routine- und Spezialfälle) und postoperative Überlegungen. Im gesamten Buch wird den respiratorischen Aspekten vorrangige Aufmerksamkeit geschenkt, da die Thoraxchirurgie hauptsächlich respiratorische Probleme betrifft und oft die respiratorische Funktion selbst beeinträchtigt: In den meisten Abschnitten bezieht sich das Buch auf Anästhesie für Lungenresektionen, da diese bei weitem die häufigsten thoraxchirurgischen Eingriffe sind (1,2).

Ich habe beim Schreiben dieses Buches sehr viel Freude gehabt. Der Grund dafür war, daß ich mich auf die Weitergabe von Informationen konzentrieren konnte und meine Assistentin, Ms. Allyn Charney, alles übrige erledigte. Sie schrieb jedes Wort eines jeden Kapitels, und jedes Kapitel wurde vielfachen Überarbeitungen unterzogen. In diesen frühen Phasen ließ sie keine unpassenden Sätze stehen und achtete auf Fehler und inkomplette Literaturangaben. Später kümmerte sie sich um all die vielen Details, die zu beachten sind, um ein Manuskript druckreif zu machen: Einholen von Reproduktionsgenehmigungen, Beschaffen von Abbildungen, Versand des Manuskriptes sowie den Umgang mit Illustratoren und dem Verlag. So konnte ich mich auf das Schreiben konzentrieren, und dies machte es zu einer erfreulichen Arbeit.

Mein Dank gilt auch verschiedenen anderen, besonders Dr. Mark Scheller, der in den späteren Stadien der Vorbereitung das gesamte Buch durchsah. Ich danke den Drs. Roderick Calverly, James Gibbons, William Mazzei, Theodore Sanford, James Harrell, Clarence Ward und Jordon Katz, die so freundlich waren, einzelne Kapitel zu begutachten. Schließlich bin ich Dr. Lawrence Saidman für zwei Dinge sehr verbunden. Erstens, weil er sich bereit erklärte, ein geistreiches Geleitwort zu schreiben. Zweitens, weil er als Leiter meiner Abteilung in den letzten 12 Jahren half, Bedingungen zu schaffen, die es mir erlaubten, mich wissenschaftlich und klinisch so zu entwickeln, daß ich eines Tages in der Lage war, ein umfassendes Buch über die Anästhesie in der Thoraxchirurgie zu schreiben.

Jonathan L. Benumof

Literatur

1. Melton, L. J. III., McGoon, D. C., O'Fallon, W. M.: Population-based requirements for thoracic surgery. J. Thorac. Cardiovasc. Surg. 82: 729–737, 1981.

2. Rutkow, I. M.: Thoracic and cardiovascular operations in the United States, 1979 to 1984. J. Thorac. Cardiovasc. Surg. 92: 181–185, 1986.

Geleitwort

Ein Schritt vorwärts

Man muß nur auf das Inhaltsverzeichnis der Fachzeitschriften der Anästhesie der letzten 20 Jahre schauen, um zu erkennen, daß wichtige Veränderungen in der Behandlung von Patienten in der Thoraxchirurgie eingetreten sind. Vor nur 20 Jahren war invasives Monitoring selten, Doppellumentuben eine Kuriosität, die Messung von arteriellen Blutgaswerten in den meisten Fällen nicht möglich, die klinische Anwendung der Oxymetrie noch nicht entwickelt, die Beatmungsgeräte unzuverlässig, und die meisten Intensivstationen waren eher spezielle Pflegeeinheiten als echte interdisziplinäre Intensiveinheiten. Die Wirkung der meisten Anästhetika auf den Lungenkreislauf war noch nicht bekannt und Maßnahmen wie PEEP und CPAP, jetzt Allgemeingut, bis dahin noch nicht erdacht. Die vergangenen 20 Jahre haben die Entwicklung all dieser Fortschritte gebracht. So ist entsprechend anderen klinischen Subspezialisierungen die wissenschaftlich begründete Spezialdisziplin «Thoraxanästhesie» entstanden, in der die physiologischen Konsequenzen einer Manipulation an Atemwegen und Lunge und die pharmakologischen Nebeneffekte Eingang gefunden haben.

Mit anderen Worten, es gibt heute kaum eine klinische Maßnahme oder therapeutische Entscheidung, die sich nicht auf Grundlagenforschung oder klinische Entwicklung in den letzten 15 bis 20 Jahren begründet. Das Spezialfach und seine Vertreter stellen in diesem Sinne einen Teil der modernen Anästhesie und den zeitgenössischen Anästhesisten dar.

Dr. Benumof ist unter all den Experten auf diesem Gebiet durch Ausbildung, Erfahrung in der Forschung und seine klinische Sachkenntnis vielleicht am besten gerüstet, um solch ein Lehrbuch zu verfassen. Seine Karriere in der Anästhesie umfaßt annähernd 20 Jahre – denselben Zeitraum, in dem die raschen Entwicklungen in der Thoraxanästhesie abliefen. Seine Forschungsinteressen haben sich auf die Physiologie, Pharmakologie und eine wissenschaftlich begründete klinische Arbeit am Patienten in der Thoraxanästhesie konzentriert. Beispiele seiner Forschungen sind Studien über die Determinanten der Verteilung des pulmonalen Blutstroms unter Ein-Lungen-Beatmung – einschließlich Anästhetika, vasoaktive Substanzen und mechanische Maßnahmen, Wege zur Behandlung von Patienten unter Ein-Lungen-Beatmung, Überwachung des pulmonalarteriellen Drucks und die Charakterisierung der tracheobronchialen Anatomie, die den überzeugenden Beweis liefert, daß die fiberoptische Bronchoskopie kein Luxus ist, der nur gelegentlich genutzt wird, sondern außerordentliche Bedeutung zur Überprüfung der korrekten Lage von Doppellumentuben hat. Nicht nur seine Forschungsinteressen sind sachdienlich, sondern auch seine klinische Ausbildung und sein klinisches Interesse.

Er hat an der Universität von Kalifornien, San Diego, die respiratorische Intensivtherapieeinheit geleitet und war der erste Anästhesist in der Abteilung, der als «thoraxchirurgischer Anästhesist» bezeichnet wurde.

Dieses Lehrbuch umfaßt das gesamte Gebiet der Thoraxanästhesie, von seiner geschichtlichen Entwicklung, der Beschreibung der Geräte, die in diesem Spezialfach eingesetzt werden, bis zur Behandlung des Patienten in der prä-, intra- und postoperativen Phase, einschließlich spezieller Sachverhalte, wie der Behandlung pulmonaler Komplikationen, künstlicher Beatmung und dem postoperativen Schmerz. Obwohl es ein umfassendes Verständnis der Physiologie und Pharmakologie ermöglicht, ist es hauptsächlich ein Lehrbuch für den Kliniker. Die Betonung liegt auf einem schrittweisen Herangehen an die Bewältigung klinischer Probleme.

Obwohl in letzter Zeit viele Veröffentlichungen über die Thoraxanästhesie erschienen sind, haben die meisten den Nachteil, daß sie von mehreren Autoren und nicht von einem Autor, so wie dieser Text, stammen. Der Nachteil bei mehreren Autoren liegt in dem fehlenden gleichbleibenden Zugangsweg zu Problemen, der mangelnden Einheitlichkeit des Stils, der fehlenden Kenntnis des Gesamtgebietes bei jedem einzelnen Autor und unnötiger und manchmal gehäufter Wiederholungen. Darüber hinaus können wegen individueller Meinungsverschiedenheiten gegensätzliche Standpunkte auftreten, die den Leser zumeist eher verwirren als aufklären.

Schließlich empfinde ich in gewisser Weise auch einen persönlichen Stolz bei diesem Projekt. Viele der ihm zugrundeliegenden Studien wurden an der Universität von Kalifornien, San Diego, durchgeführt, während ich Leiter dieser Abteilung war, und ich hatte das Privileg, an vielen Ideen, die aber vollständig das Ergebnis von Jons Kreativität und Energie waren, mitbeteiligt zu sein, während sie noch im Gedankenstadium waren und bevor sie schließlich im Labor ihren Ausdruck fanden. Die Langeweile von so mancher Langzeitunternehmung wurde durch seine mitreißende Einstellung zur Forschung im Fortschritt gebrochen. Der kleine Einfluß auf die Entwicklung zum Akademiker ist eines der speziellen Dinge, die mir als Leiter des Departments zufallen. Jon ist zur vollen Reife gelangt, und dieses Buch – eine Bestätigung seiner Entwicklung und Leistung – repräsentiert wirklich «einen Schritt vorwärts» in der Behandlung von Patienten in der Thoraxchirurgie.

Dr. Lawrence J. Saidman

Inhalt

I. Grundüberlegungen

1	Geschichte der Anästhesie in der Thoraxchirurgie	3
1.1	Einleitung	3
1.2	Der heutige Stand: Kurze Zusammenfassung der modernen Anästhesiepraktiken in der Thoraxchirurgie	3
1.3	Die Entwicklung: Entstehung der modernen Anästhesiepraktiken in der Thoraxchirurgie	5
1.3.1	Vor 1910: Grundlegende medizinische Leistungen als Fortschritt in der gesamten Chirurgie	7
1.3.2	1900–1920: Extrathorakale Brustwandeingriffe zur Behandlung infektiöser Lungenerkrankungen	7
1.3.3	1900–1920: Ventilationstechniken für Brustwandeingriffe ohne endotracheale Intubation	8
1.3.4	Die 20er Jahre: Beginn des breiten Einsatzes der endotrachealen Intubation	8
1.3.5	1940–1950: Rückgang der Brustwandeingriffe zur Behandlung infektiöser Lungenerkrankungen	9
1.3.6	1938–1950: Beginn von Lungenresektionen bei malignen Prozessen	10
1.3.7	50er und 60er Jahre: Entwicklung von Doppellumenendotrachealtuben	12
1.3.8	1956: Einführung der halogenierten Inhalationsanästhetika	12
1.3.9	70er Jahre: Vermehrtes invasives und nichtinvasives Monitoring	13
1.3.10	70er Jahre: Einführung von PEEP und CPAP in die klinische Praxis	13
1.3.11	1975: Einführung der fiberoptischen Bronchoskopie	14
1.3.12	80er Jahre: Anwendung von CPAP auf die nichtabhängige Lunge, von PEEP auf die abhängige Lunge, getrennte Lungenbeatmung, High-frequency-Ventilation (HFV)	14
1.4	Die Zukunft	14
1.5	Zusammenfassung	15
Literatur		15

2	Anatomie des Brustraumes	16
2.1	Einleitung	16
2.2	Brustwand	16
2.2.1	Knochen und Knorpel	16
2.2.2	Zwerchfell	18
2.2.3	Interkostalraum	19
2.2.4	Beziehung von Brustwand zu Pleura und Lunge	19
2.3	Atemwege und Lunge	21
2.3.1	Trachea	21
2.3.2	Hauptbronchien	22
2.3.3	Hilusanatomie	23
2.3.4	Lungenlappen und -spalten	23
2.3.5	Bronchopulmonale Segmente	24
2.3.6	Bronchialbaum	24
2.3.7	Pulmonalarterien und -venen	26
2.3.8	Lungenkapillaren	26
2.3.9	Lymphatisches System	29
2.3.10	Bronchialarterien und -venen	30
2.4	Mediastinum	31
2.4.1	Unterteilung des Mediastinums	31
2.4.2	Mediastinales Lageverhältnis von Trachea, Ösophagus, Aorta und Pulmonalisstamm	31
Literatur		32

3	Allgemeine Atmungsphysiologie und die Atmungsfunktion unter Anästhesie	34
3.1	Lungenphysiologie	34
3.1.1	Einleitung	34
3.1.2	Normale (gravitationsabhängige) Verteilung von Perfusion, Ventilation und Ventilations-Perfusions-Verhältnis	34
3.1.3	Andere (nicht gravitationsbedingte) wichtige Determinanten des pulmonalen Gefäßwiderstandes und der Perfusionsverteilung	42

3.1.4	Andere (nichtgravitationsabhängige) wichtige Determinanten der Lungencompliance, der Resistance und der Lungenvolumina	47	4.4.1	Vergleich der arteriellen Oxygenierung und der CO_2-Elimination während Zwei-Lungen-Beatmung im Gegensatz zur Ein-Lungen-Beatmung	98
3.1.5	Sauerstoff- und Kohlendioxydtransport	58	4.4.2	Verteilung des Blutflusses während Ein-Lungen-Beatmung	100
3.1.6	Reflexe des pulmonalen Gefäßsystems	65	Literatur		107
3.1.7	Pulmonaler Metabolismus und Synthese	66			
3.1.8	Andere spezielle Funktionen der Lunge	68			

II. Präoperative Überlegungen

3.2	Lungenfunktion unter Anästhesie	69
3.2.1	Einleitung	69
3.2.2	Auswirkung der Anästhesietiefe auf das Atemmuster	69
3.2.3	Auswirkungen der Anästhesietiefe auf die spontane Minutenventilation	70
3.2.4	Auswirkungen von vorbestehenden respiratorischen Dysfunktionen auf die respiratorischen Effekte unter Anästhesie	70
3.2.5	Auswirkungen spezieller intraoperativer Bedingungen auf die respiratorischen Effekte unter Anästhesie	71
3.2.6	Mechanismus der Hypoxämie unter Narkose	71
3.2.7	Mechanismen der Hyperkapnie und Hypokapnie unter Narkose	80
3.2.8	Auswirkungen von unphysiologischen Zusammensetzungen der Atemgase	81
Literatur		85

5	**Präoperative Bewertung der kardiopulmonalen Situation**	113
5.1	Einleitung	113
5.2	Lungen- und Bronchialtumoren	113
5.2.1	Anamnese	113
5.2.2	Körperliche Untersuchung	116
5.2.3	Allgemeine Laboruntersuchungen	118
5.2.4	Diagnose der malignen Lungentumoren	118
5.2.5	Stadieneinteilung der malignen Lungenerkrankung	121
5.2.6	Physiologische Einschätzung des Patienten im Hinblick auf den chirurgischen Eingriff	126
5.3	Mediastinaltumoren	135
5.3.1	Anamnese	135
5.3.2	Diagnostisches Vorgehen bei Mediastinaltumoren	136
5.4	Ösophagusveränderungen	136
5.4.1	Anamnese	136
5.4.2	Diagnostisches Vorgehen bei Ösophagusveränderungen	136
Literatur		138

4	**Spezielle Physiologie der Seitenlage, des offenen Brustkorbs und der Ein-Lungen-Ventilation**	91
4.1	Einleitung	91
4.2	Physiologie der Spontanatmung bei offenem Brustkorb	91
4.2.1	Verschiebung des Mediastinums	91
4.2.2	Paradoxe Atmung	92
4.3	Physiologie der Seitenlage und des eröffneten Brustkorbs während kontrollierter Zwei-Lungen-Ventilation: Verteilung von Perfusion ($\dot{Q}$) und Ventilation ($\dot{V}$)	93
4.3.1	Verteilung von $\dot{Q}$, $\dot{V}$ und $\dot{V}/\dot{Q}$ in Seitenlage, im Wachzustand und bei geschlossenem Brustkorb	93
4.3.2	Verteilung von $\dot{Q}$ und $\dot{V}$ in Seitenlage, unter Narkose und bei geschlossenem Brustkorb	93
4.3.3	Verteilung von $\dot{Q}$ und $\dot{V}$ in Seitenlage, unter Narkose bei offenem Brustkorb	96
4.3.4	Verteilung von $\dot{Q}$ und $\dot{V}$ in Seitenlage, unter Anästhesie, bei offenem Brustkorb und unter Relaxation	96
4.3.5	Zusammenfassung	96
4.4	Physiologie der Ein-Lungen-Beatmung	98

6	**Präoperative respiratorische Vorbereitung**	140
6.1	Einleitung	140
6.2	Korrelation respiratorischer Komplikationen mit vorbestehenden Lungenerkrankungen	141
6.3	Korrelation respiratorischer Komplikationen mit der Lokalisation des operativen Eingriffs	141
6.4	Senkung der Inzidenz postoperativer respiratorischer Komplikationen durch präoperative pulmonale Vorbereitung	142
6.5	Präoperative Maßnahmen	143
6.5.1	Beendigung des Rauchens	144
6.5.2	Dilatation der Atemwege	144

6.5.3	Sekretolyse	145	7.4.4	Atemminutenvolumen	164
6.5.4	Sekretentfernung	145	7.4.5	Gasaustausch	164
6.5.5	Maßnahmen zur Verbesserung der Motivation, Anlernen des Patienten, Erleichterung der postoperativen respiratorischen Pflege	146	7.4.6	Atemwegsmechanik	165
			7.4.7	Kardiovaskuläre Parameter	165
			7.4.8	Muskelrelaxation	179
			7.4.9	Temperatur	179
6.6	Mechanismen der präoperativen respiratorischen Vorbereitung	147	Literatur		179

6.7 Prämedikation ... 148

Literatur ... 148

III. Allgemeine intraoperative Überlegungen

7 Monitoring ... 153

7.1 Einleitung ... 153
7.1.1 Spezielle intraoperative Bedingungen ... 153
7.1.2 Vorbestehende Lungenerkrankung ... 154
7.1.3 Gestuftes Monitoring ... 154
7.2 Stufe I: Grundmonitoring ... 155
7.2.1 Überprüfung des Beatmungsgerätes ... 155
7.2.2 Kontinuierliche Überwachung der inspiratorischen Sauerstoffkonzentration ... 155
7.2.3 Kontinuierliche Apnoeüberwachung ... 155
7.2.4 Atemminutenvolumen ... 157
7.2.5 Gasaustausch ... 158
7.2.6 Atemwegsmechanik ... 158
7.2.7 Kardiovaskuläre Parameter ... 159
7.2.8 Muskelrelaxation ... 159
7.2.9 Temperatur ... 159
7.3 Stufe II: Spezielles intermittierendes und/oder kontinuierliches Monitoring ... 159
7.3.1 Überprüfung des Beatmungsgerätes ... 159
7.3.2 Kontinuierliche Überwachung der inspiratorischen Sauerstoffkonzentration ... 159
7.3.3 Kontinuierliche Apnoeüberwachung ... 159
7.3.4 Atemminutenvolumen ... 160
7.3.5 Gasaustausch ... 160
7.3.6 Atemwegsmechanik ... 162
7.3.7 Kardiovaskuläre Parameter ... 163
7.3.8 Muskelrelaxation ... 163
7.3.9 Temperatur ... 163
7.4 Stufe III: Erweitertes Monitoring ... 163
7.4.1 Überprüfung des Überwachungsgerätes ... 164
7.4.2 Kontinuierliche Überwachung der inspiratorischen Sauerstoffkonzentration ... 164
7.4.3 Kontinuierliche Apnoeüberwachung ... 164

8 Anästhetika und Anästhesietechniken ... 182

8.1 Einleitung ... 182
8.2 Kardiopulmonale Aspekte bei thoraxchirurgischen Eingriffen ... 182
8.2.1 Pulmonale Aspekte (Zwei-Lungen-Beatmung) ... 182
8.2.2 Kardiale Aspekte ... 185
8.3 Wahl des Anästhesieverfahrens und Oxygenierung bei Ein-Lungen-Beatmung ... 188
8.3.1 Effekt der Anästhetika auf die hypoxisch-pulmonale Vasokonstriktion (HPV) ... 188
8.3.2 Effekt der Anästhetika auf die arterielle Oxygenierung bei Ein-Lungen-Beatmung ... 189
8.4 Einleitung und Aufrechterhaltung der Anästhesie, Anästhesietechniken ... 196
8.4.1 Vorteile der Anästhetika ... 196
8.4.2 Empfehlung von Anästhetika und Anästhesietechniken ... 197

Literatur ... 198

9 Seitengetrennte Lungenventilation (Intubation mit Doppellumentubus) ... 202

9.1 Einleitung ... 202
9.2 Indikationen zur seitengetrennten Lungenventilation ... 202
9.2.1 Absolute Indikationen ... 202
9.2.2 Relative Indikationen ... 203
9.3 Intubation mit einem Doppellumentubus ... 205
9.3.1 Doppellumenendotrachealtuben ... 205
9.3.2 Konventionelles Vorgehen bei Intubation mit einem Doppellumentubus ... 209
9.3.3 Gebrauch des Fiberbronchoskops bei der Einführung des bronchialen Lumens eines Doppellumentubus in einen Hauptbronchus ... 214
9.3.4 Gebrauch des Fiberbronchoskops zur Bestimmung der genauen Lage des Doppellumentubus ... 215
9.3.5 Verwendung der Röntgendiagnostik zur Lagebestimmung des Doppellumentubus ... 225

9.3.6 Quantitative Bestimmung des Verschlußdrucks des Cuffs 226
9.3.7 Komplikationen bei Verwendung von Doppellumenendotrachealtuben 227
9.3.8 Relative Kontraindikationen bei der Verwendung von Doppellumenendotrachealtuben 228
9.4 Bronchialblocker (mit Einlumenendotrachealtuben) 229
9.5 Endobronchiale Intubation mit einem Einlumentubus 231
Literatur 233

10 Chirurgische Routineüberlegungen, die anästhesiologische Bedeutung haben . . 235

10.1 Einleitung 235
10.2 Lagerung des Patienten 236
10.2.1 Postero-laterale Thorakotomie 236
10.2.2 Anteriore Thorakotomie 236
10.2.3 Posteriore Thorakotomie 237
10.2.4 Mediane Sternotomie 237
10.2.5 Minithorakotomien 237
10.3 Thorakale Schnittführungen 238
10.3.1 Postero-laterale Thorakotomie 238
10.3.2 Anteriore Thorakotomie 239
10.3.3 Posteriore Thorakotomie 240
10.3.4 Mediane Sternotomie 241
10.3.5 Minithorakotomie 242
10.3.6 Drainage des Pleuraraums 242
10.4 Häufigste größere elektive thorakale Eingriffe 242
10.4.1 Resektionen 242
10.4.2 Thorakaler Eingriff an Ösophagus und Aorta 244
Literatur 245

11 Konventionelle und differenzierte Durchführung der Ein-Lungen-Beatmung 246

11.1 Einleitung 246
11.2 Bedingungen der Ein-Lungen-Ventilation 246
11.2.1 Die nichtabhängige, nichtventilierte Lunge 246
11.2.2 Die abhängige beatmete Lunge 247
11.3 Konventionelle Durchführung der Ein-Lungen-Beatmung 248
11.3.1 Inspiratorische Sauerstoffkonzentration 248
11.3.2 Atemzugvolumen (Tidalvolumen, Hubvolumen) 249
11.3.3 Beatmungsfrequenz 250
11.3.4 PEEP in der abhängigen Lunge 250
11.4 Differenzierte Durchführung der Ein-Lungen-Beatmung 251
11.4.1 Selektive Anwendung von PEEP auf die abhängige Lunge 251
11.4.2 Selektive Anwendung von CPAP auf die nichtabhängige Lunge 252
11.4.3 Differenzierte Anwendung von PEEP und CPAP 255
11.4.4 Selektive Anwendung der Highfrequency-Beatmung der nichtabhängigen Lunge 257
11.5 Durchführungsempfehlung zur Kombination von konventioneller und differenzierter Ein-Lungen-Beatmung . . 257
Literatur 259

12 High-frequency- und High-flow-Apnoe-Ventilation während thoraxchirurgischer Eingriffe 261

12.1 Einleitung 261
12.2 High-frequency-Ventilation 263
12.2.1 Allgemeine Überlegungen 263
12.2.2 Anwendung bei größeren Operationen der Luftwege 264
12.2.3 Anwendung bei bronchopleuralen Fisteln 266
12.2.4 Anwendung, um Bewegungen des Operationsgebietes zu minimieren 267
12.3 Low- und High-flow-Apnoe-Ventilation . . 268
12.3.1 Low-flow-Apnoe-Ventilation 268
12.3.2 Unterbrochene High-flow-Apnoe-Ventilation 270
Literatur 272

13 Intraoperative anästhesiologische Überlegungen (ohne Ventilationsfragen) 274

13.1 Einleitung 274
13.2 Behandlung des Bronchospasmus 274
13.3 Behandlung des Blutverlustes 277
13.3.1 Einschätzung des Blutverlustes 277
13.3.2 Minimaler Blutverlust (> 10% des Blutvolumens): Kristalloide Flüssigkeitsinfusion (kolloidale Volumenersatzmittel) 279
13.3.3 Mäßiger Blutverlust (10–20% des Blutvolumens): Sollte Blut transfundiert werden? 280
13.3.4 Schwerer Blutverlust (mehr als 20% des Blutvolumens): Diagnostische und therapeutische Probleme 281
13.4 Behandlung hämodynamischer Störungen ohne ursächlichen Blutverlust 284

13.4.1 Koronare Herzerkrankung und gute Ventrikelfunktion 286
13.4.2 Koronare Herzerkrankung und schlechte Ventrikelfunktion 287
13.4.3 Arrhythmien...................... 287
13.5 Spezielle Probleme der Ösophaguschirurgie........................ 287
13.5.1 Ernährungszustand................ 287
13.5.2 Perioperative Regurgitation und Aspiration........................ 289
13.5.3 Präoperative Chemotherapie 290
13.6 Transport des Patienten.............. 290
13.6.1 Vorbereitung des Transports 290
13.6.2 Transport....................... 293
13.6.3 Ankunft auf der Intensivstation 294

Literatur............................. 294

IV. Intraoperative Überlegungen bei speziellen thoraxchirurgischen Fällen

14 Anästhesie bei speziellen elektiven diagnostischen Eingriffen 299
14.1 Einleitung....................... 299
14.2 Bronchoskopie 299
14.2.1 Fiberoptische Bronchoskopie 300
14.2.2 Bronchoskopie mit dem starren Instrument...................... 304
14.2.3 Starre Bronchoskopie mit Venturiprinzip 306
14.3 Mediastinoskopie 307
14.3.1 Indikationen..................... 307
14.3.2 Anästhesietechnik 307
14.3.3 Komplikationen 308
14.4 Thorakoskopie 310
14.4.1 Indikationen..................... 310
14.4.2 Anästhesietechnik 310
14.4.3 Komplikationen 310
14.5 Ösophagoskopie................... 311
14.5.1 Indikationen..................... 311
14.5.2 Anästhesietechnik 311
14.5.3 Komplikationen 312

Literatur............................. 312

15 Anästhesie bei speziellen elektiven therapeutischen Eingriffen 314
15.1 Einleitung....................... 314
15.2 Laserresektion von Tumoren, die größere Luftwege obstruieren 314
15.2.1 Allgemeine Überlegungen 314
15.2.2 Die verschiedenen Lasertypen und zusätzliche Therapiemöglichkeiten 315
15.3 Trachearesektion 320
15.4 Große bullöse Emphyseme und Luftzysten 327
15.5 Lungenresektion bei Patienten nach Pneumonektomie 330
15.6 Einseitige bronchopulmonale Lavage ... 330
15.7 Tumoren an der Verbindungsstelle des oberen, vorderen und mittleren Mediastinums.................... 336
15.7.1 Allgemeine Überlegungen 336
15.7.2 Kompression des Tracheobronchialbaums 336
15.7.3 Kompression der Pulmonalarterie und des Herzens 338
15.7.4 Das Vena-cava-superior-Syndrom 338
15.8 Operation von thorakalen Aortenaneurysmen 339
15.9 Thymektomien bei Myasthenia gravis .. 340
15.10 Ein-Lungen-Anästhesie bei Patienten mit krankhafter Adipositas 343

Literatur............................. 344

16 Anästhesie bei thorakalen Notfalleingriffen 348
16.1 Einleitung....................... 348
16.2 Massive Hämoptyse................ 348
16.2.1 Allgemeine Überlegungen 348
16.2.2 Chirurgische Überlegungen 349
16.2.3 Anästhesiologische Überlegungen 351
16.3 Thorakale Aortenaneurysmen und -dissektionen/-rupturen............. 353
16.3.1 Allgemeine Überlegungen 353
16.3.2 Chirurgische Überlegungen 355
16.3.3 Anästhesiologische Überlegungen 357
16.4 Bronchopleurale Fistel 359
16.4.1 Allgemeine Überlegungen 359
16.4.2 Chirurgische Überlegungen 359
16.4.3 Anästhesiologische Überlegungen 360
16.5 Lungenabszeß und -empyem 361
16.5.1 Allgemeine Überlegungen 361
16.5.2 Chirurgische Überlegungen 362
16.5.3 Anästhesiologische Überlegungen 362
16.6 Thoraxtrauma.................... 362
16.6.1 Allgemeine Überlegungen 362

16.6.2 Chirurgische Überlegungen 365
16.6.3 Anästhesiologische Überlegungen 367
16.7 Notfallthorakotomie im Gesamtzusammenhang der Traumabehandlung. 368
16.7.1 Allgemeine Überlegungen 368
16.7.2 Chirurgische Überlegungen 370
16.7.3 Anästhesiologische Überlegungen 370
16.8 Fremdkörperentfernung aus dem Tracheobronchialraum 370
16.8.1 Allgemeine Überlegungen 370
16.8.2 Chirurgische Überlegungen 370
16.8.3 Anästhesiologische Überlegungen 371
Literatur 373

17 Anästhesie bei thoraxchirurgischen Eingriffen in der Pädiatrie........... 377
17.1 Einleitung..................... 377
17.2 Spezielle Probleme bei Frühgeborenen und Neugeborenen 377
17.2.1 Fortbestehen der fetalen Zirkulation ... 377
17.2.2 Respiratorisches Distress-Syndrom 379
17.2.3 Retinopathie bei Frühgeborenen 380
17.2.4 Periodisches Auftreten von Atmung und Apnoe........................ 381
17.2.5 Thermoregulation................ 381
17.2.6 Bedarf an Vitaminen, Kalorien, Elektrolyten und Flüssigkeit 382
17.2.7 Anatomie der Atemwege 382
17.3 Angeborene Zwerchfellhernien 384
17.3.1 Allgemeine Überlegungen 384
17.3.2 Chirurgische Überlegungen 385
17.3.3 Anästhesiologische Überlegungen 385
17.4 Ösophagusatresie und tracheoösophageale Fisteln................ 387
17.4.1 Allgemeine Überlegungen 387
17.4.2 Chirurgische Überlegungen 387
17.4.3 Anästhesiologische Überlegungen 389
17.5 Unterbindung eines offenen Ductus arteriosus bei Frühgeborenen 390
17.5.1 Allgemeine Überlegungen 390
17.5.2 Chirurgische Überlegungen 390
17.5.3 Anästhesiologische Überlegungen 391
17.6 Gefäßeinschnürungen.............. 391
17.6.1 Allgemeine Überlegungen 391
17.6.2 Chirurgische Überlegungen 391
17.6.3 Anästhesiologische Überlegungen 392
17.7 Kongenitale Parenchymschädigungen: Emphysem eines Lungenlappens, Zysten, Sequestrationen und zystische adenomatöse Mißbildungen.......... 392
17.7.1 Allgemeine Überlegungen 392
17.7.2 Chirurgische Überlegungen 393
17.7.3 Anästhesiologische Überlegungen 394

17.8 Thoraxchirurgische Eingriffe, die Ein-Lungen-Ventilation erfordern......... 395
17.8.1 Bronchialblocker 395
17.8.2 Intubation eines Hauptbronchus 396
17.8.3 Bronchiale Blockade und zusätzliche Intubation des Hauptbronchus........ 397
17.8.4 Bauchlage..................... 398
17.9 Diagnostische Bronchoskopie 398
17.9.1 Allgemeine Überlegungen 398
17.9.2 Chirurgische Überlegungen 398
17.9.3 Anästhesiologische Überlegungen 398
17.10 Bronchographie 399
Literatur 400

V. Postoperative Überlegungen

18 Frühe ernste Komplikationen, die spezifisch für die Thoraxchirurgie sind . 405
18.1 Einleitung..................... 405
18.2 Hernienbildung des Herzens 405
18.3 Starke Blutung 407
18.4 Bronchusruptur 408
18.5 Respiratorische Insuffizienz.......... 410
18.6 Rechtsherzinsuffizienz 410
18.7 Rechts-links-Shunt über offenem Foramen ovale 411
18.8 Arrhythmien.................... 412
18.9 Nervenverletzungen 413
18.10 Komplikationen von intrathorakalen Interkostalnervenblockaden 414
Literatur 414

19 Mechanische Beatmung und Entwöhnen von der Beatmung (Weaning) 416
19.1 Einleitung..................... 416
19.2 Initiale Ventilatoreinstellung: IMV 416
19.3 Ziel Nr. 1: $F_iO_2 < 0{,}5$ und akzeptabler P_aO_2 418
19.3.1 Warum ist dieses Ziel die Nummer 1? Wegen der Sauerstofftoxizität! 418
19.3.2 Vorgehen 419
19.3.3 Mechanismen einer PEEP-induzierten Abnahme des Cardiac-outputs 420
19.3.4 Differenzierte Beatmung 423

19.4	Ziel Nr. 2: $F_iO_2 < 0{,}5$, PEEP < 10 cm H_2O, akzeptabler P_aO_2 427		19.9.2	Komplikationen bei der mechanischen Beatmung 434	
19.4.1	Warum ist dieses Ziel die Nummer 2? Wegen der Anpassung der Ventilation an die Perfusion! 427		Literatur 434		
19.4.2	Vorgehen 427				
19.5	Ziel Nr. 3: $F_iO_2 < 0{,}5$, PEEP < 10 cm H_2O, IMV < 1 Atemzug/min, akzeptabler P_aO_2 429		**20**	**Postoperative Schmerzbehandlung** 437	
			20.1	Einleitung 437	
19.5.1	Warum ist dieses Ziel die Nummer 3? Wegen des Übergangs von IMV auf Spontanatmung! 429		20.2	Systemische Anwendung von Schmerzmitteln 437	
			20.3	Interkostale Nervenblockade 439	
19.5.2	Vorgehen 429		20.4	Epidurale Anwendung von Lokalanästhetika 439	
19.6	Zusammenfassung von mechanischer Beatmung und Entwöhnungsprozessen .. 430		20.5	Kryoanalgesie 440	
19.7	Andere, neue Möglichkeiten der mechanischen Beatmung und der Entwöhnung 430		20.6	Transkutane elektrische Nervenstimulation 441	
19.8	Extubation 432		20.7	Epidurale Opioide 441	
19.9	Komplikationen bei mechanischer Atemunterstützung 433		Literatur 446		
19.9.1	Komplikationen bei der trachealen Intubation 433		**Register** 449		

I. Grundüberlegungen

1 Geschichte der Anästhesie in der Thoraxchirurgie

1.1 Einleitung

Die moderne Anästhesiepraxis in der Thoraxchirurgie besitzt eine ausgeprägte physiologische und pharmakologische Basis, erfordert oft einen hohen technischen Aufwand, ist sehr komplex und verlangt eine extensive Überwachung. Das Know-how zur Anwendung moderner Anästhetika in der Thoraxchirurgie wurde hauptsächlich im 20sten Jahrhundert in ungleichmäßigen Entwicklungsschritten erreicht. Diese Ungleichmäßigkeit ist zum größten Teil durch die zwei Weltkriege, speziell den zweiten, verursacht, die zu großen Patientenzahlen mit Thoraxverletzungen führten. Die dringende Notwendigkeit einer adäquaten Behandlung dieser Patienten stimulierte erheblich die Fortschritte sowohl in der Chirurgie wie in der Anästhesie und speziell die Entwicklung der Thoraxanästhesie (siehe Abschnitt 1.3).

Inhalt und Bedeutung dieser Entwicklung werden am besten verständlich, wenn man eine Würdigung dessen vornimmt, was die moderne Anästhesiepraxis in der Thoraxchirurgie ausmacht. Daher beschreibt dieses Kapitel zunächst kurz den heutigen Stand (durch Darstellung der typischen modernen Anästhesie bei einem typischen thoraxchirurgischen Eingriff), und später verfolgt der Hauptteil des Kapitels den Verlauf bis zu diesem Punkt (durch Beschreibung der geschichtlichen Entwicklung bis zur modernen Anästhesiepraxis).

1.2 Der heutige Stand: Kurze Zusammenfassung der modernen Anästhesiepraktiken in der Thoraxchirurgie

Heutzutage liegt bei einem Patienten mit einer Erkrankung, die thoraxchirurgisch behandelt werden kann (d. h. chirurgischer Eingriff an allen Strukturen innerhalb des Thorax außer herzchirurgischem Eingriff oder Eingriff mit erforderlichem kardiopulmonalem Bypass), im allgemeinen eine exakte präoperative anatomische Diagnose vor (siehe Kapitel 5). Alle größeren Organsysteme sind für Anästhesie und Operation vorbereitet (siehe Kapitel 6). Daher ist eine Abänderung der Diagnose oder des Behandlungsplans nach der Einleitung der Anästhesie oder dem Operationsbeginn bei elektiven thoraxchirurgischen Eingriffen eher ungewöhnlich. Abbildung 1-1 faßt die häufigsten und/oder wichtigsten Komponenten der modernen intraoperativen Anästhesiepraxis in der Thoraxchirurgie zusammen (1, 2).

Bei den meisten Patienten kommen als Grundlage der Anästhesie halogenierte Kohlenwasserstoffe zur Anwendung (siehe Kapitel 8). Die Narkoseeinleitung kann dabei schnell und mit hämodynamischer Stabilität durch Verabreichung von kurzwirksamen intravenösen Anästhetika (Barbiturate, Narkotika, Sedativa) und entsprechenden Adjuvantien (Muskelrelaxantien, Lidocain, vasoaktive Substanzen) erfolgen. Nach Relaxierung mit einer nichtdepolarisierenden Substanz und Überwachung der Relaxation mit einem neuromuskulären Monitor wird ein Doppellumen-Endotrachealtubus eingeführt (siehe Kapitel 9).

Der Doppellumentubus kann, wann immer während des Eingriffs erforderlich, mit Hilfe eines pädiatrischen fiberoptischen Bronchoskops sehr genau und exakt plaziert werden. Der Tubus wird mit einem verläßlichen volumenbegrenzten mechanischen Beatmungsgerät konnektiert. Hiermit verbunden sind

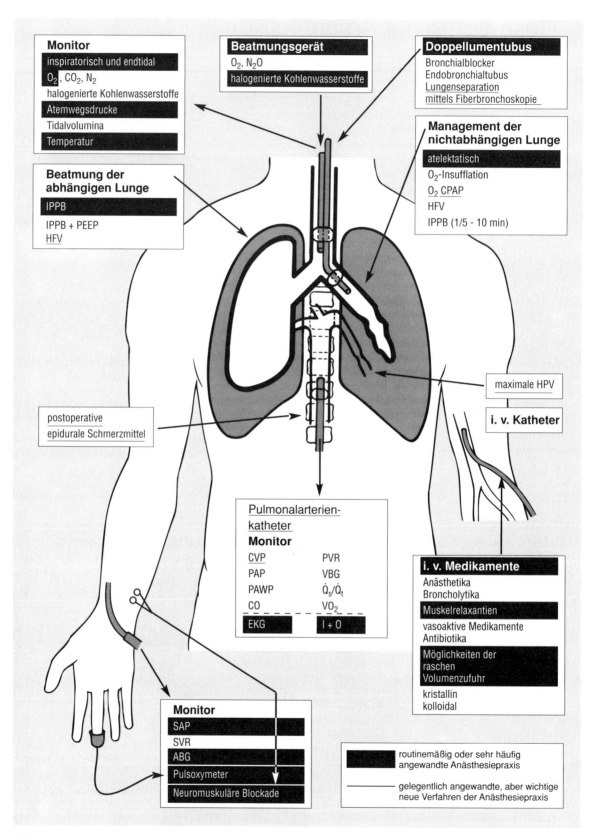

Abb. 1-1: Moderne Anästhesiepraxis in der Thoraxchirurgie.

Überwachungsgeräte zur Messung von endexspiratorischem und inspiratorischem Sauerstoff, CO_2, Stickstoff und halogenierten Anästhetika. Atemwegsdruck und Hubvolumen für beide Lungenhälften und jeweils eine Lungenhälfte werden gemessen, wodurch die Berechnung der Gesamtcompliance wie die der nichtabhängigen Lunge möglich ist (siehe Kapitel 7).

Der Doppellumentubus gestattet die differenzierte und unabhängige Belüftung der operierten wie der nichtoperierten Lungenhälften (siehe Kapitel 11 und 12). Die operierte Lunge wird zumeist einfach atelektatisch gemacht (Ein-Lungen-Beatmung). Wird jedoch die Oxygenierung während Atelektase zu einem Problem, kann die operierte Lungenhälfte mit Sauerstoff insuffliert, statisch mit einem geringen kontinuierlichen positiven Atemwegsdruck (CPAP) gedehnt, leicht mittels High-frequency-Ventilation (HFV) in Oszillation versetzt, oder gelegentlich mit intermittierender positiver Druckbeatmung (IPPB) expandiert werden. Diese Behandlungsmodalitäten erleichtern die Durchführung des thoraxchirurgischen Eingriffs am offenen Hemithorax, da die unbewegliche, zu operierende Lungenhälfte dem Operateur ein ruhiges Operationsfeld bietet. Darüber hinaus kann die operierte Lunge optimal geführt werden, weil es möglich ist, die bekannten Ursachen der Inhibierung der hypoxisch pulmonalen Vasokonstriktion (HPV) (die den Blutfluß von der operierten Lungenhälfte fortlenkt), zu vermeiden. Wenn aber die Hypoxämie ein schweres und persistierendes Problem darstellt, kann die operierte Lunge jederzeit wieder konventionell mit intermittierender positiver Druckbeatmung ventiliert werden (Rückkehr zur Zwei-Lungen-Beatmung). Die nichtoperierte Lunge ist mit konventioneller intermittierender positiver Druckbeatmung allein oder in Verbindung mit positivem endexspiratorischem Druck (PEEP) gut zu behandeln. Als Alternative wird die nichtoperierte Lunge gelegentlich auch mit High-frequency-Ventilation beatmet, wie bei Eingriffen an den großen Atemwegen oder bei einer größeren bronchopleuralen Fistel. Der Gesamtstatus des Patienten wie auch der spezifische Organzustand werden durch verschiedene Monitore verfolgt (siehe Kapitel 7). Zur Routineüberwachung gehört das EKG, das kontinuierlich aufgezeichnet wird; Einfuhr (intravenöse Flüssigkeiten) und Ausfuhr (Magensonde, Urinkatheter, Blutverlust) werden häufig bilanziert. Die überaus meisten Patienten sind mit einem intraarteriellen Katheter versehen, der kontinuierlich die phasische, systemisch-arterielle Blutdruckmessung und häufige arterielle Blutgasanalysen gestattet. Zusätzlich ist ein Pulsoxymeter am Finger oder Zeh angebracht, das laufend Herzfrequenz und systemische arterielle Sauerstoffsättigung wiedergibt. Ein zentraler Venenkatheter (Index für den rechtsventrikulären Füllungsdruck) wird oft zur Überwachung des intravaskulären Volumenstatus eingeführt (zentraler Venendruck, ZVD). Wenn es Unklarheiten über den gesamten kardiovaskulären Status gibt oder ein hohes Risiko (d. h. Risiko einer Myokardischämie und/oder Myokardinsuffizienz) besteht, kann ein pulmonalarterieller Katheter plaziert werden, der die Messung des pulmonalarteriellen Drucks (PAP), des pulmonalarteriellen Verschlußdrucks (PAWP) (Index des linksventrikulären Füllungsdrucks), die häufige Bestimmung des Herzminutenvolumens (= Cardiacoutput = CO), des pulmonalvaskulären Widerstands (PVR), des systemischen Gefäßwiderstands (SVR), und venöser Blutgase gestattet, die wiederum die Berechnung des transpulmonalen Rechts-links-Shunts ($\dot{Q}_s/\dot{Q}_t$) und des Sauerstoffverbrauchs ($\dot{V}_{O_2}$) erlauben.

Atmet der Patient postoperativ nicht ausreichend, wird mit Hilfe eines modernen und zuverlässigen Beatmungsgerätes eine Unterstützung der Respiration gewährleistet (siehe Kapitel 19). Schließlich legt man heute häufig präoperativ oder direkt nach dem Eingriff einen Epiduralkatheter zur postoperativen Schmerzbehandlung mit Opiaten (siehe Kapitel 20). Die Routinebestandteile dieser modernen Anästhesiepraxis sind in Abbildung 1-1 schwarz unterlegt, die gelegentlich verwendeten, jedoch sehr wichtigen, neuen Komponenten sind unterstrichen.

1.3 Die Entwicklung: Entstehung der modernen Anästhesiepraktiken in der Thoraxchirurgie

Es ist unmöglich, alle medizinischen Entdeckungen und Entwicklungen, die zur Evolution der modernen Anästhesiepraxis in der Thoraxchirurgie beigetragen haben, aufzulisten. Daher konzentriert sich dieses Kapitel auf Ereignisse, die speziell für die Entwicklung in der Thoraxanästhesie als Subspezialität wichtig und relevant sind. Ereignisse, die für die Allgemeinentwicklung der Anästhesie als breitgefächerte Disziplin wichtig sind, werden dagegen nicht beschrieben oder nur kurz erwähnt (Kapitel 3 bis 7).

Abbildung 1-2 faßt die Entwicklung der modernen Anästhesiepraxis in der Thoraxchirurgie zusammen. Auf der x-Achse der Abbildung ist die Zeit in Jahrzehnten angegeben. Die y-Achse führt die medizini-

1 Geschichte der Anästhesie in der Thoraxchirurgie

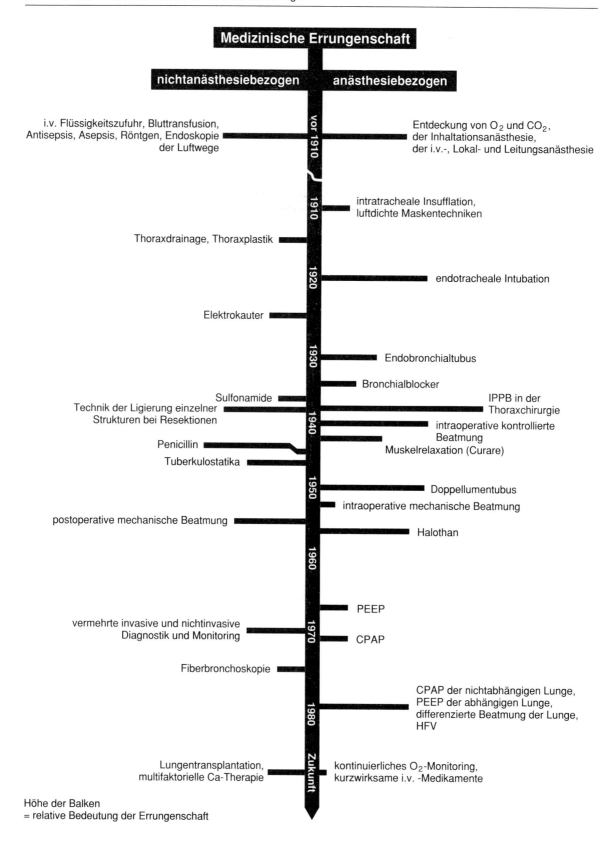

Abb. 1-2: Entwicklung der modernen Anästhesiepraxis in der Thoraxchirurgie.

schen Entwicklungen entsprechend der Relation zur Anästhesie (anästhesiebezogen: positive x-Achse, nichtanästhesiebezogen: negative y-Achse) auf. Der Abstand von der x-Achse zeigt die relative Bedeutung der Entwicklung innerhalb der modernen Thoraxanästhesie. Hier ist konzeptionell so vorgegangen worden, daß die jeweiligen Entwicklungen zum Zeitpunkt der ersten klinischen Etablierung aufgeführt sind, obwohl in fast allen Fällen das tatsächliche «erste Mal» und der Hintergrund für die jeweilige Errungenschaft durch frühere Arbeiten vorbereitet wurde, oft im Rahmen von Tierversuchen oder bei isolierten Einzelfällen oder in einzelnen Institutionen.

Wie aus Abbildung 1-2 ersichtlich, beherrschen die Möglichkeit der Intubation der Trachea, die Anwendung der kontrollierten Ventilation mit intermittierendem positivem Druck unter relativ flacher Anästhesie (Curare und Halothan) und die seitengetrennte Lungenbeatmung die anästhesiebezogene Entwicklung. Die Entwicklung der Antibiotika und der Präparationstechniken für einzelne Strukturen im Rahmen von Lungenresektionen stehen im Mittelpunkt der nichtanästhesiebezogenen Entwicklung. Die meisten dieser größeren Fortschritte wurden dabei während des Zweiten Weltkrieges gemacht.

1.3.1 Vor 1910: Grundlegende medizinische Leistungen als Fortschritt in der gesamten Chirurgie

Vor 1910 wurden viele grundlegende und wichtige Entdeckungen gemacht, die die Gesamtentwicklung der Chirurgie als Disziplin ermöglichten. Zu den primären anästhesiebezogenen medizinischen Entwicklungen zählen die Entdeckung des Sauerstoffs, des CO_2 und der Inhalationsanästhesie sowie der intravenösen und lokalen Anästhesie sowie der Leitungsanästhesie. Zu den primär nichtanästhesiebezogenen medizinischen Entwicklungen sind die Verabreichung von intravenösen Flüssigkeiten, einschließlich der Bluttransfusion, die Antisepsis, die Asepsis, die Entdeckung der Röntgenstrahlen und die Atemwegsendoskopie zu rechnen. Die Namen einiger Persönlichkeiten, die für diese medizinischen Weiterentwicklungen verantwortlich zeichnen und die für alle Aspekte der modernen Medizin wichtig sind, sind Andreas Vesalius (1555, Beschreibung der Thoraxanatomie), William Harvey (1628, Beschreibung des Kreislaufsystems), Joseph Priestley (1772, Entdeckung des Sauerstoffs und Lachgases), Horace Wells (1844, Einführung der N_2O-Inhalationsanästhesie), William Morton (1846, Einführung der Ätheranästhesie), Louis Pasteur (1860–1880, Beschreibung des bakteriellen Ursprungs von Infektionen), Joseph Lister (1867, Einführung der Antisepsis), Robert Koch (1878–1882, Einführung von Bakterienkulturen), Ernst von Bergmann (1886, Einführung der Asepsis), Alfred Kirstein (1895, erste Laryngoskopie unter direkter Sicht), Wilhelm Conrad von Röntgen (1895, Entdeckung der Röntgenstrahlen), Karl Landsteiner (1900, Beschreibung der AB0-Blutgruppen) und Chevalier Jackson (1907, Weiterentwicklung der Endoskopie).

Obwohl diese Errungenschaften die Entwicklung der Chirurgie als Disziplin förderten, blieb die Thoraxchirurgie im Anfangsstadium und bestand aus extrathorakalen Brustwandeingriffen. Intrathorakale Eingriffe am offenen Thorax konnten nicht durchgeführt werden, da das «Pneumothoraxproblem» (Mediastinalverlagerung und paradoxe Atmung, siehe Kapitel 4) weiterhin ungelöst blieb. Extrathorakale Brustwandeingriffe, die zu dieser Zeit durchgeführt wurden (siehe Abschnitt 1.3.2), erfolgten unter «Ventilationstechniken für Brustwandeingriffe ohne endotracheale Intubation» (siehe Abschnitt 1.3.3).

1.3.2 1900–1920: Extrathorakale Brustwandeingriffe zur Behandlung infektiöser Lungenerkrankungen

Von 1900 bis 1920 waren Empyem und Tuberkulose die Hauptindikationen in der Thoraxchirurgie. Ersteres wurde durch Rippenresektion und Drainage behandelt, letzteres hauptsächlich durch Lungenkollaps. Dies geschah gewöhnlich durch einen artefiziellen Pneumothorax. Einige Patienten bedurften jedoch einer Adhäsiolyse, damit die Lunge sich retrahieren konnte, und bei einigen erfolgte die aggressivere Behandlung der Unterbindung des Nervus phrenicus. 1912 wurde durch Morriston Davies die Thorakoplastik eingeführt, die jedoch zunächst als gefährlich betrachtet und daher nur selten durchgeführt wurde. Mit zunehmender Erfahrung nach dem Ersten Weltkrieg gewann dieser Eingriff jedoch an Popularität. Darüber hinaus wurden einige Thorakotomien für Resektionseingriffe und Tumorentfernungen unter Anwendung einer schnell durchführbaren Schlingen- oder Tourniquet-Technik vorgenommen. Die darauffolgende Nekrose erforderte einen zweiten Eingriff zur Gewebeentfernung einige Tage später und war gewöhnlich mit Infektionen, Blutungen und/oder Leckbildungen vergesellschaftet. Endotracheale Intubation, IPPB und Techniken zur Lungenseparation waren in der Anästhesie noch nicht gebräuchlich und tatsächlich auch noch nicht wirklich erforderlich, da die chirurgischen Eingriffe hauptsächlich die Brustwand betrafen.

1.3.3 1900–1920: Ventilationstechniken für Brustwandeingriffe ohne endotracheale Intubation

Um 1910 wurden diese Arten von Brustwandeingriffen mit zwei verschiedenen Ventilationstechniken vorgenommen. Zur ersten Technik gehört die intratracheale Insufflationsanästhesie. Diese wurde zuerst von zwei amerikanischen Physiologen, James Meltzer und John Auer, beschrieben. Sie demonstrierten an Tieren, daß bei Einbringen von Gas unter Druck in die Trachea durch einen engen Katheter und Entweichen des Gases um den Katheter herum ein ausreichender Gasaustausch erreicht werden kann. Charles Elsberg übertrug diese Insufflationsmethode auf chirurgische Patienten unter Verwendung des Laryngoskops von Chevalier Jackson (1907), wobei er eine Luft-Äther-Mischung verwendete. Bei dieser Technik waren die Patienten im allgemeinen apnoisch. Die Methode wurde in der Thoraxchirurgie in den Vereinigten Staaten 1914 und in der Kopf- und Halschirurgie in Großbritannien nach seiner Einführung durch den Hals-Nasen-Ohren-Arzt Robert Kelley sehr populär. Elsberg konnte diese Technik weit verbreiten, nachdem er gebeten wurde, das Kapitel über die Anästhesie in der Thoraxchirurgie des Lehrbuchs «Anesthesia» von Gwathmay in der Ausgabe von 1914 zu schreiben. Es muß betont werden, daß die Insufflation von Gasen während der Bronchoskopie, heutzutage durch die Injektortechnik von Sanders (1967), ein moderner Abkömmling dieser Technik ist. Obwohl die Laryngoskopie eine Voraussetzung zur intratrachealen Insufflation darstellte, wurde der Wert der endotrachealen Intubation für die intermittierende positive Druckbeatmung zur Lösung des «Pneumothoraxproblems» noch nicht erkannt.

Die zweite Ventilationstechnik bei intrathorakalen Operationen wurde hauptsächlich während des ersten Weltkriegs (1914–1918) angewandt und bestand aus der Verabreichung von Lachgas und Sauerstoff unter Spontanatmung über eine luftdichte Maske mit positivem endexspiratorischem Druck von 5–7 mmHg und intravenöser Morphinapplikation als zusätzlicher Analgesie. Die endotracheale Intubation kam prinzipiell (siehe nächster Abschnitt) für Thoraxoperationen (bis auf wenige Ausnahmen zu diesem Zeitpunkt) nicht zur Anwendung, da hierfür eine entsprechende Erfahrung erforderlich gewesen wäre und weil bei der dazu notwendigen tieferen Narkose ein Herz-Kreislauf-Kollaps befürchtet wurde. Die Ventilationstechnik mittels luftdichter Maske wurde auch nach dem Krieg für ein weiteres Jahrzehnt sehr häufig eingesetzt. Persönlichkeiten, die bei der Entwicklung der Lachgas/Sauerstoff/Morphin-Anästhesietechnik und der entsprechenden Apparatur führend waren, sind Charles Peter, J. A. Heidbrink, James T. Gwathmay, Elmar I. McKesson und George W. Crile.

1.3.4 Die 20er Jahre: Beginn des breiten Einsatzes der endotrachealen Intubation

Die Geschichte der endotrachealen Intubation steht in enger Beziehung zur Geschichte der Laryngoskopie. Auf dem Gebiet der Laryngoskopie und endotrachealen Intubation (und vielleicht der positiven Druckbeatmung) gibt es verschiedene «Erstbeschreiber», sie wurden jedoch vergessen oder durch zeitgenössische Kritik verdrängt. Daher ist das Datum der Einführung dieser neuen Techniken oder Apparate kontrovers. Vor den 20er Jahren waren Versuche mit der Laryngoskopie und/oder endotrachealen Intubation sporadisch und kurzlebig (mit Ausnahme des Laryngoskops nach Chevalier Jackson zur Rachen- und Hals-Chirurgie). Charles Kite benutzte als erster einen Endotrachealtubus bei der Wiederbelebung von Ertrinkungsopfern im Jahre 1788. Manuel Garcia, ein Gesangslehrer, verwendete 1855 die indirekte Laryngoskopie. Um 1880 praktizierten George Fell, Joseph O'Dwyer und William Macewen die blindorale Intubation und 1893 fügte Fell ein Atembalgsystem an die Intubationskanüle an, um eine Lungenexpansion unter positivem Druck zu erreichen. Rudolf Matas, ein Chirurg, verwendete einige der Fell-O'Dwyer-Techniken und -Apparate zur Behandlung des traumatischen Pneumothorax und einige andere Chirurgen dieser Zeit (1895–1900) wandten diese Apparate bei chirurgischen Eingriffen an (siehe Einführung der intermittierenden positiven Druckatmung in die Thoraxanästhesie in Abschnitt 1.3.6). Ein Laryngoskop zur endotrachealen Intubation unter direkter Sicht, wie es Kirstein 1895 entwickelte, wurde in der Chirurgie nicht verwendet. Während und nach dem Ersten Weltkrieg (1916–1928) wurden Ivan W. Magill und Stanley Rowbotham durch die Notwendigkeit sicherer Operationsbedingungen in der Gesichts- und Kieferchirurgie bei Verletzten dazu veranlaßt, die Technik der endotrachealen Intubation weiterzuentwickeln. Dies gehört zu den Pioniertaten der zeitgenössischen endotrachealen Anästhesie. Zunächst wurden großlumige Gummituben in Form einer blindnasalen und -oralen Intubation eingeführt, eine Technik, bei der weder Laryngoskopie noch tiefe Anästhesie erforderlich waren. Trotzdem fand diese Technik bei Brustwandeingriffen mit Lachgas/Sauerstoff/Morphin-Anästhesie nur geringe Verbreitung. Tatsächlich vertrat Magill trotz seiner beträchtlichen Erfahrung sowohl bei der blindnasalen wie der -oralen Intubation in einer Mitteilung an die Anaesthetic Section of the Royal Society of Medicine 1928 folgenden Standpunkt: «Operationen am Thorax wie Thorakoplastik und pulmonale Dekortikation haben bessere Ergebnisse, wenn Lachgas oder Äthylen und Sauerstoff über eine Gesichtsmaske verabreicht werden. Der Zustand des Patienten nach der Operation gleicht die Schwierigkeiten, die bei der Aufrechterhaltung einer luftdichten Anpassung der Maske manchmal auftreten, mehr als aus. Mehr noch ermöglicht ein effizienter Apparat die positive Beatmung der Lunge ohne Notwendigkeit der Intubation» (6).

Jedoch verbanden innerhalb von zwei bis vier Jahren nach dieser Feststellung Gale und Waters in den Vereinigten Staaten und Magill in Großbritannien, die den Wert der endotrachealen Intubation begriffen hatten und sich der Arbeit von Chevalier Jackson mit der direkten Laryngoskopie bewußt waren, die direkte Laryngoskopie mit der endotrachealen Intubation, so daß die direkte orotracheale Intubation in den folgenden Jahren zunehmende Verwendung fand. Das war ein äußerst wichtiger Schritt, da er eine Voraussetzung für die intermittierende positive Druckbeatmung darstellte, was sich eine Dekade später als Lösung des «Pneumothoraxproblems» darstellen sollte.

Die Möglichkeit der Laryngoskopie und der endotrachealen Intubation führte während der 30er Jahre unter zunehmender Routine logischerweise zur Möglichkeit der ventilatorischen Trennung der beiden Lungen mit verschiedenen Endobronchialtuben und Bronchusblockern (siehe Tab. 1-1 und 1-2). Obwohl sich dies nach 1940 (siehe Abschnitt 1.3.6) als äußerst wertvoll erwies, war die Anwendung speziell zu dieser Zeit noch auf wenige Experten in einigen Zentren beschränkt. Außer der Möglichkeit der Trennung der beiden Lungen war die Entwicklung der Anästhesie in der Thoraxchirurgie zwischen 1930 und 1940 relativ unbedeutend. Nach dieser verhältnismäßig statischen Periode und dem Zweiten Weltkrieg veränderten sich Thoraxchirurgie und Anästhesie in der Thoraxchirurgie stark. Die Operationen an der Brustwand nahmen auffallend ab und größere Operationen innerhalb des Thorax nahmen deutlich zu.

1.3.5 1940–1950: Rückgang der Brustwandeingriffe zur Behandlung infektiöser Lungenerkrankungen

Wie bei allen Infektionserkrankungen veränderte die Entwicklung der Antibiotika vollständig den klinischen Verlauf von infektiösen Thoraxerkrankungen. Die Behandlung von Lungenabszeß, Bronchiektasen und Empyem wurde in der Phase nach dem Zweiten Weltkrieg durch die Sulfonamide (eingeführt von May und Baker 1938 zur Kontrolle von Infektionen mit hämolysierenden Streptokokken) und die Verfügbarkeit von Penicillin zum zivilen Gebrauch (erste Beschreibung der antibiotischen Effekte des Penicillins durch Alexander Flemming 1929) revolutioniert. Die Entdeckung des Streptyomycins 1943, der Paraaminosalicylsäure 1946 und des Isoniazids 1952 zeigten ähnliche Auswirkungen auf die Behandlung der Tuberkulose. Wegen der Entdeckung dieser Antibiotika wurden Lungentuberkulose und Bronchiektasen weniger häufig chirurgisch behandelt, wogegen die Resektion bei malignen Erkrankungen immer häufiger wurde (siehe folgender Abschnitt), ein Trend, der sich bis in die gegenwärtige Zeit fortgesetzt hat (6).

Tabelle 1-1: Entwicklung der Einlumen-Endobronchialtuben (3).

Jahr	Name	Besondere Charakteristika	Intubationstechnik*
1932	Gale and Waters	Carina-Cuff, der beim Aufblasen den anderen Hauptstammbronchus abdichtet, instabil	blind
1936	Magill	rechter und linker Tubus mit großem endobronchialem Cuff, rechter Tubus hat eine endständige Drahtspirale	Intubationsbronchoskop
1955	Macintosh und Leatherdale	linker Endobronchialtubus, an der Carina abgewinkelt, trachealer und endobronchialer Cuff, trachealer Absaugkanal, gute Stabilität	blind
1957	Gordon und Green	rechter Endobronchialtubus mit trachealem und bronchialem Cuff, Carinahaken, bronchialer Cuff besitzt eine Einkerbung in der Seitenwand	blind oder Intubationsbronchoskop
1958	Pallister	linker Endobronchialtubus mit einem trachealen und zwei bronchialen Cuffs	Intubationsbronchoskop
1958	Machray	linker Endobronchialtubus ähnlich dem linksseitigen Magilltubus, aber mit kürzerem Bronchial-Cuff	Intubationsbronchoskop

* vor der Möglichkeit der fiberoptischen Bronchoskopie

Tabelle 1-2: Entwicklung der Bronchusblocker (3).

Jahr	Name	Besondere Charakteristika	Bronchiale Intubationstechnik*
		Einfache Bronchienblocker	
1938	Crafoord	abgestopfte Gaze im betroffenen Bronchus	Intubationsbronchoskop unter Lokalanästhesie
1936	Magill	Absaugkatheter mit kleinem bronchialem Cuff	Bronchoskop
1943	Vernon	ähnlich dem Magill-Katheter, jedoch größer und mit gaze- oder nylonüberzogenem Cuff	Bronchoskop
		Kombinierter Endotrachealtubus mit Bronchusblocker	
1953	Sturtzbecher	Endotrachealtubus mit Absaugkatheter + Blocker-Cuff	blind, Blocker in den betroffenen Bronchus mit Führungsdraht eingeführt
1954	Vellacott	rechtsseitiger Endobronchialtubus mit Bronchus-Cuff, der die Oberlappenmündung blockiert, + Tracheal-Cuff; eine Öffnung in der linken Seitenwand zwischen den Cuffs	Intubationsbronchoskop
1955	Macintosh und Leatherdale	Endotrachealtubus mit Cuff und abgewinkeltem Absaugkatheter mit Cuff und Blocker zur linksseitigen Bronchusblockade	blind
1958	Green	rechtsseitiger Tubus ähnlich dem Vellacott-Tubus, jedoch mit Carinahaken	blind oder Intubationsbronchoskop
1981	Ginsberg	moderner, durchsichtiger Kunststofftubus mit zweitem, kleinerem «Känguruh»-Lumen zur Bronchosblockade mit Ballon an der Spitze	blind

* vor der Möglichkeit der fiberoptischen Bronchoskopie

1.3.6 1938–1950: Beginn von Lungenresektionen bei malignen Prozessen

Mehrere Ereignisse um 1938 führten zu einer explosiven Entwicklung intrathorakaler chirurgischer Eingriffe. Diese waren sowohl nichtanästhesie- als auch anästhesiebezogen. Der wichtigste nichtanästhesiebezogene Fortschritt war die Entwicklung von Dissektions- und Ligaturtechniken im Bereich des Hilus der Lunge. Vor 1930 wurden Lungenresektionen nur gelegentlich mit Hilfe der Schlingen- oder Tourniquet-Technik vorgenommen. Diese Technik erforderte zwei chirurgische Eingriffe: Einen zur Umschlingung des betreffenden Gewebes und einen anderen, einige Tage später, zur Entfernung des nekrotischen Gewebes. Das Vorgehen war aber mit solchen Gefahren wie Infektion, Blutung und Leckbildung behaftet und führte zu einer signifikanten Morbidität und Mortalität. Die erste erfolgreiche Pneumonektomie mit Hilfe der Schlingentechnik wurde in Deutschland 1931 von Rudolf Nissen bei Bronchiektasen durchgeführt. Dameron Haight und John Alexander gelang 1931 die erste erfolgreiche Pneumonektomie in der westlichen Hemisphäre mit derselben Technik bei einem Patienten mit Bronchiektasen. 1933 führte Evarts Graham eine Schlingenpneumonektomie bei einem Arzt mit squamösem Zellkarzinom durch, der 30 Jahre überlebte (8). Vor Dr. Grahams Operation hatte kein Patient eine totale Pneumonektomie bei malignem Tumor der Lunge überlebt.

Obwohl jedermann erkannte, daß Dr. Grahams Erfolg ein Meilenstein war, war die Entwicklung der selektiven Ligaturtechnik für die einzelnen Strukturen (Bronchus, Pulmonalarterie, Pulmonalvene) in den 30er Jahren wesentlich bedeutender, da hierdurch die Inzidenz und das Risiko von postoperativen Bronchialleckagen und von Spannungspneumothorax, Blutung (entweder arteriell oder venös) und Infektionen im verbleibenden nekrotischen Gewebe stark vermindert wurde. Die selektive Ligaturtechnik zur Lobektomie wurde von Edward Churchill ab dem Jahre 1938 umfassend verwendet. W. F. Rienhoff führte die erste Pneumonektomie nach dieser Methode in den späten 30er Jahren durch. Die frühen Arbeiten dieser Chirurgen stellten die Grundlage für die Lungenresektionen dar, wie sie heutzutage erfolgen (8). Diese frühen Versuche bei intrathorakalen Eingriffen während der 30er Jahre wurden durch die Einführung eines Endobronchialtubus zur Ein-Lungen-Anästhesie durch J. W. Gale und R. M. Waters 1932 und durch die Einführung eines Endobronchialtubus, des Bronchoskops und des Bronchienblockers durch Magill 1936 unterstützt (siehe Tab. 1-1 und 1-2).

Die Fortschritte auf dem Gebiet der Anästhesie, die zur explosiven Entfaltung der Thoraxchirurgie um 1938 beitrugen, resultieren aus der Entwicklung der intermittierenden positiven Druckbeatmung (IPPB) in der Thoraxchirurgie, die in Verbindung mit der Einführung der Muskelrelaxation mittels Curare 1942 die Sicherung der Atemfunktion in der intraoperativen Phase erleichterte. Vor dieser Zeit bestand die Hauptschwierigkeit bei intrathorakalen Eingriffen im «Pneumothoraxproblem» (siehe Kapitel 4). Mit Eröffnung des Thorax beim spontan atmenden Patienten kollabierte nicht nur die Lungenhälfte, sondern sie bewegte sich auch mit jedem Atemmanöver heftig auf und ab (Mediastinalflattern und paradoxe Atmung). Innerhalb weniger Minuten wurde der Patient zyanotisch, hypotensiv und verstarb, falls der Thorax nicht schnellstens verschlossen wurde. Das waren extrem schlechte Bedingungen für Diagnose und Behandlung. Der wichtigste Einzelfaktor zur schnellen Entwicklung der Thoraxchirurgie war somit die Lösung dieses «Pneumothoraxproblems» eben durch die Möglichkeit der artifiziellen rhythmischen Beatmung der Lunge (durch kontrollierte Beatmung mit IPPB), nachdem der Patient in Apnoe versetzt wurde (durch Muskelrelaxation).

Die erfolgreiche Einführung von IPPB bei intrathorakalen Operationen erforderte zunächst die weitere Entwicklung der Laryngoskopie, der endotrachealen Intubation und geeigneter Beatmungstechnik. Viele frühe Versuche zur Lösung des «Pneumothoraxproblems» scheiterten an einer dieser essentiellen Komponenten. Bei dem Versuch Atelektasen zu vermeiden, führte Ernst Sauerbruch in Deutschland zwischen 1892 und 1904 seine Thorakotomien in einer luftdichten Kammer mit einem (Unter-)Druck von 7 mmHg durch, wobei sich der Kopf des Patienten und der Anästhesist außerhalb der Kammer in atmosphärischer Luft befanden (Unterdruckatmung). 1904 folgte die Überdruckatmungskammer eines anderen Deutschen, Leopold Brauer. Brauers Methode war grundsätzlich dieselbe wie die Methode mit kontinuierlichem positivem Atemwegsdruck (CPAP), wie sie 1971 von Gregory et al. (9) eingeführt wurden, jedoch mit einer komplizierteren Maschinerie. Die Überdruckatmungsmethode von Brauer ersetzte langsam die Unterdruckatmung von Sauerbruch. Sauerbruch, der ohne Zweifel den entscheidenden Einfluß in der europäischen Thoraxchirurgie zu dieser Zeit hatte, widersetzte sich der Methode mit Überdruck trotz des offensichtlichen klinischen Versagens seiner Methode der spontanen Unterdruckatmung bei längeren chirurgischen Eingriffen. Tatsächlich blieb Sauerbruchs Methode bis zum Zweiten Weltkrieg weiter in Gebrauch und wurde noch in einem englischen Lehrbuch des Jahres 1937, bei dem er Coautor war, empfohlen. Am Ende seiner Karriere jedoch befürwortete er Brauers Überdruckatmungstechnik. Die endotracheale Intubation war weder Bestandteil von Sauerbruchs noch von Brauers Atemkammertechnik.

In den Vereinigten Staaten bestand ein beträchtliches Interesse an der Entwicklung der Überdruckatmung und diese Entwicklung stand in enger Beziehung zur Entwicklung der endotrachealen Intubation (siehe Abschnitt 1.3.4). In den Jahren nach 1880 hatte George Fell die Anwendung eines Atembalgs populär gemacht (Kompression mit Überdruck) und O'Dwyer hatte eine hakenförmige Metallkanüle zur Intubation entworfen. 1895 verwendete Theodore Tuffier, ein französischer Chirurg, einen O'Dwyer-Tubus mit Cuff und rhythmischen positiven Druck mit PEEP zur Thoraxchirurgie. 1889 erkannte Rudolph Matas, daß der Fell-O'Dwyer-Apparat die Thoraxchirurgie revolutionieren könnte und benutzte deren Apparat in der Thoraxchirurgie. 1899 schrieb Matas: «Die Maßnahme, welche den größten Nutzen bei der Verhinderung des Lungenkollaps bei Operationen am Thorax verspricht, ist die artefizielle Blähung der Lunge und die rhythmische Aufrechterhaltung der artefiziellen Respiration über einen Tubus in der Glottis, der direkt mit einem Atembalg verbunden ist. Wie andere Entdeckungen ist diese nicht nur elementar in ihrer Einfachheit, sondern die grundlegenden Ideen, die bei dieser wichtigen Anregung beteiligt sind, lagen jahrelang direkt vor dem Auge der Profession. Es ist eigenartig, daß Chirurgen über eine so lange Zeit die Anregungen aus dem physiologischen Laboratorium nicht anwenden konnten, wo Atembalg und Trachealtuben seit den Tagen von Magendie bis in die Gegenwart bei der artifiziellen Respiration bei Tieren in ständigem Gebrauch waren» (7). 1899 stellte Matas Kollege P. W. Parham fest: «So erfüllt bin ich von seinem großen Wert, daß ich glaube, daß sich kein Chirurg nun beim Versuch einer thorakalen Resektion rechtfertigen kann, ohne den Fell-O'Dwyer-Apparat zur Hand zu haben. Ich glaube, er wird das Feld der Chirurgie revolutionieren, indem er Operationen im Thorax möglich macht, die auf andere Weise ganz klar zu gefährlich wären» (7). Es ist verwunderlich, daß Pioniere der Thoraxchirurgie wie Tuffier, Matas und Parham den Versuch des Laryngoskops von Kirstein zur endotrachealen Intubation außer acht ließen und sich statt dessen lieber auf blindorale, digitale Methoden verließen, die selbst ihren Kollegen unsicher und unhygienisch erschienen. 1905 beschrieben Janeway und Green aus New York einen Endotrachealtubus mit Cuff und eine Pumpe zur experimentellen Thoraxchirurgie. 1910 berichtete auch Dorrance aus Philadelphia von Endotrachealtuben mit Cuff und einer Pumpe zur Thoraxchirurgie. Jedoch erlangte keiner dieser frühen amerikanischen Entdecker mit diesen Atembalg- oder Pumpensystemen eine größere Aufmerksamkeit.

Die Geschichte der IPPB, wie wir sie heute kennen und einsetzen, begann 1916, als Giertz, ein früherer Assistent Sauerbruchs, Experimente bei Tieren durchführte, die zeigten, daß die rhythmische Blähung der Lungen effektiver war sowohl als negativer Druck als auch kontinuierliche positive Druckatmung. 1934 führte Guedel als erster im Rahmen der Ätheranästhesie intraoperativ die routinemäßige manuelle Beatmung am intubierten Patienten durch. 1934 beschrieb Frenckner, ein schwedischer Hals-Nasen-Ohren-Chirurg, das erste experimentelle Modell «Spiropulsater» als Beatmungsgerät für Thoraxoperationen. Dieser Respirator wurde zunächst von Clarence Crafoord in der Chirurgie in Stockholm 1938 verwendet, und das war tatsächlich der Beginn der modernen Ära der mechanischen intermittierenden positiven Druckbeatmung. Das Konzept der kontrollierten IPPB wurde im weiteren durch Waters vorangetrieben und von Guedel in seinem Land in den späten 30er Jahren und durch Nosworthy in England 1941 vereinfacht. Alle drei sprachen sich für eine kontrollierte Beatmung durch intermittierenden Druck auf den Reservoirbeutel eines geschlossenen Kreisteils bei Cyclopropan-Anästhesie aus. Obwohl Äther und Cyclopropan, die am meisten verwendeten Inhalationsanästhetika zu jener Zeit, sicher und wirksam waren (und daher die kontrollierte Respiration in gewissem Ausmaß erlaubten), so waren sie doch hochexplosiv und erlaubten daher keine Elektrokauterisation. Die kontrollierte positive Druckbeatmung wurde mit der Einführung der Muskelrelaxation mit Hilfe von Curare 1942 durch H. R. Griffith für intrathorakale Eingriffe routinemäßig möglich. Curare hatte die großen Vorteile, daß es eine Apnoe induziert, die Reflexe vermindert und vor allem den uneingeschränkten Einsatz der Elektrokauterisation erlaubt.

So erlebten die späten 30er und frühen 40er Jahre den Beginn der manuell und mechanisch kontrollierten Beatmung bei relaxierten Patienten. Trotz der Tatsache, daß Crafoords Ergebnisse in Skandinavien enthusiastisch aufgenommen wurden und trotz der Anstrengung von Guedel, Waters und Nosworthy und der Einführung der Muskelrelaxation, fuhr ein bedeutender Teil der Britischen und Amerikanischen Anästhesie-Gesellschaft während der 40er Jahre fort, die älteren Methoden des kontinuierlichen positiven Drucks über Maske und intratracheale Insufflation anzuwenden. Die langsame Akzeptanz der intraoperativen kontrollierten IPPB durch amerikanische und britische Anästhesisten führte dazu, daß mechanische Beatmungsgeräte zunächst extensiv und routinemäßig außerhalb des Operationssaals verwendet wurden. Die katastrophale Polio-Epidemie von Kopenhagen 1952 führte zu einer schlagartigen Erweiterung des Produktionsprogramms von Engstrom-Ventilatoren. 1955 beschrieben Björk und Engstrom in Schweden als erste den Einsatz ihres Beatmungsgerätes zur postoperativen respiratorischen Therapie bei thoraxchirurgischen Patienten mit hohem Risiko. Der Jefferson-Ventilator wurde im Thoraxchirurgischen Zentrum von John Gibbon in Philadelphia entwickelt und 1957 als erster amerikanischer Respirator zur kontrollierten Ventilation eingeführt. Die klare Effizienz mechanischer Beatmungsgeräte außerhalb des Operationssaals überzeugte bald die Anästhesisten, diese Maschinen zur kontrollierten IPPB im Operationssaal zu verwenden, so daß mechanische Respiratoren im Operationssaal in den 60er und 70er Jahren Allgemeingut wurden.

1.3.7 50er und 60er Jahre: Entwicklung von Doppellumenendotrachealtuben

Die Entwicklung von Doppellumentuben war die Antwort auf die schnell wachsenden Möglichkeiten in der Thoraxchirurgie, die nun schnellere, sicherere und einfachere Methoden zur Trennung der beiden Lungen und die Herbeiführung von Atelektasebedingungen während der Operation verlangten. Björk und Carlens verwendeten als erste 1950 einen bronchospirometrischen Doppellumentubus während der Anästhesie. In den nächsten zwei Jahrzehnten wurden weitere verschiedene Typen von Doppellumentuben mit unterschiedlichen Möglichkeiten eingeführt (siehe Tab. 1-3). Bis zum Beginn der fiberoptischen Bronchoskopie erfolgte die Plazierung dieser Tuben innerhalb des Tracheobronchialbaums blind. Die fiberoptische Bronchoskopie erlaubt nun die korrekte Plazierung dieser Tuben und die Kontrolle der Position unter direkter Sicht, und zwar wiederholbar mit großer Genauigkeit und sehr niedrigem Risiko (siehe Abschnitt 1.3.11).

1.3.8 1956: Einführung der halogenierten Inhalationsanästhetika

Die Einführung von Halothan in England im Jahre 1956 durch M. Johnstone war das Ergebnis der Suche nach einem Inhalationsanästhetikum, das den Erfordernissen entsprach, die bisher unerfüllt geblieben waren. Halothan ist nicht entflammbar (im Gegensatz zu Äther und Cyclopropan) und erlaubt deshalb die Elektrokauterisation. Es gestattete hohe Sauerstoffkonzentrationen (im Gegensatz zu Lachgas).

Tabelle 1-3: Entwicklung der Doppellumen-Endobronchialtuben (3).

Jahr	Name	Besondere Charakteristika	Bronchiale Intubationstechnik*
1950	Carlens	Doppellumenkatheter mit zwei vorgebildeten Kurven; trachealer und bronchialer Cuff für den linken Hauptstammbronchus, Carinahaken und Querschnittsform – oval in der Horizontalebene	blind
1959	Bryce-Smith	Modifikation des Carlens-Katheters ohne Carinahaken; Querschnittsform – oval in der Horizontalebene	blind
1960	Bryce-Smith und Salt	rechtsseitige Version des Bryce-Smith-Tubus, Schlitz im Endobronchialcuff, kein Carinahaken	blind
1960	White	rechtsseitige Version des Carlens-Katheters, Schlitz im Endobronchialcuff, Carinahaken	blind
1962	Robertshaw	rechts- und linksseitige Doppellumentuben, Modifikation des Carlens-Katheters mit größerem Lumen und daher geringerem Widerstand, geschlitzter Endobronchialcuff rechts, kein Carinahaken, Querschnittsform – D-förmig in der Horizontalebene	blind
1979	National Catheter Corporation	rechts- und linksseitiger Robertshaw-Tubus aus durchsichtigem, gewebefreundlichem Kunststoff mit Low-pressure-high-volume-Cuff	blind

* vor der Möglichkeit der fiberoptischen Bronchoskopie

Man nahm an, daß es inert sei. Weiterhin hat es eine begrenzte Löslichkeit in Wasser und Fett (im Gegensatz zu Äther und Cloroform). Halothan reagiert nicht mit Alkali, das zur CO_2-Absorption benutzt wird (im Gegensatz zu Trichloräthylen). Es wird gut vom Herzen toleriert und führt zu einer schonenden Einleitungs- und Aufwachphase. 1959 war die Verwendung von Halothan sowohl in den Vereinigten Staaten wie in der übrigen Welt weit verbreitet. Das signalisierte den Beginn der Ära von nichtentflammbaren Inhalationsanästhetika. Obwohl anfänglich angenommen wurde, daß Halothan keine Toxizität besitzt, scheint heute die hepatische Toxizität real, wenn auch selten zu sein. Glücklicherweise wurden andere halogenierte Substanzen wie Isofluran entwickelt, die all die erwünschten Eigenschaften des Halothans besitzen und keine Gewebetoxizität zu haben scheinen.

1.3.9 70er Jahre: Vermehrtes invasives und nichtinvasives Monitoring

In den 70er Jahren fand ein phänomenaler explosiver Anstieg des intra- und postoperativen Monitorings statt. Fast alle Überwachungsgeräte, die in Abbildung 1-1 zusammengestellt sind, wurden in dieser Phase eingeführt. Der Einsatz dieser Monitore erlaubte die Diagnose der wichtigsten Patientenprobleme, die bis dahin nicht mit Sicherheit möglich war (wie die Diagnose der Herzinsuffizienz durch Überwachung des pulmonalarteriellen Drucks). Die Überwachungsgeräte (Sauerstoffsättigungs- und Beatmungsüberwachungsgeräte, Monitore für die Oxygenierung, Ventilation, neuromuskuläre Blockade) verfeinern auch die Spezifität vieler Diagnosen, die vorher nur ungenau gestellt werden konnten und machen sie quantifizierbar.

1.3.10 70er Jahre: Einführung von PEEP und CPAP in die klinische Praxis

PEEP wurde vor beinahe 20 Jahren in die klinische Praxis eingeführt (10) und hat sich als schnell wirkende Methode mit relativ hohem Nutzen und niedrigem Risiko zur Verbesserung der Oxygenierung bei schwer geschädigter Lunge erwiesen. Die Einführung von CPAP erfolgte wenige Jahre später zur Behandlung von spontan atmenden Kindern mit idiopathischem Atemnotsyndrom (9). Seitdem kann der Einsatz von CPAP und PEEP zur Behandlung von Patienten mit entsprechenden respiratorischen Erkrankungen beinahe als Routine bezeichnet werden, da dies primäre therapeutische Methoden sind, um z. B. die inspiratorische Sauerstoffkonzentration unter das toxische Niveau reduzieren zu können.

1.3.11 1975: Einführung der fiberoptischen Bronchoskopie

Die direkte Überprüfung des Tracheobronchialbaums mit der flexiblen fiberoptischen Bronchoskopie hat in starkem Maße Diagnose, Stadieneinteilung und Behandlung von pulmonalen Neoplasmen wie auch anderer Lungenerkrankungen erleichtert (11). Speziell in der Thoraxanästhesie erlaubt das fiberoptische Bronchoskop die Plazierung von Doppellumen- und Endobronchialtuben sowie Bronchusblockern mit großer Präzision bei niedrigem Risiko für den Patienten. Vor der Einführung der fiberoptischen Bronchoskopie wurden diese Instrumente blind plaziert (siehe Tab. 1-3). Daher war ihre exakte Position oft unklar und es kam manchmal zu Fehlfunktionen, wodurch der Kollaps der nichtabhängigen Lunge und die Beatmung der abhängigen Lunge verhindert wurden. Heute wird das fiberoptische Bronchoskop, wenngleich teuer, als ein sehr wichtiger Ausrüstungsgegenstand in der Thoraxanästhesie betrachtet.

1.3.12 80er Jahre: Anwendung von CPAP auf die nichtabhängige Lunge, von PEEP auf die abhängige Lunge, getrennte Lungenbeatmung, High-frequency-Ventilation (HFV)

Die Möglichkeit, Doppellumentuben leicht und exakt bei niedrigem Risiko zu plazieren (teilweise durch die Entwicklung des fiberoptischen Bronchoskops), führte zu der Möglichkeit, die beiden Lungenteile spezifisch entsprechend ihrer individuellen Pathologie zu behandeln. So ist es möglich, die nichtabhängige Lunge statisch mit niedrigem CPAP (Sauerstoff) entfaltet zu halten, was die Oxygenierung unter Ein-Lungen-Beatmung wesentlich fördert. Die abhängige Lunge wird dabei auf konventionelle Art beatmet (mit der Möglichkeit von zusätzlichem PEEP), wodurch ein niedriges Ventilations-Perfusions-Verhältnis korrigiert werden kann, das durch die Kompression der abhängigen Lunge durch Mediastinum, Bauchinhalt und Lagerungseffekte entsteht. Die gemeinsame Verwendung dieser beiden Beatmungsformen bezeichnet man als differenzierte Lungenventilation (12). In ähnlicher Weise werden Patienten auf der Intensivstation bei überwiegend einseitigem ARDS (Adult-respiratory- bzw. Acute-respiratory-distress-Syndrom = Atemnotsyndrom Erwachsener) mit differenzierter Lungenbeatmung behandelt (13). Die High-frequency-Ventilation (HFV) kann die Behandlung der Wahl bei ausgewählten Patienten mit größeren bronchopleuralen Fisteln und einigen Patienten mit chirurgischen Eingriffen an den größeren Atemwegen sein. So ist die HFV bei größeren bronchopleuralen Fisteln effizient, da dort vergleichsweise niedrigere Atemwegsdruckwerte vorliegen, und somit die Luftlecks vermindert werden können. Weiterhin ist die HFV bei chirurgischen Eingriffen an den größeren Atemwegen wirkungsvoll, da lediglich ein kleiner Katheter durch das Operationsfeld erforderlich ist. Daher ist die Anastomose der großen Atemwege wesentlich erleichtert.

1.4 Die Zukunft

Die Blickrichtung der gegenwärtigen Forschung wird in großem Ausmaß die Art der Fortschritte in der näheren Zukunft bestimmen. Die Prävention des Lungenkarzinoms hat vielleicht die größte Bedeutung und Anstrengungen zur Verhinderung des Rauchens werden sicherlich weiterhin zunehmen. Da die Früherkennung des Lungenkarzinoms durch radiologische und zytologische Methoden begrenzt ist (hohe Kosten, geringes Resultat), kann die Zukunft der Screeningmethoden z. B. in der Entwicklung von sensitiven Zellmarkern liegen. Tatsächlich könnte die Entwicklung von spezifischen Antiseren gegen Tumorantigene und die radioaktive Markierung dieser Antikörper nicht nur der Früherkennung, sondern auch der rechtzeitigen Therapie dienen (14). Es erscheint im weiteren wahrscheinlich, daß wir eine Zunahme der Verfügbarkeit und Verwendung von Geräten für das kontinuierliche Monitoring von Oxygenierung, Ventilation und Säure-Basen-Haushalt erleben werden. Darüber hinaus werden wahrscheinlich in der näheren Zukunft sehr kurz wirksame Narkotika, Sedativa und Relaxantien verfügbar sein. Da die häufigste Ursache des Scheiterns der Resektionschirurgie bei der Behandlung von Karzinomen des Brustraumes eine mediastinale und extrathorakale Metastasierung ist, unternimmt man große Anstrengungen in der Diagnostik metastasierender Krankheiten und wir werden wahrscheinlich Verbesserungen solcher nichtinvasiven Methoden wie Computertomographie und Kernspintomographie erleben. Weiterhin wird das Interesse für eine multimodale Therapie (Chemotherapie, Bestrahlung, Lasertherapie und chirurgische Therapie) sowohl beim Lungen- wie beim Ösophaguskarzinom anhalten und schließlich wird die Lungentransplantation in den nächsten zwei bis drei Jahrzehnten erfolgreicher werden.

1.5 Zusammenfassung

Die Anästhesie in der Thoraxchirurgie hat in den letzten 50 Jahren eine beträchtliche Entwicklung genommen. Wir haben uns von einfachen Brustwandeingriffen ohne Sicherung der Atemwege bei schlecht überwachten Patienten in tiefer Anästhesie mit gefährlichen Techniken zu extrem komplizierten intrathorakalen Eingriffen mit genauer Kontrolle über jede Lungenhälfte bei sehr gut überwachten Patienten in angepaßter Anästhesie mit sicheren Techniken bewegt. Daher liegt die gegenwärtige Mortalitätsrate einer Pneumonektomie und einer Lobektomie bei nur 6% bzw. 3% (15). Umgekehrt kann bei nichtkleinzelligem Lungenkarzinom ohne hiläre oder mediastinale Lymphknotenbeteiligung eine 5-Jahres-Überlebensrate nach definitiver Resektion von 90% erwartet werden (16). Diese Zahlen stehen im Vergleich zu einer Mortalität von 52% bei einer Lobektomie bei Bronchiektasen im Jahre 1922 (8). In Anbetracht der Tatsache, daß die erste moderne Pneumonektomie vor nur 50 Jahren erfolgte, repräsentiert die Thoraxanästhesie ein spezialisiertes Fachgebiet, das eine schnelle und dramatische Entwicklung genommen hat.

Literatur

1. Benumof, J. L.: Monitoring respiratory function during anesthesia. In: Saidman, L. J., Smith, N. T. (eds.): Monitoring During Anesthesia. 2nd ed. Boston, Butterworth Publishers, 1983, pp. 35–78.
2. Alfery, D. D., Benumof, J. L.: Anesthesia for thoracic surgery. In: Miller, R. (ed.): Anesthesia. New York, Churchill Livingstone, 1981, pp. 925–980.
3. Lee, J. A., Atkinson, R. S.: The history of anesthesia. In: Lee, J. A., Atkinson, R. S. (eds.): A Synopsis of Anesthesia. 7th ed. Baltimore, Williams & Wilkins, 1973, pp. 1–24.
4. Lee, J. A., Atkinson, R. S.: Anesthesia for thoracic surgery. In: Lee, J. A., Atkinson, R. S. (eds.): A Synopsis of Anesthesia. 7th ed. Baltimore, Williams & Wilkins, 1973, pp. 599–633.
5. Kaplan, J. A.: Development of thoracic anesthesia. In: Kaplan, J. A. (ed.): Thoracic Anesthesia, New York, Churchill Livingstone, 1982, pp. 3–8.
6. Gothard, J. W. W., Branthwaite, M. A.: History. In: Gothard, J. W. W., Branthwaite, M. A. (eds.): Anesthesia for Thoracic Surgery. Oxford, Blackwell Scientific Publications, 1982, pp. 1–8.
7. Rendell-Baker, L.: History of anesthesia for thoracic surgery. In: Mushin, W. W. (ed.): Thoracic Anesthesia. Oxford, Blackwell Scientific Publications, 1963, pp. 598–661.
8. Brewer, L. A. III.: The first pneumonectomy. J. Thorac. Cardiovasc. Surg. 88: 810–826, 1984.
9. Gregory, G. A., Kitterman, J. A., Phibbs, R. H., et al.: Treatment of the idiopathic respiratory distress syndrome with continuous positive airway pressure. N. Engl. J. Med. 284: 1333, 1971.
10. Ashbaugh, D. G., Bigelow, D. B., Petty, T. L. et al.: Acute respiratory distress in adults. Lancet 2: 319, 1967.
11. Sackner, M. A.: Bronchofiberscopy. Am. Rev. Respir. Dis. 111: 62–88, 1975.
12. Benumof, J. L.: One-lung ventilation: Which lung should be PEEPed? Anesthesiology 56: 161–163, 1982.
13. Kvetan, V., Carlon, G. C., Howlan, W. S.: Acute pulmonary failure in asymmetric lung disease: Approach to management. Crit. Care Med. 10: 114, 1982.
14. Benfield, J. R., Yellin, A.: New horizons for lung cancer. Surg. Rounds. April: 26–52, 1985.
15. Ginsberg, J. R., Hill, D. L., Eagan, T. R. et al.: Modern thirtyday operative mortality for surgical resections in lung cancer. J. Thorac. Cardiovasc. Surg. 86: 654–658, 1983.
16. Denis, C. A., Pairolero, C. P., Vergstralh, J. E. et al.: Roentgenographically occult lung cancer. J. Thorac. Cardiovasc. Surg. 86: 373–380, 1983.

2 Anatomie des Brustraumes

2.1 Einleitung

Das Verständnis der Anatomie des Brustraumes ist für den Thoraxanästhesisten aus verschiedenen Gründen wichtig. Zunächst ist die Kenntnis der Thoraxanatomie bei der Diagnosestellung und dem Verständnis der physiologischen und therapeutischen Verflechtung von Erkrankungen des Thorax von Bedeutung. Zum zweiten sollte der Anästhesist das chirurgische Vorgehen kennen (Lagerung, Schnitttechnik, intrathorakales Vorgehen), weil häufig die chirurgischen Erfordernisse das anästhesiologische Vorgehen bestimmen. Drittens gestattet die Kenntnis der Anatomie, daß sich der Anästhesist besser auf intraoperative Komplikationen vorbereitet. Viertens ist das Verständnis der Anatomie des Thorax ein Bestandteil des sicheren und erfolgreichen Einsatzes der Regionalanästhesie und der Schmerztherapie. In diesem Kapitel wird zuerst die Anatomie der Brustwand, dann die Anatomie der Atemwege und des Lungenparenchyms und schließlich die Anatomie des Mediastinums beschrieben. Die spezielle pädiatrische Anatomie wird in Kapitel 17 berücksichtigt.

2.2 Brustwand (1–4)

2.2.1 Knochen und Knorpel

Die thorakalen Knochen und Knorpel sind von Muskulatur bedeckt. Die anterioren Muskeln sind die Musculi pectoralis major, minor und serratus anterior (Abb. 2-1), die lateralen und posterioren Muskeln sind die Musculi latissimus dorsi, rhomboideus major und minor, serratus posterior und trapezius (Abb. 2-2).

Die thorakalen Knochen und Knorpel bestehen aus dem Sternum, 10 Rippen- und kostalen Knorpelpaaren (zusammen als Costae bezeichnet), 2 Rippenpaaren ohne Knorpel und 12 thorakalen Wirbeln mit den dazugehörigen Bandscheiben (Abb. 2-3 und 2-4). Zusammen umgeben diese Knochen und Knorpel einen Hohlraum, der im Querschnitt nierenförmig ist. Dieser thorakale Hohlraum hat im Halsbereich einen engen Eingang und einen wesentlich größeren Ausgang zum Bauchraum. Der Eingang ist vom Manubrium sterni, den ersten Rippen und den ersten thorakalen Wirbeln umgeben. Der Eingang wird von bilateral verbreiterten endothorakalen Faszien und den darunter anliegenden parietalen Pleurablättern überdeckt. Den Ausgang bilden der Processus xiphoideus, der verschmolzene Rippenknorpel der Rippen 7–10, der anteriore Anteil der 11. Rippe, der Schaft der 12. Rippe und der 12. Brustwirbelkörper. Der anteriore Rand dieses Ausgangs befindet sich in der Höhe des 10. thorakalen Wirbels, die laterale Begrenzung in Höhe des 2. lumbalen Wirbels und die hintere Begrenzung in Höhe des 12. thorakalen Wirbels. Daher liegt die anteriore Begrenzung höher als die posteriore, und die laterale Begrenzung erreicht im Bereich der mittleren Axillarlinie den tiefsten Punkt. Die Begrenzung gegenüber dem Bauchraum erfolgt durch das Diaphragma.

Größe und Form des Thorax wird hauptsächlich durch die Rippen und die Rippenknorpel bestimmt. Die Verbindung von Rippen und ihren Knorpeln zum Sternum und zueinander variiert in unterschiedlichen Höhen. Die oberen 7 Rippenpaare sind direkt mit dem Sternum über die Rippenknorpel gelenkig verbunden und werden daher «wahre» oder vertebrosternale Rippen (Costae sternales) genannt. Im Gegensatz dazu bezeichnet man die unteren 5 Rippen-

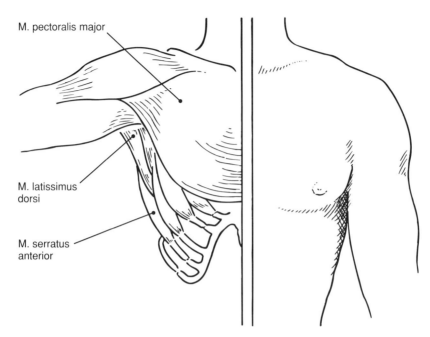

Abb. 2-1: Die wichtigen anterioren Brustwandmuskeln sind der Musculus pectoralis major und minor (der unter dem Musculus pectoralis major liegt und nicht abgebildet ist) und der Musculus serratus anterior. Der wichtige laterale Brustwandmuskel ist der Musculus latissimus dorsi. Das entsprechende Oberflächenrelief ist auf der rechten Seite gezeigt. Der fünfte Interkostalraum liegt direkt unterhalb des Unterrandes des Musculus pectoralis major.

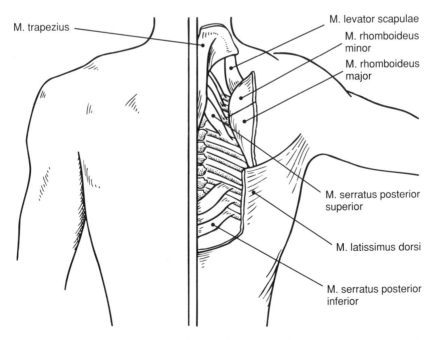

Abb. 2-2: Die wichtigen posterioren Brustwandmuskeln sind der Musculus latissimus dorsi, Musculus rhomboideus major und minor, Musculus serratus posterior superior und inferior und Musculus trapezius. Das entsprechende Oberflächenrelief ist auf der linken Seite gezeigt.

18   2 Anatomie des Brustraumes

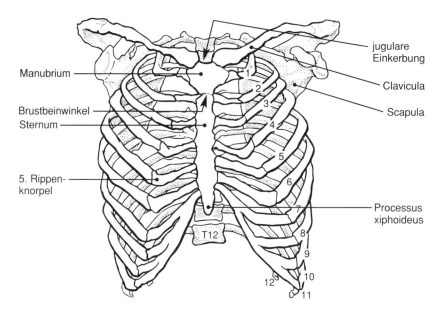

Abb. 2-3: Vorderansicht der Knochen und Knorpel des Thorax. Die Rippen sind entsprechend ihres Wirbelursprungs numeriert.

paare als «falsche» Rippen, da sie mit dem Sternum nicht in Verbindung stehen. Von den «falschen» Rippen werden 3 Paare (Rippen 8, 9 und 10) als vertebrokostale Rippen (Costae arcuariae) bezeichnet, da ihre dazugehörigen Knorpel direkt mit dem darüberliegenden Knorpel verbunden sind. Die übrigen Rippenpaare 11 und 12 enden in einem knorpeligen Anteil, der in die Muskeln der Bauchwand eingebettet ist. Da die einzige Gelenkverbindung dieser letzteren zwei Rippen lediglich mit den Wirbeln besteht, werden sie vertebrale Rippen (Costae fluctuantes) genannt. Die Beweglichkeit dieser Verbindungen zwischen Rippe und Wirbel, bzw. Rippe und Sternum erlaubt die «Pumpenhebel»-Bewegungen bei der Atmung.

2.2.2 Zwerchfell

Das Zwerchfell oder Diaphragma ist ein kuppelförmiges muskulofibröses Septum, das den thorakalen vom abdominellen Raum trennt: Seine konvexe obere Fläche bildet den Boden des thorakalen Raums und die konkave Unterfläche das Dach des Bauchraumes. Der periphere Teil besteht aus Muskelfasern, die von der Umrahmung des thorakalen Ausgangs entspringen und in eine große zentrale Sehne zusammenlaufen. Die zentrale Sehnenfläche ist c-förmig und konkav in Richtung auf die Wirbel ausgerichtet (Abb. 2-5). Sie wird etwas rechts von der Mittellinie und in Höhe der Unterkante des 8. thorakalen Wirbels durch die Vena cava inferior durchbrochen. Die Öffnung für den Ösophagus liegt im muskulären Anteil des Diaphragmas in der Nähe der Mittellinie in Höhe des 10. thorakalen Wirbels. Die Aorta passiert das Diaphragma im posterioren Anteil vor dem 12. Brustwirbelkörper. Die abdominelle Oberfläche des Diaphragmas liegt direkt der Leber, dem Magenfundus, der Milz, der rechten und linken Niere und den Nebennieren an. Die thorakale Fläche steht in Bezie-

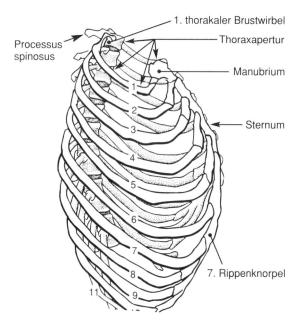

Abb. 2-4: Seitenansicht der Knochen und Knorpel des Thorax. Die Rippen sind entsprechend ihres Wirbelursprungs numeriert.

hung zur rechten und linken Lungenhälfte und Pleura sowie zum Herzen und zum Perikard.

2.2.3 Interkostalraum

Die Interkostalräume zwischen den Rippen sind der hauptsächliche chirurgische Zugangsweg zum Thorax. Die Muskeln der Interkostalräume sind in zwei Schichten angeordnet (Abb. 2-6 und 2-7). Zunächst trifft man von außen her kommend auf die Mm. intercostales externi, die vom Unterrand einer Rippe zum Oberrand der darunterliegenden Rippe abwärts und vorwärts ziehen und sich vom Tuberkulum der Rippe im posterioren Bereich bis zur Nachbarschaft der kostochondralen Verbindung im frontalen Bereich erstrecken. Die nächste Muskelschicht wird als Mm. intercostales interni bezeichnet. Sie erstreckt sich vom Sternum bis zum Angulus costae. Von dort ab wird sie nach medial durch die Membrana intercostalis interna ersetzt. Die endothorakale Faszie, die der Fascia transversalis der Bauchwand entspricht, ist nichts anderes als eine dünne Schicht von Bindegewebe zwischen den Interkostalmuskeln und der parietalen Pleura.

In jedem Interkostalraum befindet sich ein neurovaskuläres Bündel, das von oben nach unten die Interkostalvene, die Interkostalarterie und den Interkostalnerv beinhaltet, nach außen hin geschützt durch eine Rinne innerhalb der oberen Rippe (Abb. 2-6). Im posterioren Bereich liegt dieses Bündel zwischen Pleura und der posterioren Interkostalmembran, im Angulus costae jedoch tritt es zwischen die interne und externe Interkostalmuskulatur (Abb. 2-6 und 2-7). Von jedem Interkostalnerv zweigt zunächst ein motorischer-sensibler Ramus dorsalis ab, dann der Ramus cutaneus lateralis, der in der mittleren Axillarlinie austritt und einen anterioren sowie einen posterioren Anteil abgibt, und schließlich der Ramus cutaneus anterior (Abb. 2-7).

Da die größeren Interkostalgefäße und -nerven in enger Beziehung zum Unterrand jeder Rippe verlaufen, sollen Inzisionen in diesem Bereich vermieden werden; statt dessen ist der Oberrand einer Rippe vorzuziehen. Obwohl sich in diesem Bereich akzessorische Nerven und Gefäße befinden können, kommt es nur zu einem zu vernachlässigenden Sensibilitätsverlust. Durch die Überlappung von benachbarten Nerven entsteht bei der Inzision eines Interkostalraumes selten eine Paralyse oder komplette Anästhesie, falls nicht der entsprechende Nerv und die Nerven in den darüber- und darunterliegenden Interkostalräumen direkt betroffen sind.

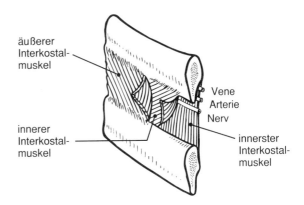

Abb. 2-6: Die Muskelschichten des Interkostalraums, von außen nach innen gesehen, sind die externen, internen und innersten Interkostalmuskeln. Zwischen dem inneren und innersten Interkostalmuskel, an der Unterseite jeder Rippe, befindet sich die Interkostalvene, -arterie und der Interkostalnerv (von oben nach unten).

2.2.4 Beziehung von Brustwand zu Pleura und Lunge

Unter klinischen Gesichtspunkten wird von der Lunge und der Pleura vereinfacht angenommen, daß ihre entsprechenden kostalen, mediastinalen und diaphragmalen Oberflächen, die nur durch einen serösen Flüssigkeitsfilm getrennt sind, sich zusammen ausdehnen. Daher können die Pleuragrenzen mit den Lungengrenzen gleichgesetzt werden. Sie werden durch die Kontinuität der Oberflächen von kostaler, mediastinaler und diaphragmatischer Pleura gebildet.

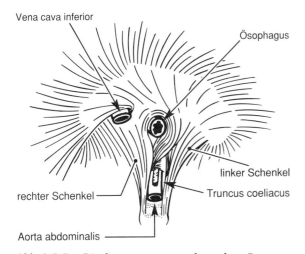

Abb. 2-5: Das Diaphragma von unten betrachtet. Der muskuläre Anteil des Diaphragmas besteht aus dem peripheren Anteil und einem linken sowie rechten Schenkel. Der muskuläre Teil strahlt in eine C-förmige (posterior konkav) Zentralsehne ein. Das Diaphragma wird von der Vena cava inferior, dem Ösophagus und der Aorta durchbrochen.

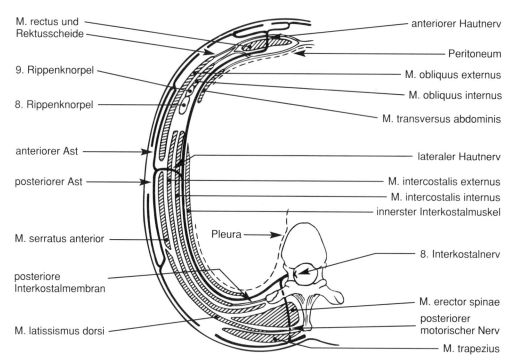

Abb. 2-7: **Aufteilung des achten Interkostalnervs in seine thorakalen und abdominellen Anteile** und ihre Beziehungen zu den Muskelschichten der Körperwand (siehe Abschnitt 2.2.3).

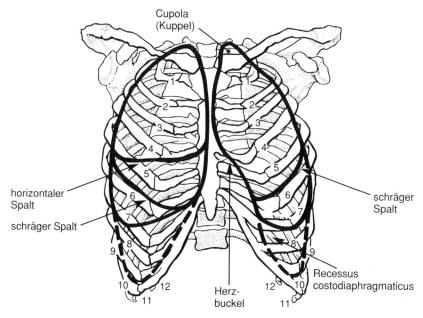

Abb. 2-8: **Vorderansicht des Thorax mit Relation von Pleura und Lunge zur Thoraxwand.** Die Fissura obliqua verläuft annähernd parallel zur sechsten Rippe. Der Raum zwischen Unterrand der Lunge am Ende der Exspiration und der unteren Pleurafläche (gestrichelte Linie) wird der kostodiaphragmatische Winkel genannt. Die Spitze der Lunge wird Cupola genannt. Die Rippen sind entsprechend ihres Wirbelursprungs numeriert.

Die anterioren, inferioren und posterioren Begrenzungen der Pleura können zu den darüberliegenden Strukturen des Thoraxraumes in Beziehung gesetzt werden (Abb. 2-8 und 2-9). Die anterioren Pleuragrenzen der Lungenspitzen sind durch viszerale Strukturen am Halsansatz voneinander getrennt. Während sie medial hinter dem Sternum abwärts ziehen, begegnen sie sich am Sternumwinkel. Die rechte anteriore Begrenzung verläuft weiter abwärts, direkt neben der Mittellinie. Im unteren Bereich des Sternumkörpers weicht sie nach lateral entlang des sechsten oder siebten Rippenknorpels ab, um zur inferioren Pleurabegrenzung zu werden. Die linke anteriore Pleurabegrenzung kann einen ähnlichen Verlauf nehmen, jedoch weicht sie gewöhnlich am vierten Rippenknorpel nach lateral aus, liegt in Höhe des fünften Knorpels am lateralen Sternalrand, verläuft in Höhe des sechsten Knorpels weiter lateral und dann in Höhe des siebten Rippenknorpels ganz nach lateral. Die Seitwärtsverlagerung der linken anterioren Pleurabegrenzung zwischen dem vierten und sechsten Rippenknorpel bildet die Herzbucht.

Die inferiore Begrenzung beider Pleurabeutel verläuft entlang dem siebten Rippenknorpel nach lateral und kreuzt dann die Rippen 8, 9 und 10. Der tiefste Punkt wird im Bereich der Mitte der 11. Rippe in der mittleren Axillarlinie erreicht. Von diesem Punkt an folgt sie einer fast horizontalen Linie, wobei sie die 12. Rippe kreuzen, um die posteriore Begrenzung in Höhe des 12. thorakalen Wirbels zu treffen. Die posterioren Pleurabegrenzungen steigen neben oder vor den thorakalen Wirbelkörpern an, bis sie im Bereich der Pleurakuppeln nach oben hin auseinanderlaufen.

Die Kenntnis der Oberflächenbeziehungen der einzelnen Lappen und Fissuren der Lunge ist wichtig für Perkussion, Auskultation und Auswertung von Röntgenbildern sowie bei der Entscheidung, wo die thorakale Inzision erfolgen soll (Abb. 2-8 und 2-9). Die

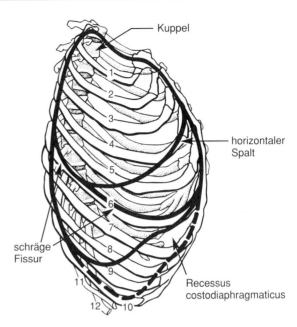

Abb. 2-9: Seitenansicht des Thorax mit Relation von Pleura und Lunge zur Thoraxwand. Weitere Erklärungen siehe Abbildung 2-8.

horizontale Fissur der rechten Lunge (die den rechten Oberlappen vom rechten Mittellappen trennt) verläuft im anterioren Bereich unter der vierten Rippe und horizontal im lateralen Bereich, so daß sie sich mit der abwärtsverlaufenden fünften Rippe in der vorderen Axillarlinie schneidet. Die schräge Fissur der rechten Lunge (die den rechten Mittellappen vom rechten Unterlappen trennt) liegt unter der sechsten Rippe. Die schräge Fissur der linken Lunge (die den linken Oberlappen und die Lingula vom linken Unterlappen trennt) liegt ebenfalls unter der sechsten Rippe.

2.3 Atemwege und Lunge (1, 2, 4, 5)

2.3.1 Trachea

Bei Erwachsenen erstreckt sich die Trachea von ihrem Beginn am unteren Ende des Krikoidknorpels in Höhe des sechsten Halswirbelkörpers bis zur Bifurkation in Höhe des fünften Brustwirbelkörpers. Die Trachea des Erwachsenen ist etwa 15 cm lang, wovon sich 5 cm oberhalb des Jugulums befinden. Der Durchmesser der Trachea korreliert mit der Körpergröße und es gibt eine «Faustregel», wonach sie denselben Durchmesser hat wie der Zeigefinger des Patienten. Die Stabilität der Trachea ist auf eine Reihe von 16 bis 20 c-förmigen Knorpeln zurückzuführen, die untereinander bindegewebig verbunden sind und im posterioren Anteil durch die Pars membranacea geschlossen sind. Der Knorpel der Bifurkation ist die kielförmige Carina, die bronchoskopisch sehr deutlich als sagittaler Grat zu erkennen ist. Erscheint der sonst scharfe Rand der Carina eher flach, läßt dies auf eine Vergrößerung der hilären Lymphknoten oder eine massive Verlagerung der pulmonalen Anatomie durch Fibrose, Tumor oder andere pathologische Veränderungen schließen.

Die Trachea verläuft im zervikalen Anteil exakt in der Mittellinie (innerhalb des Thorax weicht sie jedoch, wegen des Aortenbogens, leicht nach rechts ab). Die Beziehung der Trachea zu anderen Organen im Hals ist in Abbildung 2-10 dargestellt. Im anterioren Bereich wird die Trachea durch die Halsmuskeln, die prätracheale Faszie und die Schilddrüse überdeckt. Lateral wird sie von der prätrachealen Faszie und der Karotisscheide umgeben. Hinter der Trachea liegen Ösophagus und Wirbelkörper. Der Ösophagus verläuft zwischen Trachea und Wirbelkörper in der Mittellinie. Das Verhältnis von Trachea und Ösophagus im oberen Mediastinum wird in Abschnitt 2.4 diskutiert und ist in Abbildung 2-11 dargestellt.

2.3.2 Hauptbronchien

Die Trachea des Erwachsenen teilt sich an der Bifurkation in Höhe des 5. thorakalen Wirbels in den rechten und linken Hauptbronchus. Der rechte Hauptbronchus ist kürzer, weiter und steiler im Verlauf als der linke Hauptbronchus. Kürzer ist er, weil der Oberlappenbronchus schon nach nur 2,0 cm entspringt, wogegen der linke Oberlappenbronchus erst nach 5 cm aus dem linken Hauptbronchus abgeht.

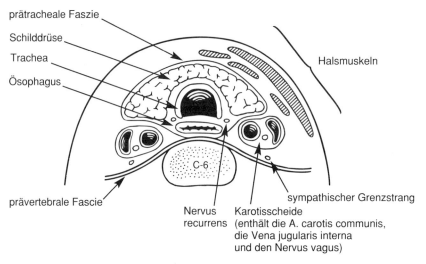

Abb. 2-10: **Querschnitt durch den Hals in Höhe C-6.** Faszienhüllen und Inhalt der prätrachealen Faszie. Die Trachea beginnt in dieser Höhe.

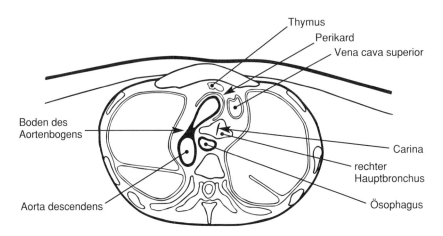

Abb. 2-11: **Thoraxquerschnitt in Höhe der Tracheabifurkation** (im allgemeinen fünfter Brustwirbel). Die Arteria pulmonalis (nicht zu sehen) liegt direkt unterhalb dieser Ebene.

Der rechte Hauptbronchus ist weiter, da er eine größere Lungenhälfte versorgt, und er ist steiler im Verlauf (25° zur Vertikalen im Vergleich zu 45° beim linken Hauptbronchus), weil der linke Hauptbronchus hinter dem Aortenbogen seitwärts ausweichen muß, um seinen Lungenhilus zu erreichen. Daher ist es offensichtlich, daß inhalierte Fremdkörper oder ein Absaugkatheter viel häufiger in den weiteren und steileren rechten Bronchus, als in den engeren und schräger verlaufenden linken Hauptbronchus gelangen.

2.3.3 Hilusanatomie

Vom anatomisch-chirurgischen Standpunkt aus ist die Kenntnis der Hilusanatomie extrem wichtig (Abb. 2-12 und 2-13). Auf der rechten Seite markiert die Vena azygos die oberste Begrenzung der Hilusstrukturen. Von oben nach unten sind der rechte Hauptbronchus, der Hauptstamm der Pulmonalarterie und dann die rechte obere Pulmonalvene angeordnet. Auf der linken Seite liegt der Aortenbogen im oberen Bereich des Hilus und von oben nach unten sind zunächst die Pulmonalarterie, der linke Hauptbronchus und dann die linke obere Pulmonalvene angeordnet. In beiden Hilusbereichen ist die obere Pulmonalvene die vorderste Struktur. Hinter ihr liegt der Hauptstamm der Pulmonalarterie. Die hinterste Struktur ist der Hauptbronchus.

2.3.4 Lungenlappen und -spalten
(Abb. 2-8 und 2-9)

Die rechte Lungenhälfte besteht aus drei Lungenlappen – dem oberen, mittleren und unteren – und ist die größere der beiden Lungenhälften. Die linke Lungenhälfte besteht dagegen aus zwei Lappen, dem oberen und dem unteren. Auf der rechten Seite finden sich zwei Spalten. Die schräge Spalte (Fissura obli-

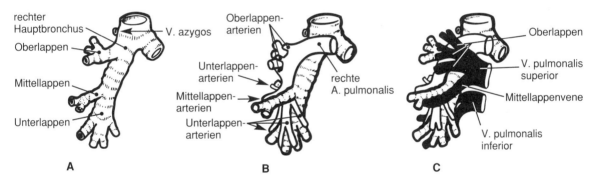

Abb. 2-12: Anatomie des rechten Hilus. – **A** = Bronchien, **B** = Bronchien und Pulmonalarterien, **C** = Bronchien, Pulmonalarterien und -venen. – *Von oben nach unten:* Vena azygos, Bronchus, Pulmonalarterie und obere Pulmonalvene. – *Von vorn nach hinten:* Obere Pulmonalvene, Pulmonalarterie und Bronchus.

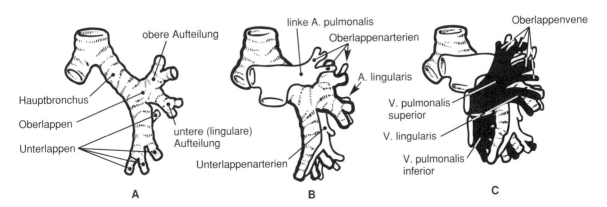

Abb. 2-13: Anatomie des linken Hilus. – **A** = Bronchien, **B** = Bronchien und Pulmonalarterien, **C** = Bronchien, Pulmonalarterien und -venen. – *Von oben nach unten:* Aortenbogen, Pulmonalarterie, Bronchus und obere Pulmonalvene. – *Von vorn nach hinten:* Obere Pulmonalvene, Pulmonalarterie und Bronchus.

qua) trennt den Unterlappen von Ober- und Mittellappen, die horizontale Spalte (Fissura horizontalis) trennt den Ober- vom Mittellappen. Auf der linken Seite gibt es nur eine Spalte (Fissura obliqua), welche den Ober- und Unterlappen trennt.

2.3.5 Bronchopulmonale Segmente

Jeder Lungenlappen der rechten und linken Lungenhälfte wird in mehrere einzelne anatomische Einheiten unterteilt, die bronchopulmonalen Segmente. Das Grundmuster besteht aus 19 Segmenten – 10 in der rechten und 9 in der linken Lungenhälfte. Jedes bronchopulmonale Segment hat einen eigenen Bronchus, seine eigene Arterie und seine eigene Vene. Es besteht aus dem Anteil von Lungengewebe, das sich jenseits der Bronchien der 3. Ordnung befindet. Die Benennung und Bezifferung der bronchopulmonalen

Segmente, wie sie sich aus der Sicht innerhalb der Atemwege ergibt, ist in Abbildung 2-14 zu sehen. Die äußere Ansicht ist in den Abbildungen 2-15 und 2-16 gezeigt.

2.3.6 Bronchialbaum

Der Tracheobronchialbaum hat 23 Klassen von Ästen. Die aufeinanderfolgende Unterteilung des Bronchialbaumes erfolgt in Bronchien, Bronchiolen, respiratorische Bronchiolen, Alveolargänge, Vorhöfe, Alveolarhüllen und Alveolen (Abb. 2-17). Die zweite bis elfte Klasse der Atemwege wird Bronchien genannt, die zwölfte bis in den Bereich der siebzehnten Klasse wird als Bronchiolen bezeichnet. Der Grund für die Änderung in der Bezeichnung ab der elften Klasse ist eine wichtige anatomische Veränderung: In der Wand dieser Luftwege mit 1 mm Durchmesser ist

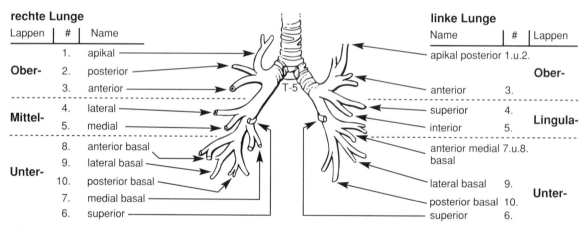

Abb. 2-14: **Bronchopulmonale Segmente** (10 rechts, 8 links). Bei der linken Lunge sind die Segmente 1 und 2 zu einem apikalen posterioren Segment und die Segmente 7 und 8 zu einem anterioren medialen Segment zusammengefaßt.

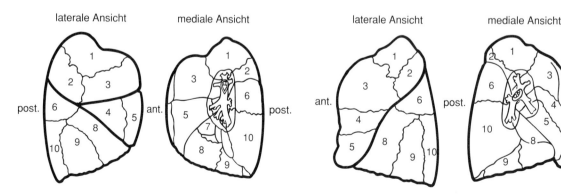

Abb. 2-15: **Bronchopulmonale Segmente der rechten Lunge** von lateral und medial (ant. = anterior, post. = posterior). Die Numerierung ergibt sich aus Abbildung 2-14.

Abb. 2-16: **Bronchopulmonale Segmente der linken Lunge** von lateral und medial (ant. = anterior, post. = posterior). Die Numerierung ergibt sich aus Abbildung 2-14.

kein Knorpel mehr anzutreffen. Hier ist nicht mehr die Strukturfestigkeit der Hauptfaktor beim Offenhalten der Atemwege. In diesem Bereich verlassen die Luftwege ihre Bindegewebsscheide und sind direkt in das Lungenparenchym eingebettet. Die elastische Retraktion der Alveolarsepten hält die Luftwege offen, wie Halteseile an einem Zelt. In ähnlicher Weise wird auch der Ductus alveolaris offengehalten. Daher wird das Kaliber jenseits der elften Klasse hauptsächlich durch das Lungenvolumen bestimmt. Die Destruktion von Alveolarsepten beim Emphysem fördert die Tendenz zum Kollaps von Bronchiolen und Ductus alveolares. Jede Bronchiole mit ihren Unterteilungen wird als primärer Lobulus bezeichnet.

Die respiratorischen Bronchiolen treten ab der siebzehnten Klasse auf. Alle Klassen oberhalb der respiratorischen Bronchiolen werden als zur konduktiven Zone gehörig betrachtet, während alle Klassen unterhalb der respiratorischen Bronchiolen zur Übergangszone und respiratorischen Zone gerechnet werden.

Bei jeder dichotomischen Unterteilung nimmt der Durchmesser der Atemwege ab, jedoch in einem Ausmaß, das geringer ist als der Anstieg der Anzahl der Atemwege, so daß die summierte Querschnittsfläche entlang der baumartigen Verzweigung beständig zu- und der Atemwegswiderstand abnimmt. Die Abnahme des Durchmessers bei jeder Aufzweigung unterhalb der Bronchiolenebene ist kleiner als zuvor, so daß ein sehr rascher Anstieg in der summierten Gesamtfläche im distalen Bereich resultiert. Die Verteilung des gesamten Lungenvolumens beim Erwachsenen ist in Tabelle 2-1 gezeigt (6). Die Alveoloroberflächen sind mit einer Wasserschicht und einer Lipo-Protein-Schicht zur Reduktion der Oberflächenspannung (Surfactant) (siehe Kapitel 3) überzogen. Die Pneumozyten Typ II sind verantwortlich für die Sekretion des Surfactant. Die alveoläre Wasser-Surfactant-Schicht geht kontinuierlich aus der tracheobronchialen Oberflächenschicht hervor.

Man nimmt an, daß im distalen Bronchialbaum sogenannte Clara-Zellen ein oberflächenspannungsreduzierendes Material sezernieren, das die Bronchiolen auskleidet und vom Aussehen her dem Surfactant

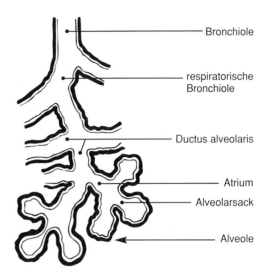

Abb. 2-17: Aufteilung des Bronchialbaums: Bronchien (2.–11. Klasse – nicht zu sehen), Bronchiolen (12.–17. Klasse), respiratorische Bronchiolen (17.–18. Klasse), Ductus alveolares (19.–20. Klasse), Atrium (21. Klasse), Alveolarsack (22. Klasse) und Alveolen (23. Klasse).

gleicht. Bei Rauchern konnte eine Abnahme der Anzahl von Clara-Zellen, sowie eine Zunahme von schleimproduzierenden Kelchzellen (normalerweise im proximalen Bronchialbaum lokalisiert) gezeigt werden (7). Die Hypothese, daß das Verschwinden von Clara-Zellen und deren Ersatz durch Kelchzellen zu einer Schleimauskleidung der Bronchiolen führt, gewinnt zunehmend an Bedeutung. Der Ersatz des Surfactant-Films durch eine Schleimschicht würde, nach der Theorie, zu einer Instabilität der Bronchiolen führen, die sich nur schwer offenhalten ließen, mit dem Ergebnis einer funktionellen Obstruktion.

Es gibt mehrere ungewöhnliche bronchioläre und/oder alveoläre Ventilationswege, die zusammen als kollaterale Ventilation bezeichnet werden. Vier Wege der kollateralen Ventilation sind bekannt. Erstens existieren bei den meisten Spezies interalveoläre Verbindungen (Kohn-Poren), etwa 8–50 pro Alveole,

Tabelle 2-1: Ungefähre Aufteilung des totalen Lungenvolumens für eine Erwachsenenlunge (bei ¾ der totalen Lungenkapazität*).

Zone	Atemweg	Gewebe	Blut	
Transport	Bronchien 170 ml	Wand Septen Fasern	Arterien 150 ml	Venen 250 ml
Übergang	respiratorische Bronchiolen Ductus alveolares 1500 ml	Lymphe 200 ml	Arteriolen 60 ml	Venolen 120 ml
Respiration	Alveolen 3150 ml	Barriere 150 ml		Kapillaren 140 ml

* totales Lungenvolumen = 5700 ml

die mit dem Alter und der Entwicklung einer obstruktiven Lungenerkrankung an Zahl zunehmen können. Zweitens gibt es distale Verbindungen zwischen Bronchiole und Alveole (Lambert-Kanäle). Drittens existieren Verbindungen zwischen respiratorischen Bronchiolen zu terminalen Bronchiolen von benachbarten Lungensegmenten (Martin-Kanäle) bei gesunden Hunden und beim Menschen mit Lungenerkrankung. Viertens wurden in jüngster Zeit die funktionellen Charakteristiken einer interlobären kollateralen Ventilation über interlobäre Verbindungen bei Hunden beschrieben (8), die auch beim Menschen beobachtet wurden (9). Die Rolle dieser kollateralen Ventilation liegt vielleicht in der Prävention oder Verminderung von Atelektasen und einer alveolären Hypoxie.

2.3.7 Pulmonalarterien und -venen (10)

Die Pulmonalarterie und der Hauptbronchus jeder Lungenhälfte liegen beim Eintritt in das Lungenparenchym in engster Nachbarschaft. Mit ihnen verläuft eine Invagination der viszeralen Pleura als Bindegewebsscheide. Die Pulmonalarterie zweigt sich ähnlich dem Bronchialbaum auf. Distal der Bronchialebene (11. Klasse) endet das begleitende Pleuragewebe und sowohl die Arterien wie die Bronchien werden direkt von Lungengewebe umgeben.

Die Pulmonalarterie verzweigt sich schließlich in präkapilläre Äste von variabler Länge, die sich weiter in ein kapilläres Netz verzweigen, das die Oberfläche der Alveolen umspannt. Wie beim Bronchialbaum nehmen die arteriellen Verzweigungen im Durchmesser bis zu den präkapillären Ästen ab, während die summierte Querschnittsfläche zunimmt. Die Arterien verzweigen sich etwas stärker als die Bronchien, vor allem in der Peripherie, wo sie auch Äste zur Versorgung von benachbarten Alveolen abgeben.

Die Pulmonalvenen entstehen aus den Kapillaren der Alveolargangverbindungen, respiratorischen Bronchiolen, der Pleura und der Bindegewebssepten. Diese Venen, die innerhalb des Acinus beginnen, verlaufen zentrifugal zur Peripherie des Lobulus. Dort folgen sie den Venen, die zwischen den Lobuli im rechten Winkel verlaufen. Die interlobulären Venen befinden sich daher abseits der Atemwege und Arterien. Im Gegensatz zu den Arterien haben die Venen keinen perivaskulären Raum, so daß die Venen innerhalb der Lunge direkt von Lungengewebe umgeben sind und durch elastische Kräfte offengehalten werden. Sie treffen erst im Bereich des Hilus auf die Arterien und Atemwege. Ausgüsse von Arterien und Venen zeigen, daß das venöse System ein größeres Volumen als das arterielle System (Verhältnis 2:1) und auf jeder Ebene eine größere Querschnittsfläche

hat. Dieser größere Querschnitt der Venen führt zu einem System mit sehr niedrigem Widerstand, das auch mit niedrigem Antriebsdruck noch funktioniert.

2.3.8 Lungenkapillaren

Anordnung des Alveolarbetts

Die Lungenkapillaren entstehen gewöhnlich rechtwinklig aus den pulmonalen Arteriolen. Sie wurden klassischerweise als langarmige Tunnel in direkter Nachbarschaft zu den Alveolen beschrieben (Abb. 2-18A) (11). In Wirklichkeit jedoch breiten sich die Kapillaren über die Alveolen in einem komplexen, kommunizierenden Muster aus, das auf die zwei Dimensionen der alveolären Oberflächenebene begrenzt ist oder darin enthalten ist (Abb. 2-18B) (11). Wegen dieser anatomischen Charakteristiken wurde die Geometrie der pulmonalen Kapillaren mit dem Blick aus einer Tiefgarage verglichen (Abb. 2-19) (11). Decke und Boden dieser Garage sind flache endotheliale Oberflächen, die durch Säulen oder «Pfosten» von Bindegewebe zusammengehalten und unterstützt werden (Abb. 2-18B und 2-19). Jenseits beider endothelialer Oberflächen befindet sich eine Alveole. Die bindegewebigen Säulen zwischen den Endothelflächen wurden wegen ihrer strukturellen Unterstützungsfunktion als Pfosten bezeichnet, jedoch auch als «Streben», da sie eine Alveole auf der einen Seite expandieren, falls die Alveole auf der anderen Seite der Kapillare kollabiert. Die Bindegewebspfosten nehmen die kreisförmigen Räume zwischen dem kapillären Netzwerk in Abbildung 2-18B ein.

Die endothelialen Oberflächen begrenzen die hauptsächlich zweidimensionale Kapillare. Der Blutfluß durch diese zweidimensionale Welt wurde als Flächenströmung bezeichnet (12). In diesem Modell müssen sich die roten Blutkörperchen ihren Weg um diese Pfosten herum bahnen (Abb. 2-19). Die Flächenströmungstheorie der pulmonalen Mikrozirkulation stimmt mit experimentellen Daten überein und löst die Relation von Widerstand und Flußstärke auf, wie sie normalerweise in der Poiseuilleschen Formel für die Flußeigenschaften in einem Zylinder formuliert sind (12). Das exakte Flowmuster von Pfosten zu Pfosten wurde im Modell als Funktion des Perfusionsdrucks dargestellt (13).

Nach der Flächenströmungstheorie können die Kapillaren die Oberfläche einer Alveolarwand bis zur Hälfte einnehmen und hierdurch eine enorme kapilläre Oberfläche für den Gasaustausch bereitstellen. Frühere Schätzungen gaben beim Menschen eine Gesamtfläche der alveolären Blutgefäße (primäre Kapillaren) in einer Größenordnung von 80 m^2 an (14). Diesen Kalkulationen lag jedoch die Annahme einer mehr oder weniger runden Form der Kapillaren mit glatten Lumenoberflächen zugrunde. Es ist inzwischen deutlich geworden, daß die kapillären Oberflächen nicht glatt sondern von irregulären komplexen Fortsätzen bedeckt sind (15). Diese Fortsätze sind etwa 300 nm im Durchmesser und können 3000 nm in der Länge erreichen. Einige Fortsätze enden blind, während andere sprossen, sich verzweigen oder sich auf den Zellkörper zurückorientieren. Die Größe und Dichte des Netzwerks endothelialer Fortsätze bedingt einen Wirbelstrom zellfreien Plasmas entlang der Endothelzelle (16). Dies ist von außerordentlicher Bedeutung für den Austausch von Metaboliten zwischen Endothel und Blut (siehe Abschnitt «Pulmonaler Metabolismus und Synthese» in Kapitel 3) (16). Die Endothelzellen enthalten eine große Population von Plasmalemmvesikeln (pinozytotisch) (Abb. 2-20), von denen viele frei mit dem Gefäßlumen kommunizieren (siehe Abb. in [17] und [18]). Diese endothelialen Vesikel und Hohlräume fungieren sowohl als Transportmittel für Flüssigkeiten und Lösungen durch das Endothel als auch als Generatoren von transendothelialen Kanälen durch Fusion und Spaltung untereinander und mit beiden endothelialen Bereichen (vaskulär und bindegewebig). Im Hinblick auf diese endothelialen Vesikel und die endothelialen Fortsätze in das Lumen der Kapillaren scheint die tatsächliche Oberfläche der kapillären Endothelzellen (zumindest für den Metabolismus) wesentlich größer zu sein, als bisher geschätzt wurde.

Ultrastruktur von Lungenkapillaren – Interstitiellem Raum – Alveolen

Ein Querschnitt durch eine Kapillare wie in Abbildung 2-21 zeigt einen Gefäßkanal, der von Endothel begrenzt ist und gewöhnlich eine oder meistens zwei oder drei rote Blutzellen enthält (17, 19). Das kapilläre Blut wird vom Alveolargas durch eine Reihe von anatomischen Schichten getrennt: Kapillarendothel, endotheliale Basalmembran, interstitieller Raum, epitheliale Basalmembran und Alveolarepithel (Pneumozyten I).

Auf der einen Seite des Alveolarseptums (siehe Abb. 2-21, oben: Flüssigkeits- und Gasaustausch) werden die epitheliale und die endotheliale Basalmembran durch einen Raum von unterschiedlicher Breite mit Bindegewebsfasern, elastischen Fasern, Fibroblasten und Makrophagen voneinander getrennt. Dieses Bindegewebe ist das «Rückgrat» des Lungenparenchyms und stellt eine Kontinuität mit der Bindegewebsscheide um die Atemwege und Blutgefäße her. Daher besteht eine Verbindung des perikapillä-

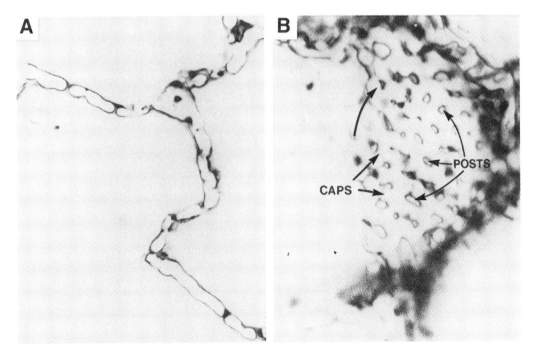

Abb. 2-18: A = klassisches histologisches Bild einer **Pulmonalkapillare**, auf jeder Seite von einem Alveolus umgeben. Die Kapillare erscheint als langer aufgezweigter Tunnel. – B = histologisches **Bild eines pulmonalen Kapillarbetts**, tangential zur Alveolusoberfläche angeschnitten. Die Pulmonalkapillaren (CAPS) breiten sich in einem komplexen, vernetzten Muster aus. Einzelne Kapillaren trennen sich und vereinigen sich um Bindegewebepfeiler (POSTS), die die zwei möglichen endothelialen Flächen vereinigen, siehe Text. – (Genehmigte Wiedergabe aus Fung, Y. C.: The microcirculation as seen by a red cell. Microvasc. Res. 10: 246–264, 1975.)

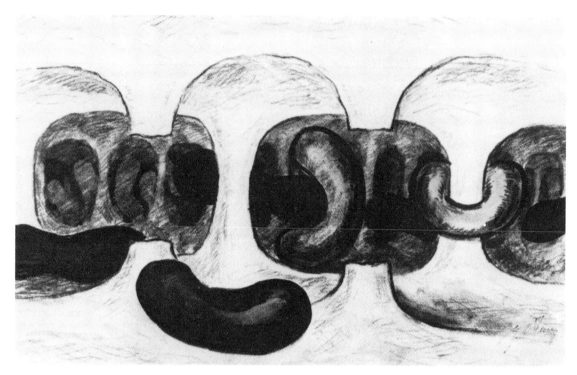

Abb. 2-19: **Imaginäres Bild aus dem Inneren einer Pulmonalkapillare** «aus der Sicht» eines roten Blutkörperchens. Das Bild ähnelt der Situation im Inneren einer modernen Tiefgarage. Endothelflächen bilden Boden und Decke der Garage, die Flächen werden zusammengehalten und unterstützt von Bindegewebssäulen oder «Pfosten». Auf jeder Seite der Endotheloberflächen befindet sich ein Alveolus, der nicht zu sehen ist. – (Genehmigte Wiedergabe aus Fung, Y. C.: The microcirculation as seen by a red cell. Microvasc. Res. 10: 246–264, 1975.)

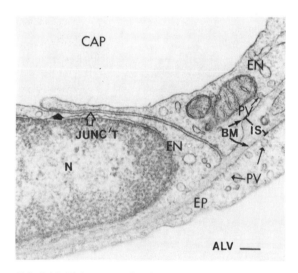

Abb. 2-20: **Elektronenmikroskopisches Bild der alveolokapillären Membran** (EN = Endothel, EP = Epithel, CAP = Kapillare, ALV = Alveolus, PV = Plasmalemmvesikel [dünne Pfeile], IS = Interstitium [Balken], BM = Basalmembran [dicke Pfeile], JUNC'T = lockere Endothel-Junktion [großer offener Pfeil]). – (Modifiziert mit Genehmigung von Pietra, G. G.: The basis of pulmonary edema with emphasis on ultrastructure. In: Thurlbeck, W. M. [ed.]: The Lung: Structure, Function and Disease. Baltimore, Williams & Wilkins, 1978, pp. 215–234.) – (siehe Text und Abb. 2-21)

ren, perialveolären Interstitialraums mit dem interstitiellen Bindegewebsraum, der die terminalen Bronchiolen und Gefäße umgibt, und beide zusammen bilden den Bindegewebsraum der Lunge. Es gibt kein lymphatisches System im interstitiellen Raum des Alveolarseptums. Lymphatische Gefäße treten erst im interstitiellen Raum um die terminalen Broncheolen, kleinen Arterien und Venen auf.

Die gegenüberliegende (die dünne, untere, nur gasaustauschende) Seite des Alveolarseptums (siehe Abb. 2-21) enthält nur zusammenliegende epitheliale und endotheliale Basalmembranen. Wegen dieser Fusion der Basalmembranen ist der interstitielle Raum stark verkleinert. Die interstitielle Flüssigkeit kann die endothelialen und epithelialen Zellen nicht voneinander trennen und als Ergebnis dessen ist der Abstand für eine Flüssigkeitsbewegung vom kapillären zum alveolären Kompartiment reduziert und besteht lediglich aus den zwei Zellschichten mit den dazugehörigen Basalmembranen (20, 21).

Zwischen den einzelnen endothelialen und epithelialen Zellen gibt es Löcher oder Verbindungen, die eine Flüssigkeitsbewegung vom intravaskulären Raum zum interstitiellen Raum und schließlich vom interstitiellen Raum zum Alveolarraum ermöglichen. Die Verbindungen zwischen Endothelzellen sind relativ groß und werden daher als «loose junctions» be-

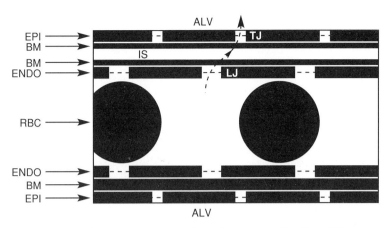

Abb. 2-21: **Schematische Zusammenfassung der Ultrastruktur der Pulmonalkapillare** (RBC = rote Blutzelle, ENDO = Endothel, BM = Basalmembran, IS = Interstitium, EPI = Epithel, LJ = lockere «junction», TJ = «tight junction», ALV = Alveolus). Im oberen Bildteil werden endotheliale und epitheliale Basalmembran durch einen interstitiellen Raum getrennt, wogegen im unteren Teil endotheliale und epitheliale Basalmembran verbunden sind. Die gestrichelten Pfeile zeigen einen potentiellen Weg für Flüssigkeit vom intravaskulären Raum zum interstitiellen Raum (durch «loose junctions» im Endothel) und vom interstitiellen Raum zum Alveolarraum (durch «tight junctions» im Epithel). – (Modifiziert mit Genehmigung von Fishman, A. P.: Pulmonary edema: The water-exchanging function of the lung. Circulation 46: 390–408, 1972 und mit Genehmigung der American Heart Association.)

zeichnet. Die Verbindungen zwischen den Epithelzellen hingegen sind relativ klein und werden daher «tight junctions» genannt. Die pulmonale Kapillarpermeabilität (K) ist eine direkte Funktion der Größe dieser Verbindungen in der endothelialen und epithelialen Grenzschicht (siehe Kapitel 3).

2.3.9 Lymphatisches System (22)

Ein oberflächlicher lymphatischer Plexus drainiert die viszerale Pleura und ein tiefer Plexus, entlang den Pulmonalgefäßen, die Bronchien. Er reicht jedoch nicht über die Ductus alveolares bis in den distaleren Bereich hinaus. Daher wurden diese mikroskopischen Gefäße als «juxta-alveoläre lymphatische Kapillaren» bezeichnet. Beide dieser lymphatischen Plexus drainieren weiter proximal liegende Lymphknotengebiete (Abb. 2-22). Diese pulmonalen Lymphknotenstationen sind in der Reihenfolge die bronchopulmonalen Lymphknoten an den Bifurkationen der größeren Bronchien, die tracheobronchialen Lymphknoten, die rechten und linken paratrachealen (mediastinalen) Lymphknoten und die Skalenus- und tiefen zervikalen Lymphknoten. Beim Versuch, die Prognose bei Lungenkarzinom besser zu definieren, wurden die Lymphknotenstationen von 1 bis 13 durchnumeriert, wobei 1 die proximale mediastinale und 13 die am weitesten periphere oder segmentale Lymphknotenstation ist (23). Die Stationen der Lymphkette auf jeder Seite führen zu rechten und linken Lymphgefäßen. Meist münden die rechten und linken Lymphgefäße direkt und unab-

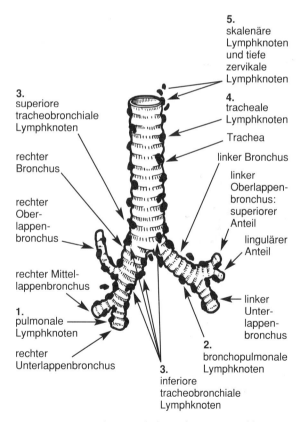

Abb. 2-22: **Bronchien und dazugehörige Lymphknoten.** Die Lymphe fließt von 1. (pulmonale Lymphknoten) über 2. (bronchopulmonale Lymphknoten), 3. (inferiore und superiore tracheobronchiale Lymphknoten) und 4. (tracheale Lymphknoten) nach 5. (skalenäre Lymphknoten und tiefe zervikale Lymphknoten).

hängig in die Verbindung zwischen der Vena jugularis interna und Vena subclavia jeder Seite. Das rechte Lymphgefäß kann jedoch auch in den rechten Ductus lymphaticus drainieren, das linke in den Ductus thoracicus münden.

Eine maligne Erkrankung in der rechten Lungenhälfte breitet sich hauptsächlich entlang der Lymphknotenkette auf derselben Seite aus (22). Die oberen tracheobronchialen Lymphknoten als regionale Station werden sehr schnell befallen. Von hier führt der lymphatische Weg nach paratracheal aufwärts und schließlich zu den rechten Skalenus- oder inferioren tiefen zervikalen Lymphknoten. Im Gegensatz dazu tritt bei maligner Erkrankung der linken Lungenhälfte zusätzlich zur ipsilateralen proximalen Ausbreitung eine kontralaterale lymphatische Ausbreitung sehr häufig auf (22). Darüber hinaus kann sich eine maligne Erkrankung des linken Unterlappens auch subdiaphragmal über die paraaortalen Lymphknoten in das Abdomen ausbreiten. Die kontralaterale und subdiaphragmale Ausbreitung von Tumoren des linken Unterlappens ist einer der Gründe dafür, daß das Bronchialkarzinom des linken Unterlappens die schlechteste Prognose aller lobären Karzinome hat (22).

2.3.10 Bronchialarterien und -venen (24)

Das Bronchialarteriensystem entspringt dem systemischen Kreislauf und hat einen Anteil von ungefähr 1% am Herzminutenvolumen. Der Ursprung der Bronchialarterien ist variabel. Er kann in der Aorta, den Interkostalarterien und gelegentlich in der Arteria subclavia liegen. Auf der rechten Seite liegt die Hauptquelle in der ersten oder manchmal zweiten Interkostalarterie. Im distalen Bereich auf der rechten Seite ebenso wie auf der gesamten linken Seite entspringen die anderen Bronchialarterien direkt aus der Aorta, etwa zwischen dem dritten und achten Brustwirbelkörper. Die Bronchialarterien ziehen auf jeder Seite in den Hilus und bilden einen Arcus communicans um den Hauptbronchus. Von hier verlaufen sie entlang der Längsachse der größeren Bronchien in enger Verbindung zur Bronchialwand. Die Gefäße folgen dem Verlauf des Bronchus und teilen sich wie die Bronchien auf. Bronchialarterienäste können bis zur dritten oder fünften Ordnung von Bronchien verfolgt werden. Oft ist ein Netzwerk von kommunizierenden Gefäßen auf der Bronchialwand zu finden. Während ihres Verlaufs geben die Bronchialarterien die Vasa vasorum der Pulmonalarterien ab.

Die Bronchialvenen bilden zwei unterschiedliche Systeme. Die oberflächlichen Bronchialvenen, die ein relativ kleines System bilden, drainieren die Haupt- und Lobärbronchien und münden in die Vena azygos auf der rechten Seite und in die Vena hemiazygos und die Mediastinalvenen auf der linken Seite. Der tiefe venöse Abfluß der segmentalen und distalen Bronchien, der ein relativ großes System bildet, mündet in die Pulmonalvenen. Es wurde geschätzt, daß $2/3$ der bronchialen Blutversorgung in die Pulmonalvenen (tiefes System) und $1/3$ in das System der Vena azygos (oberflächliches System) mündet. Da der tiefe bronchiale Kreislauf die Lunge im Bypass umfließt und in das linke Herz ohne vorherige Oxygenierung mündet, ist er die physiologische Quelle eines Rechts-links-Shunts (etwa 0,7% des Herzminutenvolumens).

Der Bronchialkreislauf zeigt bei bestimmten pulmonalen und bronchialen Erkrankungen deutliche Veränderungen. Dazu gehören prolongierte Infektionen, Hohlraumbildung, neoplastisches Gefäßwachstum und Atelektase. Die Proliferation des Bronchialkreislaufs unter den genannten pathologischen Bedingungen ist oft verantwortlich für wiederholte, manchmal bedrohliche Episoden von Hämoptysen. Mit jeder Zunahme des bronchialen Blutflusses ist eine Erhöhung des Rechts-links-Shunts verbunden.

Beim Menschen wie auch bei Meerschweinchen konnten verschiedene Verbindungen zwischen dem pulmonalen und bronchialen System gezeigt werden. Es existieren Verbindungen der Pulmonalarterie zur Bronchialarterie, von Kapillare zu Kapillare, von Vene zu Vene und von Bronchialarterie zu Pulmonalvene. Daher kann fast jeder Teil der Lunge potentiell von Blut einer jeden Arterie versorgt werden und von jeder der beiden Venen drainiert werden. Die Verbindungen von Bronchialarterie zu Pulmonalvene sind sehr wichtig, speziell bei Erkrankungen wie Pulmonalstenose und Lungenembolie. In diesen beiden Situationen hilft die bronchiale kollaterale Versorgung der Gewebe distal der blockierten Arterien ein normales Ventilations-Perfusions-Verhältnis aufrecht zu erhalten.

2.4 Mediastinum (1, 2, 4)

2.4.1 Unterteilung des Mediastinums

Das Mediastinum ist ein breites, organtragendes Septum zwischen den beiden Pleurasäcken. Es ist – etwas willkürlich zum Zwecke der Beschreibung – durch eine Ebene, die sich vom Angulus sternalis über die obere Ebene des Perikards zur Unterkante des vierten Brustwirbelkörpers erstreckt, in einen oberen und einen unteren Teil gegliedert (Abb. 2-23). Der obere Teil wird oberes Mediastinum genannt und der untere ist in drei weitere Abschnitte – das vordere Mediastinum vor dem Perikard, das mittlere Mediastinum mit Herz und Perikard und das hintere Mediastinum hinter dem Perikard unterteilt (Abb. 2-23).

Das obere Mediastinum wird oben durch den Thoraxeingang, unten durch die obere Grenze des Perikards, vorn durch das Manubrium sterni, hinten durch die oberen vier Brustwirbelkörper und lateral durch die mediastinale Pleura der beiden Lungenhälften begrenzt. Es enthält den Aortenbogen, die Arteria brachiocephalica, den thorakalen Anteil der linken Arteria carotis communis, die linke Arteria subclavia, die Vena anonyma, die Vena cava superior, Trachea, Ösophagus, Ductus thoracicus, Thymusreste, den Nervus recurrens und Nervus phrenicus beider Seiten und einige Lymphknoten. Das vordere Mediastinum wird vorne durch das Sternum und hinten durch das parietale Perikard begrenzt und erstreckt sich nach unten soweit wie das Zwerchfell. Das vordere Mediastinum enthält keine wichtigen Strukturen. Das mittlere Mediastinum ist der weiteste Anteil des interpleuralen mediastinalen Septums und enthält das Herz, das im Perikard eingeschlossen ist, die Aorta ascendens, die untere Hälfte der Vena cava superior mit der Vena azygos, die in sie mündet, die Pulmonalarterie, die sich in ihre zwei Äste teilt, die rechte und die linke Pulmonalvene und den beiderseitigen Nervus phrenicus. Das hintere Mediastinum ist unregelmäßig geformt, verläuft parallel mit der Wirbelsäule und erstreckt sich wegen des Verlaufs des Diaphragmas unter das Perikard. Es wird nach vorne durch das Perikard und weiter kaudal durch das Diaphragma begrenzt, nach hinten durch die Wirbelsäule von der Unterkante des vierten bis zum zwölften Brustwirbelkörper und auf jeder Seite durch die mediastinale Pleura. Es enthält den thorakalen Anteil der Aorta descendens, die Vena azygos und Vena hemiazygos, die Bifurkation der Trachea, die zwei Hauptbronchien, den Ösophagus, den Ductus thoracicus und viele große Lymphknoten.

2.4.2 Mediastinales Lageverhältnis von Trachea, Ösophagus, Aorta und Pulmonalisstamm

Vom oberen Thoraxeingang bis zur trachealen Bifurkation bleibt der thorakale Ösophagus in enger Nachbarschaft mit der Tracheahinterwand und der prävertebralen Faszie (Abb. 2-10, 2-11 und 2-24). Direkt oberhalb der Tracheabifurkation liegt der Ösophagus rechts der Aorta. Diese anatomische Position kann einen Einschnitt in die linke Ösophaguswand bei der Röntgenaufnahme mit Bariumschluck hervorrufen. Direkt unterhalb dieser Einkerbung kreuzt der Ösophagus sowohl die Bifurkation als auch den linken Hauptbronchus. Von hier zieht er über die Hinterseite der subkarinalen Lymphknoten und über das Perikard des linken Vorhofs abwärts. Unterhalb des Aortenbogens liegt der Ösophagus rechts und später vor der Aorta deszendens, hinten folgt der thorakale Ösophagus der Kurvatur der Wirbelsäule und bleibt in engem Kontakt mit den Wirbelkörpern. Ab dem achten thorakalen Wirbelkörper zieht der Ösophagus nach vorn und durchzieht im Hiatus oesophageus das Zwerchfell vor der Aorta.

Abbildung 2-25 zeigt das Verhältnis von Aorta, Pulmonalarterien, Tracheabifurkation und Ösophagus untereinander. Der Pulmonalisstamm, der aus dem rechten Ventrikel entspringt, liegt zunächst leicht vor der Aorta ascendens und dann links von ihr, bevor er sich in die linke und rechte Pulmonalarterie teilt. Die linke Pulmonalarterie ist mit der Konkavität

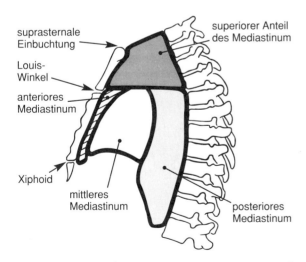

Abb. 2-23: Das Mediastinum ist in einen superioren und inferioren Anteil unterteilt. Das inferiore Mediastinum wird in ein anteriores, mittleres und posteriores Mediastinum unterteilt (siehe Text).

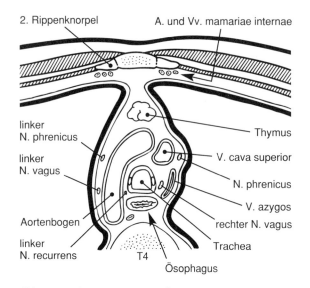

Abb. 2-24: Thorakale Trachea, Ösophagus und ihre Beziehung zu den anderen mediastinalen Strukturen in Höhe des vierten thorakalen Wirbelkörpers (vgl. Abb. 2-11 mit einem etwas tieferen Querschnitt und Abb. 2-10 mit einem etwas höheren Querschnitt).

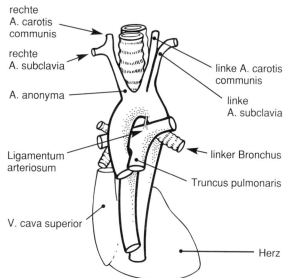

Abb. 2-25: Die Beziehungen der großen Gefäße zur Trachea (siehe Text).

des Aortenbogens durch das Ligamentum arteriosum verbunden, das den obliterierten Ductus arteriosus des Feten repräsentiert. Die Aorta ascendens wird in Höhe des Übergangs Manubrium – Sternum zum Aortenbogen, so daß der Aortenbogen gänzlich innerhalb des oberen Mediastinums liegt. Der Bogen zieht nach hinten und links und gibt zunächst die Arteria brachiocephalica ab, die sich hinter dem Sternoklavikulargelenk in die rechte Arteria subclavia und rechte Arteria carotis communis teilt, dann die linke Arteria carotis communis und schließlich die linke Arteria subclavia. Die Arteria brachiocephalica und die linke Arteria carotis communis liegen zunächst vor der Trachea und ziehen dann nach rechts bzw. links.

Literatur

1. Ellis, H., McLarty, M.: Anatomy for Anaesthetists. 2nd ed. Philadelphia, F. A. Davis, 1968.
2. Gray, H., Goss, C. M.: Gray's Anatomy. 27th ed. Philadelphia, Lea and Febiger, 1959.
3. Blevins, C. E.: Anatomy of the thorax and pleura. In: Shields, T. W. (ed.): General Thoracic Surgery, Philadelphia, Lea and Febiger, 1983, pp. 43–60.
4. Moffat, D. B.: Anatomical aspects of thoracic anesthesia. In: Mushin, W. W. (ed.): Thoracic Anesthesia, Oxford, Blackwell Scientific Publications, 1963, pp. 143–175.
5. Shields, T. W.: Surgical anatomy of the lungs. In: Shields, T. W. (ed.): General Thoracic Surgery. 2nd ed. Philadelphia, Lea and Febiger, 1983, pp. 61–71.
6. Weibel, E. R.: Anatomical distribution of air channels, blood vessels, and tissue in the lung. In: Arcangeli, P. (ed.): Normal Values for Respiratory Function in Man. Milano, Italy, Panminerva Medica, 1970, p. 242.
7. Ebert, R. V., Terracio, M. J.: The bronchiolar epithelium in cigarette smokers. Observations with the scanning electron microscope. Am. Rev. Resp. Dis. 111: 4, 1975.
8. Scanlon, T. S., Benumof, J. L.: Demonstration of interlobar collateral ventilation. J. Appl. Physiol. 46: 658, 1979.
9. Kent, E. M., Blades, B.: The surgical anatomy of the pulmonary lobes. J. Thorac. Surg. 12: 18, 1971.
10. Horsfield, K.: Functional morphology of the pulmonary circulation. In: Cumming, G., Bonsignore, G. (eds.): Pulmonary Circulation in Health and Disease. New York, Plenum Press, 1980, pp. 1–18.
11. Fung, Y. C.: The microcirculation as seen by a red cell. Microvasc. Res. 10: 246–264, 1975.
12. Fung, Y. C., Sobin, S. S.: Theory of sheet flow in lung alveoli. J. Appl. Physiol. 26: 472–488, 1969.
13. West, J. B., Schneider, A. M., Mitchell, M.: Recruitment in networks of pulmonary capillaries. J. Appl. Physiol. 39: 976–984, 1975.
14. Fishman, A. P.: Dynamics of the pulmonary circulation. In: Hamilton, W. F. (ed.): Handbook of Physiology, Sec-

tion 2: Circulation, Baltimore, Williams & Wilkins, 1963, pp. 1667–1743.
15. Heath, D., Smith, P.: The pulmonary endothelial cell. Thorax 34: 200–208, 1979.
16. Smith, U., Ryan, J. W.: Electron microscopy of endothelial components of the lungs: Correlations of structure and function. Fed. Proc. 32: 1957–1966, 1973.
17. Pietra, G. G.: The basis of pulmonary edema with emphasis on ultrastructure. In: The Lung: IAP Monograph No. 19. Baltimore, Williams & Wilkins, 1978, chapter 12, pp. 215–234.
18. Szidon, J. P., Pietra, G. G., Fishman, A. P.: The alveolar-capillary membrane and pulmonary edema. N. Engl. J. Med. 286: 1200–1204, 1972.
19. Fishman, A. P.: Pulmonary edema: The water exchanging function of the lung. Circulation 46: 390–408, 1972.
20. Low, F. N.: Lung interstitium, development, morphology, fluid content. In: Staub, N. C. (ed.): Lung, Walter and Solute Exchange. New York, Dekker, 1978, pp. 17–48.
21. Weibel, E. R.: Morphological basis of alveolar-capillary gas exchange. Physiol. Rev. 53: 419, 1973.
22. Nohl-Oser, H. C.: An investigation of the anatomy of the lymphatic drainage of the lungs. Ann. R. Coll. Surg. Engl. 51: 157, 1972.
23. Tisi, G. M., Friedman, P. J., Peters, R. N. et al.: Official American Thoracic Society statement adopted by the American Thoracic Society board of directors, November 1981. Clinical staging of primary lung cancer. Am. Rev. Resp. Dis. 127: 659–664, 1983.
24. Blasi, A.: Bronchial circulation: Anatomical viewpoint. In: Cumming, G., Bonsignore, G. (ed.): Pulmonary Circulation in Health and Disease. New York, Plenum Press, 1980, pp. 19–26.

3 Allgemeine Atmungsphysiologie und die Atmungsfunktion unter Anästhesie

3.1 Lungenphysiologie

3.1.1 Einleitung

Die Kenntnis der normalen Lungenphysiologie ist die Voraussetzung, um die Mechanismen des veränderten Gasaustauschs unter Narkose und während chirurgischer Eingriffe zu verstehen. Deshalb wird in diesem Kapitel zuerst die normale (gravitationsabhängige) Verteilung der Perfusion und Ventilation, die wichtigeren nichtgravitationsabhängigen Determinanten der Perfusions- und Ventilationswiderstände, der Transport der Atemgase, die pulmonalen Reflexe sowie spezielle Funktionen beschrieben. Diese Vorgänge und Erkenntnisse spielen dann bei der Diskussion der allgemeinen Mechanismen des veränderten Gasaustauschs unter Narkose und Operation eine Rolle.

3.1.2 Normale (gravitationsabhängige) Verteilung von Perfusion, Ventilation und Ventilations-Perfusions-Verhältnis

3.1.2.1 Verteilung der Lungenperfusion

Die Kontraktion des rechten Ventrikels überträgt im Hauptstamm der Pulmonalarterie kinetische Energie auf das Blut. Der größte Teil dieser kinetischen Energie wird für den Aufbau eines vertikalen hydrostatischen Druckgradienten gebraucht und der absolute Druck in der Pulmonalarterie (P_{pa}) vermindert sich lungenaufwärts in senkrechter Richtung um 1 cm H_2O pro Zentimeter (Abb. 3-1). Bei einer bestimmten Höhe über dem Herzen wird P_{pa} gleich Null (gegenüber der Atmosphäre) und noch weiter lungenaufwärts wird P_{pa} negativ (1). In diesem Gebiet übersteigt dann der Alveolardruck (P_A) den Druck in der Pulmonalarterie (P_{pa}) und den pulmonalen Venendruck (P_{pv}), (der in dieser vertikalen Höhe deutlich negativ ist). Da der Druck außerhalb der Gefäße größer ist als der Druck innerhalb, sind die Gefäße in diesem Gebiet der Lunge kollabiert, und es besteht keine Perfusion (Zone 1, $P_A > P_{pa} > P_{pv}$). Deshalb ist kein Gasaustausch möglich und dieses Gebiet ist ein funktionell alveolärer Totraum und wird «unnütz» ventiliert. Bei normalen Bedingungen existieren nur wenige oder gar keine Gebiete der Zone 1 in der Lunge, aber die Anzahl dieser Gebiete kann bedeutend ansteigen, wenn P_{pa} verringert ist (wie im Volumenmangelschock) oder wenn P_A ansteigt (wie bei Überdruckbeatmung).

Weiter lungenabwärts wird P_{pa} positiv und es kommt zum Blutfluß, wenn P_{pa} den Alveolardruck (P_A) übersteigt (Zone 2, $P_{pa} > P_A > P_{pv}$). Bei diesem Lungenniveau ist der Alveolardruck (P_A) größer als der pulmonale Venendruck (P_{pv}). Der Blutfluß wird eher durch die Differenz $P_{pa} - P_A$, als nach herkömmlicher Ansicht durch die Differenz $P_{pa} - P_{pv}$ bestimmt (siehe weiter unten) (2). Das Verhältnis von Blutfluß zu Alveolardruck hat in der Zone 2 die gleichen physikalischen Charakteristika wie ein Wasserfall, der über einen Damm fließt (Abb. 3-2). Die Menge des oben fließenden Stroms (vor Erreichen des Damms) ist P_{pa} äquivalent und die Höhe des Dammes ist P_A äquivalent. Die Menge des Wassers, das über den Damm fließt, ist nur der Differenz aus der Höhe des oben fließenden Stroms und des Damms ($P_{pa} - P_A$) proportional. Es spielt keine Rolle, wie weit unterhalb des Damms das unten fließende Strombett (P_{pv}) liegt. Dieses Phänomen wird unterschiedlich bezeichnet: z. B. «Wasserfall-, Starlingwiderstand-, Wehr- (Biberdamm-)» und «Schleusen-Effekt». P_{pa} steigt in dieser Region der Lunge in Abwärtsrichtung langsam an, während P_A in seinem Mittelwert relativ konstant ist. Der mittlere vorwärts treibende Druck ($P_{pa} - P_A$) steigt linear an – und deshalb steigt auch der mittlere Blutfluß linear an.

Es sollte jedoch festgehalten werden, daß sowohl die Atmung als auch der pulmonale Blutfluß periodi-

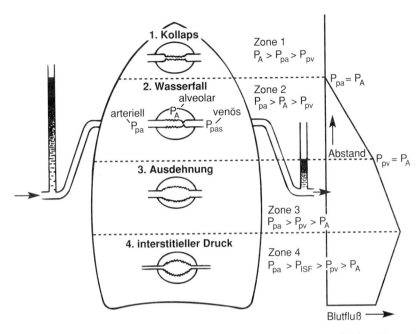

Abb. 3-1: Diese schematische Abbildung zeigt die **Blutflußverteilung bei der Lunge in aufrechter Körperhaltung.** – In Zone 1 übersteigt der Alveolardruck (P_A) den pulmonalarteriellen Druck (P_{pa}), wegen des Kollaps der intraalveolären Gefäße durch den komprimierenden Alveolardruck kommt kein Fluß zustande. – In Zone 2 übersteigt der arterielle Druck den Alveolardruck, jedoch übersteigt der Alveolardruck den pulmonalvenösen Druck (P_{pv}). Der Fluß in Zone 2 wird durch die arterioalveoläre Druckdifferenz ($P_{pa}-P_A$) bestimmt (Vergleich mit einem Fluß, der als Wasserfall zunächst einen Damm überwinden muß [siehe Abb. 3-2]). Da P_{pa} über die Zone 2 zunimmt und P_A konstant bleibt, nimmt der Perfusionsdruck und der Fluß über die Zone nach unten hin kontinuierlich zu. – In Zone 3 übersteigt der pulmonalvenöse Druck den Alveolardruck, so daß der Fluß durch die arteriovenöse Druckdifferenz ($P_{pa}-P_{pv}$) bestimmt wird, die in diesen Lungenarealen konstant ist. Jedoch nimmt der transmurale Druck über die Gefäßwand nach unten hin zu, so daß das Gefäßkaliber zunimmt (und der Widerstand abnimmt) und daher auch der Fluß. – Schließlich wird in Zone 4 der interstitielle Druck positiv und überschreitet sowohl den pulmonalvenösen Druck wie den Alveolardruck (siehe Abb. 3-4). Daher wird der Fluß in Zone 4 durch die arteriointerstitielle Druckdifferenz ($P_{pa}-P_{ISF}$) bestimmt. – (Genehmigte Wiedergabe nach West, J. B.: Ventilation / Blood Flow and Gas Exchange. 4th ed. Oxford, Blackwell Scientific Publications, 1985.)

sche Phänomene sind. Aus diesem Grund ändern sich P_{pa}, P_{pv} und P_A ständig und die Beziehungen zwischen P_{pa}, P_{pv} und P_A werden dynamisch durch die kardialen und respiratorischen Zyklen bestimmt. Mit anderen Worten, der oben und unten strömende Blutfluß nähert sich bzw. verläßt den Atmungs-«Damm» als Woge, deren Kamm dem systolischen Blutdruck und deren Wellental dem diastolischen Blutdruck entspricht. Der Damm erhöht und erniedrigt sich in Abhängigkeit davon, ob die Ventilation mit positivem oder negativem Druck ausgeführt wird (Abb. 3-2B). Deshalb kann sich ein bestimmter Punkt in Zone 2 tatsächlich unter Bedingungen der Zone 1 oder der Zone 3 befinden, je nachdem ob sich der Patient gerade in einer Phase der Inspiration oder Exspiration bzw. einer Systole oder Diastole befindet.

Ein einfaches numerisches Beispiel soll dies weiter veranschaulichen (wir nehmen an, daß der Alveolardruck konstant ist). Bei einem Mann von normaler Körpergröße beträgt die Entfernung zwischen Lungenspitze (Apex) und Lungenbasis ungefähr 30 cm. Wenn der Hauptstamm der Pulmonalgefäße bei aufrechter Körperhaltung in der Mitte zwischen Apex und Basis liegt, ist die Blutsäule zwischen den Pulmonalgefäßen und den Arteriolen in der Apex 15 cm hoch, genau so hoch wie zwischen den Pulmonalgefäßen und den Arteriolen in der Lungenbasis. Eine Blutsäule von 15 cm Höhe ist einer Quecksilbersäule von 11 mm Höhe äquivalent. Wenn der absolute Druck im Hauptstamm der Pulmonalarterie $^{22}/_9$ mmHg beträgt, besteht ein ausreichender Druck, um einen Fluß im apikalen Bereich während der Systole zu gewährleisten, falls der Druck im apikalen Bereich 22 − 11 = 11 mmHg (Zone 2 oder 3) beträgt, aber nicht während der Diastole, wenn der Druck 9 − 11 = −2 mmHg (Zone 1) ist. Der Blutdruck an der Basis würde 22 + 11 + 11, oder $^{33}/_{20}$ mmHg betragen (siehe Beschreibung Zone 3). Natürlich würden gleichzeitige und vielleicht unregelmäßige Änderungen des Alveolardrucks diese Erklärungsversuche erheblich komplizieren.

Weiter abwärts in Richtung Lungenbasis kommen wir zu einem Punkt, wo P_{pv} positiv wird und auch P_A

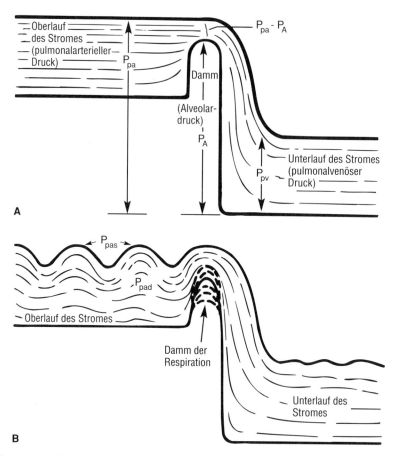

Abb. 3-2: Die Verhältnisse zwischen pulmonalarteriellen, alveolären und venösen Druckwerten zeigen dieselbe Charakteristik wie ein Fluß, der als Wasserfall über einen Damm abfließt. – **A** = schematische Abbildung, bei dem lediglich **die statischen Mitteldruckwerte** betrachtet werden. Die treibende Kraft zum Abfluß über den Damm ist die Differenz zwischen pulmonalarteriellem Druck (P_{pa}) und Alveolardruck (P_A). Die Flußrate über den Damm ist unabhängig vom Druck stromabwärts, d. h. vom pulmonalvenösen Druck (P_{pv}). – **B** = schematische Abbildung als **Momentaufnahme dynamischer Druckwerte**. Der Fluß nähert sich dem respiratorischen Damm als Welle (systolischer [P_{pas}] und diastolischer [P_{pad}] pulmonalarterieller Druck) und entfernt sich vom Damm ebenfalls als Welle (systolischer und diastolischer linksatrialer Druck). Zusätzlich bewegt sich der respiratorische Damm entsprechend dem Atemzyklus auf und ab. Die Phasenverschiebung zwischen P_{pas} und P_{pad}, die venöse Fluktuation und die Höhe des respiratorischen Damms hängen von der Zeit zwischen respiratorischem und kardialem Zyklus und vom positiven bzw. negativen Druckmechanismus der Respiration ab. In Abhängigkeit von diesen Phasenverschiebungen kann ein gegebener Punkt in Zone 2, wie er unter mittleren statischen Bedingungen definiert ist, in Wirklichkeit vorübergehend in Zone 1 oder 3 fallen.

übersteigt. In diesem Gebiet wird der Blutfluß durch die pulmonal arteriovenöse Druckdifferenz (P_{pa} – P_{pv}) bestimmt (Zone 3, $P_{pa} > P_{pv} > P_A$). Da in dieser Zone 3 sowohl P_{pa} als auch P_{pv} größer als der Alveolardruck (P_A) sind und deshalb das Kapillarsystem ständig offen ist, besteht ein kontinuierlicher Blutfluß. Im unteren Anteil der Zone 3 verursacht die Schwerkraft, daß P_{pa} und P_{pv} im selben Maße ansteigen, so daß der Perfusionsdruck (P_{pa} – P_{pv}) unverändert bleibt. Da jedoch der Druck außerhalb der Gefäße, besonders der Pleuradruck (P_{pl}), weniger stark ansteigt als P_{pa} und P_{pv}, nehmen die transmuralen Drucke (P_{pa} – P_{pl} und P_{pv} – P_{pl}) in der Zone 3 in Abwärtsrichtung zu, die Gefäßradien werden größer, der Gefäßwiderstand fällt ab und der Blutfluß steigt an.

Jedesmal, wenn die Druckwerte in den Pulmonalgefäßen extrem steigen, wie es z. B. bei extrem volumenüberlasteten Patienten, bei hochgradig vermindertem oder eng gestelltem pulmonalem Gefäßbett, in extrem abhängigen Lungenarealen (weit unterhalb des Niveaus des linken Vorhofs) und bei Patienten mit pulmonaler Embolie oder Mitralstenose der Fall ist, kann Flüssigkeit aus den pulmonalen Gefäßen in das Lungeninterstitium gelangen. Durch diese Transsudation von Flüssigkeit in das pulmonale Interstitium verändert sich die Verteilung des pulmonalen Blutflusses. Um zu verstehen, wie die pulmonale interstitielle Flüssigkeit die Verteilung der pulmonalen Perfusion beeinflussen kann, ist es hilfreich, sich die Mechanismen der Bildung, der Lagerung und des Verbleibs der pulmonalen interstitiellen Flüssigkeit zu vergegenwärtigen.

Voraussetzung dafür, die interstitielle Flüssigkeitskinetik verstehen zu können, sind die Vorstellungen über eine vollständig das alveolare Septum und den extraalveolären interstitiellen Raum umgebende Bindegewebshülle, den intraalveolären interstitiellen Raum der Alveolarsepten und die negativen Druckgradienten zum interstitiellen Raum hin (Abb. 3-3). Nach Erreichen des Lungenparenchyms verlaufen sowohl die Bronchien als auch die Arterien in einer Bindegewebshülle, die am Hilus durch eine Umstülpung der Pleura gebildet wird und die in Höhe der Bronchioli endet (Abb. 3-3A). Es besteht also ein perivaskulärer peribronchialer Raum, der zwischen den Arterien, den Bronchien und der Bindegewebshülle liegt. Der negative Druck im Lungengewebe, das die perivaskuläre Bindegewebshülle umgibt, übt eine radial nach auswärts ziehende Kraft auf die Bindegewebshülle aus. Diese radial wirkende Kraft erzeugt einen negativen Druck innerhalb der Bindegewebshülle und dieser wird auf die Bronchien und die Arterien fortgeleitet, die dadurch offengehalten werden und sich in ihrem Durchmesser vergrößern (Abb. 3-3) (2). Als interstitiellen Raum des Alveolarseptums bezeichnet man den Raum, der zwischen den Kapillaren und den Alveolen liegt (oder genauer gesagt, den Raum zwischen den endothelialen und epithelialen Basalmembranen). Dieser setzt sich im interstitiellen Gewebsraum fort, der die größeren Arterien und Bronchien umgibt (Abb. 3-3A) (siehe auch Kapitel 2). Studien belegen, daß der alveoläre interstitielle Druck ebenfalls negativ ist, allerdings nicht im gleichen Ausmaß wie der negative Druck im interstitiellen Raum um die größeren Arterien und Bronchien (3).

Die Kräfte, die die transkapilläre-interstitielle Flüssigkeitsverschiebung steuern, kann man wie folgt beschreiben: Der reine transkapilläre Flüssigkeitsfluß (F) aus den pulmonalen Kapillaren heraus ist gleich der Differenz zwischen hydrostatischem Druck der pulmonalen Kapillaren (P_{innen}) und dem hydrostatischen Druck der interstitiellen Flüssigkeit ($P_{außen}$) sowie der Differenz zwischen dem kapillären kolloidonkotischen Druck (π_{innen}) und dem interstitiellen kolloidonkotischen Druck ($\pi_{außen}$). Diese vier Kräfte erzeugen einen gleichbleibenden Flüssigkeitsfluß (F) bei konstanter Kapillarpermeabilität (K). Die Gleichung, die diese Kräfte beschreibt, lautet folgendermaßen:

$$F = K([P_{innen} - P_{außen}] - [\pi_{innen} - \pi_{außen}]) \quad (3.1.)$$

K ist ein kapillärer Filtrationskoeffizient, ausgedrückt in ml/min/mmHg/100 g. Der Filtrationskoeffizient ist das Produkt aus der effektiven Kapillaroberfläche ei-

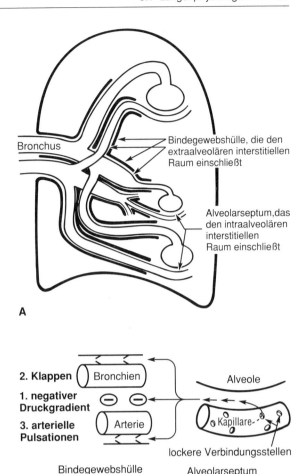

Abb. 3-3: A = schematische Abbildung des **Konzepts eines kontinuierlichen Übergangs des interstitiellen Raumes von einer Bindegewebsscheide zum Alveolarseptum.** Der Eintritt der Hauptstammbronchien und der Pulmonalarterien in das Lungenparenchym invaginiert die Pleura im Hilusbereich, umgeben von einer Bindegewebsscheide (breite schwarze Linie). Die Bindegewebsscheide endet in der Höhe der Bronchiolen. Der Raum zwischen Pulmonalarterien und Bronchien und der Bindegewebsscheide bildet den extraalveolären interstitiellen Raum. Dieser Raum geht kontinuierlich in den interstitiellen Raum des Alveolarseptums über. Dieser enthält seinerseits endotheliale und epitheliale Basalmembranen der Kapillaren bzw. Alveolen. – B = schematische Abbildung zur **Darstellung, wie sich interstitielle Flüssigkeit vom interstitiellen Raum des Alveolarseptums zum bindegewebigen interstitiellen Raum bewegt.** Der Mechanismus beruht auf einem negativen Druckgradienten, der Anwesenheit von Klappen in den Lymphbahnen und der Massagewirkung der arteriellen Pulswellen.

ner bestimmten Gewebsmenge und der Permeabilität pro Oberflächeneinheit der Kapillarwand, die die Flüssigkeit filtriert. Beim Übergang von Zone 2 zu Zone 3 bewirkt der intravaskuläre kolloidosmotische Druck ($\pi_{innen} \approx 26$ mmHg) unter normalen Bedingungen und bei aufrechter Körperhaltung, daß die Flüssigkeit in den Kapillaren verbleibt. Gegen diese Kraft wirkt der hydrostatische Druck in den pulmonalen Kapillaren (ungefähr 10 mmHg), der die Flüssigkeit durch die lockeren Verbindungen der Endothelzellen in den interstitiellen Raum treiben würde. Wenn dies allerdings die einzigen wirkenden Kräfte wären, würden der interstitielle Raum und die Alveolaroberflächen somit ständig trocken sein, und es würde kein Lymphfluß existieren. In der Tat sind jedoch die alveolären Oberflächen feucht und der Lymphfluß aus dem interstitiellen Kompartment ist gleichbleibend (ungefähr 500 ml pro Tag). Das kann zum Teil dadurch erklärt werden, daß $\pi_{außen}$ 8 mmHg beträgt, zum anderen durch den negativen $P_{außen}$ (ungefähr 8 mmHg). Der negative (subatmosphärische) Druck im interstitiellen Raum würde durch Sog einen langsamen Flüssigkeitsverlust über die endothelialen Löcher fördern (4). Tatsächlich kann ein extrem negativer pleuraler (und hydrostatischer perivaskulärer) Druck ein interstitielles Lungenödem verursachen, wie es bei einem heftig spontan atmenden Patienten mit Atemwegsobstruktion vorkommen kann (5). Beim Übergang von Zone 2 zu Zone 3 steigt P_{innen} mit abnehmender Lungenhöhe (Lungenabhängigkeit) langsam an und die Neigung zur Flüssigkeitstranssudation wird größer. Mit zunehmender Lungenhöhe (Lungenunabhängigkeit) verringert sich P_{innen} und die Neigung zur Flüssigkeitsreabsorption steigt an. Die durch einen Anstieg von P_{innen} bewirkte Transsudation ist jedoch durch eine begleitende Verdünnung der Proteine im interstitiellen Raum limitiert, und aus diesem Grund kommt es zu einem Abfall von $\pi_{außen}$ (6). Jede Änderung in der Größe der Endothelzellzwischenräume verändert die Menge und vielleicht sogar die Richtung der Flüssigkeitsbewegung, selbst wenn die oben angeführten vier Kräfte konstant bleiben. Eine Vergrößerung der Zwischenräume der Endothelzellen (Anstieg der Permeabilität) fördert die Transsudation, und eine Verminderung der Größe der Endothelzellzwischenräume (verminderte Permeabilität) fördert die Reabsorption.

Im interstitiellen Raum des Alveolarseptums existieren keine Lymphgefäße. Tatsächlich treten die ersten Lymphgefäße im interstitiellen Bindegewebsraum auf, der die terminalen Bronchiolen und kleinen Arterien umgibt. Interstitielle Flüssigkeit wird normalerweise durch einen «Sumpf»- (druckgesteuerten) Mechanismus aus dem alveolären Interstitium in die Lymphgefäße befördert. Ursache dafür ist der negativere Druck, der um die größeren Arterien und Bronchien existiert (7, 8). Das Vorhandensein von Klappen in den Lymphgefäßen unterstützt diesen Mechanismus. Da die Lymphgefäße in der gleichen Bindegewebshülle verlaufen wie die pulmonalen Arterien, werden sie zusätzlich durch die arteriellen Pulsationen einer Art Massage ausgesetzt. Der differenzierte negative Druck, die Klappen in den Lymphgefäßen und die arteriellen Pulsationen helfen alle zusammen, die Lymphe nach proximal in Richtung Hilus und zentralvenösem Zirkulationsdepot zu fördern (Abb. 3-3B).

Wird der interstitielle Flüssigkeitsfluß durch die endothelialen Zwischenräume zu exzessiv und kann durch die Lymphgefäße nicht adäquat abgeleitet werden, so besteht im interstitiellen Bindegewebskompartment um die großen Gefäße und Luftwege die Möglichkeit, daß sich peribronchiale und periarterioläre Ödeme bilden. Die transsudierte Flüssigkeit reichert sich dann im pulmonalen interstitiellen Raum an und kann den normalerweise vorhandenen negativen und sich radial expandierenden Zug auf die extraalveolären Pulmonalgefäße eventuell aufheben (Abb. 3-4B). Die Ausdehnung des pulmonalen interstitiellen Raumes durch Flüssigkeit bewirkt, daß der pulmonale interstitielle Druck (P_{ISF}) positiv wird und P_{pv} übersteigt (Zone 4, $P_{pa} > P_{ISF} > P_{pv} > P_A$) (9, 10).

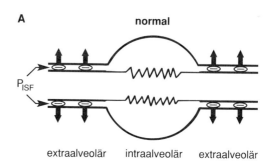

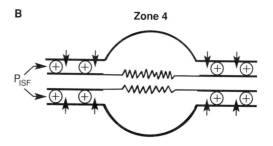

Abb. 3-4: Diese Abbildung zeigt **die Auswirkung des interstitiellen Drucks (P_{ISF}) auf die extraalveolären Gefäße** – A = Bei normaler Lunge hält sie ein negativer P_{ISF} um die extraalveolären Gefäße offen. – B = Kommt es zu einer interstitiellen Flüssigkeitakkumulation oder ist das Lungenvolumen extrem gering, kann P_{ISF} positiv werden, den pulmonalvenösen und alveolären Druck überschreiten und Bedingungen der Zone 4 hervorrufen (wo der Fluß der pulmonalarteriellen/pulmonalinterstitiellen Druckdifferenz proportional ist). – (Modifizierte Wiedergabe nach Benumof, J. L.: The pulmonary circulation. In: Kaplan, J. A. (ed.): Thoracic Anesthesia. New York, Churchill Livingstone, 1983, chapter 7.)

Zusätzlich ist es möglich, daß der extraalveoläre Gefäßwiderstand schon bei einem sehr geringen Volumen gesteigert ist (Residualvolumen), wobei die Haltefunktion des Lungengewebes auf die Gefäße verloren geht, was bewirkt, daß P_{ISF} ebenfalls ansteigt (siehe die Abhandlung über Lungenvolumina weiter unten) (11). Der Blutfluß in Zone 4 wird durch die arteriointerstitielle Druckdifferenz ($P_{pa} - P_{ISF}$ bestimmt), die geringer ist als die Differenz $P_{pa} - P_{pv}$. Aus diesem Grund ist die Perfusion in der Zone 4 geringer als in der Zone 3. Zusammengefaßt läßt sich feststellen, daß in der Zone 4 der Lunge eine große Menge Flüssigkeit in das pulmonale interstitielle Kompartiment transsudiert wird und ein sehr geringes Lungenvolumen vorhanden ist. Diese beiden Umstände erzeugen einen positiven interstitiellen Druck, der eine extraalveoläre Gefäßkompression, einen Anstieg des extraalveolären Gefäßwiderstandes und eine Minderung der regionalen Durchblutung bewirkt.

Als Folge der Ödembildung im pulmonalen interstitiellen Kompartiment wird Flüssigkeit aus dem interstitiellen Raum unter Wirkung einer gesteigerten treibenden Kraft (P_{ISF}) die relativ wenig permeablen Zwischenräume der Epithelwand überwinden und der Alveolarraum wird sich anfüllen. Intraalveoläre Ödemflüssigkeit führt zusätzlich zum Alveolarkollaps und zu Atelektasen, was weitere Flüssigkeitsansammlung hervorrufen kann.

Durch den Anstieg von P_{pa} und P_{pv} werden drei wichtige Änderungen in der pulmonalen Zirkulation hervorgerufen: Die Wiederdurchblutung von vorher nichtperfundierten Gefäßen, die Erweiterung von vorher perfundierten Gefäßen und die Transsudation von Flüssigkeit aus sehr weitgestellten Gefäßen (13, 14). Genau so wie durch Anstieg des mittleren P_{pa} Arterien der Zone 1 eventuell zu Arterien der Zone 2 werden, können durch Anstieg des mittleren P_{pv} Venen der Zone 2 zu Venen der Zone 3 werden. Der Anstieg des mittleren P_{pa} und von P_{pv} führt zu einer Ausweitung der Gefäße in Zone 3 in Abhängigkeit ihrer Compliance und vermindert den Durchflußwiderstand. Die Gefäße der Zone 3 können so geweitet werden, daß sie Flüssigkeit verlieren und so zu Gefäßen der Zone 4 werden. Allgemein gesagt, ist die Wiedereröffnung der Strombahn die prinzipielle Änderung, wenn P_{pa} und P_{pv} von geringen auf mittlere Werte ansteigen; zur Ausweitung kommt es, wenn P_{pa} und P_{pv} von mittleren auf hohe Gefäßdruck-Werte ansteigen; letztlich führt der Anstieg von P_{pa} und P_{pv} von hohen auf sehr hohe Werten zur Transsudation.

3.1.2.2 Verteilung der Ventilation

Die Schwerkraft verursacht in vertikaler Richtung ebenfalls P_{pl}-Unterschiede, die wiederum Unterschiede im regionalen alveolären Volumen, in der Compliance und der Ventilation bewirken. Den vertikalen Gradienten von P_{pl} kann man am besten verstehen, wenn man sich die Lunge als einen Plastiksack vorstellt, gefüllt mit halbflüssigen Bestandteilen. Sie stellt mit anderen Worten ein visköselastisches Gebilde dar. Ohne das Vorhandensein der stützenden Brustwand würden die Schwerkrafteffekte bewirken, daß der beschriebene Sack an der Basis nach außen und an der Spitze nach innen gestülpt würde (er würde kugelförmig). Da die Lunge innerhalb der stützenden Brustwand liegt, kann sie aber keine Kugelform annehmen. Trotzdem übt die Schwerkraft immer noch eine Kraft auf die Lunge aus, um sie in der beschriebenen Weise zu verformen. Die ausgeübte Kraft bewirkt einen relativ stärkeren negativen Druck an der Spitze des Pleuraraums (wo die Lunge von der Brustwand weggezogen wird) und einen relativ stärkeren positiven Druck an der Basis der Lunge (wo die Lunge gegen die Brustwand gedrückt wird (Abb. 3-5). Die Größe dieses Druckgradienten wird durch die Lungengewebsdichte bestimmt. Da diese ungefähr zu einem Viertel der Dichte von Wasser entspricht, beträgt der Druckwert von P_{pl} (in cm H_2O) ungefähr ein Viertel der Höhe der aufrechten Lunge (30 cm). Die Druckwerte von P_{pl} steigen aus diesem Grund von der Spitze zur Lungenbasis an, ausgehend von Werten von $^{30}/_4 = 7,5$ cm H_2O (15).

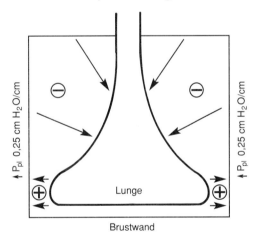

Abb. 3-5: Diese schematische Abbildung der Lunge innerhalb der Brustwand zeigt **die Tendenz der Lunge, auf Grund viskös-elastischer Kräfte eine Kugelform anzunehmen.** Die Tendenz des oberen Bereichs der Lunge zum Einwärtskollaps führt zu einem relativ negativen Druck im Bereich der Apex. Die Tendenz im unteren Bereich der Lunge sich auszubreiten, führt zu einem relativ positiven Druck an der Basis der Lunge. Auf diese Weise nimmt der Pleuradruck um 0,25 cm H_2O pro Zentimeter nach unten hin zu. – (Modifizierte Wiedergabe nach Benumof, J. L.: Respiratory physiology and respiratory function during anesthesia. In: Miller, R. D. (ed.): Anesthesia. 2nd ed. New York, Churchill Livingstone, 1983, chapter 32.)

3 Allgemeine Atmungsphysiologie; Atmungsfunktion unter Anästhesie

Da P_A über die gesamte Lunge hinweg gleich hoch ist, bestimmt der Wert von P_{pl} die regionalen Unterschiede im transpulmonalen Druck ($P_A - P_{pl}$). Am stärksten positiv (am wenigsten negativ) ist P_{pl} in den abhängigen basalen Lungenregionen. Die Alveolen in diesen Gebieten sind stärker komprimiert und deshalb vergleichsweise kleiner als weiter oben gelegene, relativ wenig komprimierte, apikale Alveolen (der Unterschied im Alveolarlumen beträgt ungefähr das Vierfache) (16). Wenn man die regionalen Unterschiede im Alveolarvolumen auf ein Druck-Volumen-Diagramm einer normalen Lunge überträgt (Abb. 3-6), dann liegen die abhängigen kleinen Alveolen auf dem mittleren Teil und die nichtabhängigen großen Alveolen auf den oberen Teilen der S-förmigen Druckvolumenkurve. Die unterschiedlichen regionalen Verläufe der zusammengesetzten Kurve entsprechen der unterschiedlichen regionalen Lungencompliance: Die abhängigen Alveolen haben eine relativ gute Compliance (steiler Kurvenverlauf), die nichtabhängigen Alveolen besitzen eine relativ geringe Compliance (flacher Kurvenverlauf). Aus diesem Grund wird der größte Anteil des Atemzugvolumens bevorzugt in die abhängigen Alveolen verteilt, da diese sich pro Einheit der Druckänderung mehr ausdehnen können als die nicht abhängigen Alveolen.

3.1.2.3 Verteilung des Ventilations-Perfusions-Verhältnisses

Die Abbildung 3-7 zeigt, daß sowohl der Blutfluß als auch die Ventilation (beides aufgezeichnet auf der linken vertikalen Achse) bei normaler aufrechter Lungenlage in Abwärtsrichtung linear ansteigen (horizontale Achse) (17). Da der Blutfluß, ausgehend von einem sehr geringen Wert wesentlich rascher als die Ventilation lungenabwärts ansteigt, fällt das Verhältnis von Ventilation zu Perfusion ($\dot{V}_A/\dot{Q}$) (rechte vertikale Achse) zuerst sehr rasch, später langsamer ab.

Das Verhältnis von $\dot{V}_A/\dot{Q}$ drückt am besten die Relation von Ventilation zu Perfusion in jedem betrachteten Lungengebiet aus. Die Alveolen an der Lungenbasis sind im Verhältnis zu ihrer Ventilation überperfundiert ($\dot{V}_A/\dot{Q} > 1$). Die Abbildung 3-8 zeigt die kalkulierte Ventilation ($\dot{V}_A$), den Blutfluß ($\dot{Q}$) in 1/min, das $\dot{V}_A/\dot{Q}$-Verhältnis und den alveolären P_{O_2} und P_{CO_2} in mmHg für die Lungenspitze (7% des Lungenvolumens), für die mittlere Ebene der Lunge (11% des Lungenvolumens) und für die Lungenbasis (13% des Lungenvolumens) (18). Man kann sehen, daß der $P_{A_{O_2}}$ von 89 mmHg an der Lungenbasis auf 132 mmHg an der Lungenspitze um über 40 mmHg

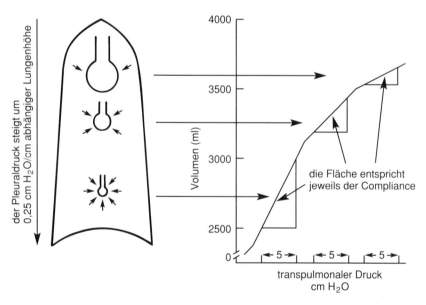

Abb. 3-6: Der Pleuradruck nimmt um 0,25 cm H₂O pro Zentimeter nach unten hin zu. Die Zunahme des Pleuradrucks verursacht eine vierfache Abnahme des Alveolarvolumens. Mit abnehmendem Lungenvolumen nimmt auch das Kaliber der Luftwege ab. Wird das regionale Alveolarvolumen auf eine Kurve des regionalen transpulmonalen Drucks zu Alveolarvolumen übertragen, so befinden sich kleine Alveolen auf dem steilen Anteil der Kurve, große Alveolen auf dem flachen Anteil der Kurve. Da die regionale Anstiegssteilheit der regionalen Compliance gleicht, erhalten die abhängigen kleinen Alveolen normalerweise den größten Anteil des Tidalvolumens. Über den Bereich des normalen Tidalvolumens (das Lungenvolumen steigt um 500 ml von 2500 ml [normale FRC] auf 3000 ml an) ist das Verhältnis von Druck zu Volumen linear. Die Volumenwerte in diesem Diagramm beziehen sich auf die aufrechte Position. – (Modifizierte Wiedergabe nach Benumof, J. L.: Respiratory physiology and respiratory function during anesthesia. In: Miller, R. D. (ed.): Anesthesia. 2nd ed. New York, Churchill Livingstone, 1983, chapter 32.)

3.1 Lungenphysiologie   41

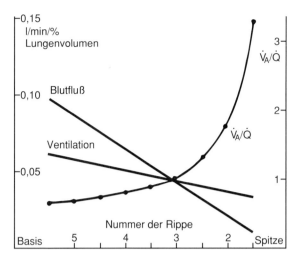

Abb. 3-7: **Verteilung von Ventilation und Blutfluß** (linke vertikale Achse) **und Ventilations-Perfusions-Verhältnis** (rechte vertikale Achse) **bei normaler Lunge in aufrechter Position.** Blutfluß und Ventilation sind in l/min/% Alveolarvolumen ausgedrückt und ergeben sich aus linearen Funktionen der vertikalen Höhe. Die Punkte markieren Ventilations-Perfusions-Verhältnisse von horizontalen Lungenschnitten (von denen drei in Abb. 3-8 gezeigt sind). Es wurde ein Cardiac-output von 6 l/min und eine Gesamtminutenventilation von 5,1 l/min angenommen. – (Wiedergabe nach West, J. B.: Ventilation / Blood Flow and Gas Exchange. 4th ed. Oxford, Blackwell Scientific Publications, 1985.)

ansteigt, während der P_{CO_2} von 42 mmHg an der Lungenbasis auf 28 mmHg an der Lungenspitze um 15 mmHg abfällt. Daraus geht hervor, daß die Lungenbasis im Vergleich mit der Lungenspitze relativ hypoxisch und hypoventiliert ist.

Kürzlich haben Wagner et al. (19) eine Bestimmungsmethode der kontinuierlichen Verteilung des $\dot{V}_A/\dot{Q}$-Verhältnisses innerhalb der Lunge beschrieben, die auf einem Eliminationsschema von intravenös verabreichten Edelgasen beruht. Gase verschiedener Löslichkeit wurden in physiologischer Kochsalzlösung gelöst und bis zum Erreichen eines Steady-states (20 Minuten) über eine periphere Vene infundiert. Gegen Ende der Infusionszeit wurden arterielle Blutgasanalysen sowie exspiratorische Gasanalysen vorgenommen und die Gesamtventilation und das Herzzeitvolumen gemessen. Für jedes Gas wurde das Verhältnis von arterieller zu gemischtvenöser Konzentration (Retention) und das Verhältnis von exspiratorischer zu gemischtvenöser Konzentration (Exkretion) berechnet und das Verhältnis Retention – Löslichkeit und das Verhältnis Exkretion – Löslichkeit wurden als Kurven dargestellt. Diese Kurven können als «Fingerabdruck» der jeweiligen Verteilung der Ventilations-Perfusions-Verhältnisse betrachtet werden.

Abbildung 3-9 A zeigt die Verteilungskurve von jungen gesunden Probanden, die in halbliegender Position atmeten (20). Die Verteilungskurven des Blutflusses und der Ventilation liegen relativ nahe beieinander. Die oberen und unteren 95%-Grenzen (als senkrechte unterbrochene Linien dargestellt) entsprechen $\dot{V}_A/\dot{Q}$-Verhältnissen von 0,3 und 2,1. Zu bemerken ist, daß diese jungen gesunden Probanden keine durchbluteten Areale mit sehr niedrigen $\dot{V}_A/\dot{Q}$-Verhältnissen und keinen Blutfluß zu nichtventilierten Arealen oder Shuntgebieten ($\dot{V}_A/\dot{Q} = 0$) sowie keine nichtperfundierten Areale ($\dot{V}_A/\dot{Q}$ = unendlich) aufwiesen. Abbildung 3-9 zeigt weiterhin alveoläre P_{O_2}- und P_{CO_2}-Werte in Lungengebieten, die unterschiedliche $\dot{V}_A/\dot{Q}$-Verhältnisse aufweisen. Man kann sehen, daß innerhalb der 95%-Grenze der $\dot{V}_A/\dot{Q}$-Verhältnisse (0,3–2,1) die P_{O_2}-Werte von 60–123 mmHg reichen, während die zugehörigen P_{CO_2}-Werte 44–33 mmHg betragen.

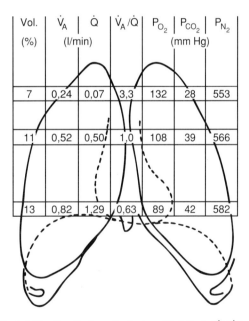

Vol. (%)	$\dot{V}_A$ (l/min)	$\dot{Q}$	$\dot{V}_A/\dot{Q}$	P_{O_2}	P_{CO_2}	P_{N_2}
				(mm Hg)		
7	0,24	0,07	3,3	132	28	553
11	0,52	0,50	1,0	108	39	566
13	0,82	1,29	0,63	89	42	582

Abb. 3-8: **Das Ventilations-Perfusions-Verhältnis ($\dot{V}_A/\dot{Q}$) und die regionale Zusammensetzung des Alveolargases.** Die Werte für den regionalen Fluß ($\dot{Q}$), die Ventilation ($\dot{V}_A$), P_{O_2} und P_{CO_2} sind aus Abbildung 3-7 entnommen. P_{N_2} ergibt sich als Differenz zum totalen Gasdruck (der einschließlich Wasserdampf 760 mmHg beträgt). Die Volumina (Vol. [%]) der drei Lungenschnitte werden ebenfalls gezeigt. Im Vergleich zur Lungenspitze hat die Lungenbasis ein niedriges Ventilations-Perfusions-Verhältnis und ist relativ hypoxisch und hyperkapnisch. – (Wiedergabe nach West, J. B.: Regional differences in gas exchange in the lung of erect man. J. Appl. Physiol. 17: 893, 1962.)

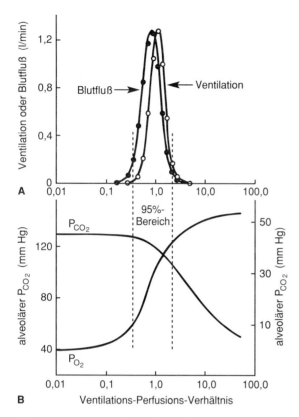

Abb. 3-9: Verteilungskurve des Blutflusses bei jungen gesunden Probanden, die in halbliegender Position atmen. – A = mittlere Verteilung des Ventilations-Perfusions-Verhältnisses. In den 95-%-Bereich fallen Ventilations-Perfusions-Verhältnisse von 0,3 bis 2,1 (zwischen den gestrichelten Linien). – B = Hier sind die korrespondierenden Variationen von P_{O_2} und P_{CO_2} im Alveolargas zu sehen. – (Wiedergabe nach West, J. B.: Blood flow to the lung and gas exchange. Anesthesiology 41: 124, 1974.)

3.1.3 Andere (nichtgravitationsbedingte) wichtige Determinanten des pulmonalen Gefäßwiderstandes und der Perfusionsverteilung

3.1.3.1 Herzzeitvolumen (Cardiac-output)

Die passive Auswirkung der Änderungen des Herzzeitvolumens auf die pulmonale Zirkulation kann man so beschreiben, daß bei Ansteigen des Herzzeitvolumens auch die pulmonalen Gefäßdrücke zunehmen (Abb. 3-10) (21). Da das pulmonale Gefäßsystem dehnungsfähig ist, führt ein Ansteigen des pulmonalarteriellen Druckes zu einer Vergrößerung des Radius der pulmonalen Gefäße, was den pulmonalen Gefäßwiderstand abfallen läßt. Genau der gegenteili-

ge Effekt tritt bei der pulmonalen Zirkulation beim Abfall des Herzzeitvolumens passiv auf. Wenn das Herzzeitvolumen sinkt, vermindern sich die pulmonalen Gefäßdrücke. Die Minderung des pulmonalen Gefäßdruckes führt zu einer Verkleinerung der pulmonalen Gefäßradien, was ein Ansteigen des pulmonalen Gefäßwiderstandes bewirkt.

Die Kenntnis der Beziehung von pulmonalem Gefäßwiderstand, pulmonal-arteriellem Druck und Herzzeitvolumen während passiver Vorgänge ist eine Voraussetzung, um die aktive Vasomotion der pulmonalen Zirkulation zu verstehen (Abb. 3-11). Aktive Vasokonstriktion geschieht jedesmal, wenn das Herzzeitvolumen abfällt und der pulmonal-arterielle Druck entweder gleich bleibt oder ansteigt.

Ein Anstieg des pulmonal-arteriellen Druckes und des pulmonalen Gefäßwiderstandes wurde weiterhin als «universelles Charakteristikum eines akuten respiratorischen Versagens» erkannt (22). Aktive pulmonale Vasokonstriktion kann zu einem Ansteigen von P_{pa} und P_{pv} und zu einem Mitwirken bei der Ausbildung eines pulmonalen Ödems führen. Auf diese Weise ist es möglich, daß aktive pulmonale Vasokonstriktion eine Rolle bei der Genese eines ARDS spielt (23). Jedesmal, wenn das Herzzeitvolumen zunimmt, kommt es zu aktiver Vasodilatation, wobei der pulmoarterielle Druck entweder gleichbleibt oder abfällt. Bei kontrollierter Hypotension durch Natriumnitroprussid bleibt das Herzzeitvolumen häufig konstant oder steigt an, der pulmonal-arterielle Druck jedoch fällt ab und deshalb auch der pulmonale Gefäßwiderstand.

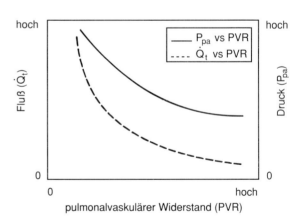

Abb. 3-10: Passive Änderungen des pulmonalvaskulären Widerstands (PVR) als Funktion des pulmonalarteriellen Drucks (P_{pa}) und des pulmonalen Blutflusses ($\dot{Q}_t$) (PVR = $P_{pa}/\dot{Q}_t$). Mit zunehmendem Fluß nimmt auch der pulmonalarterielle Druck zu, jedoch in geringerem Ausmaß, so daß der Widerstand abfällt. Mit abnehmendem Fluß nimmt auch der pulmonalarterielle Druck ab, jedoch in einem geringeren Ausmaß, so daß der Widerstand ansteigt. – (Wiedergabe nach Fishman, A. P.: Dynamics of the pulmonary circulation. In: Hamilton, W. F. (ed.): Handbook of Physiology. Section 2: Circulation, Vol. 2. Bethesda, American Physiological Society, 1963, pp. 1667–1743.)

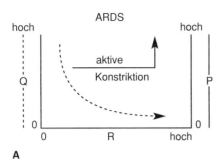 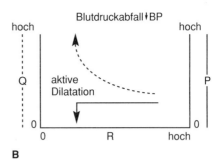

Abb. 3-11: Pulmonale Zirkulation und Gefäßreaktion. Verhältnis zwischen Fluß (Q), Druck (P), Widerstand (R) und pulmonaler Zirkulation bei ARDS (**A**) und unter leichter Hypotension ($\downarrow$ BP) (**B**). Bei Abnahme des Cardiac-output erfolgt eine aktive Vasokonstriktion im Lungenkreislauf, der Druck bleibt konstant oder nimmt zu. Diese Befunde sind bei ARDS häufig. Bei Zunahme des Cardiac-output erfolgt eine aktive Vasodilatation im Lungenkreislauf, der Druck bleibt konstant oder nimmt ab. Diese Befunde liegen häufig bei leichter Hypotension vor. – (Wiedergabe nach Benumof, J. L.: The pulmonary circulation. In: Kaplan, J. A. (ed.): Thoracic Anesthesia. New York, Churchill Livingstone, 1983, chapter 7.)

3.1.3.2 Alveoläre Hypoxie

Eine in vivo oder in vitro auftretende Hypoxie der ganzen Lunge, eines Lungenflügels, eines Lungenlappens oder eines Lungenläppchens führt zu einer lokalisierten pulmonalen Vasokonstriktion. Dieses Phänomen wird hypoxische pulmonale Vasokonstriktion (HPV) genannt und kommt bei allen Säugetieren vor.

Da das Phänomen der HPV in erster Linie bei pulmonalen Arteriolen mit einem Durchmesser von ungefähr 200 µm auftritt und diese Gefäße anatomisch bevorzugt in sehr naher Nachbarschaft zu den kleinen Bronchiolen und Alveolen liegen, kann es schnell und selektiv zu einer alveolären Hypoxie kommen. Tatsächlich konnte gezeigt werden, daß Blut in kleinen Pulmonalarterien durch die Möglichkeit der direkten Sauerstoffdiffusion über die kurze Entfernung zwischen benachbarten Luftwegen und Blutgefäßen oxigeniert wurde (24). Dieser direkte Zugang, den Gase in den Luftwegen zu kleinen Arterien haben, macht eine sehr rasche lokalisierte Gefäßantwort auf Änderungen der Gaszusammensetzung möglich.

Es gibt zwei wichtigere Theorien, auf welchem Wege alveoläre Hypoxie eine pulmonale Vasokonstriktion bewirken kann (25–29). Die erste postuliert, daß alveoläre Hypoxie die Freisetzung einer Vasokonstriktorsubstanz in das pulmonale interstitielle Kompartiment bewirkt und dann diese freigesetzte Substanz die Vasokonstriktion verursacht. In den letzten 10 Jahren wurden viele vasoaktive Substanzen als Mediatoren der HPV vorgeschlagen (z. B. Prostaglandine, Katecholamine, Serotonin, Histamin, Angiotensin und Bradykinin), aber für keine dieser Substanzen konnte bewiesen werden, daß sie diesen Vorgang ursächlich bewirkt. Die zweite Theorie besagt, daß Hypoxie, zusätzlich oder alternativ zur ersten Theorie, die direkte metabolische Aktivität der glatten Gefäßmuskulatur der pulmonalen Strombahn stimuliert und die Produktion von ATP beschleunigt, wogegen Hypoxie abschwächend auf den Metabolismus im systemischen Gefäßbett wirkt. Ein geringer Sauerstoffgehalt hält die Membranen der Zellen der pulmonalen glatten Gefäßmuskulatur in partieller Depolarisation und beeinflußt die Rolle des Calciums beim Exzitations-Kontraktions-Vorgang (19). Alveoläre Hypoxie kann also direkte Ionenflüsse bewirken, welche eine Vasokonstriktion verursachen oder wenigstens dazu beitragen. Zusammengefaßt kann man feststellen, daß HPV entweder auf einer direkten Wirkung der alveolären Hypoxie auf die pulmonale Gefäßmuskulatur oder auf einer alveolären, hypoxieinduzierten Freisetzung einer vasoaktiven Substanz beruht. Diese zwei Mechanismen im Auftreten von HPV schließen sich gegenseitig nicht aus.

Es gibt drei Wege, wie es beim Menschen zur HPV kommt:
1. Leben in großer Höhe oder Ventilation mit einer geringen inspiratorischen Sauerstoffkonzentration (F_iO_2) steigern den P_{pa}. Dies gilt für Neuankömmlinge, Akklimatisierte und Einheimische gleichermaßen (29). Die Vasokonstriktion ist beträchtlich und P_{pa} verdoppelt sich bei gesunden Personen, die 10% O_2 atmen, während der pulmokapilläre Verschlußdruck (wedge pressure) konstant bleibt (30).
Der angestiegene P_{pa} steigert die Perfusion der Lungenspitzen (Eröffnung vorher verschlossener Gefäße) und bewirkt einen Gasaustausch in einer Lungenregion, die unter Normalbedingungen nicht genutzt wird (d. h. Zone 1). Unter geringer F_iO_2 ist somit der P_aO_2 höher und die Differenz von alveolärem und arteriellem Sauerstoffgehalt sowie das Verhältnis von Totraum und Zugvolumen sind geringer als man es bei Kenntnis der normalen Verteilung von Ventilation und Blutfluß (sie-

he unten) erwarten oder vorhersagen würde. Eine pulmonale Hypertension, die durch Aufenthalt in großer Höhe entstanden ist, stellt eine wichtige Komponente in der Entwicklung der subakuten Höhenkrankheit (Stunden bis Tage) und eines chronischen Cor pulmonale (Wochen) dar (31). Es ist nun gut zu verstehen, daß bei Patienten mit chronisch-obstruktiver Lungenerkrankung auch nächtliche Episoden von arteriellem Sauerstoffdefizit (verursacht durch gelegentliche Hypoventilation) von Anstiegen des P_{pa} begleitet werden und zu einer Aufrechterhaltung der pulmonalen Hypertension und eines Cor pulmonale führen können (32).

2. Hypoventilation (niedriges V_A/Q), Atelektasen und Stickstoffventilation verursachen in jeder Lungenregion (Lungenflügel, Lungenlappen, Lobulus) generell eine Umleitung des Blutflusses weg von der hypoxischen hin zu der nichthypoxischen Lunge (40%–50%, 50%–60%, 60%–70%) (Abb. 3-12) (33, 34). Die regionale Vasokonstriktion und die Umleitung des Blutflusses sind in der Minimierung des transpulmonalen Shunts und in der Normalisierung der regionalen $\dot{V}/\dot{Q}$-Verhältnisse bei Lungenerkrankung sowie während der Anästhesie bei Lungenoperationen (siehe Kapitel 4) und bei nicht korrekter Intubation in einen Hauptbronchus von großer Bedeutung. Im Hinblick auf die Ein-Lungen-Anästhesie in Seitenlage ist es wichtig zu wissen, daß das Ausmaß der HPV-Antwort ausreicht, um die Auswirkungen der vertikal wirkenden hydrostatischen Gradienten zu überspielen (35).

3. Bei Patienten mit chronisch-obstruktiver Lungenerkrankung, Asthma bronchiale, Pneumonie oder Mitralstenose, die nicht unter einem akuten Bronchospasmus leiden, bewirkt die Gabe von Medikamenten, die zu einer pulmonalen Vasodilatation führen (Isoproterenol, Natriumnitroprussid und Nitroglycerin) einen Abfall des P_aO_2 und des pulmonalen Gefäßwiderstandes sowie einen Anstieg des pulmonalen Rechts-links-Shunts (36). Der Wirkmechanismus dieser Veränderungen beruht wohl auf einer ungünstigen Inhibition der vorbestehenden und bei einiger dieser Krankheitsbilder weit verbreiteten HPV ohne eine begleitende günstige Bronchodilatation (36). Auf Grund der letzten Erkenntnisse kann man sagen, daß die HPV den Blutfluß weg von den hypoxischen Gebieten der Lunge umleitet. Dieser Vorgang wirkt wie ein Autoregulationsmechanismus, der den P_aO_2 durch Veränderung der regionalen $\dot{V}_A/\dot{Q}$-Verhältnisse schützt. Die Faktoren, die die regionale HPV hemmen, werden in Kapitel 4 unter Physiologie und Ein-Lungen-Ventilation ausführlich diskutiert.

3.1.3.3 Lungenvolumen

Die funktionelle Residualkapazität (FRC) stellt das Lungenvolumen dar, das sich am Ende einer normalen Ausatmung nach einem normalen Atemzug noch in der Lunge befindet, wenn keine Muskelaktivität oder Druckdifferenz zwischen Alveolen und Atmosphäre besteht. Der pulmonale Gesamtgefäßwiderstand steigt an, wenn das Lungenvolumen entweder über die FRC ansteigt oder die FRC unterschreitet (Abb. 3-13) (37–39). Der Anstieg des pulmonalen Gesamtgefäßwiderstandes oberhalb der FRC ist durch die alveoläre Kompression der kleinen intraalveolären Gefäße bedingt, die einen Anstieg des pulmonalen Gefäßwiderstandes in den kleinen Gefäßen bewirkt (Auftreten von Bedingungen der Zone 1 oder 2) (40). Als ein relativ geringgradiger entgegenwirkender oder ausgleichender Effekt auf die Kompression der kleinen Gefäße können die großen extraalveolären Gefäße durch den angestiegenen negativen perivaskulären Druck bei großer FRC ausgedehnt werden. Der Anstieg des pulmonalen Gesamtgefäßwiderstandes unterhalb der FRC ist durch einen Anstieg des pulmonalen Gefäßwiderstandes der großen extraalveolären Gefäße bedingt. Der Anstieg des Gefäßwiderstandes der großen Lungengefäße wurde früher auf eine mechanische Verziehung oder Abknickung dieser Gefäße zurückgeführt. Kleine oder weitgehend atelektatische Lungen neigen zu Hypoxie und wir haben vor kurzem gesehen, daß die Ursache eines angestiegenen pulmonalen Gefäßwiderstandes der großen Gefäße in diesen Lungen auf die hypoxische pulmonale Vasokonstriktion zurückzuführen ist

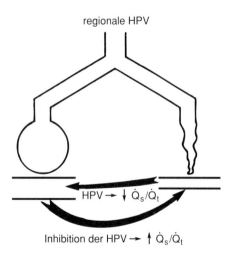

Abb. 3-12: **Schematische Zeichnung der regionalen hypoxisch-pulmonalen Vasokonstriktion (HPV).** Die Ein-Lungen-Beatmung ist ein häufiges klinisches Beispiel der regionalen HPV. HPV in hypoxischen atelektatischen Lungenarealen führt zu einer Umverteilung des Blutflusses von den hypoxischen zu den normoxischen Lungenarealen, wodurch der Shuntfluß ($\dot{Q}_s/\dot{Q}_t$) vermindert wird. Eine Inhibierung der HPV in hypoxischen Arealen führt zu einer Shuntzunahme in den hypoxischen Arealen, wodurch der Pa_{O_2} vermindert wird.

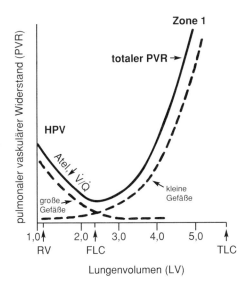

Abb. 3-13: **Relation von totalem pulmonalvaskulärem Widerstand (PVR) zum Lungenvolumen** in einer asymmetrischen U-förmigen Kurve. Die Mulde der Kurve entspricht der funktionellen Residualkapazität (FRC). Der totale pulmonale Widerstand ist die Summe des Widerstands in den kleinen Gefäßen (Zunahme bei zunehmendem Lungenvolumen) und in den großen Gefäßen (Zunahme bei abnehmendem Lungenvolumen). Der Endpunkt der Lungenvolumenzunahme (bis zur totalen Lungenkapazität [TLC]) ist die Herbeiführung von Zone-1-Bedingungen, der Endpunkt der Lungenvolumenabnahme (bis zum Residualvolumen [RV]) ist die Herbeiführung von Arealen mit niedrigem $\dot{V}/\dot{Q}$ und Atelektasen (Atel) mit hypoxisch-pulmonaler Vasokonstriktion (HPV). Die Kurve entspricht zusammengeführten Daten aus Literaturangabe 37 bis 39. – (Modifizierte Wiedergabe nach Benumof, J. L.: Respiratory physiology and respiratory function during anesthesia. In: Miller, R. D. (ed.): Anesthesia. 2nd ed. New York, Churchill Livingstone, 1983, chapter 32.)

(41). Diese Schlußfolgerung ist bestätigt worden, ganz gleich, ob der Brustkorb eröffnet oder geschlossen ist und ob die Ventilation spontan ist oder durch positiven Druck ausgeführt wird (42).

Da es ein Gefälle des alveolären Volumens in vertikaler Richtung gibt, kann die Beziehung zwischen Lungenvolumen und pulmonalem Gefäßwiderstand die Verteilung des pulmonalen Blutflusses in der Lunge bestimmen (Abb. 3-14). Mit Erreichen der gesamten Lungenkapazität sind alle Alveolen weit und die kleinen intraalveolären Gefäße einheitlich komprimiert. In diesem Fall findet man keine geringen $\dot{V}/\dot{Q}$- oder atelektatische Gebiete und keine Vasokonstriktion der großen extraalveolären Gefäße (HPV). Da P_{pa} und P_{pv} bei aufrechter Körperhaltung in Richtung Lungenbasis ansteigen, steigt auch der Blutfluß mit Erreichen der gesamten Lungenkapazität in Richtung Lungenbasis an, genau so wie beim Erreichen der FRC (Abb. 3-14B). Mit Annäherung an das Residualvolumen aber werden die abhängigen Alveolen viel kleiner als die nichtabhängigen, und man kann in der abhängigen Lunge hypoxische Gebiete mit niedrigem $\dot{V}/\dot{Q}$-Verhältnis und atelektatische Gebiete finden. Beim Erreichen des Residualvolumens können die großen extraalveolären Gefäße in der abhängigen Lunge enggestellt sein (HPV) und der Blutfluß ist entweder gleichbleibend (11, 12) oder fällt in vertikaler Richtung lungenabwärts leicht ab, genau so wie P_{pa} und P_{pv} ansteigen (Abb. 3-14C).

3.1.3.4 Alternative (nichtalveoläre) Wege des Blutflusses durch die Lunge

Die Abbildung 3-15 zeigt alle Wege des Blutes, die möglich sind, um von der rechten Seite auf die linke Seite des Herzens zu gelangen, ohne oxygeniert zu werden, sowie die pathologischen Bedingungen, unter denen der Blutfluß durch diese Shuntwege signifikant gesteigert ist. Blutfluß durch schlecht ventilierte Alveolen (Gebiete mit einem geringen $\dot{V}/\dot{Q}$-Verhältnis haben bei einer F_iO_2 geringer als 0,3 einen Rechts-links-Shunteffekt auf die Oxygenierung) und durch nichtventilierte Alveolen (atelektatische oder abgeschlossene Regionen) ($\dot{V}/\dot{Q} = 0$ bei allen F_iO_2-Werten) stellt Möglichkeiten eines Rechts-links-Shunts dar. Lungenareale mit niedrigem $\dot{V}/\dot{Q}$ und mit atelektatischen Gebieten kommen vor, wenn die funktionelle Residualkapazität (FRC) kleiner als die Verschlußkapazität (closing capacity = CC) der Lunge wird (siehe weiter unten).

Es gibt an den Alveolen vorbei einige Wege des Blutflusses vom rechten zum linken Herzen. Der bronchiale und pleurale Blutkreislauf entspringt aus Arterien des großen Kreislaufs und hat seinen Abfluß auf die linke Seite des Herzens ohne oxygeniert zu werden, was im Regelfall 1%–3% echten Rechts-links-Shunt bedeutet. Bei chronischer Bronchitis kann die bronchiale Zirkulation 10% des Herzzeitvolumens betragen, bei einer Pleuritis ist es möglich, daß der pleurale Blutfluß 5% des Herzzeitvolumens erreicht. Deshalb kann der Rechts-links-Shunt gerade unter diesen Bedingungen 5–10% des HZV erreichen. Intrapulmonale arteriovenöse Anastomosen sind normalerweise verschlossen, aber bei akuter pulmonaler Hypertension, wie sie bei einer Lungenembolie auftreten, können diese eröffnet werden und einen direkten Anstieg des Rechts-links-Shunts bewirken. Das Foramen ovale ist bei 20%–30% der Menschen offen, bleibt aber im Regelfall funktionell verschlossen, weil der linke Vorhofdruck den rechten Vorhofdruck übersteigt. Unter Bedingungen, bei denen der rechte Vorhofdruck den linken Vorhofdruck übersteigt, ist es möglich, daß es zur Ausbildung eines Rechts-links-Shunts kommt, der Hypoxämie oder eine paradoxe Embolisation bewirken kann. Zu diesen Bedingungen rechnet man hohe PEEP-Werte, pulmonale Embolisation, pulmonale Hypertension, chronisch-obstruktive Lungenerkrankungen, Herzinsuffizienz und Zustand nach Pneumonektomie (44). Der beschriebene venöse Blutfluß vom Ösophagus, zum Mediastinum, zu den Bronchien und zu den Lungen vermag die Hypoxämie, die man bei portaler Hypertension und Zirrhose finden kann, zum Teil erklären. Es gibt unbekannte Umstände, die zu einem selektiven Anstieg des Blutflusses durch den «Thebesischen Kanal» führen (die Venae thebesiae versorgen das Myokard des linken Herzens und haben ihren Ursprung und Abfluß ins linke Herz).

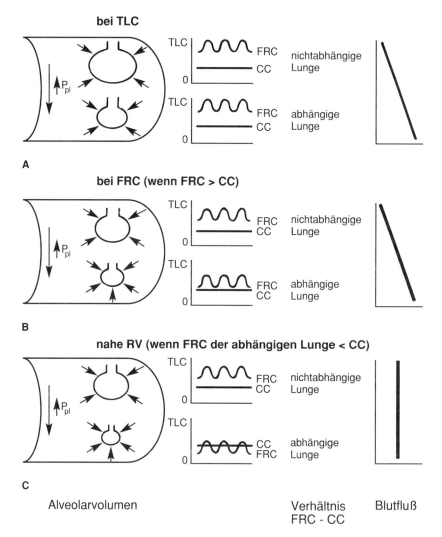

Abb. 3-14: Schematisches **Diagramm zur Darstellung, wie vertikale Gradienten des Lungenvolumens vertikale Gradienten des Blutflusses bestimmen können.** – **A** = Im Bereich der totalen Lungenkapazität (TLC) sind die Alveolen fast gleichförmig groß, die regionale funktionelle Residualkapazität (FRC) überschreitet die regionale Closing-capacity (CC) in allen Lungenanteilen und die Blutflußverteilung ist lediglich eine Funktion der Schwerkraft. – **B** = Im Bereich der normalen FRC überschreitet die regionale FRC weiterhin die CC in allen Lungenarealen, und die Blutflußverteilung ist weiterhin eine Funktion der Schwerkraft. – **C** = In der Nähe des Residualvolumens (RV) kann die FRC der abhängigen Lungenareale unter die CC der abhängigen Lungenareale fallen, wodurch in diesem Bereich entweder Areale mit niedrigem $\dot{V}/\dot{Q}$ oder Atelektasen entstehen, was zu einer Vasokonstriktion führen kann. Daher ist der vertikale Gradient des Blutflusses entweder uniform, oder er nimmt nach unten hin zunehmend ab, da die Vasokonstriktion abhängiger Areale Gravitationseffekte überwiegen kann. (Basierend auf Daten aus Literaturangabe 43.)

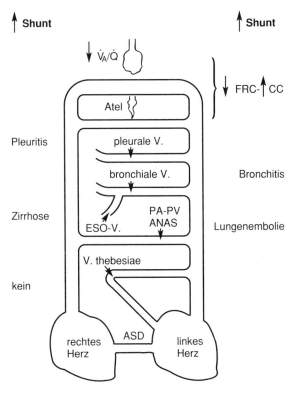

Abb. 3-15: **Pulmonale Shuntwege.** Schematische Wiedergabe aller möglichen Rechts-links-Shunts und der pathologischen Situationen, unter denen diese Shuntverbindungen verstärkt sind ($\dot{V}_A/\dot{Q}$ = Ventilations-Perfusions-Verhältnis, Atel = Atelektase, FRC = funktionelle Residualkapazität, CC = Closing-capacity, V. = Vene, ESO = Ösophagus, PA = Pulmonalarterie, PV = Pulmonalvene, ANAS = Anastomose). – (Modifizierte Wiedergabe nach Benumof, J. L.: The pulmonary circulation. In: Kaplan, J. A. (ed.): Thoracic Anesthesia. New York, Churchill Livingstone, 1983, chapter 7.)

3.1.4 Andere (nichtgravitationsabhängige) wichtige Determinanten der Lungencompliance, der Resistance und der Lungenvolumina

3.1.4.1 Lungencompliance

Um Luft in die Lungen gelangen zu lassen, muß ein Druckgradient entwickelt werden, der den elastischen Widerstand der Lungen überwindet und die Brustwand dehnt. Diese Strukturen sind konzentrisch angeordnet und ihre elastischen Widerstände addieren sich in ihrer Wirkung. Die Beziehung zwischen dem Druckgradienten (ΔP) und dem resultierenden Volumenanstieg (ΔV) der Lungen und des Thorax ist zeitunabhängig und wird als totale Compliance (C_T) bezeichnet:

$$C_T \text{ (l/cm H}_2\text{O)} = \Delta V \text{ (l)}/\Delta P \text{ (cm H}_2\text{O)} \quad (3.2.)$$

Die Compliance der Lunge und der Brustwand steht in Beziehung mit den einzelnen Werten der Dehnbarkeit der Lungen (C_L) und der Brustwand (C_{CW}), was folgendermaßen ausgedrückt werden kann:

$$1/C_T = 1/C_l + 1/C_{CW}$$
$$(\text{oder } C_T = [C_l] [C_{CW}]/C_l + C_{CW}) \quad (3.3.)$$

Die Normalwerte von C_l und C_{CW} betragen jeweils 0,2 l/cmH$_2$O. C_T beträgt normalerweise 0,1 l/cmH$_2$O. Um C_l zu bestimmen, muß ΔV und der transpulmonale Druckgradienten ($P_{alveolar} - P_{pleural}$, was ΔP für die Lunge darstellt) bekannt sein. Um C_{CW} zu bestimmen, muß ΔV und der transmurale Druckgradient ($P_{pleural} - P_{ambient}$, was ΔP für die Brustwand darstellt) bekannt sein. Um C_T zu bestimmen, muß ΔV und der transthorakale Druckgradient ($P_{alveolar} - P_{ambient}$, was ΔP für die Lunge und die Brustwand zusammen darstellt) bekannt sein. In der klinischen Praxis wird nur C_T gemessen. Das kann dynamisch oder statisch geschehen, abhängig davon, ob man für die Kalkulation von C_T entweder die Spitze oder das Plateau des inspiratorischen Druckgradienten verwendet.

Während einer genügend langen Inspiration durch positiven oder negativen Druck steigt der transthorakale Druckgradient zuerst auf einen Spitzenwert an und fällt dann auf ein etwas niedrigeres Plateauniveau ab. Der Spitzenwert des transthorakalen Druckes wird durch den Druck verursacht, der notwendig ist, um sowohl den elastischen Widerstand als auch den Atemwegswiderstand zu überwinden (siehe das nächste Kapitel «Atemwegswiderstand»). Der transthorakale Druck fällt nach Erreichen des Spitzenwertes auf ein Plateauniveau ab, weil nach einer gewissen Zeit eine Umverteilung des Atemgases aus starren Alveolen (die sich nur geringfügig aufdehnen und deshalb nur eine sehr kurze Inspirationszeit aufweisen) in besser dehnbare Alveolen erfolgt (die sich in großem Umfang aufdehnen und deshalb eine lange Inspirationszeit aufweisen). Weil sich das Atemgas in besser dehnbare Alveolen umverteilt, ist für die gleiche Menge Atemgas ein niedrigerer Druck erforderlich, und deshalb kommt es zu einem Druckabfall. Unter dynamischer Compliance versteht man die Volumenänderung dividiert durch den Spitzenwert des inspiratorischen transthorakalen Druckes. Die statische C_T ist im Regelfall größer als die dynamische C_T, weil im ersten Fall der Nenner in der Berechnung kleiner ist (niedrigerer Druck).

Der Druck in einer Alveole ($P_{alveolar}$) verdient besondere Beachtung. Die Alveolen sind mit einem Flüssigkeitsfilm ausgekleidet. Ein Flüssigkeitsfilm auf einer gebogenen Oberfläche (kugelig oder zylindrisch, wie es bei den Alveolen, bei den Bronchiolen und bei den Bronchien der Fall ist) bewirkt eine Oberflächenspannung, die darauf hinwirkt, die der Atmosphäre ausgesetzte Oberfläche so klein wie möglich zu machen. Einfach ausgedrückt drängen sich Wassermoleküle auf der Oberfläche einer gebogenen Wasserschicht viel enger zusammen als irgendwo sonst in der Flüssigkeit. Wenn die Größe der Lungen oder der Alveolen abnimmt, steigen der Grad der Biegung und die Retraktionskraft der Oberflächenspannung an.

Nach dem Gesetz von Laplace liegt der Alveolardruck (P, dyn/cm^2) über dem Umgebungsdruck, abhängig von der Oberflächenspannung der auskleidenden Flüssigkeit (T, dyn/cm) und dem Alveolarradius (R, cm). Dies wird in folgender Gleichung ausgedrückt:

$$P = 2\,T/R \tag{3.4.}$$

Wenn auch die Oberflächenspannung beim elastischen Widerstand und bei den Retraktionskräften der Lunge mitwirkt, so muß man noch zwei weitere Schwierigkeiten bedenken. Das erste Problem besteht darin, daß der Druck innerhalb der kleinen Alveolen höher sein müßte als derjenige innerhalb der großen Alveolen, eine Schlußfolgerung, die sich direkt aus dem Gesetz von Laplace ableitet (kleines R im Nenner). Aus diesem Grund würde man erwarten, daß jede kleine Alveole langsam größer wird, bis letztendlich eine einzige riesige Alveole übrig bleiben würde (Abb. 3-16A). Das zweite Problem betrifft die Beziehung zwischen Lungenvolumen und transpulmonalem Druckgradienten ($P_{alveolar} = P_{pleural}$). In der Theorie sollten die Retraktionskräfte der Lunge ansteigen, wenn das Lungenvolumen abnimmt. Falls dieses zuträfe, würde das Lungenvolumen in einer Art Circulus vitiosus verringert werden: Eine Abnahme des Lungenvolumens würde die Kollapsneigung der Luftwege progressiv ansteigen lassen.

Diese beiden Probleme werden durch die Tatsache gelöst, daß die Oberflächenspannung der Flüssigkeit, die die Alveolen auskleidet, variabel ist und sich vermindert, wenn sich die Oberfläche verkleinert. Die Oberflächenspannung der Flüssigkeit in den Alveolen kann Werte erreichen, die weit unter den normalen Werten für Körperflüssigkeiten wie Wasser oder Plasma liegen. Wenn eine Alveole an Größe abnimmt, vermindert sich die Oberflächenspannung der auskleidenden Flüssigkeit in einem größeren Ausmaß als die entsprechende Verkleinerung des Radius, so

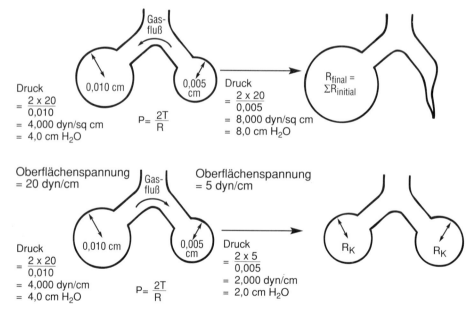

Abb. 3-16: **A = Verhältnis zwischen Oberflächenspannung (T), Alveolarradius (R) und transmuralem Alveolardruck (P).** Das Diagramm zeigt die Druckverhältnisse in zwei Alveolen verschiedener Größe, jedoch mit derselben Oberflächenspannung in den Grenzflüssigkeiten. Die Richtung des Gasflusses erfolgt von der kleinen Alveole mit hohem Druck zu der großen Alveole mit niedrigem Druck, das Ergebnis ist eine große Alveole ($R_{final} = R_{initial}$). – **B = Druckverhältnisse zweier Alveolen verschiedener Größe, wenn die erwarteten Änderungen der Oberflächenspannung ermöglicht werden.** Die Richtung des Gasflusses erfolgt von der großen Alveole zur kleineren Alveole, bis beide Alveolen gleiche Größe haben und das Volumen stabil ist (R_K) (R = Summe aller individuellen Radii, K = konstant). – (Modifizierte Wiedergabe nach Benumof, J. L.: Respiratory physiology and respiratory function during anesthesia. In: Miller, R. D. (ed.): Anesthesia. 2nd ed. New York, Churchill Livingstone, 1983, chapter 32.)

daß sich der transmurale Druckgradient vermindert (= 2 T/R). Dies ist die Erklärung, warum kleine Alveolen ihr Volumen nicht an große Alveolen abgeben (Abb. 3-16B) und warum bei kleinen Alveolen die elastischen Rückstellkräfte kleiner sind als bei großen.

Die Substanz, die für die Reduktion (und die Variabilität) der alveolären Oberflächenspannung verantwortlich ist, wird durch die intraalveolär gelegenen Typ-II-Pneumozyten sezerniert, ist ein Lipoprotein, das man als Surfactant bezeichnet und benetzt als 5 nm dicker Film die Alveolaroberfläche. Eine Verminderung des Oberflächenfilms sowie der Anstieg der Konzentration von Surfactant an der Oberfläche führen zu einer Steigerung des oberflächenverringernden Druckes, der der Oberflächenspannung der Flüssigkeit, die die Alveolen auskleidet, entgegenwirkt.

3.1.4.2 Atemwegswiderstand

Um Luft in die Lungen gelangen zu lassen, muß ein Druckgradient aufgebaut werden, um den nichtelastischen Atemwegswiderstand der Lungen zu überwinden. Die Beziehung zwischen Druckgradient (ΔP) und Gasflußrate ($\dot{V}$) wird als Atemwegswiderstand (R) bezeichnet und kann folgendermaßen ausgedrückt werden:

$$R\ (cm\ H_2O/l/s) = \frac{\Delta P\ (cm\ H_2O)}{\Delta \dot{V}\ (l/s)} \quad (3.5.)$$

Das Druckgefälle (ΔP) entlang des Atemweges ist abhängig vom Durchmesser der Luftwege, der Flußrate und der Art des Gasflusses. Es gibt hauptsächlich drei unterschiedliche Gasflußarten: Laminarer Fluß entsteht, wenn das Atemgas parallel angeordnete Röhren hinunterströmt und dabei eine bestimmte kritische Geschwindigkeit nicht übersteigt. Bei laminarem Fluß ist der Druckabfall entlang der Röhre proportional der Flußrate und kann nach dem Gesetz von Poiseuille berechnet werden: $P = \dot{V} \times 8 L \times u/\pi r^4 \times 980$, wobei P = Druckabfall (in cm H_2O), $\dot{V}$ = Flußrate (in ml/s), L = Länge der Röhre (in cm), r = Radius der Röhre (in cm), und u = Viskosität (in Poises).

Bei Übersteigen einer bestimmten kritischen Geschwindigkeit kann sich ein turbulenter Gasfluß entwickeln. Das charakteristische Hauptmerkmal eines turbulenten Flusses besteht darin, daß der Druckabfall entlang des Atemweges nicht mehr direkt proportional der Flußrate ist, sondern nach der Gleichung $P = \dot{V}^2 pfL/4\pi^2 r^5$ proportional dem Quadrat der Flußrate ist, wobei p einen Dichtefaktor für Gas oder Flüssigkeit und f einen Reibungskoeffizienten darstellen, der von der Beschaffenheit der Gefäßwand abhängig ist (45). Nimmt der turbulente Fluß zu (und/oder der Stenosefluß, siehe weiter unten), so steigt P wesentlich mehr als $\dot{V}$, und deshalb steigt auch R an (siehe Gleichung 3.5.).

Stenosefluß tritt bei starken Einengungen, wie bei fast verschlossenem Kehlkopf, auf. In diesen Situationen ist der Druckabfall auch proportional dem Quadrat der Flußrate, aber der Dichtewert tritt als wichtiger Faktor im Nenner an die Stelle der Viskosität. Das erklärt, warum Gase mit geringer Dichte, wie etwa Helium, den Atemwegswiderstand bei schwerer Obstruktion der oberen Luftwege (um das Dreifache im Vergleich zu Luft) herabsetzen.

Da die Gesamtquerschnittsfläche der Luftwege ansteigt, wenn sich diese verzweigen, sinkt die Geschwindigkeit des Gasflusses. Laminarer Fluß ist deshalb hauptsächlich auf die Luftwege unterhalb der Hauptbronchien beschränkt. Stenosefluß tritt am Kehlkopf auf, und der Fluß in der Trachea ist während der meisten Zeit des Respirationszyklus turbulent. Rekapituliert man die genannten fünf Gleichungen, kann man erkennen, daß während der Atmung offensichtlich viele Faktoren den Druckabfall entlang der Luftwege beeinflussen. Die Veränderungen im Durchmesser der kleineren Bronchien und Bronchiolen sind jedoch als besonders kritisch anzusehen (Bronchokonstriktion kann laminaren Fluß in turbulenten Fluß umwandeln), und der Druckabfall entlang der Atemwege wird wesentlich stärker von der Flußrate abhängig.

3.1.4.3 Unterschiedliche Zeitkonstanten der Atmung

Bisher sind die Eigenheiten des Brustkorbes, die Compliance und den Atemwegswiderstand betreffend, getrennt diskutiert worden. In der weiteren Untersuchung wird davon ausgegangen, daß der Druck im Mund plötzlich auf einen bestimmten positiven Wert ansteigt (Abb. 3-17) (46), dieser sowohl den elastischen Widerstand als auch den Atemwegswiderstand übersteigt und während des Lufteinstroms in die Lungen auf diesem Wert gehalten wird. Wie Abb. 3-17 zeigt, leitet sich der Druckgradient, der erforderlich ist, um den nicht elastischen Atemwegswiderstand zu überwinden, aus der Differenz von dem fixierten Druck im Mund und der augenblicklichen Höhe der gestrichelten Kurve ab. Während der meisten Zeit des Respirationszyklus ist dieser Druckgradient der Flußrate proportional. Der Druckgradient, der erforderlich ist, um den nicht elastischen Atemwegswiderstand zu überwinden, ist anfangs maximal und fällt im weiteren Verlauf exponentiell ab (Abb. 3-17A, schraffierte Fläche).

Das Füllungsvolumen verringert sich deshalb ähnlich exponentiell. Der verbleibende Druckgradient übersteigt die elastische Resistance (die jeweilige Höhe der gestrichelten Kurve in Abb. 3-17A) und ist proportional der Änderung des Lungenvolumens. Der Druckgradient, der also erforderlich ist, um die ela-

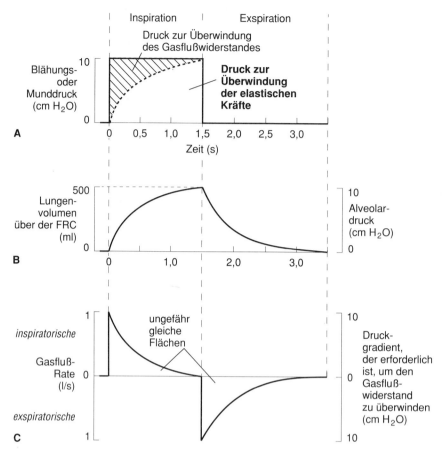

Abb. 3-17: **Artefizielle Ventilation durch intermittierende Anwendung von konstantem Druck (Rechteckwelle).** Die Exspiration erfolgt passiv. Der erforderliche Druck zur Überwindung des Atemwegswiderstands (schraffierte Linien, Teil A) und der Flowrate ($\dot{V}$ der Gleichung 3.5., siehe Teil C), die zueinander proportional sind, nimmt exponentiell ab. Der erforderliche Druck zur Überwindung des elastischen Widerstands (Höhe der gestrichelten Linie, Teil A) und des Lungenvolumens (siehe Teil B), die zueinander proportional sind, nimmt exponentiell zu. Die Werte sind für einen anästhesierten, relaxierten Patienten in Rückenlagerung typisch: totale dynamische Compliance 50 ml/cm H_2O, pulmonale Resistance 3 cm H_2O/l/s, Gerätewiderstand 7 cm H_2O/l/s, totaler Widerstand 10 cm H_2O/l/s, Zeitkonstante 0,5 s. – (Genehmigter Nachdruck aus Nunn, J. F.: Applied Respiratory Physiology. 2nd ed. London, Butterworths, 1977.)

stische Resistance zu überwinden, ist anfangs minimal, steigt dann aber exponentiell an (genau so wie das Lungenvolumen). Die Füllung der Alveolen (das Volumen in der Lunge bleibt konstant) wird beendet, wenn der Druck, der aus den retrahierenden elastischen Kräften resultiert, und der aufgewandte (Mund-)Druck sich angleichen (Abb. 3-17A, gestrichelte Kurve).

Da für das Füllen der Alveolen nur eine bestimmte Zeit zur Verfügung steht und die alveoläre Füllung in exponentieller Form geschieht, ist das Ausmaß der Füllung offensichtlich von der Dauer der Inspiration abhängig. Die Schnelligkeit der Änderung einer exponentiellen Kurve kann durch die Zeitkonstante Tau (τ) beschrieben werden. Tau (τ) stellt die Zeit dar, die benötigt wird, um 63% der exponentiellen Funktionsänderung zu bewirken, wenn die Gesamtzeit der Funktionsänderung unendlich ist ($2\tau = 87\%$, $3\tau = 95\%$ und $4\tau = 99\%$). Für die Einatemphase der Lunge: $\tau = C_T \times R$; Normalwerte: $C_T = 0,1$ l/cm H_2O, $R = 2,0$ cm H_2O/l/s, und $\tau = 0,2$ s und $3\tau = 0,6$ s.

Wenn man diese Gleichung auf einzelne alveoläre Einheiten anwendet, steigt die Zeit, um solch eine Einheit zu füllen, deutlich an, wenn der Atemwegswiderstand ansteigt. Die Füllungszeit einer alveolären Einheit steigt ebenso, wenn die Compliance ansteigt, da ein größeres Luftvolumen in eine besser dehnbare Alveole transportiert wird, bevor die retrahierenden Kräfte sich an den angewendeten Druck angleichen. Die Compliance der einzelnen Alveolen ist von der Lungenspitze zur Lungenbasis unterschiedlich und die Resistance der einzelnen Luftwege variiert in Abhängigkeit von deren Länge und deren Durchmesser in einem großen Ausmaß. Deshalb besteht in der Lunge eine Vielzahl von Zeitkonstanten für die Inspirationsphase.

3.1.4.4 Atemarbeit

Die Merkmale des Verhältnisses von Druck und Volumen in der Lunge bestimmen auch die Atemarbeit. Da

$$\text{Arbeit} = \text{Kraft} \times \text{Weg}$$

und

$$\text{Kraft} = \text{Druck} \times \text{Fläche}$$

und

$$\text{Weg} = \text{Volumen/Fläche}$$

ist, kann man die Atemarbeit durch das Verhältnis von Druck zu Volumen analysieren (47).

$$\begin{aligned}\text{Arbeit} &= (\text{Druck} \times \text{Fläche}) \\ (\text{Volumen/Fläche}) &= \text{Druck} \times \text{Volumen} \end{aligned} \quad (3.6.)$$

Zwei unterschiedliche Druck-Volumen-Diagramme sind in Abbildung 3-18 dargestellt. Während einer normalen Einatmung (linke Abbildung) steigt der transpulmonale Druck von 0 auf 5 cm H_2O, während 500 ml Luft in die Lunge eingeatmet werden. Während der Inspiration wird vorhandene Energie in der Lunge gespeichert und während der Exspiration abgegeben. Die Exspirationsphase ist konsequenterweise während ihrer gesamten Dauer ein passiver Vorgang. Die schraffierte Fläche und die Dreiecksfläche ABC stellen die Multiplikation von Druck mit Volumen dar, was der Atemarbeit entspricht. Die Gerade A–B stellt einen Teilbereich der Druck-Volumen-Kurve der Abbildung 3-6 dar. Die Dreiecksfläche ABC entspricht der Arbeit, die erforderlich ist, um die elastischen Kräfte (C_T) zu überwinden, wobei die schraffierte Fläche die Arbeit darstellt, die notwendig ist, um den Gasfluß oder den Reibungswiderstand (R) zu überwinden. Die rechte Abbildung zeigt einen anästhesierten Patienten mit diffuser obstruktiver Erkrankung, die durch eine Ansammlung von mukösem Schleim bedingt ist. Man kann einen auffallenden Anstieg sowohl der elastischen Komponenten der Atemarbeit (Dreieck A–B'–C) als auch der Komponenten, die den Atemwegswiderstand (schraffierte Fläche) betreffen, feststellen. Während des passiven Vorgangs der Exspiration verlassen nur 250 ml Luft die Lungen, bis der intrathorakale Druck den Gleichgewichtswert von 0 cm H_2O erreicht. Aktive Atemarbeit wird benötigt, um die verbleibenden 250 ml Luft auszuatmen, und der intrathorakale Druck erreicht positive Werte.

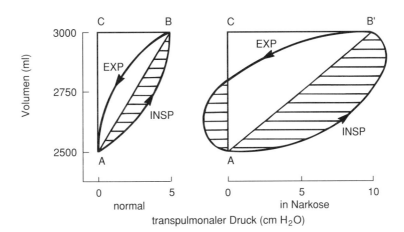

Abb. 3-18: **Das Lungenvolumen ist gegen den transpulmonalen Druck in einem Druck-Volumen-Diagramm für einen wachen (normalen) und anästhesierten Patienten aufgetragen.** Die Lungencompliance des wachen Patienten (Steilheit der Linie A–B = 100 ml/cm H_2O) gleicht derjenigen, wie sie für kleine Alveolen in abhängiger Position in Abbildung 3-6 gezeigt sind. Die Lungencompliance des anästhesierten Patienten (Steilheit der Linie A–B' = 50 ml/cm H_2O) gleicht derjenigen, wie sie für Alveolen im mittleren Bereich in Abbildung 3-6 und für den anästhesierten Patienten in Abbildung 3-17 gezeigt wurde. Die Gesamtfläche innerhalb des Ovals und der Dreiecke hat die Dimension Druck mal Volumen und stellt die totale Atemarbeit dar. Die schraffierte Fläche rechts von den Linien AB und AB' stellt die aktive Inspirationsarbeit zur Überwindung des Widerstands während der Inspiration (INSP) dar, die schraffierte Fläche links vom Dreieck A–B'–C die aktive Exspirationsarbeit zur Überwindung des Widerstands während der Exspiration (EXP). Die Exspiration ist beim normalen Individuum passiv, da genügend potentielle Energie während der Inspiration zur Produktion eines exspiratorischen Gasflusses gespeichert wird. Der Anteil der gesamten Inspirationsarbeit zur Überwindung des elastischen Widerstands ist in den Dreiecken A–B–C und A–B'–C gezeigt. Der anästhesierte Patient hat eine verminderte Compliance und eine erhöhte elastische Widerstandsarbeit (Dreieck A–B'–C) im Vergleich zur Compliance des normalen Patienten und zur elastischen Widerstandsarbeit (Dreieck A–B–C). Der anästhesierte Patient, der in dieser Abbildung gezeigt wird, erbringt eine erhöhte inspiratorische und exspiratorische Atemwegswiderstandsarbeit. – (Genehmigte Wiedergabe nach Benumof, J. L.: Respiratory physiology and respiratory function during anesthesia. In: Miller, R. D. (ed.): Anesthesia. 2nd ed. New York, Churchill Livingstone, 1983, chapter 32.)

Bei einem konstanten Minutenvolumen ist die Arbeit, die gegen den elastischen Widerstand ausgeübt wird, gesteigert, wenn die Atmung langsam und tief ist. Auf der anderen Seite ist die Arbeit, die gegen den Atemwiderstand ausgeübt wird, erhöht, wenn die Atmung schnell und flach ist. Wenn man diese beiden Komponenten summiert und die Gesamtarbeit gegen die Respirationsfrequenz aufzeichnet, stellt man fest, daß es eine optimale Atemfrequenz gibt, bei der die Gesamtatemarbeit minimal ist (Abb. 3-19) (48). Bei Patienten mit Lungenerkrankungen, bei denen der elastische Widerstand hoch ist (Lungenfibrose, Lungenödem, Kinder) ist die optimale Frequenz höher, und es herrschen schnelle rasche Atemzüge vor. Wenn der Atemwegswiderstand hoch ist (Asthma bronchiale, obstruktive Lungenerkrankungen), ist die optimale Atemfrequenz niedriger, und langsame tiefe Atemzüge werden bevorzugt.

3.1.4.5 Lungenvolumina, die funktionelle Residual- und die Verschlußkapazität

Lungenvolumina und die funktionelle Residualkapazität

Die funktionelle Residualkapazität (FRC) ist als das Gasvolumen definiert, das am Ende einer normalen Ausatmung sich in den Lungen befindet, wenn kein Gasfluß mehr stattfindet und sich der Alveolardruck an den umgebenden Druck angeglichen hat. Bei diesen Bedingungen entsprechen die die Brustwand ausdehnenden elastischen Kräfte genau den elastischen Kräften, die die Tendenz haben, das Lungengewebe zu retrahieren (Abb. 3-20) (49).

Das exspiratorische Reservevolumen ist Teil der FRC und stellt das zusätzliche Gasvolumen dar, das nach Ausatmung des Tidalvolumens (Atemzugvolumen) bewußt ausgeatmet werden kann. Als Residualvolumen bezeichnet man das Lungenvolumen, das sich nach Ausatmung des exspiratorischen Reservevolumens noch in den Lungen befindet. Die FRC beinhaltet somit das Residualvolumen und das exspiratorische Reservevolumen (Abb. 3-21). Wenn man die Lungenvolumina betrachtet, die in Abbildung 3-21 dargestellt sind, können das Atemzugvolumen, die Vitalkapazität, die inspiratorische Kapazität, das inspiratorische Reservevolumen und das exspiratorische Reservevolumen durch einfache Spirometrie gemessen werden. Das totale Lungenvolumen, die FRC und das Residualvolumen beinhalten alle einen Bestandteil (das Residualvolumen), der nicht durch einfache Spirometrie erfaßbar ist. Wenn man jedoch eines dieser drei Volumina mißt, können die anderen leicht abgeschätzt werden, weil die anderen Lungenvolumina, die mit diesen drei Volumina untereinander in Verbindung stehen, leicht durch einfache Spirometrie gemessen werden können.

Die FRC ist durch eine der drei folgenden Techniken bestimmbar:

Die erste Methode besteht darin, daß N_2 durch mehrminütiges Atmen von reinem Sauerstoff aus den Lungen ausgewaschen wird und man die Gesamtmenge des eliminierten N_2 mißt. Wenn 2 l des N_2 eliminiert worden sind und die anfängliche alveoläre

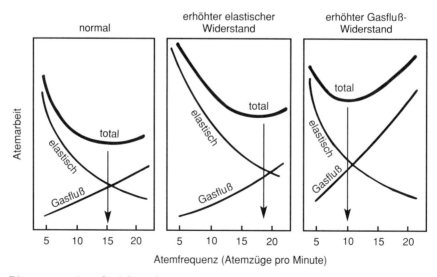

Abb. 3-19: **Die Diagramme zeigen die Arbeit, die gegen den elastischen Widerstand und den Gasflußwiderstand geleistet wird, sowie die gesamte Atemarbeit bei verschiedenen Atemfrequenzen.** Die totale Atemarbeit hat unter normalen Umständen einen Minimalwert von etwa 15 Atemzügen pro Minute. Für das selbe Minutenvolumen wird eine minimale Arbeit bei höheren Frequenzen für eine steifere (mit geringerer Compliance) Lunge geleistet, bei niedrigeren Frequenzen, wenn der Gasflußwiderstand erhöht ist. – (Genehmigter Nachdruck aus Nunn, J. F.: Applied Respiratory Physiology. 2nd ed. London, Butterworths, 1977.)

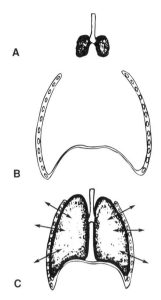

Abb. 3-20: A = Ruhezustand einer normalen Lunge, wenn sie aus dem Thoraxraum entfernt ist, das heißt elastische Zugkräfte führen zum totalen Kollaps. – B = Ruhezustand einer normalen Brustwand und eines Diaphragmas, wenn die obere Thoraxappertur zur Atmosphäre hin geöffnet und der Thoraxinhalt entfernt ist. – C = Lungenvolumen am Ende der Exspiration – Funktionelle Residualkapazität. Bei funktioneller Residualkapazität sind elastische Kräfte der Lunge und der Brustwand gleich und entgegengerichtet. Die Pleuraoberfläche verbindet diese zwei entgegengesetzten Kräfte. – (Genehmigte Wiedergabe nach Shapiro, B. A., Harrison, R. A., Trout, C. A.: Clinical Application of Respiratory Care. 2nd ed. Chicago, Year Book Medical Publishers, 1979.)

N_2-Konzentration 80% betrug, so muß das anfängliche Lungenvolumen 2,5 l betragen haben.

Die zweite Methode beruht auf dem Einatmen eines bestimmten nachzuweisenden Testgases, z. B. Helium. Wenn 50 ml Helium in die Lungen eingeatmet werden und die Heliumkonzentration, die dann nachgewiesen werden kann, 1% beträgt, so läßt sich daraus schlußfolgern, daß das Lungenvolumen 5 l beträgt.

Die dritte Methode zur Messung der FRC fußt auf dem Gesetz von Boyle: PV = K, wobei P der Druck, V das Volumen und K eine Konstante ist. Die zu untersuchende Person wird in ein gasundurchlässiges Gehäuse (Plethysmograph) gesetzt, so daß Veränderungen des Körpervolumens als Änderungen des Druckes innerhalb dieses Gehäuses bestimmt werden können. Findet man unterschiedliche Meßwerte der FRC bei der Körperplethysmographie und bei der Heliummethode, so kann man häufig große, nichtventilierte, von den Atemwegen abgeschlossene Luftblasen entdecken (50). Es ist offensichtlich, daß es bei der Anwendung der Körperplethysmographie am anästhesierten Patienten Schwierigkeiten gibt.

Atemwegsverschluß und Verschlußkapazität

Wie schon im Abschnitt «Verteilung der Ventilation» diskutiert, steigt der Druck im Pleuraspalt von der Spitze zur Lungenbasis an und bestimmt die regionale Größe der Alveolen, die Compliance und die Ventilation. Von größerer Wichtigkeit für den Anästhesisten ist die Erkenntnis, daß diese Druckgradienten im Pleuralspalt zu Atemwegsverschluß und Kollaps der Alveolen führen können.

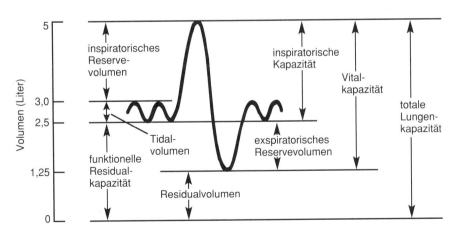

Abb. 3-21: Dynamische Lungenvolumina, die durch einfache Spirometrie gemessen werden können, sind Tidalvolumen, inspiratorisches Reservevolumen, exspiratorisches Reservevolumen, inspiratorische Kapazität und Vitalkapazität. Statische Lungenvolumina sind Residualvolumen, funktionelle Residualkapazität und totale Lungenkapazität. Die statischen Lungenvolumina können nicht über ein Spirometer gemessen werden und erfordern andere Meßmethoden. – (Genehmigte Wiedergabe nach Benumof, J. L.: Respiratory physiology and respiratory function during anesthesia. In: Miller, R. D. (ed.): Anesthesia. 2nd ed. New York, Churchill Livingstone, 1983, chapter 32.)

Atemwegsverschluß bei Patienten mit normaler Lungenfunktion. Abbildung 3-22A zeigt die normalen Verhältnisse der Einheit Lunge-Brustwand im endexspiratorischen Zustand (FRC). Die ausdehnenden transpulmonalen Druckgradienten und die intrathorakalen transmuralen Druckgradienten der Atemwege betragen 5 cm H_2O und die Luftwege bleiben ständig offen. In der Mitte einer normalen Inspirationsphase (Abb. 3-22B) kommt es zu einem Ansteigen des transmuralen Druckgradienten (bis 6,8 cm H_2O), was eine Ausweitung der intrathorakalen Luftwege begünstigt. In der Mitte einer normalen Exspirationsphase (Abb. 3-22C) stellt die Exspiration einen passiven Vorgang dar. Der Alveolardruck wird lediglich durch die elastischen Rückstellkräfte der Lunge verursacht (2 cm H_2O), und es kommt zu einem Abfall des intraluminalen transmuralen Druckgradienten (bis 5,2 cm H_2O), der aber immer noch Ausdehnungstendenz hat.

In der Mitte einer stark forcierten Exspirationsphase (Abb. 3-22D) steigt der Druck im Pleuraspalt weit über den Atmosphärendruck und wird auf die Alveolen übertragen, die selbst dank der elastischen Rückstellkraft der Alveolarsepten einen noch höheren Druck aufweisen (zusätzliche 2 cm H_2O). Bei einer hohen Gasflußrate steigt der Druckabfall entlang des Luftwegs an, und es wird ein Punkt erreicht, wo sich der intraluminale Druck entweder dem umgebenden Parenchymdruck oder dem Druck im Pleuraspalt angleicht. Man bezeichnet diesen Punkt als «equal pressure point» (EPP). Wird der EPP in kleinen intrathorakalen Luftwegen erreicht (distal der 11. Klasse besitzen die Luftwege keinen Knorpel mehr und werden Bronchiolen genannt), dann werden sie an diesem bestimmten Punkt durch die haltgebende Wirkung der elastischen Rückstellkraft des unmittelbar angrenzenden oder umgebenden Lungenparenchyms offen gehalten. Wird der EPP in großen extrathorakalen Luftwegen erreicht (oberhalb der 11. Klasse werden die Luftwege Bronchien genannt), dann werden diese an diesem bestimmten Punkt durch ihre Knorpelspangen offen gehalten. Unterhalb des EPP (sowohl in kleinen als auch in großen Luftwegen) kehrt sich der transmurale Druckgradient um (−6 cm H_2O), und es kommt zum Atemwegsverschluß. Das Offenhalten der Luftwege distal der 11. Klasse ist also eine Funktion des Lungenvolumens, und das Offenhalten der Luftwege proximal der 11. Klasse ist eine Funktion des intrathorakalen (pleuralen) Druckes. Bei den mit Knorpel versehenen extrathorakalen Bronchien scheint sich die hinten gelegene Hautschicht zuerst in das Lumen einzustülpen (51). Wenn das Lungenvolumen über die Norm vermindert ist und die Ausatmung weiterhin forciert wird, ist der Durchmesser der Luftwege während der gesamten Zeit verhältnismäßig verringert, was bewirkt, daß der EPP und der Punkt, wo Kollaps eintritt, progressiv von den großen zu den kleinen Luftwegen hin verschoben werden (näher zu den Alveolen hin).

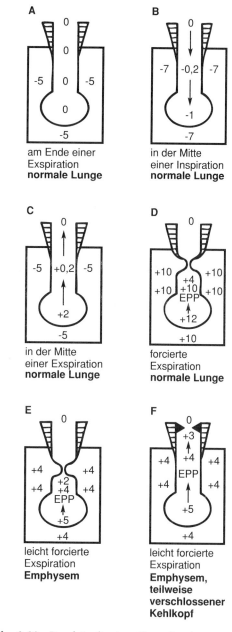

Abb. 3-22: Druckgradienten über die Atemwege. Die Atemwege bestehen aus einem dünnwandigen intrathorakalen Anteil (nahe den Alveolen), aus starreren (knorpeligen) intrathorakalen und extrathorakalen Anteilen. Während der Exspiration wird ein Druck durch elastische Zugkraft von + 2 cm H_2O bei normalen Lungen (**A** bis **D**) und von + 1 cm H_2O in abnormen Lungen (**E** und **F**) angenommen. Der Gesamtdruck innerhalb der Alveole ist der Pleuradruck plus die elastische Zugkraft. Die Pfeile zeigen die Richtung des Gasflusses (EPP = Punkt gleichen Drucks). Siehe Text. – (Modifiziert nach Benumof, J. L.: Respiratory physiology and respiratory function during anesthesia. In: Miller, R. D. (ed.): Anesthesia. 2nd ed. New York, Churchill Livingstone, 1983, chapter 32.)

Bei Patienten mit normaler Lungenfunktion kann Atemwegsverschluß auch auftreten, wenn die Ausatmung nicht forciert wird, vorausgesetzt, man nähert sich dem Residualvolumen nahe genug. Selbst bei Patienten mit normaler Lungenfunktion zeigen die kleinen Luftwege (mit einem Durchmesser von 0,5 bis 0,9 mm), wenn sich das Lungenvolumen während der Exspiration in Richtung Residualvolumen hin vermindert, eine zunehmende Tendenz zum Atemwegsverschluß, wogegen die größeren Luftwege noch ständig offengehalten werden (52, 53). Atemwegsverschluß tritt zuerst in den abhängigen Lungenregionen auf (wie kürzlich durch Computertomographie direkt untersucht werden konnte) (54), da sich der für die Ausdehnung verantwortliche transpulmonale Druck vermindert und die Volumenänderung während der Exspiration ansteigt. Atemwegsverschluß tritt meistens in den abhängigen Regionen der Lunge auf, unabhängig davon ob der Patient sich in Rückenlage oder in Seitenlage befindet (54).

Atemwegsverschluß bei Patienten mit pathologischer Lungenfunktion. Zum Atemwegsverschluß kommt es bei verlangsamter aktiver Exspiration, bei erniedrigten Gasflußraten, bei erhöhten Lungenvolumina und er tritt bei Patienten mit Emphysem, Bronchitis, Asthma bronchiale und interstitiellem Lungenödem näher an den Alveolen auf. In all diesen vier Fällen ist der Atemwegswiderstand gesteigert, was einen größeren Druckabfall von den Alveolen zu den größeren Bronchien hin verursacht, wobei möglicherweise ein negativer intrathorakaler transmuraler Druckgradient entsteht. Dieser kann eingeengte oder kollabierte Luftwege bewirken. Zusätzlich ist es möglich, daß die strukturelle Unversehrtheit der zuführenden Luftwege durch Entzündung oder Vernarbung beeinträchtigt ist, was zu einem rascheren Verschluß bei einem bestimmten Lungenvolumen oder bei einem transluminalem Druckabfall führen kann.

Bei einem Emphysematiker ist die elastische Rückstellkraft der Lunge verringert (auf 1 cm H_2O in Abb. 3-22E), der Transport der Atemluft wird durch das Lungenparenchym kaum aufrecht erhalten, der Ort der Atemwegseinengung liegt nahe an den Alveolen, und der transmurale Druckgradient kann rasch negativ werden. Aus diesen Gründen liegen, während einer nur gering forcierten Exspiration bei einem Emphysematiker, der EPP und der Punkt, an dem Verschluß auftritt, nahe bei den Alveolen (Abb. 3-2E). Das Zusammenpressen der Lippen oder eine «keuchende» Exspiration (Äquivalente für einen während der Exspiration fast geschlossenen Kehlkopf), positiv endexspiratorischer Druck und ein kontinuierlicher positiver Atemwegsdruck stellen bei einem Emphysematiker einen günstigen (ausdehnenden) intrathorakalen transmuralen Gradienten des Atemwegdrucks wieder her (Abb. 3-22F). Bei einer Bronchitis sind die Atemwege in ihrem strukturellen Gefüge geschwächt und können schon bei einem geringen negativen transmuralen Druckgradienten verschlossen werden (z. B. bei mäßiger forcierter Exspiration). Bei Asthma bronchiale sind die mittelgroßen Luftwege durch Bronchospasmus eingeengt, und wenn die Exspiration forciert wird, werden sie durch einen negativen transmuralen Druckgradienten weiter verengt. Beim interstitiellen Lungenödem komprimiert das perialveoläre interstitielle Ödem die Alveolen, und es kommt zu einem akuten Abfall der funktionellen Residualkapazität. Die peribronchialen Ansammlungen von Ödemflüssigkeit (innerhalb der Bindegewebshüllen um die größeren Arterien und Bronchien) komprimieren die Bronchien und steigern akut das Verschlußvolumen (55–57).

Messung der Verschlußkapazität (CC). Die Messung der Verschlußkapazität ist ein sehr aussagefähiger Test für die frühe Erkennung von Erkrankungen der kleinen Luftwege und wird durchgeführt, indem man den Patienten bis zum Residualvolumen ausatmen läßt (Abb. 3-23) (58). Man läßt den Patienten vom Residualvolumen ausgehend bis zur totalen Lungenkapazität einatmen und fügt bei Beginn der Einatmung dem Einatemgas einen Bolus eines Testgases (^{133}Xe, Helium) bei. Während der ersten Phase dieser vom Residualvolumen ausgehenden Inhalation werden zuerst Totraumgas und der Testgasbolus in die Alveolen gelangen. Das Testgas gelangt nur in Alveolen, die schon offen sind (voraussichtlich in den Lungenspitzen, schraffierte Flächen, Abb. 3-23) und kann nicht in Alveolen gelangen, die schon verschlossen sind (vorzugsweise in der Lungenbasis, nichtschraffierte Flächen, Abb. 3-23). Wird die Inhalation fortgesetzt, werden die apikalen Alveolen komplett gefüllt, die basal gelegenen Alveolen werden langsam eröffnet, aber nur mit Gas gefüllt, das keine Testgas-Anteile enthält.

Auf diese Weise kann eine unterschiedliche Testgaskonzentration nachgewiesen werden. In den apikalen Lungenabschnitten findet man eine höhere Testgaskonzentration (Abb. 3-23, schraffierte Flächen) als in der Lungenbasis (Abb. 3-23, nichtschraffierte Flächen). Wenn der Proband ausatmet und das Zwerchfell dabei nach oben steigt, wird ein Punkt erreicht, bei dem die kleinen Luftwege knapp oberhalb des Zwerchfells zu kollabieren beginnen. Damit wird der Gasfluß aus diesen Gebieten begrenzt. Er kommt dann aus den oberen Lungenregionen, wo das alveoläre Gas viel höhere Konzentrationen von Testgas aufweist, was gegen Ende der Ausatmung zu einem plötzlichen Anstieg der Testgas-Konzentration führt (Phase IV).

Das Verschlußvolumen (CV) kann man als Differenz zwischen dem Beginn der Phase IV und dem Residualvolumen bezeichnen. Da es einen Teil der tatsächlichen Kapazität darstellt, wird es als Prozentsatz der tatsächlichen Lungenkapazität ausgedrückt. Das Verschlußvolumen (CV) wird zusammen mit dem Residualvolumen als Verschlußkapazität (CC)

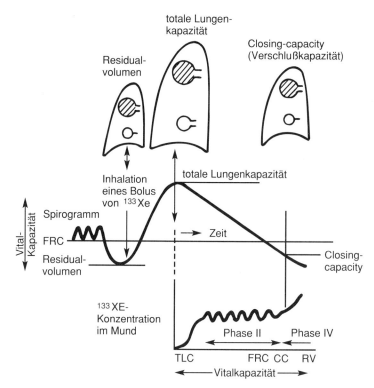

Abb. 3-23: **Messung der Closing-capacity (CC, Verschlußkapazität) mit Xenon 133 (^{133}Xe).** Der Bolus des Isotopengases wird im Bereich des Residualvolumens inhaliert und wegen des Atemwegsverschlusses in den abhängigen Arealen lediglich in den nichtabhängigen Alveolen verteilt, deren Luftwege noch geöffnet sind (im Diagramm schraffiert). Während der Exspiration wird die Konzentration des Isotopengases nach dem Auswaschen des Totraums konstant. Dieses Plateau (Phase III) weicht einer ansteigenden Konzentration (Phase IV), wenn erneut ein Verschluß der abhängigen Atemwege erfolgt, da das exspirierte Gas durch die hohe ^{133}Xe-Konzentration der nichtabhängigen Alveolen gestellt wird. – (Genehmigter Nachdruck aus Nunn, J. F.: Applied Respiratory Physiology. 2nd ed. London, Butterworths, 1977.)

bezeichnet und als Prozentsatz der totalen Lungenkapazität ausgedrückt. CC wird durch Rauchen, Adipositas, Alter und Rückenlage gesteigert (59). Bei gesunden Menschen entspricht CC in Rückenlage etwa im Alter von 44 Jahren der FRC, bei aufrechter Körperhaltung etwa im Alter von 66 Jahren (60).

Beziehung zwischen der funktionellen Residualkapazität und der Verschlußkapazität

Die Beziehung zwischen FRC und CC ist wesentlich wichtiger als die Abschätzung der FRC oder von CC alleine, weil die Beziehung zwischen diesen beiden Determinanten bestimmt, ob sich eine respiratorische Einheit im Normalzustand befindet, atelektatisch ist oder ein niedriges $\dot{V}/\dot{Q}$-Verhältnis aufweist. Die Beziehung zwischen FRC und CC kann man folgenderweise beschreiben: Wenn das Lungenvolumen, bei dem einige Luftwege kollabieren, größer ist als das ganze Atemzugvolumen, dann kann das Lungenvolumen während einer Inspirationsphase niemals genug ansteigen, um diese Luftwege zu eröffnen. So bleiben diese Luftwege während der Atmung des normalen Tidalvolumens ständig geschlossen. Luftwege, die während der gesamten Zeit kollabiert sind, sind Atelektasen äquivalent (Abb. 3-24). Wenn das Verschlußvolumen gewisser Atemwege innerhalb des Atemzugvolumens liegt und dann das Lungenvolumen während Inspiration ansteigt, werden einige vorher verschlossene Luftwege für eine kurze Zeit eröffnet, bis das Lungenvolumen erneut das Verschlußvolumen dieser Luftwege unterschreitet. Da diese Luftwege, die eröffnet werden und kollabieren, eine kürzere Zeitperiode als normale Luftwege eröffnet sind, haben sie eine geringere Chance bzw. Zeit, an dem Frischgasaustausch beteiligt zu sein, was gleichbedeutend ist mit einem Gebiet niedriger Ventilation-Perfusion. Es findet kein Atemwegsverschluß statt, wenn das Verschlußvolumen der Lunge unterhalb des Atemzugvolumens liegt. In diesem Falle kommt es während der Atmung des Tidalvolumens nie zu einem Atemwegsverschluß, es liegen Normalbedingungen vor. Jeder Vorgang, der die FRC relativ zur CC abfallen oder CC relativ zur FRC ansteigen läßt, wird normale Lungenareale in Gebiete mit nied-

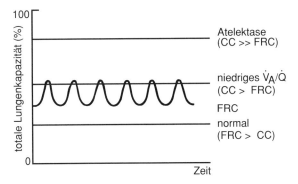

Abb. 3-24: Das Verhältnis zwischen funktioneller Residualkapazität (FRC) (die die prozentuale totale Lungenkapazität am Ende der Exspiration ist), dargestellt durch die Höhe jeder Mulde der sinusförmigen Tidalvolumenkurve, **und der Closing-capacity (CC) der Lunge** (drei verschiedene Closing-capacities sind durch drei verschiedene Querlinien dargestellt). Die Abszisse ist die Zeit. Siehe Text zur Erklärung, warum die drei verschiedenen Verhältnisse von funktioneller Residualkapazität zu Closing-capacity zu normalen oder niedrigen Ventilations-Perfusions-Verhältnissen ($\dot{V}_A/\dot{Q}$) oder Atelektasen führen. – (Modifiziert nach Benumof, J. L.: The pulmonary circulation. In: Kaplan, J. A. (ed.): Thoracic Anesthesia. New York, Churchill Livingstone, 1983, chapter 7.)

rigem $\dot{V}/\dot{Q}$ und in atelektatische Gebiete umwandeln. Die Entwicklung von Gebieten mit niedrigem $\dot{V}/\dot{Q}$ und die Entwicklung von atelektatischen Gebieten verursacht stets eine Hypoxämie.

Die Theorie über die Beziehung von FRC – CC – P_aO_2 ist in einer Studie, in der Patienten mit anfangs unterschiedlichen Verhältnissen von FRC–CC aus der sitzenden Position in Rückenlage gebracht worden sind (wobei FRC abfällt), quantitativ bestätigt worden (61). In dieser Studie (61) wurden die Probanden in vier Gruppen eingeteilt. In Gruppe 1 überstieg die FRC das CV sowohl in Rückenlage als auch bei aufrechter Körperhaltung. In Gruppe 2 überstieg CV die FRC nur in sitzender Position. Bei Gruppe 3 lag CV in sitzender Position innerhalb des Atemzugvolumens und überstieg das Atemzugvolumen in Rückenlage. Bei Gruppe 4 lag CV in beiden Positionen oberhalb des Atemzugvolumens.

Die Probanden der Gruppe 1, die bei beiden Körperhaltungen ihr Tidalvolumen über dem Niveau von CV atmeten, wiesen einen verbesserten Gasaustausch in Rückenlage auf. Das kann durch die vermutete insgesamte Verbesserung des Verhältnisses von $\dot{V}_A/\dot{Q}$ und durch den schon erwähnten Anstieg des Herzzeitvolumens erklärt werden. Bei den Probanden der Gruppe 2 war die FRC in aufrechter Körperhaltung größer als CV und in Rückenlage geringer als CV. Beim Wechsel von aufrechter Körperhaltung zur Rückenlage stiegen P (A–a) O_2 und der Shunt an (wahrscheinlich durch die Umwandlung von normalen Gebieten in Gebiete mit niedrigem $\dot{V}/\dot{Q}$ und in ate-

lektatische Areale). Bei den Probanden der Gruppe 3 lag CV bei aufrechter Körperhaltung innerhalb des Atemzugvolumens, und die Werte von P (A–a) O_2 und Shunt ähnelten denen der Probanden der Gruppe 2 in Rückenlage. Ein Wechsel in die Rückenlage resultierte in einem weiteren Anstieg von P (A–a) O_2 und der Shuntfraktion (wahrscheinlich bedingt durch die Umwandlung von normalen Gebieten in Gebiete mit niedrigem $\dot{V}/\dot{Q}$ und in atelektatische Areale). Bei den Probanden der Gruppe 4 überschritt CV in aufrechter Körperhaltung während der gesamten Respirationsdauer das Tidalvolumen. Ein Wechsel zur Rückenlage führte zu einem signifikanten Anstieg des Shunts und des Herzzeitvolumens, was jedoch keine signifikante Änderung des P (A–a) O_2 bewirkte. Die Änderung des Herzzeitvolumens (und vielleicht eine verbesserte gleichförmige Lungenperfusion) wirkte also weiterem Atemwegsverschluß entgegen.

Die Begründung, warum mechanische, intermittierende Beatmung mit positivem Druck (IPPB) günstige Effekte haben kann, liegt darin, daß – wendet man die Beatmung bei vorher spontan atmenden Patienten mit niedrigem Ventilations-Perfusions-Verhältnis an (wobei die Verschlußkapazität größer ist als die FRC, aber noch innerhalb des Tidalvolumens liegt, wie es in Abbildung 3-25 A dargestellt ist) – die Dauer der Inspirationszeit ansteigt, was bedeutet, daß einige vorher verschlossene Luftwege (am Ende der Ex-

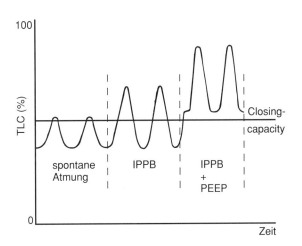

Abb. 3-25: Verhältnis von funktioneller Residualkapazität zu Closing-capacity während Spontanatmung, intermittierender positiver Druckbeatmung (IPPB) und intermittierender positiver Druckbeatmung mit positivem endexspiratorischem Druck (IPPB und PEEP). Siehe Text zur Erklärung des Effekts der verschiedenen Ventilationsarten (IPPB und PEEP) auf das Verhältnis von funktioneller Residualkapazität zu Closing-capacity (TLC = totale Lungenkapazität). – (Genehmigte Wiedergabe nach Benumof, J. L.: Respiratory physiology and respiratory function during anesthesia. In: Miller, R. D. (ed.): Anesthesia. 2nd ed. New York, Churchill Livingstone, 1983, chapter 32.)

spiration) im Frischgasaustausch bleiben und dadurch das Ventilations-Perfusions-Verhältnis ansteigt (Abb. 3-25B). Wenn man zusätzlich zur IPPB positiv endexspiratorischen Druck (PEEP) anwendet, dann wird die FRC durch PEEP zu einem Lungenvolumen vermehrt, das größer als die Verschlußkapazität ist. Dadurch kann ein normales Verhältnis von FRC zur Verschlußkapazität erreicht werden, so daß keine Luftwege während der ganzen Zeit, in der das normale Tidalvolumen geatmet wird, verschlossen sind, wie es in Abbildung 3-25C dargestellt ist (IPPB + PEEP). Anästhesiebedingte halbmondförmige Verdichtungen in den abhängigen Regionen der Patientenlungen konnten durch IPPB alleine nicht normalisiert werden, aber durch Anwendung von IPPB + PEEP (5–10 cm H_2O) war dies möglich (54).

3.1.5 Sauerstoff- und Kohlendioxydtransport

3.1.5.1 Alveoläre Ventilation, Totraumventilation und alveoläre Gasspannungen

Bei Patienten mit normaler Lungenfunktion erreichen ungefähr zwei Drittel jedes Atemzuges perfundierte Alveolen und nehmen am Gasaustausch teil. Dies stellt die effektive bzw. alveoläre Ventilation dar. Das restliche Drittel jedes Atemzuges nimmt nicht am Gasaustausch teil und wird daher als totale (effektive oder physiologische) Totraumventilation bezeichnet. Man kann bei der totalen Totraumventilation zwei Komponenten unterscheiden: Ein Gasvolumen ventiliert die zuführenden Luftwege (Ventilation des anatomischen Totraums), ein weiteres ventiliert nichtperfundierte Alveolen (z. B., wie bei Zone 1, bei Lungenembolie und bei zerstörten Alveolarsepten) und nimmt deshalb nicht am Gasaustausch teil (alveoläre Totraumventilation). Abbildung 3-26 zeigt ein Zwei-Kompartiment-Modell der Lunge, in dem der anatomische und der alveoläre Totraum zusammen das Kompartment des totalen (physiologischen) Totraums darstellen. Das andere Kompartiment ist das Kompartiment der alveolären Ventilation ($\dot{V}_A$) mit einer idealen Ventilations-Perfusions-Rate von 1,0.*

Der anatomische Totraum variiert je nach Lungengröße und beträgt ungefähr 2 ml/kg Körpergewicht. Bei gesunden Patienten in Rückenlage entsprechen anatomischer und totaler Totraum ungefähr einander, weil der alveoläre Totraum minimal ist. Bei aufrechter Körperhaltung werden die allerobersten Alveolen eventuell nicht perfundiert (Zone 1), und der alveoläre Totraum kann von einem vernachlässigbaren Wert auf ca. 60 bis 80 ml ansteigen.

Bei schweren Lungenerkrankungen kann das Ver-

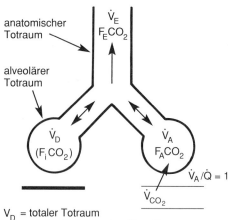

V_D = totaler Totraum
= anatomischer + alveolärer Totraum

Abb. 3-26: Zwei-Kompartiment-Modell einer Lunge, bei der anatomischer und alveolärer Totraum zum totalen Totraum (physiologischer Totraum) ($\dot{V}_D$) kombiniert wurden. – $\dot{V}_A$ = alveoläre Ventilation, $\dot{V}_E$ = exspiriertes Minutenvolumen, $\dot{V}_{CO_2}$ = Kohlendioxydproduktion, F_iCO_2 = inspirierte Kohlendioxydfraktion, F_ACO_2 = alveoläre Kohlendioxydfraktion, F_ECO_2 = gemischte exspirierte Kohlendioxydfraktion und $\dot{V}_A/\dot{Q}$ = 1, gleiche Ventilation und Perfusion in l/min. Normalerweise gleicht die über die Atemwege eliminierte CO_2-Menge ($\dot{V}_E \times F_ECO_2$) der CO_2-Menge, die über die alveoläre Ventilation entfernt wird ($\dot{V}_A \times F_ACO_2$), da keine CO_2-Elimination aus dem alveolären Totraum erfolgt ($F_iCO_2 = 0$). – (Modifiziert nach Benumof, J. L.: Respiratory physiology and respiratory function during anesthesia. In: Miller, R. D. (ed.): Anesthesia. 2nd ed. New York, Churchill Livingstone, 1983, chapter 32.)

hältnis von physiologischem Totraum zu Atemzugvolumen ($\dot{V}_D/\dot{V}_T$) einen guten Aufschluß über die Ineffektivität der Ventilation geben. Bei gesunden Patienten beträgt dieses Verhältnis in der Regel weniger als 30%; das bedeutet, daß die Ventilation eine Effektivität von über 70% aufweist. Bei Patienten mit obstruktiver Atemwegserkrankung kann $\dot{V}_D/\dot{V}_T$ auf Werte von 60–70% ansteigen. Unter diesen Bedingungen ist die Ventilation offensichtlich zum größten Teil ineffizient. Abbildung 3-27 zeigt die Beziehung zwischen der Ventilation pro Minute ($\dot{V}_E$) und $\dot{V}_D/\dot{V}_T$ für verschiedene P_aCO_2-Werte. Wenn $\dot{V}_E$ konstant ist und $\dot{V}_D/\dot{V}_T$ ansteigt, steigt auch P_aCO_2 an. Wenn $\dot{V}_D/\dot{V}_T$ konstant ist

---

* Abb. 3-26 zeigt, daß unter den Bedingungen des Steadystate das CO_2-Volumen, das in die Alveolen eintritt ($\dot{V}_{CO_2}$) demjenigen CO_2-Volumen entsprechen muß, das im abgeatmeten Gasgemisch ausgeschieden wird ($\dot{V}_E$) (F_ECO_2). Es gilt: $\dot{V}_{CO_2} = (\dot{V}_E)(F_ECO_2)$. Das ausgeatmete Gasvolumen besteht aber aus alveolärem Gas ($\dot{V}_A$) (F_ACO_2) und Totraumgas ($\dot{V}_D$) (F_iCO_2). Es ist also: $\dot{V}_{CO_2} = (\dot{V}_A)(F_ACO_2) + (\dot{V}_D)(F_iCO_2)$.
Setzt man die erste Gleichung in die zweite ein und verwendet die Beziehung $\dot{V}_E = \dot{V}_A + \dot{V}_D$, ergibt sich nach entsprechender Umformung (einschließlich der Gleichsetzung: $P_ACO_2 = P_aCO_2$) die Gleichung für den physiologischen Totraum: $\dot{V}_D/\dot{V}_T = (P_aCO_2 - P_ECO_2)/P_aCO_2$.

und V_E ansteigt, fällt P_aCO_2 ab. Wenn P_aCO_2 konstant bleibt, während $\dot{V}_D/\dot{V}_T$ steigt, dann muß $\dot{V}_E$ ansteigen.

Die alveoläre Gaskonzentration entspricht der Differenz zwischen inspiratorischer Gaskonzentration und dem Verhältnis von Gasabgabe (oder -aufnahme) zur alveolären Ventilation ($\dot{V}_A$). Zum Beispiel für Gas X, $P_AX = (P_{trocken\ atm}) (F_iX \pm \dot{V}X$ [Abgabe oder Aufnahme])/$\dot{V}_A$, wobei P_AX = alveolärer Partialdruck des Gases X; F_iX = inspiratorische Konzentration des Gases X; $P_{trocken\ atm}$ = Druck bei trockener Atmosphäre = $P_{feucht\ atm} - P_{H_2O} = 760 - 47 = 713$ torr; $\dot{V}X$ = Abgabe oder Aufnahme des Gases X; $\dot{V}_A$ = alveoläre Ventilation. Für CO_2, $P_ACO_2 = 713 (F_iCO_2 + \dot{V}_{CO_2}/\dot{V}_A)$. Da $F_iCO_2 = 0$, gilt unter Standardbedingungen:

$$P_ACO_2 =$$
$$713\ (\dot{V}_{CO_2}\ [ml/min\ STPD]/\dot{V}_A\ [l/min/BTPS]\ [0{,}863])$$
(3.7.)

Zum Beispiel: 36 mmHg = (713) (200/4000)

Für O_2:

$$P_AO_2 = 713\ (F_iO_2 - \dot{V}_{O_2}\ [ml/min]/\dot{V}_A\ [ml/min])$$
(3.8.)

Zum Beispiel: 100 mmHg = 713 (0,21 – 225/3200)

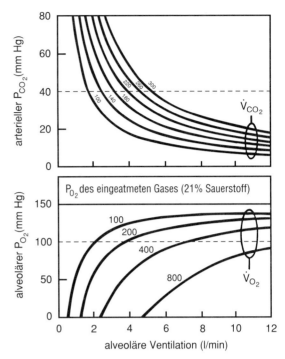

Abb. 3-28: Das Verhältnis zwischen alveolärer Ventilation, alveolärem P_{O_2} und arteriellem P_{CO_2} bei verschiedenem Sauerstoffverbrauch ($\dot{V}_{O_2}$) und verschiedener CO_2-Produktion ($\dot{V}_{CO_2}$) ergibt sich aus den Gleichungen 7 und 8 im Text und verläuft als Hyperbel. Man beachte, daß sich bei ansteigender alveolärer Ventilation alveolärer P_{O_2} und arterieller P_{CO_2} den inspiratorischen Konzentrationen annähern. Ein Abfall der alveolären Ventilation unter 4 l/min wird von einem steilen Abfall des alveolären P_{O_2} und einem steilen Anstieg des arteriellen P_{CO_2} begleitet. Bei Erhöhung der inspiratorischen Sauerstoffkonzentration muß die alveoläre Ventilation wesentlich stärker abfallen, um eine Hypoxämie zu produzieren. – (Modifizierte Wiedergabe nach Nunn, J. F.: Applied Respiratory Physiology. 2nd ed. London, Butterworths, 1977.)

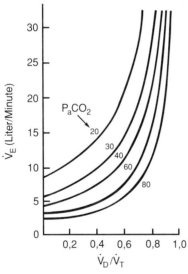

Abb. 3-27: Beziehung zwischen dem Verhältnis von totalem Totraum zu Tidalvolumen ($\dot{V}_D/\dot{V}_T$) einerseits und der Minutenventilation ($\dot{V}_E$, l/min) andererseits, welche zur Aufrechterhaltung eines P_aCO_2 von 20, 30, 40, 60 und 80 Torr erforderlich ist. Diese Kurven sind Hyperbeln und steigen bei hohen $\dot{V}_D/\dot{V}_T$-Werten stark an. Hieraus ergibt sich, daß für einen Patienten mit hohem $\dot{V}_D/\dot{V}_T$ (z. B. 0,65), der eher einen P_aCO_2 von 60 Torr als einen P_aCO_2 von 40 Torr akzeptiert, ein großer Anteil der $\dot{V}_E$-Arbeit gespart wird (in diesem Beispiel 7 l/min). – (Genehmigte Wiedergabe nach Benumof, J. L.: Respiratory physiology and respiratory function during anesthesia. In: Miller, R. D. (ed.): Anesthesia. 2nd ed. New York, Churchill Livingstone, 1983, chapter 32.)

Abbildung 3-28 zeigt die hyperbolische Beziehung zwischen P_aCO_2 und $\dot{V}_A$, ausgedrückt in den Gleichungen 7 und 8 und zwischen P_AO_2 und $\dot{V}_A$ für verschiedene Werte von $\dot{V}_{CO_2}$ und $\dot{V}_{O_2}$. P_aCO_2 ist für P_ACO_2 eingesetzt, da die Unterschiede zwischen P_ACO_2 und P_aCO_2 gering sind (im Gegensatz zu den Unterschieden von P_AO_2 und P_aO_2, die groß sein können). Man beachte, daß sich, wenn $\dot{V}_A$ ansteigt, der zweite Ausdruck der rechten Seite von Gleichung 3.7. und 3.8. gegen Null geht, und sich die Zusammensetzung des alveolären Gases damit der Zusammensetzung des Inspirationsgases annähert. Zusätzlich kann man aus Abbildung 3-27 entnehmen, daß bei Hypoventilation häufiger eine Hyperkapnie als eine Hypoxämie resultiert, da unter Narkose normalerweise O_2-angereicherte Gasmischungen verwendet werden.

3.1.5.2 Sauerstofftransport

Sauerstoff-Hämoglobin-Dissoziationskurve

Wenn ein Erythrozyt (red blood cell = RBC) eine Alveole passiert, diffundiert Sauerstoff in das Plasma und der Sauerstoffpartialdruck (P_aO_2) steigt an. Wenn P_aO_2 ansteigt, diffundiert Sauerstoff in den Erythrozyten und bindet sich an Hämoglobin. Jedes Hämoglobinmolekül weist vier Hämmoleküle auf, die an ein Globinmolekül gebunden sind. Jedes Hämmolekül besteht aus Glycin, Alpha-Ketoglutarsäure und Eisen (Fe) in zweiwertiger Form (Fe^{++}). Jedes zweiwertige Eisenion besitzt die Fähigkeit, ein Sauerstoffmolekül locker und reversibel zu binden. Wenn der Sauerstoff an die Eisenionen gebunden ist, ist das Hämoglobinmolekül abgesättigt.

Die Sauerstoff-Hämoglobin-Dissoziationskurve (oxy-Hb) stellt die Relation zwischen der Sättigung des Hämoglobins (y-Achse ganz rechts in der Abb. 3-29) und dem P_aO_2 dar. Hämoglobin (Hb) ist bei einem P_{O_2} von ungefähr 700 mmHg voll gesättigt (100%). Der normale arterielle Punkt auf der rechten Seite und dem flachen Teil der Sauerstoffbindungskurve in Abbildung 3-29 liegt zwischen 95 und 98% Sättigung bei einem P_aO_2 von ungefähr 90–100 mmHg. Wenn der P_{O_2} geringer ist als 60 mmHg (90% Sättigung), fällt die Sättigung steil ab, so daß die Menge des Hb, das nicht mit O_2 gesättigt ist, bei einem Abfall des P_{O_2} stark ansteigt. Gemischt venöses Blut weist einen P_{O_2} ($P\bar{v}O_2$) von ungefähr 40 mmHg auf und ist etwa zu 75% gesättigt, was durch den mittleren der drei Punkte auf der Sauerstoffbindungskurve in Abbildung 3-29 dargestellt wird.

Die Sauerstoffbindungskurve kann auch den O_2-Gehalt mit dem P_{O_2} in Beziehung setzen (O_2-Gehalt in Volumenprozent, ml O_2/0,1 l Blut; y-Achse zweite von rechts in Abb. 3-29). Sauerstoff wird im Plasma gelöst, 0,003 ml O_2 pro mmHg P_{O_2}/0,1 l, und an Hb gebunden, 1,39 ml O_2 pro g Hb* bis zum Sättigungsgrad des Hämoglobins. Es ist:

$$C_aO_2 = (1{,}39)(Hb)(\%\text{ Sättigung}) + 0{,}003(P_{O_2}) \quad (3.9.)$$

Für einen Patienten mit einem Hb von 15 g/0,1 l, P_aO_2 von 100 mmHg und $P\bar{v}O_2$ von 40 mmHg ist C_aO_2:

---

* Die Größe dieser Zahl wird unterschiedlich angegeben. Ursprünglich wurde 1,34 verwendet (62), aber nach der Bestimmung der Molmasse des Hämoglobins (64 458) wurde der theoretische Wert 1,39 üblich (63). Auf Grund ausgedehnter Untersuchungen am Menschen beobachtete Gregory 1974, daß der beim Erwachsenen anzuwendende Wert 1,306 beträgt (64). In den meisten Literaturstellen wird jedoch noch 1,39 verwendet.

$C_aO_2 = (1{,}39)(15)(1) + (0{,}003)(100) =$
20,1 + 0,3 = 20,4 ml O_2/0,1 l;

$C_{\bar{v}}O_2 = (1{,}39)(15)(0{,}75) + (0{,}003)(40) =$
15,1 + 0,1 = 15,2 ml O_2/0,1 l.

Demzufolge beträgt die normale arteriovenöse Sauerstoffgehaltsdifferenz ungefähr 5,2 ml/0,1 l.

Die Sauerstoffbindungskurve setzt weiterhin den O_2-Transport (l/min) zu den peripheren Geweben (y-Achse dritte von rechts und Abb. 3-29) mit dem P_{O_2} in Beziehung. Dies wird durch die Multiplikation des O_2-Gehalts mit dem Herzzeitvolumen ($\dot{Q}_t$) (O_2-Transport = $\dot{Q}_t \times C_aO_2$) erreicht. Um diese Multiplikation durchführen zu können, muß man die Dimension ml/0,1 l in ml/l durch Multiplikation des normalen O_2-Gehalts mit dem Faktor 10 umwandeln (es ergibt sich ml O_2/l Blut); die weitere Multiplikation von ml/l mit $\dot{Q}_t$ in l/min ergibt ml pro Minute. Zum Beispiel: $\dot{Q}_t$ = 5 l/min, C_aO_2 = 20,4 ml O_2/0,1 l, dann entsprechen dem arteriellen Punkt 1020 ml/min, die in die Peripherie transportiert werden und dem venösen Punkt 760 ml pro Minute, die aus der Lunge zurückkommen, bei einem $\dot{V}_{O_2}$ = 260 ml/min.

Die Sauerstoffbindungskurve kann weiterhin das aktuell im Gewebe verfügbare O_2 (y-Achse ganz links in Abb. 3-29) als Funktion des P_{O_2} darstellen. Von den 1000 ml O_2 pro Minute, die normalerweise in die Peripherie transportiert werden, können 200 ml/min O_2 nicht extrahiert werden, weil sonst der P_{O_2} unter ein Niveau fallen würde (rechteckige gestrichelte Linie in Abb. 3-29), bei dem Organe, wie z. B. das Gehirn, nicht überleben könnten. Die Menge Sauerstoff, die deshalb für die Gewebe verfügbar ist, beträgt 0,8 l/min. Das ist ungefähr das Drei- bis Vierfache des normalen $\dot{V}_{O_2}$ in Ruhe. Wenn $\dot{Q}_t$ = 5 l pro Minute, und die arterielle Sättigung niedriger als 40% ist, dann wird der Gesamt-O_2-Transport in die Peripherie auf 400 ml pro Minute reduziert, so daß die zur Verfügung stehende Sauerstoffmenge in diesem Falle 200 ml pro Minute beträgt und das O_2-Angebot gerade dem O_2-Bedarf entspricht. Der Gewebsbedarf kann deshalb bei niedriger arterieller Sättigung nur durch einen Anstieg des Herzzeitvolumens oder bei einem längeren Zeitraum durch einen Anstieg der Hb-Konzentration gedeckt werden.

Die Lage der Sauerstoffbindungskurve wird am besten durch den P_{O_2}-Wert charakterisiert, bei dem das Hb zu 50% gesättigt ist (P_{50}). Der P_{50} eines gesunden Erwachsenen, dargestellt auf dem linken und steilen Teil der Sauerstoffbindungskurve in Abbildung 3-29, beträgt 26,7 mmHg.

Der Effekt einer Verschiebung der Lage der Sauerstoffbindungskurve im Hinblick auf die Sättigung des Hämoglobins hängt zum großen Teil vom P_{O_2}-Wert ab. Bei einem normalen P_aO_2 (75–100 mmHg) verläuft die Kurve relativ horizontal, so daß Verschiebungen der Kurve nur geringe Effekte auf die Sättigung haben. In der Nähe des gemischtvenösen P_{O_2}, wo die Kurve relativ steil verläuft, führt eine Verschiebung

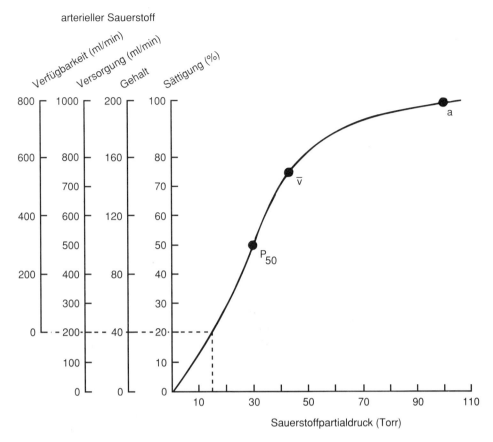

Abb. 3-29: **Die Sauerstoff-Hämoglobin-Dissoziationskurve.** Als Funktion des Sauerstoffpartialdrucks (Abszisse) werden vier verschiedene Ordinaten gezeigt. Von rechts nach links: Sättigung (%), O_2-Gehalt (ml O_2 pro 0,1 l) im Blut, Sauerstoffversorgung für das periphere Gewebe (ml/min) und verfügbarer Sauerstoff für die peripheren Gewebe (ml/min), was einem O_2-Angebot minus etwa 200 ml/min beträgt, die unter einem Partialdruck von 20 mmHg nicht extrahiert werden können. Auf der Kurve sind drei Punkte zu sehen: a = normal arteriell, v̄ = normal gemischt venös und P_{50} = Partialdruck (27 mmHg), bei dem 50% des Hämoglobin gesättigt sind. – (Genehmigte Wiedergabe nach Benumof, J. L.: Respiratory physiology and respiratory function during anesthesia. In: Miller, R. D. (ed.): Anesthesia. 2nd ed. New York, Churchill Livingstone, 1983, chapter 32.)

der Kurve zu wesentlich größeren Unterschieden in der Sättigung. Ein P_{50} kleiner als (<) 27 mmHg beschreibt eine linksverschobene Sauerstoffbindungskurve, was bedeutet, daß bei jedem P_{O_2}-Wert das Hämoglobin eine höhere Affinität zu O_2 besitzt und deshalb mehr als normal gesättigt ist. Dies kann eine höhere Gewebsperfusion als im Normalfall erfordern, um die normale Menge O_2 abladen zu können. Eine Linksverschiebung der O_2-Bindungskurve kann durch Alkalose (metabolisch und respiratorisch, Bohr-Effekt genannt), Hypothermie, pathologisches oder fetales Hämoglobin, CO-Hb, Methämoglobin und einen Abfall des 2,3-Diphosphoglycerat-Gehalts der Erythrozyten (2,3-DPG), was sich bei Transfusion von alten Blutkonserven mit ACD-Stabilisator ereignen kann, bewirkt werden. Die Lagerung von Blut mit CPD-Stabilisator (Citrat-Phosphat-Dextrose) vermindert die Änderungen im 2,3-DPG-Gehalt). Ein P_{50} über (>) 27 mmHg beschreibt eine nach rechts verschobene Sauerstoffbindungskurve, was bedeutet, daß bei jedem P_{O_2}-Wert das Hämoglobin eine niedrigere Affinität zu O_2 aufweist und weniger als normal gesättigt ist. Dies kann eine niedrigere Gewebsperfusion als normal erlauben, um die normale Menge O_2 abladen zu können. Eine Rechtsverschiebung der Sauerstoffbindungskurve kann durch Azidose (metabolisch und respiratorisch, Bohr-Effekt genannt), Hyperthermie, pathologisches Hb und Anstieg des 2,3-DPG-Gehalts in den Erythrozyten bewirkt werden.

Veränderungen im Säurebasengleichgewicht führen zu einer Alteration des 2,3-DPG-Metabolismus, um die Sauerstoffbindungskurve in Richtung ihrer normalen Lage zu verschieben. Diese «kompensatorische» Änderung im 2,3-DPG-Gehalt erfordert eine Zeitdauer von 24–28 Stunden. Akute Veränderungen des Säurebasengleichgewichts verändern also die Sauerstoffaffinität und die Lage der Sauerstoffbindungskurve. Jede prolongierte Veränderung des Säurebasengehalts bewirkt eine Alteration des 2,3-DPG-Gehalts und eine Verschiebung der Sauerstoffbindungskurve, was zu einer Normalisierung der O_2-Affinität führt.

Auswirkung von $\dot{Q}_s/\dot{Q}_t$ auf P_aO_2

Die Abbildung 3-30 (65) stellt die Beziehung zwischen F_iO_2 und P_aO_2 für eine Gruppe von Rechts-links-Shunts ($\dot{Q}_s/\dot{Q}_t$) dar. Die Berechnungen setzen ein konstantes und normales Herzzeitvolumen und P_aCO_2 voraus. Wenn kein $\dot{Q}_s/\dot{Q}_t$ vorhanden ist, führt ein linearer Anstieg von F_iO_2 zu einem linearen Anstieg von P_aO_2 (kräftige gerade Kurve). Wenn der Shunt ansteigt, werden die $\dot{Q}_s/\dot{Q}_t$-Kurven, die F_iO_2 zu P_aO_2 in Beziehung setzen, zunehmend flacher (66). Bei einem Shunt von 50% des Herzzeitvolumens bewirkt ein Ansteigen der F_iO_2 fast keinen Anstieg des P_aO_2. Daraus wird ersichtlich, daß die Lösung des Hypoxämieproblems, hervorgerufen durch einen hohen Shunt, nicht allein in einer Erhöhung der F_iO_2 besteht, sondern eher auf einer Reduktion des Shunts beruhen sollte (fiberoptische Bronchoskopie, PEEP, Lagerung des Patienten, Antibiotikagabe, Absaugen und Diuretikagabe.

Auswirkung von $\dot{Q}_t$ und $\dot{V}_{O_2}$ auf C_aO_2

Zusätzlich zu einem gesteigerten $\dot{Q}_s/\dot{Q}_t$ wird C_aO_2 durch einen Abfall von $\dot{Q}_t$ (bei konstantem $\dot{V}_{O_2}$) und durch ein Ansteigen von $\dot{V}_{O_2}$ (bei einem konstanten $\dot{Q}_t$) vermindert. In beiden Fällen (bei Abfall von $\dot{Q}_t$ oder bei Anstieg von $\dot{V}_{O_2}$) müssen die Gewebe bei konstantem Rechts-links-Shunt mehr O_2 pro Einheit Blutvolumen aus dem Blut extrahieren. Dies bedingt, daß der O_2-Gehalt des gemischtvenösen Blutes ($C_{\bar{v}}O_2$) primär abfallen muß (Abb. 3-31). Wenn ein Teil des Blutes mit niedrigerem $C_{\bar{v}}O_2$ als Rechts-links-Shunt, wie groß auch immer, die Lunge passiert und in seinem Oxygenierungsgrad unverändert bleibt, so muß es sich unvermeidlich mit oxygeniertem Kapillarblut am Ende der Lungenstrombahn (c'-Fluß) mischen und somit sekundär eine Minderung des C_aO_2 (Abb. 3-31) verursachen.*

Abbildung 3-32 zeigt als Beispiel einen Patienten mit einem Shunt von 50%, einem normalen $C_{\bar{v}}O_2$ von 15 Volumenprozent und einen geringgradig verminderten C_aO_2 von 17,5 Volumenprozent. Wenn $\dot{Q}_t$ abfällt und/oder $\dot{V}_{O_2}$ ansteigt, kommt es primär zu einem stärkeren Abfall von $C_{\bar{v}}O_2$ auf 10 Volumenprozent und einem kleineren, aber noch signifikanten, sekundären Abfall von C_aO_2 auf 15 Volumenprozent. Bei diesem Beispiel von 50% ist das Verhältnis der Änderung von $C_{\bar{v}}O_2$ zu C_aO_2 2:1.

Abbildung 3-33 stellt die quantitative Auswirkung eines Abfalls von $\dot{Q}_t$ auf C_aO_2 für mehrere unterschiedliche intrapulmonale Shunts dar (67, 68). Je ausgeprägter der intrapulmonale Shunt ist, um so

---

* In Abb. 3-29 ist die Sauerstoffmenge, die pro Minute durch jeden gegebenen Kanal fließt das Produkt aus der Blutdurchflußrate mal dem Sauerstoffgehalt. Entsprechend Abb. 3-29 ist also:

$$\dot{Q}_t C_{\bar{v}} O_2 \begin{array}{c} \nearrow \dot{Q}_{c'} C_{c'} O_2 \searrow \\ \searrow \dot{Q}_s C_{\bar{v}} O_2 \nearrow \end{array} \dot{Q}_t C_a O_2$$

$\dot{Q}_t C_a O_2 = \dot{Q}_{c'} \cdot C_{c'} O_2 + \dot{Q}_s C_{\bar{v}} O_2$. Mit $\dot{Q}_{c'} = \dot{Q}_t - \dot{Q}_s$ und nach weiterer Umformung ergibt sich:

$$\dot{Q}_s/\dot{Q}_t = C_{c'} O_2 - C_a O_2 / C_{c'} O_2 - C_{\bar{v}} O_2 \qquad (3.10)$$

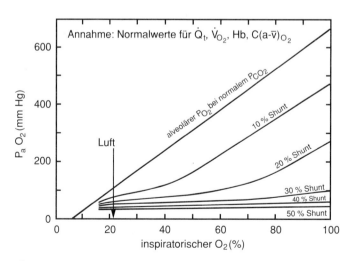

Abb. 3-30: **Auswirkung von Änderungen der inspiratorischen Sauerstoffkonzentration auf den arteriellen P_{O_2} für verschiedene transpulmonale Rechts-links-Shunts.** Cardiac-output ($\dot{Q}_t$), Hämoglobin (Hb), Sauerstoffverbrauch ($\dot{V}_{O_2}$) und arteriovenöse Sauerstoffgehaltsdifferenzen (C [a–v̄] O_2) als normal angenommen. – (Modifiziert nach Nunn, J. E.: Applied Respiratory Physiology. 1st ed. London, Butterworths, 1977.)

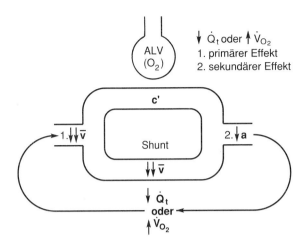

Abb. 3-31: Auswirkung einer Abnahme des Cardiac-outputs oder einer Zunahme des Sauerstoffverbrauchs auf gemischtvenösen und arteriellen Sauerstoffgehalt. Gemischtvenöses Blut (v̄) perfundiert entweder belüftete alveoläre Kapillaren (ALV [O_2]) und wird zu oxygeniertem endpulmonalem kapillärem Blut (c′) oder perfundiert echte Shuntwege und bleibt damit in der Zusammensetzung gleich (ungesättigt). Diese beiden Wege führen letztendlich zusammen und bilden gemischtes arterielles Blut (a). Bei Abnahme des Cardiac-outputs ($\dot{Q}_t$) und/oder bei Zunahme des Sauerstoffverbrauchs ($\dot{V}_{O_2}$) muß das Gewebe mehr Sauerstoff pro Einheit Blutvolumen als unter normalen Bedingungen extrahieren. Daher ist der primäre Effekt einer Abnahme von $\dot{Q}_t$ oder einer Zunahme von $\dot{V}_{O_2}$ eine Abnahme des gemischtvenösen Sauerstoffgehalts. Das gemischtvenöse Blut mit vermindertem Sauerstoffgehalt muß, wie auch zuvor, den Shuntweg durchfließen (der in der Größe gleichbleiben kann) und damit den arteriellen Sauerstoffgehalt vermindern. Damit ist der sekundäre Effekt einer Abnahme $\dot{Q}_t$ oder einer Zunahme von $\dot{V}_{O_2}$ eine Abnahme des arteriellen Sauerstoffgehalts. – (Genehmigte Wiedergabe nach Benumof, J. L.: Respiratory physiology and respiratory Function during anesthesia. In: Miller, R. D. (ed.): Anesthesia. 2nd ed. New York, Churchill Livingstone, 1983, chapter 32.)

größer ist der Abfall von C_aO_2, weil mehr venöses Blut mit geringerem $C_{\bar{v}}O_2$ dem kapillären Blut am Ende der pulmonalen Strombahn zugemischt werden kann.

P (A-a) O_2 ist also eine Funktion, die sowohl von der Größe von $\dot{Q}_s/\dot{Q}_t$ als auch von dem was durch $\dot{Q}_s/\dot{Q}_t$ fließt, nämlich $C_{\bar{v}}O_2$, abhängig ist und stellt damit primär eine Funktion von $\dot{Q}_t$ und $\dot{V}_{O_2}$ dar.

Wenn ein Abfall von $\dot{Q}_t$ oder ein Ansteigen von $\dot{V}_{O_2}$ von einer Verminderung von $\dot{Q}_s/\dot{Q}_t$ begleitet wird, dann kann es sein, daß keine Veränderung von P_aO_2 auftritt (ein P_aO_2-mindernder wird aufgehoben durch einen P_aO_2-steigernden Effekt) (Tab. 3-1). Diese Veränderungen treten manchmal bei unterschiedlichen Lungenerkrankungen auf. Wenn ein Abfall von $\dot{Q}_t$ oder ein Anstieg von $\dot{V}_{O_2}$ von einem Ansteigen von $\dot{Q}_s/\dot{Q}_t$ begleitet wird, dann kann P_aO_2 stark abfallen (ein P_aO_2-mindernder Effekt ist kombiniert mit einem weiteren P_aO_2-vermindernden Effekt) (Tab. 3-1). Diese Veränderungen findet man manchmal beim ARDS oder bei Atelektasen (70).

Ficksches Prinzip

Das Ficksche Prinzip berücksichtigt die Berechnung von $\dot{V}_{O_2}$ und gibt die Menge O_2 an, die vom Körper verbraucht wird ($\dot{V}_{O_2}$ entspricht der Menge O_2, die die Lunge verläßt [$\dot{Q}_t$] [C_aO_2], minus der Menge O_2, die zu den Lungen zurückkommt [$\dot{Q}_t$] [$C_{\bar{v}}O_2$]). Es gilt also:

$$\dot{V}_{O_2} = (\dot{Q}_t)(C_aO_2) - (\dot{Q}_t)(C_{\bar{v}}O_2)$$
$$= \dot{Q}_t(C_aO_2 - C_{\bar{v}}O_2)$$

Durch Kürzung erhält man die normale Form der Fickschen Gleichung:

$$\dot{V}_{O_2} = (\dot{Q}_t)(C[a-\bar{v}]O_2) \qquad (3.11.)$$

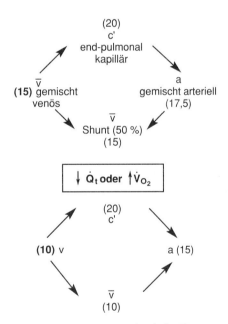

Abb. 3-32: Patient mit einem Rechts-links-Shunt von 50%. Sauerstoffgehalt in ml/dl Blut (Vol.-%). Eine Abnahme des Cardiac-outputs ($\dot{Q}_t$) oder eine Zunahme des Sauerstoffverbrauchs ($\dot{V}_{O_2}$) können zu einer Abnahme des gemischtvenösen Sauerstoffgehalts (von 15 Vol.-% auf 10 Vol.-% in diesem Beispiel) führen, was seinerseits zu einer Abnahme des arteriellen Sauerstoffgehalts (von 17,5 Vol.-% auf 15,0 Vol.-%) führt. In diesem Beispiel mit einem Shunt von 50% betrug die Abnahme des gemischtvenösen Sauerstoffgehalts das Doppelte der Abnahme des arteriellen Sauerstoffgehalts. – (Genehmigte Wiedergabe nach Benumof, J. L.: Respiratory physiology and respiratory function during anesthesia. In: Miller, R. D. (ed.): Anesthesia. 2nd ed. New York, Churchill Livingstone, 1983, chapter 32.)

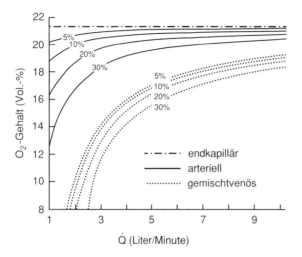

Abb. 3-33: **Auswirkungen der Änderungen des Cardiac-outputs ($\dot{Q}$) auf den O_2-Gehalt des endkapillären, arteriellen und gemischtvenösen Blutes für eine Reihe von verschiedenen transpulmonalen Rechts-links-Shunts.** Die Größe des Rechts-links-Shunts wird durch die verschiedenen Prozentsymbole für das arterielle (durchgezogene Linie) und das gemischtvenöse Blut (gestrichelte Linie) gezeigt. Der Sauerstoffgehalt des endkapillären Blutes bleibt durch das Ausmaß des Shunts unbeeinflußt. Man beachte, daß eine Abnahme von $\dot{Q}$ zu einer größeren Abnahme des arteriellen Sauerstoffgehalts führt, je größer der Shunt ist. – (Modifizierte Wiedergabe nach Kelman, G. F., Nunn, J. F., Prys-Roberts, C. et al.: The influence of the cardiac output on arterial oxygenation: A theoretical study. Br. J. Anaesth. 39: 450, 1967.)

Diese Gleichung besagt, daß der Sauerstoffverbrauch gleich ist der Multiplikation von Herzzeitvolumen mit der arteriovenösen Sauerstoffgehaltsdifferenz. Im Normalfall: (5 l/min) (5,2 ml)/0,1 l = 0,26 l/min (siehe den Abschnitt über die Sauerstoffbindungskurve).

In ähnlicher Weise entspricht die Menge Sauerstoff, die durch den Körper verbraucht wird ($\dot{V}_{O_2}$), der Menge O_2, die durch Ventilation ($\dot{V}_I$) (F_iO_2) in die Lungen transportiert wird, minus der Menge Sauerstoff, die die Lungen durch Ventilation verläßt ($\dot{V}_{\overline{E}}$) ($F_{\overline{E}}O_2$). Es gilt: $\dot{V}_{O_2} = (\dot{V}_I)(F_iO_2) - (\dot{V}_{\overline{E}})(F_{\overline{E}}O_2)$. Da die Differenz zwischen $\dot{V}_I$ und $\dot{V}_E$ bedingt ist durch die Differenz von $\dot{V}_{O_2}$ (normal 260 ml/min) und $\dot{V}_{CO_2}$ (normal 200 ml/min) – also nur 60 ml/min (siehe unten) – entspricht $\dot{V}_I$ im wesentlichen $\dot{V}_E$. Wenn man $\dot{V}_E$ anstatt $\dot{V}_I$ in die Gleichung einsetzt, erhält man:

$$\dot{V}_{O_2} = \dot{V}_E(F_iO_2) - \dot{V}_E(F_{\overline{E}}O_2) = \dot{V}_E(F_iO_2 - F_{\overline{E}}O_2) \quad (3.12.)$$

Beispielsweise im Normalfall: $\dot{V}_{O_2} = 5{,}0$ l/min $(0{,}21 - 0{,}16) = 0{,}25$ l/min. Wenn man $\dot{V}_{O_2}$ auf diese Weise bestimmen will, kann man $\dot{V}_E$ mit einem Spirometer messen, F_iO_2 mit einem O_2-Analysator bestimmen (oder F_iO_2 im Frischgasfluß ist bekannt), und $F_{\overline{E}}O_2$ messen, indem man im Verlauf von einigen Minuten das ausgeatmete Gas in einem Beutel sammelt. Eine Probe des gemischten Ausatemgases wird dann benutzt, um $P_{\overline{E}}O_2$ zu messen. Um $P_{\overline{E}}O_2$ zu $F_{\overline{E}}O_2$ umzurechnen, muß man $P_{\overline{E}}O_2$ einfach durch den trockenen Atmosphärendruck dividieren: $P_{\overline{E}}O_2/713 = F_{\overline{E}}O_2$.

Die Ficksche Gleichung ist außerdem nützlich, um den Einfluß der Änderungen von $\dot{Q}_t$ auf P_aO_2 und $P_{\overline{v}}O_2$ zu verstehen. Wenn $\dot{V}_{O_2}$ konstant bleibt (K) und $\dot{Q}_t$ abfällt ($\downarrow$), dann muß die arteriovenöse O_2-Gehaltsdifferenz ansteigen ($\uparrow$):

$$\dot{V}_{O_2} = K = (\downarrow)\dot{Q}_t \times (\uparrow) C(a-\bar{v}) O_2$$

Die $C(a-\bar{v})O_2$-Differenz steigt an, weil ein Abfall von $\dot{Q}_t$ einen sehr viel größeren und wesentlicheren Abfall von $C_{\overline{v}}O_2$ verglichen mit einem kleineren und sekundären Abfall von C_aO_2 verursacht:

$$(\uparrow) C(a-\bar{v}) O_2 = C(\downarrow)a - \downarrow\downarrow \bar{v}) O_2 \quad (67)$$

$C_{\overline{v}}O_2$ (und $P_{\overline{v}}O_2$) sind also wesentlich empfindlichere Indikatoren für $\dot{Q}_t$, da sie sich bei Veränderungen von $\dot{Q}_t$ mehr ändern als das C_aO_2 (und P_aO_2) tun.

3.1.5.3 Kohlendioxydtransport

Die Menge CO_2, die im Körper zirkuliert, ist abhängig sowohl von der CO_2-Elimination als auch von der Produktion. Die Elimination von CO_2 hängt vom pulmonalen Blutfluß und der alveolären Ventilation ab. Die Produktion von CO_2 verläuft gemäß des respiratorischen Quotienten (R) parallel zum Sauerstoffverbrauch.

$$R = \frac{CO_2\text{-Abgabe}}{CO_2\text{-Aufnahme}} \quad (3.13.)$$

Unter normalen Ruhebedingungen beträgt R = 0,8; das heißt, es wird nur 80% der Menge an CO_2 produ-

Tabelle 3-1: Cardiac-output ($\dot{Q}_t$), Shunt ($\dot{Q}_s/\dot{Q}_t$), venöse ($P_{\overline{v}}O_2$) und arterielle (P_aO_2) Oxygenierung.

Veränderungen von $\dot{Q}_t$, $\dot{Q}_s/\dot{Q}_t$, $P_{\overline{v}}O_2$, P_aO_2	Klinische Situation
Wenn $\dot{Q}_t\downarrow \rightarrow \downarrow P_{\overline{v}}O_2$ und $\dot{Q}_s/\dot{Q}_t = K \rightarrow P_aO_2 \downarrow$	klassische Theorie, normale Lunge
Wenn $\dot{Q}_t\downarrow \rightarrow \downarrow P_{\overline{v}}O_2$ und $\dot{Q}_s/\dot{Q}_t \downarrow \rightarrow P_aO_2 = K$	diffuse Lungenerkrankung
Wenn $\dot{Q}_t\downarrow \rightarrow \downarrow P_{\overline{v}}O_2$ und $\dot{Q}_s/\dot{Q}_t \uparrow \rightarrow P_aO_2 \downarrow\downarrow$	regionales ARDS und Atelektasen

K = konstant, $\uparrow$ = Abfall, $\downarrow$ = Anstieg

ziert wie an O_2 verbraucht wird. Dieser Wert verändert sich jedoch je nachdem, wie sich die Qualität der metabolischen Stoffwechselprodukte ändert. Werden nur Kohlenhydrate verstoffwechselt, beträgt der respiratorische Quotient 1,0. Wird im umgekehrten Fall nur Fett verstoffwechselt, verbindet sich mehr O_2 mit Wasserstoff zu Wasser, und der respiratorische Quotient (R) fällt auf 0,7.

Kohlendioxyd wird aus den Mitochondrien in unterschiedlicher Form zu den Alveolen transportiert. Im Plasma ist CO_2 physikalisch gelöst, wird zur Kohlensäure (H_2CO_3) hydratisiert bzw. dissoziiert zu Bicarbonat (HCO_3^-). In den Erythrozyten bindet sich CO_2 als Carbaminohämoglobin (Hb-CO_2) ans Hämoglobin. Der ungefähre Anteil von H_2CO_3 (H_2O + CO_2), HCO_3^- und Hb-CO_2 am gesamttransportierten CO_2 beträgt 7, 80 und 13 Prozent.

Im Plasma existiert CO_2 sowohl in physikalischer Lösung als auch als H_2CO_3:

$$H_2O + CO_2 \rightleftharpoons H_2CO_3 \quad (3.14.)$$

Das gelöste CO_2 kann unter Verwendung der Gleichung von Henry (71) zum P_{CO_2} in Beziehung gesetzt werden:

$$P_{CO_2} \times \alpha = (CO_2) \text{ gelöst} \quad (3.15.)$$

In dieser Gleichung ist α der Löslichkeitskoeffizient von CO_2 im Plasma (0,03 mmol/l/mmHg bei 37°C). Der größere Anteil des produzierten CO_2 diffundiert in die Erythrozyten. Im Plasma verbindet sich CO_2 mit Wasser zu Kohlensäure. Die Reaktion im Plasma ist langsam, und das Gleichgewicht liegt auf der linken Seite, während dagegen die Reaktion im Erythrozyten durch das Enzym Carboanhydrase katalysiert wird. Dieses zinkhaltige Enzym läßt die Reaktion 1000mal schneller als im Plasma zur rechten Seite hin ablaufen. Fast 99,9% der Kohlensäure dissoziiert zu Bicarbonat und Wasserstoffionen:

$$H_2O + CO_2 \xrightarrow{\text{Carboanhydrase}} H_2CO_3$$
$$H_2CO_3 \longrightarrow H^+ + HCO_3^-$$

Die Wasserstoffionen, die aus H_2CO_3 bei der Bildung von HCO_3^- entstehen, werden durch Hämoglobin gepuffert (H^+ + Hb $\rightleftharpoons$ HHb). Das gebildete HCO_3^- diffundiert aus den Erythrozyten heraus ins Plasma, um seine Funktion als Puffer wahrzunehmen. Um die elektrische Neutralität im Erythrozyten aufrecht zu erhalten, diffundieren zum Ausgleich Chloridionen ins Zellinnere (Chloridshift). Schließlich kann sich CO_2 mit Hämoglobin verbinden, um im Erythrozyten Carbaminohämoglobin zu bilden. Wie bei der HCO_3^--Freisetzung werden bei der Reaktion von CO_2 und Hämoglobin H^+-Ionen gebildet. Diese H^+-Ionen werden ebenfalls von Hämoglobin gepuffert.

3.1.5.4 Bohr- und Haldane-Effekt

Ebenso wie der Prozentsatz der Sauerstoffsättigung des Hämoglobins zum P_{O_2} in Beziehung steht, steht auch das Gesamt-CO_2 im Blut in Beziehung zum P_{CO_2}. Unter Bohr-Effekt versteht man die Abhängigkeit der Lage der Sauerstoffbindungskurve vom P_{CO_2} und pH. Hyperkapnie und Azidose verschieben die Kurve nach rechts und Hypokapnie sowie Alkalose verschieben die Kurve nach links. Als Haldane-Effekt bezeichnet man die Verschiebung in Abhängigkeit vom P_{CO_2} und dem Gesamt-CO_2 (das heißt, von der CO_2-Dissoziationskurve), verursacht durch veränderte Sauerstoffwerte. Ein niedriger P_{O_2} verschiebt die CO_2-Dissoziationskurve nach links, so daß das Blut in der Lage ist, mehr CO_2 aufzunehmen.

3.1.6 Reflexe des pulmonalen Gefäßsystems

Kardiopulmonale Rezeptoren, deren afferente Fasern in den Nerven verlaufen, die das Herz versorgen, sind in beiden Kammern des rechten Herzens (75% [insgesamt]), in den beiden Venae cavae (10%), in den Pulmonalvenen (5%), in den extrapulmonalen Anteilen der Pulmonalarterie (5%) und in den Koronargefäßen (5%) beschrieben worden. Die Entladungshäufigkeit dieser kardiopulmonalen sympathischen afferenten Fasern ist vermehrt, wenn das Rezeptorareal durch Okklusion des Auswärtsflusses, durch Infusion von Volumen oder durch Aufblasen eines intrakavitären Ballons gedehnt wird und ist bei akuter Blutung vermindert (73–75). Im Gegensatz zur Wirkungsfunktion von karotidalen und aortalen Barorezeptoren (Anstieg des systemischen Blutdrucks → Anstieg der Entladungen der Barorezeptoren → Steigerung der Inhibition des medullären kardiovaskulären Zentrums → systemische Vasodilatation; und im Gegensatz dazu: Abfall des systemischen Blutdrucks → Abfall der Entladungen der Barorezeptoren → Minderung der Inhibition des medullären kardiovaskulären Zentrums → systemische Vasokonstriktion) haben die meisten Untersuchungen gezeigt, daß Stimulierung der zentralen kardiopulmonalen sympathischen Afferenzen eine blutdruckerhöhende Wirkung auf das kardiovaskuläre System hat (76–78). Eine Dehnung der Pulmonalgefäße verursacht keine oder eine nur leichte Änderung des Tonus der Luftwege (79).

Es ist klar geworden, daß die pulmonalen efferenten sympathischen Nerven Teil eines umfangreichen Kontrollsystems sind, das sowohl zentral als auch durch Reflexe stimuliert werden kann, um den Tonus der Pulmonalgefäße zu modifizieren (80–82). Die Wirkung der sympathischen Stimulation ist in erster Linie auf eine Stimulation der alpha-adrenergen Rezeptoren (im pulmonalen Kreislauf dominieren Alpha-Rezeptoren sowohl von der Anzahl her als auch funktionell) zurückzuführen und resultiert in einer verminderten Dehnbarkeit (Starre) des arteriellen pulmonalen Gefäßbetts (82). Die Auswirkungen der pulmonalen sympathischen Nervenstimulation auf den pulmonalen Gefäßwiderstand (im Gegensatz zur Dehnbarkeit) sind nicht groß, aber unter besonderen Umständen können sie wichtig werden. Eine Dehnung des Hauptstammes der Pulmonalarterie durch Aufblasen eines Ballons erzeugt z. B. beim wachen Hund reflektorisch eine Konstriktion der pulmonalen Arteriolen und möglicherweise der Venolen (der Druck distal des Ballons steigt von 21/6 auf 43/14 mmHg an). Dieses Geschehen wird durch Reizung der Rezeptoren hervorgerufen, die in der Pulmonalarterie und/oder möglicherweise im rechten Herzen gelegen sind (79).

Wenn auch die Auswirkungen der pulmonalen sympathischen Nervenstimulation im Normalfall quantitativ nicht wichtig sind, so sind sie doch für die Homöostase während Stress und Anstrengung und für die Aufrechterhaltung eines genauen Gleichgewichts zwischen rechts- und linksventrikulärem Auswurf von vitaler Bedeutung. Eine Steigerung des rechtsventrikulären Auswurfs führt zu einem Ansteigen der Aktivität der pulmonalen sympathischen Nerven. Die resultierende zunehmende Steifheit der großen Pulmonalarterien steigert den Übertragungsgrad einer Pulswelle eines rechtsventrikulären Herzschlags ausreichend schnell auf ein Niveau, um ein Ansteigen des Schlagvolumens des nachfolgenden linksventrikulären Herzschlags zu verursachen (83).

Ohne diese Art von automatischer Anpassung würde ein Ansteigen der Herzfrequenz und des Herzzeitvolumens bei Anstrengung und Aufregung die Synchronität der beiden Ventrikel beeinträchtigen und das Gleichgewicht zwischen beiden ventrikulären Auswurfmengen durcheinanderbringen. In Untersuchungen mit Kaninchen erzeugen abrupt begonnene Belastungen ohne vorherige Warnung einen Anstieg des rechtsventrikulären Schlagvolumens, der einem Anstieg des linksventrikulären Schlagvolumens um einige Herzschläge vorausgeht (84). Wegen dieser Asynchronität zwischen den beiden Ventrikeln muß das pulmonale Blutvolumen ansteigen (siehe Abschnitt 3.1.8 weiter unten). Werden Hunde jedoch auf das Einsetzen der Belastung trainiert und ist die sympathische Nervenaktivität (vermutlich) gesteigert, dann ändern sich die ventrikulären Auswurfraten gleichzeitig. Direkte Messungen an Menschen stimmen mit diesen Beobachtungen bei Hunden überein, da gezeigt werden konnte, daß das pulmonale Blutvolumen unter Anstrengung eigentlich unverändert bleibt (85). Es wird nun klar, daß bei experimenteller Reizung des hypothalamischen Gebietes, das für die Erzeugung oder Stimulation einer Abwehrreaktion verantwortlich ist, die pulmonalen sympathischen Nerven stimuliert werden, um eine geringgradige pulmonale Vasokonstriktion mit vermutlich ähnlichen sekundären Auswirkungen auf das Gleichgewicht der ventrikulären Auswurfraten zu erzeugen (80). Andererseits besteht eigentlich kein Effekt einer vagalen Stimulation auf die pulmonale Zirkulation.

3.1.7 Pulmonaler Metabolismus und Synthese

Es ist heute gut bekannt, daß der pulmonale Blutkreislauf zwei grundsätzliche, physiologisch wichtige pharmakokinetische Funktionen aufweist (86). Der pulmonale Blutkreislauf kann vasoaktive Substanzen des venösen Blutes inaktivieren oder entfernen (5-Hydroxytryptamin [5-HT], Bradykinin, Norepinephrin [NE], Prostaglandine [PGE_1, PGE_2 und PGF_2]), wogegen andere Substanzen, die sehr eng miteinander in Beziehung stehen (sowohl untereinander als auch mit den oben genannten Substanzen) frei passieren können (Epinephrin [E], Angiotensin II, Oxytocin und Vasopressin) (siehe Tab. 3-2). Für diese Funktion erscheint die Lunge geeignet, weil im Gegensatz zu allen anderen Organen der gesamte venöse Rückfluß durch die Lunge fließt und diese deshalb idealerweise in der Lage ist, die Konzentration der vasoaktiven Substanzen im pulmonalen kapillären Blut zu regulieren, bevor diese den arteriellen Blutkreislauf erreichen und dort ausgeprägte systemische Wirkungen haben. Man kann die Lunge deshalb als eine Art biochemischen oder metabolischen Filter ansehen.

Die Entfernung einiger, aber nicht aller Substanzen hat zur Einteilung der vasoaktiven Hormone in lokalwirksame und kreislaufwirksame geführt. In Abhängigkeit davon, ob die Lunge diese Substanzen extrahiert. Ein lokalwirksames Hormon wird bei den Zielzellen oder in der Nähe der Zellen freigesetzt, die Ziel der Hormonwirkung sind; es übt seine Wirkung aus und wird vor Erreichen der arteriellen Strombahn inaktiviert. Die Inaktivierung des Hormons erfolgt unmittelbar in den Geweben oder innerhalb weniger Sekunden im venösen Blut bzw. einige Sekunden danach in der pulmonalen Strombahn. Es ist heute eindeutig, daß bei den pulmonalen Inaktivierungsprozessen enzymatische Abbauvorgänge (5-HT, NE) und Resorptionsprozesse (Prostaglandine) eine Rolle spielen. Defekte in der metabolischen Funktion der Lunge gehören zu den Ursachen einiger klinischer Phänomene. Die Potenzierung der kardiovaskulären Wirkungen beispielsweise von NE, die durch einige Substanzen (Kokain, trizyklische Antidepressiva, einige Steroide und bestimmte antihypertensive Medikamente) erzeugt werden, kann zusätzlich zur Störung der Aufnahme und Speicherung von NE in den peripheren Geweben auf die Inhibition der pulmonalen Extraktion von NE zurückgeführt werden.

Tabelle 3-2: Biologisch aktive Substanzen im Lungenkapillarbett.

Metabolisierung an der endothelialen Oberfläche ohne Aufnahme aus dem Plasma
  Bradykinin-Inaktivierung
  Adenin-Nukleotide-Inaktivierung
  Angiotensin-I-Inaktivierung

Intrazelluläre Metabolisierung nach Aufnahme aus dem Plasma
  Serotonin
  Norepinephrin
  Prostaglandin E und F

Keine Veränderung während der Lungenpassage
  Epinephrin
  Prostaglandin A
  Angiotensin II
  Dopamin
  Vasopressin
  (Acetylcholin)*

Synthetisierung innerhalb der Lunge und Freisetzung ins Blut
  Prostaglandin E und F
  Hormone**

Freisetzung aus intrapulmonalen Lagern in das Blut
  Histamin
  Prostaglandin
  Slow-reacting-substance-of-anaphylaxis (SRSA)
  Kallikrein
  Eosinophil-leukocyte-chemotactic-factor-of-anaphylaxis (ECF-A)

* Die Klammer um Acetylcholin zeigt an, daß normalerweise nur sehr wenig oder gar nichts die Lungen erreicht, bedingt durch den Gehalt an Cholinesterase-Hydrolase des peripheren Bindegewebes und des Blutes. 90% von dem wenigen Acetylcholin jedoch, das die Lungen erreicht, wird bei der Passage durch die pulmonale Strombahn nicht metabolisiert.
** siehe Tabelle 3-3

Das Vorhandensein von ins Lumen reichenden endothelialen Vorsprüngen und Einbuchtungen des Plasmalemms lassen, durch die histochemische Verifizierung des Vorhandenseins von Enzymen in diesen endothelialen Strukturen, ein funktionell anatomisches Bild von Enzymen in den Endothelialzellmembranen entstehen, die von Substraten in einer kontinuierlichen flüssigen Phase umspült werden (87–90). Im Bereich des kapillären Gefäßbetts ist das Enzym-Substrat-Zusammenspiel sehr groß. Dies begünstigt einen effizienten Metabolismus bei relativ kleinen Enzymmengen. Das Vorhandensein von intrazellulären und Membran-Hohlräumen macht sehr gut verständlich, wie die Stoffwechselprodukte einiger Substrate (Adeninnukleotide und Prostaglandine) ohne offensichtliche Verzögerung oder Aufnahme durch die Gefäße in die Blutbahn zurückgeführt werden.

Die Lungen haben eine Reihe von Möglichkeiten, die Menge der endothelialen Enzyme zu beeinflussen, die mit den in der Blutbahn befindlichen Substraten reagieren können. Die Anzahl der offenen Kapillaren zu einer bestimmten Zeit und deshalb die Menge der Endotheloberfläche, die dem Blutfluß ausgesetzt wird, sind komplexe Funktionen des Rechtslinks-Shunts, des pulmonalen venösen Druckes, der Lagerung, der Körperanstrengung (Herzzeitvolumen), der Tiefe der Ventilation, der Zusammensetzung des Inhalationsgasgemisches und vieler anderer Faktoren. Nicht zuletzt spielt die Integrität der Lungenstruktur selbst eine wichtige Rolle. Man kann vermuten, daß Faktoren, die die Verweilzeit des Blutes in den Lungen signifikant steigern oder abfallen lassen (Herzzeitvolumen, Viskosität), das Ausmaß der endothelialen Enzym-Substrat-Interaktion beeinflussen. Veränderungen im inspiratorischen Sauerstoffgehalt haben unterschiedliche und nicht mehr drastische Änderungen im Gehalt der meisten vasoaktiven Substanzen in der Lunge hervorgerufen, wobei die Umwandlung von Angiotensin I eine Ausnahme darstellt (91–94). Andererseits gibt es in der Blutbahn zirkulierende Hormone, die im venösen Blut freigesetzt werden und dann im arteriellen Gefäßsystem ohne Aktivitätsverlust bei der Lungenpassage verteilt werden. Erklärtermaßen kann die Lunge ein zirkulierendes Hormon in seiner Funktion nicht negativ verändern. Gegenwärtig sind keine Bedingungen bekannt, unter denen die Lunge ein vorher unmetabolisiertes Hormon inaktiviert.

Die zweite wichtigste pharmakokinetische Funktion des pulmonalen Kreislaufes ist endokriner Art. Die Lunge stellt ein Organ dar, das vasoaktive Hormone sowohl in den Kreislauf freisetzen als auch aus dem Kreislauf extrahieren kann. Jede Substanz, die die Lunge synthetisiert und/oder speichert, wird unter bestimmten Bedingungen in den pulmonalen Kreislauf freigesetzt (95–97). Tabelle 3-3 zeigt, daß neoplastische Lungenerkrankungen beinahe alle biologisch aktiven Polypeptide produzieren können; die dazu gehörigen charakteristischen klinischen Syndrome werden durch diese Polypeptide verursacht (98). Mechanische Reizung der Lunge, etwa eine Gewalteinwirkung auf die Lungenoberfläche oder das Retrahieren der Lunge während eines operativen Eingriffs, kann die Freisetzung verschiedener Substanzen verursachen, die zur Vasokonstriktion oder Vasodilatation befähigt sind (99, 100). Eine übermäßige oder zu geringe Lungenblähung kann zur Freisetzung von Prostaglandinen führen (99, 101, 102). Die Reizung der Lunge auf chemischem Weg, etwa durch alveoläre Hypoxie, hat ebenfalls eine Freisetzung von Prostaglandinen zur Folge, die dann zur Normalisierung von $\dot{V}/\dot{Q}$-Verhältnissen führen kann (103–105).

Darüber hinaus konnte gezeigt werden, daß Anaphylaxie einer der Umstände ist, bei denen biologisch aktive Substanzen (Histamin, Slow-reacting-substance-of-anaphylaxis [SRS-A], PGE_1, PGE_2, PGF_2 und möglicherweise Bradykinin) aus den Lun-

Tabelle 3-3: Polypeptid-Hormon-Sekretion bei Lungenerkrankungen: resultierende Syndrome und häufige Begleiterkrankungen.

Lungenerkrankung	Hormone	Symptomenkomplex
Haferzellkarzinome, Adenome	ACTH	Hypokaliämie, Alkalose, Ödeme, Cushing-Syndrom
Haferzellkarzinome, Adenome, Tuberkulose, Pneumonie, Aspergillose	ADH (Arginin, Vasopressin)	Hyponatriämie (SIADH)
Plattenepithelkarzinom, Adenokarzinom, großzelliges undifferenziertes Karzinom	PTH oder damit in Beziehung stehende Peptide	Hyperkalzämie
Großzelliges anaplastisches Karzinom	Gonadotropine	Gynäkomastie (Erwachsene), vorzeitige Pubertät (Kinder)
Plattenepithelkarzinom, großzelliges Karzinom oder Haferzellkarzinom	VIP oder damit in Beziehung stehende Peptide	wäßrige Diarrhoe oder keine Symptome
Plattenepithelkarzinom, Bronchialadenom und Haferzellkarzinom	Wachstumhormon, Serotonin, Kinine (PGs und andere)	hypertrophische Osteoarthropathie „Karzinoid"
Mesenchymalzellige Tumoren	insulinähnliche Peptide	Hypoglykämie
Fibrosarkom	Glucagon oder damit in Beziehung stehende Peptide	Hyperglykämie
Anaplastisches Karzinom	Prolactin	Galaktorrhoe (oder keine Symptome)
Anaplastisches Karzinom	Kombinationen der oben angeführten Hormone	multiple Symptomkomplexe

ACTH = Corticotropin, SIADH = Syndrom der nichtadäquaten Sekretion von antidiuretischen Hormonen, PTH = Parat-hormon, PGs = Prostaglandine, VIP = Vasoaktives intestinales Polypeptid

gen freigesetzt werden (106, 107). In der Tat scheint beim Menschen im anaphylaktischen Schock die Lunge das hauptsächlich betroffene Organ und die Quelle der Mediatoren zu sein. Einige Mediatoren, die während der Anaphylaxie freigesetzt werden, werden auch durch eine Schädigung des Lungengewebes, wie sie z. B. durch übermäßige Lungenblähung, Lungenembolie oder Manipulationen am Lungengewebe verursacht sein kann, freigesetzt. Schließlich werden biologisch aktive Substanzen aus den Lungen freigesetzt, wenn man verschiedene pharmakologische Substanzen in die Lungenzirkulation injiziert oder infundiert. Tabelle 3-2 faßt viele dieser Überlegungen und die Möglichkeiten des Umgangs mit biologisch aktiven Substanzen im pulmonalen kapillaren Kreislauf zusammen.

3.1.8 Andere spezielle Funktionen der Lunge (108–110)

Reservoir für den linken Ventrikel

In den pulmonalen Blutgefäßen befinden sich ungefähr 750 ml Blut, davon mehr als die Hälfte in leicht erweiterbaren Venen. Da diese Venen eine Art Verlängerung des linken Vorhofs darstellen, sind sie ein Blutreservoir, das Blut in Vorrat hält, um den linken Ventrikel zu füllen und seinen Auswurf aufrecht zu erhalten, auch wenn der rechte Ventrikel für einige Schläge weniger Blut pumpt. Tatsächlich kann man unter experimentellen Bedingungen beobachten, daß die extraalveolären Lungenvenen ihr Volumen aktuell mit jedem Herzschlag ändern, in Anpassung an die Unterschiede der Auswurfraten des rechten und linken Ventrikels. Es konnte gezeigt werden, daß das linksventrikuläre Schlagvolumen (Auswurf pro Herzschlag) für mehrere Herzschläge unverändert bleibt, auch wenn die Pulmonalarterie komplett durch einen Ballon blockiert worden war. Je größer der linke Vorhof und je weiter die Pulmonalvenen sind, um so größer wird das Fassungsvermögen des Reservoirs sein.

Schutzfunktion

Die Pulmonalgefäße arbeiten wie ein Filter, indem sie Embolien abfangen und verhindern, daß diese in systemische Arterien, Arteriolen oder Kapillaren gelangen und diese verstopfen. Wenn auch eine größere Thrombembolie der Lunge tödlich sein kann, so sind die Lungen doch in der Lage, die Funktion des Gasaustauschs auch dann aufrecht zu erhalten, wenn die Zahl der Pulmonalarterien verringert ist, wogegen die

Obstruktion einer systemischen Arterie viel eher zu Gewebsnekrosen führt. Die gleichzeitige Blockade einiger Pulmonalgefäße wird weit besser toleriert als die alleinige Blockade der meisten systemischen Gefäße.

Ernährung

Der Fluß des Blutes durch die alveolären Kapillaren scheint essentiell für die Ernährung der Alveolen und der Alveolargänge zu sein. Nach einseitiger Okklusion der Pulmonalarterie werden viele Alveolen hämorrhagisch und kollabieren innerhalb von 1 bis 3 Tagen. Auch wenn sie sich später erholen, erscheinen sie erst nach einigen Monaten wieder annähernd normal. Die früh eintretende Schädigung besagt, daß die pulmonale Zirkulation eine Ernährungsfunktion aufweist und die Kompensation durch den bronchialen Kreislauf mehrere Wochen zur vollen Entwicklung benötigt.

3.2 Lungenfunktion unter Anästhesie

3.2.1 Einleitung

Die Wirkung eines zugeführten Anästhetikums auf die Lungenfunktion ist von der Tiefe der Allgemeinanästhesie, vom präoperativen Zustand des respiratorischen Systems und intraoperativ von den speziellen anästhesiologischen und chirurgischen Maßnahmen abhängig.

3.2.2 Auswirkung der Anästhesietiefe auf das Atemmuster

Das Atemmuster wird durch die Einleitung und durch die Vertiefung der Anästhesie verändert (111). Wenn die Anästhesietiefe unzureichend ist (unter der minimalen Alveolarkonzentration = MAC), kann das Atemmuster von exzessiver Hyperventilation und Vokalisation bis zum Anhalten der Atmung variieren. Wenn sich die Anästhesietiefe der MAC annähert oder gleich dieser wird (flache Anästhesie), entsteht ein normaleres Atemmuster, was mit einem verhältnismäßig größeren Zugvolumen einhergeht. Während flacher Anästhesie, die allmählich vertieft wird, kann die Annäherung an ein eher normales Atemmuster durch eine Pause am Ende der Inspiration unterbrochen werden (eine Art «Knoten» im Inspirationsvorgang), gefolgt von einer relativ verlängerten und aktiven Exspiration, wobei es scheint, daß der Patient eher kraftvoll als passiv ausatmet. Wird die Anästhesie auf ein mittleres Niveau vertieft, so wird die Atmung schneller, regelmäßiger aber auch flacher. Das Atemmuster zeigt das Bild einer Sinuswelle, wobei die inspiratorische Verzögerung verloren geht und die exspiratorische Pause verlängert wird. Es treten keine oder nur geringe inspiratorische oder exspiratorische Pausen auf, wobei Inspirations- und Expirationszeit gleich sind. Die Aktivität der Interkostalmuskulatur ist weiterhin vorhanden, und man kann während der Inspiration eine normale Bewegung des Brutskorbs mit Hebung der Brust feststellen. Die Atemfrequenz unter Anästhesie mit Lachgas im Vergleich zur Anästhesie mit halogenierten Anästhetika ist im allgemeinen langsamer und das Tidalvolumen größer. Während tiefer Anästhesie mit halogenierten Anästhetika manifestiert sich durch eine schnellere, flache Atmung (keuchende Atmung) eine zunehmende Atemdepression. Im Gegensatz dazu verlangsamt sich unter tiefer Anästhesie mit Lachgas bei Aufrechterhaltung tiefer Atemzüge die Respiration. Bei sehr tiefer Anästhesie wird der Charakter der Atmung unter allen Medikamenten ruckhaft und keuchend und ihr Muster unregelmäßig. Dies resultiert aus einem Verlust der aktiven Beteiligung der Interkostalmuskulatur am Inspirationsvorgang. Als Resultat sieht man das Bild eines «schwankenden Bootes», wobei während der Inspiration eine nicht in den Atemzyklus passende Senkung der Brustwand, eine Ausweitung der Ränder des unteren Brustkorbs und ein Hervorwölben des Abdomens auftreten. Diese Bewegungsabläufe haben ihre Ursache darin, daß die Inspiration einzig durch das Zwerchfell erfolgt. Ähnliche Bewegungen des Brustkorbs können unabhängig von der Anästhesietiefe durch eine Obstruktion der oberen und unteren Luftwege und durch eine teilweise Relaxation vorgetäuscht werden.

3.2.3 Auswirkungen der Anästhesietiefe auf die spontane Minutenventilation

Trotz der unterschiedlichen Veränderungen im Atemmuster und in der Atemfrequenz nimmt die spontane Minutenventilation bei Vertiefung der Anästhesie progressiv ab. Die normale Antwort auf das Atmen von CO_2 im Wachzustand (die x-Achse in Abb. 3-34 zeigt ansteigende CO_2-Konzentrationen am Ende eines Atemzugs) verursacht einen linearen Anstieg der Minutenventilation (y-Achse in Abb. 3-34). In Abbildung 3-34 beträgt die Neigung der Kurve, die das Minutenvolumen zur Endtidal-CO_2-Konzentration in Beziehung setzt, 2 l/min/mmHg. Abbildung 3-34 zeigt weiterhin, daß bei ansteigenden Halothankonzentrationen die P_{CO_2}-Ventilations-Antwortkurve progressiv nach rechts verschoben wird (was bedeutet, daß bei jeder CO_2-Konzentration die Ventilation geringer ist als vorher), die Neigung der Kurve abnimmt und die Apnoe-Schwelle auf ein höheres Endtidal-CO_2-Konzentrationsniveau verschoben wird (112). Ähnliche Veränderungen wurden bei anderen halogenierten Anästhetika und Narkotika beobachtet. Abbildung 3-27 zeigt, daß ein Absinken der Minutenventilation ein Ansteigen des P_aCO_2 und einen Abfall des P_aO_2 verursacht. Bei gesunden, spontan atmenden männlichen Freiwilligen führte 1-MAC-Halothan, -Isofluran und -Enfluran zu P_aCO_2-Werten von ungefähr 46, 48 bzw. 62 mmHg.

3.2.4 Auswirkungen von vorbestehenden respiratorischen Dysfunktionen auf die respiratorischen Effekte unter Anästhesie

Unter den Patienten, die von Anästhesisten häufig behandelt werden, findet man:
1. Patienten mit akuten Erkrankungen des Brustkorbs (pulmonale Infektion, Atelektasen) oder Systemerkrankungen (Sepsis, Herzinsuffizienz, Niereninsuffizienz oder Polytraumatisierte), die sich Notoperationen unterziehen müssen,
2. starke Raucher mit schweren Erkrankungen der Atemwege und des Lungenparenchyms mit hyperreaktiven Atemwegen;
3. Patienten mit klassischen Problemen eines Lungenemphysems oder einer Bronchitis,
4. adipöse Menschen, bei denen die funktionelle Residualkapazität während Anästhesie dazu neigt, abzunehmen (113, 114),
5. Patienten mit Deformitäten des Brustkorbs und
6. sehr alte Patienten.

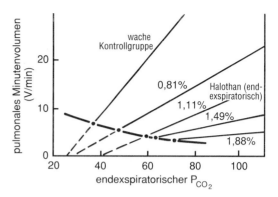

Abb. 3-34: Bei wachen Kontrollpersonen (fette durchgezogene Linie) führt ein zunehmender endexspiratorischer P_{CO_2} zu einem vermehrten Minutenvolumen. Die gestrichelte Linie ist eine Extrapolation der CO_2-Antwortkurve auf eine Null-Ventilation und repräsentiert die Apnoe-Schwelle. Eine zunehmende Anästhetikakonzentration (Halothan, endexspiratorisch) vermindert progressiv die Steilheit der CO_2-Antwortkurve und verschiebt die Apnoeschwelle zu einem höheren P_{CO_2}. Die durch Punkte unterbrochene starke Linie zeigt die Abnahme der Minutenventilation und die Zunahme des P_{CO_2} bei zunehmender Anästhesietiefe. – (Modifiziert nach Munson, E. S., Larson, C. P. Jr., Babad, A. A. et al.: The effects of halothane, fluoraxene and cyclopropane on ventilation: A comparative study in man. Anesthesiology 27: 716, 1966.)

Das Wesen und das Ausmaß dieser vorbestehenden respiratorischen Leiden bestimmen teilweise die Auswirkungen eines Anästhetikums auf die respiratorische Funktion. In Abbildung 3-35 ist z. B. das Verhältnis von FRC–CC für gesunde Patienten, für adipöse Patienten, für Patienten mit Bronchitis und für Patienten mit Lungenemphysem dargestellt. Bei gesunden Patienten übersteigt die FRC die CC um ungefähr 1 l. Bei den Patienten mit den drei genannten Atemwegserkrankungen liegt die CC um 0,5–0,75 l unter der FRC. Verursacht die Anästhesie einen Abfall der FRC um 1 l, dann werden bei einem gesunden Patienten keine Änderungen im qualitativen Verhältnis zwischen FRC und CC auftreten. Bei Patienten mit bestimmten respiratorischen Erkrankungen wird ein Abfall der FRC um 1 l dazu führen, daß die CC die FRC übersteigt und das ursprünglich normale Verhältnis von FRC–CC wird sich entweder zu einer sehr niedrigen $\dot{V}/\dot{Q}$-Beziehung oder einer atelektatischen FRC–CC-Beziehung ändern. Patienten mit chronischer Bronchitis, die eine übermäßige Atemwegssekretion aufweisen, können mehr als andere Patienten an einem durch Anästhetika induzierten Abfall der mukösen Strömungsgeschwindigkeit leiden. Wenn ein Anästhetikum die HPV inhibiert, kann dieses Medikament letztlich den Shuntfluß eher bei Patienten mit vorbestehender HPV als bei Patienten ohne vorbestehender HPV steigern. Man kann also von einem bestimmten Anästhetikum erwarten, daß es unterschiedliche Ausmaße der Respirationsveränderungen bei Patienten, die vorbestehende respiratorische Dysfunktionen unterschiedlichen Ausmaßes aufweisen, hervorruft.

3.2.5 Auswirkungen spezieller intraoperativer Bedingungen auf die respiratorischen Effekte unter Anästhesie

Einige besondere intraoperative Bedingungen (wie Lagerung zur Operation, massiver Blutverlust und die chirurgische Retraktion der Lunge) können einen veränderten Gasaustausch bewirken. Zum Beispiel führen einige Lagerungen zur Operation (Steinschnittlage, Lagerung zur Nierenoperation) und die Erfordernisse der Operation zum Abfall des Herzzeitvolumens, der bei einem Patienten unter Spontanatmung eine Hypoventilation verursachen und die funktionelle Residualkapazität vermindern kann. Die negativen Auswirkungen jedes Anästhetikums auf die Respiration wird durch die Art und Schwere der vorbestehenden respiratorischen Dysfunktion genau so wie durch die Anzahl und Schwere der besonderen intraoperativen Bedingungen, die die respiratorische Funktion behindern, vermehrt.

3.2.6 Mechanismus der Hypoxämie unter Narkose

3.2.6.1 Fehlfunktion der Ausrüstung

Mechanisches Versagen des Anästhesiegerätes bei der Sauerstoffversorgung des Patienten

Die Hypoxämie, bedingt durch einen mechanischen Fehler des O_2-Versorgungssystems oder des Narkoseapparates, ist eine bekannte Gefahr der Anästhesie. Die bei weitem häufigste Ursache eines mechanischen Fehlers bei der Sauerstoffversorgung des Patienten ist die Diskonnektion des Patienten vom Sauerstoffversorgungssystem (gewöhnlich an der Verbindungsstelle des endotrachealen Tubus mit dem Y-Stück). Andere Ursachen eines Versagens der O_2-Versorgung während Narkose sind primär leere oder entleerte O_2-Flaschen, der Ersatz von Flaschen, die kein O_2 auf Grund von nicht vorhandener oder falscher Beschriftung am O_2-Anschluß enthalten, falsch gefüllte O_2-Flaschen, fehlerhaftes Aufschrauben der O_2-Flasche (Behinderung des freien Gasflusses bei Verminderung des Druckes), fehlerhafter Gasdruck im O_2-Röhrensystem, falscher Anschluß an das O_2-Röhrensystem des Narkoseapparates, versehentliches Betätigen von Zwischenschaltern im Röhrensystem, Konstruktionsfehler im Röhrensystem, fehlerhaftes Funktionieren eines Reduzierventils oder der Gasanreicherung, fehlerhafter Einbau des O_2-Flowmeters, Einbau eines zu empfindlichen O_2-Flowmeters, Flowmeter mit Fehlfunktionen, Verwechslung von Rotameterröhren, irrtümliche Füllung eines O_2-Reservoirs mit N_2 und Diskonnektion der Gasleitung zwischen Maschine und Schläuchen (115–119).

Mechanische Fehler bei der endotrachealen Intubation: Intubation des Hauptstammbronchus

Bei einer ösophagealen Intubation wird der Patient allgemein nicht ventiliert. Mit Ausnahme der Diskonnektion verursachen alle anderen mechanischen Probleme mit dem Endotrachealtubus (wie z. B. Ab-

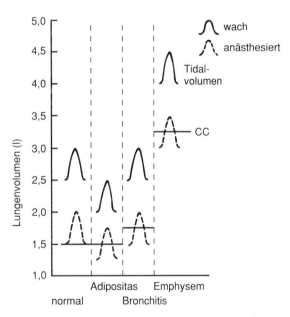

Abb. 3-35: Das Verhältnis FRC-CC. Das Lungenvolumen (Ordinate), bei dem das Tidalvolumen geatmet wird, nimmt unter Anästhesie im Vergleich zum Wachzustand ab (um 1 l). Die funktionelle Residualkapazität, die das Lungenvolumen am Ende des Tidalvolumens darstellt, nimmt damit ebenso ab (um 1 l). Bei normalen, fettleibigen, bronchitischen und emphysematösen Patienten übersteigt die funktionelle Residualkapazität des Wachzustands erheblich die Closing-capacity (CC). Bei fettleibigen, bronchitischen und emphysematösen Patienten fällt im Anästhesiezustand die funktionelle Residualkapazität unter die Closing-capacity. Bei normalen Patienten gleicht die funktionelle Residualkapazität unter Anästhesie der Closing-capacity. – (Nach Benumof, J. L.: Respiratory physiology and respiratory function during anesthesia. In: Miller, R. D. (ed.): Anesthesia. 2nd ed. New York, Churchill Livingstone, 1983, chapter 32.)

knickung, Blockade durch Sekretion und Cuff-Rupturen oder Hernien) einen Anstieg des Atemwegswiderstandes und können im Ergebnis zur Hypoventilation führen. Bei einer Intubation eines Hauptstammbronchus wird die kontralaterale Lunge nicht ventiliert. Auch wenn die Perfusion durch HPV möglicherweise minimiert worden ist, wird die kontralaterale Lunge immer etwas perfundiert bleiben und der Shuntfluß wird ansteigen, während P_aO_2 abfällt. Ein Tubus, der vorher richtig in der Trachea gelegen ist, kann nachdem der Patient oder der Kopf des Patienten gedreht oder in eine neue Position gebracht worden ist, in einen Bronchus zu liegen kommen (120). Eine Flexion des Kopfes verursacht eine Bewegung nach kaudal, und eine Extension des Kopfes führt zu einer Bewegung des Endotrachealtubus nach oben (120). Bei einer 30°-Trendelenburg-Lagerung kommt es, wie berichtet wurde, zu einer hohen Inzidenz von Intubationen eines Hauptbronchus (121). Die Verschiebung der Karina in Richtung Kopf während der Trendelenburg-Lagerung bewirkt, daß ein vorher fixierter endotrachealer Tubus in einen Hauptbronchus gerät.

3.2.6.2 Hypoventilation

Aus zwei Gründen können Patienten unter Allgemeinanästhesie ein vermindertes, spontanes Atemzugvolumen haben:
1. Es ist möglich, daß die Atmung unter Allgemeinanästhesie wegen eines gesteigerten Atemwegswiderstandes und einer herabgesetzten Lungencompliance erschwert ist. Der Atemwegswiderstand kann durch eine verminderte FRC, durch endotracheale Intubation, durch die Anwendung eines Beatmungsgerätes mit einem externen Atemkreislauf und durch mögliche Atemwegsobstruktionen bei nichtintubierten Patienten (siehe Abb. 3-38) gesteigert sein (122). Die Lungencompliance wird, bedingt durch einige (oder alle) Faktoren, die die FRC herabsetzen (siehe Abfall der FRC), vermindert (123).
2. Der Patient ist unter Allgemeinanästhesie weniger in der Lage, spontan zu atmen (verminderte chemische Kontrolle der Atmung) (siehe Abb. 3-34).

Ein vermindertes Atemzugvolumen kann auf zwei Wegen zur Hypoxämie führen:
1. Flache Atmung führt zur Atelektasenbildung und bewirkt eine Verminderung der FRC (siehe «Schnelle flache Atmung») (124, 225).
2. Ein vermindertes Atemminutenvolumen setzt das gesamte $\dot{V}_A/\dot{Q}$-Verhältnis der Lunge insgesamt herab, was zu einem Abfall von P_aO_2 führt (Abb. 3-28). Dies geschieht häufig bei Spontanatmung unter mittlerem bis tiefem Anästhesieniveau, wobei die chemische Kontrolle der Atmung signifikant beeinträchtigt ist.

3.2.6.3 Hyperventilation

Eine hypokapnische Alkalose (Hyperventilation) kann über verschiedene Mechanismen eine Minderung des P_aO_2 bewirken. Die Mechanismen bestehen in einem Abfall des Herzzeitvolumens (67, 68) und einem Anstieg des Sauerstoffverbrauchs (126, 127) (siehe: «Abfall des Herzzeitvolumens und Anstieg des Sauerstoffverbrauchs»), in einer Linksverschiebung der Sauerstoffbindungskurve (siehe: «die Sauerstoffbindungskurve»), in einer Minderung der HPV (128) (siehe: «Inhibition der hypoxischen pulmonalen Vasokonstriktion») und/oder in einem Anstieg des Atemwegswiderstandes und in einem Abfall der Compliance (129) (siehe: «Anstieg des Atemwegswiderstandes»).

3.2.6.4 Abfall der funktionellen Residualkapazität (FRC)

Die Einleitung einer Allgemeinanästhesie geht gewöhnlich mit einem signifikanten Abfall der FRC (15–20%) (54, 61, 130) einher, was einen Abfall der Lungencompliance bewirkt (123). Der größte Abfall der FRC scheint innerhalb der ersten Minuten der Anästhesie aufzutreten (54, 131–133), und es scheint, daß, wenn keine weiteren negativen Faktoren hinzukommen, der Abfall während der Anästhesie nicht progressiv zunimmt. Unter Anästhesie ist die Minderung der FRC von gleicher Art und gleichem Ausmaß, egal ob die Ventilation spontan oder kontrolliert ist (133). Die FRC-Minderung setzt sich in der postoperativen Periode fort (134). Bei einzelnen Patienten korreliert die FRC-Minderung gut mit einem Anstieg des alveolären-arteriellen P_{O_2}-Gradienten während Anästhesie bei Spontanatmung (135), während Anästhesie mit künstlicher Beatmung (132) und während der postoperativen Periode (134). Die verminderte FRC kann durch die Anwendung von PEEP wieder normalisiert oder sogar über Normalwerte angehoben werden (154, 136). Im folgenden werden alle Gründe für eine verminderte FRC überdacht, die möglich sind.

Rückenlage

Narkose und chirurgischer Eingriff werden gewöhnlich bei Patienten in Rückenlage vorgenommen. Beim Wechsel von aufrechter Körperhaltung in die Rückenlage fällt die FRC um 0,5–1,0 Liter ab (54, 61, 130), weil das Zwerchfell durch die abdominellen Organe um ca. 4 cm kopfwärts verschoben wird (Abb. 3-36). Eine Stauung der Pulmonalgefäße kann in Rückenlage auch am Abfall der FRC beteiligt sein, besonders bei Patienten, die schon präoperativ eine Orthopnoe aufweisen.

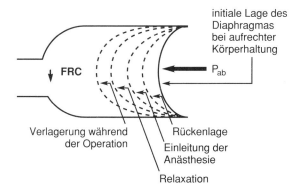

Abb. 3-36: Anästhesie und chirurgischer Eingriff können das Diaphragma nach kranial verlagern. Auslösende Mechanismen sind Rückenlagerung, Einleitung der Anästhesie, Relaxation, verschiedene chirurgische Lagerungen und Verlagerung durch Sperrer und Bauchtücher. Die Kopfwärtsverlagerung des Zwerchfells führt zu einer Verminderung der funktionellen Residualkapazität ($\downarrow$ FRC) (P_{ab} = Druck des Bauchinhalts).

Einleitung der Allgemeinanästhesie – Veränderungen des Muskeltonus des Brustkorbs

Am Ende einer normalen Ausatmung (im Wachzustand), ist die Inspirationsmuskulatur leicht angespannt, und die Exspirationsmuskulatur entspannt. Es wirkt also eine Kraft, um ein Lungenvolumen aufrecht zu erhalten, und eine, das Lungenvolumen zu vermindern (Abb. 3-37). Nach Einleitung der Allgemeinanästhesie findet man einen Verlust des Tonus der Inspirationsmuskulatur, und es besteht am Ende der Ausatmung ein endexspiratorischer Tonus in der abdominellen Exspirationsmuskulatur. Der endexspiratorische Tonus der abdominellen Exspirationsmuskulatur steigert den intraabdominellen Druck, drängt das Zwerchfell kopfwärts und vermindert die FRC (Abb. 3-36) (131, 137). Nach Einleitung der Allgemeinanästhesie tritt also ein Verlust der Kraft auf, die bestrebt ist, das Lungenvolumen aufrecht zu erhalten, und eine Kraft, die bestrebt ist, das Lungenvolumen zu vermindern, nimmt zu. Thalamonal (Droperidol und Fentanyl) kann den Tonus in der Exspirationsmuskulatur in einem solchen Ausmaß steigern, daß die Minderung der FRC unter alleiniger Anästhesie mit Thalamonal größer ist als mit Thalamonal und zusätzlicher Muskelrelaxation durch Succinylcholin (138).

Besteht ein Lungenemphysem, dann können bei der Ausatmung die Lippen zusammengepreßt werden oder es kann ein stöhnendes Atemgeräusch vorkommen (teilweise geschlossener Kehlkopf). Der Emphysematiker atmet auf diese Weise aus, weil beide Maßnahmen eine exspiratorische Verzögerung bewirken, die in den intrathorakalen Luftwegen einen PEEP hervorrufen und damit die Möglichkeit von Airway-closure und einer Minderung der FRC herabsetzen (Abb. 3-22 F). Die endotracheale Intubation bewirkt eine Umgehung der Lippen und der Stimmritze, hebt dabei das normalerweise vorhandene Zusammenpressen der Lippen oder die stöhnende Ausatmung auf und trägt auf diese Weise zum Airway-closure und zu einer Mindung der FRC bei einigen spontan atmenden Patienten bei.

Relaxation

Bei einem Menschen mit aufrechter Körperhaltung werden die FRC und die Position des Zwerchfells durch das Gleichgewicht zwischen den elastischen Rückstellkräften der Lunge, die das Zwerchfell kopfwärts ziehen, und dem Gewicht des Abdomens, das das Zerchfell nach abwärts zieht, bestimmt (139). Es besteht dabei kein transdiaphragmaler Druckgradient.

In Rückenlage ist diese Situation weit komplexer. Das Zwerchfell trennt zwei Kompartimente von auffallend unterschiedlichen hydrostatischen Gradienten. Auf der Thoraxseite steigt der Druck um ungefähr 0,25 cm H_2O/cm Lungenhöhe (9, 10) an und auf der abdominellen Seite um 1,0 cm H_2O/cm abdomineller Höhe (139). Das bedeutet, daß in horizontaler Lage zunehmend höhere transdiaphragmale Drucke gegen die nach unten tretenden Teile des Zwerchfells aufgewendet werden müssen, um die Abdominalorgane aus dem Brustkorb herauszuhalten. Beim nichtrelaxierten Patienten wird diese notwendige Spannung entweder durch passive Dehnung und Formveränderungen des Zwerchfells (was eine gesteigerte Kontraktionskraft bewirkt) oder durch eine auf neuralem Weg übermittelte aktive Spannung übertragen. Bei bestehender Muskelrelaxation können beide Mechanismen nicht wirken und es findet eine Zwerchfellbewegung in Richtung Kopf statt (Abb. 3-36) (140). Diese letztere Position stellt das wahre Gleichgewicht der Kräfte dar, die auf das Zwerchfell wirken, unverändert durch irgendeine passive oder aktive Muskeltätigkeit.

Die Verschiebung des Zwerchfells nach kopfwärts bei Erreichen der FRC, bedingt durch den Tonus der Exspirationsmuskulatur während der Allgemeinanästhesie, entspricht der Verschiebung, die man während Relaxation (im Wachzustand oder bei anästhesierten Patienten) beobachten kann (131, 141). Die Verschiebung läßt ebenfalls vermuten, daß der Druck auf das Zwerchfell, der durch ein Ansteigen des Tonus der Exspirationsmuskulatur während Allgemeinnarkose verursacht wird, dem Druck auf das Zwerchfell entspricht, der durch das Gewicht der Abdominalorgane während Relaxation verursacht wird. Es ist wahrscheinlich, daß das Ausmaß der Veränderungen der FRC, bedingt durch Relaxation, auch vom Körperhabitus abhängig ist.

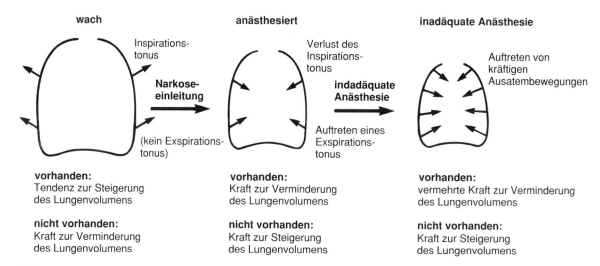

Abb. 3-37: Schematische Darstellung der **Kräfte an der Brustwand im Wachzustand, unter Anästhesie und bei inadäquater Anästhesie.** Im Wachzustand besteht durch den Inspirationstonus eine Tendenz zur Erhöhung des Lungenvolumens, es wirkt keine Kraft zur Verminderung des Lungenvolumens. Unter Anästhesie führt die Abnahme des normalerweise vorhandenen Inspirationstonus zum Verlust der lungenvolumenerhöhenden Kraft, wogegen das Auftreten eines Exspirationstonus zum Auftreten einer lungenvolumenvermindernden Kraft führt. Bei inadäquater Anästhesie führen kräftige Ausatembewegungen zu einer stärkeren lungenvolumenvermindernden Kraft, und das anhaltende Fehlen des Inspirationstonus führt zum anhaltenden Fehlen einer lungenvolumenvermehrenden Kraft.

Flache oder nichtadäquate Anästhesie und aktive Exspiration

Die Einleitung einer Allgemeinanästhesie kann zum Anstieg des Tonus der Exspirationsmuskulatur führen (137), aber dieser gesteigerte Tonus ist nicht koordiniert und trägt nicht zum ausgeatmeten Gasvolumen bei. Spontanatmung unter leichter Allgemeinnarkose resultiert gewöhnlich in einer koordinierten und mäßig kraftvollen aktiven Ausatmung und in vergrößerten Exspirationsvolumina (Abb. 3-35). Eine exzessiv zu flache Anästhesie (in Relation zu einem bestimmten Stimulus) führt zu einer sehr kräftigen aktiven Ausatmung, die exspiratorische Gasvolumina bewirken kann, die der exspiratorischen Vitalkapazität im Wachzustand entsprechen können.

Eine forcierte Exspiration unter Narkose erhöht (genau so wie das Ausatmen der exspiratorischen Vitalkapazität im Wachzustand) die intrathorakalen und alveolären Drucke beträchtlich über den Atmosphärendruck (Abb. 3-22). Dies führt zu einem raschen Ausstrom von Gas und da die kleineren Atemwege einen Teil des exspiratorischen Widerstandes darstellen, wird ein Druckabfall zwischen den Alveolen und den Hauptbronchien auftreten. Unter diesen Bedingungen steigt der intrathorakale Druck beträchtlich über den Druck in den Hauptbronchien. Es wird zum Kollaps kommen, wenn dieser umgekehrte Druckgradient groß genug ist, um den stützenden Effekt des umgebenden Lungenparenchyms auf die kleinen intrathorakalen Bronchiolen oder die Festigkeit der Knorpelstrukturen in den größeren extrathorakalen Bronchien zu überwinden. Solch ein Kollaps tritt bei normalen Patienten sowohl im Wachzustand als auch beim narkotisierten Patienten (142) während maximal forcierter Exspiration auf und ist für das damit vergesellschaftete Giemen verantwortlich.

Die Anwendung subatmosphärischen exspiratorischen Druckes beim muskelrelaxierten anästhesierten Patienten entspricht beim wachen Menschen einer forcierten Exspiration. Die Anwendung «negativen Druckes» kann dieselben umgekehrten Druckgradienten bewirken, die Airway-closure, Gas-trapping und eine Minderung der FRC verursachen können. Es ist möglich, daß ein sehr rasches Absenken des Beatmungsbalgs des Narkosegeräts während der Exspiration einen subatmosphärischen Druck verursacht und zum Giemen führt (143).

Angestiegener Atemwegswiderstand

Jede Reduktion der Komponenten des Lungenvolumens während Narkose führt zu einer Verringerung des Durchmessers der Luftwege, was den Atemwegswiderstand und die Tendenz zum Kollaps der Luftwege steigert (Abb. 3-38). Die Beziehung zwischen Atemwegswiderstand und Lungenvolumen ist gut untersucht (Abb. 3-39). Die Minderung der FRC, verursacht durch die Rückenlagerung (ungefähr 0,8 Liter) und durch die Einleitung der Anästhesie (ungefähr 0,4 Liter), reicht oft aus, um den Anstieg des Wider-

3.2 Lungenfunktion unter Anästhesie

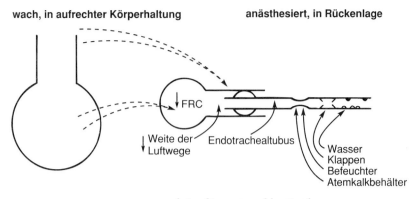

Abb. 3-38: Der anästhesierte Patient in Rückenlagerung besitzt einen erhöhten Atemwegswiderstand durch verminderte funktionelle Residualkapazität (FRC), vermindertes Kaliber der Atemwege, endotracheale Intubation und Verbindung des Endotrachealtubus mit dem externen Beatmungsgerät.

standes zu erklären, der bei gesunden Patienten in Narkose zu sehen ist (122).

Außer diesem erwarteten Anstieg gibt es bei anästhesierten Patienten zusätzliche Möglichkeiten eines gesteigerten Atemwegswiderstandes. Diese sind zurückzuführen auf den Endotrachealtubus (falls vorhanden), auf die Passage der oberen und unteren Luftwege und auf das Narkosegerät. Die endotracheale Intubation verringert die Größe der Trachea um gewöhnlich 30–50% (Abb. 3-38). Eine Verlegung des Rachens, was bei Bewußtlosigkeit ein normales Ereignis darstellt, ist sehr häufig. Ein geringeres Ausmaß dieser Art von Obstruktion findet man beim Schnarchen. Laryngospasmus und verlegte Endotrachealtuben (Sekretion, Abknicken, Cuff-Hernien) sind nicht selten und können lebensbedrohlich sein.

Das Narkosegerät verursacht häufig einen Widerstand, der beträchtlich höher ist als der Widerstand in einem normalen menschlichen Respirationstrakt (Abb. 3-38) (58). Wenn mehrere solche Widerstände, wie sie in Abbildung 3-38 dargestellt sind, in Serie miteinander verbunden werden, um einen Narkosegaskreislauf zu bilden, summieren sie sich im allgemeinen zu einem größeren Gesamtwiderstand (genau so wie die Widerstände in einer elektrischen Schaltung).

Rückenlage, Immobilität und exzessive intravenöse Flüssigkeitszufuhr

Patienten, die sich einer Narkose und einem chirurgischen Eingriff unterziehen müssen, liegen oft in Rückenlage und sind für eine lange Zeit immobil. Aus diesem Grund sind einige Lungenareale ständig abhängig und liegen unter dem Niveau des linken Vorhofs, was Bedingungen der Zone 3 oder 4 entspricht. In abhängiger Lage ist die Lunge zur Flüssigkeitsansammlung prädisponiert. Im Zusammenhang mit einer exzessiven Flüssigkeitszufuhr ergeben sich Bedingungen, die ausreichen, um eine Flüssigkeitstranssudation in die Lunge hervorzurufen, was zu einem Lungenödem und zu einer Minderung der FRC führen kann. Abbildung 3-40 zeigt diesen Vorgang am Beispiel von Hundebastarden, die in Seitenlage mehrere Stunden anästhesiert worden sind (untere horizontale Achse). Die Expansion des extrazellulären Raumes durch Flüssigkeit (obere horizontale Achse) läßt den P_{O_2} (linke Achse) des Blutes, das die abhängige Lunge (geschlossene Kreise) drainiert, steil bis auf gemischtvenöses Niveau (keine O_2-Aufnahme) abfallen (144). Das Blut, das die nichtabhängige Lunge perfundiert, kann seinen P_{O_2} für einige Zeit aufrecht halten, aber wegen der Expansion der extrazellulären Flüssigkeit fällt auch dort der P_{O_2} nach 5

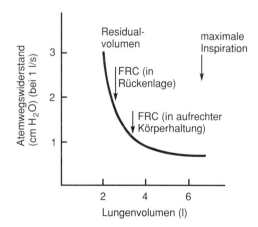

Abb. 3-39: Der Atemwegswiderstand ist eine zunehmende hyperbole Funktion des abnehmenden Lungenvolumens. Die funktionelle Residualkapazität (FRC) nimmt mit Lagewechsel von der aufrechten Position zur Rückenlagerung ab. – (Modifiziert nach Nunn, J. F.: Applied Respiratory Physiology. 2nd ed. London, Butterworths, 1977.)

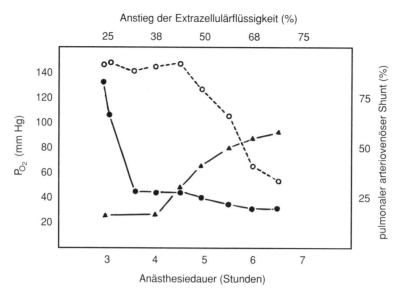

Abb. 3-40: Hundebastarde, anästhesiert mit Pentobarbital (untere Achse), in Seitenlagerung und unter zunehmender extrazellulärer Flüssigkeitsexpansion (obere Achse) zeigen eine starke Abnahme des P_{O_2} (linke vertikale Achse) im Blut, welches die abhängige Lunge drainiert (geschlossene Kreise) und eine kleinere, viel langsamere Abnahme des P_{O_2} im Blut, das die nichtabhängige Lunge drainiert (offene Kreise). Der pulmonale arteriovenöse Shunt (rechte vertikale Achse) nimmt progressiv zu (Dreiecke). – (Modifiziert nach Ray, J. F., Yost, L., Moallem, S. et al.: Immobility, hypoxemia, and pulmonary arteriovenous shunting. Arch. Surg. 109: 537, 1974. American Medical Association, 1974.)

Stunden ab. Der transpulmonale Shuntfluß (rechte Achse) steigt progressiv an. Wenn die Tiere jede Stunde gedreht werden (und die gleiche Flüssigkeitsmenge erhalten), erleidet nur die abhängige Lunge, am Ende jeder Stunde einen Abfall der Oxygenierung. Werden die Tiere jede halbe Stunde gedreht und erhalten die gleiche Menge Flüssigkeit, kommt es bei keiner Lunge zu einem Abfall der Oxygenierung. Bei Patienten, die sich einer Lungenresektion in Seitenlage unterziehen müssen (und deshalb ein eingeschränktes pulmonales Gefäßbett haben oder haben werden) und denen exzessiv intravenös Flüssigkeit zugeführt wird, steigt so das Risiko eines Lungenödems in der abhängigen Lunge sicherlich an.

Hohe inspiratorische Sauerstoffkonzentration und Absorptionsatelektasen

Eine Allgemeinanästhesie wird in der Regel mit einer erhöhten F_iO_2 durchgeführt. Bei Patienten, die Gebiete mit niedrigen $\dot{V}_A/\dot{Q}$-Verhältnissen (0,1–0,01) aufweisen, führt die Anwendung von einer $F_iO_2 > 0,3$ zu einer ausreichenden O_2-Zufuhr in die Alveolarräume dieser Areale, um den shuntartigen Effekt, den diese Areale aufweisen, zu eliminieren, wobei der gesamte Rechts-links-Shunt abfällt. Wenn jedoch bei Patienten, die eine ausreichend gute Durchblutung der Lungengebiete mit sehr niedrigen $\dot{V}_A/\dot{Q}$-Verhältnissen (0,01–0,001) aufweisen, ein Wechsel der F_iO_2 von Raumluft auf 1,0 vorgenommen wird, verschwinden die sehr niedrigen $\dot{V}_A/\dot{Q}$-Einheiten und ein mäßig großer Rechts-links-Shunt tritt in Erscheinung (19, 20, 145). Bei diesen Untersuchungen entsprach der Anstieg des Shuntflusses der Menge des Blutflusses, der vorher bei Atmung von Raumluft die Gebiete mit niedrigem $\dot{V}_A/\dot{Q}$-Verhältnis perfundiert hat. Der Effekt der Atmung von O_2 bestand bei diesen Untersuchungen also darin, daß Gebiete, die niedrige $\dot{V}_A/\dot{Q}$-Verhältnisse aufwiesen, in Shuntgebiete umgewandelt wurden. Die pathologische Grundlage für diese Angaben ist die Umwandlung von Gebieten mit niedrigen $\dot{V}_A/\dot{Q}$-Verhältnissen in atelektatische Gebiete.

Die Ursache des während der Atmung von O_2 durch Atelektasen bedingten Shuntflusses liegt vermutlich in einem deutlichen Anstieg der O_2-Aufnahme durch Lungengebiete mit niedrigem $\dot{V}_A/\dot{Q}$-Verhältnis (145, 146). Ein Gebiet, das ein niedriges $\dot{V}_A/\dot{Q}$-Verhältnis während der Atmung von Luft aufweist, wird einen niedrigen alveolären P_{O_2} haben. Wenn ein mit O_2 angereichertes Gemisch eingeatmet wird, wird der alveoläre P_{O_2} steigen, und deshalb wird die Grenze, bei der O_2 aus dem Alveolargas in das kapilläre Blut diffundiert, sehr ansteigen. Der O_2-Fluß kann so stark ansteigen, daß der Gasnettofluß in das Blut den eingeatmeten Gasfluß übersteigt, wodurch das Lungenareal beginnt, zunehmend kleiner zu werden. Zum Kollaps kommt es meist, wenn die F_iO_2 hoch ist, das $\dot{V}_A/\dot{Q}$-Verhältnis niedrig, die Expositionszeit des Lungengebietes mit niedrigen $\dot{V}_A/\dot{Q}$-Verhältnis bei einer hohen F_iO_2 lang ist und der O_2-Gehalt im gemischt-venösen Blut niedrig ist. Wenn also das entsprechende $\dot{V}_A/\dot{Q}$-Verhältnis und eine genügend lange Zeitdauer bestehen, kann eine F_iO_2 von weniger als 50% Absorptionsatelektasen hervorrufen (145, 146). Dieses Phänomen ist aus zwei Gründen für klinische Situationen von Wichtigkeit: Erstens: Angereicherte O_2-Gemische werden oft therapeutisch genutzt, und so ist es wichtig zu wissen, daß diese Therapie Atelektasen verursachen können. Zweitens: Die Menge des Shuntflusses wird oft unter Beatmung mit 100% O_2 berechnet. Da diese Umstände einen zusätzlichen Shuntfluß verursachen, ist die Messung schlecht zu interpretieren.

Lagerung zur Operation

In Rückenlage drängen die Abdominalorgane das Zwerchfell kopfwärts und vermindern die FRC (61, 131, 137, 141). Die Trendelenburg-Lagerung ermöglicht es den Abdominalorganen, das Zwerchfell weiter in Richtung Kopf zu verschieben, so daß das Zwerchfell nicht nur die Lungen ventilieren, sondern außerdem die Abdominalorgane aus dem Brustkorb herausdrängen muß. Verminderung der FRC und Entstehung von Atelektasen werden dadurch prädisponiert (147). Ein gesteigertes pulmonales Blutvolumen und die Auswirkungen der Gravitation auf die mediastinalen Strukturen sind zusätzliche Faktoren, die die Lungencompliance und die FRC vermindern können. Bei extremer Trendelenburg-Lagerung befindet sich der größte Teil der Lungenareale unterhalb des linken Vorhofs und damit unter Bedingungen der Zone 3 und 4. Deshalb kann die Lunge dazu neigen, ein pulmonales interstitielles Ödem zu entwickeln. Patienten mit erhöhtem pulmonalem arteriellem Druck, wie z.B. bei Mitralstenose, tolerieren also die Trendelenburg-Lagerung nicht gut (148).

In Seitenlage erfährt die abhängige Lunge einen mäßigen Abfall der FRC und ist zur Atelektasenbildung prädisponiert (siehe Kapitel 4 für eine genauere Diskussion der Physiologie der Seitenlagerung). Die Lagerung zu Nierenoperationen und die Steinschnittlagerung verursachen ebenfalls kleine Minderungen der FRC. Die Bauchlage kann die FRC steigern.

Schnelle flache Atmung

Eine schnelle flache Atmung ist während Anästhesie häufig ein normales Ereignis. Eine lange andauernde flache Atmung kann zu einem Abfall der FRC führen, Atelektasen bewirken und die Compliance vermindern (124). Diese Veränderungen können Hypoxämien bei Normokapnie verursachen und können durch periodische tiefe Inspirationen und/oder PEEP normalisiert werden.

Verminderte Elimination von Sekreten (herabgesetzter muköziliärer Fluß)

Tracheobronchiale Schleimdrüsen und Becherzellen produzieren Schleim, der durch Ziliarbewegungen in den Kehlkopfbereich befördert wird, wo er geschluckt oder expektoriert wird. Dieser Vorgang eliminiert inhalierte Organismen oder Partikel aus der Lunge. Der sezernierte Schleim besteht aus einer oberflächlichen Gelschicht, die über einer mehr flüssigen Solschicht liegt, in der die Zilien schlagen. Die Spitzen der Zilien treiben die Gelschicht bei einem Vorwärtsschlag in Richtung Larynx (aufwärts). Da der Schleim in Aufwärtsrichtung fließt und der Gesamtquerschnitt der Luftwege vermindert wird, findet eine Absorption von der Solschicht ausgehend statt, um eine konstante Dicke von 5 mm aufrecht zu erhalten (149).

Schlechte systemische Hydratation und ein geringer inspiratorischer Luftfeuchtigkeitsgehalt vermindern den muköziliären Fluß durch eine gesteigerte Viskosität der Sekretionen und durch eine Verlangsamung des Zilienschlags (150–152). Der muköziliäre Fluß verändert sich in einem Temperaturbereich zwischen 32°C und +42°C direkt mit der Körper- oder Schleimhauttemperatur (geringe inspiratorische Temperatur (153, 154). Eine hohe F_iO_2 vermindert den muköziliären Flow (155). Durch das Blokken des Cuffs eines Endotrachealtubus wird die Geschwindigkeit der Schleimabsonderung in der Trachea vermindert (156). Dies tritt innerhalb einer Stunde auf und ist offensichtlich unabhängig von der Verwendung eines Cuffs mit niedriger oder hoher Compliance. Das Einbringen eines Tubus ohne Cuff durch die Stimmlippen und das Liegenlassen an Ort und Stelle über mehrere Stunden beeinträchtigt die Geschwindigkeit der Schleimabsonderung in der Trachea nicht (156).

Über den Mechanismus der Herabsetzung der muköziliären Clearance durch den Cuff eines Endotrachealtubus wird spekuliert. In dem Bericht von Sackner et al. (156) war die Geschwindigkeit der Schleimabsonderung in der distalen Trachea herabgesetzt, wogegen der Cuff im proximalen Anteil geblockt worden war. Dieses Phänomen kann also nicht alleine damit zusammenhängen, daß sich Schleim aufgrund des Cuffs aufstaut. Eine Möglichkeit besteht darin, daß der Cuff des Endotrachealtubus eine kritische Vermehrung in der Dicke der Schleimschicht distal des Cuffs verursacht. Eine weitere Möglichkeit ist, daß die mechanische Dehnung der Trachea durch den Cuff des Endotrachealtubus einen neurogenen Reflexbogen initiiert, der die Schleimsekretion oder die Frequenz der Zilienschläge beeinträchtigt.

Andere Untersucher haben kürzlich gezeigt, daß, wenn alle vorgenannten Faktoren überprüft waren, Halothan bei einer inspiratorischen Konzentration von 1 bis 3 MAC reversibel und progressiv den Schleimfluß herabsetzt, aber ihn nicht aufhebt (157).

Die halothaninduzierte Herabsetzung der mukoziliären Clearance war wahrscheinlich durch eine Verringerung des Zilienschlags bedingt, ein Effekt, der eine langsame Schleimclearance aus den distalen und peripheren Atemwegen verursacht. Diese Hypothese wird durch die Tatsache unterstützt, daß Zilien im gesamten Tierreich morphologisch ähnlich vorkommen. Weiterhin konnte gezeigt werden, daß Inhalationsanästhetika, einschließlich Halothan, in klinischen Dosen eine reversible Depression des Zilienschlags von Protozoen verursachen (158).

3.2.6.5 Vermindertes Herzzeitvolumen und gesteigerter Sauerstoffverbrauch

Ein vermindertes Herzzeitvolumen ($\dot{Q}_t$) bei konstantem oder erhöhtem O_2-Verbrauch ($\dot{V}_{O_2}$), oder ein gesteigertes $\dot{V}_{O_2}$ bei konstantem $\dot{Q}_t$ müssen alle in einem erniedrigten gemischtvenösen O_2-Gehalt resultieren ($C_{\overline{v}}O_2$). Der verminderte $C_{\overline{v}}O_2$ wird dann durch die vorhandenen Shuntwege fließen, sich mit dem oxygenierten, endkapillären Blut vermischen und den O_2-Gehalt des arteriellen Blutes erniedrigen (C_aO_2) (Abb. 3-31, 3-32 und 3-33). Eine Minderung von $\dot{Q}_t$ kann bei Herzinsuffizienz und bei Hypovolämie auftreten. Die spezifischen Ursachen dieser zwei Gründe liegen außerhalb des Bereichs dieses Kapitels. Ein gesteigerter $\dot{V}_{O_2}$ kann bei exzessiver Stimulation des sympathischen Nervensystems, bei Hyperthermie ober bei Muskelzittern auftreten und zu einer Beeinträchtigung der Oxygenierung des arteriellen Blutes beitragen (159).

3.2.6.6 Inhibition der hypoxischen pulmonalen Vasokonstriktion (HPV)

Eine Minderung des regionalen alveolären P_{O_2} verursacht eine regionale pulmonale Vasokonstriktion, die den Blutfluß von hypoxischen Regionen der Lunge weg zu besser ventilierten normoxischen Regionen der Lunge umleitet. Diese Umleitung des Blutflusses minimiert die venöse Beimischung aus minderventilierten oder nichtventilierten Lungenregionen. Eine Inhibition der regionalen HPV kann die arterielle Oxygenierung beeinträchtigen, indem sie eine gesteigerte venöse Beimischung aus hypoxischen oder atelektatischen Lungengebieten zuläßt (Abb. 3-12). In Kapitel 4 und 9 werden im Detail die Determinanten (physiologische Variable und Anästhetika) des Ausmaßes der HPV während der Ein-Lungen-Ventilation diskutiert. Der nächste Abschnitt faßt die meisten dieser regionalen Determinanten der HPV kurz zusammen.

Da die pulmonale Strombahn nur schlecht mit glatter Muskulatur ausgestattet ist, vermindert jeder Umstand, der den Druck steigert, gegen den sich die Gefäße verengen müssen (d. h. P_{pa}), die HPV. Es gibt zahlreiche klinische Bedingungen, die P_{pa} steigern können und damit die HPV vermindern. P_{pa} kann durch eine Mitralstenose (160), eine Volumenüberlastung (160), eine geringe (aber über Raumluft liegende) F_iO_2 bei nichterkrankter Lunge (161), einen progressiven Anstieg des Ausmaßes einer Lungenerkrankung (166), eine Thromboembolie (161), eine Hypothermie (162) und durch vasoaktive Medikamente (163) gesteigert werden. Direkt wirkende vasodilatierende Medikamente (wie Isoproterenol, Nitroglycerin und Natriumnitroprussid) (36, 164), Inhalationsanästhetika (165, 166) und Hypokapnie (128) können die HPV direkt vermindern. Die selektive Anwendung von PEEP nur auf die nichterkrankte Lunge kann zu einem selektiven Anstieg von PVR führen und den Blutfluß in die kranke Lunge umleiten (167).

3.2.6.7 Relaxation

In Rückenlage ist das Gewicht der abdominellen Organe, die gegen das Zwerchfell drücken, im abhängigen oder posterioren Teil des Zwerchfells am größten und im nichtabhängigen oder anterioren Teil des Zwerchfells am geringsten (Abb. 3-36). Beim wachen Patienten, der spontan atmet, kann die aktive Spannung des Zwerchfells das Gewicht der Abdominalorgane übertreffen, und das Zwerchfell bewegt sich im posterioren Anteil am meisten (weil der posteriore Teil des Zwerchfells im Brustkorb stärker gespannt ist, den kleinsten Krümmungsradius hat und deshalb sich am effektivsten kontrahieren kann) und im anterioren Anteil am wenigsten. Dies ist günstig, da der größte Anteil der Ventilation dort auftritt, wo die beste Perfusion besteht (in den posterioren oder abhängigen Anteilen), und die geringste Ventilation dort, wo die geringste Perfusion besteht (im anterioren oder nichtabhängigen Anteil). Während Relaxation und positiver Druckbeatmung jedoch wird das passive Zwerchfell durch den positiven Druck bevorzugt in den anterioren, nichtabhängigen Anteil verlagert, wo der geringste Widerstand für Bewegungen des Zwerchfells besteht). Nur in sehr geringem Ausmaß wird es in den posterioren abhängigen Anteil verlagert, wo der größte Widerstand gegen Bewegungen des Zwerchfells herrscht). Das ist ungünstig, weil der größte Anteil der Ventilation nun dort auftritt, wo die Perfusion am niedrigsten ist, und die geringste Ventilation tritt nun dort auf, wo die beste Perfusion besteht (141).

3.2.6.8 Rolle der Hypoxie bei bestimmten Erkrankungen

Bei bestimmten Lungenerkrankungen können viele der oben angeführten Mechanismen in die Entstehung von Hypoxämien verwickelt sein. Als Beispiele werden hier die Lungenembolie (Luft, Fett, Throm-

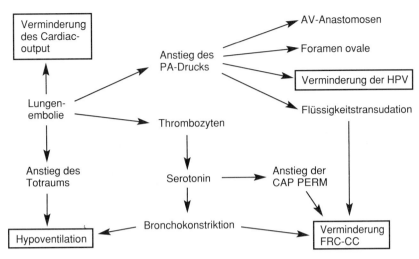

Abb. 3-41: **Mechanismen der Hypoxämie bei Lungenembolie.** Siehe Text. – CAP PERM = Kapillarpermeabilität, AV = arteriovenös, HPV = hypoxisch-pulmonale Vasokonstriktion, PA = Pulmonalarterie, FRC = funktionelle Residualkapazität, CC = Closing-capacity.

ben) (Abb. 3-41) und die Entwicklung eines Atemnotsyndroms des Erwachsenen (ARDS) (Abb. 3-42) benutzt, um diesen Punkt zu illustrieren. Eine signifikante Lungenembolie bewirkt u. U. eine ausgeprägte Steigerung des pulmonalarteriellen Druckes und diese Steigerung kann durch offene arteriovenöse Anastomosen und durch ein offenes Foramen ovale (bei 20% der Patienten möglich) einen transpulmonalen Rechts-links-Shunt, ein Lungenödem in den nichtembolisierten Regionen der Lunge und eine Inhibition der HPV hervorrufen. Die Embolie kann eine Hypoventilation über eine gesteigerte Totraumventilation verursachen. Wenn der Embolus Thrombozyten beinhaltet, ist eine Freisetzung von Serotonin möglich, und diese ist in der Lage, über Bronchokonstriktion eine Hypoventilation und über eine gesteigerte pulmonalkapilläre Permeabilität ein Lungenödem zu bewirken. So steigert letztlich eine Lungenembolie den pulmonalen Gefäßwiderstand und mindert das Herzzeitvolumen.

Nach ausgeprägter Hypotension, Schock oder Blutverlust kann sich eine Ateminsuffizienz ergeben, das sogenannte Atemnotsyndrom des Erwachsenen (ARDS). ARDS kann sich während oder nach Anästhesie entwickeln und weist als Charakteristika immer herabgesetzte FRC, verminderte Compliance und Hypoxämie auf. Infolge Schock und Trauma können gesteigerte Plasmaspiegel von Serotonin, Histamin, Plasmakininen, Lysozymen, Superoxiden, fibrinvermindernden Stoffen, Produkten des Komplementmetabolismus und Fettsäuren auftreten. Sepsis und Endotoxämie sind möglich. Bei Patienten mit Trauma und Pankreatitis können gesteigerte Spiegel von aktiviertem Komplement neutrophile Zellen ak-

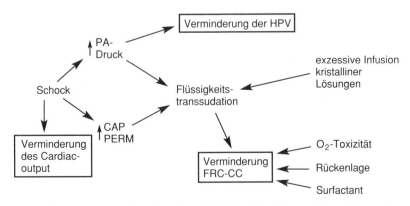

Abb. 3-42: **Mechanismen der Hypoxämie bei Schock und ARDS.** Siehe Text. – PA = Pulmonalarterie, CAP PERM = Kapillarpermeabilität, HPV = hypoxisch-pulmonale Vasokonstriktion, FRC = funktionelle Residualkapazität, CC = Closing-capacity.

tivieren. Aktivierte Neutrophile sind in der Lage Endothelzellen zu zerstören. Diese Faktoren können bei einer Lungenkontusion (falls sie auftritt) einzeln oder gemeinsam die pulmonale Kapillarpermeabilität steigern. Es zeigt sich, daß nach einem Schockgeschehen Azidose, vermehrte Katecholamine im Blutkreislauf, gesteigerte Aktivität des sympathischen Nervensystems, Prostaglandinfreisetzung, Histaminfreisetzung, Mikroembolie (mit Serotoninfreisetzung), gesteigerter intrakranieller Druck (bei Schädelverletzungen) sowie alveoläre Hypoxie auftreten können und einzeln oder gemeinsam, besonders nach Reanimation, einen Anstieg des pulmonalarteriellen Druckes möglich ist. Nach einem Schockgeschehen besteht die normale kompensatorische Antwort auf Hypovolämie in einer Verschiebung proteinfreier Flüssigkeit aus dem interstitiellen Raum in das Gefäßsystem, um das Volumen dort aufrecht zu erhalten. Die Dilution der vaskulären Proteine durch proteinfreie interstitielle Flüssigkeit kann einen erniedrigten kapillären kolloidosmotischen Druck bewirken. Ein Anstieg der pulmonalkapillären Permeabilität und des pulmonalarteriellen Druckes führen zusammen mit vermindertem kapillärem kolloidosmotischem Druck zu Flüssigkeitstranssudation und Lungenödem. Zusätzlich tragen herabgesetztes Herzzeitvolumen, Inhibition der HPV, Immobilität, Rükkenlage, exzessive Flüssigkeitszufuhr und exzessiv hohe F_iO_2 zur Entwicklung eines ARDS bei.

3.2.7 Mechanismen der Hyperkapnie und Hypokapnie unter Narkose

3.2.7.1 Hyperkapnie (Abb. 3-43)

Alle folgenden Faktoren können eine Hyperkapnie verursachen:

Hypoventilation

Patienten hypoventilieren unter Anästhesie spontan, weil die Atmung erschwert ist (unnormale Lagerung zur Operation, gesteigerter Atemwegswiderstand, Minderung der Compliance) und weil sie einen geringeren Atemantrieb aufweisen (verminderter Atemantrieb bedingt durch Anästhetika). Hypoventilation resultiert in Hyperkapnie (Abb. 3-27).

Gesteigerte Totraumventilation

Ein Abfall des pulmonalarteriellen Druckes, wie es bei Hypotension vorkommt (168), kann zu einer Vergrößerung der Zone 1 und damit zur alveolären Totraumventilation führen. Ein Anstieg des Atemwegsdruckes (z. B. unter PEEP) führt u. U. zu einer Vergrößerung der Zone 1 und alveolärer Totraumventilation. Pulmonale Embolien, Thrombosen und Gefäßobliterationen (durch Abknicken, Einklemmen oder Okklusion der Pulmonalarterie während der Operation) können Lungengebiete vermehren, die ventiliert, aber nicht perfundiert werden. Eine Gefäßobliteration ist möglicherweise für den Anstieg der Totraumventilation im Alter verantwortlich ($\dot{V}_D/\dot{V}_T$ = 33 + Alter/3). Durch schnelles kurzes Einatmen werden bevorzugt Alveolen erreicht, die eine schlechte Compliance (kurze Zeitkonstante für die Einatmung) und eine mäßige Perfusion aufweisen, während langsames Einatmen Zeit läßt für eine Verteilung zu Alveolen, die eine bessere Compliance (lange Zeitkonstante für die Einatmung) haben und besser perfundiert sind. Schnelle kurze Einatemzüge bewirken also u. U. eine Totraumventilation.

Das Narkosegerät steigert aus zwei Gründen den Gesamttotraum ($\dot{V}_D/\dot{V}_T$):

1. Ein Narkosegerät erhöht generell den anatomischen Totraum. Durch den Einsatz eines normalen Narkoseapparates steigt das Gesamtverhältnis von $\dot{V}_D/\dot{V}_T$ bei intubierten Patienten von 33% auf ungefähr 46% an und bei Patienten, die über eine Maske atmen, auf ungefähr 64% an (169).

2. Die Kreissysteme der Narkoseapparate bewirken eine Rückatmung der ausgeatmeten Gase, was einer Totraumventilation entspricht. Die Einteilung der Rückatmungssysteme nach Mapleson hat sich weitgehend durchgesetzt. Bei Mapleson-Systemen ist unter Spontanatmung die Reihenfolge, in der die Rückatmung ansteigt (bzw. die klinische Wertigkeit abnimmt) A (Magill-System), D, C, B. Unter kontrollierter Beatmung ist die Reihenfolge der zunehmenden Rückatmung D, B, C, A. Keine Rückatmung besteht im System E (Ayre-T-Stück), wenn die Ausatmung des Patienten lang genug dauert, und das Auswaschen durch einen bestimmten Frischgasfluß ermöglicht wird (normales Geschehen), oder wenn der Frischgasfluß den inspiratorischen Spitzenfluß übersteigt (ungewöhnlich).

Die Auswirkungen einer Vergrößerung des Totraums können in der Regel durch einen entsprechenden Anstieg des Atemminutenvolumens aufgehoben werden. Wenn z. B. das Minutenvolumen 10 l pro Minute und das Verhältnis von $\dot{V}_D/\dot{V}_T$ davon 30% beträgt, dann ist die alveoläre Ventilation 7 l/min. Durch eine Lungenembolie kann es zu einem Anstieg des Verhältnisses von $\dot{V}_D/\dot{V}_T$ auf 50% kommen, was bedeutet, daß das Minutenvolumen auf 14 l/min gesteigert werden müßte, um eine alveoläre Ventilation von 7 l/min aufrecht zu erhalten (14 l/min × 0,5).

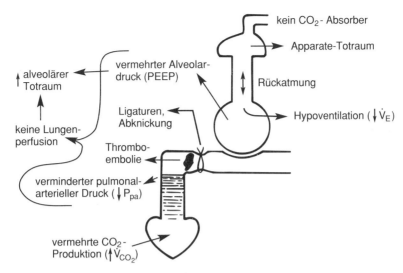

Abb. 3-43: Schematisches Diagramm der **Ursachen einer Hyperkapnie unter Anästhesie.** Eine Zunahme der CO_2-Produktion ($\dot{V}_{CO_2}$) erhöht den P_aCO_2 bei konstantem Minutenvolumen ($\dot{V}_E$). Es gibt verschiedene Situationen, bei denen der alveoläre Totraum vergrößert wird. Dies sind eine Abnahme des pulmonalarteriellen Drucks (P_{pa}), die Anwendung von PEEP, Thromboembolie und mechanische Beeinträchtigung des pulmonalen arteriellen Flusses (Ligaturen und Abknicken von Gefäßen). Eine Abnahme der Minutenventilation ($\dot{V}_E$) wird eine Zunahme des P_aCO_2 bei konstantem $\dot{V}_{CO_2}$ herbeiführen. Bei manchen Anästhesiegeräten ist eine CO_2-Rückatmung möglich. Schließlich kann das Anästhesiegerät den anatomischen Totraum, und das unbeabsichtigte Ausschalten des CO_2-Absorbers bei geringem Frischgaszustrom den P_aCO_2 vergrößern.

Anstieg der CO₂-Produktion

Alle Ursachen, die den O_2-Verbrauch ansteigen lassen, steigern auch die CO_2-Produktion: Hyperthermie, Kältezittern, Katecholaminausschüttung (flache Anästhesie), Hypertension und Hyperthyreose. Bleiben das Minutenvolumen, der Gesamttotraum und das Verhältnis von Ventilation – Perfusion konstant, so führt ein Anstieg der CO_2-Produktion zur Hyperkapnie.

Versehentliches Ausschalten eines CO₂-Absorbers

Viele Faktoren, wie z. B. die Fähigkeit der Atmung des Patienten auf eine CO_2-Anreicherung zu reagieren, der Frischgasfluß, der Aufbau des Kreissystems und die CO_2-Produktion bestimmen, ob es durch unachtsames Ausschalten oder Wirkungsverlust des CO_2-Absorbers zur Hyperkapnie kommen wird. Hohe Frischgasflüsse (> 5 l/min) minimieren dieses Problem bei fast allen Systemen und bei nahezu allen Patienten.

3.2.7.2 Hypokapnie

Die Mechanismen der Hypokapnie stellen das Gegenteil von denen dar, die Hyperkapnie erzeugen. Wenn alle anderen Faktoren unverändert bleiben, werden Hyperventilation (spontan oder kontrolliert), Verkleinerung der Totraumventilation (Wechsel von der Atemmaske zum Endotrachealtubus, Abfall von PEEP, Ansteigen des pulmonalarteriellen Druckes oder Verringerung der Rückatmung) und verminderte CO_2-Produktion (Hypothermie, tiefe Anästhesie, Hypotension) zu Hypokapnie führen. Die weitaus häufigste Ursache für Hypokapnie ist die passive Hyperventilation aus mechanischen Gründen.

3.2.8 Auswirkungen von unphysiologischen Zusammensetzungen der Atemgase

3.2.8.1 Hypoxie

Die Endprodukte des aeroben Metabolismus (oxydative Phosphorylierung) sind Kohlendioxyd und Wasser, beide gut diffusionsfähig und vom Körper ausscheidbar. Das wesentliche Merkmal der Hypoxie ist der Stillstand der oxydativen Phosphorylierung, wenn der P_{O_2} in den Mitochondrien unter einen kritischen Wert absinkt. Dann werden anaerobe Stoffwechselwege genutzt, die Energie (ATP) nur ineffizient erzeugen. Die Hauptmetaboliten des anaeroben Stoffwechsels sind Wasserstoff- und Lactationen, die nicht einfach ausgeschieden werden können. Sie sammeln sich im Kreislauf an, wo sie durch die Größe des Basendefizits und des Lactat-Pyruvat-Verhältnisses quantifiziert werden können.

Da die verschiedenen Organe unterschiedliche Durchblutungs- und Sauerstoffverbrauchsraten aufweisen, hängt das Auftreten und die klinische Diagnose einer Hypoxie gewöhnlich von Symptomen ab, die beim empfindlichsten Organ auftreten. Normalerweise ist dies beim wachen Patienten das Gehirn und beim anästhesierten Patienten das Herz (siehe folgendes), aber unter bestimmten Umständen kann es das Rückenmark sein (Eingriffe an der Aorta), die Nieren (akute Tubulusnekrose), die Leber (Hepatitis) oder die Extremitäten (Claudicatio, Gangrän).

Die kardiovaskuläre Antwort auf Hypoxämie (171, 172) ist das Ergebnis sowohl von Reflexen (neutral und humoral) als auch von direkten Wirkungen (Tab. 3-4). Die Wirkungen der Reflexe treten zuerst auf, sind exzitativ und vasokonstriktiv. Die Wirkungen der neurogenen Reflexe werden durch Chemorezeptoren der Aorta und der Carotis, durch Barorezeptoren und durch zentrale Stimulation ausgelöst. Die Effekte der humoralen Reflexe resultieren durch die Freisetzung von Katecholaminen und von Renin-Angiotensin. Die direkten lokalen Wirkungen einer Hypoxie auf das Gefäßbett haben inhibitorischen und vasodilatatorischen Charakter und treten erst spät auf. Die tatsächliche Antwort eines Patienten auf Hypoxie hängt vom Schweregrad ab. Er bestimmt die Größenordnung und das Ausmaß der inhibitorischen und exzitativen Komponenten. Das Gleichgewicht kann dabei abhängig von Art und Tiefe der Anästhesie und vom Ausmaß einer vorbestehenden kardiovaskulären Erkrankung variieren.

Leichte arterielle Hypoxämie (arterielle Sättigung niedriger als normal, aber noch 80% oder höher) verursacht eine allgemeine Aktivierung des sympathischen Nervensystems und eine Katecholaminfreisetzung. Deshalb werden Herzfrequenz, Schlagvolumen, Herzzeitvolumen und myokardiale Kontraktilität (gemessen durch eine verkürzte Anspannzeit, linksventrikuläre Auswurfzeit und ein herabgesetztes Verhältnis von PEP/LVET) gesteigert. Veränderungen des systemischen Gefäßwiderstandes sind normalerweise gering. Bei Patienten, die unter Therapie mit Betablockern stehen, kann eine Hypoxie während der Narkose (und wenn vorhanden auch Hyperkapnie) bewirken, daß die im Kreislauf befindlichen Katecholamine nur eine Alpharezeptorenwirkung haben, was das Herz nicht stimulieren würde (eher sogar durch lokale hypoxische Wirkungen in seiner Leistung mindern) und den systemischen Gefäßwiderstand steigern könnte. Das Herzzeitvolumen kann folglich bei diesen Patienten herabgesetzt sein. Bei mäßiger Hypoxämie (arterielle Sauerstoffsättigung zwischen 60–80%) beginnt eine lokale Vasodilatation vorzuherrschen. Das führt dazu, daß der systemische Gefäßwiderstand und der Blutdruck abnehmen, aber die Herzfrequenz weiterhin durch eine Stimulation der Barorezeptoren, bedingt durch systemische Hypotension, gesteigert sein kann. Letztlich herrschen bei schwerer Hypoxämie (arterielle Sauerstoffsättigung geringer als 60%) örtlich negativ wirkende Effekte vor, was den Blutdruck rasch sinken läßt, die Herzfrequenz verlangsamt, Schocksymptome entwickelt und am Herzen entweder zum Flimmern oder zur Asystolie führen kann. Es sollte daran erinnert werden, daß eine deutlich ausgeprägte, vorbestehende Hypotension ein leichtes hypoxämisches hämodynamisches Geschehen in ein mittelschweres umwandeln kann, und ein mittelschweres in ein schweres hypoxämisches hämodynamisches Geschehen. Ähnlich ist es möglich, daß bei gut anästhesierten und/oder sedierten Patienten die Frühreaktion des sympatischen Nervensystems auf Hypoxämie verringert ist und sich die Effekte der Hypoxämie alleine in einer Bradykardie mit schwerer Hypotension und letztlich im Kreislaufkollaps ausdrücken. Hypoxämie kann auch Herzrhythmusstörungen verursachen und diese sind in der Lage die schon beschriebenen deletären kardiovaskulären Effekte zu potenzieren. Hypoxämieinduzierte Arrhythmien können viele Ursachen haben. Diese Mechanismen stehen untereinan-

Tabelle 3-4: Kardiovaskuläre Reaktionen auf Hypoxämie.

Sauerstoff-sättigung	Hämodynamische Parameter					Vorherrschende Reaktion
	HR	BP	SV	CO	SVR	
> 80	↑	↑	↑	↑	keine △	Reflexe, exzitatorisch
60–80	↑ Barorezeptor	↓	keine △	keine △	↓	lokal, dämpfend
< 60	↓	↓↓	↓	↓	↓↓	Reflexe, exzitatorisch lokal, dämpfend

HR = Herzfrequenz, BP = systemischer Blutdruck, SV = Schlagvolumen, CO = Cardiac-output, SVR = systemischer vaskulärer Widerstand, △ = Veränderung, ↑ = Anstieg, ↓ = Abfall

der dadurch in Beziehung, daß sie alle eine Minderung des Verhältnisses von myokardialem Sauerstoffangebot zu Bedarf bewirken, was nachfolgend die myokardiale Irritabilität steigert:

1. Es ist möglich, daß arterielle Hypoxämie auf direktem Weg das myokardiale Sauerstoffangebot mindert.
2. Tachykardie kann den myokardialen Sauerstoffverbrauch steigern, und eine verkürzte diastolische Füllungszeit das myokardiale Sauerstoffangebot mindern.
3. Gesteigerter systemischer Blutdruck kann ein gesteigertes Afterload für den linken Ventrikel darstellen, was den linksventrikulären Sauerstoffbedarf ansteigen läßt.
4. Die systemische Hypotension kann, bedingt durch einen verminderten diastolischen Perfusionsdruck, das myokardiale Sauerstoffangebot herabsetzen. Das Ausmaß der Hypoxämie, das kardiale Arrhythmien verursacht, ist nicht mit Sicherheit vorhersagbar, weil das Verhältnis von myokardialem Sauerstoffangebot und Bedarf bei einem bestimmten Patienten nicht bekannt ist (d. h. der Grad der Arteriosklerose der Koronararterie ist unbekannt). Wenn jedoch ein myokardiales Gebiet (oder Gebiete) hypoxisch und/oder ischämisch werden, können unifokale oder multifokale Extrasystolen, ventrikuläre Tachykardie und Kammerflimmern auftreten.

Die kardiovaskuläre Antwort auf Hypoxie schließt eine Anzahl anderer wichtiger Effekte ein. Der zerebrale Blutfluß wird gesteigert (selbst wenn eine hypokapnische Hyperventilation vorhanden ist). Die Ventilation wird stimuliert, ganz gleich, aus welchem Grunde Hypoxie vorhanden ist. Die Verteilung des pulmonalen Blutflusses ist, bedingt durch einen gesteigerten Pulmonalarteriendruck, homogener. Chronische Hypoxie verursacht eine gesteigerte Hämoglobinkonzentration und eine Rechtsverschiebung der Sauerstoffbindungskurve (bedingt durch einen Anstieg sowohl des 2,3-Diphosphoglycerat-Gehalts als auch der Azidose), was dazu führt, daß der Gewebs-P_{O_2} ansteigt.

3.2.8.2 Hyperoxie (Sauerstofftoxizität)

Die Gefahren, die mit der Einatmung von hohen O_2-Konzentrationen einhergehen, sind vielfältig. Einem hohen Sauerstoffgehalt ausgesetzt zu sein, bewirkt bei gesunden Individuen eine pulmonale Schädigung (173, 174). Eine Dosiswirkungskurve der Toxizität für Menschen ist aus einer Anzahl von Studien ersichtlich (173). Da man die Lungenfunktion normaler gesunder Freiwilliger nicht direkt untersuchen kann, um das Ausmaß und den Verlauf der Toxizität zu bestimmen, wurden indirekte Meßmethoden, wie der Beginn der Symptomausbildung, eingesetzt, um Dosiswirkungskurven der Toxizität aufzustellen. Eine Überprüfung der Kurve zeigt, daß 100% O_2 nicht länger als 12 Stunden angewendet werden sollte, 80% O_2 nicht länger als 24 Stunden und 60% O_2 nicht länger als 36 Stunden. Keine meßbaren Veränderungen in der Lungenfunktion oder im Blut-Gasaustausch beim Menschen treten bei einer Exposition von weniger als 50% O_2 oder noch weniger über lange Zeiträume auf.

Das Hauptsymptom der O_2-Toxizität beim gesunden Menschen ist ein retrosternales Unwohlsein, das als leichte Irritation in der Gegend der Karina beginnt und von gelegentlichem Husten begleitet sein kann. Hält die Exposition an, wird der Schmerz intensiver, und der Hustenreiz und der Drang, tief durchzuatmen, werden ebenfalls intensiver. Diese Symptome können sich zu schwerer Dyspnoe, paroxysmalem Hustenreiz und herabgesetzter Vitalkapazität steigern, wenn die F_iO_2 für länger als 12 Stunden 1,0 betragen hat. Dauert die O_2-Exposition an, verschlechtern sich Lungenfunktionswerte wie Compliance und arterieller Blutgasstatus. Bei Tieren beginnt die Entwicklung einer Schädigung mit einer Tracheobronchitis (Exposition von 12 Stunden bis zu wenigen Tagen), führt dann zu einer Beteiligung der Alveolarsepten mit pulmonalem interstitiellem Ödem (Exposition von wenigen Tagen bis zu einer Woche) und schließlich zu einer Lungenfibrose bedingt durch das Ödem (Exposition länger als eine Woche) (175).

Eine Atemdepression kann bei den Patienten auftreten, die, bedingt durch Medikamente oder Erkrankungen, auf Grund hypoxischen Antriebs geatmet haben. Erklärtermaßen führt eine Atemdepression, die durch einen Wegfall des hypoxischen Antriebs entsteht, verursacht durch eine gesteigerte inspiratorische O_2-Konzentration, zur Hyperkapnie, muß aber notwendigerweise keine Hypoxie erzeugen (wegen der gesteigerten F_iO_2).

Absorptionsatelektasen wurden bereits diskutiert (siehe «Hohe inspiratorische Sauerstoffkonzentration und Absorptionsatelektasen») und deshalb hier nicht weiter behandelt. Die retrolentale Fibroplasie, eine übermäßige Proliferation des unreifen retinalen Gefäßsystems beim unreifen Frühgeborenen, kann nach Hyperoxieexposition auftreten. Sehr unreife Frühgeborene sind für eine retrolentale Fibroplasie besonders empfindlich (d. h. weniger als 1,0 kg Geburtsgewicht und vor der 28. Schwangerschaftswoche). Das Risiko einer retrolentalen Fibroplasie besteht immer, wenn die F_iO_2 einen $P_aO_2 > 80$ mmHg für länger als 3 Stunden bei einem Kind bewirkt, dessen Schwangerschaftsalter plus Lebensalter weniger als 44 Wochen beträgt. Wenn der Ductus Botalli offen ist, sollten arterielle Blutproben aus der rechten A. radialis entnommen werden (der umbilikale P_aO_2 oder der P_aO_2 der unteren Extremitäten ist niedriger als der P_aO_2, dem die Augen, bedingt durch Shuntfluß von unoxygeniertem Blut durch den Ductus Botalli, ausgesetzt sind [siehe Kapitel 17]).

Die Auswirkungen einer O_2-Vergiftung in den Geweben sind komplex; die Beeinträchtigung des Metabolismus scheint recht ausgedehnt zu sein. Am bedeutendsten ist die Inaktivierung vieler Enzyme, besonders jener mit Sulfhydryl-Gruppen. Der größte akut-toxische Enzymeffekt von O_2 bei Menschen besteht in einem Krampf-Effekt, der unter Exposition von Druckwerten, die zwei Atmosphären überschreiten, auftritt.

Hohe inspiratorische O_2-Konzentrationen können von therapeutischem Nutzen sein. Das Verschwinden von Gasblasen im Körper kann durch die Inhalation von 100% O_2 stark beschleunigt werden. Die Atmung von 100% O_2 bedingt z. B. einen starken N_2-Gradienten vom Gasraum (Gasblase) zum strömenden Blut. Als Resultat verläßt N_2 den Gasraum, und dieser Raum nimmt an Größe ab. Die Anwendung von O_2 zur Gasentfernung kann auch erfolgen, um den intestinalen Gasdruck bei Patienten mit Darmverschluß zu senken, die Restitution nach Pneumoenzephalographie zu beschleunigen, oder um das Ausmaß einer Luftembolie zu verringern bzw. um die Absorption eines Pneumoperitoneums und eines Pneumothorax zu unterstützen.

3.2.8.3 Hyperkapnie

Die Wirkungen eines übermäßigen CO_2-Gehalts auf das kardiovaskuläre System sind genau so komplex wie die Wirkungen einer Hypoxie. Bei bestehender Hypoxämie scheint eine Hyperkapnie eine direkte Depression sowohl des Herzmuskels als auch der glatten Gefäßmuskulatur zu verursachen, aber zur gleichen Zeit bewirkt sie auch eine reflektorische Stimulation des sympathoadrenalen Systems, die mehr oder weniger die zuerst bestehende kardiovaskuläre Depression kompensiert. Sogar bei Patienten, die unter Verwendung von Halothan anästhesiert werden, steigen die Katecholaminspiegel im Plasma als Antwort auf erhöhte CO_2-Werte in gleicher Weise wie bei wachen Patienten. Hyperkapnie vermag genau so wie Hypoxämie den myokardialen Sauerstoffbedarf zu steigern (Tachykardie, frühe Hypertension) und das myokardiale Sauerstoffangebot (Tachykardie, Hypertension) zu vermindern.

Tabelle 3-5 faßt die Interaktionen von Anästhesie und Hyperkapnie beim Menschen zusammen; die Steigerung des Herzzeitvolumens und die Verminderung des systemischen Gefäßwiderstands sollten nachdrücklich erwähnt werden (176). Das Ansteigen des Herzzeitvolumens wird am deutlichsten unter Anästhesie mit Medikamenten, die die sympathische Aktivität steigern, weniger deutlich ist es unter Anästhesie mit Halothan und Lachgas. Der Abfall des systemischen Gefäßwiderstands wird unter Anästhesie mit Enfluran und begleitender Hyperkapnie am sichtbarsten.

Über Arrhythmien wurde bei nichtnarkotisierten Patienten während akuter Hyperkapnie berichtet. Sie sind aber selten von größerer Bedeutung. Ein hohes P_aCO_2-Niveau ist jedoch unter Allgemeinanästhesie gefährlicher, und unter Halothan-Anästhesie treten Arrhythmien häufiger oberhalb einer durch den P_aCO_2 festgelegten Arrhythmieschwelle auf, die oft für einen bestimmten Patienten einen konstanten Wert darstellt.

Man erhält den größten die Atmung stimulierenden Effekt bei einem P_aCO_2 von ungefähr 100 mmHg. Bei höherem P_aCO_2 wird die Stimulation verringert, sehr hohe Werte wirken auf die Atmung depressorisch und noch höhere Werte führen zum völligen Atemstillstand. Die PCO_2/Atemantwortkurve ist im allgemeinen nach rechts verschoben, und die Steigung der Kurve wird durch Anästhetika und andere depressorisch wirkende Medikamente herabgesetzt (177). Bei tiefer Anästhesie kann die Atemantwortkurve flach oder sogar nach unten verlaufen, Kohlendioxyd wirkt dann atemdepressorisch. Bei Patienten mit Ateminsuffizienz kommt es zu einer Kohlendioxyd-Narkose, wenn der P_aCO_2 Werte von 90 bis 120 mmHg übersteigt. 30% Kohlendioxyd sind für die Erzeugung einer Narkose ausreichend, und diese

Tabelle 3-5: Kardiovaskuläre Reaktion auf Hyperkapnie (P_aCO_2 = 60–83 mm Hg) bei verschiedenen Anästhesiearten (1-MAC-Äquivalent, außer bei Lachgas)*.

	Herzfrequenz	Kontraktilität	Herzzeitvolumen	Systemischer vaskulärer Widerstand
bei Bewußtsein	++	++	+++	−
Lachgas	0	+	++	− −
Fluroxan	+	+++	+++	−
Halothan	0	+	+	−
Enfluran	+	+	++	− − −
Isofluran	++	+++	+++	−

+ = < 10% Anstieg, ++ = 10–25% Anstieg, +++ = > 25% Anstieg, 0 = keine Änderung, − = < 10%iger Abfall, − − = 10–25%iger Abfall, − − − = > 25%iger Abfall, MAC = Minimale alveoläre Konzentration einer adäquaten Anästhesie bei 50% der Probanden.

* Anstieg des P_aCO_2 bei wachen Probanden betrug 11,5 mg Hg bei einem normalen Niveau von 38 mmHg

Konzentration bewirkt eine totale aber reversible Abflachung des Elektroenzephalogramms (178).

Außer dem Effekt von Kohlendioxyd auf die Atmung existieren zwei andere wichtige Wirkungen, die die Oxygenierung des Blutes beeinflussen:
1. Wenn die Konzentration von Stickstoff (oder von einem anderen «inerten» Gas) konstant bleibt, kann die CO_2-Konzentration im Alveolargas nur auf Kosten von O_2, das sich dann verringert, ansteigen. So können also P_AO_2 und P_aO_2 abfallen.
2. Hyperkapnie verschiebt die Sauerstoffbindungskurve nach rechts, was die Gewebeoxygenierung erleichtert.

Chronische Hyperkapnie resultiert in einer gesteigerten Resorption von Bicarbonat durch die Nieren, was einen weiteren Anstieg des Bicarbonatspiegels im Plasma bewirkt und zu einer sekundären oder kompensatorischen «metabolischen Alkalose» führt. Bei chronischer Hypokapnie sinkt die Bicarbonatresorption durch die Nieren, was zu einer Erniedrigung des Bicarbonats im Plasma führt und eine sekundäre oder kompensatorische «metabolische Azidose» hervorruft. In beiden Fällen wird der arterielle pH-Wert in Richtung seines normalen Wertes zurückkehren, aber die Bicarbonationenkonzentration weicht immer mehr vom Normalwert ab.

Hyperkapnie ist von einer Kaliumverschiebung aus den Zellen in das Plasma begleitet. Eine große Menge dieses Kaliums stammt aus der Leber, wahrscheinlich aus der Glucosefreisetzung und Mobilisation, die als Antwort auf die Steigerung des Katecholaminspiegels im Plasma erfolgt (179). Da der Kaliumspiegel im Plasma geraume Zeit benötigt, um zu seinem Normalwert zurückzukehren, führt wiederholtes Vorkommen von Hyperkapnie innerhalb kurzer Zeitintervalle zu einer schrittweisen Erhöhung des Plasmakaliums.

3.2.8.4 Hypokapnie

In diesem Abschnitt wird die Hypokapnie als Ergebnis einer passiven Hyperventilation (durch den Anästhesisten oder das Beatmungsgerät) besprochen.

Hypokapnie kann zu einem Abfall des Herzzeitvolumens durch drei unterschiedliche Mechanismen führen:
1. Ein Anstieg des intrathorakalen Druckes wird zu einem Abfall des Herzzeitvolumens führen.
2. Hypokapnie ist vergesellschaftet mit einem Rückgang der Aktivität des sympathischen Nervensystems, und dieses kann die Inotropie des Herzens mindern.
3. Hypokapnie kann zu einem Anstieg des pH-Werts führen, was in Folge das ionisierte Calcium vermindert, was weiterhin die Inotropie des Herzens mindern kann. Hypokapnie vergesellschaftet mit einer Alkalose wird auch die Sauerstoffbindungskurve nach links verschieben. Dadurch ist die O_2-Affinität des Hämoglobins gesteigert und die O_2-Abgabe an das Gewebe beeinträchtigt. Eine Minderung des peripheren Blutflusses und die Beeinträchtigung der O_2-Abgabefähigkeit an die Gewebe führen zusammen, bedingt durch einen Anstieg der pH-vermittelten Loslösung der Oxydation von der Phosphorilierung, zu einem Anstieg im Sauerstoffverbrauch des gesamten Körpers (180). Ein P_aCO_2 von 20 mmHg läßt den O_2-Verbrauch des Gewebes um ca. 30% ansteigen. Hypokapnie kann also zugleich den O_2-Bedarf des Gewebes steigern und das O_2-Angebot an das Gewebe mindern. Um die gleiche Menge O_2 an die Gewebe liefern zu können, müßten also das Herzzeitvolumen oder die Gewebsperfusion zu einer Zeit gesteigert werden, wo es nicht möglich ist, dieses zu tun. Es wurde vermutet, daß die zerebralen Effekte der Hypokapnie auf eine zerebrale Azidose und Hypoxie zurückführbar sind, da Hypokapnie eine selektive Reduktion des zerebralen Blutflusses bewirkt und außerdem die Sauerstoffbindungskurve nach links verschiebt.

Hypokapnie kann $\dot{V}_A/\dot{Q}$-Abnormalitäten durch Inhibition der HPV oder Bronchokonstriktion und eine herabgesetzte Lungencompliance bewirken. Letztlich wird passive Hypokapnie zur Apnoe führen.

Literatur

1. West, J. B., Dollery, C. T., Naimark, A.: Distribution of blood flow in isolated lung: Relation to vascular and alveolar pressures. J. Appl. Physiol. 19: 713, 1964.
2. Permutt, S., Bramberger-Barnea, B., Bane, H. N.: Alveolar pressure, pulmonary venous pressure and the vascular waterfall. Med. Thorac. 19: 239, 1962.
3. Guyton, A. C.: A concept of negative interstitial pressure based on pressures in implanted perforated capsules. Circ. Res. 12: 399, 1963.
4. Smith-Erichsen, N., Bo, G.: Airway closure and fluid filtration in the lung. Br. J. Anaesth. 51: 475, 1979.
5. Oswalt, C. E., Gates, G. A., Holmstrom, E. M. G.: Pulmonary edema as a complication of acute airway obstruction. Rev. Surg. 34: 364, 1977.

6. Staub, N. C.: Pulmonary edema: Physiologic approaches to management. Chest. 74: 559–564, 1978.
7. Permutt, S.: Effect of interstitial pressure of the lung on pulmonary circulation. Med. Thorac. 22: 118–131, 1965.
8. Staub, N. C.: «State of the art» review. Pathogenesis of pulmonary edema. Am. Rev. Resp. Dis. 109: 358–372, 1974.
9. West, J. B., Dollery, C. T., Heard, B. E.: Increased pulmonary vascular resistance in the dependent zone of the isolated dog lung caused by perivascular edema. Circ. Res. 17: 191–206, 1965.
10. West, J. B. (ed.): Regional Differences in the Lung. New York, Academic Press, 1977.
11. Hughes, J. M. B., Glazier, J. B., Maloney, J. E. et al.: Effect of lung volume on the distribution of pulmonary blood flow in man. Respir. Physiol. 4: 58–72, 1968.
12. Hughes, J. M., Glazier, J. B., Maloney, J. E. et al.: Effect of extra-alveolar vessels on the distribution of pulmonary blood flow in the dog. J. Appl. Physiol. 25: 701–709, 1968.
13. Permutt, S., Caldini, P., Maseri A. et al.: Recruitment versus distensibility in the pulmonary vascular bed. In: Fishman, A. P., Hecht, H. (ed.): The Pulmonary Circulation and Interstitial Space. Chicago, University of Chicago Press, 1969, pp. 375–387.
14. Maseri, A., Caldini, P., Harward, P. et al.: Determinants of pulmonary vascular volume. Recruitment versus distensibility. Circ. Res. 3: 218–228, 1972.
15. Hoppin, F. G. Jr., Green, I. D., Mead, J.: Distribution of pleural surface pressure. J. Appl. Physiol. 27: 863, 1969.
16. Milic-Emili, J., Henderson, J. A. M., Dolovich, M. B. et al.: Regional distribution of inspired gas in the lung. J. Appl. Physiol. 21: 749, 1966.
17. West, J. B.: Ventilation/Blood Flow and Gas Exchange. 2nd ed. Oxford, Blackwell Scientific Publications, 1970.
18. West, J. B.: Regional differences in gas exchange in the lung of erect man. J. Appl. Physiol. 17: 893, 1962.
19. Wagner, P. D., Saltzman, H. A., West, J. B.: Measurement of continuous distributions of ventilation-perfusion ratios: Theory. J. Appl. Physiol. 36: 588, 1974.
20. West, J. B.: Blood flow to the lung and gas exchange. Anesthesiology 41: 124, 1974.
21. Fishman, A. P.: Dynamics of the pulmonary circulation. In: Hamilton, W. F. (ed.): Handbook of Physiology, Section 2. Circulation, vol. 2. Baltimore, Williams & Wilkins, 1963, pp. 1667–1743.
22. Zapol, W. M., Snider, M. T.: Pulmonary hypertension in severe acute respiratory failure. N. Engl. J. Med. 296: 476–480, 1977.
23. Benumof, J. L.: The pulmonary circulation: Relation to ARDS. 1977 Annual Refresher Course Lecture. American Society of Anesthesiologists 132: 1–14, 1977.
24. Reid, L.: Structural and functional reappraisal of the pulmonary arterial system. In: The Scientific Basis of Medicine Annual Reviews. London, Athlone Press, 1968.
25. Benumof, J. L., Mathers, J. M., Wahrenbrock, E. A.: The pulmonary interstitial compartment and the mediator of hypoxic pulmonary vasoconstriction. Microvasc. Res. 15: 69, 1978.
26. Bohr, D.: The pulmonary hypoxic response. Chest. 71 (Suppl.): 244–246, 1977.
27. Bergofsky, E. H.: Ions and membrane permeability in the regulation of the pulmonary circulation. In: Fishman, A. P., Hecht, H. (eds.): The Pulmonary Circulation and Interstitial Space. Chicago, University of Chicago Press, 1969, pp. 269–285.
28. Bergofsky, E. H.: Mechanisms underlying vasomotor regulation of regional pulmonary blood flow in normal and disease states. Am. J. Med. 57: 378–391, 1974.
29. Fishman, A. P.: Hypoxia on the pulmonary circulation – how and where it works. Circ. Res. 38: 221–231, 1976.
30. Doyle, J. T., Wilson, J. S., Warren, J. V.: The pulmonary vascular responses to short-term hypoxia in human subjects. Circulation 5: 263–270, 1952.
31. Fishman, A. P.: State of the art. Chronic cor pulmonale. Am. Rev. Resp. Dis. 114: 775–794, 1976.
32. Boysen, P. G., Block, A. J., Wynne, J. W., Hunt, L. A., Flick, M. P.: Nocturnal pulmonary hypertension in patients with chronic obstructive pulmonary disease. Chest. 76: 536–542, 1979.
33. Zasslow, M. A., Benumof, J. L., Trousdale, F. R.: Hypoxic pulmonary vasoconstriction and the size of the hypoxic compartment. Anesthesiology 55: A379, 1981.
34. Marshall, B. E., Marshall, C.: Continuity of response to hypoxic pulmonary vasoconstriction. J. Appl. Physiol. 49: 189–196, 1980.
35. Arborelius, J. Jr., Lilja, B., Zauner, C. W.: The relative effect of hypoxia and gravity on pulmonary blood flow. Respiration 31: 369–380, 1974.
36. Benumof, J. L.: Hypoxic pulmonary vasoconstriction and sodium nitroprusside perfusion. Anesthesiology 50: 481, 1979.
37. Simmons, D. H., Linde, C. M., Miller, J. H. et al.: Relation of lung volume and pulmonary vascular resistance. Circ. Res. 9: 465, 1961.
38. Burton, A. C., Patel, D. J.: Effect on pulmonary vascular resistance of inflation of the rabbit lungs. J. Appl. Physiol. 12: 239, 1958.
39. Wittenberger, J. L., McGregor, M., Berglund, E. et al.: Influence of state of inflation of the lung on pulmonary vascular resistance. J. Appl. Physiol. 15: 878, 1960.
40. Benumof, J. L., Rogers, S. N., Moyce, P. R. et al.: Hypoxic pulmonary vasoconstriction and regional and whole lung PEEP in the dog. Anesthesiology 52: 503, 1979.
41. Benumof, J. L.: Mechanism of decreased blood flow to the atelectatic lung. J. Appl. Physiol. 46: 1047–1048, 1978.
42. Pirlo, A. F., Benumof, J. L., Trousdale, F. R.: Atelectatic lobe blood flow: Open vs. closed chest. Positive pressure vs. spontaneous ventilation. J. Appl. Physiol. 50: 1022–1026, 1981.
43. Prefaut, C. H., Engel, L. A.: Vertical distribution of perfusion and inspired gas in supine man. Resp. Physiol. 43: 209–219, 1981.
44. Hagen, P. T., Scholz, D. G., Edwards, W. D.: Incidence and size of patent foramen ovale during the first ten decades of life: An autopsy study of 965 normal hearts. Mayo Clin. Proc. 59: 17–20, 1984.
45. Sykes, M. K.: The mechanics of ventilation. In: Scurr, C., Feldman, S. (eds.): Scientific Foundations of Anesthesia. Philadelphia, F. A. Davis Co., 1970, pp. 174–186.
46. Nunn, J. F.: Mechanisms of pulmonary ventilation. Applied Respiratory Physiology. 2nd ed. London, Butterworths, 1977, pp. 139–177.
47. Peters, R. M.: Work of breathing following trauma. J. Trauma. 8: 915, 1968.
48. Nunn, J. F.: The minute volume of pulmonary ventila-

tion. Applied Respiratory Physiology. 2nd ed. London, Butterworths, 1977, pp. 178–212.
49. Shapiro, B. A., Harrison, R. A., Trout, C. A.: The mechanics of ventilation. In: Shapiro, B. A. et al. (eds.): Clinical Application of Respiratory Care. 2nd ed. Chicago, Year Book Medical Publishers, 1979, pp. 57–89.
50. Comroe, J. H., Forster, R. E., Dubois, A. B. et al.: In: The Lung. 2nd ed. Chicago, Year Book Medical Publishers, 1962.
51. Macklem, P. T., Fraser, R. G., Bates, D. V.: Bronchial pressures and dimensions in health and obstructive airway disease. J. Appl. Physiol. 18: 699, 1983.
52. Craig, D. B., Wahba, W. M., Don, H. F. et al.: «Closing volume» and its relationship to gas exchange in seated and supine positions. J. Appl. Physiol. 31: 717, 1971.
53. Burger, E. J. Jr., Macklem, P.: Airway closure: Demonstration by breathing 100% O_2 at low lung volumes and by N_2 washout. J. Appl. Physiol. 25: 139, 1968.
54. Brismer, B., Hedenstierna, G., Lundquist, H., Strandberg, A., Svensson, L., Tokies, L.: Pulmonary densities during anaesthesia with muscular relaxation – A proposal of atelectasis. Anesthesiology 62: 422–428, 1985.
55. Hales, C. A., Kazemi, H.: Small airways function in myocardial infarction. N. Engl. J. Med. 290: 761, 1974.
56. Harken, A. H., O'Connor, N. E.: The influence of clinically undetectable edema on small airway closure in the dog. Ann. Surg. 184: 183, 1976.
57. Biddle, T. L., Yu, P. N., Hodges, M. et al.: Hypoxemia and lung water in acute myocardial infarction. Am. Heart. J. 92: 692, 1976.
58. Nunn, J. F.: Resistance to gas flow. Applied Respiratory Physiology. 2nd ed. London, Butterworths, 1977, pp. 94–138.
59. Rehder, K., Marsh, H. M., Rodarte, J. R. et al.: Airway clousure. Anesthesiology 47: 40, 1977.
60. Leblanc, P., Ruff, F., Milic-Emili, J.: Effects of age and body position on «airway closure» in man. J. Appl. Physiol. 28: 448, 1970.
61. Craig, D. B., Wahba, W. M., Don, H. F. et al.: «Closing volume» and its relationship to gas exchange in seated and supine positions. J. Appl. Physiol. 31: 717, 1971.
62. Foex, P., Prys-Robert, C., Hahn, C. E. W. et al.: Comparison of oxygen content of blood measured directly with values derived from measurement of oxygen tension. Br. J. Anaesth. 42: 803, 1970.
63. Sykes, M. K., Adams, A. P., Finley, W. E. I. et al.: The cardiorespiratory effects of hemorrhage and overtransfusion in dogs. Br. J. Anaesth. 42: 573, 1970.
64. Gregory, I. C.: The oxygen and carbon monoxide capacities of foetal and adult blood. J. Physiol. 236: 625, 1974.
65. Nunn, J. F.: Oxygen. Applied Respiratory Physiology. 2nd ed. London, Butterworths. 1977, pp. 375–444.
66. Lawler, P. G. P., Nunn, J. F.: A re-assessment of the validity of the iso-shunt graph. Br. J. Anaesth. 56: 1325–1336, 1984.
67. Kelman, G. F., Nunn, J. F., Prys-Roberts, C. et al.: The influence of the cardiac output on arterial oxygenation: A theoretical study. Br. J. Anaesth. 39: 450, 1967.
68. Philbin, D. M., Sullivan, S. F., Bowman, F. O. et al.: Postoperative hypoxemia: Contribution of the cardiac output. Anesthesiology 32: 136, 1970.
69. Berggren, S. M.: The oxygen deficit of arterial blood caused by non-ventilating parts of the lung. Acta. Physiol. Scand. 4 (Supp. 11): 1, 1942.
70. Cheney, F. W., Colley, P. S.: The effect of cardiac output on arterial blood oxygenation. Anesthesiology 52: 496–503, 1980.
71. Henry, W.: Experiments on the quantity of gases absorbed by water at different temperatures and under different pressures. Phil. Trans. Roy. Soc. 93: 29, 1803.
72. Donald, D. E., Shepherd, J. T.: Reflexes from the heart and lungs: Physiological curiosities or important regulatory mechanisms. Cardiovas. Res. 12: 449–469, 1978.
73. Malliani, A., Parks, M., Tuckett, R. P., Brown, A. M.: Reflex increases in heart rate elicited by stimulation of afferent cardiac sympathetic nerve fibres in the cat. Circ. Res. 32: 9–14, 1973.
74. Hess, G. L., Zuperku, E. J., Coon, R. L., Kampine, J. P.: Sympathetic afferent nerve activity of left ventricular origin. Am. J. Physiol. 227: 543–546, 1974.
75. Lombardi, F., Malliani, A., Pagani, M.: Nervous activity of afferent sympathetic fibres innervating the pulmonary veins. Brain. Res. 113: 197–200, 1976.
76. Folkow, B., Neil, E. (eds.): The pulmonary circulation. In: Circulation. Oxford, Oxford University Press, 1971, chapter 18, pp. 320–339.
77. Malliani, A., Peterson, D. F., Bishop, V. S., Brown, A. M.: Spinal sympathetic cardiovascular reflexes. Circ. Res. 30: 158–166, 1972.
78. Malliani, A., Recordati, G., Schwartz, P. J.: Nervous activity of afferent cardiac sympathetic fibres with atrial and ventricular endings. J. Physiol. 229: 457–469, 1973.
79. Lloyd, T. C., Jr.: Reflex effects of left heart and pulmonary vascular distention of airways of dogs. J. Appl. Physiol. 49: 620–626, 1980.
80. Anderson, F. L., Brown, A. M.: Pulmonary vasoconstriction elicited by stimulation of the hypothalamic integrative area for the defense reaction. Circ. Res. 21: 747–756, 1967.
81. Laks, M. M., Juratsch, C. E., Garner, D., Beazell, J., Criley, J. M.: Acute pulmonary artery hypertension produced by distention of the main pulmonary artery in the conscious dog. Chest. 68: 807–813, 1975.
82. Szidon, J. P., Fishman, A. P.: Autonomic control of the pulmonary circulation. In: Fishman, A. P., Hecht, H. H. (eds.): Pulmonary Circulation and Interstitial Space. Chicago, University of Chicago Press, 1969, chapter 17, pp. 239–265.
83. Maloney, J. E., Bergel, D. H., Glazier, J. B., Hughes, J. M. B., West, J. B.: Transmission of pulsatile blood pressure and flow through the isolated lung. Circ. Res. 23: 11–24, 1968.
84. Franklin, D. L., Van Citters, R. L., Rushmer, R. F.: Balance between right and left ventricular output. Circ. Res. 10: 17–26, 1962.
85. Varnauskas, E.: The effect of physical exercise on pulmonary blood volume. In: Muller, C. (ed.): Conference on Pulmonary Circulation. Oslo, Scandinavian University Book, 1965, pp. 105–111.
86. Bakhle, Y. S., Vane, J. R. (eds.): Metabolic functions of the lung, vol. 4. In: Lung Biology in Health and Disease. New York, Marcel Dekker, Inc., 1977.
87. Marchesi, V. T., Barrnett, R. J.: The demonstration of enzymatic activity in pinocytotic vesicles of blood capillaries with the electron microscope. J. Cell. Biol. 17: 547–556, 1963.
88. Smith, U., Ryan, J. W.: Pulmonary endothelial cells and metabolism of adenine nucleotides, kinins and angio-

tensin I. In: Back, N., Sicuteri, F. (eds.): Advances in Experimental Medicine and Biology. vol. 21. Vasopeptides. New York, Plenum Press, 1972, pp. 267–276.
89. Tierney, D. F.: Lung metabolism and biochemistry. Ann. Rev. Physiol. 36: 209–231, 1974.
90. Fishman, A. P., Pietra, G. G.: Handling of bioactive materials by the lung. N. Engl. J. Med. 291: 884–890, 1974.
91. Tucker, A., Weir, K. E., Grover, R. F., Reeves, J. T.: Oxygentension-dependent pulmonary vascular responses to vasoactive agents. Canad. J. Physiol. Pharmacol. 55: 251–257, 1977.
92. Vader, C. R., Mathias, M. M., Schatte, C. L.: Pulmonary prostaglandin metabolism during normobaric hyperoxia. Prostaglandins 6: 101–110, 1981.
93. Harabin, A. L., Peake, M. D., Sylvester, J. T.: Effect of severe hypoxia on the pulmonary vascular response to vasoconstrictor agents. J. Appl. Physiol. 50: 561–565, 1981.
94. Leuenberger, P. J., Stalcup, S. A., Mellins, R. B., Greenbaum L. M., Turino, G. M.: Decrease in angiotensin I conversion by acute hypoxia in dogs. Proc. Soc. Exp. Biol. Med. 158: 586–592, 1978.
95. Junod, A. F.: Metabolism of vasoactive agents in lung. Am. Rev. Resp. Dis. 115: 51–57, 1977.
96. Said, S. I.: Endocrine role of the lung in disease. Am. J. Med. 57: 453–465, 1974.
97. Junod, A. F.: Metabolism, production and release of hormones and mediators in the lung. Am. Rev. Resp. Dis. 112: 92–108, 1975.
98. Lipsett, M. B.: Hormonal syndromes associated with neoplasia. Adv. Metab. Disorders 3: 111–152, 1968.
99. Piper, P. J., Vane, J. R.: The release of prostaglandins from the lung and other tissues. Ann. N.Y. Acad. Sci. 180: 363–385, 1971.
100. Andersen, H. W., Benumof, J. L.: Intrapulmonary shunting during one-lung ventilation and surgical manipulation. Anesthesiology 55: A377, 1981.
101. Said, S. I., Kitamura, S., Vreim, C.: Prostaglandins: Release from the lung during mechanical ventilation at large tidal volumes. J. Clin. Invest. 51: 83A, 1972.
102. Kitamura, S., Preskitt, J., Yoshida, T., Said, S. I.: Prostaglandin release, respiratory alkalosis and systemic hypertension during mechanical ventilation. Fed. Proc. 32: 341–345, 1973.
103. Said, S. I., Yoshida, T.: Release of prostaglandins and other humoral mediators during hypoxic breathing and pulmonary edema. Chest. 66: 12S, 1974.
104. Said, S. I., Hara, N., Yoshida, T.: Hypoxic pulmonary vasoconstriction in cats: Modification by aspirin and indomethacin. Fed. Proc. 34: 438–444, 1975.
105. Said, S. I., Yoshida, T., Kitamura, S., Vreim, C.: Pulmonary alveolar hypoxia: Release of prostaglandins and other humoral mediators. Science 185: 1181–1185, 1974.
106. Austen, K. F.: Systemic anaphylaxis in the human being. N. Engl. J. Med. 291: 661–664, 1974.
107. Pavek, K.: Anaphylactic shock in the monkey: Its hemodynamics and mediators. Acta Anaesth. Scand. 21: 293–307, 1977.
108. Fishman, A. P.: Nonrespiratory functions of the lungs. Chest. 72: 84–89, 1977.
109. Heinemann, H. O., Fishman, A. P.: Nonrespiratory functions of the mammalian lung. Physiol. Rev. 49: 1–47, 1969.
110. Mammen, E. F.: Blood coagulation and pulmonary function. In: Dal Santo, G. (ed.): Nonrespiratory Functions of the Lung and Anesthesia. vol. 15. no. 4. Boston, Little, Brown and Company, 1977, pp. 91–106.
111. Benumof, J. L.: Monitoring respiratory function during anesthesia. In: Saidman, L. J., Smith, N. T. (eds.): Monitoring in Anesthesia. New York, John Wiley and Sons, 1978, pp. 31–51.
112. Munson, E. S., Larson, C. P. Jr., Babad, A. A. et al.: The effects of halothane, fluroxene and cyclopropane on ventilation: A comparative study in man. Anesthesiology 27: 716, 1966.
113. Couture, J., Picken, J., Trop, D. et al.: Airway closure in normal, obese, and anesthetized supine subjects. Fed. Proc. 29: 269, 1970.
114. Don, H. F., Craig, D. B., Wahba, W. M. et al.: The measurement of gas trapped in the lungs at functional residual capacity and the effects of posture. Anesthesiology 35: 582, 1971.
115. Ward, C. S.: The prevention of accidents associated with anesthetic apparatus. Br. J. Anaesth. 40: 692, 1968.
116. Mazze, R. I.: Therapeutic misadventures with oxygen delivery systems: The need for continuous in-line oxygen monitors. Anesth. Analg. 51: 787, 1972.
117. Epstein, R. M., Rackow, H., Lee, A. S. J. et al.: Prevention of accidental breathing of anoxic gas mixture during anesthesia. Anesthesiology 23: 1, 1962.
118. Sprague, D. H., Archer, G. W.: Intraoperative hypoxia from an erroneously filled liquid oxygen reservoir. Anesthesiology 42: 360, 1975.
119. Eger, E. I. I., Epstein, R. M.: Hazards of anesthetic equipment. Anesthesiology 25: 490, 1964.
120. Martin, J. T.: Positioning in Anesthesia and Surgery. Philadelphia, W. B. Saunders Co., 1978.
121. Heinonen, J., Takki, S., Tammisto, T.: Effect of the Trendelenburg tilt and other procedures on the position of endotracheal tubes. Lancet 1: 850, 1969.
122. Mead, J., Agostoni, E.: Dynamics of breathing. In: Fenn, W. O., Rahn, H. (eds.): Handbook of Physiology. Section 3: Respiration. vol. 1. Baltimore, Williams & Wilkins Co., 1964, pp. 411–427.
123. Don, H. F., Robson, J. G.: The mechanics of the respiratory system during anesthesia. Anesthesiology 26: 168, 1965.
124. Bendixen, H. H., Hedley-Whyte, J., Chir, B. et al.: Impaired oxygenation in surgical patients during general anesthesia with controlled ventilation. N. Engl. J. Med. 269: 991, 1963.
125. Bendixen, H. H., Bullwinkel, B., Hedley-Whyte, J. et al.: Atelectasis and shunting during spontaneous ventilation in anesthetized patients. Anesthesiology 25: 297, 1964.
126. Cain, S. M.: Increased oxygen uptake with passive hyperventilation of dogs. J. Appl. Physiol. 28: 4, 1970.
127. Karetzky, M. S., Cain, S. M.: Effect of carbon dioxide on oxygen uptake during hyperventilation in normal man. J. Appl. Physiol. 28: 8, 1970.
128. Benumof, J. L., Mathers, J. M., Wahrenbrock, E. A.: Cyclic hypoxic pulmonary vasoconstriction induced by concomitant carbon dioxide changes. J. Appl. Physiol. 41: 466, 1976.
129. Cutillo, A., Omboni, E., Perondi, R. et al.: Effect of hypocapnia on pulmonary mechanics in normal subjects and in patients with chronic obstructive lung disease. Am. Rev. Resp. Dis. 110: 25, 1974.

130. Don, H.: The mechanical properties of the respiratory system during anesthesia. In: Kafer, E. R. (ed.): International Anesthesiology Clinics. vol. 15. Anesthesia and Respiratory Function. Boston, Little, Brown and Company, 1977, pp. 113–136.
131. Don, H. F., Wahba, M., Cuadrado, L. et al.: The effects of anesthesia and 100 per cent oxygen on the functional residual capacity of the lungs. Anesthesiology 32: 521, 1970.
132. Hewlett, A. M., Hulands, G. H., Nunn, J. F. et al.: Functional residual capacity during anaesthesia. III: Artificial ventilation. Br. J. Anaesth. 46: 495, 1974.
133. Westbrook, P. R., Stubbs, S. E., Sessler, A. D. et al.: Effects of anesthesia and muscle paralysis on respiratory mechanics in normal man. J. Appl. Physiol. 34: 81, 1973.
134. Alexander, J. I., Spence, A. A., Parikh, R. K. et al.: The role of airway closure in postoperative hypoxemia. Br. J. Anaesth. 45: 34, 1973.
135. Hickey, R. F., Visick, W., Fairley, H. B. et al.: Effects of halothane anesthesia on functional residual capacity and alveolar-arterial oxygen tension difference. Anesthesiology 38: 20, 1973.
136. Wyche, M. Q., Teichner, R. L., Kallos, T. et al.: Effects of continuous positive-pressure breathing on functional residual capacity and arterial oxygenation during intra-abdominal operation. Anesthesiology 38: 68, 1973.
137. Freund, F., Roos, A., Dodd, R. B.: Expiratory activity of the abdominal muscles in man during general anesthesia. J. Appl. Physiol. 19: 693, 1964.
138. Kallos, T., Wyche, M. Q., Garman, J. K.: The effect of innovar on functional residual capacity and total chest compliance. Anesthesiology 39: 558, 1973.
139. Campbell, E. J. M., Agostini, E., David, J. N.: The Respiratory Muscles: Mechanics and Neural Control. 2nd ed. Philadelphia, W. B. Saunders Co., 1970.
140. Milic-emili, J., Mead, J., Tanner, J. M.: Topography of esophageal pressure as a function of posture in man. J. Appl. Physiol. 19: 212, 1964.
141. Froese, A. B., Bryan, C. A.: Effects of anesthesia and paralysis on diaphragmatic mechanics in man. Anesthesiology 41: 242, 1974.
142. Dekker, E., Defares, J. G., Heemstra, H.: Direct measurement of intrabronchial pressure. Its application to the location of the check-value mechanism. J. Appl. Physiol. 13: 35, 1958.
143. Ward, C. F., Gagnon, R. L., Benumof, J. L.: Wheezing after induction of general anesthesia: Negative expiratory pressure revisited. Anesth. Analg. 58: 49, 1979.
144. Ray, J. F., Yost, L., Moallem, S. et al.: Immobility, hypoxemia, and pulmonary arteriovenous shunting. Arch. Surg. 109: 537, 1974.
145. Wagner, P. D., Laravuso, R. B., Uhl, R. R. et al.: Continuous distributions of ventilation-perfusion ratios in normal subjects breathing air and 100% O_2. J. Clin. Invest. 54: 54, 1974.
146. Briscoe, W. A., Cree, E. M., Filler et al.: Lung volume, alveolar ventilation and perfusion interrelationships in chronic pulmonary emphysema. J. Appl. Physiol. 15: 785, 1960.
147. Slocum, H. C., Hoeflich, E. A., Allen, C. R.: Circulatory and respiratory distress from extreme positions on the operating table. Surg. Gynecol. Obstet. 84: 1065, 1947.
148. Laver, M. B., Hallowell, P., Goldblatt, A.: Pulmonary dysfunction secondary to heart disease: Aspects relevant to anesthesia and surgery. Anesthesiology 33: 161, 1970.
149. Yeaker, H.: Tracheobronchial secretions. Am. J. Med. 50: 493, 1971.
150. Forbes, A. R.: Humidification and mucous flow in the intubated trachea. Br. J. Anaesth. 45: 874, 1973.
151. Bang, B. G., Bang, F. B.: Effect of water deprivation on nasal mucous flow. Proc. Soc. Exp. Biol. Med. 106: 516, 1961.
152. Hirsch, J. A., Tokayer, J. L., Robinson, M. J. et al.: Effects of dry air and subsequent humidification on tracheal mucous velocity in dogs. J. Appl. Physiol. 39: 242, 1975.
153. Dalhamn, T.: Mucous flow and ciliary activity in the tracheas of rats exposed to respiratory irritant gases. Acta Physiol. Scand. 36 (Suppl. 123): 1, 1956.
154. Hill, L.: The ciliary movement of the trachea studies in vitro. Lancet 2: 802, 1928.
155. Sackner, M. A., Landa, J., Hirsch, J. et al.: Pulmonary effects of oxygen breathing. Ann. Intern. Med. 82: 40, 1975.
156. Sackner, M. A., Hirsch, J., Epstein, S.: Effect of cuffed endotrachel tubes of tracheal mucous velocity. Chest. 68: 774, 1975.
157. Forbes, A. R.: Halothane depresses mucociliary flow in the trachea. Anesthesiology 45: 59, 1976.
158. Nunn, J. F., Sturrock, J. E., Wills, E. J. et al.: The effect of inhalation anaesthetics on the swimming velocity of *Tetrahymena pyriformis*. J. Cell. Sci. 15: 537, 1974.
159. Prys-Roberts, C.: The metabolic regulation of circulatory transport. In: Scurr, C., Feldman, S. (eds.): Scientific Foundation of Anesthesia. Philadelphia, F. A. Davis Co., 1970, pp. 87–96.
160. Benumof, J. L., Wahrenbrock, E. A.: Blunted hypoxic pulmonary vasoconstriction by increased lung vascular pressures. J. Appl. Physiol. 38: 846, 1975.
161. Scanlon, T. S., Benumof, J. L., Wahrenbrock, E. A. et al.: Hypoxic pulmonary vasoconstriction and the ratio of hypoxic lung to perfused normoxic lung. Anesthesiology 49: 177, 1978.
162. Benumof, J. L., Wahrenbrock, E. A.: Dependency of hypoxic pulmonary vasoconstriction of temperature. J. Appl. Physiol. 42: 56, 1977.
163. Ward, C. F., Benumof, J. L., Wahrenbrock, E. A.: Inhibition of hypoxic pulmonary vasoconstriction by vasoactive drugs. Abstracts of Scientific Papers, American Society of Anesthesiology Meeting, 1976, p. 333.
164. Johansen, I., Benumof, J. L.: Reduction of hypoxia-induced pulmonary artery hypertension by vasodilator drugs. Am. Rev. Resp. Dis. 119: 375, 1979.
165. Benumof, J. L., Wahrenbrock, E. A.: The local effect of anesthetics on regional hypoxic pulmonary vasoconstriction. Anesthesiology 43: 525, 1975.
166. Mathers, J. M., Benumof, J. L., Wahrenbrock, E. A.: General anesthetics and regional hypoxic pulmonary vasoconstriction. Anesthesiology 46: 111, 1977.
167. Benumof, J. L.: One lung ventilation: Which lung should be PEEPed? Anesthesiology 56: 161, 1982.
168. Eckenhoff, J. E., Enderby, G. E. H., Larson, A. et al.: Pulmonary gas exchange during deliberate hypotension. Br. J. Anaesth. 35: 750, 1963.
169. Kain, M. L., Panday, J., Nunn, J. F.: The effect of intu-

bation on the dead space during halothane anaesthesia. Br. J. Anaesth. 4: 94, 1969.
170. Conway, C. M.: Anesthetic circuits. In: Scurr, C., Feldman, S. (eds.): Scientific Foundations of Anesthesia. 2nd ed. London, William Heinemann Medical Books, 1974, pp. 509–515.
171. Heistad, D. D., Abboud, F. M.: Circulatory adjustments to hypoxia. Dickinson, W., Richards Lecture. Circ. 61: 463–470, 1980.
172. Roberts, J. G.: The effect of hypoxia on the systemic circulation during anaesthesia. In: Prys-Roberts, E. (ed.): The Circulation in Anaesthesia: Applied Physiology and Pharmacology. London, Blackwell Scientific Publications, 1980, pp. 311–326.
173. Winter, P. M., Smith, G.: The toxicity of oxygen. Anesthesiology 37: 210, 1972.
174. Lambertsen, C. J.: Effects of oxygen at high partial pressure. Handbook of Physiology. Section 3. Respiration. vol. 2. Fenn, W. O., Rahn, H. (eds.): Baltimore, Williams & Wilkins Co., 1965, pp. 1027–1046.
175. Nash, G., Blennerhasset, J. B., Pontoppidan, H.: Pulmonary lesions associated with oxygen therapy and artificial ventilation. N. Engl. J. Med. 276: 368, 1967.
176. Prys-Roberts, C.: Hypercapnia. In: Gray, T. C., Nunn, J. F., Utting, J. E. (eds.): General Anaesthesia. 4th ed. London, Butterworths, 1980, pp. 435–461.
177. Severinghaus, J. W., Larson, C. P.: Respiration in anesthesia. In: Fenn, W. O., Rahn, H. (eds.): Handbook of Physiology. Section 3. Respiration. vol. 2. Baltimore, Williams & Wilkins Co., 1965, pp. 1219–1264.
178. Clowes, G. H. A., Hopkins, A. L., Simeone, F. A.: A comparison of the physiological effects of hypercapnia and hypoxia in the production of cardiac arrest. Ann. Surg. 142: 446, 1955.
179. Fenn, W. O., Asano, T.: Effects of carbon dioxide inhalation on potassium liberation from the liver. Am. J. Physiol. 185: 567, 1956.
180. Patterson, R. W.: Effect of P_aCO_2 on O_2 consumption during cardiopulmonary bypass in man. Anesth. Analg. 55: 269–273, 1976.

4 Spezielle Physiologie der Seitenlage, des offenen Brustkorbs und der Ein-Lungen-Ventilation

4.1 Einleitung

Der Gasaustausch ist unter Spontanatmung bei offenem Thorax unzureichend, da es unter diesen Bedingungen zu einer Verschiebung des Mediastinums und zu paradoxer Atmung kommt (siehe das «Pneumothoraxproblem», diskutiert in Kapitel 1). Aus diesem Grund kann intrathorakale Chirurgie bei Spontanatmung nicht durchgeführt werden. Im ersten Teil dieses Kapitels wird kurz die Physiologie rekapituliert.

Patienten, die sich einem thoraxchirurgischen Eingriff unterziehen müssen, liegen in der Regel in Allgemeinanästhesie in Seitenlage, die Wand des Brustkorbs ist eröffnet (nichtabhängiger Hemithorax); die Patienten sind medikamentös relaxiert und werden natürlich kontrolliert beatmet. Auch wenn beide Lungen beatmet werden, können die anästhesiologischen und chirurgischen Erfordernisse bedeutende Veränderungen in der Verteilung der Perfusion ($\dot{Q}$) und/oder Ventilation ($\dot{V}$) und des Verhältnisses von Ventilation-Perfusion ($\dot{V}/\dot{Q}$) verursachen (verglichen mit dem Wachzustand in aufrechter Körperhaltung). Im zweiten Teil dieses Kapitels werden die physiologischen Effekte dieser anästhesiologischen und chirurgischen Ereignisse auf die Verteilung von $\dot{Q}$, $\dot{V}$ und $\dot{V}/\dot{Q}$ während Zwei-Lungen-Beatmung diskutiert.

Bei vielen thoraxchirurgischen Eingriffen, die in Seitenlage durchgeführt werden, wird nicht die nichtabhängige Lunge, sondern nur die abhängige Lunge ventiliert (Ein-Lungen-Beatmung). Ein-Lungen-Beatmung verursacht erneut eine Vielzahl von Determinanten, die auf die Verteilung des Blutflusses (und natürlich der Ventilation) Einfluß nehmen. Im dritten Teil dieses Kapitels wird die Physiologie der Ein-Lungen-Atmung besprochen.

4.2 Physiologie der Spontanatmung bei offenem Brustkorb

4.2.1 Verschiebung des Mediastinums

Die Untersuchung der Physiologie des offenen Brustkorbs bei Spontanatmung zeigt, warum die kontrollierte Ventilation mit positivem Druck der einzig mögliche Weg ist, einen adäquaten Gasaustausch während einer Thorakotomie zu erreichen. Beim spontan atmenden Patienten mit geschlossenem Brustkorb in Seitenlage verursacht die Schwerkraft im abhängigen Hemithorax einen geringeren negativen Druck im Pleuralspalt als im nichtabhängigen Hemithorax (siehe Abb. 3-5). Es besteht jedoch weiterhin ein negativer Druck in jedem Hemithorax auf beiden Seiten des Mediastinums. Darüber hinaus verursacht das Gewicht des Mediastinums eine gewisse Kompression der unten liegenden Lunge, was zum Druckgefälle im Pleuraspalt beiträgt. Mit der Öffnung des nichtabhängigen Hemithorax überschreitet der atmosphärische Druck in diesem Hohlraum den negativen Druck im Pleuraspalt des abhängigen Hemithorax. Dieses Ungleichgewicht des Druckes auf beiden Seiten des Mediastinums verursacht dessen Verschiebung weiter nach unten in den abhängigen Thorax hinein. Während der Inspiration bewirkt die Abwärtsbewegung des Zwerchfells der abhängigen Lunge dort ein Ansteigen des negativen Drucks und verursacht eine weitere Verschiebung des Mediastinums in Richtung des abhängigen Hemithorax. Während der Exspiration, wenn das Zwerchfell der abhängigen Lunge sich aufwärts bewegt, wird der Druck im abhängigen Thorax relativ positiv, und das Mediastinum wird nach oben aus dem abhängigen Hemithorax herausgezogen (Abb. 4-1) (1). Das Atemzugvolumen vermindert sich auf diese Weise in der abhängigen Lunge um eine Menge, die der inspiratorischen Verschiebung, verursacht durch die Mediastinalbewegung, gleich ist. Dieses Phänomen wird als «Shift» des Mediastinums bezeichnet und beeinträchtigt bei Patienten in Seitenlage mit eröffnetem Thorax unter Spontanatmung die Ventilation. Die Mediastinalverdrängung kann ebenso Minderungen der Zirkulation (verminderter venöser Rückfluß) und Reflexe bewirken (Aktivierung des Sympathikus), die in einem klinischen schockähnlichen Bild resultieren: Der Patient ist hypotensiv, bleich und kalt mit weiten Pupillen. Eine Infiltration des pulmonalen Plexus am Hilus sowie des N. vagus mit Lokalanästhetika kann diese Reflexe abschwächen. Einfacher können diese ventilatorischen und zirkulatorischen Veränderungen, die mit einer Mediastinalverdrängung einhergehen, durch kontrollierte Ventilation mit positivem Druck aufgehoben werden.

4.2.2 Paradoxe Atmung

Wenn der Pleuraraum dem Atmosphärendruck ausgesetzt ist, wird die Lunge nicht mehr durch den Unterdruck im Pleuraspalt ausgedehnt gehalten, und sie neigt auf Grund der ungehinderten Rückstellkräfte zum Zusammenfallen. Die Lunge in einem offenen Brustkorb ist also zumindest teilweise kollabiert. Es ist schon lange bekannt, daß unter Spontanatmung bei offenem Hemithorax der Lungenkollaps verstärkt während der Inspiration auftritt und die Lunge während der Exspiration die Tendenz hat, sich auszudehnen. Diese Umkehrung der Lungenbewegung bei offenem Brustkorb während der Respiration wird als paradoxe Atmung bezeichnet. Der Mechanismus der paradoxen Atmung ist dem der Mediastinalverdrängung sehr ähnlich. Während der Einatmung läßt das Absteigen des Zwerchfells auf der Seite des offenen Hemithorax Luft aus der Umgebung in den Pleuraraum auf der Seite der Thorakotomie eindringen und den Raum um die offen liegende Lunge auffüllen. Das Sinken der Zwerchfellhälfte auf der geschlossenen Thoraxseite führt dazu, daß das Atemgas in die Lunge der geschlossenen Thoraxhälfte in normaler Weise eindringt. Es dringt jedoch auch Atemgas aus der Lunge der eröffneten Thoraxseite (die auf dem Niveau des Atmosphärendruckes bleibt) in die Lunge der geschlossenen Brustkorbseite ein (die einen rela-

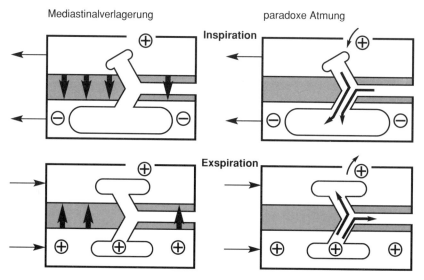

Abb. 4-1: Schematische Darstellung von **Mediastinalverlagerung und paradoxer Atmung beim spontan atmenden Patienten mit offenem Thorax** in Seitenlagerung. Der offene Thorax ist stets dem atmosphärischen Druck ausgesetzt ($\oplus$). Während Inspiration führt ein negativer Druck ($\ominus$) im intakten Hemithorax zu einer vertikal abwärts gerichteten Bewegung des Mediastinums (Mediastinalverlagerung). Daneben entsteht während der Inspiration durch den Übertritt von Gas aus der nichtabhängigen Lunge im offenen Hemithorax in die abhängige Lunge im geschlossenen Hemithorax und durch den Übertritt von Luft aus der Umgebung in den offenen Hemithorax ein Kollaps der Lunge im offenen Hemithorax (paradoxe Atmung). Während der Exspiration führt ein relativ positiver Druck ($\oplus$) im geschlossenen Hemithorax zu einer vertikal aufwärts gerichteten Bewegung des Mediastinums (Mediastinalverlagerung). Daneben strömt während der Exspiration Gas von der abhängigen Lunge in die nichtabhängige Lunge und vom offenen Hemithorax in die Umgebung, daher kommt es zu einer Expansion der nichtabhängigen Lunge während der Exspiration (paradoxe Atmung).

tiv negativen Druck aufweist). Dies führt während der Inspiration zu einer weiteren Reduktion der Lungengröße auf der eröffneten Thoraxseite. Während der Exspiration kommt es umgekehrt zu einem Auffüllen der kollabierten Lunge der eröffneten Thoraxseite aus der intakten Lunge und zum Austritt von Luft aus dem eröffneten Hemithorax durch die Thorakotomiewunde. Das Phänomen der paradoxen Atmung ist in Abbildung 4-1 dargestellt (1). Paradoxe Atmung wird durch eine große Thorakotomiewunde und durch ein Ansteigen des Atemwegswiderstands der intakten Lunge gesteigert. Einer paradoxen Atmung kann entweder durch einen per Hand durchgeführten Kollaps der Lunge der offenen Thoraxseite oder durch kontrollierte Ventilation mit positivem Druck vorgebeugt werden.

4.3 Physiologie der Seitenlage und des eröffneten Brustkorbs während kontrollierter Zwei-Lungen-Ventilation: Verteilung von Perfusion ($\dot{Q}$) und Ventilation ($\dot{V}$)

4.3.1 Verteilung von $\dot{Q}$, $\dot{V}$ und $\dot{V}/\dot{Q}$ in Seitenlage, im Wachzustand und bei geschlossenem Brustkorb

Die Schwerkraft verursacht in der Seitenlage aus dem gleichen Grund wie bei aufrechter Körperhaltung (siehe Abb. 3-5) einen vertikal wirkenden Gradienten in der Verteilung des pulmonalen Blutflusses. Da der vertikal wirkende hydrostatische Gradient in Seitenlage kleiner ist als bei aufrechter Körperhaltung, kommt es normalerweise zu einem geringeren Zone-1-Blutfluß (in der nichtabhängigen Lunge) als bei aufrechter Körperhaltung (Abb. 4-2). Trotzdem ist der Blutfluß zur abhängigen Lunge immer noch signifikant größer als der Blutfluß zur nichtabhängigen Lunge (Abb. 4-2). Wenn die rechte Lunge die nichtabhängige ist, sollte sie ungefähr 45% des gesamten Blutflusses erhalten, im Gegensatz zu 55% des gesamten Blutflusses bei aufrechter Körperhaltung und in Rückenlage (2, 3). Ist die linke Lunge die nichtabhängige, erhält sie ungefähr 35% des gesamten Blutflusses, im Gegensatz zu 45% in aufrechter Körperhaltung oder in Rückenlage (2, 3).

Da die Schwerkraft ebenfalls einen vertikal wirkenden Gradienten beim Pleuradruck (P_{pl}) in Seitenlage bewirkt (siehe Abb. 3-5 und 3-6), ist die Ventilation in der abhängigen Lunge im Vergleich mit der nichtabhängigen Lunge relativ vermehrt (Abb. 4-3). In Seitenlage wird zusätzlich die Kuppel des unten gelegenen Zwerchfells höher in den Brustkorb hineingedrückt als die des oben gelegenen Zwerchfells, und deshalb ist das unten gelegene Zwerchfell stärker gekrümmt als das oben gelegene. Daraus resultiert, daß sich das unten gelegene Zwerchfell während Spontanatmung effizienter kontrahieren kann. In Seitenlage wird also beim wachen Patienten normalerweise die unten gelegene Lunge besser als die oben gelegene Lunge ventiliert, unabhängig davon, auf welcher Seite der Patient liegt, auch wenn weiterhin eine Tendenz zur besseren Ventilation der größeren rechten Lunge besteht (4). Da auch eine bessere Perfusion der unten gelegenen Lunge besteht, ist die bevorzugte Ventilation dort an die gesteigerte Perfusion angepaßt, so daß die Verteilung der Ventilations-Perfusions-Verhältnisse beider Lungen nicht groß verändert werden, wenn sich der wache Patient in Seitenlage begibt. Weil der Anstieg der Ventilation mit zunehmender Abhängigkeit geringer als der Anstieg der Perfusion ist, vermindert sich das $\dot{V}/\dot{Q}$-Verhältnis von der abhängigen zur nichtabhängigen Lunge hin (genau so wie es bei aufrechter Körperhaltung und in Rückenlage in den Lungen geschieht).

4.3.2 Verteilung von $\dot{Q}$ und $\dot{V}$ in Seitenlage, unter Narkose und bei geschlossenem Brustkorb

Vergleicht man den wachen mit dem anästhesierten Patienten in Seitenlage, so läßt sich kein Unterschied in der Verteilung des pulmonalen Blutflusses zwischen abhängiger und nichtabhängiger Lunge feststellen. Beim anästhesierten Patienten erhält die abhängige weiterhin eine relativ größere Perfusion als die nichtabhängige. Die Einleitung einer Allgemeinanästhesie jedoch verursacht signifikante Veränderungen in der Ventilation zwischen beiden Lungen.

In Seitenlage wird der größere Anteil der Ventilation von der abhängigen beim wachen Patienten zur

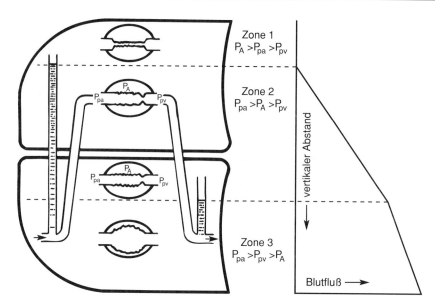

Abb. 4-2: Schematische Darstellung der **Schwerkraftwirkung auf die pulmonale Blutflußverteilung in Seitenlagerung.** Der vertikale Gradient in Seitenlagerung ist geringer als der in aufrechter Position (siehe Abb. 3-1). Daher ist bezüglich des Blutflusses in Seitenlagerung die Zone 1 geringer und Zone 2 und 3 größer als bei aufrechter Position. Trotzdem nimmt der pulmonale Blutfluß mit zunehmender Abhängigkeit zu und ist in der abhängigen gegenüber der nichtabhängigen Lunge größer (P_A = Alveolardruck, P_{pa} = pulmonalarterieller Druck, P_{pv} = pulmonalvenöser Druck). – (Modifiziert nach Benumof, J. L.: Physiology of the open chest and one-lung ventilation. In: Kaplan, J. A. (ed.): Thoracic Anesthesia. New York, Churchill Livingstone, 1983, chapter 8.)

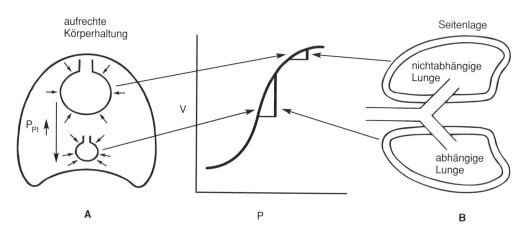

Abb. 4-3: Verteilung der Ventilation (Wachzustand, geschlossener Brustkorb). – **A** = Der Pleuradruck (P_{pl}) beim wachen Patienten in aufrechter Position ist im abhängigen Anteil der Lunge am positivsten, und daher werden die Alveolen in dieser Region am stärksten komprimiert und sie haben das kleinste Volumen (siehe Abb. 3-5). Der Pleuradruck ist am Apex der Lunge am wenigsten positiv (am meisten negativ), und die Alveolen werden in dieser Region am wenigsten komprimiert und haben das größte Volumen. Werden diese regionalen Differenzen des Alveolarvolumens auf eine regionale transpulmonale Druck-Alveolarvolumen-Kurve übertragen, befinden sich die kleinen, abhängigen Alveolen auf einem steilen Anteil der Kurve und die großen, nichtabhängigen Alveolen auf einem flachen Anteil der Kurve (siehe auch Abb. 3-6). In dieser Abbildung gleicht die regionale Kurve der regionalen Compliance. Daher erhält bei einer gegebenen und gleichen Veränderung des transpulmonalen Drucks der abhängige Anteil einen wesentlich größeren Anteil des Tidalvolumens als der nichtabhängige Anteil der Lunge. – **B** = In Seitenlagerung führt die Schwerkraft ebenso zu einem Pleuradruckgradienten und beeinflußt daher in ähnlicher Weise die Verteilung der Ventilation. Die abhängige Lunge befindet sich auf einem relativ steilen Anteil, und die oberen Lungenpartien auf einem relativ flachen Anteil der Druck-Volumen-Kurve. Daher erhält in Seitenlagerung die abhängige Lunge den größten Anteil des Tidalvolumens (V = Alveolarvolumen, P = transpulmonaler Druck). – (Modifiziert nach Benumof, J. L.: Physiology of the open chest and one-lung ventilation. In: Kaplan, J. A. (ed.): Thoracic Anesthesia. New York, Churchill Livingstone, 1983, chapter 8.)

nichtabhängigen Lunge beim narkotisierten Patienten umgeleitet (Abb. 4-4) (5, 6). Es gibt mehrere miteinander verknüpfte Ursachen für diese Änderung der relativen Ventilationsverteilung zwischen der nichtabhängigen und der abhängigen Lunge:

1. Die Einleitung der Allgemeinanästhesie verursacht gewöhnlich einen Abfall der funktionellen Residualkapazität (FRC), und beide Lungen sind an der Minderung des Lungenvolumens beteiligt. Ist ein Patient wach, weist jede Lunge eine unterschiedliche Ausgangsposition auf der pulmonalen Druckvolumenkurve auf, eine durch Allgemeinanästhesie induzierte Reduktion der FRC jeder Lunge bewirkt, daß jede Lunge auf einen tiefer gelegenen, aber immer noch unterschiedlichen Punkt der Druckvolumenkurve verschoben wird (Abb. 4-4). Die abhängige Lunge bewegt sich von einem anfänglichen steilen Teil der Kurve (während die Person wach ist) zu einem tiefer gelegenen und flacheren Teil der Kurve (nachdem die Anästhesie eingeleitet worden ist), währenddessen sich die nichtabhängige von einem anfänglich flachen Teil der Druckvolumenkurve (während der Patient wach ist) zu einem tiefer gelegenen und steileren Teil der Kurve (nach Einleitung der Allgemeinanästhesie) bewegt. Mit Einleitung der Allgemeinanästhesie wird also die untere Lunge zu einem weniger günstigen (flachen, noncomplianten) Teil und die obere zu einem günstigeren (steileren, complianten) Teil der Druckvolumenkurve verschoben.

2. Wenn der narkotisierte Patient in Seitenlage auch noch relaxiert und künstlich beatmet wird, erbringt das stark gekrümmte Zwerchfell der unteren Lunge nicht länger Vorteile in der Ventilation (im Gegensatz zum Wachzustand), da es sich nicht mehr aktiv kontrahiert (7).

3. Das Mediastinum liegt auf der unteren Lunge und behindert die Ausdehnung dieser, genau so wie es selektiv zu einem Abfall der FRC der unteren Lunge kommt.

4. Das Gewicht der Abdominalorgane, das kopfwärts gegen das Zwerchfell drückt, ist in der abhängigen Lunge am größten, was die Ausdehnung der unteren Lunge am meisten behindert und die FRC dort unproportional abfallen läßt. Letztlich kann eine suboptimale Lagerung, die der unteren Lunge keinen Raum läßt, sich auszudehnen, diese beträchtlich komprimieren. Die Eröffnung des nichtabhängigen Hemithorax läßt weiterhin die Ventilation der nichtabhängigen Lunge unproportional ansteigen (siehe den folgenden Text).

Zusammengefaßt besitzt der narkotisierte Patient, mit oder ohne Relaxation, in Seitenlage und mit geschlossenem Brustkorb eine nichtabhängige Lunge, die gut ventiliert ist, aber schlecht perfundiert und eine abhängige Lunge, die gut perfundiert ist, aber schlecht ventiliert, was in gesteigertem Maße ein ungünstiges Verhältnis von Ventilation und Perfusion darstellt. Die Anwendung von positivem-endexspiratorischem Druck (PEEP) auf beide Lungen stellt die bessere Ventilation der unteren Lunge wieder her (3). Die unten gelegene Lunge kehrt vermutlich zu einem steileren, günstigeren Teil der Druckvolumen-

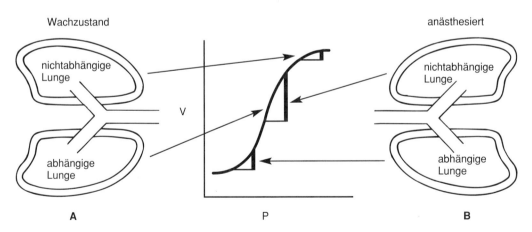

Abb. 4-4: Diese schematische Abbildung zeigt die **Verteilung der Ventilation (geschlossener Brustkorb, Seitenlage) beim wachen (A) und beim anästhesierten Patienten (B).** Die Einleitung der Anästhesie hat zu einer Lungenvolumenverminderung in beiden Lungenhälften geführt, wobei die nichtabhängige Lunge von einem flachen Anteil mit geringer Compliance zu einem steilen Anteil mit größerer Compliance auf der Druck-Volumen-Kurve gewandert ist und die abhängige Lunge von einem steilen Anteil mit größerer Compliance zu einem flachen Anteil mit geringerer Compliance auf der Druck-Volumen-Kurve gewandert ist. Daher befindet sich beim anästhesierten Patienten in Seitenlagerung der größte Anteil des Tidalvolumens in der nichtabhängigen Lunge (wo die geringste Perfusion vorliegt) und der kleinste Anteil des Tidalvolumens in der abhängigen Lunge (wo die meiste Perfusion vorliegt) (V = Alveolarvolumen, P = transpulmonaler Druck). – (Modifiziert nach Benumof, J. L.: Physiology of the open chest and one-lung ventilation. In: Kaplan, J. A. (ed.): Thoracic Anesthesia. New York, Churchill Livingstone, 1983, chapter 8.)

kurve zurück und die oben gelegene nimmt wieder ihre ursprüngliche Position auf dem flachen, ungünstigen Teil der Kurve ein.

4.3.3 Verteilung von $\dot{Q}$ und $\dot{V}$ in Seitenlage, unter Narkose bei offenem Brustkorb

Verglichen mit der Situation des narkotisierten Patienten mit geschlossenem Brustkorb in Seitenlage bewirkt die Eröffnung des Brustkorbs und des Pleuraraumes allein gewöhnlich keine signifikante Veränderung in der Verteilung des pulmonalen Blutflusses zwischen der abhängigen und der nichtabhängigen Lunge. Die abhängige erhält also weiterhin eine relativ größere Perfusion als die nichtabhängige Lunge. Wenn jedoch die Compliance der nichtabhängigen Lunge so stark ansteigt (siehe unmittelbar weiter unten), daß der Druck in den Luftwegen dort signifikant vermindert wird, dann kann der Blutfluß der nichtabhängigen im Vergleich zum Blutfluß der abhängigen Lunge ansteigen. Zusätzlich ist es möglich, daß der vertikale Abstand zwischen dem Herzen und der nichtabhängigen Lunge vermindert ist, was theoretisch angesichts eines konstanten pulmonalarteriellen Druckes in einer verbesserten Perfusion der nichtabhängigen Lunge resultieren könnte (8). Die Eröffnung der Brustwand bewirkt nur sehr geringe Veränderungen der pulmonalen und systemischen Gefäßdrucke und des Herzzeitvolumens (8).

Die Eröffnung der Brustwand und des Pleuraraums haben eine signifikante Wirkung auf die Verteilung der Ventilation (die jetzt durch positiven Druck bewerkstelligt wird). Die Veränderung der Verteilung der Ventilation kann in einem weiteren Mißverhältnis von Ventilation und Perfusion resultieren (Abb. 4-5) (9).

Wenn die oben gelegene Lunge nicht länger durch die Brustwand begrenzt wird und die effektive Gesamtcompliance dieser Lunge allein der Compliance des Lungenparenchyms entspricht, kann sie sich relativ frei ausdehnen und wird folgerichtig hyperventiliert (und bleibt minderperfundiert). Im Gegensatz dazu kann die abhängige Lunge weiterhin eine relativ schlechte Compliance aufweisen, schlecht ventiliert und hyperperfundiert sein (2). Von einem praktischen Gesichtspunkt aus ist es notwendig, sich zu überlegen, daß eine operativ bedingte Retraktion und Kompression der exponierten oben gelegenen Lunge eine partielle, wenn auch nichtphysiologische Lösung diese Problems darstellen kann, indem man die Ausdehnung der exponierten Lunge mechanisch oder extern eingeschränkt und dadurch die Ventilation zur abhängigen, besser perfundierten Lunge umgeleitet wird (8).

4.3.4 Verteilung von $\dot{Q}$ und $\dot{V}$ in Seitenlage, unter Anästhesie, bei offenem Brustkorb und unter Relaxation

Beim anästhesierten Patienten mit eröffnetem Brustkorb in Seitenlage bewirkt das Einsetzen der Relaxation allein keine signifikante Veränderung in der Verteilung des pulmonalen Blutflusses zwischen der abhängigen und der nichtabhängigen Lunge. Die abhängige wird weiterhin relativ mehr perfundiert als die nichtabhängige. Es gibt jedoch wichtige theoretische und experimentelle Überlegungen, die darauf hindeuten, daß Relaxation signifikante Veränderungen in der Verteilung der Ventilation zwischen den zwei Lungen unter diesen Bedingungen bewirken kann.

In Rückenlage und in Seitenlage ist das Gewicht der Abdominalorgane, die gegen das Zwerchfell drücken, am abhängigen Anteil des Zwerchfells (posteriore Lunge und unten gelegene Lunge) am größten und am geringsten am nichtabhängigen Anteil des Zwerchfells (anteriore Lunge und oben gelegene Lunge) (Abb. 4-5). Beim wachen spontan atmenden Patienten übertrifft die normal vorhandene aktive Spannung des Zwerchfells das Gewicht der Abdominalorgane, und das Zwerchfell verschiebt sich am meisten (größte Exkursion) im abhängigen Anteil und am wenigsten im nichtabhängigen Anteil. Dies stellt einen günstigen Umstand dar, weil es ein weiterer Faktor ist, der den größten Teil der Ventilation dort aufrecht erhält, wo die beste Perfusion (abhängige Lunge) vorhanden ist und den geringsten Teil der Ventilation aufrecht erhält, wo die geringste Perfusion (nichtabhängige Lunge) vorhanden ist. Unter Relaxation und positiver Druckbeatmung wird das passive und schlaffe Diaphragma bevorzugt im nichtabhängigen Gebiet verschoben, wo der Widerstand gegen passive Bewegungen des Zwerchfells durch die Abdominalorgane gering ist. Im Gegensatz dazu wird das Zwerchfell im abhängigen Anteil nur gering verschoben, wo der Widerstand gegen passive Bewegungen des Zwerchfells durch die Abdominalorgane groß ist (10). Dies stellt einen ungünstigen Umstand dar, weil der größte Teil der Ventilation dort vorherrschen kann, wo die geringste Perfusion ist (nichtabhängige Lunge), und der geringste Teil der Ventilation dort, wo die beste Perfusion ist (abhängige Lunge) (10).

4.3.5 Zusammenfassung

Zusammenfassend (Abb. 4-6) läßt sich feststellen, daß der anästhesierte, relaxierte Patient in Seitenlage mit offenem Brustkorb ein beträchtliches Mißverhältnis von Ventilation zu Perfusion aufweisen kann,

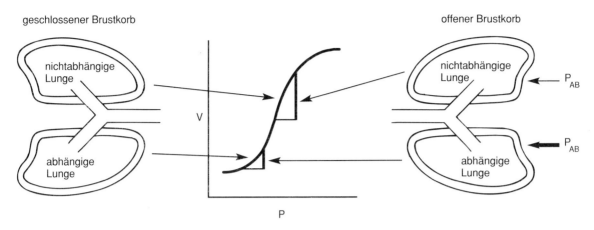

Abb. 4-5: Diese schematische Abbildung zeigt die **Verteilung der Ventilation bei einem anästhesierten Patienten in Seitenlagerung bei geschlossenem und bei offenem Thorax sowie unter Relaxation.** Die Öffnung des Thorax erhöht die Compliance der nichtabhängigen Lunge und verstärkt die Tendenz, daß ein größerer Teil des Tidalvolumens in die nichtabhängige Lunge wandert. Auch die Relaxation verstärkt diese Tendenz, da der Druck des Bauchinhalts (P_{AB}), der auf das obere Zwerchfell einwirkt, minimal ist (kleiner Pfeil), und daher kann die positive Druckbeatmung diese Zwerchfellkuppe mit geringerem Widerstand leichter verlagern (V = Alveolarvolumen, P = transpulmonaler Druck). – (Modifiziert nach Benumof, J. L.: Physiology of the open chest and one-lung ventilation. In: Kaplan, J. A. (ed.): Thoracic Anesthesia. New York, Churchill Livingstone, 1983, chapter 8.)

das aus einer besseren Ventilation, aber geringeren Perfusion in der nichtabhängigen Lunge und einer geringeren Ventilation, aber besseren Perfusion in der abhängigen besteht. Die Perfusionsverteilung wird hauptsächlich durch die Auswirkungen der Schwerkraft bestimmt. Die relativ gute Ventilation der oben liegenden Lunge wird teilweise durch den eröffneten Brustkorb und die Muskelrelaxation verursacht. Die relativ schlechte Ventilation der abhängigen Lunge wird zum Teil durch die Minderung des Volumens der abhängigen Lunge unter Allgemeinanästhesie und durch die Kompression der abhängigen Lunge durch das Mediastinum, durch die Abdominalorgane und durch suboptimale Lagerungseffekte hervorgerufen. Zusätzlich können eine schlechte mukoziliäre Clearance und Absorptionsatelektasen bei erhöhtem F_iO_2 eine weitere Minderung des Lungenvolumens der abhängigen Lunge bewirken. Folgerichtig kann Zwei-Lungen-Ventilation unter diesen Umständen in einer erhöhten alveoloarteriellen Sauerstoffgehaltsdifferenz ($P[A-a]O_2$) und einer nichtoptimalen Oxygenierung resultieren.

Eine physiologische Lösung der ungünstigen Auswirkung von Anästhesie und Operation in Seitenlage im Hinblick auf Ventilation und Perfusion während Zwei-Lungen-Ventilation würde die selektive Anwendung von PEEP auf die abhängige Lunge (über einen Doppellumenendotrachealtubus) darstellen. Selektiver PEEP auf die unten gelegene Lunge sollte deren Ventilation durch Verschiebung zu einem steileren und günstigeren Teil der Druckvolumenkurve der Lunge steigern. Tatsächlich ist dies mit relativ gutem Erfolg getan worden (11). Eine Anzahl von 22 maschinell beatmeten Patienten (beide Lungen), die

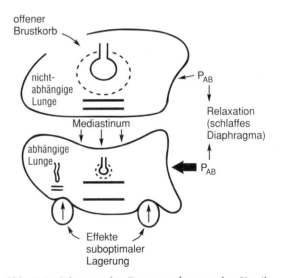

Abb. 4-6: Schematische Zusammenfassung des Ventilations-Perfusions-Verhältnisses beim anästhesierten Patienten in Seitenlagerung mit offenem Thorax und unter Relaxation in suboptimaler Position. Die nichtabhängige Lunge wird gut ventiliert (gestrichelte Linie), jedoch schlecht perfundiert (schmales Gefäß), die abhängige Lunge wird schlecht ventiliert (gestrichelte Linie), jedoch gut perfundiert (breites Gefäß). Daneben kann sich in der abhängigen Lunge ein atelektatisches Shuntkompartiment entwickeln (linke Seite der unteren Lungenhälfte), da diese Lungenhälfte von der Umgebung her komprimiert wird (P_{AB} = Druck des Bauchinhalts). – (Modifiziert nach Benumof, J. L.: Physiology of the open chest and one-lung ventilation. In: Kaplan, J. A. (ed.): Thoracic Anesthesia. New York, Churchill Livingstone, 1983, chapter 8.)

sich einer Thorakotomie in Seitenlage unterziehen mußten, wurde in zwei Gruppen eingeteilt. Bei den Patienten der Gruppe 1 verabreichte man einen PEEP von 10 cm H_2O auf die abhängige und einen endexspiratorischen Druck von Null (ZEEP) auf die nichtabhängige Lunge. Die Patienten der Gruppe 2 (Kontrollgruppe) wurden mit einem normalen Endotrachealtubus intubiert, und beide Lungen mit ZEEP beatmet. Die Anwendung von selektivem PEEP auf die abhängige Lunge bei den Patienten der Gruppe 1 resultierte in einem adäquaten P_aO_2 bei geringerer inspiratorischer O_2-Konzentration während der Operation und einem niedrigeren $P(A-a)O_2$ am Ende der Operation im Vergleich zur Ventilation beider Lungen mit ZEEP. Selbst wenn also der selektive PEEP, der auf die abhängige Lunge verabreicht wurde, den pulmonalvaskulären Widerstand der abhängigen Lunge steigerte und einen Teil des Blutflusses zur nichtabhängigen umleitete, konnte der umgeleitete Blutfluß noch am Gasaustausch der mit ZEEP beatmeten nichtabhängigen Lunge teilnehmen (12). Es sollte jedoch bemerkt werden, daß diese Technik erfordert, daß die nichtabhängige (und operierte) Lunge ventiliert wird, und dies kann den Fortgang der Operation beeinträchtigen.

4.4 Physiologie der Ein-Lungen-Beatmung

4.4.1 Vergleich der arteriellen Oxygenierung und der CO_2-Elimination während Zwei-Lungen-Beatmung im Gegensatz zur Ein-Lungen-Beatmung

Wie schon früher diskutiert, ist das Verhältnis von Ventilation zu Perfusion während Zwei-Lungen-Beatmung bei einem narkotisierten, muskelrelaxierten Patienten mit eröffnetem Brustkorb in Seitenlage beeinträchtigt. Die Ursache für dieses Mißverhältnis von Ventilation und Perfusion besteht in einer relativ guten Ventilation, aber einer schlechten Perfusion der nichtabhängigen und einer schlechten Ventilation und guten Perfusion der abhängigen Lunge (Abb. 4-6 und 4-7A). Es konnte gezeigt werden, daß der Blutfluß hauptsächlich durch Effekte der Gravitation beeinflußt wird. Weiterhin zeigte sich, daß die relativ gute Ventilation der nichtabhängigen Lunge teilweise durch den eröffneten Brustkorb und die Muskelrelaxation verursacht wird. Die relativ schlechte Ventilation der abhängigen Lunge ist zum Teil durch die Minderung des Volumens der abhängigen Lunge unter Allgemeinanästhesie, durch die umfassende Kompression der abhängigen Lunge durch das Mediastinum und die abdominellen Organe sowie durch Auswirkungen einer suboptimalen Lagerung bedingt. Die Kompression der abhängigen Lunge kann dort die Entwicklung eines Shuntkompartiments hervorrufen (Abb. 4-6 und 4-7A). Zwei-Lungen-Ventilation kann unter diesen Umständen eine Steigerung des $P(A-a)O_2$ und eine Beeinträchtigung der Oxygenierung bewirken.

Wenn jedoch die nichtabhängige Lunge nicht ventiliert wird, wie es bei Ein-Lungen-Ventilation der Fall ist, dann wird jeder Blutfluß zur nichtventilierten Lunge zusätzlich zum Shuntfluß, der in der abhängigen Lunge existiert (Abb. 4-7B). Die Tabelle 4-1 und die Diskussion auf Seite 101 zeigen eine quantitative Analyse des Wechsels von Zwei-Lungen-Beatmung auf Ein-Lungen-Beatmung. Ein-Lungen-Beatmung ruft also einen obligatorischen transpulmonalen Rechts-links-Shunt durch die nichtbelüftete, nichtabhängige Lunge hervor, der während Zwei-Lungen-Beatmung nicht besteht. Es ist also weiter nicht verwunderlich, daß Ein-Lungen-Beatmung – bei gleicher inspiratorischer Sauerstoffkonzentration (F_iO_2) und gleichem hämodynamischem sowie metabolischem Status – eine viel größere alveolo-arterielle Sauerstoffgehaltsdifferenz $P(A-a)O_2$ als die Zwei-Lungen-Beatmung verursacht. Diese Behauptung wird durch Studien bestens belegt, die die arterielle Oxygenierung während Zwei-Lungen-Beatmung mit der Ein-Lungen-Beatmung vergleichen, wobei jeder Patient als eigene Kontrollgruppe dient (13).

Ein-Lungen-Beatmung hat viel weniger Effekte auf den P_aCO_2 im Vergleich zum P_{O_2}. Blut, das durch minderbelüftete Alveolen fließt, hält mehr CO_2 zurück und nimmt weniger O_2 auf als normal. Blut, das mit überblähten Alveolen in Berührung kommt, gibt mehr CO_2 ab als normal, kann aber wegen der flachen Neigung des oberen Teils der Sauerstoffbindungskurve (siehe Abb. 3-29) keine proportional gesteigerte Menge von O_2 aufnehmen. Während Ein-Lungen-Beatmung kann also die beatmete Lunge genug CO_2 eliminieren, um die nichtbelüftete Lunge zu kompensieren, und die Gradienten von P_ACO_2 zu P_aCO_2 werden gering sein. Die belüftete Lunge ist jedoch nicht in der Lage, genug O_2 aufzunehmen, um die nichtbelüftete Lunge zu kompensieren, und die Gradienten von P_AO_2 zu P_aO_2 werden normalerweise groß sein.

4.4 Physiologie der Ein-Lungen-Beatmung

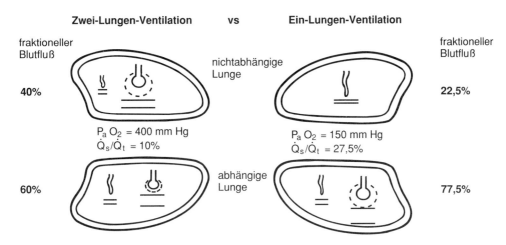

Abb. 4-7: Schematische Gegenüberstellung der Zwei-Lungen-Beatmung und der Ein-Lungen-Beatmung. Es werden typische Werte des fraktionellen Blutflusses der nichtabhängigen und der abhängigen Lunge wie auch P_aO_2 und $\dot{Q}_s/\dot{Q}_t$ in beiden Situationen gezeigt. $\dot{Q}_s/\dot{Q}_t$ unter Zwei-Lungen-Beatmung wird gleichermaßen zwischen den beiden Lungenhälften verteilt (5% für jede Lungenhälfte). Der grundsätzliche Unterschied zwischen Zwei-Lungen- und Ein-Lungen-Beatmung ist, daß unter Ein-Lungen-Beatmung die nichtventilierte Lunge einen gewissen Blutfluß besitzt und daher einen obligatorischen Shunt entwikkelt, der unter Zwei-Lungen-Beatmung nicht vorhanden ist. Die 35% des totalen Flusses, die die nichtabhängige Lunge perfundieren, die kein Shuntfluß waren, können den Blutfluß um 50% durch hypoxisch-pulmonale Vasokonstriktion vermindern (21). Die Zunahme von $\dot{Q}_s/\dot{Q}_t$ von der Zwei-Lungen- zur Ein-Lungen-Beatmung ist Folge der Zunahme des Blutflusses durch die nichtventilierte, nichtabhängige Lunge unter Ein-Lungen-Beatmung.

Tabelle 4-1: Modell des Übergangs von Zwei-Lungen- auf Ein-Lungen-Beatmung.

Lunge	Zwei-Lungen-Beatmung			Ein-Lungen-Beatmung		
	Normaler fraktioneller Fluß	Gesamter Shuntfluß	Fraktioneller Shuntfluß	Normaler fraktioneller Fluß	Gesamter Shuntfluß*	Fraktioneller Shuntfluß
ND	0,400		0	0		0,200** (0,200 + 0)
D	0,600	0	0	0,800	0,200	0
ND	0,350		0,050	0		0,225** (0,175 + 0,050)
D	0,550	0,100	0,050	0,725	0,275	0,050
ND	0,300		0,100	0		0,225** (0,150 + 0,100)
D	0,500	0,200	0,100	0,650	0,350	0,100
ND	0,200		0,200	0		0,300** (0,100 + 0,200)
D	0,400	0,400	0,200	0,500	0,500	0,200
ND	0,100		0,300	0		0,350** (0,050 + 0,300)
D	0,300	0,600	0,300	0,350	0,650	0,300

* Summe des fraktionellen Shuntflusses der nichtabhängigen und der abhängigen Lunge
** die Hälfte des normalen fraktionellen Flusses bei Zwei-Lungen-Beatmung (bedingt durch die hypoxisch-pulmonale Vasokonstriktion) plus der gesamte fraktionelle Shuntfluß bei Zwei-Lungen-Beatmung

ND = nichtabhängige Lunge, D = abhängige Lunge

4.4.2 Verteilung des Blutflusses während Ein-Lungen-Beatmung

4.4.2.1 Blutfluß zur nichtabhängigen, nichtbelüfteten Lunge

Glücklicherweise gibt es sowohl passive als auch aktive vasokonstriktorische Mechanismen, die normalerweise während Ein-Lungen-Beatmung zusammen wirken, um den Blutfluß zur nichtabhängigen, nichtventilierten Lunge zu minimieren, und dadurch vorbeugen, daß der P_aO_2 so stark abfällt, wie man es auf Basis des Blutflusses während Zwei-Lungen-Beatmung erwarten würde. Die passiven mechanischen Effekte, die den Blutfluß zur nichtabhängigen Lunge mindern, sind die Gravitation, die chirurgische Beeinflussung des Blutflusses und vielleicht das Vorhandensein von vorbestehenden Erkrankungen der nichtabhängigen Lunge (Abb. 4-8). Die Gravität bewirkt aus den selben Gründen wie bei aufrechter Körperhaltung in Seitenlage einen vertikal wirkenden Gradienten bei der Verteilung des pulmonalen Blutflusses (siehe Abb. 3-5 und 4-2). Der Blutfluß zur nichtabhängigen Lunge ist deshalb geringer als der Blutfluß zur abhängigen. Die Schwerkraftkomponente bei der Blutflußreduktion der nichtabhängigen Lunge sollte hinsichtlich Zeit und Größe konstant sein.

Eine starke chirurgische Kompression (direkte Kompression der Lungengefäße) und eine Retraktion (durch Abknicken und Verziehung der Lungengefäße) der nichtabhängigen Lunge kann weiterhin passiv den Blutfluß dort reduzieren. Zusätzlich wird das Ligieren der Pulmonalgefäße bei Lungenresektionen den Blutfluß zur nichtabhängigen Lunge in größerem Maße mindern. Die Komponente der chirurgischen Beeinflussungen der Minderung des Blutflusses zur nichtabhängigen Lunge ist hinsichtlich Zeit und Größe variabel.

Es muß jedoch bemerkt werden, daß neuere Erkenntnisse anzeigen, daß physikalische Stimuli, wie etwa Verletzungen von Lungengewebe, eine lokale Freisetzung von vasodilatatorisch wirkenden Prostaglandinen verursachen können (14). In der Tat konnte eine Studie zeigen, daß die Shuntfraktion, wenn die nichtventilierte Lunge leichten oder mittelgradigen chirurgischen Manipulationen ausgesetzt war, signifikant anstieg (15). Es scheint also, daß die Wirkung chirurgischer Manipulationen auf die arterielle Oxygenierung von der Natur eines physikalischen Stimulus abhängig ist.

Das Ausmaß einer Erkrankung der nichtabhängigen Lunge sollte auch eine signifikante Stellgröße der Blutflußmenge dorthin sein. Wenn die nichtabhängige Lunge schwer erkrankt ist, dann kann bereits präoperativ eine Minderung des Blutflusses zu dieser Lunge bestehen und ein Kollabieren dieser erkrankten Lunge kann ohne großen Shuntanstieg erfolgen (siehe Tab. 4-1). Die Vorstellung, daß ein erkranktes pulmonales Gefäßsystem unfähig zur HPV ist, wird durch die Beobachtung unterstützt, daß bei Patienten mit chronisch-obstruktiver Atemwegserkrankung (die eine fixierte Minderung der Querschnittsfläche ihres pulmonalen Gefäßbetts aufweisen), die Zufuhr von Natriumnitroprussid und Nitroglycerin (was jede vorbestehende HPV aufheben sollte) keinen Anstieg des Shunts bewirkte (16), wogegen diese Medika-

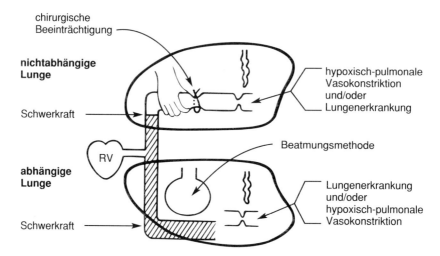

Abb. 4-8: Schematisches Diagramm der **Determinanten der Blutflußverteilung unter Ein-Lungen-Beatmung.** Die wichtigsten Determinanten des Blutflusses zur nichtabhängigen Lunge sind Schwerkraft, Operationseinfluß auf den Blutfluß, das Ausmaß einer Erkrankung der nichtabhängigen Lunge und die Stärke der hypoxisch-pulmonalen Vasokonstriktion der nichtabhängigen Lunge. Die Determinanten des Blutflusses zur abhängigen Lunge sind Schwerkraft, Ausmaß einer Erkrankung der abhängigen Lunge und hypoxisch-pulmonale Vasokonstriktion der abhängigen Lunge (RV = rechter Ventrikel).

mente bei Patienten mit akuten regionalen Lungenerkrankungen, die sonst ein normales pulmonales Gefäßbett aufwiesen, den Shunt steigerten (17). Wenn die nichtabhängige Lunge normal ist und einen normalen Blutfluß aufweist, dann ist es möglich, daß das Kollabieren gleichzeitig mit einer höheren Durchblutung und einem höheren Shunt einhergeht. Ein höherer Shuntfluß durch die nichtabhängige Lunge, bedingt durch Ein-Lungen-Beatmung, tritt wesentlich häufiger bei Patienten auf, die wegen nichtpulmonaler Erkrankung thorakotomiert werden (18). Diese theoretische Beziehung zwischen dem Ausmaß einer Erkrankung der nichtabhängigen Lunge und dem Shunt während Ein-Lungen-Ventilation ist jedoch nach Wissen des Autors bisher nicht systematisch untersucht worden.

Die größte signifikante Reduktion des Blutflusses zur nichtabhängigen Lunge wird durch einen aktiven vasokonstriktiven Mechanismus verursacht. Die normale Antwort der pulmonalen Gefäßmuskulatur auf eine Atelektase ist ein Anstieg des pulmonalen Gefäßwiderstandes (in der atelektatischen Lunge), und man glaubt, daß dieser Anstieg in der atelektatischen Lunge fast gänzlich auf die hypoxische pulmonale Vasokonstriktion (HPV) zurückzuführen ist (19, 20). Der selektive Anstieg des pulmonalen Gefäßwiderstands in der atelektatischen Lunge leitet den Blutfluß weg von der atelektatischen hin zur normoxischen oder hyperoxischen belüfteten Lunge. Diese Umleitung des Blutflusses minimiert die Menge des Shuntflusses, der durch die hypoxische Lunge auftritt. Abbildung 4-9 zeigt den theoretisch erwarteten Effekt der HPV auf die arterielle Sauerstoffspannung (P_aO_2), wenn die hypoxischen Bereiche der Lunge zunehmen (21). Wenn nur sehr geringe Anteile der Lunge hypoxisch sind (ungefähr 0%), spielt es in bezug auf den P_aO_2 keine Rolle, ob kleine Bereiche der Lunge HPV aufweisen oder nicht, weil in jedem Fall der Shuntfluß gering sein wird. Sind die meisten Anteile der Lunge hypoxisch (fast 100%), dann gibt es keine signifikanten normoxischen Gebiete, zu denen die hypoxischen Anteile des Blutflusses umgeleitet werden können und wiederum spielt es in bezug auf den P_aO_2 keine Rolle, ob die hypoxischen Regionen HPV aufweisen oder nicht. Wenn die prozentualen Anteile der Lunge, die hypoxisch sind, dazwischen (zwischen 30 und 70%) liegen, was den Bedingungen unter Ein-Lungen-Ventilation/-Anästhesie entspricht, dann besteht ein großer Unterschied zwischen dem P_aO_2, den man bei einer normalen Größe der HPV (was für eine einzelne Lunge eine 50% Reduktion des Blutflusses bedeutet) vorfindet (21), verglichen mit dem P_aO_2, wenn keine HPV vorkommt. In der Tat kann bei dieser Größenordnung von hypoxischen Lungenarealen die HPV den P_aO_2 von hypoxämischen Niveaus auf viel bessere und sicherere Werte steigern. Es ist nun nicht überraschend, daß in vielen klinischen Studien über Ein-Lungen-Beatmung (13, 18, 22–28) festgestellt wurde, daß der Shuntfluß durch die nichtventilierte Lunge gewöhnlicherweise 20–30% des Herzzeitvolumens beträgt, im Gegensatz zu den 40–50% Shuntfluß, die man erwarten würde, wenn in der nichtventilierten Lunge keine HPV aufträte. HPV stellt also einen Autoregulationsmechanismus dar, der den P_aO_2 durch eine Minderung der Shuntflußmenge, die durch die hypoxische Lunge fließt, schützt.

Es ist möglich, den Übergang von der Zwei-Lungen-Beatmung für anfänglich unterschiedliche Shunts unter Zwei-Lungen-Beatmung darzustellen. Das Schema, das in Tabelle 4-1 gezeigt wird, geht von verschiedenen Voraussetzungen aus:
1. Der anfängliche Shuntfluß unter Zwei-Lungen-Beatmung ist gleichermaßen zwischen der nichtabhängigen und der abhängigen Lunge verteilt.
2. Der normale verbleibende Blutfluß zur nichtabhängigen Lunge kann, bedingt durch die HPV (21), um 50% vermindert werden, und jeder anfängliche Shuntfluß (d. h. während Zwei-Lungen-Beatmung) ist nicht an der HPV-Antwort beteiligt.
3. Der totale Shuntfluß unter Ein-Lungen-Beatmung stellt die Summe aus der Hälfte des normalen Shuntflusses zur nichtabhängigen Lunge, als sie noch beatmet war, plus den ursprünglichen Shuntflüssen der nichtabhängigen und abhängigen Lunge dar. Tabelle 4-1 zeigt, daß sich die Menge des Shuntflusses zur nichtabhängigen Lunge, die sich an einer HPV-Antwort beteiligen kann, vermindert, wenn die Shuntfraktion bei Zwei-Lungen-Beatmung steigt. Deshalb nimmt die Menge des um-

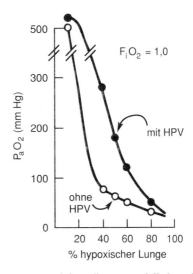

Abb. 4-9: Die Graphik stellt ein **Modell des Effekts der hypoxisch-pulmonalen Vasokonstriktion (HPV) auf den P_aO_2** als Funktion des prozentualen Lungenanteils, der hypoxisch ist, dar. Das Modell nimmt einen F_iO_2 von 1,0, normales Hämoglobin, normalen Cardiac-output und normalen Sauerstoffverbrauch an. Im Bereich von 30 bis 70% hypoxischen Lungenanteils kann das normale erwartete Ausmaß der HPV den P_aO_2 signifikant steigern.

geleiteten Blutflusses, bedingt durch die HPV der nichtabhängigen Lunge, ab, und der gesamte Shuntfluß unter Ein-Lungen-Beatmung steigt an. Abbildung 4-10 verdeutlicht die wichtigeren Determinanten des Ausmaßes der HPV in der atelektatischen Lunge, die unter Anästhesie auftreten können. In der folgenden Diskussion sind die Auswirkungen und Folgen der HPV so nummeriert, wie sie in der Abbildung 4-10 bezeichnet sind:

1. Die Verteilung der alveolären Hypoxie ist wahrscheinlich keine Determinante des Ausmaßes der HPV. Alle Lungenabschnitte (sowohl die basalen oder abhängigen Gebiete der Lunge [in Rückenlage oder in aufrechter Körperhaltung] sowie die einzelnen anatomischen Einheiten wie ein Lungenflügel oder eine einzelne Lunge) reagieren auf alveoläre Hypoxie mit einer Vasokonstriktion (29). In neueren Untersuchungen wird jedoch die Behauptung aufgestellt, daß auf sublobärem Niveau in erster Linie kollaterale Ventilation und HPV erst in zweiter Linie in Frage kommen, um der Entwicklung einer arteriellen Hypoxämie entgegenzuwirken (Abb. 4-11) (30). Bei Tierarten mit ausgeprägter kollateraler Ventilation, z.B. bei Hunden, verursacht die Entwicklung von sublobären Atelektasen oder Gebieten mit niedrigem $\dot{V}/\dot{Q}$ nicht im gleichen Ausmaß eine HPV, weil die kollaterale Ventilation die sublobären Areale vor der Entwicklung ausgeprägter Hypoxie schützt. Dieses Schutzphänomen erscheint sinnvoll, wenn man überlegt, daß Luft (O_2) eine geringere Dichte als Blut aufweist und deshalb leichter umzuverteilen ist. Auf der anderen Seite kann die Entwicklung von sublobären Atelektasen und Arealen mit niedrigem $\dot{V}/\dot{Q}$ bei bestehenden Läsionen und bei Tierarten, die keine kollaterale Ventilation aufweisen, wie Rinder und Schweine, in großem Ausmaß sublobäre HPV hervorrufen, die P_aO_2-Abfälle minimiert.

2. Bei Lungen mit niedrigem $\dot{V}/\dot{Q}$ und bei Beatmung mit Stickstoff scheint der weitaus größte Teil der Reduktion des Blutflusses bei akut atelektatischen Lungen durch HPV bedingt zu sein, und die Reduktion des Blutflusses ist nicht durch passive mechanische Faktoren (wie eine Verziehung der Blutgefäße) verursacht (19, 20). Diese Behauptung basiert auf der Beobachtung, daß die Wiederausdehnung und Ventilation einer kollabierten Lunge mit Stickstoff (unter Ausschluß anderer mechanischer Faktoren) den Blutfluß zur Lunge nicht steigert, wogegen Ventilation mit Sauerstoff den gesamten Blutfluß wie vor dem Lungenkollaps wieder herstellt. Diese Behauptung ist gültig, egal ob die Ventilation spontan erfolgt oder mit positivem Druck und ob der Brustkorb eröffnet oder geschlossen ist (31). Bei Hunden kann eine geringe, subakut verlaufende (größer als 30 Minuten andauernde) Minderung des Blutflusses zur atelektatischen Lunge durch einige mechanische Effekte auf die Blutgefäße der atelektatischen Lunge bedingt sein (32). Beim Menschen jedoch führt eine prolongierte unilaterale hypoxische Situation unter Anästhesie zu einer sofortigen vasokonstriktorischen Antwort ohne deren weitere Potenzierung oder Verminderung (33).

3. Es konnte gezeigt werden, daß die meisten systemisch wirkenden Vasodilatatoren entweder die regionale HPV direkt inhibieren oder in klinischen Situationen einen Effekt bewirken, der mit einer Inhibition einer normalen HPV übereinstimmt (d.h. bei Patienten mit akuter respiratorischer Erkrankung ein Abfall des P_aO_2 und ein Anstieg des Shunts). Vasodilatatoren, die in dieser Art wirken, sind Nitroglycerin (17, 34–40), Natriumnitroprussid (17, 41–47), Dobutamin (48, 49), verschiedene Calciumantagonisten (50–55) und viele Betasympatomimetika (Isoproterenol,

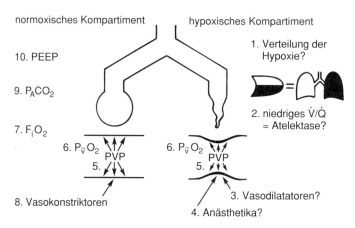

Abb. 4-10: Diese Abbildung führt viele **Komponenten anästhesiologischer Erfahrung** auf, **die das Ausmaß der regionalen hypoxisch-pulmonalen Vasokonstriktion (HPV) bestimmen können**. Die Aufzählung im Uhrzeigersinn entspricht der Reihenfolge, in der diese Überlegungen im Text diskutiert werden (PVP = pulmonalvaskulärer Druck).

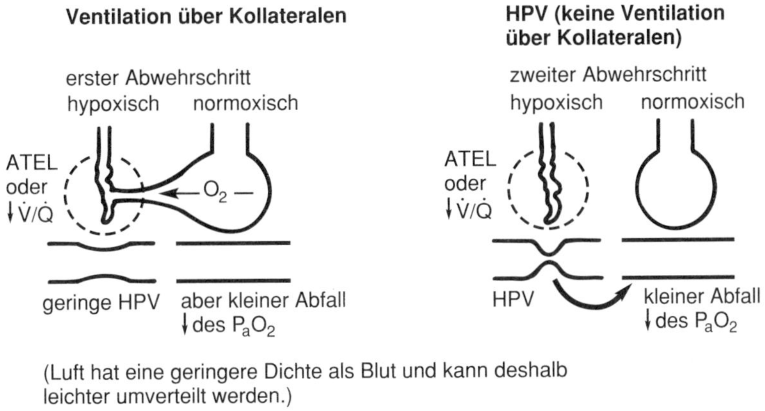

4.4 Physiologie der Ein-Lungen-Beatmung

Ventilation über Kollateralen

erster Abwehrschritt
hypoxisch   normoxisch

ATEL oder ↓V̇/Q̇   — O_2 —

geringe HPV   aber kleiner Abfall ↓ des P_aO_2

HPV (keine Ventilation über Kollateralen)

zweiter Abwehrschritt
hypoxisch   normoxisch

ATEL oder ↓V̇/Q̇

HPV   kleiner Abfall ↓ des P_aO_2

(Luft hat eine geringere Dichte als Blut und kann deshalb leichter umverteilt werden.)

Abb. 4-11: Sublobäre Regulation der Ventilation-Perfusion. Da Gas eine geringere Dichte als Blut besitzt und deshalb leichter verteilt werden kann, ist die kollaterale Ventilation der erste Abwehrschritt und HPV der zweite Abwehrschritt gegen die Entwicklung einer arteriellen Hypoxämie bei sublobärer Atelektase (ATEL) oder Regionen mit niedrigem V̇/Q̇ (HPV = hypoxisch-pulmonale Vasokonstriktion).

Orciprenalin, Salbutamol, ATP und Glucagon) (49, 56–62). Aminophyllin und Hydralazin können die HPV nicht herabsetzen (63, 64).

4. Die Auswirkung der Anästhetika auf die regionale HPV wird ausführlich in Kapitel 8 behandelt.
5. Die HPV-Antwort ist maximal, wenn der Druck im pulmonalen Gefäßsystem normal ist und wird durch hohe oder niedrige Drucke im pulmonalen Gefäßsystem vermindert (Abb. 4-12). Der Mechanismus der Inhibition der HPV durch hohen Druckwert im pulmonalen Gefäßsystem ist einfach. Der Pulmonalkreislauf ist nur gering mit glatter Muskulatur ausgestattet und kann sich gegen angestiegene Drucke im Gefäßsystem nicht verengen (65–67). Der Mechanismus der Inhibition der HPV durch niedrige Drucke im pulmonalen Gefäßsystem ist komplexer. Das hypoxische Kompartiment muß dazu atelektatisch sein. Wenn die Druckwerte im pulmonalen Gefäßsystem niedriger werden, herrschen in einigen Gebieten der belüfteten Lunge (aber nicht in einer atelektatischen Lunge), Bedingungen der Zone 1 (der Alveolardruck steigt im Vergleich zum Pulmonalarteriendruck). Es kommt zu einem nichtproportionalen Anstieg des pulmonalen Gefäßwiderstandes, was den Blutfluß zurück zur atelektatischen Lunge umleitet, wobei die HPV dort aufgehoben wird (68). Die Abbildungen 4-12 und 4-15 fassen diese Mechanismen zusammen.
6. Die HPV-Antwort ist ebenfalls maximal, wenn der gemischtvenöse P_{O_2} ($P_{\bar{v}}O_2$) normal ist und wird entweder durch einen hohen oder einen niedrigen $P_{\bar{v}}O_2$ vermindert (Abb. 4-13). Der Mechanismus der Inhibition der HPV bei hohen $P_{\bar{v}}O_2$-Werten beruht wahrscheinlich auf einer Rückwärtsdiffusion von Sauerstoff, was bewirkt, daß die Sauerstoffspannung entweder der Gefäße oder der interstitiellen oder der alveolären Räume oder von all diesen über die HPV-Schwelle gesteigert wird (69). Dies führt dazu, daß sich, wenn genug Sauerstoff zu einigen Rezeptoren in diesen kleinen arterio-kapillären alveolären Gebieten gelangen kann, die Gefäße nicht verengen. Der Mechanismus der Inhibition der HPV bei niedrigen $P_{\bar{v}}O_2$-Werten ist ein Ergebnis des niedrigen $P_{\bar{v}}O_2$, wodurch die alveoläre Sauerstoffspannung im normoxischen Kompartiment auf ein Niveau absinkt, das ausreicht, um HPV in der mutmaßlich «normoxischen» Lunge zu bewirken (70, 71). Die HPV in der «normoxischen» Lunge steht mit der HPV in der ursprünglich hypoxischen Lunge im Wettstreit und gleicht diese aus. Dies bewirkt, daß keine Umleitung des Blutflusses von der offensichtlich stärker hypoxischen Lunge mehr stattfindet. Abbildung 4-13 und 4-15 fassen diese Mechanismen zusammen.
7. Eine selektive Reduktion der F_iO_2 im normoxischen Kompartiment (von 1,0 auf 0,5 oder 0,3) führt zu einem Anstieg des normoxischen pulmonalen Gefäßtonus, wobei die Umleitung des Blutflusses von der hypoxischen zur normoxischen Lunge gemindert wird (67, 71).
8. Vasokonstriktorisch wirkende Medikamente (Dopamin, Epinephrin, Phenylephrin) scheinen die normoxischen Lungengefäße bevorzugt zu verengen, wobei der pulmonale Gefäßwiderstand der normoxischen Lunge unproportional ansteigt (48, 49, 59, 65). Der Anstieg des Gefäßwiderstandes in der normoxischen Lunge wird den Blutfluß der normoxischen Lunge mindern und den Blutfluß der atelektatischen Lunge steigern. Der HPV-inhibierende Effekt der vasokonstriktorisch wirkenden Medikamente weist eine ähnliche Wirkung auf wie der Abfall der F_iO_2 in der normoxischen Lunge (siehe die vorhergehende Diskussion).

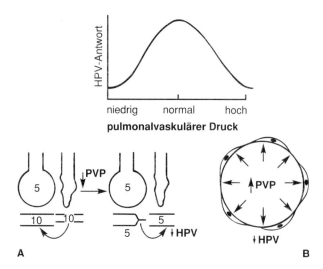

Abb. 4-12: Schematisches Diagramm der **Auswirkung von Veränderungen des pulmonalvaskulären Drucks (PVP) auf die regionale hypoxisch-pulmonale Vasokonstriktion (HPV) bei der Ein-Lungen-Ventilation.** Sowohl hohe wie niedrige pulmonalvaskuläre Druckwerte behindern die HPV-Antwort. – **A** = A zeigt einen Mittelwert für PVP von 10 mmHg und einen Mittelwert für den Alveolardruck der ventilierten Lunge von 5 mmHg. Da der Gefäßwiderstand in der nichtventilierten Lunge größer ist, wird der Blutfluß zur ventilierten Lunge umverteilt (HPV-Antwort). Fällt PVP auf 5 mmHg, kann sich in der ventilierten Lunge eine Zone 1 entwickeln (das heißt, Kollaps der Pulmonalgefäße durch Alveolardruck). Der Kollaps der Pulmonalgefäße erhöht den Gefäßwiderstand in der ventilierten Lunge und verteilt den Blutfluß in die nichtventilierte Lunge (Inhibierung der HPV-Antwort [↓ HPV]. – **B** = Bei erhöhtem pulmonalvaskulären Druck können sich die Pulmonalarterien, die nur mit einer geringen Muskulatur versehen sind, nicht so effektiv wie bei normalem PVP kontrahieren und die HPV-Antwort ist vermindert.

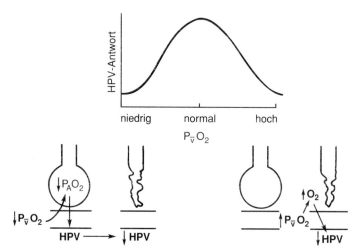

Abb. 4-13: Schematisches Diagramm der **Auswirkung von Veränderungen der gemischtvenösen Sauerstoffspannung ($P_{\bar{v}}O_2$) auf die regionale hypoxisch-pulmonale Vasokonstriktion (HPV) bei der Ein-Lungen-Ventilation.** Sowohl ein hoher wie ein niedriger $P_{\bar{v}}O_2$ inhibieren die HPV-Antwort. Ein niedriger $P_{\bar{v}}O_2$ vermindert den alveolären P_{O_2} ($P_A O_2$) in der ventilierten Lunge, wodurch die HPV in der ventilierten Lunge ausgeschaltet wird. Ein erhöhter $P_{\bar{v}}O_2$ läßt die Sauerstoffspannung in der nichtventilierten Lunge ansteigen (eventuell in Pulmonalarterien, Interstitium, Alveolarraum und/oder Venen), wodurch die HPV der nichtventilierten Lunge inhibiert wird.

9. Es wurde vermutet, daß Hypokapnie die regionale HPV direkt hemmt und Hyperkapnie die regionale HPV direkt steigert (66, 72). Unter den Bedingungen der Ein-Lungen-Beatmung kann Hypokapnie nur durch Hyperventilation der einen Lunge erzeugt werden. Diese Hyperventilation ruft einen gesteigerten Atemwegsdruck in der belüfteten Lunge hervor, der den pulmonalen Gefäßwiderstand der belüfteten Lunge steigern kann. Es ist möglich, daß dadurch der Blutfluß zurück in die hypoxische Lunge umgeleitet wird. Hyperkapnie unter Ein-Lungen-Beatmung scheint wie ein vasokonstriktorisch wirkendes Medikament durch selektiven Anstieg des pulmonalen Gefäßwiderstands zu wirken (was den Blutfluß zurück zur nichtventilierten Lunge umleiten würde). Hyperkapnie wird gewöhnlicherweise durch eine Hypoventilation der belüfteten Lunge verursacht. Dies steigert deutlich das Risiko, daß sich Gebiete mit niedrigem $\dot{V}/\dot{Q}$ und Atelektasen in der abhängigen Lunge entwickeln. Man sollte jedoch als theoretische Möglichkeit festhalten, daß, falls Hypoventilation der abhängigen Lunge mit einem verminderten Atemwegsdruck vergesellschaftet ist, der pulmonale Gefäßwiderstand dieser ventilierten Lunge herabgesetzt sein kann, was in Folge die HPV in der nichtventilierten Lunge fördern oder sogar steigern würde. Die Abbildungen 4-14 und 4-15 fassen diese Mechanismen zusammen.

10. Die Auswirkungen der Veränderungen des Atemwegsdruckes, bedingt durch Veränderungen des endexspiratorischen Druckes und des Atemzugvolumens, werden ausführlich in Kapitel 11 diskutiert. Kurz zusammengefaßt kann man sagen, daß die selektive Anwendung von PEEP auf die noch normoxische, belüftete Lunge selektiv den pulmonalen Gefäßwiderstand in der belüfteten Lunge steigert und Shuntblut zurück in die hypoxische, nichtventilierte Lunge fließt (d. h. Verminderung der HPV der nichtventilierten Lunge) (12, 73). Andererseits ist die High-frequency-Ventilation der beatmeten Lunge mit einem niedrigen Atemwegsdruck und einer Steigerung der HPV in der kollabierten Lunge vergesellschaftet (74).

Es gibt einige Hinweise, daß bestimmte Infektionen (die Atelektasen verursachen), besonders granulomatöse Infektionen und Pneumokokkeninfektionen, die HPV inhibieren können (75, 76).

4.4.2.2 Blutfluß zur abhängigen, belüfteten Lunge

Die abhängige Lunge weist gewöhnlich einen gesteigerten Blutfluß auf, der sowohl durch passive Effekte der Schwerkraft als auch durch aktive vasokonstriktorische Effekte der nichtabhängigen Lunge hervor-

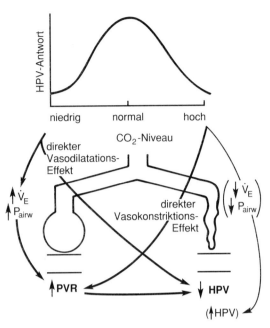

Abb. 4-14: Schematisches Diagramm der **Auswirkungen von Veränderungen von CO_2 und regionaler hypoxischpulmonaler Vasokonstriktion (HPV) bei der Ein-Lungen-Ventilation**. Sowohl Hypokapnie wie Hyperkapnie inhibieren die HPV-Antwort. Hypokapnie kann direkt pharmakologisch die hypoxische Lunge dilatieren. Daneben entsteht eine Hypokapnie durch erhöhtes Minutenvolumen ($\dot{V}_E$) und Atemwegsdruck (P_{airw}) in der ventilierten Lunge. Der erhöhte Atemwegsdruck in der ventilierten Lunge kann selektiv den pulmonalvaskulären Widerstand (PVR) in der ventilierten Lunge erhöhen, wodurch die HPV der nichtventilierten Lunge inhibiert wird. Hyperkapnie kann direkt eine Vasokonstriktion der ventilierten Lunge herbeiführen, wodurch der pulmonalvaskuläre Widerstand der ventilierten Lunge erhöht wird, was die HPV der nichtventilierten Lunge inhibiert. Daneben kann eine Hyperkapnie eventuell durch Verminderung des Minutenvolumens erzielt werden, was den Atemwegsdruck in der ventilierten Lunge vermindern würde, was seinerseits den pulmonalvaskulären Widerstand der ventilierten Lunge vermindern würde mit Verstärkung des pulmonalvaskulären Widerstands in der nichtventilierten Lunge. Dieser letztere behindernde Mechanismus der HPV der nichtventilierten Lunge ist auf der rechten Seite angegeben.

gerufen wird (Abb. 4-8, unterer Teil). Die abhängige Lunge kann jedoch ebenfalls ein hypoxisches Kompartiment aufweisen (Gebiete mit niedrigen Ventilations-Perfusions-Verhältnis und Atelektasen), das bereits präoperativ bestanden hat oder sich intraoperativ entwickelte. Das hypoxische Kompartiment der abhängigen Lunge kann sich intraoperativ aus mehreren Gründen bilden:

1. In Seitenlage weist die ventilierte abhängige Lunge normalerweise ein reduziertes Lungenvolumen auf, bedingt durch die miteinander in Beziehung stehenden Faktoren der Anästhesieeinleitung und

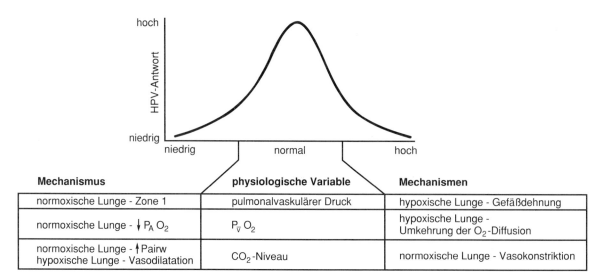

Abb. 4-15: Zusammenfassung der **Mechanismen von Veränderungen der HPV-Antwort bei der Ein-Lungen-Ventilation** in Abbildung 4-12, 4-13 und 4-14, verursacht durch Veränderungen von physiologischen Variablen des pulmonalvaskulären Drucks, $P_{\bar{v}}O_2$ und CO_2.

der umfassenden (und vielleicht ausgeprägten) Kompression durch das Mediastinum von oben, durch den Druck der Abdominalorgane von kaudal gegen das Zwerchfell sowie durch Lagerungseffekte (Rollen, Kissen, Schulterpolster), die von unten und von der Axilla her Druck ausüben (Abb. 4-6) (3, 7, 10, 77).
2. Absorptionsatelektasen können auch in Regionen der abhängigen Lunge auftreten, die ein niedriges Ventilations-Perfusions-Verhältnis aufweisen, wenn sie hohen inspiratorischen Sauerstoffkonzentrationen ausgesetzt werden (78, 79).
3. Schwierigkeiten in der Elimination von Sekreten können ebenfalls die Entwicklung von schlecht ventilierten und atelektatischen Gebieten in der abhängigen Lunge verursachen. Schließlich kann die Aufrechterhaltung der Seitenlage über eine lange Zeit eine Flüssigkeitstranssudation in die abhängige Lunge (die sich unterhalb des Niveaus des linken Vorhofs befinden kann), eine weitere Abnahme des Lungenvolumens und ein vermehrtes Airway-closure in der abhängigen Lunge bewirken (80).

Eine Minderung des Lungenvolumens und eine Mehrung von Airway-closure in der abhängigen Lunge wird Gebiete mit niedrigem Ventilations-Perfusions-Verhältnis oder Atelektasen entstehen lassen (siehe Kapitel 3) (78).

Die Entwicklung von Gebieten mit niedrigem Ventilations-Perfusions-Verhältnis und/oder Atelektasen in der abhängigen Lunge führt dazu, daß der Gefäßwiderstand in der abhängigen Lunge ansteigt (77, 81) (bedingt durch die HPV der abhängigen Lunge) (29). Dabei wird der Blutfluß der abhängigen Lunge vermindert und der der nichtabhängigen gesteigert (82). Der pulmonale Gefäßwiderstand im ventilierten Kompartiment der Lunge bestimmt die Fähigkeit dieser belüfteten und vermutlich normoxischen Lunge, umverteiltes Blut aus der hypoxischen Lunge aufzunehmen. Klinische Bedingungen, die, unabhängig von einer spezifischen Lungenerkrankung, dennoch den pulmonalen Gefäßwiderstand in einer dosisabhängigen Weise steigern, sind das Abfallen der inspiratorischen Sauerstoffspannung in der abhängigen Lunge (von 1,0 auf 0,5 bis 0,3) (67, 71, 82) und der Abfall der Temperatur (von 40 auf 30 °C) (83).

Überblickt man die gerade angeführten Faktoren, die den Gefäßwiderstand der abhängigen und nichtabhängigen Lunge beeinflussen, ist es offensichtlich, daß die Art und Weise der Ventilation der abhängigen Lunge eine extrem wichtige Stellgröße der Verteilung des Blutflusses während Ein-Lungen-Ventilation darstellt (siehe die Kapitel 11 und 12). Wenn z. B. die abhängige Lunge hyperventiliert wird, dann kann die resultierende Hypokapnie die HPV hemmen. Bringt die Ventilationsmethode einen exzessiv hohen Atemwegsdruck mit sich, bedingt entweder durch hohe PEEP-Niveaus oder durch sehr große Tidalvolumina, können die ungünstigen Effekte des gesteigerten Atemwegdrucks in der abhängigen Lunge, nämlich der Anstieg des pulmonalen Gefäßwiderstands (der den Blutfluß der nichtabhängigen Lunge steigern würde), die günstigen Effekte des Eröffnens von atelektatischen Gebieten und Gebieten mit niedrigen $\dot{V}/\dot{Q}$-Verhältnissen in der abhängigen Lunge aufwiegen. Letztlich ist es möglich, daß eine hohe inspiratorische Sauerstoffkonzentration in der abhängigen Lunge eine Vasodilatation bewirkt, die die HPV der nichtabhängigen steigern kann. Durch eine hohe inspiratorische Sauerstoffkonzentration werden jedoch Absorptionsatelektasen in Gebieten mit niedrigen V̇/Q̇-Verhältnissen in der abhängigen Lunge begünstigt (78, 79, 82).

4.4.2.3 Verschiedene Ursachen einer Hypoxämie während Ein-Lungen-Beatmung

Weitere Faktoren können während Ein-Lungen-Beatmung zu Hypoxämie führen (siehe Kapitel 3). Hypoxämie, bedingt durch mechanisches Versagen des O_2-Vorratssystems oder des Narkoseapparates, ist ein bekanntes Risiko bei jeder Anästhesie (84–87). Ausgeprägte Hypoventilation der abhängigen Lunge kann eine wichtige Ursache einer Hypoxämie sein. Die Verlegung der Luftwege der abhängigen Lunge durch Sekretionen und eine Fehllage des endotrachealen Doppellumentubus sind bekannte Ursachen eines gesteigerten $P(A-a)O_2$ und einer Hypoxämie. Die Resorption des verbliebenen Sauerstoffs aus der abgeklemmten, nichtventilierten Lunge ist zeitabhängig und kann zu einem allmählichen Anstieg des Shunts und zu einem Abfall des P_aO_2 nach Beginn der Ein-Lungen-Beatmung beitragen (81). Wenn alle anderen anästhesiologischen und chirurgischen Faktoren konstant sind, ist alles, was den gemischt-venösen Sauerstoffpartialdruck mindert ($P_{\bar{v}}O_2$) (Minderung des Herzzeitvolumens, Anstieg des Sauerstoffverbrauchs [exzessive Stimulation des sympathischen Nervensystems, Hyperthermie, Muskelzittern]) in der Lage, einen Anstieg des $P(A-a)O_2$ zu bewirken (88, 89).

Literatur

1. Tarhan, S., Moffitt, E. A.: Principles of thoracic anesthesia. Surg. Clin. North. Am. 53: 813–826, 1973.
2. Wulff, K. E., Aulin, I.: The regional lung function in the lateral decubitus position during anesthesia and operation. Acta Anesthesiol. Scand. 16: 195–205, 1972.
3. Rehder, K., Wenthe, F. M., Sessler, A. D.: Function of each lung during mechanical ventilation with ZEEP and with PEEP in man anesthetized with thiopental-meperidine. Anesthesiology 39: 597–606, 1973.
4. Svanberg, L.: Influence of posture on lung volumes, ventilation and circulation in normals. Scand. J. Clin. Lab. Invest. (Suppl. 25) 9: 1–95, 1957.
5. Rehder, K., Sessler, A. D.: Function of each lung in spontaneously breathing man anesthetized with thiopental-meperidine. Anesthesiology 38: 320–327, 1973.
6. Potgieter, S. V.: Atelectasis: Its evolution during upper urinary tract surgery. Br. J. Anaesth. 31: 472–483, 1959.
7. Rehder, K., Hatch, D. J., Sessler, A. D., Fowler, W. S.: The function of each lung of anesthetized and paralyzed man during mechanical ventilation. Anesthesiology 37: 16–26, 1972.
8. Werner, O., Malmkvist, G., Beckman, A., Stahle, S., Nordstrom, L.: Gas exchange and haemodynamics during thoracotomy. Br. J. Anaesth. 56: 1343–1349, 1984.
9. Nunn, J. F.: The distribution of inspired gas during thoracic surgery. Ann. R. Coll. Surg. Engl. 28: 223–237, 1961.
10. Froese, A. B., Bryan, C. A.: Effects of anesthesia and paralysis on diaphragmatic mechanics in man. Anesthesiology 41: 242–255, 1974.
11. Brown, D. R., Kafer, E. R., Roberson, V. O. et al.: Improved oxygenation during thoracotomy with selective PEEP to the dependent lung. Anesth. Analg. 56: 26–31, 1977.
12. Benumof, J. L., Rogers, S. N., Moyce, P. R., Berryhill, R. E., Wahrenbrock, E. A.: Hypoxic pulmonary vasoconstriction and regional and whole-lung PEEP in the dog. Anesthesiology 51: 503–507, 1979.
13. Tarhan, S., Lundborg, R. O.: Carlens endobronchial catheter versus regular endotracheal tube during thoracic surgery: A comparison of blood gas tensions and pulmonary shunting. Can. Anaesth. Soc. J. 18: 594–599, 1971.
14. Piper, P., Vane, J.: The release of prostaglandins form lung and other tissues. Ann. N.Y. Acad. Sci. 180: 363–385, 1971.
15. Anderson, H. W., Benumof, J. L.: Intrapulmonary shunting during one-lung ventilation and surgical manipulation. Anesthesiology 55: A377, 1981.
16. Casthely, P. A., Lear, F., Cottrell, J. E., Lear, E.: Intrapulmonary shunting during induced hypotension. Anesth. Analg. 61: 231–235, 1982.
17. Benumof, J. L.: Hypoxic pulmonary vasoconstriction and sodium nitroprusside infusion. Anesthesiology 50: 481–483, 1979.
18. Kerr, J. H., Smith, A. C., Prys-Roberts, C., Meloche, R., Foex, P.: Observations during endobronchial anesthesia II. Oxygenation. Br. J. Anaesth. 46: 84–92, 1974.
19. Benumof, J. L.: Mechanism of decreased blood flow to atelectatic lung. J. Appl. Physiol. 46: 1047–1048, 1978.
20. Bjertnaes, L. J., Mundal, R., Hauge, A., Nicolaysen, A.: Vascular resistance in atelectatic lungs: Effect of inhalation anesthetics. Acta Anaesth. Scand. 24: 109–118, 1980.
21. Marshall, B. E., Marshall, C.: Continuity of response to hypoxic pulmonary vasoconstriction. J. Appl. Physiol. 59: 189–196, 1980.
22. Rogers, S. N., Benumof, J. L.: Halothane and isoflurane do not impair arterial oxygenation during one-lung ven-

23. Torda, T. A., McCulloch, C. H., O'Brien, H. D., Wright, J. S., Horton, D. A.: Pulmonary venous admixture during onelung anesthesia. The effect of inhaled oxygen tension and respiration rate. Anaesthesia 29: 272–279, 1974.
24. Khanom, T., Branthwaite, M. A.: Arterial oxygenation during one-lung anesthesia (1): A study in man. Anaesthesia 28: 132–138, 1973.
25. Flacke, J. W., Thompson, D. S., Read, R. C.: Influence of tidal volume and pulmonary artery occlusion on arterial oxygenation during endobronchial anesthesia. South. Med. J. 69: 619–626, 1976.
26. Tarhan, S., Lundborg, R. O.: Blood gas and pH studies during use of Carlens catheter. Can. Anaesth. Soc. J. 15: 458–467, 1968.
27. Tarhan, S., Lundborg, R. O.: Effects of increased expiratory pressure on blood gas tensions and pulmonary shunting during thoracotomy with use of the Carlens Catheter. Can. Anaesth. Soc. J. 17: 4–11, 1970.
28. Fiser, W. P., Friday, C. D., Read, R. C.: Changes in arterial oxygenation and pulmonary shunt during thoracotomy with endobronchial anesthesia. J. Thorac. Cardiovasc. Surg. 83: 523–531, 1982.
29. Frefaut, C. H., Engel, L. A.: Vertical distribution of perfusion and inspired gas in supine man. Resp. Physiol. 43: 209–219, 1981.
30. Kuriyama, T., Wagner, W. W., Jr.: Collateral ventilation may protect against high-altitude pulmonary hypertension. J. Appl. Physiol. 51: 1251, 1981.
31. Pirlo, A. F., Benumof, J. L., Trousdale, F. R.: Atelectatic lung lobe blood flow: Open vs. closed chest, positive-pressure vs. spontaneous ventilation. J. Appl. Physiol. 30: 1022–1026, 1981.
32. Glasser, S. A., Domino, K. B., Lindgren, L. et al.: Pulmonary pressure and flow during atelectasis. Anesthesiology 57: A504, 1982.
33. Carlsson, A. J., Bindslev, L., Santesson, J. et al.: Hypoxic pulmonary vasoconstriction in the human lung: The effect of prolonged unilateral hypoxic challenge during anesthesia. Acta. Anaesth. Scand. 29: 346–351, 1985.
34. Hill, N. S., Antman, E. M., Green, L. H., Alpert, J. S.: Intravenous nitroglycerin. A review of pharmacology, indications, therapeutic effects and indications. Chest. 79: 69–76, 1981.
35. Colley, P. S., Cheney, F. W., Hlastala, M. P.: Pulmonary gas exchange effects of nitroglycerin in canine edematous lungs. Anesthesiology 55: 114–119, 1981.
36. Chick, T. W., Kochukoshy, K. N., Matsumoto, S., Leach, J. K.: The effect of nitroglycerin on gas exchange, hemodynamics and oxygen transport in patients with chronic obstructive pulmonary disease. Am. J. Med. Sci. 276: 105–111, 1978.
37. Kadowitz, P. J., Nandiwada, P., Grueter, C. A., Ignarro, L. J., Hyman, A. L.: Pulmonary vasodilator responses to nitroprusside and nitroglycerin in the dog. J. Clin. Invest. 67: 893–902, 1981.
38. Anjou-Lindskog, E., Broman, L., Holmgren, A.: Effects of nitroglycerin on central hemodynamics and $\dot{V}_A/\dot{Q}$ distribution early after coronary bypass surgery. Acta. Anesth. Scand. 26: 489–497, 1982.
39. Kochukoshy, K. N., Chick, T. W., Jenne, J. W.: The effect of nitroglycerin in gas exchange on chronic obstructive pulmonary disease. Am. Rev. Resp. Dis. 111: 177–183, 1975.
40. Holmgren, A., Anjou, E., Broman, L., Lundberg, S.: Influence of nitroglycerin on central hemodynamics and $\dot{V}_A/\dot{Q}$ of the lungs in the postoperative period after coronary bypass surgery. Acta. Med. Scand. 8362: 135–142, 1982.
41. Parsons, G. H., Leventhal, J. P., Hansen, M. M., Goldstein, J. D.: Effect of sodium nitroprusside on hypoxic pulmonary vasoconstriction in the dog. J. Appl. Physiol. 51: 288–292, 1981.
42. Sivak, E. D., Gray, B. A., McCurdy, T. H., Phillips, A. K.: Pulmonary vascular response to nitroprusside in dogs. Circ. Res. 45: 360–365, 1979.
43. Hill, A. B., Sykes, M. K., Reyes, A.: Hypoxic pulmonary vasoconstrictor response in dogs during and after sodium nitroprusside infusion. Anesthesiology 50: 484–488, 1979.
44. Colley, P. S., Cheney, F. W., Hlastala, M. P.: Ventilation-perfusion and gas exchange effects of nitroprusside in dogs with normal and edematous lungs. Anesthesiology 30: 489–495, 1979.
45. Colley, P. S., Cheney, F. W.: Sodium nitroprusside increases $\dot{Q}_s/\dot{Q}_t$ in dogs with regional atelectasis. Anesthesiology 47: 338–341, 1977.
46. Wildsmith, J. A. W., Drummond, G. B., Macrae, W. R.: Blood gas changes during induced hypotension with sodium nitroprusside. Br. J. Anaesth. 47: 1205–1211, 1975.
47. Veltzer, J. L., Doto, J. O., Jacoby, J.: Depressed arterial oxygenation during sodium nitroprusside administration for intraoperative hypertension. Anesth. Analg. 55: 880–881, 1976.
48. McFarlane, P. A., Mortimer, A. J., Ryder, W. A., Madgwick, R. J., Gardaz, J. P., Harrison, B. J., Sykes, M. K.: Effects of dopamine and dobutamine on the distribution of pulmonary blood flow during lobar ventilation hypoxian and lobar collapse in dogs. Europ. J. Clin. Invest. 15: 53–59, 1985.
49. Furman, W. R., Summer, W. R., Kennedy, P. P., Silvester, J. T.: Comparison of the effects of dobutamine, dopamine and isoproterenol on hypoxic pulmonary vasoconstriction in the pig. Crit. Care. Med. 10: 371–374, 1982.
50. Bishop, M. J., Cheney, F. W.: Minoxidil and nifedipine inhibit hypoxic pulmonary vasoconstriction. J. Cardiovasc. Pharmacol. 5: 184–189, 1983.
51. Tucker, A., McMurtry, I. F., Grover, R. F. et al.: Attenuation of hypoxic pulmonary vasoconstriction by verapamil in intact dogs. Proc. Soc. Exp. Biol. Med. 151: 611–614, 1976.
52. Simonneau, J., Escourrou, P., Duroux, P., Lockhart, A.: Inhibition of hypoxic pulmonary vasoconstriction by nifedipine. N. Engl. J. Med. 304: 1582–1585, 1981.
53. Redding, G. J., Tuck, R., Escourrou, P.: Nifedipine attenuates hypoxic pulmonary vasoconstriction in awake piglets. Am. Rev. Respir. Dis. 129: 785–789, 1984.
54. McMurtry, I. F., Davidson, A. B., Reeves, T. J., Grover, R. F.: Inhibition of hypoxic pulmonary vasoconstriction by calcium antagonists in isolated rat lungs. Circ. Res. 38: 99–104, 1976.
55. Brown, S. E., Linden, G. S., King, R. R., Blair, G. P., Stansbury, D. W., Light, R. W.: Effect of verapamil on pulmonary haemodynamics during hypoxaemia at rest, and during exercise in patients with chronic obstructive pulmonary disease. Thorax. 38: 840–844, 1983.
56. Ward, C. F., Benumof, J. L., Wahrenbrock, E. A.: Inhibition of hypoxic pulmonary vasoconstriction by vasoac-

tive drugs. Abstracts of Scientific Papers, 1976 Annual Meeting, American Society of Anesthesiology, 1976, pp. 333–334.
57. Johansen, I., Benumof, J. L.: Reduction of hypoxia-induced pulmonary artery hypertension by vasodilator drugs. Am. Rev. Respir. Dis. 199: 375, 1979.
58. Conover, W. B., Benumof, J. L., Key, T. C.: Ritodrine inhibition of hypoxic pulmonary vasoconstriction. Am. J. Ob. Gyn. 146: 652–656, 1983.
59. Marin, J. L. B., Orchard, C., Chakrabarti, M. K., Sykes, M. K.: Depression of hypoxic pulmonary vasoconstriction in the dog by dopamine and isoprenaline. Br. J. Anesth. 51: 303–312, 1979.
60. Reyes, A., Sykes, M. K., Chakrabarti, M. K., Carruthers, B., Petrie, A.: Effect of orciprenaline on hypoxic pulmonary vasoconstriction in dogs. Respiration 38: 185–193, 1979.
61. Reyes, A., Sykes, M. K., Charkrabarti, M. K., Tait, A., Petrie, A.: The effect of salbutamol on hypoxic pulmonary vasoconstriction in dogs. Bull. Europ. Physiopath. Resp. 14: 741–753, 1978.
62. Rubin, L. J., Lazar, J. D.: Nonadrenergic effects of isoproterenol in dogs with hypoxic pulmonary vasoconstriction: Possible role of prostaglandins. J. Clin. Invest. 71: 1366–1374, 1983.
63. Benumof, J. L., Trousdale, F. R.: Aminophylline does not inhibit canine hypoxic pulmonary vasoconstriction. Am. Rev. Respir. Dis. 126: 1017–1019, 1982.
64. Bishop, M. J., Kennard, S., Artman, L. D., Cheney, F. W.: Hydralazine does not inhibit canine hypoxic pulmonary vasoconstriction. Am. Rev. Resp. Dis. 128: 998–1001, 1983.
65. Gardaz, J. P., McFarlane, P. A., Madgwick, R. G., Ryder, W. A., Sykes, M. K.: Effect of dopamine, increased cardiac output and increased pulmonary artery pressure on hypoxic pulmonary vasoconstriction. Br. J. Anaesth. 55: 238–239, 1983.
66. Benumof, J. L., Wahrenbrock, E. A.: Blunted hypoxic pulmonary vasoconstriction by increased lung vascular pressures. J. Appl. Physiol. 38: 846–850, 1975.
67. Scanlon, T. S., Benumof, J. L., Wahrenbrock, E. A., Nelson, W. L.: Hypoxic pulmonary vasoconstriction and the ratio of hypoxic lung to perfused normoxic lung. Anesthesiology 49: 177–181, 1978.
68. Colley, P. S., Cheney, F. W., Butler, J.: Mechanism of change in pulmonary shunt flow with hermorrhage. J. Appl. Physiol. 42: 196–201, 1977.
69. Domino, K. B., Glasser, S. A., Wetstein, L. et al.: Influence of $P_{\bar{v}}O_2$ on blood flow to atelectatic lung. Anesthesiology 57: 471, 1982.
70. Benumof, J. L., Pirlo, A. F., Trousdale, F. R.: Inhibition of hypoxic pulmonary vasoconstriction by decreased $P_{\bar{v}}O_2$: A new indirect mechanism. J. Appl. Physiol. 51: 871–874, 1981.
71. Pease, R. D., Benumof, J. L.: P_AO_2 und $P_{\bar{v}}O_2$ interaction on hypoxic pulmonary vasoconstriction. J. Appl. Physiol. 53: 134–139, 1982.
72. Benumof, J. L., Mathers, J. M., Wahrenbrock, E. A.: Cyclic hypoxic pulmonary vasoconstriction induced by concomitant carbon dioxide changes. J. Appl. Physiol. 41: 466–469, 1976.
73. Benumof, J. L.: One-lung ventilation and hypoxic pulmonary vasoconstriction: Implications for anesthetic management. Anesth. Analg. 64: 821–833, 1985.
74. Hall, S. M., Chapleau, M., Cairo, J. et al.: Effect of high-frequency positive-pressure ventilation on halothane ablation of hypoxic pulmonary vasoconstriction. Crit. Care. Med. 13: 641–645, 1985.
75. Irwin, R. S., Martinez-Gonzalez-Rio, H., Thomas, H. M. III, Fritts, H. W., Jr.: The effect of granulomatous pulmonary disease in dogs on the response of the pulmonary circulation to hypoxia. J. Clin. Invest. 60: 1258–1265, 1977.
76. Light, R. B., Mink, S. N., Wood, L. D. H.: Pathophysiology of gas exchange and pulmonary perfusion in pneumococcal lobar pneumonia in dogs. J. Appl. Physiol. 50: 524–530, 1981.
77. Craig, J. O. C., Bromley, L. L., Williams, R.: Thoracotomy and contralateral lung. A study of the changes occurring in the dependent and contralateral lung during and after thoracotomy in the lateral decubitus position. Thorax. 17: 9–15, 1962.
78. Benumof, J. L.: Respiratory physiology and respiratory function during anesthesia. In: Miller, R. (ed.): Anesthesia. New York, Churchill-Livingstone, 1986, chapter 32, pp. 1115–1162.
79. Dantzker, D. R., Wagner, P. D., West, J. B.: Instability of lung units with low $\dot{V}/\dot{Q}$ ratios during O_2 breathing. J. Appl. Physiol. 38: 886–895, 1975.
80. Ray, J. F. III, Yost, L., Moallem, S., Sanodos, G. M., Villamena, P., Paredes, R. M., Clauss, R. H.: Immobility, hypoxemia and pulmonary arteriovenous shunting. Arch. Surg. 109: 537–541, 1974.
81. Kerr, J. H.: Physiological aspects of one lung (endobronchial) anesthesia. Int. Anesth. Clin. 10: 61–78, 1972.
82. Johansen, I., Benumof, J. L.: Flow distribution in abnormal lung as a function of F_iO_2 (Abstr.). Anesthesiology 51: 369, 1979.
83. Benumof, J. L., Wahrenbrock, E. A.: Dependency of hypoxic pulmonary vasoconstriction on temperature. J. Appl. Physiol. 72: 56–58, 1977.
84. Benumof, J. L.: Monitoring respiratory function during anesthesia. In: Saidman, L. J., Smith, N. T. (eds.): Monitoring in Anesthesia. New York, John Wiley and Sons, 1984.
85. Mazze, R. I.: Therapeutic misadventures of oxygen delivery systems: The need for continuous in-line oxygen monitors. Anesth. Analg. 51: 787–792, 1972.
86. Ward, C. S.: The prevention of accidents associated with anesthetic apparatus. Br. J. Anaesth. 40: 692–701, 1968.
87. Epstein, R. M., Rackow, H., Lee, A. S. J. et al.: Prevention of accidental breathing of anoxic gas mixture during anesthesia. Anesthesiology 23: 1–4, 1962.
88. Kelman, G. F., Nunn, J. F., Prys-Roberts, C. et al.: The influence of the cardiac output on arterial oxygenation: A theoretical study. Br. J. Anaesth. 39: 450–458, 1967.
89. Prys-Roberts, C.: The metabolic regulation of circulatory transport. In: Scurr, C., Feldman, S. (eds.): Scientific Foundations of Anesthesia. Chicago, Yearbook Medical Publishers, 1982.

II. Präoperative Überlegungen

5 Präoperative Bewertung der kardiopulmonalen Situation

5.1 Einleitung

Die überwiegende Mehrheit der intrathorakalen Eingriffe außerhalb der Herzchirurgie und ohne kardiopulmonalen Bypass sind resezierende oder rekonstruierende Eingriffe bei malignen und anderen Tumoren der Lunge und des Bronchialsystems (einschließlich infektiöser Prozesse wie Tuberkulose, Pilzerkrankungen, Bronchiektasen, Lungenabszeß und Empyem, sowie Anomalien wie arteriovenöse Fehlbildungen und Lungensequestration), bei Mediastinalverbreiterungen (einschließlich thorakalem Aortenaneurysma) und bei Ösophagusveränderungen. Daher ist dieses Kapitel in diese drei Grundkategorien der präoperativen Einschätzung unterteilt: Lunge und Bronchialsystem, Mediastinum und Ösophagus. Weil jedoch das bronchogene Karzinom der Lunge bei weitem die häufigste Indikation darstellt (siehe Literaturangabe 6 in Kapitel 1), wird hierauf in diesem Kapitel besonderer Wert gelegt.

5.2 Lungen- und Bronchialtumoren

Abbildung 5-1 zeigt eine Übersicht zum Vorgehen bei Patienten mit Lungen- und/oder Bronchialtumoren. Dieser Plan beinhaltet drei *Grundfragen:*
1. Liegt eine maligne Lungenerkrankung vor und falls ja, welcher Zelltyp?
2. Hat sich der Tumor ausgebreitet? (Ist der Tumor basierend auf der T-, N-, M-Einteilung resezierbar?)
3. Wird der Patient den geplanten Eingriff tolerieren? (Ist der Lungentumor, basierend auf der physiologischen Einschätzung des Patienten, operabel?)

Im folgenden Text werden diese drei Schritte diskutiert, wobei jeder Schritt seinen eigenen logischen Aufbau hat.

5.2.1 Anamnese (1-4)

Aus der Anamnese ergibt sich oft der Verdacht auf eine maligne Lungenerkrankung. Der Patient mit malignem Lungentumor (Karzinome mit 90%, Adenome mit 8–10% und benigne Tumoren mit 1% aller Lungentumoren) ist vom Alter her zumeist in der sechsten oder siebten Lebensdekade, weist in der Anamnese starkes Zigarettenrauchen und kürzlich aufgetretenen Gewichtsverlust auf und wohnt in städtischen Gebieten. Eine kleine Prozentzahl von Lungenkarzinomen tritt bei Nichtrauchern auf (< 10%). Lungenkarzinome haben bei Arbeitern in einigen chemischen Industriezweigen (Asbest, Arsen, Chromate und Nickel) eine höhere Inzidenz als bei der Normalbevölkerung. Uran-Minen-Arbeiter haben ein stark erhöhtes Risiko zur Entwicklung eines Lungenkarzinoms, speziell, wenn sie rauchen. Es sind alle Altersgruppen betroffen, jedoch ist diese Erkrankung bei Personen unter 30 Jahren selten. 5% der Patienten sind asymptomatisch und in dieser Gruppe wird der Tumor nur bei einer Routineröntgenaufnahme des Thorax entdeckt. Die überwiegende Mehrzahl der Patienten jedoch hat ein oder mehrere Symptome. Diese können in bronchopulmonale, extrapulmonale intrathorakale, extrathorakale metastasenbedingte, extrathorakale ohne Metastasen- und unspezifische Symptome unterteilt werden (Tab. 5-1) (1-4). Im Mittel bestehen diese Symptome 6–7 Monate, bevor der Patient medizinischen Rat sucht. Da der früheste Röntgenthoraxbefund häufig den ersten Symptomen um einige Monate vorangeht, ist das Lungenkarzinom zum Zeitpunkt der klinischen Behandlung mindestens 1 Jahr – vielleicht sogar 2–5 Jahre – alt.

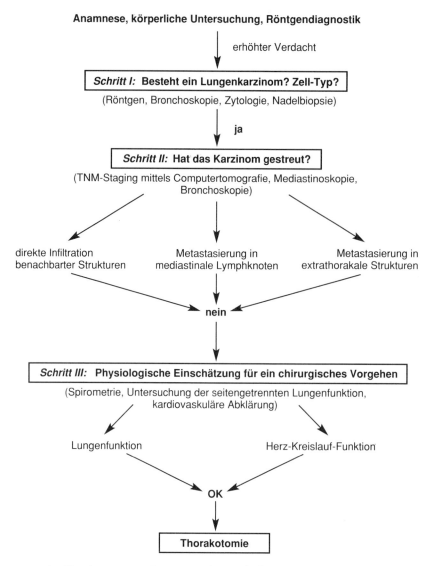

Abb. 5-1: Die präoperative Einschätzung von Lungen- und Bronchialtumoren besteht aus drei Grundschritten: *Schritt I* besteht aus der Feststellung, ob ein Lungenkarzinom vorliegt und, wenn ja, welcher Zelltyp. – *Schritt II* besteht aus der Feststellung, ob das Karzinom sich lokal ausgebreitet hat. – *Schritt III* besteht in der physiologischen Einschätzung des Patienten für den geplanten Eingriff.

5.2.1.1 Bronchopulmonale Symptome

Bronchopulmonale Symptome sind zurückzuführen auf bronchiale Irritationen, Ulzeration, Obstruktion, Infektion distal der Obstruktion oder eine Kombination daraus.

Husten

Bei einer großen Studie an Patienten mit Lungenkarzinom lag bei 75% Husten als eines der Hauptsymptome vor, bei 40% der Patienten stark ausgeprägt. Jedoch ist Husten vielleicht die häufigste Manifestation einer allgemeinen respiratorischen Erkrankung. Unter Zigarettenrauchern ist er so häufig, daß viele von ihnen morgendliches Husten als «normal» erachten. Der übliche Stimulus für den Husten ist die Bildung von Sputum im Respirationstrakt und das Husten dient dem Freihalten der Atemwege.

Sputum

Der normale Erwachsene produziert etwa 100 ml Schleim pro Tag im Respirationstrakt. Wird Schleim im Überschuß gebildet, kann er akkumulieren, die Schleimhaut stimulieren und als Sputum ausgehustet werden. Bei Patienten mit bronchogenem Karzinom kann das Sputum als Antwort auf physikalische, chemische oder infektiöse Beeinflussung der Atemwegsschleimhaut gebildet werden.

Muköser Schleim ist klar oder weiß, schwarzes Sputum ist auf Zigarettenrückstände oder atmosphärischen Rauch zurückzuführen. Purulentes Sputum enthält Eiter mit Schleim gemischt und ist gewöhnlich gelb; wurde es jedoch verhalten, kann es grün sein (in Abhängigkeit der Wirkung der Verdoperoxidase aus neutrophilen Leukozyten). Kann innerhalb weniger Tage durch antibiotische Therapie die Qualität und Quantität des Sputums nicht geändert werden, besteht der Verdacht auf ein Neoplasma. Blutig tingiertes Sputum (von der kleinen Blutung bis zur massiven Hämoptyse) muß immer zur Suche nach einem Karzinom veranlassen. Die Hämoptyse, meist in Form einer episodischen Blutbeimischung im Sputum, liegt bei 57% der Patienten mit bronchogenem Karzinom vor und ist bei den meisten das erste Symptom.

Thoraxschmerz

Der Thoraxschmerz liegt bei 40% der Patienten mit bisher unbekanntem Karzinom vor. Gewöhnlich ist es ein leichter, konstanter, dumpfer Schmerz auf der Seite des Tumors. Eine weitere wichtige Form des Thoraxschmerzes bei Lungenkarzinom ist der Pleuraschmerz. Er ist abhängig von der direkten Tumorausbreitung und verschlimmert sich in Abhängigkeit von der Atmung und vom Husten und kann gewöhnlich vom Patienten genau lokalisiert werden.

Dyspnoe

Sowohl Patienten mit chronischer Lungenerkrankung, als auch mit Lungenkarzinom (30%), klagen häufig über Dyspnoe. Bei chronischen Erkrankungen findet man es sehr häufig, daß der Patient über Dyspnoe erst dann zu klagen beginnt, wenn seine respiratorische Reserve schon ernsthaft eingeschränkt ist,

Tabelle 5-1: Symptomhäufigkeit bei Bronchialkarzinomen (1–4).

Symptom			Häufigkeit (%)
Asymptomatisch			5
Bronchopulmonale Symptome		Husten	75
		Hämoptysis	57
		Schmerzen im Brustkorb	40
		Dyspnoe	30
		Giemen	10
Extrapulmonale intrathorakale Symptome		Heiserkeit	5
		V.-cava-superior-Syndrom	4
		Schmerzen in der Brustwand	5
		Schmerzen in den Arm ausstrahlend	5
		Horner-Syndrom	5
		Dysphagie	1
		Pleuraerguß	10
Extrathorakale Manifestation von Metastasen	(siehe Text)	Gehirn, Skelett, Leber, Nebennieren, Gastrointestinaltrakt, Nieren, Pankreas	3–6
Extrathorakale, nicht durch Metastasen bedingte Symptome	(siehe Text)	endokrin, neuromuskulär, Skelett, dermatologisch, hämatologisch	2
Nichtspezifische Symptome	(siehe Text)	Gewichtsverlust, Schwäche, Anorexie, Lethargie, Unwohlsein, Fieber	10–22

während bei Patienten mit Lungenkarzinom die Dyspnoe eher abrupt und mit geringerer objektivfunktioneller Verschlechterung auftritt.

Giemen

Dies wird bei 10% der Patienten beschrieben und ist häufig auf einer Seite lokalisiert. Es ist abhängig von der Atemwegsobstruktion und kann bei Lokalisation in der Trachea zu schwerer Dyspnoe und Stridor führen.

5.2.1.2 Extrapulmonale intrathorakale Symptome

Andere Symptome treten bei Tumorwachstum über die Organgrenzen der Lunge hinaus auf. Diese Symptome entstehen durch Beteiligung der Pleura, der Brustwand, des Zwerchfells, mediastinaler Strukturen und benachbarter Nerven. Etwa 15% der Patienten mit Lungenkarzinom zeigen diese Art von extrapulmonalen intrathorakalen Symptomen.

Ein Pleuraerguß ist entweder die Folge einer Pleurametastasierung (blutig tingiert) oder einer Behinderung der Lymphdrainage (klar). Brustwandschmerz entsteht durch direkte Beteiligung der Brustwand am Tumor. Eine Dysphagie ist auf eine partielle Obstruktion des Ösophagus durch paraösophageale Lymphknoten zurückzuführen. Ein Venacava-superior-Syndrom ist die Folge einer Obstruktion der Vena cava superior durch eine paratracheale Lymphadenopathie. Schmerz, der entlang den Armen ausstrahlt, entsteht durch Tumoren, die die Äste des brachialen Plexus im oberen Sulkus beeinträchtigen. Bei Patienten mit Armschmerzen tritt häufig gleichzeitig ein Horner-Syndrom auf. Heiserkeit entsteht durch Paralyse des Stimmbandes als Folge einer Auswirkung auf den linken Nervus recurrens (im linken Hilusbereich) oder seltener des rechten Nervus recurrens.

5.2.1.3 Extrathorakale Symptome bei Metastasierung

Die Symptome durch extrathorakale Metastasierung tragen nur in geringem Prozentsatz zu den Anfangsbeschwerden der Patienten mit Lungenkarzinom bei. Diese Symptome zeigen sich mit abnehmender Häufigkeit als Organsymptome des Gehirns, des Skeletts, der Leber, der Nebennieren, des Gastrointestinaltraktes, der Nieren und des Pankreas. In diesen Fällen ist die Anamnese äußerst wichtig, da jede positive Organanamnese eine spezifische Diagnostik bezüglich einer Metastasierung erfordert (siehe Stadieneinteilung) und im positiven Fall einen chirurgischen Eingriff ausschließt.

5.2.1.4 Extrathorakale Symptome ohne Metastasierung

Die extrathorakalen Symptome ohne Metastasierung sind gewöhnlich die Folge eines paraneoplastischen Syndroms durch Sekretion von Hormonen oder hormonartige Substanzen durch den Tumor (siehe Kapitel 3, Tab. 3-3). Solche Manifestationen sind Cushing-Syndrom, exzessive Sekretion von antidiuretischem Hormon, Karzinoid-Syndrom, Hyperkalzämie, Sekretion von ektopen Gonadotropinen und Hypoglykämie. Zu den neuromuskulären Manifestationen zählen karzinomatöse und andere Myopathien in Relation zu einer zerebralen Dysfunktion. Darüber hinaus gibt es skelettale, dermatologische (Sklerodermie, Acanthosis nigricans), vaskuläre (Thrombophlebitis) und hämatologische Manifestationen.

5.2.1.5 Unspezifische Symptome

Bei einer großen Zahl von Patienten treten Gewichtsverlust, Schwäche, Anorexie, Lethargie und Unwohlsein auf. Bei etwa 22% dieser Patienten bestehen leicht febrile Amtwegserkrankungen («Erkältungen»). In 10–15% führen diese Symptome zum ersten Besuch beim Arzt.

5.2.2 Körperliche Untersuchung

Mit einfachen Untersuchungstechniken wie Beobachtung, Inspektion, Palpation und Perkussion sollte im großen und ganzen die Schwere einer chronischen Lungenerkrankung abschätzbar sein, nämlich ob eine Konsolidierung, Atelektase oder ein Pleuraerguß vorliegt oder ob irgendeine extrathorakale Komplikation eines thorakalen Karzinoms erkennbar ist (Tab. 5-2). Es muß jedoch festgehalten werden, daß die häufigste Manifestation einer malignen Lungenerkrankung in der körperlichen Untersuchung der Nachweis von tastbaren supraklavikulären Lymphknoten ist. Der Grund dafür liegt in der Tatsache, daß sich das Lungenkarzinom zum Zeitpunkt der Untersuchung oft in einem fortgeschrittenen, inoperablen Stadium befindet. Da in der weiteren Folge sensitivere radiologische Untersuchungstechniken obligatorisch sind, sollen die körperlichen Untersuchungsmethoden hier nicht weiter diskutiert werden. Ähnlich verhält es sich mit der Frage des Schweregrades einer chronischen Lungenerkrankung und der Risikoeinschätzung für den geplanten Eingriff (Operabilität), die auf quantitative Weise viel eher durch Lungenfunktionstest als durch die körperliche Untersuchung beantwortet werden kann.

Tabelle 5-2: Physikalische Befunde bei pulmonaler Pathologie.

Zustand	Inspektion und Palpation	Perkussion	Fremitus	Atemgeräusche	Nebengeräusche	Andere Befunde
Normal	gleichmäßige Konfiguration der Rippen und des Diaphragmas	sonor	vorhanden	vesikulär	keine	«Bronchophonie» bei normaler Stimme
Verdichtung der Lunge	leichte Einschränkung der Bewegung auf der betroffenen Seite	gedämpft	gesteigert	bronchial	Rasselgeräusche	«Meckerstimme» und deutliche Bronchophonie
Größere Atelektase	auf der Seite etwas geringer und eingeschränkt	gedämpft	normal	abgeschwächt	Rasselgeräusche nach tiefem Einatmen oder Husten	Verschiebung der Trachea und des Mediastinums zur betroffenen Seite
Pleuraerguß oder Empyem	verringerte Beweglichkeit auf der betroffenen Seite	dumpf oder gedämpft	fehlt	abgeschwächt oder fehlend	früh Reibegeräusche	Verschiebung des Mediastinums zur Gegenseite
Kavernenbildung	normal	gewöhnlich normal	gewöhnlich vorhanden	amphorische Atemgeräusche	grobblasige Rasselgeräusche	Münzenzeichen
Diffuse pulmonale Fibrose; interstitielle Lungenerkrankung	symetrisch abgeschwächt	normal	normal	raues Vesikuläratmen mit verlängerter Exspiration	grobblasige Rasselgeräusche durch Husten unbeeinflußt	–
Emphysem	beidseits vergrößert und eingeengt	hypersonor	normal oder reduziert	abgeschwächt mit verlängerter Exspiration	manchmal Giemen; spät in die Inspiration fallende, blasige Rasselgeräusche	Hoover-Zeichen; hochstehende Klavikula Muskelschwund (Pink-Puffer)
Bronchitis	normal	normal	normal	vesikulär mit verlängerter Exspiration	Giemen mit grobblasigen Rasselgeräuschen	zyanotisch (Blue-Bloater)
Asthma bronchiale	normal oder erweitert	hypersonor	vermindert	abgeschwächt mit verlängertem Exspirium	Giemen	Dyspnoe
Lungenödem	normal	normal	normal	bronchial bei interstitiellem Ödem; vesikulär bei alveolärem Ödem	feuchte Rasselgeräusche	Dyspnoe
Pneumothorax	leicht vergrößert und eingeschränkte Beweglichkeit	hypersonor	fehlt	abgeschwächt oder nicht vorhanden	keine	Verschiebung des Mediastinums zur Gegenseite
Fibrothorax	klein und sehr eingeschränkte Beweglichkeit	gedämpft	vorhanden	vermindert oder fehlend	keine	Verschiebung des Mediastinums zur betroffenen Seite

5.2.3 Allgemeine Laboruntersuchungen

Einige der Routinelaboruntersuchungen, die bei allen Patienten gemacht werden, sind gerade bei der präoperativen Einschätzung eines Patienten mit Lungen- oder Bronchialtumor relevant. Sie können unterteilt werden in jene, die bei der Diagnosestellung einer malignen Lungenerkrankung hilfreich sind (z. B. Röntgenthorax und Sputumzytologie), jene, die der Diagnostizierung einer Metastasierung dienen (z. B. Leber- und Knochenenzyme, Harnstoff, Stickstoff und Kreatinin im Serum und Urinanalyse) sowie die, die der physiologischen Einschätzung dienen (z. B. Hämoglobinkonzentration). Jedes dieser drei Themen wird auf den folgenden Seiten ausgiebig besprochen.

5.2.4 Diagnose der malignen Lungentumoren

5.2.4.1 Lungenkarzinome (1, 2, 5, 6)

Um Diagnosestellung und Stadieneinteilung des Lungenkarzinoms zu verstehen, ist es notwendig, die Entstehungsgeschichte eines jeden der verschiedenen Zelltypen des Lungenkarzinoms zu betrachten. Ein Lungenkarzinom kann sich direkt über lymphatische Metastasierung und über hämatogene Metastasierung ausbreiten (Abb. 5-2). Die direkte Ausbreitung kann in jeder Richtung erfolgen und jede Struktur innerhalb des Thorax betreffen (Pleura, Thoraxwand, Zwerchfell, mediastinale Strukturen). Es ist möglich, daß die Verlegung eines Bronchus zu distaler Atelektase und Infektion führt. Durch Nekrose innerhalb der Tumormasse oder Abszedierung distal eines verlegten Bronchus kann es zur Kavernenbildung kommen. Die lymphatische Metastasierung folgt den Lymphbahnen der hilären und mediastinalen Lymphknotenstationen bis zur Drainage in das venöse Stromgebiet (siehe Kapitel 2). Alle mediastinalen Strukturen können potentiell durch Lymphknotenvergrößerung und Erosion betroffen sein. Die hämatogene Ausbreitung ist die Folge einer Einwanderung von Tumorzellen in die Pulmonalvenen. Diese Tumorzellen werden oft in Gehirn, Knochen, Leber, Nebennieren und Nieren verschleppt. Die häufigsten Lungenkarzinome (Epidermoid, kleinzelliges Karzinom, Adenokarzinom, großzelliges Karzinom), ihre relative Inzidenz und die übliche Wachstumsrate sind in Tabelle 5-3 aufgeführt. Allerdings haben all diese Karzinome ein breites Spektrum von Wachstumscharakteristika. Andere, sehr seltene maligne pulmonale Neoplasmen (nicht in Tab. 5-3 aufgeführt) sind Epidermoid-Adenokarzinome, Karzinoidtumoren, Bronchialdrüsentumoren, papilläre Tumoren, Sarkome und Melanome.

5.2.4.2 Nachweismethoden maligner Lungentumoren

Der Nachweis einer malignen Lungenerkrankung erfolgt meist mit Hilfe von Röntgenthoraxaufnahme, Bronchoskopie, Sputumzytologie und perkutaner Nadelbiopsie (Abb. 5-3). Obwohl die Diagnose eines

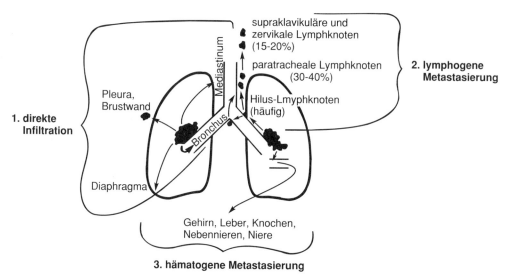

Abb. 5-2: **Drei Wege der Karzinomausbreitung:** 1. direkte Ausbreitung auf Mediastinum, Pleura, Brustwand, Zwerchfell und Bronchien, 2. lymphatische Metastasierung in hiläre, paratracheale, supraklavikuläre und zervikale Lymphknoten (von distal nach proximal, die Inzidenz der Lymphknotenbeteiligung nimmt ab), 3. hämatogene Metastasierung in Gehirn, Leber, Knochen, Nebennieren und Nieren.

Tabelle 5-3: Lungenkarzinome.

Karzinom	Häufigkeit aller Karzinome	Wachstums-schnelligkeit	Charakteristika der Metastasen	Häufigste Lokalisation	Zelluläre Charakteristika	Prognose
Epidermoid (Plattenepithel)	50–60	langsam	langsam, spät	2/3 zentral*	polygonale oder «prickle type»-Zellen mit Keratin	gut
Undifferenziert kleinzellig	15–35	schnell	ausgedehnt, früh	1/5 zentral	anaplastisch	sehr schlecht bis fatal
Adenokarzinom	1–10	mäßig	nicht häufig	peripher**	gut differenziert	gut
Undifferenziert großzellig	5–15 (1% riesenzellig)	rasch	ausgedehnt, früh	zentral und peripher	anaplastisch (riesenzellig)	schlecht (rasch tödlich)

* zentral = innere 2/3 der Lunge oder proximal der 3. und 4. Generation der Bronchien und normalerweise mit dem Fiberbronchoskop einsehbar

** peripher = äußeres Drittel der Lunge oder distal der 3. oder 4. Generation der Bronchien und normalerweise mit einem Fiberbronchoskop nicht einsehbar

Lungenkarzinoms durch jeden dieser Tests möglich ist, wird sie jedoch meist durch eine Kombination der Röntgenthoraxaufnahme mit dem Ergebnis aus einem der drei anderen Tests gestellt. Die letzteren drei Tests erlauben bei 75% der Fälle die Festlegung des Zelltyps.

Die Röntgenaufnahme des Thorax

Es wurde geschätzt, daß ein Lungentumor bei seiner Erstentdeckung in der Röntgenthoraxaufnahme bereits 3/4 seiner Entstehungsgeschichte durchlaufen hat (7). Diese erste röntgenologisch erfaßbare Veränderung geht häufig den ersten Symptomen oder Krankheitszeichen um sieben oder mehr Monate voraus (8). Wenn das Bronchialkarzinom erste Symptome zeigt, sind bei der Röntgenthoraxaufnahme in 98% Veränderungen, die bei über 1/3 all dieser Patienten höchst verdächtig auf einen Tumor sind, zu sehen.

Die Röntgenbefunde (Abb. 5-4) können durch den Tumor selbst (70% sind zentral lokalisiert), durch Lungenparenchymveränderungen distal eines tumorverlegten Bronchus (Atelektase, Infektion und Kavernenbildung) und durch die Tumorausbreitung in extrapulmonale intrathorakale Gebiete (hiläre und mediastinale Lymphknoten, Pleura, Brustwand und Zwerchfell) bedingt sein.

Die frühen röntgenologischen Zeichen sind un-

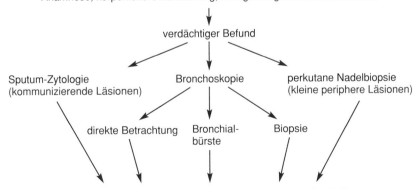

Abb. 5-3: Einschätzung von Lungen- und Bronchialtumoren. Präoperativer *Schritt I* zur Feststellung eines Lungenkarzinoms und seines Zelltyps (siehe Text).

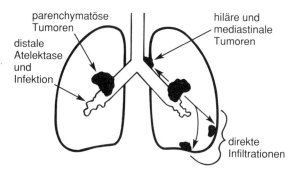

Abb. 5-4: Befunde des Röntgenthoraxbildes bei Lungenkarzinom. Bei Patienten mit Lungenkarzinom resultiert der Röntgenthoraxbefund aus dem Tumor selbst (parenchymale Veränderung), aus den Lungenparenchymveränderungen distal eines verschlossenen Bronchus (Atelektase und Infektion) und aus der Tumorausbreitung in extrapulmonale intrathorakale Gebiete (hiläre und mediastinale Veränderungen).

glücklicherweise sehr subtil und oft nur retrospektiv erkennbar (8). Die frühesten sichtbaren Veränderungen werden lokal durch den Tumor selbst bedingt. Hierzu gehören alle abnormalen Transparenzminderungen innerhalb des Lungenparenchyms (am häufigsten), segmentale Atelektasen, Kavernenbildung innerhalb der Lunge und mediastinale Gewebsvermehrungen (weniger häufig). Eine neu aufgetretene Dichteänderung muß mit früheren Aufnahmen verglichen werden, um den Entwicklungszeitraum einzuschätzen. Maligne Lungenerkrankungen haben gewöhnlich einen Verdopplungszeitraum von weniger als einem Jahr. Eine Veränderung, die ihre Größe für mindestens zwei Jahre beibehält, kann als benigne eingestuft werden.

Die übliche röntgenologische Manifestation des Lungenkarzinoms bezieht häufiger die hilären und extrapulmonalen intrathorakalen Manifestationen zusätzlich zu den Lungenparenchymmanifestationen mit ein. In einer Übersicht über Röntgenthoraxaufnahmen bei 600 Patienten mit Lungenkarzinom (9) entsprach die mittlere Tumormasse bei radiologisch erkennbarem Auftreten 3–5 cm im Durchmesser. Eine größere Tumorausdehnung war bei 22%, eine kleinere bei 20% zu finden. Multiple Tumormanifestationen lagen bei nur 1% vor. Obstruktive Pneumonie, Kollaps oder Konsolidierung traten bei 41% auf. Ebenfalls bei 41% lag eine Hilusveränderung, entweder allein oder kombiniert mit anderen Veränderungen, vor. Die verschiedenen extrapulmonalen intrathorakalen Manifestationen wie Mediastinalverbreiterung, Pleuraerguß und einseitig hochstehendes Zwerchfell zeigten eine Häufigkeit von 11%.

Es gibt bestimmte röntgenologische Muster, die für die verschiedenen Zelltypen charakteristisch sind (9). Eine Kalzifizierung ist das verläßlichste Zeichen einer benignen Erkrankung, speziell, wenn es sich um einen peripher gelegenen kleinen Knoten handelt. Da das squamöse Zellkarzinom zur Obstruktion eines Bronchus neigt, zeigt sich hier oft das Bild einer obstruktiven Pneumonie, eines Kollaps, einer Konsolidierung oder Kavernenbildung. Häufig sind auch Hilusveränderungen zu finden. Adenokarzinome sind meist peripher gelegen und ⅔ sind größer als 4 cm. Hilusveränderungen, obstruktive Parenchymveränderungen (Atelektase, Abszeß) und Kavernenbildung treten weniger häufig bis selten auf. Großzellige, undifferenzierte Karzinome sind am ehesten periphere Veränderungen und größer als 4 cm. Kavernenbildung ist weniger häufig, Hilus- und Parenchymveränderungen treten in etwa 30% der Fälle auf. Kleinzellige, undifferenzierte Tumoren erscheinen zunächst als Hilusveränderungen (80%) und obstruktive Parenchymveränderungen kommen bei etwa 40% der Fälle vor.

Bronchoskopie

Bei fast allen Patienten mit Verdacht auf Lungentumor sollte der Tracheobronchialbaum entweder mit dem flexiblen Fiberbronchoskop (die häufigste Methode) oder mit dem starren Bronchoskop untersucht werden. Eine Ausnahme kann bei Patienten mit einer sehr kleinen, peripher gelegenen Veränderung ohne Hinweis auf hiläre oder mediastinale Lymphadenopathie gemacht werden. In einem hohen Prozentsatz ist der Tumor entweder direkt zu sehen oder über Biopsiebefunde, Bürsten- oder Saugproben für die zytologische Untersuchung, bzw. eine Kombination aus diesen Methoden nachzuweisen. Der Zelltyp beeinflußt die Häufigkeit der positiven Befunde.

Kleinzellige Tumoren werden proportional häufiger identifiziert als squamöse oder großzellige, undifferenzierte und Adenokarzinome werden am seltensten entdeckt. Über den Nachweis des Tumors hinaus ergeben sich durch die Bronchoskopie noch andere wichtige Informationen. Zum Beispiel ist es möglich, die Länge des normalen Bronchus proximal des Tumors und den Status der Karina (subkarinale Lymphknoten) zu bestimmen, was beides für die Festlegung des chirurgischen Eingriffs (Lobektomie, Pneumonektomie, Manschettenresektion oder Inoperabilität) wichtig ist. Darüber hinaus kann die Bronchoskopie einen zweiten zentralen Tumor aufdecken, der im Röntgenthoraxbild zunächst nicht sichtbar war.

Sputumzytologie

Die zytologische Untersuchung des Sputums ist etwa bei der Hälfte der Patienten mit Verdacht auf Lungenkarzinom positiv. Mit einer genauen zytologischen Untersuchung von mehreren Sputumproben kann der Prozentsatz erhöht werden. In einer Studie konnte bei ein bis zwei Sputumproben in 59%, drei Sputumproben in 69% und bei vier Sputumproben in 90% der Fälle ein positives Ergebnis erzielt werden (10). Die Inzidenz falsch-positiver Befunde war nur 1%, obwohl von den meisten Untersuchern eine Inzidenz zwischen 2 und 3% angegeben wird. Bei 85% der Patienten stimmt der Zelltyp, wie er bei der zytologischen Untersuchung bestimmt wird, mit der abschließenden histologischen Diagnose überein. Gut differenzierte Epidermoidkarzinome, undifferenzierte kleinzellige Karzinome und Adenokarzinome können durch die Zytologie effektiv typisiert werden. Bei undifferenzierten großzelligen Karzinomen, schlecht differenzierten Epidermoidkarzinomen und kombinierten Karzinomen ist die korrekte Typisierung schwieriger. Zytologische Untersuchungen sind bei Patienten mit großen Tumoren, die mit dem Hauptbronchus kommunizieren, am häufigsten positiv. Parenchymveränderungen kommunizieren häufig nicht mit dem Bronchus und daher sind zytologische Untersuchungen bei Patienten mit diesen Veränderungen weniger erfolgversprechend.

Nadelbiopsie

Die perkutane transthorakale Nadelbiopsie (entweder unter fluoroskopischer oder computertomographischer Kontrolle) wurde als Routinemaßnahme bei unklaren (und nicht kommunizierenden) solitären, peripheren Veränderungen empfohlen. Es konnte nachgewiesen werden, daß dieses Vorgehen bei diesen Veränderungen genauer ist als die flexible fiberoptische Bronchoskopie. Diese Maßnahme kann auch bei zentralen Veränderungen angewendet werden. Die perkutane Nadelbiopsie bedingt eine signifikante Inzidenz eines kleinen Pneumothorax, die glücklicherweise keine Drainage erfordert. Jedoch sollte der Anästhesist die Möglichkeit der Entwicklung eines Spannungspneumothorax unter positiver Druckbeatmung nach stattgefundener Nadelbiopsie beachten.

Zusammenfassung

Die Diagnose des Lungenkarzinoms ist in fast allen Fällen zu sichern, jedoch bleibt bei 20–25% der Patienten der Zelltyp präoperativ unbekannt. Bei diesen Patienten wird der erste Schritt im Vorgehen dann erst intraoperativ (häufig im Rahmen einer offenen Lungenbiopsie) abgeschlossen.

5.2.5 Stadieneinteilung der malignen Lungenerkrankung (1, 2, 11–16)

Die alleinige Diagnose einer malignen Lungenerkrankung ist als inadäquate präoperative Einschätzung anzusehen. Um ein rationales Vorgehen in der Behandlung festzulegen, ist es absolut notwendig, Herkunft und Ausdehnung der Erkrankung zu bestimmen. Hierzu gehören die direkte Tumorausdehnung in benachbarte Strukturen, die Metastasierung des Tumors in das thorakale Lymphknotensystem und die Ausdehnung des Tumors auf extrathorakale Strukturen. Jede dieser drei Formen der Tumorausdehnung kann zu einer Inoperabilität führen, so daß die präoperative Diagnose die Inzidenz einer unnötigen Thorakotomie, der chirurgischen Morbidität und Mortalität unter Umständen erheblich reduziert. Die Notwendigkeit einer präzisen Klassifizierung der anatomischen Ausdehnung oder des Stadiums veranlaßte im Jahre 1973 zu der Einführung des TNM-Systems für diese Erkrankung (Tab. 5-4). Die T-Klassifizierung (für Tumor) beschreibt die Größe des Tumors und jede direkte Ausbreitung des Tumors auf umgebendes Gewebe. T_0 zeigt an, daß es keinen Anhalt für einen Primärtumor gibt. T_x beschreibt maligne Zellen in der Zytologie, jedoch ist der Tumor weder röntgenologisch noch bronchoskopisch zu sehen. T_1, T_2 und T_3 repräsentieren die zunehmende Größe der Veränderung (bis über 3,0 cm) und/oder die direkte Ausdehnung des Primärtumors in Nachbarge-

Tabelle 5-4: Stadieneinteilung bei Lungenkarzinom.

Primärtumor
- T_x = maligne Zellen in der Zytologie, Seite nicht bestimmt
- T_0 = kein sichtbarer Primärtumor
- T_1 = Tumor $\leq$ 3 cm Größe; von Lungengewebe umgeben
- T_2 = Tumor > 3 cm Größe
- T_3 = Tumor jeglicher Größe mit Infiltration in die Brustwand, die parietale Pleura, das Zwerchfell, das Mediastinum oder bis 2 cm an die Carina

Lymphknotenbeteiligung
- N_0 = keine Lymphknotenbeteiligung
- N_1 = Metastasen lediglich in der peribronchialen oder ipsilateralen Hilusregion
- N_2 = Metastasierung in die mediastinalen Lymphknoten

Fernmetastasierung
- M_0 = keine Fernmetastasierung
- M_1 = Vorhandensein von Fernmetastasen

Stadieneinteilung
Stadium I: T_1, N_0, M_0
             T_1, N_1, M_0
             T_2, N_0, M_0
Stadium II: T_2, N_1, M_O
Stadium III: T_3 bei jedem N oder M
             N_2 bei jedem T oder M
             M_1 bei jedem T oder N

webe (viszerale oder parietale Pleura, Brustwand, Zwerchfell, Mediastinum, Hauptbronchus), die Verursachung einer Atelektase, bzw. eine obstruktive Pneumonie der gesamten Lunge oder einen Pleuraerguß. Die N-Klassifizierung (für Nodus) beschreibt intrathorakale Lymphknotenmetastasen. N_0 zeigt an, daß kein Anhalt für regionale Lymphknotenmetastasen gegeben ist. N_1 beschreibt Lymphknotenmetastasen ipsilateral in der Hilusregion. N_2 steht für eine Metastasierung der mediastinalen Lymphknoten. Die M-Klassifizierung (für Metastase) beschreibt extrathorakale Metastasen. M_0 zeigt an, daß keine Fernmetastasen bekannt sind und M_1 beschreibt extrathorakale Fernmetastasen.

Die TNM-Klassifizierung wurde in drei Gruppen geteilt, die eine zunehmende Ausdehnung des Karzinoms anzeigen (Tab. 5-4). Die Unterteilung dient drei Zielen:

1. Korreliert das Stadium der Erkrankung eng mit der Überlebensrate (Tab. 5-5 und 5-6), außer bei kleinzelligem Karzinom (siehe Abschnitt 5.2.5.5) (17). Vom kleinzelligen Karzinom wird angenommen, daß eine Metastasierung bereits zum Zeitpunkt der Diagnosestellung besteht, und daher sind die Entstehungs- und Entwicklungscharakteristika unabhängig (und mit höherer Letalität) von den Voraussagen aus dem TNM-System (Abb. 5-5) (17). Die Diagnose des kleinzelligen Karzinoms sollte aus der Bronchoskopie, der Sputumzytologie oder der Nadelbiopsie erfolgen.
2. Bestimmt das Stadium der Erkrankung (I und II, etwa 30–35% aller Patienten) gewöhnlich das chirurgische Vorgehen der Wahl (siehe Abschnitt 5.2.5.6).
3. Kann die Diagnose des Stadiums III (etwa 60–65% aller Patienten) einen chirurgischen Eingriff aus-

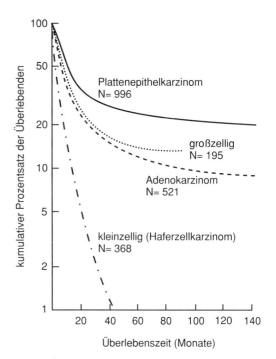

Abb. 5-5: **Überleben bei Lungenkarzinom entsprechend histologischem Typ.** Ausgeprägte Letalität bei kleinzelligem Karzinom, wogegen der prozentuale Anteil der überlebenden Patienten nach fünf Jahren mit squamösem, großzelligem und Adenokarzinom zwischen 10 und 20% nach fünf Jahren liegt. – (Genehmigte Wiedergabe nach Mountain, C. F., Carr, D. T., Anderson, W. A. D.: A system for the clinical staging of lung cancer. Am. J. Roentgenol. Radium Ther. Nucl. Med. 120: 130–138, 1974.)

Tabelle 5-5: 2-Jahres-Überlebensrate entsprechend dem Zelltyp beim Bronchialkarzinom.

Typ	Stadium (in %)		
	1	2	3
Plattenepithel	46,6	39,8	11,5
Adenokarzinom	45,9	14,3	7,9
Großzellig	42,8	12,9	12,9
Kleinzellig	6,0	5,0	3,8

Tabelle 5-6: 5-Jahres-Überlebensrate nach chirurgischem Eingriff entsprechend dem Stadium (31).

Stadium	5-Jahres-Überlebensrate (Prozent)
I	40
II	20 bis 25
III	10

schließen und daher ist die Bestimmung von T_3, N_2 oder M_1 im Rahmen der Stadieneinteilung aus vitalen Gründen wichtig. Erst kürzlich sind jedoch 5-Jahres-Überlebensraten von 30% bei Stadium-III-Bedingungen (T_3, N_0–N_2, M_0) bekannt geworden (18).

Zusammengefaßt hat die Einführung des TNM-Systems dazu geführt, für den chirurgischen Eingriff geeignete Fälle und die Art des chirurgischen Eingriffs auszuwählen. In Wiederholung des Obengesagten sollte eine exakte Stadieneinteilung die Inzidenz der unnötigen Thorakotomien auf weniger als 20% reduzieren (19, 20). Als Folge dieser Verbesserungen kann die Stadieneinteilung zu einer Gesamtverbesserung der gegenwärtigen postchirurgischen 5- und 10-Jahres-Überlebensraten von etwa 30, bzw. 16–18% führen. Obwohl die T-, N- und M-Einteilung in der Realität gleichzeitig erfolgt, soll aus Gründen der Klarheit die Besprechung nacheinander erfolgen (Abb. 5-6).

5.2.5.1 T-Einstufung (Tumorgröße und direkte Ausdehnung)

Die Computertomographie im Bereich des Thorax (Lungenparenchym, Pleura und Mediastinum) hat die T-Einstufung bei maligner Lungenerkrankung wesentlich vereinfacht (Abb. 5-6). Sie vermittelt ein klares Bild von der Tumorausdehnung (speziell der Übergriff auf die Pleura mit oder ohne Begleiterguß und direkter Ausbreitung auf die mediastinalen Strukturen). Die bisherigen diagnostischen Röntgenmethoden waren hierzu oft nicht in der Lage. Zum Beispiel erhöht das CT beim nichtkleinzelligen Karzinom das Tumorstadium in 40% der Fälle (212) im Vergleich zu den konventionellen Röntgenthoraxuntersuchungen, zur Tomographie und zur Bronchoskopie. Beim kleinzelligen Karzinom wird das T-Stadium in 30 bis 84% der Fälle (22) von I oder II auf III erhöht. Diese Änderung in der T-Einstufung ist auf die direkte Tumorausdehnung in das Mediastinum, die Pleura oder das Zwerchfell zurückzuführen. Im Hinblick auf kleine pulmonale Knötchen müssen die Ergebnisse der Computertomographie vorsichtig interpretiert werden. Das CT entdeckt 50% mehr pulmonale Knötchen als die Lungentomographie (23). Die meisten dieser Knötchen sind klein, kleiner als 6 mm, und Reihenuntersuchungen konnten zeigen, daß die Mehrheit (60%) von ihnen gutartig ist. Daher muß ein zusätzliches intrapulmonales Knötchen (neben dem Primärtumor), das nur in der Computertomographie zu sehen ist, nicht notwendigerweise eine intrapulmonale Metastase sein und somit eine Kontraindikation für den chirurgischen Eingriff darstellen.

Verschiedene andere Röntgenmethoden können die Beteiligung von anderen Thoraxstrukturen demonstrieren, was einen Resektionseingriff ausschließen kann. Mit Hilfe der kardialen Angiographie ist es möglich, den Übergriff auf den Hauptstamm der Pulmonalarterie zu zeigen (zur Pneumonektomie ist ein tumorfreier Anteil des Hauptstamms von mindestens 1–2 cm erforderlich). Die Angiographie der Pulmonalarterie kann zur Demonstration von pulmonalen arteriovenösen Fehlbildungen erforderlich sein, die

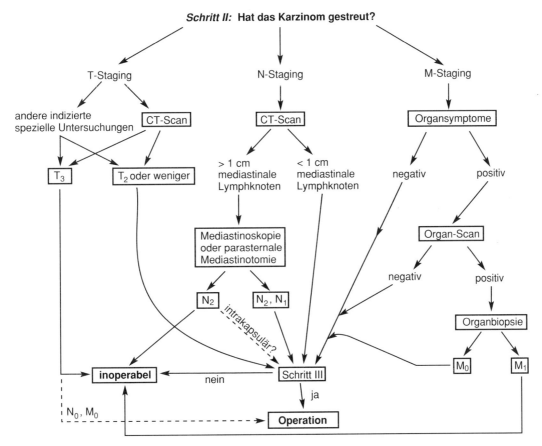

Abb. 5-6: **Präoperative Einschätzung von Lungen- und Bronchialtumoren. *Schritt II*** zur Feststellung, ob eine lokale Karzinomausbreitung stattgefunden hat. Die Definition der T-, N- und M-Stadieneinteilung und die verschiedenen T-, N- und M-Untergruppen sind in Tabelle 5-4 beschrieben. Die gestrichelten Linien zeigen an, daß ein chirurgischer Eingriff mit gewissem Erfolg kurz vorher stattgefunden hat (18). Schritt III ist die physiologische Einschätzung des Patienten für den geplanten Eingriff.

Aortographie zur Darstellung von pulmonalen Sequestern. Eine Kontrastmitteldarstellung des Ösophagus kann eine Fixierung und/oder Verdrehung nachweisen. Die Bronchographie dient dem Nachweis von bronchopleuralen und bronchoösophagealen Fisteln und die Azygographie kann eine mediastinale Lymphknotenbeteiligung wie auch eine Beteiligung der Vena cava durch den Tumor aufdecken.

5.2.5.2 N-Einstufung (Metastasen in Lymphknoten)

Es gibt 13 Lymphknotenstationen, wobei Station 13 am weitesten distal (peripher) und Station 1 am meisten proximal (zentral) liegt (24). N_1-Knoten sind segmental (13), lobär (12), interlobär (11) und hilär (10), N_2-Knoten sind im unteren Mediastinum (7–9), aortal (5 und 6) und im oberen Mediastinum (1–4) gelegen. Die abschließende präzise Festlegung der Lymphknotenbeteiligung kann oft erst während der Operation erfolgen.

Die präoperative N-Klassifikation macht die Computertomographie des Thorax (Lungenparenchym, Hilus und Mediastinum) und die Mediastinoskopie erforderlich (Abb. 5–6). Auch hier ist die Computertomographie von außerordentlicher Bedeutung und vereinfacht die Stadieneinteilung. Obwohl die paratracheale und hiläre Lymphknotenadenopathie gewöhnlich durch die konventionellen radiologischen Methoden ausreichend identifiziert werden kann, ist die Computertomographie bei der Aufdeckung einer Vergrößerung von subkarinalen Lymphknoten eindeutig überlegen. Die Computertomographie führt im Vergleich mit konventionellen Methoden zu einer Höherstufung des N-Status in 32% der Fälle bei Lungenkarzinomen (21).

Auch hier müssen die Ergebnisse und Nebenbefunde vorsichtig interpretiert werden. Der Nachweis vergrößerter mediastinaler Lymphknoten sollte nicht automatisch zu dem Schluß einer Tumorinfiltration führen. Sie sind häufig vergrößert und zeigen sich dennoch in der weiteren Folge als tumorfrei. Die falsch-positive Rate bei der Computertomographie der mediastinalen Lymphadenopathie liegt bei 25% (25). Daher ist bei einem positiven CT-Befund weiterhin die Mediastinoskopie erforderlich. Auf der anderen Seite liegt der Vorhersagewert eines negativen CT-Befundes bei 90–95%, so daß in diesen Fällen auf eine Mediastinoskopie vor der Thorakotomie verzichtet werden kann (25). Jedoch sollte festgehalten werden, daß für die verbleibenden 5–10% die Tatsache von normal großen Lymphknoten keine Tumorfreiheit bedeutet. Vergleichsstudien zwischen Computertomographie und histologischer Auswertung im Bereich des Mediastinums zeigen, daß es tatsächlich eine geringe falsch-negative Rate gibt (25, 26). Daher liegt der Hauptvorteil der Computertomographie in der Vermeidung von unnötigen Mediastinoskopien.

Da die Tendenz jedoch in Richtung «Überbewertung» des Tumors geht, können operative Zentren ohne Computertomographie ähnlich gute N-Stadien-Ergebnisse mit präoperativen «Routineverfahren» im Bereich des Mediastinums erzielen.

Die Mediastinoskopie oder Mediastinotomie (anteriore Resektion eines osteosternalen Knorpels) sollte in allen Fällen eines positiven CT-Befundes oder bei fehlender Computertomographie eingesetzt werden. Dies gilt auch für die Fälle eines unauffälligen Mediastinums bei den konventionellen radiologischen Techniken, da fast 50% der Patienten mit mediastinaler Lymphknotenbeteiligung keine Mediastinalverbreiterung im Röntgenthoraxbild haben (27). Die Mediastinotomie ist besonders bei Beteiligung des linken Oberlappens wichtig, da sie einen besseren Zugang zu den links anterioren mediastinalen Lymphknoten bietet. Falls bei den im Rahmen der Mediastinoskopie oder Mediastinotomie gewonnenen Lymphknoten ein Tumornachweis erfolgt (N_2), so wird der Fall meist als inoperabel eingestuft.

5.2.5.3 M-Einstufung (Metastasierung)

Die M-Einstufung beginnt mit einer kompletten Anamnese und körperlichen Untersuchung zur Überprüfung sämtlicher Organfunktionen, wobei besonderes Augenmerk auf Gehirn, Knochen und Leber zu lenken ist (Abb. 5-6). Falls für eines der Organsysteme der Verdacht auf eine Beteiligung besteht, sind weitere und spezielle Untersuchungen im Hinblick auf Metastasen erforderlich. Zunächst sollte eine Organaufnahme angestrebt werden (radioisotopisch, computertomographisch). Ist diese Aufnahme negativ, können Metastasen als ausgeschlossen betrachtet werden. Ist die Organaufnahme positiv, ist generell eine Biopsie angezeigt. Eine positive Biopsie hat die Einstufung M_1 zur Folge.

5.2.5.4 Postoperative Einstufung

Die mikroskopische Untersuchung von intraoperativ gewonnenen Proben führt zu einer postoperativen pathologischen Einstufung. Soll diese sinnvoll sein, erfordert das die Gewinnung und Untersuchung aller mediastinalen Lymphknotenstationen bei der Thorakotomie (siehe: Empfehlung der American Joint Committee for Cancer Staging and End-Results Reporting: Staging of Lung Cancer 1979. Chicago, 1979 und Literaturhinweis 24). Der Pathologiebericht sollte zu folgenden Punkten Stellung nehmen: Zelltyp und -differenzierung, Homogenität des Zelltyps, Pleurabeteiligung bei peripheren Tumoren, Zustand des Resektionsrandes und des Bronchialstumpfs, Ausmaß der Lymphknotenvergrößerung bezüglich intrakapsulärer oder lokalinvasiver Ausdehnung.

5.2.5.5 Stadieneinteilung bei kleinzelligem Lungentumor

Die speziell hohe Inzidenz mediastinaler Lymphknotenbeteiligung bei kleinzelligem Lungenmalignom und die gleichzeitige extrathorakale Disseminierung zum Zeitpunkt der klinischen Manifestation bedeuten, daß die T-, N- und M-Klassifizierungen im Hinblick auf die Prognose keine Bedeutung haben. Daher erscheint für die meisten Patienten mit kleinzelligen Tumoren die Stadieneinteilung etwas akademisch. Es gibt jedoch einige Patienten, für die die Einteilung bei kleinzelligem Karzinom relevant und für die ein chirurgischer Eingriff indiziert ist. In den wenigen Fällen, bei denen der Primärtumor peripher gelegen ist und tatsächlich ein Stadium I vorliegt (keine Lymphknotenbeteiligung) sind die Überlebensraten günstiger. Zum Beispiel wurde über eine 5-Jahres-Überlebensrate von 60% bei 26 Patienten mit T_1, N_0-Erkrankung berichtet (28). In einer kürzlich erschienenen Studie wurden weitere Versuche zur Verbesserung der Überlebensrate durch Tumorreduktion bei Patienten im T_1- oder T_2-, N_0-Stadium, gefolgt von einer kombinierten Chemo-/Radiotherapie, gemacht (29).

5.2.5.6 Chirurgisches Vorgehen orientiert an der Einstufung

Eine Segmentresektion ist indiziert bei kleinen (<3 cm im Durchmesser), peripher gelegenen Tumoren des Stadiums I (T_1, N_0, M_0) und bei Patienten mit kardiopulmonalem Risiko. Relative Kontraindikationen zur Segmentresektion sind das Stadium T_2 oder Tumoren, die die Intersegmentalebene überschreiten. Die Mortalität liegt unter 0,5% (30).

Die Lobektomie ist die Operation der Wahl beim Lungenkarzinom. Sie ist – falls technisch durchführbar – für alle Erkrankungen des Stadiums I und II und einige Stadium-III-Erkrankungen indiziert. Die Mortalität liegt bei 1,3% (30). Die Pneumonektomie ist bei ausgedehnteren Formen indiziert, im allgemeinen T_2, N_0, M_0 oder T_2, N_1, M_0 mit hilärer Beteiligung. Die Mortalität liegt bei 5% (30).

Mit einigen Ausnahmen (18) können Patienten mit Stadium III nicht als Kandidaten für eine definitive Resektion angesehen werden. Zu den Ausnahmen zählen bestimmte Patienten mit zentralen Veränderungen und lediglich hilärer Lymphknotenbeteiligung, mit Pancoast-Tumoren oder bestimmten Veränderungen mit Brustwandbeteiligung. Patienten, die keine Kandidaten für ein chirurgisches Vorgehen sind, können einer Strahlen-, Chemo- und/oder Immuntherapie zugeführt werden. Leider hat keine der zuletzt genannten Therapien einen signifikanten Einfluß auf die Überlebensraten bei bronchogenem Karzinom. Falls ein chirurgischer Eingriff durchführbar ist, ist er immer noch die einzige Hoffnung auf Heilung bei bronchogenem Karzinom.

5.2.5.7 Zusammenfassung

Das Schicksal von «typischen» 100 konsekutiven Fällen von nichtkleinzelligem Lungenkarzinom ist schematisch in Abbildung 5-7 dargestellt. Etwa 65% der Patienten können zum Zeitpunkt der klinischen Manifestation wegen intrathorakaler Ausbreitung, Aufdeckung von extrathorakalen Metastasen oder extrem schlechter Lungenfunktion als inoperabel betrachtet werden. Die verbleibenden 35% unterzieht man einer Thorakotomie, wobei die Zahl näher bei 20%–30% liegt, wenn eine Mediastinoskopie routinemäßig vor dem definitiven chirurgischen Eingriff erfolgt. Bei der Thorakotomie sind 15% von den ursprünglich 100 Fällen, wegen der vorher unbekannten Tumorausbreitung, inoperabel. Bei den restlichen 20% erfolgt eine «kurative» Resektion. Die 5- und 10-Jahres-Überlebensraten bei Resektion belaufen sich auf 30%, bzw. 16%–18% (6, bzw. 2 bis 4 Patienten von den ursprünglich 100 Patienten). Die

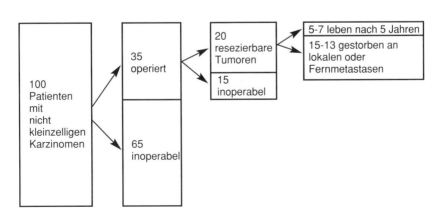

Abb. 5-7: Das Schicksal von 100 «typischen» Patienten mit nicht-kleinzelligem Lungenkarzinom.

postoperative 5-Jahres-Überlebensrate in bezug auf Stadium I, II und III betragen 40%, 20–25% und 10% (Tab. 5-6) (31). Der Grund für das häufige Versagen der «kurativen» Resektion in den unteren Stadien ist, daß es unmöglich ist, kleine asymptomatische Metastasen vor der Operation zu entdecken.

5.2.6 Physiologische Einschätzung des Patienten im Hinblick auf den chirurgischen Eingriff

5.2.6.1 Anamnese und körperliche Untersuchung

Neben dem Aspekt des Rauchens gibt es für eine schlechte Lungenfunktion noch drei andere, die durch Anamnese und/oder körperliche Untersuchung diagnostiziert werden und präoperativ behandelt oder verbessert werden können. Daher sollte man den Patienten diesbezüglich befragen. Macht der Patient in diesem Bereich vom Normalzustand abweichende Angaben, sind weitere präoperative Untersuchungen einzuleiten (siehe Kapitel 6). Zunächst sollten alle Patienten über Symptome der bronchialen Obstruktion (Bronchospasmus) befragt werden. Die meisten Patienten mit bronchialer Obstruktion (oder entsprechendem auskultatorischen Befund) unterliegen verschiedenen Schweregraden von Atemwegswiderstandserhöhung und Thoraxstarre, was durch entsprechende Medikation verbessert werden kann. Geht das Ausmaß des Bronchospasmus, wie er vom Patienten berichtet oder bei der Auskultation gehört wird, über das normale Maß hinaus, sind schrittweise bronchodilatatorisch wirkende Substanzen zu applizieren (siehe Kapitel 6). Zweitens sollten alle Patienten über die Menge ihrer Sekretionen befragt werden. Bei Sekretmengen über das normale Maß hinaus sind einige Tage zur Sekretminderung und -entfernung (siehe Kapitel 6) von großem Nutzen. Hat sich drittens in letzter Zeit die Farbe des Sputums von der mukösen Form in eine gelbe oder grüne Farbe gewandelt, sollte eine Sputumkultur mit Resistenztestung angelegt und eine geeignete antibiotische Therapie eingeleitet werden.

5.2.6.2 Lungenfunktionstests

Im Zusammenhang mit der geplanten Operation liegt der Sinn eines Lungenfunktionstests bei der Identifizierung derjenigen Patienten, die einem hohen Risiko einer postoperativen respiratorischen Komplikation unterliegen (Atelektase, Infektion, inakzeptabler Schweregrad einer Dyspnoe, Entwicklung eines Cor pulmonale oder eines akuten respiratorischen Versagens). In diesem Abschnitt werden die verschiedenen individuellen globalen und regionalen Lungenfunktionstests zunächst beschrieben, danach soll auf die Reihenfolge dieser Tests eingegangen werden.

Globale Lungenfunktionstests (32)

Bei allen Patienten, die für resezierende Eingriffe vorgesehen sind, sollte ein zeitbezogenes exspiratorisches Spirogramm (Spirometrie) durchgeführt werden. Sind Pneumonektomien geplant, käme die Bestimmung der maximalen Atemkapazität und der Lungenvolumina hinzu. Die Minimalkriterien der Lungenfunktion, die ein erhöhtes Risiko bei verschieden großen resezierenden Eingriffen anzeigen, sind in Tabelle 5-7 aufgeführt (5, 33). Werte unter denen in Tabelle 5-7 sind mit einer stark erhöhten Inzidenz von postoperativen respiratorischen Komplikationen verbunden (5, 33).

Spirometrie. Der einfachste spirometrische Test ist die Messung der Vitalkapazität. Hierzu führt der Patient eine maximale Inspiration bis zur totalen Lungenkapazität (TLC) aus und atmet dann entweder langsam (langsame Vitalkapazität) oder forciert (forcierte Vitalkapazität, FVC) und vollständig aus, wobei das ausgeatmete Volumen registriert wird. Mit Bezug auf die Lungenvolumina in Abbildung 3-21 können inspiratorische Kapazität, inspiratorisches Reservevolumen und exspiratorisches Reservevolumen direkt dem Spirogramm entnommen werden.

Tabelle 5-7: Minimalkriterien der Lungenfunktion für verschiedenartige Lungenresektionen (5,33).

Test	Einheit	Normal	Pneumonektomie	Lobektomie	Biopsie oder Segmentresektion
MBC	l/min	> 100	> 70	40 zu 70	40
MBC	vorangesetzter Prozentsatz	100	> 55	> 40	> 35
FEV_1	l	> 2	> 2	> 1	> 0,6
FEV_1	vorangesetzter Prozentsatz	> 100	> 55	40 zu 50	> 40
FEV_{25-75}	l	2	> 1,6	> 0,6 zu 1,6	> 0,6

MBC = Atemgrenzwert, FEV = forciertes Exspirationsvolumen

Das schnell in einem Atemzug ausgeatmete Volumen wurde auf verschiedene Arten quantifiziert. Der gebräuchlichste Wert ist das in der ersten Sekunde ausgeatmete Gasvolumen und wird üblicherweise als % der FVC ausgedrückt (forciertes exspiriertes Volumen in 1 s/FVC oder FEV_1%) (Abb. 5-8). Normalerweise kann ein Individuum 70–80% der VC in einer Sekunde ausatmen. Für den Rest können zwei weitere Sekunden erforderlich sein (FEV_3). Patienten mit signifikanter Atemwegsobstruktion atmen in der ersten Sekunde viel weniger Volumen aus und benötigen mehr Zeit zur Ausatmung des Gesamtvolumens.

Die Messung der maximalen augenblicklichen exspiratorischen «Spitzen»-Flowrate (PEFR) wird in einem Automaten wie dem Write-Peak-Flowmeter gemessen. Die PEFR ist definiert als die höchste exspiratorische Flowrate, die für mindestens 10 ms beibehalten werden kann. Da die Flowrate zu einem gegebenen Lungenvolumen oder Zeitpunkt gleich der Steigung der Tangente an die zeitbezogene exspiratorische Spirogrammkurve ist (wie die in Abb. 5-8) – und es schwierig ist, den steilsten Kurvenabschnitt exakt herauszusuchen – kann die PEFR nur schwer von Hand aus einem aufgezeichneten Spirogramm gemessen werden. Jedoch erhält man einen vergleichbaren, wenn auch leicht niedrigeren Wert, nämlich die maximale exspiratorische Flowrate (MEFR), durch Mitteilung des Flows (Kurvenanstieg) über ein Ein-Liter-Segment im frühen Anteil der Spirogrammkurve (Abb. 5-8). Üblicherweise wird das Segment zwischen 200 und 1200 ml des exspirierten Volumens gewählt. Daher wird die Messung oft als $FEF_{200-1200}$ bezeichnet. FEV_1, PEFR und MEFR sind leicht zu messende Indizes einer Atemwegsobstruktion und korrelieren sehr gut mit einer allgemeinen funktionellen Verschlechterung. Allerdings verhalten sie sich relativ unsensibel gegenüber einer Zunahme des Reibungswiderstandes in den kleinen Atemwegen, was gerade bei kleinen Lungenvolumina im Bereich des terminalen Anteils des FVC-Manövers wichtig ist. FEV_1, PEFR und MEFR repräsentieren dagegen Flowmessungen in der ersten Sekunde des FVC-Manövers bei relativ hohen Lungenvolumina. Sie sind in hohem Maße von der Anstrengung des Patienten abhängig (und daher variabel). Eine weitere Abhängigkeit besteht in Bezug auf den Widerstand der größeren Atemwege. Der Wert von FEV_1, PEFR und MEFR als Screening-Test ist somit durch das Ausmaß, in dem die Erkrankung die größeren Atemwege mit einbezieht, limitiert. Das erklärt die fehlende Sensitivität dieser Messungen bei der Aufdeckung von frühen, leichten Obstruktionen (der kleinen Atemwege). Jedoch sprechen diese Funktionstests am ehesten auf eine bronchodilatatorische Medikation an. Daher sind sie die sinnvollsten Tests zur Dokumentation eines Bronchospasmus und zum Nachweis einer sinnvollen bronchodilatatorischen Therapie.

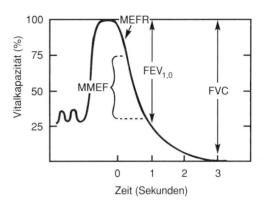

Abb. 5-8: Spirogramm eines Patienten mit zwei kleinen Atemzügen, danach Inspiration bis zur totalen Lungenkapazität mit darauffolgender forcierter Ausatmung zum Residualvolumen (MEFR = maximum exspiratory flow rate – mittlere Flowrate [Steilheit]) über ein 1-Liter-Segment des frühen Anteils des exspiratorischen Spirogramms. – $FEV_{1,0}$ = forciertes exspiratorisches Volumen in einer Sekunde, FVC = forcierte Vitalkapazität = 100% der y-Achse, MMEF = maximale mittelexspiratorische Flowrate, gemessen im exspiratorischen Spirogramm zwischen 25 und 75% der FVC-Kurve.

Die maximale mittelexspiratorische Flowrate (MMEF oder MMRF) wird im zeitbezogenen exspiratorischen Spirogramm während der mittleren Hälfte der FVC-Kurve zwischen 25 und 75% gemessen (Abb. 5-8). In Wahrheit handelt es sich jedoch nicht um den «maximalen» Flow (PEFR), da dieser in enger Nachbarschaft zur TLC auftritt. Aus diesem Grunde wurde die Anwendung des «forcierten mittelexspiratorischen Flows» befürwortet, wofür das Symbol $FEV_{25-75\%}$ steht. Da bei der MMEF nur das mittlere Segment der FVC betrachtet wird, wird das anfänglich hohe atemarbeitsabhängige und variablere Segment der Aufzeichnung eleminiert. Die Flowrate während dieses Segments ist von der Anstrengung des Patienten relativ unabhängig und wird durch eine Obstruktion der kleineren Atemwege erniedrigt. Daher wird die MMEF als indirekte Messung des Widerstands der kleinen Atemwege akzeptiert und als sensitiver Test für die frühzeitige Aufdeckung einer Erkrankung der kleinen Atemwege favorisiert (34).

Maximale Atemkapazität. Die maximale Atemkapazität (MBC) ist das maximale Luftvolumen, das in einer Minute geatmet werden kann. Es ist exspiratorisch von der Atemarbeit abhängig und reflektiert die Gesamtfunktion des kardiorespiratorischen Apparats. Jedoch fließen hier nur schwer erfaßbare Variablen wie Kooperation, Motivation und Ausdauer zusätzlich zur kardiorespiratorischen Funktion mit ein. Daher ist der Aussagewert der maximalen Atemkapazität ähnlich einem Belastungstest (z. B. Fahrradergometrie) (35).

Lungenvolumen. Die funktionelle Residualkapazität (FRC) ist definiert als das Volumen eines Gases in der Lunge, das am Ende einer normalen Exspiration verbleibt, wenn kein Flow stattfindet und der Alveolardruck dem Umgebungsdruck angepaßt ist. Das exspiratorische Reservevolumen ist das Volumen innerhalb der FRC, das bewußt ausgeatmet werden kann, so daß danach das kleinstmögliche Lungenvolumen resultiert, das als Residualvolumen (RV) bekannt ist. Daher ist die FRC gleich dem Residualvolumen plus dem exspiratorischen Reservevolumen (Abb. 3-21). Totales Lungenvolumen, FRC und Residualvolumen enthalten alle eine Fraktion (das Residualvolumen), die nicht durch einfache Spirometrie zu messen ist. Da die FRC jedoch gewöhnlich durch Stickstoffauswaschmethode, Heliumdilution, und Plethysmographie gemessen wird (siehe Kapitel 3), können totale Lungenkapazität und Residualvolumen leicht unter Hinzuziehen der anderen Lungenvolumina, die sich aus der einfachen Spirometrie ergeben, abgeleitet werden.

Regionale Lungenfunktionstests (29)

Besteht eine komplette Okklusion eines Hauptstammbronchus durch einen Tumor, bewerten globale Lungenfunktionstests die Funktion der nichtbetroffenen Seite. Mit anderen Worten, physiologisch gesehen besteht bei dem Patienten bereits eine Situation wie nach Pneumonektomie. Jedoch separieren globale Lungenfunktionstests in der überwiegenden Zahl der Fälle nicht den Anteil des zu resezierenden Lungengewebes von dem verbleibenden Anteil an der totalen präoperativen Ventilation und dem Gasaustausch. Tatsächlich haben Ventilations-Perfusions-Darstellungen gezeigt, daß offensichtlich kleine Tumoren die Verteilung von Ventilation oder Perfusion oder beidem sehr stören können, was zu einer Fehlinterpretation der globalen Lungenfunktion führen kann, speziell bei gleichzeitiger generalisierter Erkrankung wie z. B. chronischer Bronchitis (36). Hier können globale Lungenfunktionstests bei der Frage versagen, ob der Patient eine Resektion ohne übermäßige Dyspnoe bei Cor pulmonale überleben kann. Zu den regionalen Lungenfunktionstests zählen Radioisotopenuntersuchungen (z. B. Radiospirometrie, die die wichtigste ist) und etwas weniger wichtige Untersuchungen, die nicht auf der Radioisotopenmethode aufbauen (Seitenlagerungstest, Bronchialblockade, Blockade des Hauptstamms der Pulmonalarterie).

Radioisotopenuntersuchung der regionalen Perfusion, Ventilations-Perfusions-Untersuchungen (Radiospirometrie) (37–39). In der Vergangenheit wurde die regionale Lungenfunktion durch differenzierte Bronchospirometrie untersucht. Bei dieser Untersuchung muß eine beträchtliche Belästigung des Patienten durch einen Doppellumen-Endotrachealtubus in Kauf genommen werden (gewöhnlich beim wachen Patienten). Daneben besteht in technischer und physiologischer Hinsicht eine gewisse Unsicherheit in der Anwendung des Fickschen Prinzips. Gegenwärtig erreicht man eine Rechts-Links-Trennung der Lungenfunktion durch die leicht anzuwendende, nichtinvasive ^{133}Xe-Radiospirometrie und die ^{133}Xe- und Makroaggregat-^{99}Te-Perfusionsaufnahme.

Gewöhnlich sind drei Untersuchungen zur Bestimmung der seitengetrennten Lungenfunktion erforderlich (regionale Ventilation, regionale Perfusion, regionales Lungenvolumen [und regionales Ventilations-Perfusions-Verhältnis, Ventilations-Volumen-Verhältnis, Perfusions-Volumen-Verhältnis durch entsprechende Berechnung der primären Ergebnisse], Abb. 5-9).

Zunächst wird ^{133}Xe (oder ^{99}Te oder ^{131}I-MAA) (33) intravenös als Bolus infundiert (Abb. 5-9A). Da ^{133}Xe ein sehr unlösliches Gas ist, tritt fast das gesamte ^{133}Xe (95%) aus dem Blut in die Alveolen aus und wird in ein offenes System ausgeatmet. Dies wird von regionalen, externen Szintillationszählern als eine Zeit- (x-Achse) gegen Aktivität (y-Achse) -Kurve aufgezeichnet. Die Zeit-Aktivitäts-Kurve zeigt ein schnelles Einstrommaximum (von vaskulär nach alveolär) und dann einen exponentiellen Auswaschvorgang (von alveolär in die Umgebung). Da ^{133}Xe im luftgefüllten Raum anteilig zur regionalen Perfusion auftritt, ist die regionale fraktionelle Perfusion gleich der maximalen regionalen Perfusionseinstromzahl geteilt durch die Gesamtzahl. Da sich ^{99}Te- und ^{131}I-MAA lediglich in der pulmonalen Mikrozirkulation ablagern, ergibt sich die regionale fraktionelle Perfusion etwas direkter aus der regionalen Aktivitätszahl geteilt durch die Gesamtzahl bei diesen Isotopen.

Bei der zweiten Untersuchung führt die Einatmung eines Bolus von ^{133}Xe in der Größenordnung der Vitalkapazität zu einem maximalen Ventilationseinstrom (von der Umgebung nach alveolär) gefolgt von einem exponentiellen Auswaschen (von alveolär in die Umgebung) (Abb. 5-9B). Der maximale regionale Ventilationseinstrom geteilt durch die Gesamtaktivität ergibt die regionale fraktionelle Ventilation. Bei der dritten Untersuchung wird ^{133}Xe erneut intravenös als Bolus appliziert, jedoch wird ^{133}Xe nach der Passage vom vaskulären Raum in den Alveolarraum in ein geschlossenes System abgeatmet (Abb. 5-9C). Nach einer Äquilibrierung von 10–15 Minuten sollte ^{133}Xe alle gasgefüllten Räume der Lunge erreicht haben (langsame und schnelle Zeitkonstanten) und die Konzentration sollte in beiden Lungenhälften und dem geschlossenen System einheitlich sein. Die regionale Radioaktivitätszahl pro Zeiteinheit ist dann proportional dem regionalen Lungenvolumen. Hiermit ergibt sich aus der Radiospirometrie die regionale Perfusion, Ventilation und das regionale Lungenvolumen. Durch Division der regionalen Perfusion und der Ventilation durch das regionale Lungenvolumen erhält man die regionale Perfusion und die regionale Ventilation pro Einheit Lungenvolumen. Schließlich ergibt sich durch Division der regionalen Ventilation durch die regionale Perfusion das regionale Ventilations-Perfusions-Verhältnis.

Mit konventionellen globalen Lungenfunktionstests (VC, FEV_1, maximale Atemkapazität) kann man die Lungenfunktion nach Pneumonektomie nicht vorhersagen, da der Anteil des zu entfernenden Lungengewebes an der Lungenfunktion unbekannt ist. Jedoch ist theoretisch die postoperative Lungenfunktion durch die Multiplikation der präoperativen globalen Lungenfunktionstests mit dem Prozentsatz der zu resezierenden Lunge, wie er sich aus der Radiospirometrie ergibt, voraussagbar (33). Wenn zum Beispiel die präoperative Vitalkapazität 2,00 l, FEV_1 1,40 l und die Ventilation des zu entfernenden Lungenanteils 40% der totalen Ventilation betragen, dann läßt sich die postoperative Vitalkapazität mit 1,20 l und FEV_1 mit 0,84 l vorhersagen. Tatsächlich hat die Kombination der Radiospirometrie mit den konventionellen Lungenfunktionstests zu einer guten Korrelation zwischen vorhergesagten und gemessenen Lungenfunktion nach Pneumonektomie geführt (40–55). In der Literatur zeigt sich, daß ein vorhergesagter postoperativer FEV_1-Wert von 0,8 und mehr zu einer «akzeptablen» Inzidenz der postoperativen Morbidität und Mortalität führt (33, 37–40, 44). Die Verfügbarkeit des Lungen-Scannings in den meisten Kliniken, die hohe Genauigkeit bei der Vorhersage der postoperativen Lungenfunktion und die gute Akzeptanz durch die Patienten machen das quantitative Lungen-Scanning zum nützlichsten präoperativen regionalen Lungenfunktionstest.

Seitenlagerungstest. Der Seitenlagerungstest hatte bei der annähernden Bestimmung der individuellen Lungenventilation einigen Erfolg. Wenn ein Patient mit normaler Lunge sich von der Rückenlage in die Seitenlage begibt, steigt die funktionelle Residualkapazität der Gesamtlunge, da deren Anstieg in der nichtabhängigen Lunge (weniger Gewichtseinwirkung von Mediastinum und Druckwirkung von Bauchinhalt) die Abnahme der funktionellen Residualkapazität in der abhängigen Lunge (größere Gewichtseinwirkung des Mediastinums und Druckeinwirkung des Bauchinhalts) überschreitet. Deshalb dient dieser Test zur Bewertung der Expansions- und Ventilationskapazität der nichtabhängigen Lunge.

Der Test wird durchgeführt, indem der Patient kontinuierlich in ein Spirometer atmet, während er sich nacheinander von der Rückenlage in die eine Seitenlage, zurück in die Rückenlage, dann in die andere Seitenlage und schließlich wieder in die Rückenlage begibt. Der Anstieg der funktionellen Residualkapazität der Gesamtlunge kann leicht und nichtinvasiv bestimmt werden, indem man den Anstieg der endexspiratorischen Ebene im kontinuierlich registrierten Spirogramm notiert; d. h., die sinusförmige

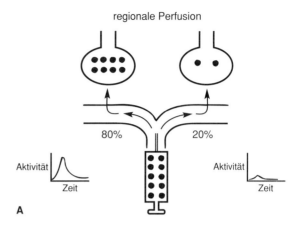

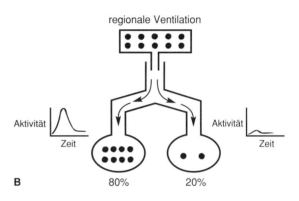

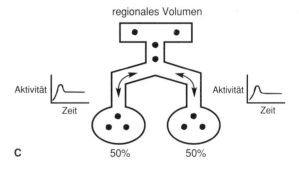

Abb. 5-9: Im allgemeinen werden drei **Untersuchungen zur Bestimmung der regionalen Lungenfunktion** durchgeführt. **A** = Die regionale Perfusion – wird bestimmt durch intravenöse Injektion eines nichtlöslichen Radioisotops, das sich auf beide Lungenhälften entsprechend dem Blutfluß verteilt. Die Spitzenwerte der Radioaktivität über jeder Lungenhälfte sind proportional dem jeweiligen Blutfluß. – **B** = Die regionale Ventilation wird bestimmt durch Inhalation eines unlöslichen, gasförmigen Radioisotops. Die Spitzenwerte der Radioaktivität über jeder Lungenhälfte sind proportional der jeweiligen Ventilation. – **C** = Das regionale Volumen wird bestimmt durch Äquilibrierung radioaktiven Materials innerhalb der Lunge innerhalb eines geschlossenen System. Die Plateauwerte der Radioaktivität jeder Lungenhälfte sind proportional dem Volumen der jeweiligen Lungenhälfte (siehe Text).

Atemkurve im Spirogramm zeigt zunächst eine graduelle ansteigende Tendenz und dann ein Plateau auf einem neuen stabilen Niveau. Die Ergebnisse werden ausgedrückt als Anstieg der funktionellen Residualkapazität in der einen Seitenlage dividiert durch den Anstieg der funktionellen Residualkapazität in beiden Seitenlagen.

Der relative Anstieg der funktionellen Residualkapazität in jeder Lungenhälfte korreliert gut mit dem Sauerstoffverbrauch und der Minutenventilation, wie sie bronchospirometrisch (45) in jeder Lunge und durch Radioventilations-/Perfusionsuntersuchungen bei symmetrischer Lungenerkrankung (46) bestimmt werden, und ausreichend gut, wenn die Lungenerkrankung asymmetrisch ist (47). Die FEV_1 nach Pneumonektomie ist jedoch nicht so gut vorhersagbar (48). Der Seitenlagerungstest gibt leicht falsche Informationen, wenn der Krankheitsprozeß nur einen geringen Einfluß auf die Compliance der betreffenden Lungenhälfte hat. Es muß betont werden, daß die Radioventilations-/Perfusionsuntersuchungen wegen der guten Toleranz, der Sicherheit und der einfachen Durchführbarkeit sowie der detaillierten Information sowohl über regionale Ventilation wie Perfusion die Untersuchungen der Wahl zur Bestimmung der regionalen Lungenfunktion sind. Jedoch verlangen diese Untersuchungen eine technisch aufwendige Ausrüstung, die nicht in allen Kliniken zur Verfügung steht, und so kann der Seitenlagerungstest eine nützliche Alternative sein.

Regionale Bronchusblockade durch Ballon. Die Ventilationsfunktion nach Pneumonektomie (oder anderen Resektionen) kann präoperativ auch dadurch simuliert werden, daß mit Hilfe eines fiberoptischen Bronchoskops ein Ballonkatheter eingeführt wird, der eine Lungenhälfte (oder einen -lappen) verschließt und danach eine spirometrische Messung des verbleibenden Lungengewebes (nach vorsichtiger Entfernung des Bronchoskops) vorgenommen wird. Während der Bronchusblockade muß die Sauerstoffkonzentration erhöht werden, da das blockierte Segment weiter perfundiert wird und dadurch ein Rechts-Links-Shunt entsteht, der das Risiko der Hypoxämie in sich birgt. Die Methode der regionalen Bronchusblockade zur Vorhersage der Ventilationsfunktion nach Pneumonektomie wurde unter Fahrradbelastung mit einem Äquivalent unter Steady-State-Bedingungen zu leichter Geharbeit für den jeweiligen Patienten untersucht (49). Die Auswirkung auf das Atemminutenvolumen und die Sauerstoffaufnahme wurde unter Blockade des Bronchus des erkrankten Lungenlappens beobachtet. Konnte der Patient die Belastung bei gleichbleibender Arbeit unter der Okklusion aufrecht erhalten, so ging man davon aus, daß er die Resektion des okkludierten Lungengewebes tolerieren werde. Alle Patienten, die präoperativ diese Arbeit unter Okklusionsbedingungen aufrechterhalten konnten, konnten dies auch postoperativ.

Regionale Ballonokklusion der Pulmonalarterie. Die pulmonale Zirkulation und die rechtsventrikuläre Funktion nach Pneumonektomie können präoperativ dadurch simuliert werden, daß ein Pulmonalarterienkatheter in den Hauptstamm der Pulmonalarterie auf der zu resezierenden Seite plaziert wird. Dieser Katheter hat einen 5-ml-Ballon an der Spitze und proximal vom Ballon eine Öffnung zur Druckmessung. Die Füllung des Ballons führt zur funktionellen Resektion der Gefäßversorgung distal des Ballons. Dieses Verfahren ist mit und ohne Belastung durchführbar. Unter diesen Bedingungen wird der gesamte pulmonale Blutfluß in die nach Pneumonektomie verbleibende Lunge verteilt und die Aufnahmefähigkeit und Compliance des verbleibenden pulmonalen Gefäßbettes werden so getestet. Jedoch ist dieser Test in dem Sinne unphysiologisch, daß die blockierte Lunge weiterhin beatmet bleibt, und zwar als Totraumventilation, die den Zustand nach Pneumonektomie nicht repräsentiert. Steigt der mittlere pulmonalarterielle Druck über 40 mmHg, steigt der P_aCO_2 über 60 mmHg oder fällt der P_aO_2 unter 45 mmHg, besteht die Wahrscheinlichkeit, daß der Patient die Resektion dieses Anteils des pulmonalen Gefäßbetts nicht ohne Entwicklung einer Rechtsherzinsuffizienz oder eines Cor pulmonale tolerieren wird (33, 41, 50–54). Da dieser Test invasiv ist, eine spezielle Ausrüstung verlangt und technisch schwierig ist, wird er heute nur selten klinisch eingesetzt.

Eine Okklusion sowohl des Hauptstamms der Pulmonalarterie wie des Bronchus könnten vollständig die physiologische Auswirkung einer Pneumonektomie simulieren und die realistischste Abschätzung der totalen Lungenfunktion nach Pneumonektomie gestatten; es gibt keinen akuten Anstieg bei Shunt und/oder Totraum. Da diese potentiell äußerst genaue Simulation der Bedingungen nach Resektion jedoch so invasiv und kompliziert ist, kann man sie nur für Forschungszwecke einsetzen. Über die kombinierte Blockade beim Menschen wurde bisher noch nicht berichtet.

Testfolge vor einer Lungenresektion

Mit speziellem Bezug auf die Pneumonektomie besteht Übereinstimmung, daß die Testung der Lungenfunktion in drei Phasen erfolgen sollte (Abb. 5-10) (33, 41, 50, 55–57). Die erste Phase erfaßt die gesamte Lungenfunktion und besteht aus arteriellen Blutgasmessungen, einfacher Spirometrie und Bestimmung des Lungenvolumens. Erhöhtes Risiko besteht bei Hyperkapnie unter Raumluftbedingungen, bei FEV_1 und/oder maximaler Atemkapazität von weniger als 50% des Normwertes und/oder bei einem Residualvolumen-Totallungen-Kapazitäts-Verhältnis (RV/TLC) von mehr als 50%. Überschreitet einer dieser Werte die genannten Grenzen, sollte die Testung in die zweite Phase gehen, die die Funktion jeder

5.2 Lungen- und Bronchialtumoren

Schritt III: **Bestimmung der Lungenfunktion**

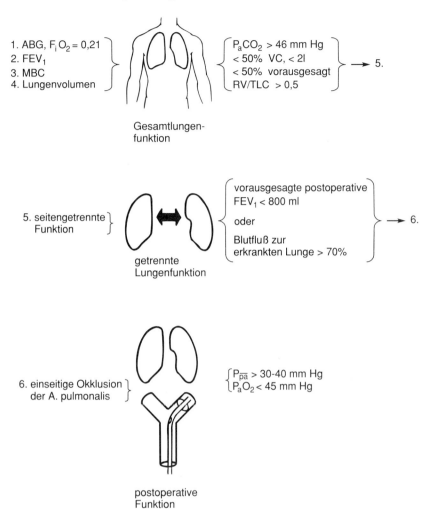

Abb. 5-10: Untersuchungsgang zur Bestimmung der Lungenfunktion bei Resektionseingriffen (*Schritt III*). Die erste Gruppe bestimmt die Gesamtlungenfunktion, danach wird die regionale Lungenfunktion bestimmt und schließlich ahmt man die postoperative Lungenfunktion nach (siehe Text).

Lungenhälfte getrennt überprüft und aus der Messung der Ventilation und Perfusion der jeweiligen Lungenhälfte besteht (Radioisotopenuntersuchung, ^{133}Xe, ^{99}Te). Die Kombination der seitengetrennten Lungenfunktionstests mit der konventionellen Spirometrie sollte einen Vorhersagewert für die postoperative FEV_1 von mehr als 0,8 l (33, 37–40, 44) ergeben. Kann dieses zweite Kriterium nicht erreicht werden und wird der chirurgische Eingriff immer noch in Betracht gezogen oder gewünscht, ist es möglich, die postoperative Situation des Patienten zu simulieren (dritte Phase der Testung, siehe auch den nächsten Abschnitt). Dies geschieht durch funktionelle Resektion des Gefäßbetts des zu resezierenden Lungenanteils durch temporäre Ballonokklusion der Pulmonalarterie auf der zu operierenden Seite, und zwar mit und ohne Belastung. Ein Anstieg des mittleren pulmonalarteriellen Drucks über 40 mmHg (oder ein Anstieg des P_aCO_2 über 60 mmHg oder ein Abfall des P_aO_2 unter 45 mmHg) zeigt die Unfähigkeit zur Toleranz des geplanten Eingriffs an (33, 41, 50–54). Die Lungenfunktionstestkaskade ist logisch, weil sie mit einfachen, kostengünstigen und nichtinvasiven Tests beginnt und je nach Notwendigkeit in Schwierigkeit, Kosten und Invasivität ansteigt. Auf diese Weise wird in der Praxis die dritte Phase nur selten erreicht. Bei der Interpretation der Ergebnisse sollten sich die Ärzte jederzeit selbst befragen, welches ein akzeptables chirurgisches Mortalitätsrisiko bei einer Erkrankung ist, die eine natürliche 5-Jahres-Mortalitätsrate von nahezu 100% hat. Obwohl weniger restriktive Kriterien der Lungenfunktion für die Operabilität bei kleineren Resektionen veröffentlicht wurden (siehe Tab. 5-7) (58), gibt es mehrere Gründe, warum es bei manchen Patienten sinnvoll ist, eine Lobektomie und kleinere Verfahren funktionell als Pneumonektomie einzustufen (59):

1. Die Funktion des verbleibenden Lungengewebes auf der operierten Seite kann in der direkten postoperativen Phase durch Atelektase und eventuell Infektion signifikant beeinträchtigt sein, so daß diese Patienten postoperativ eine signifikante, vorübergehende funktionelle Verschlechterung erfahren (60). Dies ist häufig bei kleineren Resektionen der Fall, bei denen intraoperativ Probleme der Darstellung bestanden, so daß die Lunge schweren und langen Zug- und Kompressionsbedingungen unterlag. Intraoperative Darstellungsprobleme sind sehr wahrscheinlich, wenn die Lunge groß ist und sich bewegt (große Atemzugvolumina, positive Druckbeatmung).
2. Es ist möglich, daß sich im Verlauf der Thorakotomie eine Höhereinstufung in der Stadieneinteilung ergibt, so daß eine Pneumonektomie notwendig wird (55).
3. Die Funktion der Lungenhälfte auf der nichtoperierten Seite kann bereits präoperativ (60) beeinträchtigt sein und sich darüber hinaus intraoperativ verschlechtern (Aspiration und/oder Übertritt von Blut und/oder Eiter von der operierten Lunge in die nicht operierte Lunge, Unfähigkeit der nichtoperierten Lunge zur Toleranz der abhängigen Position und Kompression in der Seitenposition). Schließlich haben postoperative Untersuchungen gezeigt, daß obwohl die Ventilation und Perfusion der verbleibenden Lunge auf der operierten Seite nach Lobektomie innerhalb eines Langzeitintervalls (3–51 Monate) signifikant zunimmt, das Volumen jedoch noch mehr zunimmt, so daß Ventilation und Perfusion pro Einheit Volumen der verbleibenden Lunge abnimmt. Dies ist gleichbedeutend mit einer Überblähung (43). Die kompensatorische Überblähung ist als Dilatation der vorbestehenden respiratorischen Einheiten ohne Unterbrechung des elastischen Gewebes zu sehen, wie es beim pathologischen Emphysem der Fall ist. Es kommt jedoch zu einer Abnahme der Compliance und damit der Ventilation pro Volumeneinheit Lungengewebe auf der gleichen Seite. Darüber hinaus werden die Kapillaren in den Alveolarwänden gedehnt und verdünnt, was die Perfusion pro Volumeneinheit Lungengewebe auf der gleichen Seite erniedrigt.

Funktionsprüfung von pulmonalem Gefäßsystem und rechtem Ventrikel (RV)

Die überwiegende Mehrheit der Patienten mit pulmonalen Tumoren weist in der Anamnese lange Jahre des Rauchens auf und daher besteht eine chronisch-obstruktive Lungenerkrankung (COPD) in unterschiedlichem Ausmaß. Die kardiovaskuläre Antwort auf die pathologischen Atemwegs- und Alveolarveränderungen bei COPD besteht aus der Entwicklung einer pulmonalen Hypertonie und ansteigendem pulmonalvaskulärem Widerstand (PVR), gefolgt von rechtsventrikulärer (RV) Hypertrophie und Dilatation.

Ein erhöhter pulmonalvaskulärer Widerstand hat für Patienten, die sich einer pulmonalen Resektion unterziehen, eine große Bedeutung. Während ein normales pulmonales Gefäßsystem dehnbar ist und selbst große Anstiege im pulmonalen Blutfluß tolerieren kann (bis zu 2–2,5mal größer als der Normalwert, wie es nach Pneumonektomie für die verbleibende Lunge der Fall ist), wobei nur geringe Anstiege des pulmonalarteriellen Drucks zu verzeichnen sind (Abb. 5-11), kann das relativ rigide und eingeschränkte pulmonale Gefäßbett von Patienten mit chronischer Lungenerkrankung selbst geringe Anstiege des pulmonalen Blutflusses bei gleichzeitigem Anstieg des pulmonalvaskulären Drucks nicht kompensieren (61). Die Unfähigkeit, Anstiege des Blutflusses zu tolerieren, gilt für den gesamten Bereich des physiologischen Cardiac-outputs und kann ein wichtiger Teilfaktor bei der Entwicklung eines Lungenödems nach Pneumonektomie sein (62).

Die Kaskade der präoperativen Lungenfunktionstests, wie sie als Phase 1 und 2 vorher beschrieben sind (und die für die überwiegende Mehrheit der Patienten als präoperative Untersuchung zutrifft) ermöglicht nicht die Diagnose eines erhöhten PVR und einer rechtsventrikulären Erkrankung. Ein erhöhter

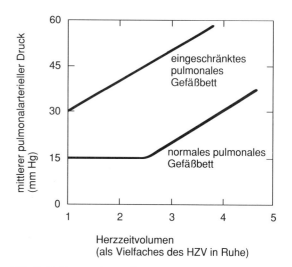

Abb. 5-11: Der mittlere pulmonalarterielle Druck (y-Achse) steigt bis zum 2 bis 2,5fachen Anstieg des Cardiac-outputs (x-Achse) bei normalem pulmonalen Gefäßbett nicht an, wogegen der mittlere pulmonalarterielle Druck linear mit ansteigendem Cardiac-output ansteigt, wenn das pulmonale Gefäßbett reduziert ist (61).

PVR kann nichtinvasiv präoperativ vermutet werden, wenn auskultatorische und radiologische Zeichen einer pulmonalen Hypertonie und EKG-Zeichen einer Hypertrophie des rechten Vorhofs und des rechten Ventrikels vorliegen (Tab. 5-8). Ein positiver hepatojugulärer Reflux, Aszites und periphere Ödeme zeigen den Beginn eines Cor pulmonale an.

Messungen des pulmonalvaskulären Widerstands (PVR) wurden direkt über die Messung des mittleren pulmonalarteriellen Drucks und des pulmonalarteriellen Verschlußdrucks in verschiedenen Bereichen des Cardiac-outputs, wie sie durch unterschiedliche Tretbelastungen hervorgerufen werden, gemacht. Mit Hilfe des patienteneigenen Cardiac-outputs kann so die pulmonalvaskuläre Compliance bestimmt werden. PVR-Messungen, die auf diese Weise gemacht werden, waren gute Indikatoren bezüglich des Pneumonektomierisikos (63, 64). Man nahm ein erhöhtes Operationsrisiko an, wenn der pulmonalvaskuläre Widerstand größer als 190 dyn/s $\times$ cm^5 war. Nimmt man jedoch das Risiko, die Kosten und die Zeit für einen pulmonalarteriellen Katheter in Kauf, dann ist es logisch, einen weiteren Schritt zu tun und die pulmonalvaskulären Druckwerte unter temporärer Ballonokklusion der gleichseitigen Pulmonalarterie in Ruhe und unter Belastung zu messen. Hierdurch wird ganz speziell die Compliance des pulmonalen Gefäßbetts, das nach Pneumonektomie verbleibt, getestet.

Die temporäre gleichseitige Ballonokklusion der Pulmonalarterie simuliert die pulmonalvaskulären Bedingungen, die nach Pneumonektomie zu erwarten sind. Tritt eine signifikante pulmonale Hypertonie (Mitteldruck > 40 mmHg) oder eine arterielle Hypoxämie auf, wird eine Pneumonektomie wahrscheinlich wegen des hohen Risikos eines Cor pulmonale, eines Lungenödems und wegen niedriger Ventilations-Perfusions-Verhältnisse nicht toleriert. Die Durchführung dieser Untersuchung unter Belastung ist die realistischste präoperative Annäherung an die pulmonalvaskuläre und rechtsventrikuläre Funktion, die beim Patienten nach Pneumonektomie zu erwarten ist (41, 50–54).

Funktionsprüfung von linkem Ventrikel und Koronararterien

In Anbetracht des üblichen Alters, der langen und starken Raucheranamnese und der häufigen sitzenden Lebensweise der Patienten ist es nicht überraschend, daß die koronare Herzkrankheit bei weitem die wahrscheinlichste unabhängige Ursache einer linksventrikulären (LV-) Dysfunktion ist. Bestehen Angina-pectoris-Beschwerden, ist die weitere präoperative Abklärung der Koronararterien erforderlich (Abb. 5-12). Der erste Schritt sollte ein nichtinvasiver Belastungstest sein. Die Elektrokardiographie und Thallium-Szintigramme (in dieser Reihenfolge) scheinen im Rahmen dieser Tests die beste Möglich-

Tabelle 5-8: Nichtinvasive Diagnose von pulmonaler Hypertonie (PAP), erhöhtem pulmovaskulärem Widerstand (PVR), rechtsatrialer und ventrikulärer Hypertrophie (RA und RV) und Cor pulmonale (Cp).

Auskultatorische Zeichen eines ↑PAP und ↑PVR	Radiologische Zeichen eines ↑PAP und ↑PVR	EKG-Zeichen eines ↑RA und ↑RV	Zusätzliche Zeichen beim Cp
↑Erhöhter pulmonaler Anteil des 2. Herztons	Dilatation des Hauptstamms der Pulmonalarterie	↑RV / Vektor-Rotation im Uhrzeigersinn	alle Zeichen eines ↑PAP, ↑PVR, ↑RA, ↑RV
Verlust der normalerweise vorhandenen Splittung des zweiten Herztons	Fülle der apikalen Pulmonalgefäße	Deviation der Herzachse nach rechts	diastolisches pulmonales Geräusch
Vorhandensein eines 4. Herztones	Rotation der Herzachse gegen den Uhrzeigersinn: Glockenform auf dem Röntgenbild (RV bildet die linke Herzgrenze, Aortenknopf)	↑R und ↑S-Welle V_2–V_6	3. Herzton
Auftreten eines hohen frühsystolischen Auswurfklicks		negative T-Welle V_1–V_6 / ↑RA / ↓ST-Segment V_2–V_6	Pulsation an der prominenten Sternumgrenze und Einziehung über der linken Brust → synchrone Bewegung mit dem Herzschlag
		↑P II und III zweiphasig PV_1	große, abhängige Ödeme, große, gestaute Leber, Aszites, Ausweitung der Nackenvenen (große A-Wellen)

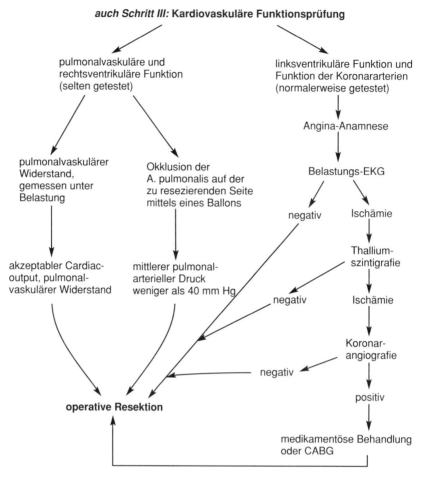

Abb. 5-12: Präoperative Einschätzung der kardiovaskulären Funktion bei Patienten mit Lungen- und Bronchialkarzinom (*Schritt III*) (CABG = Coronary-artery-bypass-grafting) (siehe Text).

keit zu sein. Eine Belastungsuntersuchung bietet Informationen über den funktionellen Zustand des Patienten. Leider kann eine Belastungsgrenze sowohl durch eine niedrige ventilatorische Reserve, wie durch eine niedrige kardiale Reserve bestimmt sein. Ist das Belastungs-EKG normal, kann der chirurgische Eingriff erfolgen. Enthält das Belastungs-EKG Anzeichen einer Ischämie, ist der Thallium-Belastungstest indiziert (65). Ist der Thallium-Belastungstest negativ, kann die geplante Resektion erfolgen. Ergeben sich im Thallium-Belastungsszintigramm Zeichen für eine Ischämie, sollte eine Koronarangiographie durchgeführt werden (66). Sollte sich jedoch aus irgend einem Grund der starke Verdacht einer signifikanten Angina ergeben, obwohl der Belastungstest negativ oder zweifelhaft ist, ist die Koronarangiographie indiziert. Die Koronarangiographie sollte auch immer bei Patienten mit vorangegangenem Myokardinfarkt in Betracht gezogen werden, speziell, wenn der Patient Angina-pectoris-Beschwerden hat. Liegt eine signifikante koronare Herzerkran-

kung vor, benötigt der Patient vor der pulmonalen Resektion oder in gleicher Sitzung einen Koronarbypass. Bei geringgradiger koronarer Herzerkrankung kann die Resektion bei Lungenkarzinom nach Einleitung einer entsprechenden medikamentösen Therapie zur Behandlung der Koronarinsuffizienz durchgeführt werden. Ist ein Koronarbypass erforderlich und kann eine begrenzte Resektion den malignen Tumor umfassen, ist es möglich, beide Eingriffe in gleicher Sitzung vorzunehmen, jedoch sollte der Koronarbypass vor der Resektion erfolgen (67, 68). Ist der Patient nach dem Bypass stabil (mit guter myokardialer Funktion und ohne Blutung) kann eine Keilresektion vorgenommen werden. Bei Patienten, bei denen gleichzeitig die Indikation zum Koronarbypass und zu einer Segmentresektion, Lobektomie oder Pneumonektomie vorliegt, besteht die Möglichkeit, daß durch den langen pulmonalen Eingriff die Operationsmortalität ansteigt und daher sollte die gleichzeitige Operation unterbleiben, obwohl es Berichte über eine kleine Zahl von erfolgreichen Kombinationseingriffen gibt (68, 69). In den Fällen bei denen große Resektionen bei Patienten in beeinträchtigtem Allgemeinzustand erforderlich sind, sollte zunächst der Koronarbypass erfolgen und der Resektionseingriff ist zu verschieben, bis der Patient an Gewicht und Muskelmasse zugenommen hat (im allgemeinen 4–6 Wochen). Das Risiko einer Allgemeinanästhesie für Eingriffe außerhalb der Herzchirurgie bei Patienten, die mit einem Koronarbypass versorgt sind, entspricht dem Risiko bei Patienten ohne Anhalt für koronare Herzerkrankung (70, 71). Obwohl es nicht möglich ist, die tatsächlichen Effekte einer Verschiebung des Resektionseingriffs einzuschätzen (bezüglich Tumorausbreitung bei einem eventuell immungeschwächten Patienten, speziell nach Allgemeinanästhesie) (72), scheint es doch vernünftig, daß in der zuletzt genannten Gruppe (Indikation zum Koronarbypass und zu einer größeren Resektion) das Operationsrisiko bei gleichtzeitigem Vorgehen das Risiko der Tumorausbreitung übersteigt.

5.3 Mediastinaltumoren

5.3.1 Anamnese

Die Anatomie des Mediastinums ist komplex und beinhaltet verschiedenartige Strukturen (siehe Kapitel 2) und Zelltypen (siehe Abb. 2-27). Die häufigsten Tumoren in Bezug auf die Lokalisation sind (Abb. 5-13): Im vorderen Mediastinum Thymome, Dermoidzysten, Schilddrüsentumore und Lymphome, im mittleren Mediastinum Perikardzysten, bronchogene Zysten und Lymphome und im hinteren Mediastinum neurogene Tumoren und Zysten (5). Die häufigsten Tumore nach Zelltyp sind neurogene (24%), Zysten (perikardiale, bronchogene, enterale und unspezifische, insgesamt 21%), Teratodermoide, Thymome, Lymphome und andere (jeweils 13%–17%). Anzeichen und Symptome von Mediastinaltumoren stehen in Beziehung zu jedem der vielen Organe innerhalb des Mediastinums (Herz, große Gefäße, Atemwege, Ösophagus, Wirbelsäule). In einer großen Untersuchungsreihe bestanden die Symptome aus Husten (40%), Schmerz (40%), Dyspnoe (20%), Dysphagie (20%) und Heiserkeit (3%). Klinische Befunde waren Gewichtsverlust (24%), Fieber (24%), Obstruktion der Vena cava superior (16%), Trachealverlagerung (12%), Horner-Syndrom (7%), Rückenmarkskompression (5%), Zyanose (3%) und Mediastinalverbreiterung (3%). In 22% der Fälle bestanden keine Beschwerden, während in 30% der Fälle keine klinischen Zeichen zu finden waren. In 20% fehlten sowohl Beschwerden wie klinische Zeichen (73). Im allgemeinen ergibt sich der Verdacht auf Mediastinaltumoren durch eine Kombination von klinischen Zeichen und Beschwerden, sowie anteroposterioren und lateralen Standardröntgenthoraxaufnahmen.

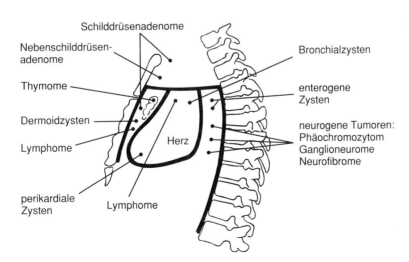

Abb. 5-13: Lokalisation der häufigsten Mediastinaltumoren (siehe Abb. 2-27 zur Unterteilung des Mediastinums in die entsprechenden Kompartimente).

5.3.2 Diagnostisches Vorgehen bei Mediastinaltumoren

Besteht der Verdacht auf einen Mediastinaltumor, ist die Computertomographie der beste Einzeltest zur Identifizierung und Lokalisierung des Tumors (Abb. 5-14). Das CT kann besser als jede andere diagnostische Maßnahme Klarheit über die Herkunft des Tumors verschaffen. Zum Beispiel sind Durchleuchtung, konventionelle Tomographie, Barium-Ösophagogramm, Radionuklid-Angiographie und Schilddrüsenszintigramm, Angiographie, Bronchoskopie, Skalenusbiopsie und Mediastinoskopie bei Patienten mit mediastinaler Lipomatosis sämtlich normal (74, 75). Wird im Mediastinum weiches Gewebe identifiziert, ist die nächste logische Frage, ob der Prozeß benigne oder maligne ist. Etwa 32% der Mediastinaltumoren sind maligne (73). Leider kann die Computertomographie durch das Erscheinungsbild des Tumors nicht zwischen Benignität oder Malignität unterscheiden. Jedoch ist es möglich, mit CT eine Infiltration in Pulmonalarterien, Atemwege, Perikard oder Myokard, sowie pleurale oder parenchymale Metastasierungen nachzuweisen. Häufiger hängt die Diagnose jedoch von der Festlegung des Zelltyps ab, was nur mit invasiven Maßnahmen, wie Mediastinoskopie, Mediastinotomie, Nadelbiopsie, Bronchoskopie oder Ösophagoskopie möglich ist. Eine eventuelle Beeinträchtigung der Aorta oder eines ihrer Äste wird am besten durch eine intraarterielle, digitale oder konventionelle Angiographie nachgewiesen (76). Bei akuten traumatischen Thoraxverletzungen sind die konventionelle Arteriographie und Angiographie die geeignetsten Nachweismethoden (speziell zur Diagnose einer Aortendissektion). Die Einschätzung des physiologischen Status des Patienten mit Mediastinaltumor entspricht dem bei Patienten mit Lungenkarzinom.

5.4 Ösophagusveränderungen

5.4.1 Anamnese (77)

Das häufigste Symptom bei ösophagealen Erkrankungen sind Schluckbeschwerden, die als Dysphagie bezeichnet werden. Hierbei kommt es im unterschiedlichen Ausmaß zur Obstruktion und/oder zum Schmerz während des Schluckaktes. Eine Dysphagie, die über einen längeren Zeitraum besteht, wird fast immer von einem signifikanten Gewichtsverlust begleitet sowie von einer Dehydratation, prärenalem Nierenversagen, Hypalbuminämie, verringertem kolloidosmotischem Druck, Anämie, Elektrolytstörungen, beeinträchtigter Immunabwehr und verringerter Muskelkraft (siehe Abschnitt 13.5). Ein weiteres, häufiges Symptom ist Sodbrennen, das durch den Reflux von Mageninhalt in den Ösophagus entsteht. Es tritt oft postprandial auf, begünstigt durch Rückenlage, Vorwärtsbeugen, Aufstoßen und körperliche Belastung. Viele Patienten mit Ösophaguserkrankungen (mit Taschenbildung proximal einer Obstruktion und mit Hiatushernie) neigen zu chronischer Regurgitation und Aspiration, was zu einer chronischen Lungenerkrankung führen kann (siehe Abschnitt 13.5). Schließlich werden Patienten mit Ösophaguskarzinom oft mit Chemotherapeutika, die eine beträchtliche Organtoxizität haben, behandelt. Doxorubicin (Adriamycin) kann zu einer sehr schweren refraktären linksventrikulären Myopathie führen, Bleomycin kann eine respiratorische Insuffizienz hervorrufen und Mitomycin kann sowohl pulmonal wie renal toxisch wirken (siehe Abschnitt 13.5).

5.4.2 Diagnostisches Vorgehen bei Ösophagusveränderungen (78)

Es gibt zahlreiche Ösophagusveränderungen und -störungen. Mit abnehmender Häufigkeit sind dies Tumoren (squamöse Zellkarzinome und Adenokarzinome sind die häufigsten), Hiatushernie, benigne Strikturen (die Aufnahme von ätzenden Flüssigkeiten führt zu Strikturen im zervikalen Ösophagus, wogen die Refluxösophagitis Strikturen im unteren Drittel des Ösophagus hervorruft), Fremdkörper, Divertikel, Achalasie, ösophagotracheale Fisteln, traumatische Perforationen und verschiedene Motilitätsstörungen (wie bei Sklerodermie).

Nach Routineröntgenthoraxaufnahmen sollte ein Kontrastmittelschluck (Ösophagogramm) unter Durchleuchtung durchgeführt werden (Abb. 5-15). Die einzige Kontraindikation für ein Ösophagogramm ist der Verdacht auf eine ösophagotracheale oder ösophagobronchiale Fistel. Der Kontrastmittelschluck gibt in einem sehr hohen Prozentsatz einen starken Hinweis auf die Diagnose. Auf das Ösophagogramm sollte die Ösophagoskopie folgen. In der Mehrzahl der

5.4 Ösophagusveränderungen

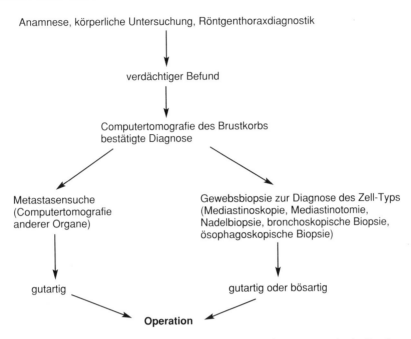

Abb. 5-14: **Präoperative Einschätzung von mediastinalen Tumoren** (siehe Text).

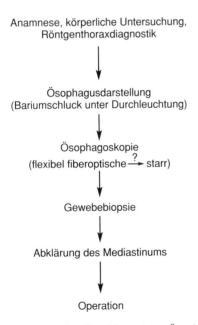

Abb. 5-15: **Präoperative Einschätzung von Ösophagusveränderungen** (siehe Text).

Fälle erfolgt diese mit einem flexiblen fiberoptischen Instrument, außer wenn Schwierigkeiten bestehen, eine adäquate Gewebsprobe zu erhalten. In dieser Situation kann ein starres Ösophagoskop bessere Bedingungen für die Durchführung einer Biopsie bieten. Wenn möglich, ist die starre Ösophagoskopie als erster diagnostischer Schritt wegen des Risikos einer unbeabsichtigten Tumorperforation zu vermeiden. In seltenen Fällen sind nach einem Ösophagogramm, das eine Dysphagie nicht auf eine Organobstruktion zurückführen kann, manometrische Motilitätsuntersuchungen und ph-Untersuchungen indiziert. Ist aus Ösophagogramm und Ösophagoskopie keine Diagnose möglich, kann in seltenen Fällen eine Thorakotomie zur Sicherung der Diagnose erforderlich sein. Wird die Diagnose Ösophaguskarzinom gestellt sollte dem Mediastinum besondere Beachtung geschenkt werden (Mediastinoskopie oder Computertomographie), da 80% der Ösophagustumoren zum Zeitpunkt des chirurgischen Eingriffs in das Mediastinum eingewandert sind. Die physiologische Einschätzung der gesamten kardiorespiratorischen Funktion des Patienten in der Ösophaguschirurgie entspricht demjenigen mit Lungenkarzinom.

Literatur

1. Shields, T. W.: Carcinoma of the lung. General Thoracic Surgery. Philadelphia, Lea & Febiger, 1983, chapter 54, pp. 729–769.
2. Spiro, S. G.: The diagnosis and staging of lung cancer. In: Smyth, J. F. (ed.): The Management of Lung Cancer. Edward Arnold, 1984, chapter 3, pp. 36–52.
3. Le Roux, B. T.: Bronchial Carcinoma. London, E. & F. Livingstone, 1968.
4. Jones, D. P.: Diagnostic work-up of chest disease. Symposium on noncardiac thoracic surgery. Surg. Clin. North. Am. 60: 743–755, 1980.
5. Miller, J. I.: Thoracic surgery. In: Kaplan, J. (ed.): Thoracic Anesthesia. New York, Churchill Livingstone, 1983, chapter 2, pp. 9–32.
6. Holmes, E. C.: Lung cancer. In: Simmons, D. H. (ed.): Current Pulmonology. Vol. 1. Boston, Houghton Mifflin, 1979, chapter 8, pp. 239–250.
7. Garland, L. H.: The rate of growth and natural duration of primary bronchial cancer. Am. J. Roentgenol. 96: 604, 1966.
8. Rigler, L. G.: The earliest roentgenographic signs of carcinoma of the lung. JAMA 195: 655, 1966.
9. Byrd, R. B., Carr, D. T., Miller, W. E. et al.: Radiographic abnormalities in carcinoma of the lung as related to histological cell type. Thorax. 24: 573, 1969.
10. Oswald, N. C., Hinson, K. F., Canti, G., Miller, A. B.: The diagnosis of primary lung cancer with special reference to sputum cytology. Thorax. 26: 623, 1971.
11. Spiro, S. G., Goldstraw, P.: The staging of lung cancer. Thorax. 39: 401–407, 1984.
12. Moore, A. V., Putnam, C. E.: Radiologic diagnosis of chest disease. Symposium on noncardiac thoracic surgery. Surg. Clin. North. Am. 60: 715–742, 1980.
13. Lillimoe, K., Lipford, E.: Staging of bronchial carcinoma. Surg. Gyn. & Obst. 158: 566–568, 1984.
14. Lawrence, G. H.: Current management of carcinoma of the lung. J. Thorax. Cardiovasc. Surg. 88: 858–862, 1984.
15. Tisi, G. H., Friedman, P. J., Peters, R. N. et al.: Clinical staging of primary lung cancer. Am. Rev. Resp. Dis. 127: 1–6, 1983.
16. Newell, J. D.: Evaluation of pulmonary and mediastinal masses. Symposium on radiology. Med. Clin. North. Am. 68: 1463–1480, 1984.
17. Mountain, C. F., Carr, D. T., Anderson, W. A. D.: A system for the clinical staging of lung cancer. Am. J. Roentgenol. Rad. Ther. Nuc. Med. 120: 130, 1974.
18. Mountain, C. F.: The biological operability of Stage III non-small cell lung carcinoma. Ann. Thorac. Surg. 40: 60–64, 1985.
19. Miller, J. I., Mansour, K. A., Hatcher, C. R.: Carcinoma of the lung: 5-year experience in a university hospital. Am. Surg. 46: 147–150, 1980.
20. Sarin, C. L., Nohl-Oser, H. C.: Mediastinoscopy: A clinical evaluation of 400 consecutive cases. Thorax. 24: 585, 1969.
21. Emami, B., Melo, A., Carter, B. L., Munzenrider, J. E., Piro, A. J.: Value of computed tomography in radiotherapy of lung cancer. Am. J. Roentgenol. 131: 63, 1978.
22. Harper, P. G., Houang, N., Spiro, S. G., Geddes, D. M., Hodson, M. E., Souhami, R. L.: Computerized axial tomography in the pre-treatment assessment of small cell carcinoma of the bronchus. Cancer 47: 1775, 1981.
23. Schaner, E. G., Chang, A. E., Doppman, J. L., Conkie, D. M., Flye, M. W., Rosenberg, S. A.: Comparison of computed and conventional whole lung tomography in detecting pulmonary nodules: A prospective radiologic pathologic study. Am. J. Roentgenol. 131: 37, 1978.
24. The American Thoracic Society. Clinical staging of primary lung cancer. Am. Rev. Resp. Dis. 127: 659–664, 1983.
25. Richey, H. M., Matthews, J. I., Helsel, R. A., Cable, H.: Thoracic CT scanning in the staging of bronchogenic carcinoma. Chest. 85: 218–221, 1984.
26. Underwood, G. H., Hooper, R. G., Axelbaum, S. P., Goodwin, B. W.: Computed tomography scanning of the thorax in the staging of bronchogenic carcinoma. N. Engl. J. Med. 300: 777, 1979.
27. Whitcomb, M. E., Barham, E., Goldman, A. L., Green, V. C.: Indications for pneumonectomy in bronchogenic carcinoma. Am. Rev. Resp. Dis. 113: 189, 1976.
28. Shields, T. W., Higgins, G. A., Matthews, N. J., Keehn, R. J.: Surgical resection in the management of small cell carcinoma of the lung. J. Thorac. Cardiovasc. Surg. 84: 481–488, 1982.
29. Meyer, J. A., Comis, R. L., Ginsberg, S. J. et al.: Phase II trial of expended indications for resection in small cell carcinoma of the lung. J. Thorax. Cardiovasc. Surg. 83: 12, 1982.
30. Miller, J. I., Grossman, G., Hatcher, C. R.: Pulmonary function test criteria for operability and pulmonary resection. Surg. Gynecol. Obstet. 153: 893–895, 1981.
31. Benfield, J. R., Yellin, A.: New Horizons for lung cancer. Surg. Rounds, April: 26–52, 1985.
32. Benumof, J. L., Alfery, D. D.: Pulmonary Function Testing. In: Miller, R. (ed.): Anesthesia. New York, Churchill Livingstone, 1981, chapter 42, pp. 1363–1378.
33. Gass, G. D., Olsen, G. N.: Clinical significance of pulmonary function tests. Preoperative pulmonary function testing to predict postoperative morbidity and mortality. Chest. 89: 127–135, 1986.
34. McFadden, E. R., Linden, D. A.: A reduction in maximum midexpiratory flow rate, a thorough graphic manifestation of small airway disease. Am. J. Med. 57: 171, 1974.
35. Berggren, H., Ekroth, R., Malmberg, R., Naucler, J., William-Olsson, G.: Hospital mortality and long-term survival in relation to preoperative function in elderly patients with bronchogenic carcinoma. Ann. Thorac. Surg. 38: 633–636, 1984.
36. Sorensen, P. G., Groth, F., Hansen, S. W., Hansen, F., Dirksen, H.: Patterns of perfusion and ventilation of the lungs in patients with small cell lung cancer before and after combination chemotherapy. Clin. Physiol. 5 (Suppl. 3): 99–104, 1985.
37. DeMeester, T. R., Van Heertum, R. L., Karas, J. R. et al.: Preoperative evaluation with differential pulmonary function. Ann. Thorac. Surg. 18: 61–71, 1974.
38. Boysen, P. G., Block, A. J., Olsen, G. N. et al.: Prospective evaluation for pneumonectomy using the ^{99}Technetium quantiative perfusion lung scan. Chest. 72: 422–425, 1977.
39. Boysen, P. G., Harris, J. O., Block, A. J. et al.: Prospective evaluation for pneumonectomy using perfusion scanning. Chest. 80: 163–166, 1981.

40. Kristersson, S., Lindel, S. E., Svanberg, L.: Prediction of pulmonary function loss due to pneumonectomy using ^{133}Xe-radiospirometry. Chest. 62: 694, 1972.
41. Olsen, G. E., Block, A. J., Swenson, E. W. et al.: Pulmonary function evaluation of the lung resection candidate: A prospective study. Am. Rev. Resp. Dis. 111: 379–387, 1975.
42. Ali, M. K., Mountain, C., Miller, J. M., Johnston, D. A., Shullenberger, C. C.: Regional pulmonary function before and after pneumonectomy using ^{133}Xe. Chest. 68: 288, 1975.
43. Ali, M. K., Mountain, C. F., Ewer, M. S. et al.: Predicting loss of pulmonary function after pulmonary resection for bronchogenic carcinoma. Chest. 77: 337–342, 1980.
44. Olsen, G. N., Block, A. J., Tobias, J. A.: Prediction of postpneumonectomy function using quantitative macroaggregate lung scanning. Chest. 66: 13–16, 1974.
45. Hazlett, D. R., Watson, R. L.: Lateral position test: A simple, inexpensive, yet accurate method of studying the separate functions of the lungs. Chest. 59: 276–279, 1970.
46. Marion, J. M., Alderson, P. O., Lefrak, S. S., Siniorr, R. M., Jacobs, M. H.: Unilateral lung function: Comparison of the lateral position test with radionuclide ventilation-perfusion studies. Chest. 69: 5–9, 1976.
47. Walkup, R. H., Vossel, L. F., Griffin, J. P., Proctor, R. J.: Prediction of postoperative pulmonary function with the lateral position test. Chest. 77: 224–226, 1980.
48. Schoonover, J. A., Olsen, G. N., McLain, W. C., Habibian, M. R., Edwards, D. G., Spurrier, T.: Lateral position test and quantitative lung scan in the preoperative evaluation for lung resection. Chest. 86: 854–859, 1984.
49. Pierce, R. J., Pretto, J. J., Rochford, P. D. et al.: Lobar occlusion in the preoperative assessment of patients with lung cancer. Br. J. Dis. Chest. 80: 27–36, 1986.
50. Tisi, G. M.: Preoperative evaluation of pulmonary function. Am. Rev. Respir. Dis. 119: 293–310, 1979.
51. Uggla, L. G.: Indications for and results of thoracic surgery with regard to respiratory and circulatory function tests. Acta. Chir. Scand. 111: 197–212, 1956.
52. Laros, C. D., Swierengo, J.: Temporary unilateral pulmonary artery occlusion in the preoperative evaluation of patients with bronchial carcinoma. Med. Thorac. 24: 269, 1967.
53. Sloan, H., Morris, J. D., Figley, M., Lee, R.: Temporary unilateral occlusion of the pulmonary artery in the preoperative evaluation of thoracic patients. J. Thorac. Surg. 30: 591, 1955.
54. Soderholm, B.: The hemodynamics of the lesser circulation in pulmonary tuberculosis. Effect of exercise, temporary unilateral pulmonary artery occlusion and operation. Scand. J. Clin. Lab. Invest., Suppl. 26, 1957.
55. Brindley, G. V., Jr., Walsh, R. E., Schnarr, W. T. et al.: Pulmonary resection in patients with impaired pulmonary function. Surg. Clin. North. Am. 62: 199–214, 1982.
56. Harman, E., Lillington, G.: Pulmonary risk factors in surgery. Med. Clin. North. Am. 63: 1289–1298, 1979.
57. Block, A. J., Olsen, G. N.: Preoperative pulmonary function testing. JAMA 235: 257–258, 1976.
58. Miller, J. I., Grossman, G. D., Hatcher, C. R.: Pulmonary function test criteria for operability and pulmonary resection. Surg. Gyn. Obstet. 153: 893–895, 1981.
59. Boysen, P. G.: Pulmonary resection and postoperative pulmonary function. Chest. 77: 718–719, 1980.
60. Boysen, P. G., Block, A. G., Moulder, P. V.: Relationship between preoperative pulmonary function tests and complications after thoracotomy. Surg. Gyn. Obstet. 152: 813–815, 1981.
61. Robin, E. D., Gaudio, R.: Cor Pulmonale. Disease-A-Month May: 138, 1970.
62. Zeldin, R. A., Normandin, D., Landtwing, D. et al.: Postpneumonectomy pulmonary edema. J. Thorac. Cardiovasc. Surg. 87: 359–365, 1984.
63. Fee, H. J., Holmes, E. C., Gewirltz, H. S. et al.: Role of pulmonary vascular resistance measurements in preoperative evaluation of candidates for pulmonary resection. J. Thorac. Cardiovasc. Surg. 75: 519, 1978.
64. Pecora, D. V., Hohenberger, M.: Effects of postpneumonectomy distention on pulmonary compliance and vascular resistance. Am. Surg. 45: 797–801, 1979.
65. Peters, R. M., Swain, J. A.: Management of the patient with emphysema, coronary artery disease and lung cancer. Am. J. Surg. 143: 701–705, 1982.
66. Chaitman, B. R., Bourassa, M. G., Davis, K. et al.: Angiographic prevalence of high risk coronary artery disease in patient subsets (CASS). Circulation 64: 360–367, 1981.
67. Peters, R. M.: The role of limited resection in carcinoma of the lung. Am. J. Surg. 143: 706–710, 1982.
68. Piehler, J. M., Trastek, V. F., Pairolero, P. C. et al.: Concomitant cardiac and pulmonary operations. J. Thorac. Cardiovasc. Surg. 90: 662–667, 1985.
69. Dalton, M. L., Jr., Parker, T. M., Mistrot, J. et al.: Concomitant coronary artery bypass and major noncardiac surgery. J. Thorac. Cardiovasc. Surg. 85: 621–631, 1978.
70. Crawford, E. S., Morris, G. C., Jr., Howell, J. F. et al.: Operative risk in patients with previous coronary artery bypass. Ann. Thorac. Surg. 26: 215–221, 1978.
71. McCollum, C. J., Garcia-Rinaldi, R., Graham, J. M. et al.: Myocardial revascularization prior to subsequent major surgery in patients with coronary artery disease. Surgery 81: 302–304, 1977.
72. Shapiro, J., Jersky, J., Katzav, S. et al.: Anesthetic drugs accelerate the progression of postoperative metastases of mouse tumors. J. Clin. Invest. 68: 678–685, 1981.
73. Adkins, R. B., Jr., Maples, M. D., Hainsworth, J. D.: Primary malignant mediastinal tumors. Ann. Thorac. Surg. 38: 648–659, 1984.
74. Newell, J. D.: Evaluation of pulmonary and mediastinal masses. Med. Clin. North. Am. 68: 1463–1480, 1984.
75. Homer, M. J., Wechsler, R. J., Carter, B. L.: Mediastinal lipomatosis: CT confirmation of a normal variant. Radiology 128: 657–661, 1978.
76. Heitzman, E. R.: Computed tomography of the thorax: Current perspectives. Am. J. Roentgenol. 136: 2–12, 1981.
77. Hardy, J. D.: Diseases of the esophagus: An overview. In: Hardy, J. D. (ed.): Textbook of Surgery. Philadelphia, J. B. Lippincott, chapter 37, 1977.
78. Hardy, J. D., Conn, J. H.: Disease of the esophagus: An analysis of 308 consecutive cases. Ann. Surg. 155: 971, 1962.
79. Gatzinsky, P., Berglin, E., Dernevik, L. et al.: Resectional operations and long-term results in carcinoma of the esophagus. J. Thorac. Cardiovasc. Surg. 89: 71–76, 1985.

6 Präoperative respiratorische Vorbereitung

6.1 Einleitung

Thoraxchirurgische Patienten unterliegen einem hohen Risiko einer postoperativen pulmonalen Komplikation. In der Literatur bezieht sich der Begriff «postoperative Komplikation» meist auf die Entwicklung einer Atelektase und/oder Pneumonie (1). Häufig läuft die Inzidenz einer Pneumonie parallel zur Inzidenz einer Atelektase. Der Beginn einer Pneumonie folgt dem Auftreten einer Atelektase, da die Atelektase mit der Minderbelüftung und Mukostase die entsprechenden Bedingungen für die Entstehung einer Pneumonie liefert (2, 3). Es gibt drei Gründe für das gehäufte Auftreten postoperativer pulmonaler Komplikationen bei thorakalen Eingriffen. Diese Gründe liegen in der präoperativen, intraoperativen und postoperativen Phase (Abb. 6-1):

1. Es besteht eine positive Korrelation der Inzidenz postoperativer respiratorischer Komplikationen nach jedem chirurgischen Eingriff mit dem Ausmaß einer präoperativen respiratorischen Störung. Die meisten thoraxchirurgischen Patienten zeigen präoperativ eine Lungenfunktionsstörung. Der präoperative Lungenfunktionstest identifiziert die Patienten mit hohem Risiko.
2. Ein thoraxchirurgischer Eingriff kann bei jedem Patienten die Lungenfunktion verschlechtern. Während des chirurgischen Eingriffs ist es möglich, daß die Funktion der nichtabhängigen Lunge durch Resektion von funktionstüchtigem Lungengewebe und/oder durch Traumatisierung des verbleibenden Lungengewebes beeinträchtigt wird und die Lungenfunktion der abhängigen Lunge kann durch Atelektase und Ödembildung gestört werden.
3. Thorakotomien sind schmerzhaft und behindern die Atmung des Patienten sowie das Abhusten in der postoperativen Phase, was zu Sekretverhaltung, Atelektase und Pneumonie führt. Der zweite Faktor

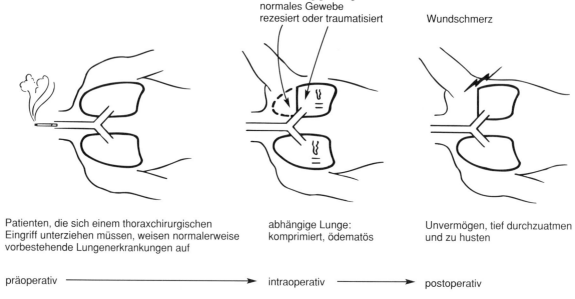

Abb. 6-1: Präoperative, intraoperative und postoperative Gründe für eine Beeinträchtigung der postoperativen Lungenfunktion.

kann durch geeignete intraoperative Maßnahmen (wie Ein-Lungen-Beatmung, positiver endexspiratorischer Druck, kontinuierlicher positiver Atemwegsdruck) (siehe Kapitel 8) minimiert werden. Der dritte Faktor ist durch eine geeignete postoperative Schmerzbekämpfung (z. B. epidural verabfolgte Anästhetika) (siehe Kapitel 20) minimierbar. Der Einfluß des ersten Faktors (präoperative respiratorische Funktionseinschränkung) kann durch präoperative Prophylaxe signifikant reduziert werden. Dieses Kapitel dokumentiert zunächst die Korrelation zwischen dem Ausmaß einer vorbestehenden respiratorischen Erkrankung und der Inzidenz postoperativer respiratorischer Komplikationen. Danach wird die Korrelation zwischen thoraxchirurgischem Eingriff und der erhöhten Inzidenz postoperativer respiratorischer Komplikationen diskutiert. Später soll der Beweis angetreten werden, daß präoperative respiratorische Vorbereitungsmaßnahmen die Inzidenz postoperativer respiratorischer Komplikationen verringert. Der Hauptanteil dieses Kapitels befaßt sich mit dem kompletten präoperativen Vorbereitungsregime. Die Mechanismen, über die die Inzidenz der postoperativen respiratorischen Komplikationen vermindert wird, werden daraufhin angesprochen. Schließlich wird die Prämedikation diskutiert, die ein Teil des präoperativen respiratorischen Vorbereitungsplans ist.

6.2 Korrelation respiratorischer Komplikationen mit vorbestehenden Lungenerkrankungen

Die Korrelation zwischen fehlender präoperativer pulmonaler Reserve und postoperativer respiratorischer Morbidität und Mortalität ist sehr gut bekannt und kann sehr dramatisch sein. Verglichen mit Nichtrauchern haben Raucher eine 6fach höhere Inzidenz postoperativer pulmonaler Komplikationen nach größeren operativen Eingriffen (4, 5). Hierfür scheinen drei wichtigere Mechanismen verantwortlich zu sein: Erkrankung der kleinen Atemwege (Spasmus, Kollaps), Hypersekretion und Beeinträchtigung der tracheobronchialen Klärfunktion. Bei Patienten mit chronischer Lungenerkrankung besteht im Vergleich zu normalgesunden Patienten eine 20fach höhere Inzidenz postoperativer pulmonaler Komplikationen (6). Daher ist es nicht überraschend, eine Zustimmung dafür zu finden, daß das Risiko postoperativer pulmonaler Komplikationen umgekehrt proportional der präoperativen Lungenfunktion ist.

Die präoperative Lungenfunktion wird am besten durch präoperative Lungenfunktionstests quantifiziert. Eine Vitalkapazität, maximale Atemkapazität, FEV_1 oder $FEF_{25-75}\%$ von weniger als 50% des Normalwerts und/oder eine ausgeprägte Hyperkapnie bedeuten ein sehr hohes Risiko. Sind Lungenfunktionstests nicht verfügbar, sollte man sich daran erinnern, daß die Produktion von großen Mengen Sputum (8), eine minimale Belastungsfähigkeit, schwere Herzerkrankung, Fettleibigkeit, Sepsis und fortgeschrittenes Alter ebenso Indikatoren für postoperative pulmonale Komplikationen sind (7, 9).

6.3 Korrelation respiratorischer Komplikationen mit der Lokalisation des operativen Eingriffs

Die Korrelation zwischen postoperativen pulmonalen Komplikationen bei Patienten mit und ohne respiratorischer Erkrankung mit Lokalisation und Art der Operation ist seit langem bekannt, wobei die höchste Inzidenz bei größeren thorakalen Eingriffen und Oberbaucheingriffen besteht (7–11). Bei einer Untersuchung an 1500 chirurgischen Patienten mit einem breiten Spektrum respiratorischer Erkrankungen, die über 30 Jahre behandelt wurden, war die Inzidenz respiratorischer Komplikationen im Mittel nach thorakalen Eingriffen und Magenoperationen 63% nach Operationen im mittleren Abdomen 15–19% und nach Unterbaucheingriffen 9% (12). Bei einer Gruppe von 464 Patienten mit chronisch-respiratorischer Erkrankung, die keine präoperative respiratorische Vorbereitung erhielten, lag das höchste Risiko für pulmonale Komplikationen bei Patienten mit Thorakotomie oder abdominellen Eingriffen (13). Auch bei chronisch-obstruktiven Lungenerkrankungen mit präoperativer respiratorischer Vorbereitung war die Inzidenz respiratorischer Komplikationen bei thorakalen und abdominellen Eingriffen im Vergleich zu Eingriffen anderer Lokalisation am höchsten (8). Dementsprechend hatten andere Patienten mit schwerer chronisch-obstruktiver Lungenerkrankung bei thorakalen und Oberbaucheingriffen die zweifach höhere Mortalität im Vergleich zu Patienten mit gleicher respiratorischer Einschränkung, die an anderen Körperregionen operiert wurden (14). Die Mechanismen dafür sind Resektion oder Traumatisierung funktionellen Lungengewebes und das Ausmaß der Beeinträchtigung der Blasebalgfunktion der Lunge (Abb. 6-1). Für Patienten mit Inzisionen in diesen Gebieten ist die tiefe Atmung und die Dehnung sowohl des Brustkorbs wie der Bauchwand schmerzhaft. In der Folge unterbleibt ein Abhusten (zu dem eine tiefe Einatmung erforderlich ist) und es kommt zu Sekretverhaltung (was die Entstehung von Atelektasen und Infektionen begünstigt).

6.4 Senkung der Inzidenz postoperativer respiratorischer Komplikationen durch präoperative pulmonale Vorbereitung

Für die signifikante Reduzierung postoperativer pulmonaler Komplikationen durch energische präoperative pulmonale Vorbereitung gibt es in den letzten drei Jahrzehnten nachdrückliche Beweise. Vor einiger Zeit konnte demonstriert werden, daß die einfache Instruktion zu einer präoperativen physikalischen Therapie im Gegensatz zu einer postoperativen oder gar keiner Instruktion die Inzidenz von Atelektasen von 42% (keine Instruktion) auf 27% (postoperative Instruktion) bzw. 12% (präoperative Instruktion) senken konnte (15). Zur selben Zeit konnte gezeigt werden, daß die Vernebelung von Isoproterenol 3 × täglich vor und nach chirurgischem Eingriff in Verbindung mit Lagerungsdrainage und Physiotherapie des Brustkorbs die Inzidenz einer postoperativen Atelektase von 43% auf 9% reduzierte (16). Patienten mit chronisch-obstruktiver Lungenerkrankung profitieren wahrscheinlich am meisten von einer präoperativen respiratorischen Vorbereitung. 1959 wurde an einer Gruppe von 250 chirurgischen Patienten mit obstruktiver Lungenerkrankung eindrucksvoll gezeigt, daß bei Einsatz einer intensiven pulmonalen Vorbereitung (orale Anwendung eines Bronchodilatators, IPPV mit Vernebelung eines Bronchodilatators, Einsatz eines Expektorans, Lagerungsdrainage, Hustentraining und Antibiotikatherapie bei purulentem Sputum) nur 2 Patienten (1%) eine Atelektase entwickelten (17). 1970 wurden in einer randomisierten Studie Patienten mit hohem Risiko präoperativ und postoperativ mit einem umfassenden respiratorischen Pflegeregime (Bronchodilatatoren, Antibiotika, Inhalationstherapie, segmentale Lagerungsdrainage und physikalische Therapie) behandelt. Im Vergleich hatten diese Patienten eine pulmonale Komplikationsrate von nur 22% (alle in nur leichter Form), wogegen die unbehandelten Patienten eine pulmonale Komplikationsrate von 60% aufwiesen (davon 60% in schwerer Ausprägung) (18). In einer retrospektiven Studie bei Patienten mit chronisch-obstruktiver Lungenerkrankung, die sich verschiedenen chirurgischen Eingriffen unter Inhalationsanästhesie unterzogen, betrug die Inzidenz postoperativer respiratorischer Komplikationen bei präoperativer Vorbereitung nur 24% im Vergleich zu 43% in der Kontrollgruppe ohne Vorbereitung (13).

Da die präoperative pulmonale Vorbereitung signifikant postoperative pulmonale Komplikationen reduzieren kann, speziell bei Patienten mit Lungenerkrankung, ist es nicht überraschend, daß eine Gruppe von Patienten mit hohem Risiko bei mäßiger bis schwerer respiratorischer Funktionseinschränkung, bei denen ein thoraxchirurgischer Eingriff erforderlich ist, ebenso stark von einer präoperativen pulmonalen Vorbereitung profitiert (19). Diese Gruppe mit hohem Risiko wurde mit energischen prophylaktischen Maßnahmen behandelt und erlitt weniger pulmonale Komplikationen als eine Gruppe mit normaler respiratorischer Funktion, bei der das präoperative Regime nicht erfolgte. In einer anderen Studie waren die Unterschiede in der pulmonalen Komplikationsrate zwischen nicht vorbehandelten, jungen Patienten mit niedrigem Risiko und vorbehandelten Patienten mit hohem Risiko nicht signifikant (18). Daher wird die Häufigkeit und der Schweregrad von pulmonalen Komplikationen beim Übergang von unbehandelten jungen Patienten mit niedrigem Risiko zu vorbehandelten Patienten mit hohem Risiko nicht zunehmen (unter der Voraussetzung, daß die Vorbehandlung zumindest teilweise die präoperative respiratorische Funktionseinschränkung korrigiert), jedoch steigt die respiratorische Komplikationsrate definitiv beim Übergang von vorbehandelten Patienten mit hohem Risiko zu nicht vorbehandelten Patienten mit hohem Risiko an (13, 17–19). In neuerer Zeit (1979) hat ein äußerst genauer prospektiver Bericht den Effekt eines standardisierten präoperativen pulmonalen Regimes auf die präoperativen Lungenfunktionstests bei einer Reihe von 157 Patienten mit chronisch-obstruktiver Lungenerkrankung beschrieben (8). Das Regime bestand aus einer Applikation von Isoproterenol in einem Kochsalzaerosol 4 × täglich über 48–72 Stunden, einer oralen Therapie mit Theophyllin, Guaiacolglyceryläther, Flüssigkeitstherapie und Physiotherapie. Darüber hinaus hörten die meisten Patienten mit dem Rauchen auf. Dieses Regime verbesserte die präoperativen Lungenfunktionstests, jedoch nicht voraussagbar und nicht in allen Fällen. Die Komplikationsrate war am höchsten bei den Patienten mit Oberbaucheingriffen, großen abdominellen Inzisionen oder Thorakotomien, obwohl die Inzidenz respiratorischer Komplikationen als Ergebnis der präoperativen Vorbereitung signifikant reduziert war. Die Autoren waren nicht in der Lage, festzulegen, welche Patienten signifikante pulmonale Komplikationen ohne die Notwendigkeit einer mechanischen Beatmung entwickeln würden, jedoch konnten sie aufgrund des Schweregrades der pulmonalen Funktionseinschränkung und der minimalen Antwort auf die pulmonale Vorbereitung vorhersagen, welche Patienten eine respiratorische Unterstützung erfordern würden.

6.5 Präoperative Maßnahmen

Die vorausgehenden Befunde zeigen, daß Patienten in der Thoraxchirurgie in besonderem Maße zu postoperativen respiratorischen Komplikationen neigen (4–14) und daß prophylaktische Maßnahmen diese tatsächlich vermindern (8, 14–19). Daher sollten der präoperativen Einschätzung präoperative Vorbereitungsbemühungen folgen, die auf eine optimale Therapie jeder vorbestehenden pulmonalen Erkrankung ausgerichtet sind (20). Im allgemeinen besteht das komplette Regime zur Behandlung einer Atemwegserkrankung aus fünf verschiedenen Therapieansätzen. Diese fünf Elemente sind die Beendigung des Rauchens, Dilatation der Atemwege, Verringerung und Entfernung von Sekreten, Maßnahmen zur Verbesserung der Motivation und Anlernen sowie Förderung der postoperativen Pflege (Tab. 6-1 und Abb. 6-2). Die fünf Behandlungsmodalitäten werden parallel begonnen und vorangetrieben. Vor der separaten Besprechung jedes einzelnen Elements ist es für das Verständnis der Wechselwirkungen wichtig festzuhalten, daß die wünschenswerten Ergebnisse dieser Maßnahmen nacheinander erreicht werden müssen (Abb. 6-2). Die Logik hinter diesem Konzept ist: Mit der Beendigung des Rauchens entfällt zunächst der Stimulus für die Sekretproduktion und die Bronchokonstriktion. Dann sollten die Atemwege dilatiert werden, um die Sekretentfernung zu erleichtern. Zähe und adhärente Sekrete müssen gelöst werden. Sind die Atemwege dilatiert und die Sekrete gelöst, ist es sinnvoll, mit physikalischen Methoden die Sekrete zu entfernen. Schließlich sollte der Patient soweit wie möglich bei der präoperativen Vorbereitung und der postoperativen Behandlung mithelfen. Die zitierten Studien zeigen, daß ein Vorgehen in dieser Reihenfolge (Dilatation der Atemwege, Sekretolyse, Sekretentfernung) die gegenseitige Komplementierung bei der Verbesserung der mukoziliären Transportfunktion gestattet. Im folgenden Abschnitt wird jedes dieser fünf präoperativen Manöver in der Reihenfolge des obengenannten Konzepts diskutiert. Natürlich profitieren Patienten ohne Bronchospastik nicht von einer bronchodilatatorischen Behandlung

Tabelle 6-1: Präoperative respiratorische Behandlung.

1. Rauchverbot
2. Weitstellen der Atemwege
   a) Beta-2-Agonisten
   b) Theophyllin
   c) Steroide
   d) Natriumcromoglicin
3. Verflüssigung der Sekrete
   a) Befeuchtung der Atemwege (Befeuchter/Vernebler)
   b) systemische Hydratation
   c) Medikamente zur Mukolyse und zur Expektoration (?)
   d) Antibiotika
4. Entfernung der Sekrete
   a) Drainierung durch Lagerung
   b) Abhusten
   c) Physiotherapie des Brustkorbs (Perkussion und Vibration)
5. Verbesserung der Aufklärung, der Motivation und der Möglichkeiten einer postoperativen Nachbehandlung
   a) psychologische Vorbereitung
   b) Spirometrie
   c) Erlernen von Maßnahmen zum Entfernen von Sekreten
   d) körperliche Belastung
   e) Gewichtsverlust/-zunahme
   f) Stabilisierung anderer medizinischer Probleme

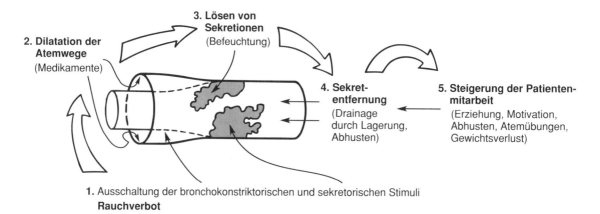

Abb. 6-2: Regime der präoperativen respiratorischen Vorbereitung. Eine komplette, aggressive, präoperative, respiratorische Vorbereitung besteht aus fünf Schritten: 1. Einstellen des Rauchens, 2. Dilatation der Atemwege, 3. Sekretolyse, 4. Sekretentfernung und 5. Patientenmitarbeit. – Diese fünf Vorgehensweisen, in der genannten Reihenfolge, ergänzen sich bei der Verbesserung der Sekretentfernung.

und Patienten ohne starke Sekretproduktion werden keinen Vorteil aus einer Sekretentfernung haben (21).

6.5.1 Beendigung des Rauchens

Nach Beendigung des Rauchens erfolgt über die nächsten Wochen eine Verbesserung des mukoziliären Transports und der Funktion der kleinen Atemwege, sowie eine Abnahme der Sekretproduktion (22, 23). Daher ist die Aufgabe des Rauchens mehr als 4–8 Wochen vor einem operativen Eingriff mit einer Abnahme der Inzidenz postoperativer respiratorischer Komplikationen verbunden (22, 23). Obwohl eine Abstinenz für nur 24 Stunden nichts an der Sekretproduktion (erforderliche Zeit mindestens 1–2 Wochen) (23, 24), der Irritabilität der Atemwege und der Inzidenz postoperativer respiratorischer Komplikationen ändert, gibt es dennoch einige wichtige Vorteile bei einer Abstinenz innerhalb von 1–2 Tagen (22, 24). Die Abstinenz für 12–48 Stunden vermindert den Carboxyhämoglobinspiegel signifikant (mehr Hämoglobin für den Sauerstofftransport verfügbar), verschiebt die Sauerstoffdissoziationskurve nach rechts (Verbesserung der Sauerstoffverfügbarkeit im Gewebe [25]), reduziert die nikotininduzierte Tachykardie (23, 24). Die Abstinenz für mehrere Tage verbessert die Ziliartätigkeit (23, 24). All diese sehr kurzfristig eintretenden Effekte können für einen Patienten, der sich im Grenzbereich befindet, von Nutzen sein. In der Tat wird die Bedeutung dieser Effekte unterstrichen durch die Verbindung von Zigarettenrauchen mit der Entstehung von hohen Kohlenmonoxydmengen und mit einer Zunahme von Ischämiesymptomen sowohl in Ruhe wie unter Belastung bei gefährdeten Patienten (24). Es gibt nur wenige, ausgewählte Patienten, bei denen das Risiko der Abstinenz für ein oder zwei Tage den nützlichen Effekt aufwiegt:

1. Obwohl das Einstellen des Rauchens bei vielen Patienten eine gewisse Ängstlichkeit hervorruft, kann die Abstinenz bei einigen Patienten eine starke Angst hervorrufen (teilweise bedingt durch den akuten Nicotinentzug bei nicotinsüchtigen Patienten) (26). Bei Patienten mit signifikanter koronarer Herzerkrankung ist es möglich, daß die starke Zunahme der Angst in der präoperativen Phase zu einer kritischen Ischämie führt.
2. Der plötzliche Abbruch des Rauchens induziert gelegentlich eine Hypersekretion und Bronchospastik. Bei Patienten mit Sekretschwierigkeiten hat eine präoperative Sekretzunahme u. U. eine verstärkte präoperative Atemwegsobstruktion zur Folge (22).
3. Es gibt einige experimentelle Daten, die bei fortgesetztem Rauchen auf eine verringerte Inzidenz postoperativer tiefer Beinvenenthrombosen hinweisen (23, 24). Trotzdem können diese potentiell nützlichen Effekte leicht durch Anxiolytika, Bronchodilatatoren und Antikoagulantien ersetzt werden. Daher gibt es keinen ausreichenden Grund, mit dem Rauchen fortzufahren.

6.5.2 Dilatation der Atemwege

Der nächste Schritt sollte die Dilatation der Atemwege sein. Patienten mit nachgewiesener reversibler Bronchospastik im Rahmen einer respiratorischen Erkrankung erhalten beta-2-sympathomymetische Substanzen wie Fenoterol, Terbutalin oder Salbutamol. Als Wirkungsweise der Sympthomimetika (sogenannte «first messengers») nimmt man eine Aktivitätserhöhung der Adenylzyklase an, einem Enzym in der Zellmembran, das die Bildung von zyklischem Adenosin-3'-5'-monophosphat (c'AMP) aus Adenosintriphosphat (ATP) katalysiert. c'AMP hat in der Zelle die Rolle des «second messenger». Die Wirkung auf die glatte Muskelfaser besteht in einer Spannungs- und Motilitätsabnahme. Darüber hinaus können adrenerge Substanzen (Adrenalin, Ephedrin, Isopropyl, Noradrenalin) auch die Ziliartätigkeit erhöhen, was den Sekrettransport fördert (29, 30).

c'AMP wird durch ein zytoplasmatisches Enzym, Phosphodiesterase, dessen Aktivität durch Methylxanthine wie Theophyllin und Aminophyllin inhibiert wird, gespalten. Daher erhöhen Methylxanthine ebenfalls das c'AMP, jedoch durch einen anderen Mechanismus als die Beta-2-Agonisten. Da Methylxanthine und Beta-2-Agonisten auf verschiedene Weise agieren, erhalten Patienten mit Bronchospasmus, die bereits unter beta-adrenerger Therapie stehen, oft zusätzlich Theophyllin, wodurch in synergistischer Weise die intrazelluläre c'AMP-Konzentration erhöht wird (31, 32). Zusätzlich verbessert Aminophyllin die diaphragmatische Kontraktilität und wirkt einer eventuellen Ermüdbarkeit entgegen (33). In neuerer Zeit allerdings wird der Kurzzeittoxizität inhalierter beta-adrenerger Substanzen bei gleichzeitiger Anwendung von Methylxanthinen mehr Aufmerksamkeit geschenkt. Es könnte bei dieser Substanzkombination speziell zu einer Myokardischämie mit resultierender (und eventuell fataler) ventrikulärer Arrhythmie kommen (34, 35). Daher ist bei der Kombination der inhalierten Beta-2-Agonisten mit Methylxanthinen die entsprechende Vorsicht geboten (36). Optimale therapeutische Spiegel von Theophyllin erhält man durch eine intravenöse Bolusdosis (5–7 mg/kg) gefolgt von einer kontinuierlichen Infusion (0,2–0,8 mg/kg und Stunde, Dosisreduktion mit steigendem Alter) und Messung des Serumspiegels, wodurch auch die Toxizität vermieden werden soll (39). Obwohl die Beschwerdefreiheit des Patienten ein wichtiges therapeutisches Ziel ist (siehe Kapitel 5), sollte der Therapieeffekt durch Lungenfunktionstests quantifiziert werden.

Cromoglicinsäure, ein Inhibitor der Freisetzung von bronchokonstriktorischen Mediatoren ist bei der chronischen Behandlung des schweren Asthmas indiziert. Beim akuten Asthma hat diese Substanz keine Bedeutung. Für Patienten mit chronisch-obstruktiver Lungenerkrankung ist sie nur von geringem Nutzen, obwohl sie bei Verdacht auf atopische Genese hilfreich sein kann. In der Untergruppe der Patienten mit chronisch-obstruktiver Lungenerkrankung und ausgesprochen reaktiven Atemwegen können auch Corticosteroide gegeben werden, und zwar oral, parenteral oder als Aerosol (38). Die Steroide wirken nicht als Bronchodilatatoren, sondern wahrscheinlich verringern sie das Mukosaödem und verhindern die Freisetzung von bronchokostriktorischen Substanzen.

6.5.3 Sekretolyse

Im nächsten Schritt sollen adhärente Sekrete gelöst und verdünnt werden. Die effizienteste Maßnahme ist die Hydrierung. Bei quantitativer Messung der Transportgeschwindigkeit von trachealem Schleim durch radioaktive Markierung konnte gezeigt werden, daß eine Dehydrierung die tracheale Transportgeschwindigkeit verringert, eine Rehydrierung sie jedoch erhöht (39). Die üblichste Methode zur Sekrethydrierung ist die Jet-Befeuchtung oder Ultraschallvernebelung zur Produktion eines erwärmten, sterilen Wasseraerosols, das vom Patienten unter einer dichtsitzenden Maske über 20 Minuten tief eingeatmet wird. Gleichzeitig erfolgt eine systemische Hydrierung per os oder intravenös.

Gelegentlich ist die Anwendung von Mukolytika (wie Acetylcystein) über Vernebler und/oder von oralen Expektorantien bei Patienten mit sehr viskösen Sekreten von gewissen Nutzen, jedoch hat die kombinierte Behandlung Nebeneffekte, die die Anwendung bei den meisten Patienten einschränkt. Der Nutzen der Mukolytika liegt in der Abnahme der Viskosität der Sekrete (durch Depolymerisation von Mucopolysaccharden) (40), gleichzeitig können sie jedoch eine Irritabilität der Atemwege und Bronchospasmus induzieren. Der Nutzen der oralen Expektorantien liegt in der zunehmenden Sekretentfernung, gleichzeitig erhöhen sie jedoch die Gesamtsekretmenge (und führen eventuell zu gastrointestinalen Beschwerden und Hautveränderungen) (26, 40).

Eine pulmonale Infektion wird gegebenenfalls entsprechend den Kulturergebnissen und Empfindlichkeitstests behandelt. Breitspektrumantibiotika wie Ampicillin oder Cephalosporine haben häufig die erforderliche Spezifität und Potenz. Wird die Infektion durch die antibiotische Behandlung ausreichend bekämpft, können auch die Zähigkeit, die Viskosität und das Volumen der Sekretbildung abnehmen.

6.5.4 Sekretentfernung

Der nächste Schritt ist die Sekretentfernung. Sie geschieht in einer Kombination aus einer Lagerungsdrainage (verschiedene Positionen), Husten und Thoraxperkussion, sowie -vibration (manuell, elektrische Vibrationen), und zwar mehrmals am Tag für 15–20 Minuten (26, 41, 42). Die Therapie bedient sich also der Schwerkraft, des patienteneigenen exspiratorischen Atemstroms und mechanischer Maßnahmen, um die Sekrete zu lösen und nach proximal zu befördern.

Wird die tracheobronchiale Sekretentfernung quantitativ mit radioaktiven Methoden bei Patienten mit chronisch-obstruktiver Lungenerkrankung gemessen, ist die Physiotherapie (Thoraxperkussion und -vibration mit Lagerungsdrainage) in Kombination mit Abhusten sowohl für die zentrale wie die periphere Säuberung der Atemwege effektiv, wogegen das Abhusten alleine lediglich im Bereich der zentralen Atemwege eine entsprechende Säuberung erlaubt (43). Mit Hilfe der Physiotherapie werden periphere Bronchialsekrete nach zentral befördert, von wo sie durch Abhusten expektoriert werden können. Der Grund für die Ineffektivität des Abhustens in den peripheren Atemwegen liegt darin, daß für einen effektiven Hustenstoß eine entsprechend hohe Flowrate erforderlich ist, um Sekrete von den Atemwegswänden mit sich zu reißen. Bei Patienten mit chronischer Lungenerkrankung sind die Flowraten niedrig (besonders im peripheren Bereich), so daß ein Effekt durch Abhusten lediglich im Bereich der Trachea und vielleicht der ersten zwei Bronchialäste zu verzeichnen ist (44). Sind die Atemwege bereits dilatiert und die Sekrete gelöst, ist die Expektoration der Atemwegssekrete durch Physiotherapie und Abhusten wesentlich erleichtert.

Die physikalische Therapie im Bereich des Thorax ist bei Patienten mit Lungenabszessen, Knochenmetastasen, Hämoptysen und Intoleranz von entsprechenden Lagerungspositionen relativ kontraindiziert. Es besteht allgemeine Übereinstimmung, daß Therapiemaßnahmen mit intermittierender positiver Druckatmung keine ausreichende Effizienz besitzen, um die exzessiven Kosten beim Routineeinsatz zu rechtfertigen (45–48).

6.5.5 Maßnahmen zur Verbesserung der Motivation, Anlernen des Patienten, Erleichterung der postoperativen respiratorischen Pflege

Der letzte Schritt besteht in allgemeinen Maßnahmen zur Verbesserung der Motivation und Ausbildung, bzw. der Erleichterung der postoperativen respiratorischen Pflege. Eine präoperative psychologische Vorbereitung (positive Suggestion und Ermunterung), einschließlich dem Vertrautmachen mit der Umgebung in einer Intensivstation, kann die Angst reduzieren und die Anschauungen sowie die Kooperation des Patienten verbessern. Dem Patienten sollten realistische Aussichten über die postoperativen Schmerzen, sowie über den Umgang mit ihnen vermittelt werden. Über diesen positiven, jedoch realistischen Ansatz wird der postoperative Analgetikabedarf vermindert und die Hospitalisierungsphase verkürzt (50). Die präoperative Anleitung des Patienten zu Maßnahmen, wie sie postoperativ zur Anwendung kommen, und die Aufklärung über den Sinn dieser Maßnahmen sind für eine optimale postoperative Mitarbeit und die Durchführung der entsprechenden Maßnahmen von großem Nutzen. Es ist keine Frage, daß die Förderung der individuellen Fähigkeit, für sein eigenes Wohl zu sorgen, bei der Behandlung ein kritischer Faktor ist (51). In diesem Punkt führt die präoperative Anwendung mit einem inzentiven Spirometer zu einer besseren Mitarbeit des Patienten bei der Wiederherstellung des Lungenvolumens und beim Abhusten.

Kontrollierte Studien haben gezeigt, daß inzentive Spirometer der intermittierenden positiven Druckatmung bezüglich Effektivität und Kosten überlegen sind (52, 53). Es gibt verschiedene inzentive Spirometer: Triflo II (relativ günstig, klein, tragbar, Flowsensibel), das Bartlett-Edwards-Spirometer (volumensensitiv), Spirocare (54). Es scheint keinen signifikanten Unterschied in der Effektivität bei diesen drei Modellen zu geben (9). Viel mehr hängt die Effektivität von einem entsprechenden Trainer ab (Schwester, Atemtherapeut, Familienmitglied oder Freund), der mit häufigen Ermutigungen und Aufforderungen die Mitarbeit des Patienten erhöht (9). Bei den Geräten kommen entweder visuelle oder akustische Signale zum Erreichen von angestrebten Volumen- bzw. Flowpunkten zur Anwendung. Andere Kunstgriffe zur Vertiefung der Atmung, wie etwa das Blasen mit einem Schlauch in flüssigkeitsgefüllte Flaschen oder das Aufblasen von Handschuhen, hängen von der Inspiration ab, die diesen verstärkten exspiratorischen Manövern vorangehen muß. Daher können diese Übungen als leichte, kurzdauernde Formen der Aktivierungsspirometrie bewertet werden. Geräte zur CO_2-Atmung waren nur von kurzer Popularität, bis der Nachweis erbracht wurde, daß der resultierende Anstieg des Minutenvolumens eher auf einen Anstieg der Atemfrequenz als auf eine Zunahme des Atemzugvolumens zurückzuführen ist.

Die präoperative Physiotherapie (Perkussion und Vibration), Lagerungsdrainage und Atemübungen zur Vertiefung der Atmung fördern den postoperativen Einsatz dieser Maßnahmen und reduzieren hierdurch die Inzidenz von Atelektasen (15). Graduelle Übungsprogramme führen zu einer beträchtlichen präoperativen subjektiven Verbesserung. Besteht bei übergewichtigen Patienten eine gute Kooperation, sollte ein präoperativer Gewichtsverlust angestrebt werden. Eine Unterernährung, wie sie manchmal bei Patienten mit Karzinom oder fortgeschrittener Lungenerkrankung vorliegt, kann eine präoperative Behandlung erfordern (durch nasogastrale oder intravenöse Ernährung) (55). Andere Nebenerkrankungen (z. B. Diabetes) sollten stabilisiert werden. Bei Patienten mit schwerer Hypoxämie und manifester sekundärer Polyzytämie, Cor pulmonale oder

Bewußtseinseinschränkung kann eine Sauerstoffapplikation über Nasensonde mit 1–2 l/min angezeigt sein. Die wichtigsten Punkte bei der Therapie des Cor pulmonale sind eine energische Atemwegstoilette, Sauerstoffzufuhr zur Vermeidung einer hypoxisch-pulmonalen Vasokonstriktion, Diuretika und eventuell Digitalis. Der präoperative Einsatz von Digitalis bei thoraxchirurgischen Patienten verdient eine spezielle Erwähnung. Die Resektion von Lungengewebe reduziert das für die Perfusion verfügbare Lungengefäßbett und kann postoperativ eine Vergrößerung des rechten Ventrikels und des rechten Vorhofs herbeiführen. Daher ist es nicht überraschend, daß die Inzidenz postoperativer Arrhythmien (durch Vorhofdehnung) mit dem Alter und dem Ausmaß des resezierten Lungengewebes ansteigt. Daneben besteht eine höhere Inzidenz von Vorhofarrhythmien nach linksseitigen Pneumonektomien als nach rechtsseitigen, da es bei dieser zu stärkeren Manipulationen am Vorhof kommt. Obwohl die Inzidenz von postoperativen Arrhythmien den Ausgangspunkt für eine prophylaktische Digitalisierung bei thoraxchirurgischen Patienten ohne nachgewiesene Herzinsuffizienz darstellt, wird diese Therapiepraxis noch kontrovers beurteilt (56–59). Die allgemein akzeptierten Indikationen zur präoperativen Digitalisierung bei Patienten ohne Cor pulmonale in der Thoraxchirurgie sind Linksherzinsuffizienz und supraventrikuläre Arrhythmien mit schneller Überleitung (60). Die Indikationen zur präoperativen Digitalisierung sind bei Patienten mit Cor pulmonale etwas klarer. Jedoch ist es wichtig festzuhalten, daß diese Patienten zu Hypoxämie, Hyperkapnie und Azidose neigen und daher ein höheres Risiko für eine Digitalisintoxikation besitzen. Daher sollte Digitalis mit Vorsicht angewendet werden (61, 62). Erhalten diese Patienten Digitalis präoperativ, ist es wichtig, das Serum-Kalium zu normalisieren, um das Risiko von Arrhythmien zu vermindern. Am Tag der Operation sollte kein Digitalis gegeben werden, um eine Verwechslung mit einer Digitalisintoxikation bei Auftreten von Arrhythmien zu verhindern (63).

6.6 Mechanismen der präoperativen respiratorischen Vorbereitung

Es gibt mehrere Erklärungsmöglichkeiten für den Nutzen einer präoperativen respiratorischen Vorbereitung, die zu einer verminderten Inzidenz von postoperativen respiratorischen Komplikationen führt. Die präoperative Sekretentfernung aus den Atemwegen ist wahrscheinlich das wesentlichste Ergebnis solch intensiver Maßnahmen. Die Sekretentfernung besteht aus den Einzelschritten Dilatation der Atemwege, Sekretolyse und schließlich die Sekretentfernung selbst. Zweitens können die Patienten ganz unspezifisch auf die Aufmerksamkeit, die ihnen geschenkt wird, reagieren und zeigen wegen des verbesserten psychologischen Status und verstärkter Motivation postoperativ eine bessere Mitarbeit, so daß sie sogar früher entlassen werden können. Drittens verbessern möglicherweise präoperative Anleitungen zu tiefen Atemübungen, inzentiver Spirometrie und Hustenmanöver sowie die Anwendung der Physiotherapie die Effizienz dieser Manöver in der postoperativen Phase. Viertens gibt es Beweise dafür, daß viele der angewendeten Techniken (Aminophyllin, unterschiedliche Übungen) die Kraft der respiratorischen Muskulatur verstärken und zu höherer Ausdauer führen. Es ist jedoch nicht klar, ob die übliche 1 bis 2 Tage dauernde Vorbereitung zu einer signifikanten Verbesserung der Muskulatur, verglichen mit einer 5 Wochen andauernden Vorbereitungsphase führt (8). Schließlich kann die präoperative respiratorische Vorbereitung aktuell die Lungenfunktion und Lungenfunktionsteste verbessern. Obwohl dies nicht bei jedem vorbereiteten Patienten deutlich wird, nimmt die Inzidenz von respiratorischen Komplikationen bei vorbereiteten Patienten gegenüber nichtvorbereiteten Patienten ab (8). Es ist also wahrscheinlich, daß einige der hier genannten Mechanismen tatsächlich dazu beitragen, daß die Inzidenz postoperativer respiratorischer Komplikationen zumindest teilweise abnimmt.

6.7 Prämedikation

Die Prämedikation wird auf die psychologischen Anforderungen des Patienten, die Schwere der vorbestehenden Lungenerkrankung und die Umstände der geplanten Operation zugeschnitten. Die Aufklärung über die Notwendigkeit verschiedener intravaskulärer Katheter, spezieller Überwachungsgeräte und des Einsatzes der Gesichtsmaske zur Oxygenierung (eventuell auch zur Narkoseeinleitung mittels Inhalation) trägt dazu bei, die Angst zu vermindern, und fördert die Kooperation des Patienten im Operationssaal. Bei den meisten Patienten mit ausreichender Lungenfunktion wird durch eine Kombination eines Analgetikums mit einem Benzodiazepin (Diazepam, Lorazepam) in milder Dosierung eine Sedation, perioperative Analgesie, Verminderung des Anästhetikabedarfs und Amnesie ohne präoperative Atemdepression erreicht. Da die überwiegende Mehrheit dieser Patienten intraoperativ kontrolliert beatmet wird, ist eine Depression der spontanen Atemtätigkeit während der Anästhesie durch die Prämedikation von geringerer Bedeutung. Übermäßig lang wirkende Substanzen oder eine äußerst starke Sedierung sollten vermieden werden, wenn der operative Eingriff kurz ist und eine frühe postoperative Mobilisierung erwünscht ist.

Die Anwendung anticholinerger Substanzen bei normalen Patienten und bei Patienten mit leichter bis mittlerer chronisch-obstruktiver Lungenerkrankung führt häufig wegen einer übermäßigen Austrocknung zu unangenehmen Gefühlen. Durch trockene Schleimhäute kann es zu Schwierigkeiten bei der Sekretentfernung kommen. Daher sind Anticholinergika präoperativ in der Regel nicht angezeigt. Weil es aber Anzeichen dafür gibt, daß Atropin nicht die Viskosität der Sekrete erhöht, jedoch das Sekretvolumen vermindert (64) sollte es bei Patienten mit reichlichen und problematischen Sekretmengen in Betracht gezogen werden. Obwohl anticholinerge Substanzen das Verhältnis von Totraum zu Atemzugvolumen erhöhen, ist dieser Anstieg nur gering.

Für Patienten, für die eine Histaminfreisetzung zum Problem werden könnte (Patienten mit chronisch-obstruktiver Lungenerkrankung und reaktiven Atemwegen, Asthmatiker), erscheint eine Prämedikation mit Benadryl als gute Wahl. Bei Patienten, bei denen der Vagotonus mit möglicher Induktion eines Bronchospasmus entweder besteht oder sich entwickeln kann, ist Atropin relativ indiziert. Bei Patienten mit überwiegender alpha-andrenerger Aktivität mit möglicher Entwicklung eines Bronchospasmus und einer Hypertonie, ist der Einsatz von Droperidol zur Prämedikation relativ indiziert. Patienten mit Hypoxie bei Raumluft ($P_aO_2 < 60$ mmHg) oder Hyperkapnie ($P_aCO_2 > 45$ mmHg) erhalten nur eine geringe oder gar keine Prämedikation, um eine weitere Beeinträchtigung des Gasaustausches zu verhindern. Patienten, die bereits präoperativ Sauerstoff bekommen, müssen unter Fortführung der Sauerstofftherapie, Patienten mit Orthopnoe in halbaufrechter Position in den Operationssaal transportiert werden.

Literatur

1. Ford, G. T., Guenta, C. A.: Toward prevention of postoperative pulmonary complications. Am. Rev. Respir. Dis. 130: 4–5, 1985.
2. Lansing, A. M., Jamilson, W. G.: Mechanisms of fever in atelectasis. Arch. Surg. 87: 168, 1963.
3. Harris, J. D., Johanson, W. G., Jr., Pierce, A. K.: Bacterial lung clearance in hypoxic mice. Am. Rev. Respir. Dis. 111: 910, 1975.
4. Latimer, G., Dickman, M., Clinton, D. W., Gunn, M. I., DuWayne, S. C.: Ventilatory patterns and pulmonary complications after upper abdominal surgery determined by preoperative and postoperative computerized spirometry and blood gas analysis. Am. J. Surg. 122: 622, 1971.
5. Morton, H. J. V., Camb, D. A.: Tobacco smoking and pulmonary complications after operation. Lancet 1: 368, 1944.
6. Stein, M., Koota, G. M., Simon, M. et al.: Pulmonary evaluation of surgical patients. JAMA 181: 765–770, 1962.
7. Tisi, G. M.: Preoperative evaluation of pulmonary function. Am. Rev. Respir. Dis. 119: 293–310, 1979.
8. Gracey, D. R., Divertie, M. B., Didier, E. P.: Preoperative pulmonary preparation of patients with chronic obstructive pulmonary disease. Chest. 76: 123–129, 1979.
9. Van De Water, J. M.: Preoperative and postoperative techniques in the prevention of pulmonary complications. Surg. Clin. North. Am. 60: 1339–1348, 1980.
10. Johnson, W. C.: Postoperative ventilatory performance. Dependence upon surgical incision. Am. J. Surg. 41: 615–619, 1967.
11. Ali, J., Weisel, R. D., Layng, A. B., Kripke, B. J., Hechtman, H. B.: Consequences of postoperative alterations and respiratory mechanics. Am. J. Surg. 128: 376–382, 1974.
12. Anderson, W. H., Dosett, B. E., Jr., Hamilton, G. E.:

Prevention of postoperative pulmonary complications. JAMA 186: 763–766, 1963.
13. Tarhan, S., Moffitt, E. A., Sessler, A. D. et al.: Risk of anesthesia and surgery in patients with chronic bronchitis and chronic obstructive pulmonary disease. Surgery 74: 720–726, 1973.
14. Harmon, E., Lillington, G.: Pulmonary risk factors in surgery. Med. Clin. North. Am. 63: 1289–1298, 1979.
15. Thoren, L.: Postoperative pulmonary by means of physiotherapy. Acta. Chir. Scan. 107: 193–205, 1954.
16. Palmer, K. N., Sellick, B. A.: The prevention of postoperative pulmonary atelectasis. Lancet 1: 164–168, 1953.
17. Veith, F. J., Rocco, A. G.: Evaluation of respiratory function in surgical patients: Importance of preoperative preparation and in the prediction of pulmonary complications. Surgery 45: 905–911, 1959.
18. Stein, M., Cassara, E. L.: Preoperative pulmonary evaluation and therapy for surgical patients. JAMA 211: 787–790, 1970.
19. Swenson, E. W., Stallberg-Stenhagen, S., Beck, M.: Arterial oxygen, carbon dioxide, and pH levels in patients undergoing pulmonary resection. J. Thorac. Cardiovasc. Surg. 42: 179–192, 1961.
20. Gaensler, E. A., Weisel, R. D.: The risks of abdominal and thoracic surgery in COPD. Postgrad. Med. 54: 183–192, 1973.
21. Kirilloff, L. H., Owens, G. R., Rogers, R. M. et al.: Does chest physical therapy work? Chest. 88: 436–444, 1985.
22. Warner, M. A., Tinker, J. H., Divertie, M. B.: Preoperative cessation of smoking and pulmonary complications in pulmonary dysfunction. Anesthesiology 59: A60, 1983.
23. Pearce, A. C., Jones, R. M.: Smoking and anesthesia: Preoperative abstinence and perioperative morbidity. Anesthesiology 61: 576–584, 1984.
24. Jones, R. M.: Smoking before surgery: The case for stopping smoking. Br. Med. J. 290: 1763–1764, 1985.
25. Davies, J. M., Latto, I. P., Jones, J. G. et al.: Effects of stopping smoking for 48 hours on oxygen availability from the blood: A study on pregnant women. Br. Med. J. 2: 355–356, 1979.
26. Haas, A., Peneda, H., Haas, F., Axen, K.: Therapeutic modalities. In: Pulmonary Therapy and Rehabilitation: Principles and Practice. Baltimore, Williams & Wilkins, 1979, chapter 12, p. 110–142.
27. Lertzman, M. M., Cherniack, R. M.: Rehabilitation of patients with chronic obstructive pulmonary disease. Am. Rev. Respir. Dis. 114: 1145–1165, 1976.
28. Snider, G. L.: Control of bronchospasm in patients with chronic obstructive disease. Chest. 73 (Suppl.): 927–934, 1978.
29. Melville, G. N., Horstmann, G., Irvani, J.: Adrenergic compounds and the respiratory tract. A physiological and electronic microscopal study. Respiration 33: 261, 1976.
30. Foster, W. M., Bergofsky, E. H. Bohning, D. E., Lippman, M., Albert, R. E.: Effect of adrenergic agents and their modes of action of mucociliary clearance in man. J. Appl. Physiol. 41: 146, 1976.
31. Webb-Johnson, D. C., Chir, B., Andrews, J. L.: Bronchodilator therapy. N. Engl. J. Med. 297: 476–482, 1977.
32. Isles, A. F., Newth, C. J. L.: Combined beta agonists and methylxanthines in asthma. N. Engl. J. Med. 309: 432, 1983.
33. Aubier, M., De Troyer, A., Sampson, M. et al.: Aminophylline improves diaphragmatic contractility. N. Engl. J. Med. 305: 249–252, 1981.
34. Jackson, R. T., Beaglehold, R., Rea, H. H. et al.: Mortality from asthma: A new epidemic in New Zealand. Br. Med. J. 285: 771–776, 1982.
35. Wilson, J. D., Sutherland, D. C.: Combined beta agonists and methylxanthines in asthma. N. Engl. J. Med. 307: 1707, 1982.
36. Lehr, D., Guideri, G.: More on combined beta agonists and methylxanthines in asthma. N. Engl. J. Med. 309: 1581–1582, 1983.
37. Mitkenko, P. A., Ogilvie, R. I.: Rational intravenous dose of theophylline. N. Engl. J. Med. 289: 600–603, 1973.
38. Petty, T. L., Brink, G. A., Miller, M. W. et al.: Objective functional improvement in chronic airway obstruction. Chest. 57: 216–223, 1970.
39. Chopra, S. K., Taplin, G. V., Simmons, D. H., Robinson, G. D., Jr., Elam, D., Coulson, A.: Effects of hydration and physical therapy on tracheal transport velocity. Am. Rev. Respir. Dis. 115: 1009–1014, 1977.
40. Scheffner, A. L.: The mucolytic activity and mechanism of action and metabolism of acetylcysteine. Pharmaco. Ther. 1: 47, 1964.
41. May, D. B., Munt, P. W.: Physiologic effects of chest percussion and postural drainage in patients with stable chronic bronchitis. Chest. 75: 29–32, 1979.
42. Oldenburg, F. A., Jr., Dolovich, M. B., Montgomery, J. M. et al.: Effects of postural drainage, exercise, and cough on mucus clearance in chronic bronchitis. Am. Rev. Respir. Dis. 120: 739–745, 1979.
43. Bateman, J. R. M., Newman, S. T. Daunt, K. M., Sheahan, N. F., Pavia, D., Clarke, F. W.: Is cough as effective as chest physiotherapy in the removal of excessive tracheobronchial secretions? Thorax. 36: 683–687, 1981.
44. Harris, R. S., Lawson, T. V.: The relative mechanical effectiveness and efficiency of successive voluntary coughs in healthy young adults. Clin. Sci. 34: 569–577, 1968.
45. Cherniack, R. M., Sanvhill, E.: Long-term use of intermittent positive-pressure breathing (IPPB) in chronic obstructive pulmonary disease. Am. Rev. Respir. Dis. 113: 721–727, 1976.
46. Gold, M. I.: The present status of IPPB therapy. Chest. 67: 469–471, 1975.
47. Loren, M., Chai, H., Miklich, D. et al.: Comparison between simple nebulization and intermittent positive-pressure in asthmatic children with severe bronchospasm. Chest. 72: 145–147, 1977.
48. Gold, M. I.: Is intermittend positive-pressure breathing therapy (IPPB Rx) necessary in the surgical patient? Ann. Surg. 184: 122–123, 1976.
49. Petty, T. L.: A critical look at IPPB. Chest. 66: 1–3, 1974.
50. Egbert, L. D., Battit, G. E., Welch, C. E. et al.: Reduction of postoperative pain by encouragement and instruction of patients. N. Engl. J. Med. 270: 825, 1964.
51. Peters, R. M.: Pulmonary physiologic studies of the perioperative period. Chest. 76: 576, 1979.
52. Dohi, S., Gold, M. I.: Comparison of two methods of postoperative respiratory care. Chest. 73: 592, 1978.
53. Van De Water, J. M., Watring, W. G., Linton, L. A. et al.: Prevention of postoperative pulmonary complications. Surg. Gynecol. Obstet. 135: 229, 1972.
54. Lederer, D. H., Van De Water, J. M., Indech, R. B.: Incen-

tive spirometry: A comparative study of selected patient aids. Chest. 77: 610, 1980.
55. Williams, C. D., Brenowitz, J. B.: «Prohibitive» lung function and major surgical procedures. Am. J. Surg. 132: 763, 1976.
56. Shields, T. W., Ujiki, G. T.: Digitalization for prevention of arrhythmias following pulmonary surgery. Surg. Gynecol. Obstet. 126: 743–746, 1968.
57. Juler, G. L., Stemmer, E. A., Connolly, J. E.: Complications of prophylactic digitalization in thoracic surgical patients. J. Thorac. Cardiovasc. Surg. 58: 352–360, 1969.
58. Burman, S. O.: The prophylactic use of digitalis before thoracotomy. Ann. Thorac. Surg. 14: 359–368, 1972.
59. Wheat, M. W., Burford, T. H.: Digitalis in surgery: Extension of classical indications. J. Thorac. Cardiovasc. Surg. 41: 162–168, 1961.
60. Deutsch, S., Dalen, J. E.: Indications for prophylactic digitalization. Anesthesiology 30: 648–656, 1969.
61. Green, L. H., Smith, T. W.: The use of digitalis in patients with pulmonary disease. Ann. Intern. Med. 87: 459–465, 1977.
62. Mason, D. T., Zelis, R., Lee, G. et al.: Current concepts and treatments of digitalis toxicity. Am. J. Cardiol. 27: 546–559, 1971.
63. Dreifus, L. S., Rabbino, M. D., Watanabe, Y. et al.: Arrhythmias in the postoperative period. Am. J. Cardiol. 12: 431–435, 1963.
64. Aviado, D. M.: Regulation of bronchomotor tone during anesthesia. Anesthesiology 42: 68–80, 1975.

III. Allgemeine intraoperative Überlegungen

7 Monitoring

7.1 Einleitung

Obwohl thoraxchirurgische Eingriffe sowohl die pulmonale wie die kardiovaskuläre Funktion beeinflussen können, ist die respiratorische Funktion meist stärker betroffen. Daher soll in diesem Kapitel die Überwachung der respiratorischen Funktion beim thoraxchirurgischen Routinepatienten ausführlicher als die kardiovaskuläre Funktion betrachtet werden. Ein erweitertes kardiovaskuläres Monitoring beim schwerkranken Patienten und bei großen thoraxchirurgischen Eingriffen wird im Anschluß diskutiert.

Bei thoraxchirurgischen Patienten ist meist ein schlechter Gasaustausch zu verzeichnen, da entweder bei der Ein- oder der Zwei-Lungen-Beatmung die Funktion sowohl der nichtabhängigen wie der abhängigen Lunge (in Seitenlage) beeinflußt wird (siehe Kapitel 4). Die Konsequenzen einer inadäquaten Oxygenierung und einer unzureichenden CO_2-Eliminierung sind ernst. Selbst geringe Abnahmen des Sauerstoffgehaltes im arteriellen Blut bei grenzwertigem Ausgangswert können zu einem Mißverhältnis von Angebot und Verbrauch in bestimmten Geweben führen und über eine Aktivierung des sympathischen Nervensystems umfangreiche Reaktionen auslösen. Ähnlich verhält es sich mit Veränderungen des CO_2-Gehaltes im Blut, wodurch es zu Veränderungen der Aktivität des sympathischen Nervensystems und Begleitveränderungen des pH mit Beeinflußung der Funktion verschiedener Vitalorgane kommt. Speziell bei Patienten mit koronarer Herzerkrankung kann das Herz als erstes Organ auf das Eintreten einer Hypoxämie und Hyperkapnie dramatisch mit der Entwicklung einer Ischämie und dem Auftreten von Arrhythmien reagieren (siehe Kapitel 3). Daher ist die genaue, kontinuierliche respiratorische Überwachung von größter Bedeutung. Für das Monitoring gibt es unterschiedliche Möglichkeiten in verschiedenen Stufen, die sich aus der speziellen präoperativen Ausgangssituation und den intraoperativen Erfordernissen ergeben. Die Philosophie, die dahinter steht, basiert auf dem Konzept, daß zwei Überlegungen die Art des anzuwendenden intraoperativen Monitorings diktieren:
1. Patienten für thoraxchirurgische Eingriffe zeigen unterschiedliche Schweregrade einer vorbestehenden kardiorespiratorischen Erkrankung (siehe Kapitel 5).
2. Gerade der thoraxchirurgische Eingriff führt zu einer weiteren Beeinträchtigung der kardiorespiratorischen Funktion in der perioperativen Phase (siehe Kapitel 4). Basierend auf diesen zwei Überlegungen und den entsprechenden Interaktionen können und sollten die Patienten in ein komplexes Stufensystem eingeordnet werden, aus dem sich das notwendige Monitoring für eine genaue Überwachung mit schneller Diagnosestellung während der Anästhesie ergibt (Tab. 7-1) (1).

7.1.1 Spezielle intraoperative Bedingungen

Thoraxchirurgische Eingriffe führen zu verschiedenen gefährlichen Situationen:
1. Die meisten Thoraxeingriffe werden in Seitenlagerung durchgeführt, was den Gasaustausch beeinträchtigen kann (sowohl bei Ein- wie bei Zwei-Lungen-Beatmung, speziell jedoch bei Ein-Lungen-Beatmung) (siehe Kapitel 4).
2. Das chirurgische Vorgehen kann die Funktion der Mediastinalorgane beeinträchtigen (Irritation des Herzens, Obstruktion der Vena cava).
3. Bei manchen Thoraxeingriffen sind Massivtransfusionen erforderlich (z. B. bei einigen arteriovenösen Fehlbildungen). Hypotension und Massivtransfusion sind mit der möglichen Entwicklung eines ARDS (adult respiratory distress syndrom) verbunden.
4. Operationen, die eine beabsichtigte Hypotension notwendig machen, erfordern, wegen der Veränderungen bei der pulmonal-vaskulären Autoregulation (HPV), der $\dot{V}_D/\dot{V}_T$ und vielleicht des Sauerstofftransports, ein erweitertes Monitoring.
5. Bei langer Operationsdauer erfolgt eine erhöhte Flüssigkeitstranssudation in die abhängigen Lungenpartien und führt dadurch zu zunehmenden Oxygenierungsschwierigkeiten. Schließlich erfor-

Tabelle 7-1: Rangfolge des Überwachungssystems in der thoraxchirurgischen Anästhesie.

Vorbestehende Lungenerkrankung	und/oder	Spezielle intraoperative Bedingungen	Risiko der respiratorischen Morbidität und Mortalität	Abgestuftes Monitoringsystem
Keine		keine	sehr gering	I. Standardmonitoring
Keine		keine wesentlichen	mittelmäßig	II. spezielles intermittierendes und/oder kontinuierliches Monitoring
Geringgradig		keine	mäßig	
Geringgradig		keine wesentlichen	mittelgradig	
Keine		schwerwiegende	hoch	III. ausgedehntes Monitoring
Ernste		keine	hoch	
Ernste		schwerwiegende	sehr hoch	

dern Operationen an den Atemwegen (wie z. B. Laryngoskopie, die häufig eine Apnoe erfordert, oder Bronchoskopie, die oft Beschränkungen für die positive Druckbeatmung bedeutet) ein verstärktes respiratorisches Monitoring.

7.1.2 Vorbestehende Lungenerkrankung

Thoraxchirurgische Patienten haben oft signifikante vorbestehende kardiopulmonale Erkrankungen (siehe Kapitel 5). Die meisten Patienten haben eine lange Raucheranamnese und hierdurch eine chronische Lungenerkrankung mit reaktiven Atemwegen und exzessiven Sekretionen. Zusätzlich können viele eine koronare Herzerkrankung haben, wobei einige zusätzlich noch stark übergewichtig sind (mit Neigung zur Abnahme der funktionellen Residualkapazität unter Anästhesie, siehe Kapitel 3). Einige Notfallpatienten haben akute thorakale Erkrankungen (pulmonale Infektionen, Blutungen, Kontusionen, Infarkte) oder akute systemische Erkrankungen (Sepsis, Nieren-, Herz- oder Leberversagen oder Polytrauma) und einige Patienten haben ein sehr fortgeschrittenes Alter.

7.1.3 Gestuftes Monitoring

Basierend auf den speziellen intraoperativen Bedingungen und dem Ausmaß der vorbestehenden Lungenerkrankung, bzw. der Interaktion zwischen diesen beiden Faktoren, sollte ein progressives ausgeklügeltes Drei-Stufen-System der Überwachung eingesetzt werden (Tab. 7-1). In die erste Stufe (Stufe I) fallen gesunde junge Patienten ohne spezielle intraoperative Bedingungen, wie z. B. ein junger Patient mit Pleurodese. Diese Stufe enthält ein minimales, jedoch essentielles Monitoring, das für jeden thoraxchirurgischen Patienten erforderlich ist. Die zweite Stufe (Stufe II) repräsentiert eine Risikosteigerung, entweder durch spezielle, ungünstige intraoperative Bedingungen für relativ gesunde Patienten oder durch signifikante vorbestehende kardiopulmonale Erkrankungen bei Patienten, für die sich keine spezielle, ungünstige intraoperative Situation ergibt. Ein Beispiel für die erste Konstellation ist ein Patient mit leichter Lungenerkrankung, bei dem eine Lobektomie geplant ist. Für die zweite Konstellation steht ein Patient mit mäßiger interstitieller Lungenerkrankung, bei dem eine offene Lungenbiopsie geplant ist. Jede Ein-Lungen-Beatmung bei größeren thoraxchirurgischen Eingriffen ist als Stufe-II-Kategorie anzusehen, aus der sich ein kontinuierlicher Übergang in Stufe III ergibt. Ein Stufe-III-Monitoring ist für Patienten mit signifikanter vorbestehender kardiopulmonaler Erkrankung und/oder stärkeren intraoperativen Beeinträchtigungen gedacht. Als Beispiel sei ein Patient mit Cor pulmonale genannt, bei dem eine Lobektomie oder eine Pneumonektomie erfolgen soll. Hieraus ergibt sich, daß bei schwerer pulmonaler Erkrankung und kleinem chirurgischen Eingriff ebenso wie bei ausgedehnten thoraxchirurgischen Eingriffen und normalen Lungenverhältnissen das gleiche extensive Monitoring erforderlich ist.

7.2 Stufe I: Grundmonitoring

Das Grundmonitoring kommt bei gesunden Patienten und einfachen thoraxchirurgischen Eingriffen zur Anwendung (Tab. 7-2). Hierunter fallen relativ wenige thoraxchirurgische Patienten. Da dieses System jedoch die minimale Überwachung darstellt, ist es ein Bestandteil sämtlicher Überwachungskonzepte. Es sollte einer beginnenden Ventilationsstörung zuvorkommen und diese bei Auftreten zu erkennen geben. Obwohl bei oberflächlicher Betrachtungsweise dieses System wenig ausgeklügelt erscheint, kann ein wachsamer Anästhesist mit Hilfe des Gesichts-, Hör- und Tastsinnes «automatisch» und reflexartig wichtige Informationen über den Gesamtzustand des Patienten erhalten. Im Hinblick auf die vielen möglichen mechanischen Komplikationsmöglichkeiten, wie sie in Kapitel 3 beschrieben sind, beginnt die respiratorische Überwachung unter Anästhesie vor der Einleitung der Anästhesie durch die Überprüfung des Beatmungsgerätes.

7.2.1 Überprüfung des Beatmungsgerätes

Eine nicht ausreichende Geräteüberprüfung vor Einleitung der Anästhesie ist für 22% der kritischen Zwischenfälle unter Anästhesie verantwortlich (2). Um dieser Verantwortung vollständig nachkommen zu können, wurden entsprechende Checklisten erstellt (3). Zunächst erfolgt eine Inspektion des Gerätes, um die korrekte Verbindung der einzelnen Teile sicherzustellen. Die Zerstäuber sollten aufgefüllt und die Leitungen zur zentralen Gasversorgung müssen korrekt in den dafür vorgesehenen Wand- oder Deckenanschlüssen eingekuppelt sein. Gasflaschen sollten einen Drehverschluß und eine Farbcodierung besitzen, korrekt in der Halterung befestigt sein und eine Anschlußcodierung haben. Die Flaschen sind mehrfach zu öffnen, adäquat unter Druck zu setzen und der Gasfluß sollte im Flowmeter überprüft werden. Der CO_2-Absorber-Behälter muß aufgefüllt sein und auf sicheren Sitz überprüft werden. Der Funktionszustand des Absorberkalks ist an Hand der Farbe zu überprüfen. Das Kreisteil wird unter Druck auf Lecks überprüft, jedoch sollte es nur teilweise gefüllt sein und der Druck sollte langsam abgelassen werden, um ein Übertreten von Sodakalk in den inspiratorischen Schenkel zu vermeiden (4). Weiterhin wird die Funktion der Einwegventile getestet. In den allermeisten Fällen ist die Überprüfung des Ventilators im Narkosegerät präoperativ erforderlich. Dies geschieht sowohl bei druck- wie bei volumenbegrenzten Ventilatoren mit Hilfe eines Atembeutels, der an der Patientenverbindung angebracht wird; Verschluß des Überdruckventils, Einstellen des Ventilators auf entweder eine hohe Druck- oder Volumengrenze und Beobachtung der Atembeutelbewegungen. Der Beutel, der als Testlunge dient, soll weich und leicht ausgedehnt werden und ebenso wieder zusammenfallen.

7.2.2 Kontinuierliche Überwachung der inspiratorischen Sauerstoffkonzentration

Unter den in Kapitel 3 aufgeführten Fehlerquellen in der Sauerstoffzufuhr gibt es einige, die auch bei der präoperativen Überprüfung des Narkosegerätes nicht auffallen (falsches Gas in der zentralen Gasversorgung, Fehlverbindungen in den Zufuhrleitungen). Daher muß die inspiratorische Sauerstoffkonzentration kontinuierlich überwacht werden (5). Idealerweise sollte das Überwachungsgerät eine schnelle Reaktionszeit, obere und untere Alarmgrenzen und audiovisuelle Alarmsignale besitzen. In neuester Zeit ist eine Studie über die kommerziell verfügbaren Sauerstoffmonitore veröffentlicht worden (6). Es muß festgehalten werden, daß ein Massenspektrometer als ein sehr elegantes In-line-Sauerstoffüberwachungsgerät anzusehen ist.

Wird der Sensor im exspiratorischen Schenkel des Narkosekreisteils angebracht (zwischen Faltenschlauch und exspiratorischem Einwegventil) mißt er die minimale Sauerstoffkonzentration im Kreisteil (gewöhnlich ist die Sauerstofffraktion im exspirierten Gas um 0,05% kleiner als die inspiratorische Fraktion). In dieser Position hat er auch die Doppelfunktion als Diskonnektionsalarm (neben der kontinuierlichen Thoraxauskultation, Beobachtung der Thoraxbewegung und dem unteren Druckalarm), falls ein Blasebalgventilator eingesetzt wird. Der Ventilator saugt bei Diskonnektion Raumluft an, so daß innerhalb von ein bis zwei Atemhüben nach Diskonnektion eine Alarmierung erfolgt, wenn die untere Grenze oberhalb von 20% Sauerstoff eingestellt ist (7).

7.2.3 Kontinuierliche Apnoeüberwachung (Abb. 7-1)

Präkordiale und ösophageale Stethoskope dienen zur Grundüberwachung des Atemgeräusches. Daneben muß der Anästhesist regelmäßig (jede Minute) die Thoraxbewegung, den Atembeutel, den Atembalg

Tabelle 7-2: Rangfolge des Überwachungssystems basierend auf vorbestehender Lungenerkrankung und speziellen intraoperativen Bedingungen.

Patientengut	Stufensystem des Monitoring	A Narkoseapparat	B Sauerstoffzufuhr	C Apnoe	D Minutenvolumen	E Gasaustausch	F Atemwegsfunktion	G Kardiovaskuläre Funktionen	H Muskelrelaxation	I Temperatur
						Erforderliches Monitoring im Bezug zur Lungenfunktion				
Normale gesunde Patienten ohne spezielle intraoperative Zustände	**Stufe I** Standard (bei allen Patienten angewendet)	komplette Überprüfung des Narkose- und Beatmungsgerätes	inspiratorische O$_2$-Messung	Stethoskop, Alarmvorrichtung, Beobachtung	Atemfrequenz, Bewegungen des Atembeutels und des Brustkorbs	Farbe des venösen Blutes, Zyanose, kapillärer und venöser Blutgasgehalt, Oxymetrie	Stethoskop, Gefühl am Atembeutel	Herzfrequenz, Blutdruck, EKG	einfache motorische Tests, Relaxometer	Messung
Normale gesunde Patienten mit speziellen intraoperativen Bedingungen und/oder Patienten mit mäßiger vorbestehender Lungenerkrankung ohne spezielle intraoperative Bedingungen	**Stufe II** Spezielles intermittierendes und/oder kontinuierliches Monitoring	wie oben	wie oben	wie oben sowie D, E, G und F	wie oben zusätzlich Volumeter	wie oben, zusätzlich Messungen des arteriellen Blutgasgehaltes und des endtdalen CO$_2$, Oxymetrie oder transkutane Messungen	Compliance der gesamten und der einzelnen Lunge Vitalkapazität, inspiratorischer Spitzendruck (postoperativ)	wie oben, zusätzlich genaue Bilanz der Einfuhr gegenüber der Ausfuhr und zentralvenöser Druck	wie oben	wie oben
Patienten mit schwerer vorbestehender respiratorischer Erkrankung und spezielle intraoperative Bedingungen	**Stufe III** Erweitertes Monitoring	wie oben	wie oben	wie oben	wie oben	wie oben, zusätzlich Bestimmung von Q_s/Q_t, $\dot{Q}_t$, $\dot{V}_{O_2}$, V_D/V_T	wie oben, zusätzlich Atemwegswiderstand	zusätzlich pulmonal-vaskuläre Druckwerte, Herrzzeitvolumen, Messungen des Lungenwassers	wie oben	wie oben

und das Druckmanometer am Narkosegerät überprüfen. Das System von Narkosegerät und mechanischem Ventilator sollte über eine untere und obere Drucküberwachung mit audiovisuellem Alarmsystem verfügen. Letzteres muß in Anbetracht der Tatsache, daß die meisten akzidentellen anästhesieverursachten oder -bezogenen Todesfälle nicht nur in der Vergangenheit sondern auch heute noch Folge einer Diskonnektion bei ansonsten gesunden Patienten sind, als essentiell angesehen werden. Wie vorher erwähnt, können Sauerstoffsensoren bei Plazierung im exspiratorischen Schenkel des Narkosekreisteils und bei Verwendung eines Atembalgventilators als Diskonnektionsalarm dienen.

7.2.4 Atemminutenvolumen
(Abb. 7-1)

Bei einem gesunden Patienten und einer physiologisch wenig eingreifenden thorakalen Operation ist eine nur grobe Abschätzung des Atemminutenvolumens erforderlich. Das Atemminutenvolumen ist das Produkt aus der Beatmungsfrequenz pro Minute und dem Hubvolumen. Das Zählen der Atemfrequenz bei spontaner, assistierter oder mechanisch kontrollierter Atmung bereitet keine Schwierigkeiten. Die Begrenzung bei der exakten Messung des Atemminutenvolumens ohne instrumentelle Hilfe liegt in der akkuraten Messung des Atemhubvolumens. Bei einem Patienten der Stufe I, der mechanisch beatmet wird, ist die Einstellung des Ventilatorbalgs (10–15 ml/kg) und die Thoraxbewegung zur Abschätzung des Hubvolumens gewöhnlich ausreichend. Es muß jedoch klargestellt werden, daß die Bewegung des Beatmungsbalgs bis zu 50% fehlerhaft sein kann, abhängig von Beatmungsfrequenz, Verhältnis von Inspiration zu Exspiration, Gasflußrate sowie Compliance und Resistance des Patienten (M. Scheller, persönliche Mitteilung). Darüber hinaus ist zu betonen, daß bei Spontanatmung die visuelle oder manuelle Überprüfung der Thoraxbewegung oder des Reservoirbeutels in fraglichen oder marginalen Fällen fehlleiten kann (8), vor allem bei unerfahrenen Beobachtern (9). Bei einigen Patienten kann ein ungewöhnlich starker Atemantrieb unter hohen Dosen von gasförmigen oder intravenös angewendeten Anästhetika die Ursache für eine Hyperkapnie und Hypoxie sein.

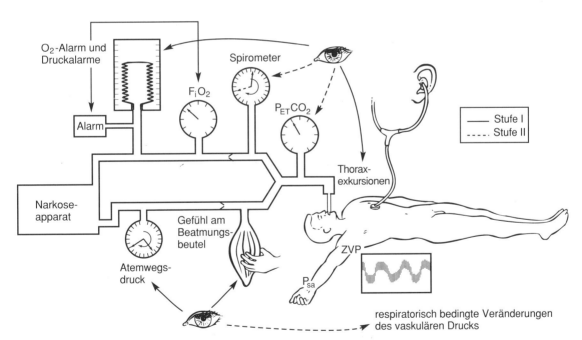

Abb. 7-1: Es gibt zahlreiche **Monitormaßnahmen zur Überwachung des Minutenvolumens und zur Kontrolle einer Apnoe.** In den meisten Fällen basieren diese Maßnahmen auf den Grundsinnen Sehen, Hören und Fühlen und erfolgen bei einem erfahrenen Anästhesisten reflexartig und automatisch. Diese machen zum größten Teil die Stufe I des Monitorings aus (ausgezogene Pfeile). Zusätzliche Überwachungsmodalitäten der Stufe I beinhalten die Überwachung der F_iO_2 und Alarmsysteme für niedrigen und hohen Atemwegsdruck. Zu Stufe II zählen endtidale CO_2-Konzentrationen, Spirometer und Überwachung der respiratorischen Veränderung im vaskulären Druck (gestrichelte Pfeile). Stufe I und II sollten kontinuierlich in einem systematischen und häufig wiederholten Muster erfolgen (Cockpit-Analogie).

7.2.5 Gasaustausch

Die einfachsten und vielleicht häufigsten Zeichen einer Hypoxämie sind dunkel gefärbtes Blut im Operationsbereich und/oder das Auftreten einer Zyanose. Der größte Anteil des Bluts in Haut und Schleimhäuten ist venös und steht zum C_aO_2 in folgender Beziehung (Umstellung der Fickschen Gleichung, siehe Gleichung 3.11. in Kapitel 3):

$$C_{\bar{v}}O_2 = C_aO_2 - C(a-\bar{v})O_2$$
$$= C_aO_2 - \text{Gewebe-}\dot{V}_{O_2} : \text{Gewebe-}\dot{Q}.$$

Der Sauerstoffverbrauch der Haut ($\dot{V}_{O_2}$) ist im Verhältnis zu seiner Zirkulation ($\dot{Q}$) sehr gering, so daß der Zahlenwert in der Gleichung ganz rechts im allgemeinen niedrig ist. Daher liegt der Haut-$C_{\bar{v}}O_2$ eng bei C_aO_2. Erfahrene Beobachter können bei 95% der Patienten mit einer arteriellen Sättigung (S_aO_2) von 89% eine Zyanose erkennen (10), was einem nicht akzeptablen niedrigen P_aO_2 von 55 mmHg entspricht. Ist jedoch die Hautdurchblutung im Verhältnis zum Sauerstoffverbrauch der Haut reduziert, wie es bei Hypovolämie (Vasokonstriktion) und bei Trendelenburg-Lagerung (stagnierender Fluß) der Fall sein kann, kann eine Zyanose bei normalem C_aO_2 auftreten (periphere Zyanose). Umgekehrt ist es möglich, daß bei einer Anämie, bei der ein für die Erkennung einer Zyanose erforderlicher Spiegel von 5 g/100 ml reduzierten Hämoglobins nicht erreicht wird, die Zyanose trotz niedrigem C_aO_2 fehlt («zentrale Zyanose») (11). Beträgt die Hämoglobinkonzentration nur 5 g/100 ml, kommt es niemals zu einer Zyanose. So sollte man immer auf eine Zyanose achten, da sie aber falsch-positiv sein kann, sollte man sie als Warnsignal mit der Notwendigkeit weiterer Untersuchungsschritte betrachten. Da auch das Fehlen einer Zyanose falsch-negativ sein kann, sollte sich der Anästhesist nicht damit zufriedengeben. Darüber hinaus hängt das Erkennen einer Zyanose von den Lichtverhältnissen, der Reflektion von den OP-Tüchern und den Beobachtern selbst ab.

Es ist häufig wünschenswert, einen angenäherten Wert der arteriellen Blutgaswerte bei Patienten der Stufe I durch Messung in Kompartimenten, die mit dem arteriellen Blut im Gleichgewicht stehen, zu erhalten. Da die nichtinvasive Pulsoxymetrie einfach und leicht anzuwenden ist, kontinuierlich die Sauerstoffsättigung verfolgt und für den Patienten kein Risiko darstellt, kann man für den Einsatz dieser Überwachung in jedem Fall plädieren. Stellt sich jedoch unter Anwendung des Pulsoximeters ernsthaft die Frage, ob die arterielle Oxygenierung adäquat ist, sollte eine arterielle Blutgasanalyse gemacht werden. Die Pulsoxymetrie ist kein Ersatz für arterielle Blutgaswerte. Venöses Blut aus einer Handrückenvene (erwärmte Hand) oder einer Halsvene bei keiner oder nur kurzdauernder Stauung mit niedrigem Druck hat einen zum arteriellen Blut ausreichend nahen P_{CO_2} (im Allgemeinen 4–8 mmHg Differenz) und ist damit für klinische Zwecke unter Umständen ausreichend (12, 13). Unter diesen Bedingungen ist eine ausreichend hohe Sauerstoffspannung und -sättigung im venösen Blut (> 40 mmHg, bzw. 75%) ein gutes Anzeichen, daß eine arterielle Hypoxämie höchstwahrscheinlich nicht vorliegt. Eine Alternative ist Kapillarblut aus dem Ohrläppchen, da eine Abweichung zum P_aO_2 von ± 2,0% besteht (14). Im Hinblick auf P_{CO_2}-Bestimmungen ist die Entnahme aus dem Ohrläppchen exakter als die aus der Fingerkuppe oder der Ferse (15). Schließlich kann man einen grob angenäherten P_aCO_2-Wert erhalten, indem aus dem Cuff des Endotrachealtubus eine Stunde nach Aufblähung mit dem diastolischen Blutdruck des Patienten eine Probe entnommen wird (16). Eine weitere Überwachungsmaßnahme ist die Überprüfung des CO_2-Absorbers auf Wärme und Farbe, speziell während der Einleitung der Anästhesie. Temperatur und Farbe sind der CO_2-Produktion des Patienten proportional. Für die gefürchtete Komplikation einer malignen Hyperthermie ist der schnelle Temperaturanstieg im Absorber und die Farbänderung ein frühes Zeichen. In dieser Situation ist eine spezielle Überwachung und schnelles Handeln erforderlich.

7.2.6 Atemwegsmechanik

Die Erhaltung eines sauberen Tracheobronchialsystems mit niedriger Resistance ist für den Anästhesisten von großer Bedeutung und im Hinblick darauf sind Stethoskop und das Gefühl für den Beatmungsbeutel ebenfalls wieder grundlegende Überwachungsmaßnahmen. Das Stethoskop dient zur Entdeckung von Zusatzgeräuschen (Rasselgeräusche und Giemen). Am Beatmungsbalg zeigt sich ein Bronchospasmus klassischerweise durch langsame Entleerung und Füllung, während sich beim Ausdrücken des Reservoirbeutels die Änderung der Compliance fühlen läßt. Während der Narkoseeinleitung sollte der Anästhesist ständig die Strömungsgeräusche mit einem Stethoskop über Brustkorb und Trachea abhören. Während der Aufrechterhaltung der Narkose dient hierzu ein Ösophagusstethoskop (vorzuziehen) oder ein Stethoskop, das an der Seite der abhängigen Lunge angebracht wird.

Das Luftvolumen, das zum Aufblasen des Cuffs am Endotrachealtubus verwendet wird, sollte so groß sein, daß es gerade zur Abdichtung ausreicht. Diese Maßnahme ist wichtig, um einer postoperativen oberen Atemwegsobstruktion infolge eines Ödems der Trachealschleimhaut (reaktive Hyperämie) durch erhöhten Cuff-Druck vorzubeugen. Außerdem wird auch eine Cuff-Hernie vermieden. Bei Verwendung von Lachgas muß das Cuff-Volumen periodisch überprüft werden, da Lachgas in den Cuff diffundiert und sowohl Cuff-Volumen wie -Druck erhöht (17).

7.2.7 Kardiovaskuläre Parameter

Die Herz-Kreislauf-Funktion kann die respiratorische Funktion beeinflussen und umgekehrt. Die Grundüberwachung des Herz-Kreislauf-Systems besteht aus Überwachung der Herzfrequenz, nichtinvasiver Messung des systemischen Blutdrucks und EKG. Wie vorher erwähnt dient die Pulsoxymetrie der Routineüberwachung der Oxygenierung und gleichzeitig der unabhängigen Herzfrequenzüberwachung.

7.2.8 Muskelrelaxation

Um die Tiefe der neuromuskulären Blockade und eine ausreichende Wiederherstellung der neuromuskulären Funktion zu bestimmen, muß die neuromuskuläre Übertragung quantitativ überwacht werden. Es gibt zahlreiche Überwachungsgeräte, wobei viele die Möglichkeit der Messung der Einzelzuckung, eines Tetanus und des Train-of-four, bzw. eine Kombination daraus bieten. Für die Stufe I ist es nicht notwendig, Prioritätsunterschiede zwischen diesen verschiedenen Parametern der neuromuskulären Blockade zu machen. Aus Gründen der Kürze und Effizienz sind, mit ansteigender Empfindlichkeit, diese Indikatoren zur Entdeckung einer neuromuskulären Blockade aufgeführt. Grobe Methoden zur Einschätzung der neuromuskulären Funktion, speziell postoperativ, sind das Erkennen der Aktivität der Interkostalmuskulatur bei Spontanatmung, die Einschätzung des Händedrucks und des Kopfhebens.

7.2.9 Temperatur

Die Temperaturüberwachung ist ein Grundaspekt bei der Überwachung der respiratorischen Funktion, da große Veränderungen im Sauerstoffverbrauch und in der CO_2-Produktion durch Hyperthermie und Kältezittern erzeugt werden können. Hyperthermie führt zu einer Rechtsverschiebung, bzw. Hypothermie zu einer Linksverschiebung der Sauerstoff-Hämoglobin-Dissoziationskurve mit entsprechend erleichterter, bzw. beeinträchtigter Sauerstoffversorgung des Gewebes.

7.3 Stufe II: Spezielles intermittierendes und/oder kontinuierliches Monitoring

Zusätzlich zur Grundüberwachung der respiratorischen Funktion bei allen Patienten sollte, wie vorher beschrieben, bei Patienten mit vorbestehenden Lungenerkrankungen und gesunden Patienten, bei denen spezielle intraoperative Situationen zu erwarten sind, eine weitere Überwachung entweder mit intermittierenden oder kontinuierlichen Messungen erfolgen. Das betrifft die Mehrheit der thoraxchirurgischen Patienten. Diese Messungen sollten die Schnelligkeit und Genauigkeit in Diagnose und Therapie erhöhen. Die Abschnitte 7.3.1, 7.3.2, 7.3.8 und 7.3.9 entsprechen den für Stufe I beschriebenen Überwachungsmaßnahmen.

7.3.1 Überprüfung des Beatmungsgerätes

Siehe Abschnitt 7.2.1, S. 155.

7.3.2 Kontinuierliche Überwachung der inspiratorischen Sauerstoffkonzentration

Siehe Abschnitt 7.2.2, S. 155.

7.3.3 Kontinuierliche Apnoeüberwachung (Abb. 7-1)

Zusätzlich zur Grundüberwachung durch Beobachtung von Thoraxbewegung, Beatmungsbeutel, Ventilatorbalg und Druckanzeige sowie der Sauerstoffkonzentration im Kreisteil, sollte der Anästhesist das Spirometer (siehe Abschnitt 7.3.4), Veränderungen in der endtidalen CO_2- und in der O_2-Konzentration (siehe Abschnitt 7.3.5) sowie Veränderungen des arteriellen Drucks mit der Atmung kontrollieren (in Stufe II ist meist eine arterielle Druckmessung und ein zentralvenöser Katheter vorhanden, siehe Abschnitt 7.3.7).

7.3.4 Atemminutenvolumen
(Abb. 7-1)

Bei der Grundüberwachung besteht nur eine grobe Einschätzung des Atemminutenvolumens, da das Atemhubvolumen nur visuell oder manuell kontrolliert wird. Eine relativ exakte Messung des Atemhubvolumens erfolgt durch Plazierung eines Spirometers im exspiratorischen Schenkel. Wie vorher erwähnt, gibt es viele Faktoren, die den kalibrierten Plastikzylinder um den Ventilatorbalg recht ungenau machen (50% Fehlermöglichkeit in Abhängigkeit vom Frischgaszufluß, I:E-Verhältnis und Atemwegsmechanik des Patienten). Da das Spirometer wesentlich genauer ist als der Ventilatorbalk, kann es zur Überprüfung des letzteren dienen. Durch Kontakt mit Feuchtigkeit über eine längere Phase wird dieses Spirometer jedoch ungenau und daher sollte es besser intermittierend eingesetzt werden.

7.3.5 Gasaustausch

Die Grundüberwachung des Gasaustauschs besteht aus Beobachtung der Hautfarbe, der Schleimhäute und des Bluts im Operationsbereich. Eine wesentlich präzisere Information erhält man durch Messung des arteriellen Sauerstoffpartialdrucks (P_aO_2) und des CO_2-Parialdrucks (P_aCO_2). Besteht nur der geringste Verdacht einer nichtausreichenden respiratorischen Funktion, wie es oft bei Patienten mit vorbestehender Lungenerkrankung und bei speziellen intraoperativen Situationen der Fall ist, müssen Blutgasmessungen erfolgen. Ohne Blutgasanalyse kann kein Anästhesist zweifelsfrei und genau das Ausmaß einer respiratorischen Verschlechterung abschätzen. Der Diagnose- und Behandlungsversuch einer respiratorischen Verschlechterung ohne Blutgasmessung ist vergleichbar einer Behandlung des diabetischen Komas ohne Messung des Blut- oder Urinzuckers. Der P_aO_2 definiert und quantifiziert exakt eine Hypoxämie, der P_aCO_2 exakt eine CO_2-Retention. In einfacheren Fällen (untere Stufe II) ist die intermittierende Punktion einer peripheren Arterie (Radialarterie, gelegentlich Arteria dorsalis pedis) eventuell empfehlenswert, wogegen in allen anderen Fällen (mittlere und obere Stufe II, einschließlich fast aller Fälle mit Ein-Lungen-Beatmung) arterielle Blutgasproben einem arteriellen Katheter in einer peripheren Arterie entnommen werden. Ein intravasaler, peripherer Arterienkatheter erlaubt sofortige, häufige und sichere arterielle Blutproben.

Obwohl die Blutgasanalyse die Effizienz der Ventilation darstellt, wird der Informationsgehalt durch die Tatsache, daß die Ergebnisse statische und intermittierende Werte mit gewissem Zeitverlust darstellen, vermindert (siehe Tab. 7-3). Außerdem ist diese Methode invasiv. Andererseits gibt es drei neue Techniken zur Messung des Sauerstoffaustauschs: Transkutane Sauerstoffmessung, Ohr- und Konjunktiva-Oxymetrie (Sauerstoffsättigung) und Pulsoxymetrie (Sauerstoffsättigung). Daneben existieren zwei Techniken zur Messung des CO_2-Austauschs: Transkutane CO_2-Messung und endtidale CO_2-Messung. Diese Methoden erlauben eine nichtinvasive und kontinuierliche Überwachung dieser Gase. Da jedoch jede dieser kontinuierlichen nichtinvasiven Techniken in unterschiedlichem Ausmaß vom regionalen Blutfluß abhängt (siehe Tab. 7-3), besteht die Wertigkeit, speziell in Low-Flow-Situationen, lediglich in der Annäherung an den P_aO_2 oder S_aO_2 und P_aCO_2 (eingehende Diskussion im folgenden Text). Darüber hinaus leidet jede der Techniken unter externen mechanischen Schwierigkeiten und Interferenzen (schlechte Applikation, Körperbewegung, Elektrokauter, Lichtverhältnisse und Feuchtigkeit). So werden auf der einen Seite arterielle Blutgase zwar exakt aber intermittierend und invasiv gemessen, wogegen auf der anderen Seite die transkutane Gasspannung und die Oxymetrie nur angenäherte arterielle Sauerstoffspannungs-/Sättigungswerte ergeben (die Pulsoxymetrie ist am genauesten und verläßlichsten), jedoch auf einer kontinuierlichen und nicht invasiven Basis. Da die periphere Oxymetrie und transkutane Messungen kontinuierlich erfolgen, ist zu erwarten, daß mit diesen kontinuierlichen Methoden wesentlich häufiger Hypoxämiephasen bei Patienten diagnostiziert werden, verglichen mit der intermittierenden Blutgasanalyse (19, 20). Tatsächlich wurde bei Neugeborenen, bei denen eine mechanische Beatmung und erhöhte F_iO_2-Werte erforderlich waren, mit Hilfe der kontinuierlichen Sauerstoffüberwachung durch die transkutane Methode signifikant häufiger eine Hypoxie als mit intermittierenden Blutgasproben entdeckt (237 min/24 h gegenüber 136 min/24 h, P < 0,01) (21). In keinem Fall lag ein arterieller P_aO_2 von weniger als 30 mmHg durch Blutgasanalyse vor, wogegen dieser niedrige Wert durch die kontinuierliche transkutane Sauerstoffüberwachung für 32 min/24 h dokumentiert werden konnte. Diese extrem niedrigen Oxygenierungswerte wurden am häufigsten unter Absaugmanövern, bei schmerzbedingtem Stöhnen oder während der Physiotherapie beobachtet. In Anbetracht der großen Erfahrung mit der kontinuierlichen arteriellen Sauerstoffüberwachung bei kritischen Patienten (19, 20), wie es gerade für die Neugeborenen beschrieben wurde (21), ist es nicht überraschend, daß diese Methoden schnell bei Patienten unter Ein-Lungen-Beatmung eingesetzt wurden. Tatsächlich haben in den letzten zwei Jahren 6 verschiedene Veröffentlichungen, 4 mit transkutaner Überwachung (22–25) und 2 mit Pulsoxymetrie (26, 27), gezeigt, daß eine kontinuierliche Überwachung der arteriellen Oxygenierung während Ein-Lungen-Beatmung gefährliche Fluktuationen der arteriellen Oxygenierung aufdeckt, die durch einzelne intermittie-

Tabelle 7-3: Vergleich der 3 Typen der kontinuierlichen, nichtinvasiven Überwachung des Gasaustausches mit der arteriellen Blutgasanalyse.

Monitoring des Gasaustausches	Blutkompartiment	Abhängigkeit vom Blutfluß	Reaktionszeit	Vergleich zum arteriellen Wert	Handhabbarkeit
Arterielle Blutgasanalyse	arteriell	keine	mehrere Minuten	identisch	invasiv, erfordert Zeit
Pulsoxymeter	arteriell	gering	keine	ausgezeichnet (Sättigung)	sehr einfach
Ohroxymeter	kapillär	mäßig	Sekunden	gut (Sättigung)	verhältnismäßig einfach
Transkutane Gasmessungen	kapillär, venös	groß	1–2 min	gut (Gehalt)	erfordert Zeit und evtl. Blutgasanalysen

rende arterielle Blutgasanalysen eventuell übersehen worden wären.

Von den drei nichtinvasiven kontinuierlichen Methoden ist die Pulsoxymetrie die exakteste und daneben nicht vom Blutfluß abhängig. Sie erfordert keine Wärmequelle oder Aufwärmphase und ist direkt einsatzbereit. Sie basiert auf einer Lichtquelle und einem Detektor, zwischen denen sich das pulsierende Gefäßbett befindet. Durch die Pulsation entsteht eine Veränderung des Lichtstrahls, wodurch die Menge des empfangenen Lichts modifiziert wird. Nicht pulsatile Substanzen, wie Haut, Knochen und venöses Blut bleiben unberücksichtigt. Um die prozentuale Sättigung des arteriellen Hämoglobins mit Sauerstoff zu bestimmen, mißt das Oxymeter das Verhältnis von übertragenem roten Licht (660 nm) zu infrarotem Licht (940 nm) während einer arteriellen Pulsation. Das Verhältnis von rotem Licht zu infrarotem Licht verändert sich in Abhängigkeit der relativen Fraktion von gesättigtem zu ungesättigtem Hämoglobin im arteriellen Blut und daher ist die Berechnung der Sauerstoffsättigung des arteriellen Bluts möglich. Die Pulsoxymetrie ist für S_aO_2-Werte von 100–70% über ein breites Spektrum hämodynamischer Bedingungen exakt, solange unter dem Sensor (r = 0,93) eine Pulsation vorhanden ist (26, 28). Es gibt keinen großen Zeitunterschied zwischen der Veränderung der arteriellen Sauerstoffsättigung und der Veränderung im Pulsoxymeter. Eine Kalibrierung des peripheren Pulsoxymeters mit arteriellen Blutgaswerten ist nicht erforderlich. Aus dem Verständnis der Sauerstoff-Hämoglobin-Dissoziationskurve ergibt sich jedoch, daß Abnahmen des P_aO_2-Wertes von höher als 80 mmHg auf Werte um 80 mmHg relativ geringe Veränderungen im S_aO_2-Wert produziert. Die Ohr-Oxymetrie entspricht der Pulsoxymetrie. Da es sich jedoch um relativ große und unhandliche Sensoren handelt, die bei Kleinkindern, älteren Kindern und Patienten in Seitenlagerung für längere Zeit nur schwierig zu plazieren sind, ist die Anwendbarkeit während der Anästhesie stark eingeschränkt. Abgesehen davon ist sie ebenfalls leicht zu bedienen und exakt (unter normotensiven Bedingungen r = 0,96 im Vergleich zu simultanen Sättigungswerten der arteriellen Blutgasanalyse (29, 30). Jedoch sind Ohroxymeter stärker flowabhängig als Pulsoxymeter und die Korrelation mit arteriellen Sättigungswerten ist unter Low-flow-Bedingungen nicht so gut.

Transkutane Blutgasmessungen sind wahrscheinlich die unexaktesten und am meisten blutflußabhängigen der drei nichtinvasiven kontinuierlichen Gasaustauschüberwachungsmethoden. Ist die Haut ausreichend hyperämisiert (bis 44°C) werden Haut-O_2-Verbrauch und CO_2-Produktion im Verhältnis zur O_2-Versorgung und zum CO_2-Abtransport insignifikant, ebenso wird der rechte Quotient in der vorhin genannten Gleichung insignifikant und der Gewebe- und transkutane P_{O_2} und P_{CO_2} ($P_{tc}O_2$ und $P_{tc}CO_2$) nähern sich dem P_aO_2 und dem P_aCO_2 (19, 20, 22). Im Allgemeinen ist bei normalen Patienten ein $P_{tc}O_2$ von 80% des P_aO_2 zu erwarten, bzw. ein $P_{tc}CO_2$ von 25% über dem P_aCO_2 (1,3 ×) (19, 20, 22). Fällt jedoch der Herzindex unter 2,2 l/min/m², nehmen die $P_{tc}O_2$-Werte im Verhältnis zum P_aO_2 immer mehr ab und $P_{tc}O_2$ gerät in eine lineare Relation zu Cardiac-output und zum regionalen Sauerstofftransport (der ein Produkt ist aus Sauerstoffgehalt und regionalem Blutfluß). Daher ist bei reduziertem Hautblutfluß oder P_aO_2 der $P_{tc}O_2$ vermindert. Darüber hinaus sind bei der transkutanen Methode, einschließlich einer Blutgasanalyse, eine 10minütige Aufwärmphase und Kalibrierungen notwendig. Die Reaktionszeiten der transkutanen Elektroden bei P_aO_2-Abnahmen (50% Antwort = 45–54 Sekunden), P_aO_2-Anstiegen (50% Antwort = 78–84 Sekunden) (31) und P_aCO_2-Veränderungen (50% Antwort = 3 Minuten) (32) sind etwas langsam. Antwortzeiten dieser Größenordnung sind jedoch besser als intermittierende arterielle Blutgasanalysen, aber wesentlich langsamer als die des Pulsoxymeters. Unter Beachtung dieser Umstände haben mehrere Studien die Verhältnisse von transkutaner Blutgasspannung und respiratorischer Gasspannung bei erwachsenen Patienten auf der Intensivstation (32, 34) bei thoraxchirurgischen Patienten (22–25, 35) und unter Titration der PEEP-Antwort (36) dokumentiert. Der Korrelationskoeffizient zum Vergleich von $P_{tc}O_2$ und P_aO_2 sowie $P_{tc}CO_2$ und P_aCO_2 war in allen obengenannten Studien gleich hoch, mit r-Werten bei 0,9.

Schließlich hat die Messung der endtidalen CO_2-Spannung als Alternative zur gehäuften arteriellen P_{CO_2}-Bestimmung bei Veränderung des Beatmungsmusters (37, 38) eine breite klinische Anwendung gefunden. Die Gradienten von endtidalem zu arteriellem CO_2 sind normalerweise klein und daher zeigen sich Veränderungen in der Beatmung durch endtidale CO_2-Messungen früh und kontinuierlich. Der P_{CO_2}-Anstieg eines Patienten bei einer Abnahme des Atemminutenvolumens kann durch kontinuierliche endtidale CO_2-Analyse beinahe sofort festgestellt werden. Umgekehrt führt eine signifikante Abnahme der pulmonalen Perfusion (Knicken oder Kompression der Gefäße, Embolisation) zu einer leicht erkennbaren, sofortigen Abnahme der endtidalen CO_2-Konzentration. Der Anwender dieser Methode sollte wissen, daß bei schwerer Lungenerkrankung große Gradienten des endtidalen zu arteriellem CO_2 auftreten können, so daß frühzeitig der P_aCO_2 zur Quantifizierung des Gradienten gemessen werden sollte.

Zusammenfassend ist von den drei nichtinvasiven kontinuierlichen Überwachungssystemen der arteriellen Oxygenierung das Pulsoxymeter das verläßlichste, genaueste, mit der schnellsten Reaktionszeit und nicht abhängig vom Blutfluß. Ohroxymeter sind ausreichend genau und reaktionsschnell, jedoch für die meisten Situationen zu umständlich. Die transkutane Überwachung ist relativ langsam und etwas unsicher (speziell bei unklarer kardiovaskulärer Funktion) und daher nur als Annäherung an den P_aO_2 anzusehen. Deshalb ist das Pulsoxymeter vorzuziehen. Von den zwei nichtinvasiven kontinuierlichen Überwachungssystemen zur CO_2-Elimination für Patienten der Stufe II ist die endtidale CO_2-Messung genauer und leichter anzuwenden als die transkutane Überwachung.

Für Fälle der unteren Stufe II kann der Gasaustausch adäquat durch intermittierende arterielle Blutgasanalysen überwacht werden (entweder durch Einzelpunktionen oder über intravasale Katheter). Gegenwärtig gibt es noch keinen ausreichenden Beweis dafür, daß für die Überwachung des Gasaustausches auf dieser Stufe die alleinige nichtinvasive Überwachung ausreichend wäre (22–27). Die absoluten Werte der kontinuierlichen Überwachung sollten als minimal mögliche P_aO_2 und S_aO_2-Werte angesehen werden und ein Abwärtstrend der Oxygenierung sollte als frühes Warnzeichen einer drohenden Hypoxämie angesehen werden. Sowohl ein niedriger absoluter Wert, wie ein Abwärtstrend sollten durch eine arterielle Blutgasanalyse dokumentiert werden. Bei Patienten der mittleren Stufe II ist es ratsam, die arteriellen Blutgaswerte mittels eines intravasalen Katheters zu überwachen. Hier dient die kontinuierliche Sauerstoffüberwachung als zusätzlicher Frühindikator für Gasaustauschprobleme (gewöhnlich wird auch die Anzahl der erforderlichen arteriellen Blutproben verringert, 26). Im oberen Bereich der Stufe II sollten die arteriellen Blutgaswerte regulär über einen intravasalen Katheter überwacht werden (unabhängig von den Daten aus der kontinuierlichen Überwachung), obwohl die kontinuierliche Überwachung des Gasaustauschs sicherlich zur Erkennung von Intervallproblemen anwendbar ist.

Der P_aO_2 alleine beschreibt nicht die Effizienz der Oxygenierung bezüglich einer möglichen Shunt-Perfusion ($\dot{Q}_s/\dot{Q}_t$) sowie auch der P_aCO_2 alleine nicht die Effizienz der Ventilation bezüglich einer eventuellen Totraum-Ventilation ($\dot{V}_D/\dot{V}_T$) beschreibt. Komplexere Untersuchungen ($\dot{V}_D/\dot{V}_T$ und $\dot{Q}_s/\dot{Q}_t$), wie die aktuelle Messung von Cardiac-output und $C_{\bar{v}}O_2$, sind zur präzisen Bestimmung erforderlich. Jedoch kann unter der Voraussetzung eines normalen Cardiac-outputs und eines normalen Sauerstoffverbrauchs eine ausreichende Annäherung an $\dot{Q}_s/\dot{Q}_t$ gemacht werden, wenn der P_aO_2 im Verhältnis zur inspiratorischen Sauerstoffkonzentration (F_iO_2) (siehe Abb. 3-6) bekannt ist. Dementsprechend erhält man eine ausreichende Annäherung an $\dot{V}_D/\dot{V}_T$, wenn der P_aCO_2 im Verhältnis zum Atemminutenvolumen bekannt ist (39). Zum Beispiel hat ein 70 kg schwerer Patient, dessen Minutenvolumen doppelt so groß wie der Normalwert ist (z. B. 10 l/min) und dessen P_aCO_2 40 mmHg beträgt, eine doppelt so große Totraumventilation (Überschußventilation) (60%). Eine vereinfachte, jedoch relativ genaue Gleichung für $\dot{V}_D/\dot{V}_T$, bei der nur das Minutenvolumen, die errechnete Ventilation (Radford-Nomogramm) und der P_aCO_2 erforderlich sind, ist beschrieben worden (39).

7.3.6 Atemwegsmechanik

Neben der Feststellung einer Atemwegsobstruktion, Nebengeräuschen und Bronchospasmus durch Auskultation kann die Atemwegsmechanik auch auf quantitative Weise überwacht werden. Narkosegerät und Ventilator haben Druckanzeigen. Durch Division des Spitzendrucks und/oder des Plateaudrucks (falls vorhanden) während der Inspiration durch das Hubvolumen (am Spirometer gemessen) ergibt sich die Berechnung der dynamischen bzw. statischen Lungencompliance. In der mittleren und oberen Stufe II sollten die Beatmungsdruckwerte und Hubvolumina der Gesamtlunge und der beiden Lungenhälften getrennt gemessen werden, so daß die Compliance der Gesamtlunge, bzw. der einzelnen Lungenhälften getrennt berechnet werden kann. Die Kenntnis der seitengetrennten Compliance gestattet dem Anästhesisten die Voraussage, welche Compliance die jeweilige

Lungenhälfte nach einem Thoraxeingriff haben sollte. Diese Zahl dient als Endpunkt für die postoperative PEEP-Anwendung für die jeweilige Lungenhälfte.

Bei Patienten, die sich langen und großen Operationen unterziehen müssen oder große Mengen von Anästhetika erhalten, steht die Frage, ob sie voraussichtlich ausreichend spontan nach dem Eingriff atmen können. Unter den über 50 physiologischen und klinischen Parametern für eine adäquate postoperative respiratorische Funktion haben sich die postoperative Vitalkapazität pro kg und die maximale Inspirationskraft (inspiratory force) als am geeignetsten erwiesen. Die Trennlinie zwischen erfolgreichen Extubationen und fehlgeschlagenen Versuchen liegt bei einer Vitalkapazität von 15 ml/kg und einer maximalen «inspiratory force» von -28 cm H_2O (40). Messungen der passiven Lungenmechanik, der kardialen Funktion und der arteriellen Blutgaswerte waren überraschenderweise schlechte Vorhersagewerte (siehe jedoch $P_{\bar{v}}O_2$ und $S_{\bar{v}}O_2$ in Abschnitt 7.4.5).

7.3.7 Kardiovaskuläre Parameter

Da sich sowohl Hypovolämie wie Hypervolämie stark auf den Gasaustausch auswirken, sollten die Schwerpunkte der Überwachung bei der Messung des Blutdrucks und des Blutvolumens liegen. Systemischer arterieller Blutdruck und zentralvenöser Druck können über Katheter direkt und exakt gemessen und auf dem Bildschirm wiedergegeben werden. Ein intravasaler peripherer arterieller Katheter ist zur hämodynamischen Überwachung bei Patienten mit leichter kardiovaskulärer Beeinträchtigung oder für größere Eingriffe gerechtfertigt. Eine Trendangabe demonstriert den Verlauf des arteriellen Drucks und zeigt häufig Veränderungen des hämodynamischen Status, der ansonsten vielleicht nicht erkennbar wird. Der Mitteldruck kann berechnet werden, was eine genauere Messung des Perfusionsdrucks erlaubt. Durch Beobachtung der Anstiegssteilheit der arteriellen Druckkurve kann man grob die myokardiale Kontraktilität abschätzen. Die kombinierte Indikation zur Messung hämodynamischer Werte und der Blutgaswerte führt dazu, daß fast alle Patienten der Stufe II mit einem intravasalen arteriellen Katheter versorgt werden. Bei Patienten ohne signifikante kardiovaskuläre Erkrankung gibt der zentrale Venendruck über das intravasale Volumen ausreichend Auskunft.

Zu einer genauen Bilanzierung gehört auch das Wiegen der Tücher und die halbstündliche Messung der Urinausscheidung über einen Blasendauerkatheter. Intermittierend können Hämatokrit, Osmolarität und Serum-Elektrolyte bestimmt werden. Diese Messungen spiegeln die Beteiligung des kardiovaskulären Systems an der respiratorischen Funktion wider.

7.3.8 Muskelrelaxation

Siehe Abschnitt 7.2.8, S. 159.

7.3.9 Temperatur

Siehe Abschnitt 7.2.9, S. 159.

7.4 Stufe III: Erweitertes Monitoring

Patienten mit schwerer vorbestehender respiratorischer Erkrankung und/oder speziell eingreifenden intraoperativen Bedingungen sind eine große Aufgabe, da in hohem Maße die Möglichkeit einer postoperativen Verschlechterung der respiratorischen Funktion besteht. Zum Beispiel ist ein älterer Patient mit schwerer chronisch-obstruktiver Lungenerkrankung, der einem größeren Resektionseingriff oder einer Ösophago-Gastrektomie unterzogen werden soll, höchstwahrscheinlich ein Kandidat für eine mögliche postoperative respiratorische Störung. Manche Patienten sind präoperativ kritisch krank (Thoraxtrauma, Blutung, Sepsis), so daß die Anästhesieerfordernisse minimal sind und das Hauptaugenmerk des Anästhesisten auf die Wiederherstellung und Überwachung der vitalen Funktionen gelegt wird. Unter diesen Umständen ist ein maximales Monitoring der kardiopulmonalen Funktion erforderlich, um diese physiologischen Variablen, die in Relation zur respiratorischen Funktion stehen, so nahe wie möglich am Normalbereich zu halten. In den folgenden Abschnitten wird das fortgeschrittene Monitoring der respiratorischen Funktionen (E–G in Tab. 7-2) besprochen, um Genauigkeit und Schnelligkeit von Diagnose und Behandlung bei kardialem und/oder pulmonalem Versagen weiter zu steigern. Die Techniken zur Überwachung der respiratorischen Funktionen, A–D, H und I in Tab. 7-2) entsprechen den Abschnitten 7.2.1 bis 7.2.4, 7.2.8 und 7.2.9.

7.4.1 Überprüfung des Überwachungsgerätes

Siehe Abschnitt 7.2.1, S. 155.

7.4.2 Kontinuierliche Überwachung der inspiratorischen Sauerstoffkonzentration

Siehe Abschnitt 7.2.2, S. 155.

7.4.3 Kontinuierliche Apnoeüberwachung

Siehe Abschnitt 7.2.3, S. 155.

7.4.4 Atemminutenvolumen

Siehe Abschnitt 7.2.4, S. 157.

7.4.5 Gasaustausch

Das Ausmaß der gesamten venösen Beimischung ($\dot{Q}_s/\dot{Q}_t$) kann unter klinischen Bedingungen exakt gemessen werden, vorausgesetzt ein pulmonalarterieller Katheter ist plaziert worden. Um $\dot{Q}_s/\dot{Q}_t$ zu bestimmen, müssen der Sauerstoffpartialdruck im gemischtvenösen (Pulmonalarterie) und systemisch im arteriellen Blut ($P_{\bar{v}}O_2$ bzw. P_aO_2), der CO_2-Partialdruck im arteriellen Blut (P_aCO_2), die Hämoglobinkonzentration und die inspiratorische Sauerstoffkonzentration gemessen werden. Aus diesen Werten können der Sauerstoffgehalt im gemischtvenösen ($C_{\bar{v}}O_2$), arteriellen (C_aO_2) und im pulmonalkapillären Blut ($C_{c}O_2$) berechnet werden (siehe Kapitel 3). Mit diesen Sauerstoffgehaltsvariablen ist die Kalkulation von $\dot{Q}_s/\dot{Q}_t$ möglich:

$$\dot{Q}_s = C_{\dot{c}}O_2 - C_aO_2$$
$$\dot{Q}_t = C_{\dot{c}}O_2 - C_{\bar{v}}O_2$$

Ist zusätzlich der Cardiac-output bekannt (was bei Verwendung eines pulmonalarteriellen Katheters der Fall sein sollte, siehe «Kardiovaskuläre Parameter»), kann $\dot{V}O_2$ mit Hilfe des Fickschen Prinzips berechnet werden: $\dot{V}O_2 = \dot{Q}_t \times C(a-\bar{v})O_2$. Die normale arteriovenöse Sauerstoffgehaltsdifferenz (C [a–$\bar{v}$] O_2) ist 5 Vol.-%. Es ist wichtig, $P_{\bar{v}}O_2$ direkt zu messen. Wird der Sauerstoffgehalt des gemischt venösen Blutes einfach dadurch geschätzt, daß er 5 Vol.-% unter dem im arteriellen Blut liegt, und nicht aktuell gemessen wird, können bei der $\dot{Q}_s/\dot{Q}_t$-Bestimmung große Fehler entstehen (41). Ist z. B. C (a–$\bar{v}$) O_2 tatsächlich nur halb oder doppelt so groß wie normal, ist der durch Schätzung erhaltene Wert für $\dot{Q}_s/\dot{Q}_t$ um 50% erniedrigt, bzw. um 100% zu hoch. Ähnlich entstehen große Fehler bei der Shuntbestimmung, wenn statt pulmonalarterieller Blutproben zur Berechnung von $C_{\bar{v}}O_2$ Blutproben aus der Vena cava superior verwendet werden (42). Die direkte Messung von $P_{\bar{v}}O_2$ kann zur indirekten Überwachung von P_aO_2, Sauerstoffverbrauch und Cardiac-output dienen (siehe Abschnitt 7.4.7). Eine Abnahme des $P_{\bar{v}}O_2$ entspricht entweder einer Abnahme des P_aO_2 oder des Cardiac-outputs, bzw. einem Anstieg des Sauerstoffverbrauchs. Daher sollte der $P_{\bar{v}}O_2$-Wert nicht für einen spezifischen Monitor der arteriellen Oxygenierung gehalten werden. $P_{\bar{v}}O_2$ und $S_{\bar{v}}O_2$ dienen eher der globalen Überwachung des Gesamtzustandes und daher ist es nicht überraschend, daß ein $S_{\bar{v}}O_2$-Wert von weniger als 60% ($P_{\bar{v}}O_2$ von etwa 30 mmHg) als extrem wichtiges Kriterium zur Indikation einer mechanischen Beatmung nach herzchirurgischem Eingriff angesehen wird (43).

Die Messung der inspiratorischen und exspiratorischen Konzentration der respiratorischen Gase durch Massenspektrometrie ist heutzutage sehr genau, schnell und kommerziell verfügbar und daher in den letzten 10 Jahren zunehmend im klinischen Gebrauch. Ein Massenspektrometer läßt die inspiratorischen und exspiratorischen Atemgase, die gemessen werden sollen, durch ein magnetisches Feld passieren, das zwischen den einzelnen Gasen differenziert und diese quantitativ erfaßt. Dies geschieht durch Ablenkung der Gase, und zwar in einem Ausmaß, das umgekehrt proportional zum Molekulargewicht steht. Bei jedem Patienten können endtidale und inspiratorische Konzentrationen von acht Gasen (O_2, N_2, CO_2, N_2O, Argon, Halothan, Enfluran und Isofluran) gemessen werden. Mit der kontinuierlichen Überwachung der inspiratorischen Sauerstoffkonzentration wird überprüft, ob das Gasgemisch der gewünschten Zusammensetzung entspricht und ob es zu einer Rückatmung kommt. Ein Alarmsystem, dessen Grenzen für jeden Patienten entsprechend eingestellt werden, läßt jede Abweichung der Gasmischung von der Vorgabe erkennen. Die wichtigsten Überwachungsfunktionen des Massenspektrometers mit Kontrolle von Atemzug zu Atemzug sind die endtitale CO_2-Spannung (zur Kontrolle der Ventilation), die inspiratorische Sauerstoffkonzentration (die heutzutage zum Standard gehört) und die inspiratorische wie endtidale Konzentration von Inhalationsanästhetika (sowohl zur Anästhesieführung wie als Sicherheitsmaßnahme).

Die Kosten für ein Massenspektrometer alleine (etwa 35000,- $) läßt den Einsatz zur Überwachung für einen einzelnen Patienten als zu teuer erscheinen. Jedoch können die Überwachungskosten im Operationssaal signifikant reduziert werden, wenn das Massenspektrometer auf Rotationsbasis mehrere Operationssäle versorgt. Die Kosten für Ausrüstung und Installation eines Massenspektrometers zum Einsatz im gesamten Operationsbereich (60000,- $) sind mit den summierten Kosten für Analysegeräte der individuellen CO_2-, O_2- und Anästhetikabestimmung für 5 bis 10 Operationssäle vergleichbar (Puritan Corp., persönliche Mitteilung). Das Massenspektrometer ist jedoch ein empfindliches Gerät und oft macht man die Erfahrung, daß es wegen Störung nicht einsetzbar ist.

Bei der direkten und kontinuierlichen Messung von S_aO_2 und P_aO_2 sind große Fortschritte gemacht worden. Die gegenwärtig eingesetzten indirekten Schätzungen von P_aO_2 und P_aCO_2 (z. B. $P_{tc}O_2$ und $P_{tc}CO_2$) machen arterielle Blutgasanalysen nicht überflüssig, speziell bei instabilen Patienten, und intermittierende arterielle Blutgasanalysen dokumentieren lediglich einen verstrichenen Zeitraum und nicht die augenblickliche Situation. Leider sind die gegenwärtig verfügbaren intravasalen Katheter mit kontinuierlich messenden S_aO_2-Elektroden nur zum Einmalgebrauch bestimmt, von kurzer Lebensdauer und teuer (200,- $). Diese Katheter müssen gewöhnlich alle 12-24 Stunden neu kalibriert werden und daher ersetzen sie die Blutgasanalyse nicht. Bei guter Funktion können sie allerdings die Anzahl der erforderlichen arteriellen Blutgasproben reduzieren. Es sollen jedoch glücklicherweise Elektrodensysteme zur kontinuierlichen Messung der arteriellen Sauerstoffspannung bei leichter Kalibrierung, kleinen Abmessungen (20 gauge) und niedrigen Kosten (50,- $) in den nächsten zwei Jahren erhältlich sein (American Bentley Co., persönliche Mitteilung). Pulmonalarterienkatheter zur kontinuierlichen Überwachung der gemischt-venösen Sauerstoffsättigung sind schon heute verfügbar. Zur $\dot{Q}_s/\dot{Q}_t$-Kalkulation sind $S_{\bar{v}}O_2$ und $P_{\bar{v}}O_2$ erforderlich. Da $S_{\bar{v}}O_2$ und $P_{\bar{v}}O_2$ von P_aO_2, Cardiac-output und Sauerstoffverbrauch abhängen, können der absolute Wert der gemischt-venösen Oxygenierung und der Trend zur globalen Überwachung des Gesamtzustandes herangezogen werden. Ein Abfall von $S_{\bar{v}}O_2$ und $P_{\bar{v}}O_2$ unter die Normalwerte ist als kritisch zu betrachten und erfordert die weitere Bestimmung von Shunt-Fraktion, Cardiac-output und Sauerstoffverbrauch. Auch bei der kontinuierlichen direkten Messung des P_aCO_2 wurden Fortschritte gemacht (American Bentley Co., persönliche Mitteilung), seit Miniatursensoren zur intravasalen P_{CO_2}-Messung vor einigen Jahren erstmals eingeführt wurden (44).

7.4.6 Atemwegsmechanik

Die Bestimmung der Compliance ist einfach, da lediglich Druck- und Volumenmessungen erforderlich sind. Die Resistance-Bestimmung ist schwieriger, da hierzu Druck- und Flowmessungen nötig sind. Die Kalkulation der Atemwegsresistance folgt nach folgender Formel:

Resistance = Druck [cm H_2O] : Flow [l/min]

Der Flow kann mit einem Pneumotachographen gemessen werden, ein schnell reagierendes Gerät basierend auf einer Art konstantem Mündungsflowmeter. Es besteht aus einem Flowwiderstand, an dem ein Drucksprung entsteht, einem Differenzdruckaufnehmer und einem Aufzeichnungsgerät (Übertragung von Differenzdruck in Air-flow-Rate). Der Meßbereich der Flow-Resistance ist im Low-flow-Bereich durch eine kleine Druckdifferenz und im High-flow-Bereich durch turbulenzbedingte fehlende Linearität begrenzt. Wird der Beatmungsdruck in Relation zum atmosphärischen Druck gemessen, errechnet sich die totale Resistance (Lunge und Thoraxwand). Wird der Beatmungsdruck in Relation zum intrapleuralen Druck gemessen, errechnet sich die Lungenresistance. Es gibt eine klinisch anwendbare Technik zur direkten Messung des intrapleuralen Drucks (45). Die Überwachung der Resistance erlaubt die Erkennung von geringgradigen Bronchospasmen, was anderweitig nicht möglich ist. Jedoch sind gegenwärtig Resistance-Messungen meist in der Forschung zu finden. Die Bestimmung der funktionellen Residualkapazität (FRC) unter mechanischer Beatmung hat bei der klinischen Forschung in der Anästhesiologie und bei der diagnostischen und therapeutischen Einschätzung der Patienten mit akuter respiratorischer Insuffizienz Bedeutung erlangt. Frühere Methoden benutzten die Heliumdilutionstechnik im geschlossenen System (46-48), jedoch erscheint die neue Sulfahexafluridmethode sehr vielversprechend (49). Die Messung anderer Lungenvolumina wie zum Beispiel Closingvolume dient Forschungszwecken.

7.4.7 Kardiovaskuläre Parameter

Unter normalen Umständen, wie auch in Stufe I und II, ist der zentralvenöse Druck (ZVD) ein adäquater Index des intravaskulären Volumens. Dies ist jedoch bei abnormer kardialer Funktion, so auch im oberen Bereich der Stufe II und in Stufe III, nicht mehr der Fall und so können sensiblere Methoden zur Überwachung des pulmonalvaskulären Drucks zur Bestimmung des intravaskulären Volumenstatus erforderlich sein. Darüber hinaus kann der kardiovaskuläre Status des Patienten so kritisch sein, daß auch andere Indizes der kardiovaskulären Funktion wie $P_{\bar{v}}O_2$, Cardiac-output und systemischer Gefäßwiderstand bekannt sein müssen. Daher werden in diesem Abschnitt die Grundüberlegungen der Überwachung des pulmonalvaskulären Drucks, wenn der zentralvenöse Druck ungeeignet ist, der klinische Wert eines pulmonalarteriellen Katheters und schließlich dessen Komplikationen beschrieben.

Linksventrikuläre Vorlast und linksventrikuläre Funktion

Die Frank-Starling-Kurve der myokardialen Funktion zeigt, daß mit ansteigender Vordehnung der Ventrikelfaser (ventrikuläre Vorlast) die Ventrikelleistung ansteigt (Kontraktionskraft der Faser) (Abb. 7-2). Bei intaktem Herzen ist die initiale Faserlänge gleich der enddiastolischen Faserlänge, die durch das linksventrikuläre enddiastolische Volumen bestimmt wird (Abb. 7-3). Das linksventrikuläre enddiastolische Volumen kann intraoperativ durch ösophageale Echokardiographie gemessen werden, jedoch ist die Messung nicht weit verbreitet und es kann technisch schwierig sein, quantitativ genaue Volumenangaben zu erhalten. Daher kommen in der Mehrzahl abgeleitete Indizes der linksventrikulären Vorlast klinisch zum Einsatz. Es muß jedoch festgehalten werden, daß die ösophageale Echokardiographie Veränderungen der interventrikulären septalen und ventrikulären Wandbewegung (Akinesie und Dyskinesie) und der Klappenfunktion deutlich macht. Im nächsten Abschnitt sind eine Reihe von zunehmend abgeleiteten und weniger genauen, jedoch leichter erhältlichen Indizes der linksventrikulären Vorlast beschrieben (Abb. 7-3). Jeder Faktor, der die Genauigkeit des vorangehenden Index der linksventrikulären Vorlast vermindert, vermindert auch die Genauigkeit der darauffolgenden (weiter abgeleiteten) Indizes (Abb. 7-3). Der linksventrikuläre enddiastolische Druck kommt dem linksventrikulären enddiastolischen Volumen am nächsten. Mit ansteigendem linksventrikulärem enddiastolischem Volumen steigt auch der enddiastolische Druck (Abb. 7-4). Die Relation von ventrikulärem Volumen zu Druck wird ventrikuläre Compliance genannt (Compliance = Volumen : Druck). Bleibt die linksventrikuläre Compliance unverändert, sollte der linksventrikuläre enddiastolische Druck dem linksventrikulären enddiastolischen Volumen, der Faserlänge und dem ventrikulären Output direkt proportional sein (Abb. 7-4, mittlere Kurve). Ist die linksventrikuläre Compliance vermindert, so daß die Druck-Volumenkurve nach oben und links verlagert wird (Abb. 7-4, obere Kurve), so wird jedes linksventrikuläre enddiastolische Volumen mit einem höheren linksventrikulären enddiastolischen Druck verknüpft sein. Situationen mit verminderter linksventrikulärer Compliance sind Myokardischämie, Fibrose, Verlagerungen des interventrikulären Septums von rechts nach links (wie bei rechtsventrikulärer Druckbelastung [Lungenerkrankung, PEEP, Volumenbelastung]), Perikardkonstriktion, -erguß und -tamponade, systemische Hypertonie, Aortenstenose und idiopathische hypertrophe Subaortenstenose (50). Ist die linksventrikuläre Compliance erhöht mit Verlagerung der Druck-Volumen-Kurve nach unten und rechts (Abb. 7-4, untere Kurve), ist jedes linksventrikuläre enddiastolische Volumen mit einem niedrigeren linksventrikulären enddiastolischen Druck verknüpft. Situationen mit erhöhter linksventrikulärer Compliance sind Anwendung von Vasodilatatoren wie Nitroglycerin und Nitroprussid, Verlagerungen des interventrikulären Septums von links nach rechts (rechtsventrikuläre Druckentlastung), kongestive Kardiomyopathien und Insuffizienz der Aorten- und Mitralklappe (50). So führt eine Veränderung der linksventrikulären Compliance zu Veränderungen des linksventrikulären enddiastolischen Drucks (und damit der abgeleiteten Indizes), so daß dieser dem linksventrikulären enddiastolischen Volumen nicht mehr entspricht und daher schwierig zu interpretieren ist. Abbildung 7-5 zeigt als Beispiel die Effekte einer Verlagerung des interventrikulären Septums auf die linksventrikuläre Compliance. Bei Rechts-links-Verlagerungen und verminderter linksventrikulärer Compliance (Abb. 7-5, untere Abbildung) sind verminderte enddiastolische Volumina mit erhöhten enddiastolischen Druckwerten verknüpft, bei Links-Rechts-Verlagerungen und erhöhter linksventrikulärer Compliance (Abb. 7-5, mittlere Abbildung) sind erhöhte enddiastolische Volumina mit normalen oder leicht verminderten enddiastolischen Druckwerten verknüpft. Abgesehen vom Einfluß der linksventrikulären Compliance ist der linksventrikuläre enddiastolische Druck häufig ein guter Index für die linksventrikuläre Vorlast. Es gibt jedoch keinen guten, sicheren (ohne Punktion der Ventrikelwand) und leichten (Vermei-

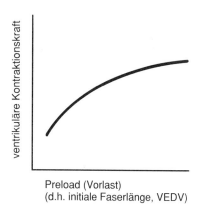

Abb. 7-2: Linksventrikuläre Funktionskurve. Das Frank-Starling-Prinzip beschreibt, daß die ventrikuläre Kontraktionskraft direkt proportional der Vorlast ist (d. h. Faserlänge, ventrikuläres enddiastolisches Volumen [VEDV]).

7.4 Stufe III: Erweitertes Monitoring

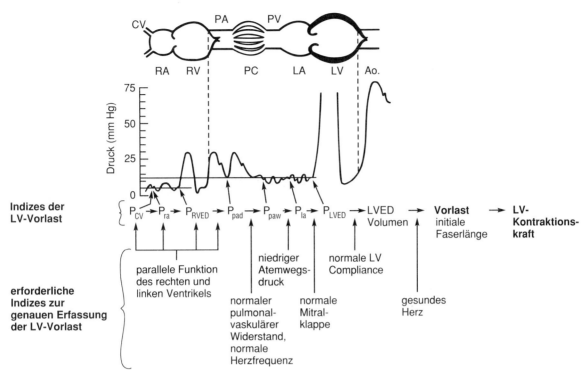

Abb. 7-3: Die Abbildung zeigt die verschiedenen **Indizes der linksventrikulären Vorlast**. Im oberen Teil des Diagramms werden die verschiedenen zentralvaskulären und kardialen Räume entsprechend dem Blutfluß dargestellt. Die Stellung der Klappen entspricht der enddiastolischen Phase: Pulmonal- und Aortenklappe sind geschlossen, die Mitralklappe ist geöffnet. Darunter sind die charakteristischen Druckkurven jeweils unter dem dazugehörigen Kompartiment dargestellt. Darunter werden die verschiedenen Indizes der linksventrikulären Vorlast aufgeführt. Sie bestehen hauptsächlich aus den Druckwerten innerhalb der verschiedenen Kompartimente mit Ausnahme von zwei nichtdruckabhängigen Indizes auf der rechten Seite (Volumen- und Faserlänge). Unten sind die Bedingungen zur korrekten Darstellung der linksventrikulären Vorlast durch die einzelnen Indizes aufgeführt.

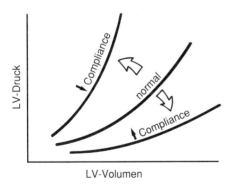

Abb. 7-4: **Linksventrikuläre (LV) Compliance** ist die Steilheit der Kurve zwischen linksventrikulärem Volumen und linksventrikulärem Druck. Es werden drei Kurvenverläufe gezeigt: Normale Compliance, verminderte Compliance und erhöhte Compliance. Ein Ventrikel mit verminderter Compliance ist steif und wenig dehnbar und hat bei gegebenem Volumen einen höheren Druck. Ein Ventrikel mit erhöhter Compliance ist weich und dehnbar und hat bei gegebenem Volumen einen niedrigeren Druck. Bei veränderter LV-Compliance gibt der LV-Druck das LV-Volumen nicht exakt wieder.

dung der retrograden Technik) Weg zur Messung des linksventrikulären enddiastolischen Drucks. Daher müssen im klinischen Bereich andere, leichter erhältliche Parameter, die noch weiter abgeleitet sind, angewendet werden.

Verschiedene Indizes des linksventrikulären enddiastolischen Drucks

In Abbildung 7-3 ist der zentrale Kreislauf schematisch wiedergegeben (51). Oben sind die verschiedenen Gefäßkompartimente angegeben; unten ist der charakteristische Druckverlauf in den entsprechenden Kompartimenten zu sehen. Am Ende der Diastole sind Pulmonal- und Aortenklappe geschlossen und die Mitralklappe ist geöffnet. Das gesamte Gefäßbett zwischen geschlossener Pulmonal- und Aortenklappe verhält sich wie eine gemeinsame flüssigkeitsgefüllte Druckkammer. Am Ende der Diastole wird der Druck in allen Segmenten der gemeinsamen Druckkammer auf den selben Wert fallen, vorausgesetzt es besteht ein dem Blutfluß entgegengesetzter ausreichend

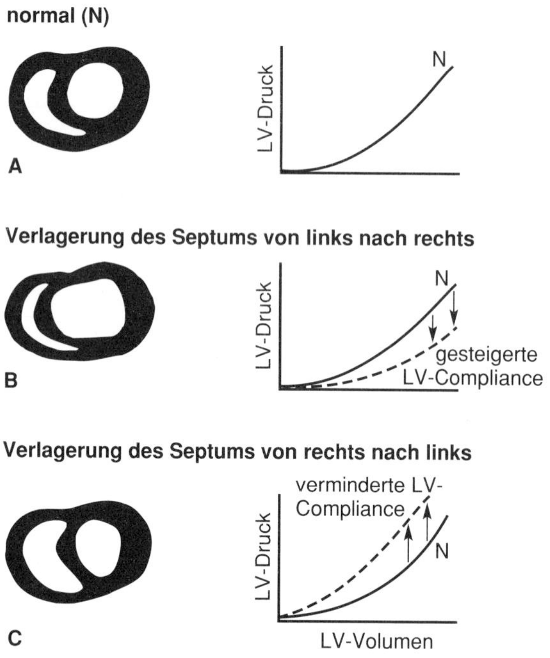

normal (N)

A

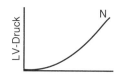

Verlagerung des Septums von links nach rechts

B

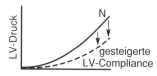

Verlagerung des Septums von rechts nach links

C

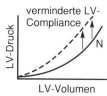

LV-Volumen

Abb. 7-5: Der Effekt einer Verlagerung des interventrikulären Septums (durch rechtsventrikuläres Volumen und Druckbelastung) **auf die linksventrikuläre Compliance.** – **A = Interventrikuläres Septum in normaler Position,** normale (N) ventrikuläre Compliancekurve. – **B = Rechtsverlagerung des interventrikulären Septums** und Anstieg der linksventrikulären Compliance (erhöhtes Volumen bei vermindertem Druck). – **C = Linksverlagerung des interventrikulären Septums** und Abnahme der linksventrikulären Compliance (vermindertes Volumen bei erhöhtem Druck) (aus Literaturangabe 50).

niedriger Widerstand und eine ausreichend lange Zeitspanne (niedrige Herzfrequenz). Der enddiastolische Druck im linken Ventrikel bestimmt das Druckniveau, auf das sich der pulmonalarterielle diastolische Druck einstellt.

Daher ist unter normalen Umständen der Druck am Ende der Diastole an allen Punkten innerhalb dieses Systems (linker Ventrikel LV, linker Vorhof LA, Pulmonalvene PV, Pulmonalkapillaren PC, Pulmonalarterie PA) gleich. Auf diese Weise kann der pulmonalarterielle diastolische Druck (P_{pad}) normalerweise gleich dem pulmonalarteriellen Verschlußdruck (Wedge-Druck, P_{paw}) und dem linken Vorhofdruck (P_{la}) sein, der gleich dem linksventrikulären enddiastolischen Druck (P_{LVED}) sein sollte. Als Folge tritt bei fehlendem enddiastolischen Druckgradienten kein enddiastolischer pulmonaler Blutfluß auf.

Linker Vorhofdruck. Eine Erkrankung der Mitral- und Aortenklappe führt zu einem enddiastolischen Druckgradienten zwischen linkem Vorhof und linkem Ventrikel. Bei Mitralstenose ist der linke Vorhofdruck höher als der linksventrikuläre enddiastolische Druck, Aorteninsuffizienz führt zu einem niedrigeren linken Vorhofdruck. Diese Klappenerkrankungen beeinflussen den pulmonalarteriellen Verschlußdruck in derselben Weise wie den linken Vorhofdruck.

Pulmonalarterieller Verschlußdruck. Die Füllung des Ballons am pulmonalarteriellen Katheter bis zur kompletten Obstruktion des pulmonalarteriellen Blutflusses führt zu einer statischen Flüssigkeitssäule distal der Katheterspitze, die sich über die Pulmonalarterie und die Kapillaren bis zu den Pulmonalvenen ausdehnt (Abb. 7-6). Diese Flüssigkeitssäule dient als Verlängerung der Katheterspitze und erlaubt die Druckmessung auf der linken Seite des pulmonalen Kreislaufs. Der gemessene Druck wird als Verschlußdruck (Wedge-Druck, P_{paw}) bezeichnet und ist in seiner exakten Definition der Druck im pulmonalvenösen Kreislauf, wo der Blutfluß erst hinter der statischen Flüssigkeitssäule beginnt. Mit Ausnahme der pulmonalvenösen Thrombose gibt es keinen Druckgradienten vom pulmonalvenösen Kreislauf zum linken Vorhof und daher ist der Verschlußdruck ein Maß für den linken Vorhofdruck. Somit entspricht P_{paw} auch bei Patienten mit sehr hohem pulmonalarteriellem Gefäßwiderstand dem linken Vorhofdruck (der Punkt der Widerstandserhöhung liegt proximal der Verschlußdruckmessung) (52).

Man nimmt an, daß der pulmonalarterielle Verschlußdruck (P_{paw}) genau den linken Vorhofdruck (P_{la}) widerspiegelt, vorausgesetzt, daß eine kontinuierliche Flüssigkeitssäule zwischen Katheterspitze und linkem Vorhof besteht (Zone 3, eine Region innerhalb der Lunge, wo der pulmonalarterielle Druck [P_a] den pulmonalvenösen Druck [P_v] überschreitet, der seinerseits den alveolären Druck [P_A] übersteigt, $P_a > P_v > P_A$) (Abb. 7-6 und Abb. 3-1). Positiv endexspiratorischer Druck (PEEP) kann zu intermittierendem Kollaps (Zone 2, $P_a > P_A > P_v$) und eventuell kontinuierlichem Kollaps (Zone 1, $P_A > P_a > P_v$) dieser Flüssigkeitssäule führen, und zwar in Abhängigkeit von der Größe des PEEP, dem vertikalen hydrostatischen Gradienten zwischen der Spitze des pulmonalarteriellen Katheters in Wedge-Position und dem linken Vorhof, der Übertragung des PEEP auf das pulmonale Gefäßsystem als Funktion der Compliance des Lungenparenchyms und der Druckveränderungen, die während des Beatmungszyklus im Pleuraraum auftreten. Ist die Flüssigkeitssäule zwischen Katheterspitze und linkem Vorhof durch den Alveolardruck kollabiert (Abb. 7-6 und 7-7), kann die Katheterspitze nur den unterbrechenden Alveolardruck messen und eher den PEEP als den P_{la} wiedergeben. Eine Studie an Hunden mit normalen Lungen und normalem P_{la} unter kontrollierter Beatmung mit positivem Druck demonstrierte, daß ein zunehmender Anstieg von PEEP $\geq$ 5 mmHg eine zunehmende Diskrepanz zwischen P_{paw} und P_{la} hervorrief (d. h. $P_{paw} > P_{la}$), wenn der pulmonalarterielle Katheter über den linken Vorhofdruck verschlossen wurde (53). Bei

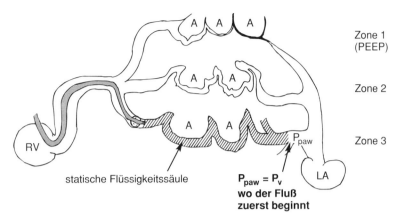

Abb. 7-6: Mechanismus der **Darstellung des linksatrialen Drucks durch den pulmonalarteriellen Verschlußdruck (P_{paw})**. Bei Füllen des Ballons des Pulmonalarterienkatheters entsteht eine statische Flüssigkeitssäule distal der Katheterspitze, die als Verlängerung des Katheters über die venöse Seite des Lungenkreislaufs dient. Dieses System zeichnet den Druck im Lungenkreislauf auf, wo der Fluß beginnt (jenseits der statischen Blutsäule). Daher ist der pulmonalarterielle Verschlußdruck (P_{paw}) ein pulmonalvenöser Druck (P_v). Da praktisch kein Druckgradient zwischen Pulmonalvenen und linkem Vorhof besteht, entspricht P_{paw} dem linksatrialen Druck. Da die Pulmonalvenen in Zone 1 kontinuierlich kollabiert und in Zone 2 intermittierend kollabiert sind, kann es sein, daß P_{paw} den linksatrialen Druck in diesen Lungenregionen nicht korrekt wiedergibt.

Verschluß unterhalb des linken Vorhofdrucks war es nicht möglich, einen P_{paw}-P_{la}-Gradienten zu erhalten, selbst bei hohen PEEP-Werten.

Zusammenfassend können hohe PEEP-Werte falsch-hohe P_{paw}-Werte (d. h. der Katheter mißt den PEEP und nicht P_{la}) im Vergleich zum wahren P_{la} hervorrufen, wenn sich der pulmonalarterielle Katheter in einer nichtabhängigen Position befindet. Es gibt jedoch glücklicherweise drei Faktoren, die gewöhnlich bei kritisch kranken Patienten vorliegen und die potentiellen PEEP-induzierten P_{paw}-P_{la}-Gradienten stark minimieren:

1. Die meisten Katheter sind in den abhängigen Regionen der Lunge lokalisiert (d. h. in der Zone 3) (54, 55).
2. Bei den meisten kritisch kranken Patienten besteht eine so geringe Lungencompliance, daß der Alveolardruck nicht voll übertragen wird (56, 57).
3. Viele kritisch kranke Patienten werden mit einem IMV-/Spontanatmungsmuster beatmet, was die Aufrechterhaltung des venösen Rückstroms und eines normalen pulmonalvenösen Drucks erleichtert. Daher ist der P_{paw} wahrscheinlich eine genaue Wiedergabe des P_{la} unter Applikation von geringen

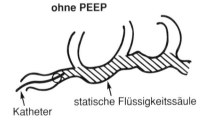
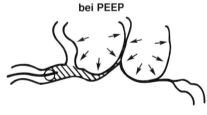

Gründe für die Aufrechterhaltung von $P_{paw} = P_{la}$ während PEEP

1. Lage des Katheters in der abhängigen Lunge (Zone 3)
2. Aufrechterhaltung einer gewissen Spontanatmung (venöser Rückstrom)
3. niedrige Lungencompliance (herabgesetzte Fortleitung des PEEP)

Abb. 7-7: Unter klinischen Bedingungen werden durch Applikation von positiv endexspiratorischem Druck (PEEP) **Zone-1-Bedingungen geschaffen**. Durch PEEP können die Lungenkapillaren kollabieren, wodurch die statische Flüssigkeitssäule distal des ballongefüllten Pulmonalarterienkatheters unterbrochen wird. Daher wird der pulmonalarterielle Verschlußdruck (P_{paw}) eher den alveolären Druck (PEEP) messen als den Gefäßdruck (linksatrialer Druck [P_{la}]). Mehrere häufige klinische Bedingungen lassen den P_{paw} trotz PEEP-Anwendung den P_{la} wiedergeben: Katheterlage in der abhängigen Lunge, Spontanatmung, niedrige Lungencompliance.

bis mäßigen PEEP-Werten bei kritisch kranken Patienten.

Pulmonalarterieller diastolischer Druck. Normalerweise ist der pulmonalarterielle diastolische Druck gleich dem linksventrikulären enddiastolischen Druck. In Abbildung 7-8 sind pulmonalarterieller (dicke Linie) und linksventrikulärer (dünne Linie) Druck unter drei Situationen überlagert: (1) Normalsituation (A), (2) linksventrikuläre Insuffizienz (B) und (3) erhöhter pulmonalvaskulärer Widerstand (C) (51). In den ersten beiden Situationen fällt der diastolische Blutdruck am Ende der Diastole (Pfeil) auf den selben Wert. Die pulmonale Hypertonie in Abbildung 7-8B ist die passive Konsequenz des erhöhten linksventrikulären enddiastolischen Drucks. Die Gefäßwände bleiben dünn und dehnbar und stellen keinen erhöhten Widerstand gegen den Blutfluß dar. Im rechten Teil der Abbildung wird im Gegensatz dazu gezeigt, daß bei pulmonaler Hypertonie durch veränderte Struktur oder Funktion der Pulmonalgefäße der Druck in der Pulmonalarterie den linksventrikulären Druck am Ende der Diastole übersteigt, wie es die zwei Pfeile zeigen. Der Widerstand gegen den Blutfluß ist stark angestiegen. Der vertikale Abstand zwischen den zwei Pfeilen, der den enddiastolischen Druckgradienten zwischen Pulmonalarterie und linkem Ventrikel repräsentiert, ist dem Anstieg des pulmonalvaskulären Widerstands proportional. Zusammengefaßt fällt der Druck in der Pulmonalarterie in der Diastole bei normalem pulmonalvaskulären Widerstand auf den linksventrikulären enddiastolischen Druck ab (Abb. 7-9, links). Ist jedoch der pulmonalvaskuläre Widerstand erhöht, kann der Druck in der Pulmonalarterie während der Diastole nicht auf den linksventrikulären enddiastolischen Druck absinken (Abb. 7-9, rechts).

Ein erhöhter Widerstand gegen den Blutfluß kann sowohl durch passive mechanische wie aktive vasokonstriktorische Mechanismen verursacht sein. Passive mechanische Mechanismen sind kapilläre und venöse Kompression durch interstitielle Flüssigkeit und/oder Blut und/oder Fibrose, endotheliales Zellödem, Kapillarkompression durch PEEP, arterielle Obstruktion durch Thrombose und/oder Mikroembolie und Mediahypertrophie. Mediatoren einer aktiven Vasokonstriktion können alveoläre Hypoxie, systemisch freigesetzte vasokonstriktorische Amine und Peptide, verminderte gemischtvenöse Sauerstoffspannung und Azidose sein (Abb. 7-10) (58). Diese Veränderungen führen zu einem Anstieg des pulmonalvaskulären Widerstands, was sich als universelles Bild einer akuten respiratorischen Insuffizienz darstellt (59). Eine Tachykardie (Herzfrequenz > 120/min) kann unabhängig davon einen enddiastolischen Druckgradienten (etwa 10 mmHg) zwischen Pulmonalarterie und linkem Ventrikel wegen ungenügender diastolischer Angleichungszeit herbeiführen (60). Daher ist die Wahrscheinlichkeit, daß der pulmonalarterielle diastolische höher als der linksventrikuläre enddiastolische Druck ist, bei Patienten mit akuter respiratorischer Insuffizienz, bei denen die obenge-

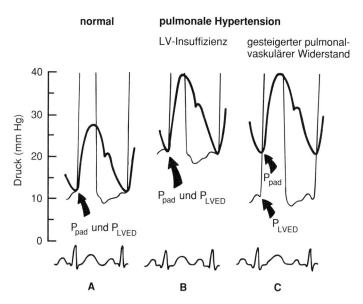

Abb. 7-8: **A** = Der diastolische Pulmonalarteriendruck (P_{pad}) gleicht dem linksventrikulären enddiastolischen Druck (P_{LVED}). – **B** = Bei Linksherzinsuffizienz wird P_{pad} passiv und mechanisch auf dasselbe Niveau wie P_{LVED} angehoben. – **C** = Bei erhöhtem pulmonalvaskulärem Widerstand wird P_{pad} über P_{LVED} angehoben. – (Modifiziert mit Genehmigung von Enson, Y.: Pulmonary heart disease: Relation of pulmonary hypertension to abnormal lung structure and function. Bull. N.Y. Acad. Med. 53: 551–566, 1977.)

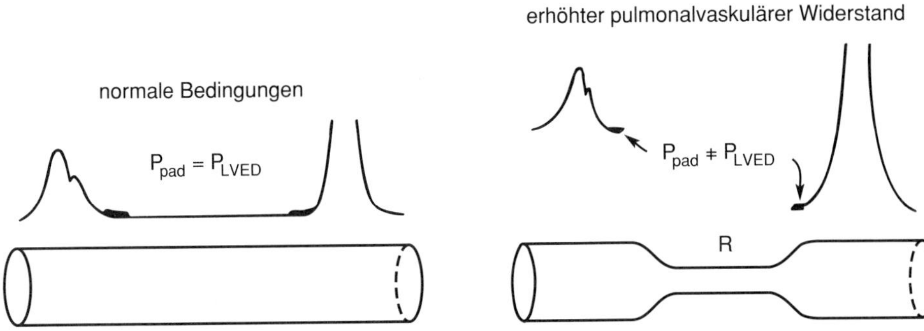

Abb. 7-9: Monitoring des pulmonalarteriellen diastolischen Drucks. Unter normalen Bedingungen kann der Druck in der Pulmonalarterie während der Diastole (P_{pad}) auf den linksventrikulären enddiastolischen Druck hin abnehmen (P_{LVED}). Bei erhöhtem pulmonalvaskulärem Widerstand (R) kann P_{pad} das P_{LVED}-Niveau nicht erreichen.

nannten pathologischen Veränderungen und häufig auch eine Begleittachykardie zu finden sind, sehr hoch.

Ein pulmonalarterieller Katheter sollte so proximal wie möglich in die Position eingeschwemmt werden, die sowohl den Verschlußdruck wie auch den phasischen pulmonalarteriellen Druck durch einfaches Auffüllen und Ablassen des Ballons erlaubt. Wird der Katheter zu weit in das periphere Lungenparenchym eingeschwemmt, besteht die Gefahr einer permanenten Verschlußposition und das erhöhte Risiko eines Lungeninfarkts. Ist der Katheter zu weit proximal im Hauptstamm der Pulmonalarterie lokalisiert, kann die Katheterspitze intermittierend in den rechten Ventrikel geraten. Unter diesen Umständen ist es möglich, daß der diastolische Druck intermittierend zu niedrig ist, da einige der registrierten Herzaktionen rechtsventrikulär sind (der diastolische Druck im rechten Ventrikel ist nahe 0).

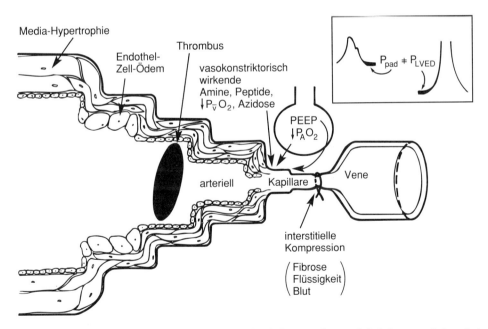

Abb. 7-10: Es gibt vielfache **Ursachen eines erhöhten pulmonalvaskulären Widerstands bei akuter und chronischer respiratorischer Insuffizienz.** In anatomischer Reihenfolge von der arteriellen zur venösen Seite des Lungenkreislaufs sind die Ursachen: Mediahypertrophie, endotheliales Zellödem, pulmonale Thromboembolie, arterioläre Konstriktion durch vasoaktive Amine, Peptide, verminderte gemischtvenöse Sättigung ($\downarrow P_{\bar{v}}O_2$), Azidose und alveoläre Hypoxie ($\downarrow P_AO_2$). Positiver endexspiratorischer Druck (PEEP) kann die Pulmonalkapillaren komprimieren. Ein erhöhter interstitieller hydrostatischer Druck durch Flüssigkeits- und Bluttranssudation mit späterer Fibrosierung kann die venöse Seite der Pulmonalkapillaren komprimieren. All diese Ursachen des erhöhten pulmonalvaskulären Widerstands erzeugen einen Gradienten zwischen dem pulmonalarteriellen diastolischen (P_{pad}) und dem linksventrikulären enddiastolischen Druck (P_{LVED}) (siehe rechts oben).

Verschiedene Indizes des rechtsventrikulären enddiastolischen Drucks

Verläuft die Funktion des rechten und linken Ventrikels parallel, dann sollte der rechtsventrikuläre enddiastolische dem linksventrikulären enddiastolischen Druck folgen. Die absolute Differenz zwischen den beiden enddiastolischen Druckwerten wird nur durch die unterschiedliche Compliance der beiden Ventrikel verursacht. Der rechte Ventrikel hat mit seiner höheren Compliance einen niedrigeren enddiastolischen Druck. Unter Berücksichtigung dieser Überlegung können verschiedene Indizes des rechtsventrikulären enddiastolischen Drucks zur klinischen Bestimmung der Vorlast eingesetzt werden.

Rechter Vorhofdruck. Eine Trikuspidal- und Pulmonalklappenerkrankung schafft einen enddiastolischen Druckgradienten vom rechten Vorhof zum rechten Ventrikel. Bei Trikuspidalstenose ist der rechte Vorhofdruck höher als der rechtsventrikuläre enddiastolische Druck, bei Pulmonalklappeninsuffizienz liegt der rechte Vorhofdruck unter dem rechtsventrikulären enddiastolischen Druck.

Zentraler Venendruck (ZVD). Zur Beantwortung der Frage, ob und wann der zentrale Venendruck im Gegensatz zum pulmonalvaskulären Druck zur Vorlastbestimmung verwendet werden kann, muß man grundlegend zwischen den Verhältnissen am normalen Herzen und denen am vorgeschädigten Herzen unterscheiden.

Normales Herz: Der linke Ventrikel ist ein Hohlraum mit sehr muskelstarker Wand und dadurch bedingter relativ geringer Compliance (Abb. 7-11, rechte Abbildung). Bei systemischer Flüssigkeitszufuhr (erhöhte Vorlast) führt die Zunahme des linksventrikulären enddiastolischen Volumens zu einem starken Anstieg des linksventrikulären enddiastolischen Drucks (gemessen durch P_{pad} oder P_{paw}). Der rechte Ventrikel besitzt eine dünnere und nicht so muskelstarke Wand und daher eine relativ höhere Compliance (Abb. 7-11, linke Abbildung). Die systemische Flüssigkeitszufuhr erhöht das rechtsventrikuläre enddiastolische Volumen, was sich jedoch in nur relativ geringem Ausmaß in einem Anstieg des rechtsventrikulären enddiastolischen Drucks niederschlägt (gemessen als zentralvenöser Druck [P_{cv}]). So steigt der P_{cv} bei akuter Steigerung des intravaskulären Volumens im Vergleich zum Verschlußdruck nur gering an (61). Wird die Vorlast bei normalen Patienten verändert (Flüssigkeitsinfusion oder Diurese [62] oder durch Lagewechsel [63]) und werden dabei simultane Messungen von P_{cv} und P_{paw} gemacht, so sind initialer und finaler absoluter P_{paw}-Wert immer etwa 100% größer als P_{cv} (Abb. 7-11 und 7-12). Mit anderen Worten, initialer und finaler P_{paw}-Wert ist zweimal so groß wie der initiale und finale P_{cv}-Wert und die Veränderung von P_{paw} ist immer etwa zweimal so groß wie die Veränderung von P_{cv} (Abb. 7-11

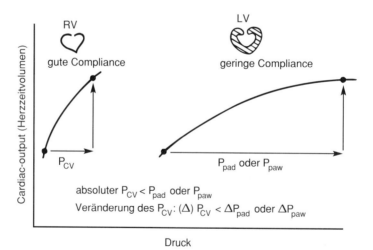

Abb. 7-11: Die Relation zwischen zentralvenösem Druck (P_{cv}), pulmonalarteriellem Verschlußdruck (P_{paw}) und pulmonalarteriellem diastolischem Druck (P_{pad}) basiert normalerweise auf den Complianceunterschieden zwischen rechtem (RV) und linkem Ventrikel (LV). Der rechte Ventrikel besitzt wegen der dünnen Muskulatur eine relativ hohe Compliance, der linke Ventrikel wegen der ausgeprägten Muskulatur eine relativ geringe Compliance. Daher steigt der zentrale Venendruck bei Vorlaständerung für ein normales Herz (z. B. Flüssigkeitsinfusion) bei einer bestimmten Zunahme des Cardiac-outputs nur um einen geringen Betrag an, wogegen der pulmonalarterielle Verschlußdruck und der pulmonalarterielle diastolische Druck bei der selben Zunahme des Cardiac-outputs wesentlich stärker ansteigen. Deshalb ist, wegen der Complianceunterschiede zwischen den beiden Ventrikeln, der absolute zentrale Venendruck immer geringer als der pulmonalarterielle Verschlußdruck und der pulmonalarterielle diastolische Druck, und die Änderung des zentralen Venendrucks ist immer geringer ausgeprägt als die Änderung des pulmonalarteriellen Wedge-Drucks und des pulmonalarteriellen diastolischen Drucks.

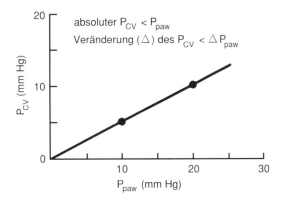

Abb. 7-12: Zusammengefaßte Daten aus den Literaturangaben 62 und 63, bei denen simultane **Messungen des zentralen Venendrucks (P_{cv}) und des pulmonalarteriellen Verschlußdrucks (P_{paw}) unter Vorlaständerungen bei Patienten mit normalen Herzen** gemacht wurden. Der absolute Wert des pulmonalarteriellen Verschlußdrucks war immer doppelt so hoch wie der des zentralen Venendrucks, Änderungen des pulmonalarteriellen Verschlußdrucks waren immer doppelt so groß wie die des zentralen Venendrucks.

und 7-12). So gibt es beim normalen Herzen eine regelrechte und vorhersehbare Relation zwischen den Füllungsdruckwerten des rechten und linken Herzens und der P_{cv} kann zur Überwachung der Herzfunktion eingesetzt werden.

In Anbetracht der Tatsache, daß die Regressionslinie von P_{cv} (x-Achse) auf P_{pad} und P_{paw} (y-Achse) bei relativ normalen Patienten eine mittlere Sicherheit von 2 hat (das heißt, daß P_{paw}-Änderungen doppelt so groß sind wie die von P_{cv}) (Abb. 7-12) (61–63), kann der P_{paw}-Wert leichter, und vielleicht verläßlicher zur Kontrolle des intravaskulären Volumens eingesetzt werden als P_{cv}. Mit anderen Worten sind physiologisch bedeutsame Veränderungen außerhalb der Variationsbreite mit Hilfe von P_{paw} eher bemerkbar als mit P_{cv}. Es ist darüber hinaus nicht bekannt, wie andere Einflüsse (z. B. Nachlast und Veränderungen der myokardialen Kontraktilität) bei normalen Patienten simultan gemessene P_{cv} und P_{pad}- und P_{paw}-Werte beeinflussen (64). Zusammengefaßt kann der P_{cv} bei normalem Herzen wegen der regulären und vorhersagbaren Funktionsverhältnisse von rechtem und linkem Herzen als Ersatz für die Überwachung des pulmonalvaskulären Drucks verwendet werden, jedoch sind die Veränderungen des P_{cv} weniger ausgeprägt als die des P_{paw}.

Vorgeschädigtes Herz: Bei vorgeschädigtem Herzen können die ventrikulären Funktionskurven des linken und rechten Herzens (Füllungsdruck gegen Auswurf) sehr stark voneinander abweichen. Zum Beispiel ist eine rechtsventrikuläre Insuffizienz bei normalem linken Ventrikel möglich, mit hohem P_{cv} und niedrigem P_{paw}, während bei ischämischem linken Ventrikel und normalem rechten Ventrikel (was keine ungewöhnliche Kombination ist) P_{paw} hoch ist bei niedrigem P_{cv} (Abb. 7-13). Daraus folgt, daß die Diskrepanz zwischen P_{cv} und P_{pad} und P_{paw} stark zunimmt, wenn bei Patienten mit Herzkrankung das intravaskuläre Volumen erhöht wird (63, 64), so daß die Verwendung von P_{cv} zur Kontrolle des Füllungsdrucks der linken Seite des Herzens zu Fehleinschätzungen führt. So sind alle Patienten mit signifikanter myokardialer Beeinträchtigung, die einem signifikanten perioperativen Streß unterzogen werden, Kandidaten zur pulmonalvaskulären Drucküberwachung.

Klinische Bedeutung des Pulmonalarterienkatheters (Abb. 7-14)

Aus der vorangehenden Diskussion ergibt sich der klinische Nutzen der P_{pad}-Messung. Der Pulmonalarterienkatheter ist jedoch auch in anderer Hinsicht

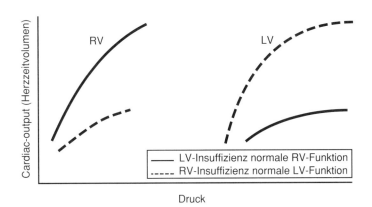

Abb. 7-13: P_{cv} versus P_{pad} und P_{paw}. Patienten mit abnormen Herzen können entweder eine normale rechtsventrikuläre (RV) und eine abnormale linksventrikuläre (LV) Funktionskurve (am häufigsten, durchgezogene Linie) oder eine abnormale RV- und eine normale LV-Funktionskurve (weniger häufig, gestrichelte Linie) besitzen.

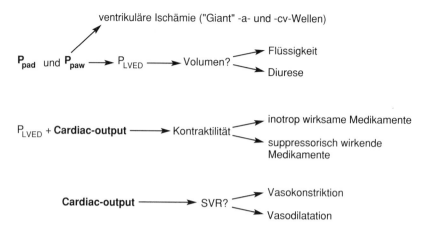

Abb. 7-14: Der klinische Wert des pulmonalarteriellen Katheters ist bedeutend. Die Werte des pulmonalarteriellen diastolischen (P_{pad}) und des pulmonalarteriellen Verschlußdrucks (P_{paw}) können frühe Indikatoren einer linksventrikulären Ischämie sein. (Zunahme des Mitteldrucks und Auftreten von großen a- und cv-Wellen). Diese zwei Druckwerte erlauben die Schätzung des linksventrikulären enddiastolischen Drucks (P_{LVED}), was die Einschätzung des intravaskulären Volumens erlaubt und Entscheidungen bezüglich Vorlaständerungen (Lagerung, Infusion oder Diurese) objektiv gestattet. Messungen des Cardiac-outputs (CO) im Zusammenhang mit P_{paw} erlaubt die Einschätzung der Myokardkontraktilität und die Entscheidung über den Einsatz von positiv-inotropen oder supprimierenden Substanzen. Die Messung des Cardiac-outputs zusammen mit dem systemischen Druck gestattet die Bestimmung des systemischen Gefäßwiderstands (SVR) und die Entscheidung über den Einsatz von Vasodilatatoren oder Vasokonstriktoren.

wertvoll. Eine linksventrikuläre Ischämie bedingt eine niedrigere Compliance des linken Ventrikels mit eventuell erhöhten pulmonalvaskulären Druckwerten. Zusätzlich kann, was genauso wichtig ist, eine Veränderung in der Morphologie der a-, c- und v-Wellen in der Druckkurve eintreten (Abb. 7-15). Die a-Welle entsteht durch die Vorhofkontraktion. Trifft diese Vorhofkontraktion auf einen steifen Ventrikel, entsteht eine große und ausgedehnte a-Welle in der Druckkurve (7-16). Die c-Welle entsteht durch die Vorwölbung der Mitralklappe in den linken Vorhof während der isovolämischen Ventrikelkontraktion. Durch Papillarmuskeldysfunktion der Mitralklappe bei ventrikulärer Ischämie tritt eine Mitralklappeninsuffizienz mit Regurgitation auf, so daß große cv-Wellen in der Druckkurve erscheinen (Abb. 7-16) (65).

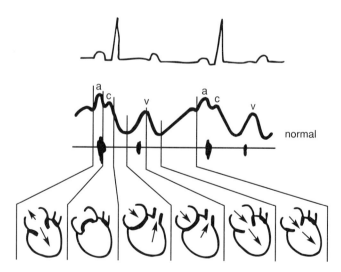

Abb. 7-15: Der Herzzyklus und die Entstehung von a-, c- und v-Wellen. Die a-Welle wird durch die Vorhofkontraktion verursacht. Die c-Welle wird durch die Vorwölbung der Atrioventrikularklappe in den Vorhof während der isovolämischen Ventrikelkontraktion, die v-Welle wird durch die venöse Füllung hervorgerufen.

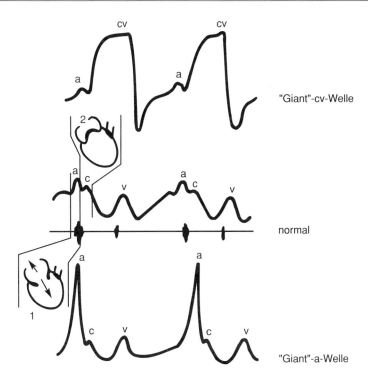

Abb. 7-16: Große a-Wellen werden durch die Vorhofkontraktion in einem steifen Ventrikel mit geringer Compliance verursacht (wie etwa bei Ventrikelischämie). Große cv-Wellen sind eigentlich große c-Wellen und entstehen durch eine Regurgitation über die Atrioventrikularklappe bei Fehlfunktion der unterstützenden Papillarmuskeln (wie etwa bei Ventrikelischämie).

Die Kenntnis von P_{pad} und P_{paw} erlaubt die Einschätzung des intravaskulären Volumens (Vorlast). Ist gleichzeitig auch der Cardiac-output bekannt (was leicht, schnell und wiederholbar mit einem Thermodilutionskatheter möglich ist), ist die Bestimmung der myokardialen Kontraktilität möglich. Mit Hilfe des Cardiac-outputs und systemischen wie pulmonalvaskulären Druckwerten ist die Berechnung des systemischen, bzw. pulmonalvaskulären Widerstands möglich. Durch Cardiac-output und Herzfrequenz ergibt sich die Berechnung des Schlagvolumens. Die Messung von $P_{\bar{v}}O_2$ (pulmonalarterielles Blut) erlaubt die Berechnung von $\dot{Q}_s/\dot{Q}_t$, wobei $P_{\bar{v}}O_2$ allein als indirekter grober Meßwert für Cardiac-output und Sauerstoffverbrauch verwendet werden kann. Abbildung 7-17 verdeutlicht den Einblick, den ein pulmonalarterieller Katheter in die Hämodynamik verschaffen kann. Der obere Teil der Abbildung zeigt Beispiele für typische und unkomplizierte hämodynamische Daten bei zwei häufigen pathologischen Situationen (Hypovolämie gegenüber Insuffizienz bei Myocardinfarkt). Bei beiden hämodynamischen Konstellationen sind systemischer Druck (P_{sa}), zentralvenöser Druck (P_{cv}), Herzfrequenz (HR), Cardiac-output (CO) und systemischer Gefäßwiderstand (SVR) identisch oder zumindest sehr ähnlich und die Differentialdiagnose ist nur durch Messung des pulmonalvaskulären Drucks möglich. Bei einfacher Hypovolämie und normalen Herzen korrelieren P_{cv} und P_{paw} miteinander, wogegen bei Myokardinfarkt und somit geschädigtem Herzen P_{cv} und P_{paw} nicht miteinander korrelieren. Daraus ergibt sich, daß die pulmonalvaskulären Druckwerte die Schlüsselfaktoren zur Differenzierung sind. Dabei ist zu beachten, daß eine korrekte Diagnose zu unterschiedlichen Therapiestrategien führt.

Ähnlich zeigt auch der untere Teil der Abbildung 7-17, daß die Messung von P_{sa}, P_{cv} und Herzfrequenz bei Sepsis und Herzinsuffizienz (durch stark erhöhte systemische Nachlast) kaum zu unterschiedlichen Ergebnissen führt.

Die Messung von Cardiac-output und systemischem Gefäßwiderstand differenziert jedoch eindeutig zwischen den beiden Situationen und führt zu sehr unterschiedlichen Behandlungsstrategien.

Spezielles pulmonalvaskuläres Monitoring, Überlegungen bei Thorakotomie in Seitenlagerung

Das Einschwemmen eines pulmonalarteriellen Katheters führt meist (> 90%) zu einer Lokalisation in der rechten Lunge (54). Daher befindet sich bei einer rechtsseitigen Thorakotomie (Linksseitenlagerung) der Pulmonalarterienkatheter in der nichtabhängi-

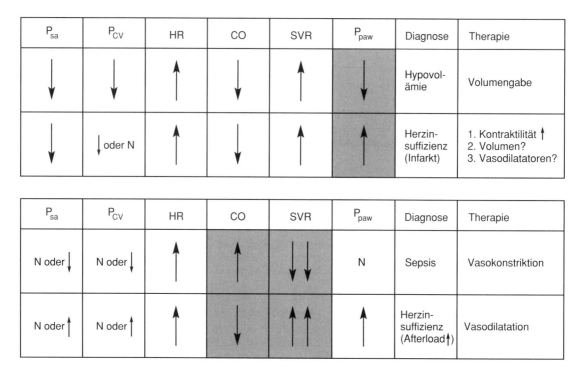

Abb. 7-17: Die Daten über einen pulmonalarteriellen Katheter können zwischen klinischen Syndromen, die anderweitig hämodynamisch ähnlich erscheinen können, differenzieren. Die hervorgehobenen Flächen stellen den diagnostischen und therapeutischen Schlüssel dar (siehe Text).

gen Lunge und damit entweder in einer kollabierten Lunge, (bei Ein-Lungen-Beatmung), oder eventuell in einer Region der Zone I oder II, falls bei Zwei-Lungen-Beatmung große Tidalvolumina zur Anwendung kommen. Umgekehrt befindet sich der Pulmonalarterienkatheter bei linksseitiger Thorakotomie (Rechtsseitenlagerung) in der abhängigen Lunge und hier wahrscheinlich in der Region der Zone III. Daher ist es theoretisch möglich, daß der Pulmonalarterienkatheter bei rechtsseitiger gegenüber linksseitiger Thorakotomie und bei Zwei-Lungen- gegenüber Ein-Lungen-Beatmung zu unterschiedlichen Werten führt. Tatsächlich ist der Cardiac-output bei Lokalisation der Katheterspitze in der rechten Lunge bei rechtsseitiger Thorakotomie und Ein-Lungen-Beatmung (rechte Lunge kollabiert) niedriger als unter linksseitiger Thorakotomie mit Ein-Lungen-Beatmung (linke Lunge kollabiert) bei ansonsten gleichen Ausgangsbedingungen (Abb. 7-18A) (66). Daher ist es möglich, daß bei Position des Katheters in der kollabierten Lunge, wo das Blutflußmuster oder die Thermistor-Funktion gestört sein kann (nicht frei im Gefäßlumen liegend) der gemessene Output tatsächlich niedriger ist. Diese Hypothese wird auch dadurch unterstützt, daß die kontinuierlich gemessene gemischt-venöse Sauerstoffsättigung unter rechtsseitigen Thorakotomien im Vergleich mit linksseitigen Thorakotomien vermindert ist, wenn der Pulmonal-

arterienkatheter in der kollabierten, nichtabhängigen Lunge lokalisiert ist. Die Abnahme der gemischtvenösen Sauerstoffsättigung kann durch eine Stagnation des Blutflusses bedingt sein und daher die wahre gemischtvenöse Sauerstoffsättigung nicht repräsentieren (66). Wird die nichtabhängige Lunge mit unterschiedlichen PEEP-Werten beatmet (im Gegensatz zum Kollaps), besteht kein Unterschied zwischen dem simultan gemessenen Cardiac-output in der nichtabhängigen und abhängigen Lunge (67). Hieraus ergibt sich, daß bei Lokalisation der Katheterspitze in der nichtabhängigen Lunge und Beatmung dieser Lunge der Blutfluß dorthin ungestört ist und/oder keine Interferenz mit der Thermistor-Funktion besteht. Befindet sich der Pulmonalarterienkatheter in der nichtabhängigen Lunge und wird diese mit hohen Tidalvolumina, PEEP, oder CPAP beatmet, spiegelt der Verschlußdruck nicht den linken Vorhofdruck wider (Abb. 7-18B) (56). Ist der Pulmonalarterienkatheter in der abhängigen Lunge und hier wahrscheinlich in Zone III lokalisiert, spiegelt der Verschlußdruck den linken Vorhofdruck auch bei PEEP-Anwendung auf die abhängige Lunge exakt wider (56).

Zusammengefaßt ist die Seitenlagerung im Hinblick auf die pulmonalarterielle Überwachung in drei Situationen wichtig:
1. Bei kollabierter nichtabhängiger Lunge und Lokalisation des Katheters in der nichtabhängigen Lun-

ge kann die Messung von Cardiac-output und $P_{\bar{v}}O_2$ im Vergleich zum «tatsächlichen» Wert vermindert sein.
2. Bei Beatmung der nichtabhängigen Lunge mit positiv endexspiratorischem Druck und Lokalisation des Katheters in der nichtabhängigen Lunge besteht die Möglichkeit einer Diskrepanz zwischen P_{paw} und P_{la}.
3. P_{paw} ist bei Lokalisation des Katheters in der abhängigen Lunge auch bei Anwendung von PEEP ein guter Index für P_{la}.

Risiken und Komplikationen des pulmonalvaskulären Druckmonitorings

Das pulmonalvaskuläre Druckmonitoring ist ein invasives und technisch aufwendiges Verfahren und schließt daher zahlreiche potentielle Risiken ein. Die Ergebnisse bedürfen einer intelligenten und informierten Interpretation. Die Risiken müssen bekannt sein, um bei objektiver Risiko-Nutzen-Relation die Indikation stellen zu können. Fehlendes Verständnis der logischen Grundlagen für die einzelnen Indizes für P_{LVED} (P_{la}, P_{paw}, P_{pa}, P_{cv}) kann zu Fehlentscheidungen bei den angestrebten Druckwerten führen. Die Risiken liegen in Komplikationen durch die Schaffung und Aufrechterhaltung des zentralvenösen Zugangs und durch das Einschwemmen des Pulmonalarterienkatheters in den Lungenkreislauf.

Komplikationen durch den zentralvenösen Zugang (Tab. 7-4). Die offensichtlichste und oft dramatische Komplikation beim pulmonalvaskulären Druckmonitoring hängt mit der Notwendigkeit eines zentralvenösen Zugangs zusammen. Häufig werden die Vena jugularis interna, Vena jugularis externa und die Vena subclavia als Zugang genutzt. Die Punk-

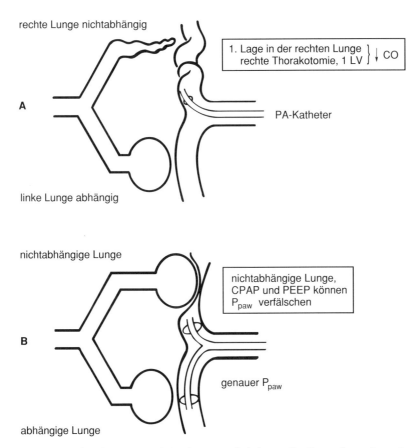

Abb. 7-18: Situationen unter Thorakotomie in Seitenlagerung, bei denen die Daten des pulmonalarteriellen Katheters ungenau sein können. – **A** = Bei rechtsseitiger Thorakotomie mit pulmonalarteriellem Katheter (PA) in der kollabierten rechten Lunge (Ein-Lungen-Beatmung [1 LV]) kann der Cardiac-output (CO) geringer als bei Ventilation der rechten Lungenhälfte sein. Der Thermistor kann in der kollabierten Lunge abnormen Flowmustern oder Gefäßwandeinflüssen unterliegen. – **B** = Bei pulmonalarteriellem Katheter in der nichtabhängigen Lunge und gleichzeitiger CPAP- oder PEEP-Wirkung auf die nichtabhängige Lunge kann der pulmonalarterielle Verschlußdruck (P_{paw}) ungenau sein. CPAP oder PEEP in der nichtabhängigen Lunge kann Zone-1-Bedingungen in der nichtabhängigen Lunge verursachen. P_{paw} ist wahrscheinlich immer einigermaßen genau, wenn der pulmonalarterielle Katheter sich in der abhängigen Lunge befindet, selbst bei PEEP-Wirkung auf diese.

Tabelle 7-4: Komplikationen des zentralvenösen Zugangs.

1. Punktion der Arteria carotis und Arteria subclavia
2. Nervenverletzung des Plexus brachialis
3. Liquorpunktion
4. Hämato-, Pneumo-, Chylothorax
5. Mediastinale und perikardiale Tamponade
6. Luftembolie
7. Thrombophlebitis
8. Abreißen und Abscheren des Katheters
9. Gefahren durch elektrischen Strom
10. Horner-Syndrom
11. Lähmung des Nervus phrenicus
12. Lähmung des Nervus recurrens

tionsnadel kann unbeabsichtigt benachbarte Vitalorgane verletzen. Daher ist die Kenntnis dieser potentiellen Komplikationen wichtig. Die Arteria carotis und die Arteria subclavia liegen in direkter Nachbarschaft der Vena jugularis interna, bzw. der Vena subclavia und verlaufen parallel. Die Inzidenz einer arteriellen Punktion liegt bei etwa 2,0% (68). Das Verletzungsrisiko wird durch kleines Lumen der Punktionsnadel (etwa Kanüle Nr. 22) stark vermindert. An den verschiedenen Punktionsorten können auch Nerven geschädigt werden. Es gibt Berichte über Verletzungen des Plexus brachialis, des Ganglion stellatum und des Nervus phrenicus. Der Autor selbst hat die Aspiration von Liquor bei Punktionsversuch der Vena jugularis interna beobachtet. Der Pleuraraum kann mit der Nadel punktiert werden, wobei ein Hämato-, Pneumo- oder Chylothorax entstehen kann. Auch das Perikard und die Mediastinalgefäße können mit der Nadel punktiert werden, so daß eine Herztamponade entstehen kann. Wird die Spritze von der Punktionsnadel unter einer spontanen Inspiration diskonnektiert, kann Umgebungsluft in den zentralvenösen Kreislauf gesaugt werden und zu einer Luftembolie führen (69). Eine Thrombophlebitis der entsprechenden Venen ist immer möglich und intravasale Katheter können immer eine Infektionsquelle sein und eine Sepsis herbeiführen (70–76). Das Kathetermaterial kann zerbrechen (77) und der Katheter durch den chirurgischen Eingriff beschädigt werden (78). Schließlich ist es möglich, daß der Pulmonalarterienkatheter eine direkte elektrische Verbindung zu den Hohlräumen des Herzens herstellt, so daß die Gefahr von Kammerflimmern entsteht. Im Vergleich zu den Halsvenen sind die peripheren Venen der Extremität (Vena cephalica und Vena brachialis oder Vena femoralis) mit geringeren Punktionskomplikationen vergesellschaftet, jedoch ist das Einschwemmen des Katheters in den Lungenkreislauf von einer Extremitätenvene aus schwieriger und komplizierter (77).

Komplikationen durch den Pulmonalarterienkatheter (Tab. 7-5). Es gibt Berichte über die Ruptur eines aufgefüllten Katheterballons, jedoch wurden keine ernsthaften Embolien festgestellt (76). Bei der Passage des Katheters durch das rechte Herz sind Arrhythmien nicht selten (etwa 15% der Katheterpassagen führen zu ventrikulären Extrasystolen). Auch traten persistierende Vorhofarrhythmien (79), komplette Leitungsblockaden (80) und Kammerflimmern (81) auf. Von Knotenbildungen des Katheters selbst (82, 83), mit anderen intravasalen Kathetern (84) und um die Papillarmuskeln (85, 86) ist ebenfalls berichtet worden. Es gibt auch Berichte über Beschädigungen der Trikuspidal- (87) und Pulmonalklappen (88). Eine permanente Verschlußposition des Katheters in distalen Pulmonalgefäßen kann zu einem Lungeninfarkt im Versorgungsbereich des Pulmonalgefäßes führen (89, 90). Weiterhin gibt es Berichte über Perforationen der Pulmonalgefäße (91) mit massiver Blutung (92, 93) und Hämoptyse (94). Eine Perforation des rechten Ventrikels führt zur Perikardtamponade (68). Diese Komplikationen durch den zentralvenösen Zugang und das Einschwemmen des Katheters sind seltene Begebenheiten und daher sind die meisten Literaturangaben (86–94) lediglich Fallberichte bei jeweils einem Patienten. Trotzdem muß bei der Indikationsstellung zu einem pulmonalarteriellen Katheter diese Überlegung in die Risiko-/Nutzenabwägung mit einbezogen werden.

Messung des Lungenwassers

Vorher beschriebene Messungen mit Hilfe des Pulmonalarterienkatheters unterstützen das Verständnis, wie das respiratorische und kardiovaskuläre System zusammenarbeiten. In neuester Zeit wurde die Messung des extravaskulären Lungenwassers für den klinischen Einsatz möglich (American-Edwards-Laboratories-9310-Computer). Extravaskuläres Lungenwasser mißt man durch die Doppelindikatordilutionstechnik folgendermaßen:

Die zwei Indikatoren werden simultan in den zentralvenösen Kreislauf injiziert und durch einen arteriellen Katheter, an dessen Spitze sich ein Thermistor befindet, erfaßt. Ein Indikator (Indocyanin-Grün), wird an Serumalbumin gebunden und ver-

Tabelle 7-5: Komplikationen beim Einschwemmen eines pulmonalarteriellen Katheters.

1. Ruptur des Ballons
3. Arrhythmien (atrial, ventrikulär)
3. Verknoten des Katheters (mit sich selbst, mit anderen Kathetern, um Papillarmuskeln herum)
4. Andauernde Wedge-Funktion (Infarzierung)
5. Perforation der pulmonalen Gefäße (Hämorrhagie, Hämpotysis)
6. Verletzung der Trikuspidal- und Pulmonalklappen
7. Lebervenenruptur

bleibt während der Lungenpassage intravaskulär. Der andere Indikator, ein kalter Bolus einer Dextroselösung, diffundiert zur selben Zeit in den Extravaskulärraum. Die zeitbezogenen Dilutionskurven werden vom Computer erfaßt und analysiert. Für jeden Indikator werden Cardiac-output und die mittlere Durchgangszeit automatisch berechnet. Das Produkt aus Cardiac-output und mittlerer Durchgangszeit ergibt für jeden Indikator die entsprechende Volumenverteilung. Die Differenz zwischen den Volumenverteilungen der beiden Indikatoren repräsentiert das Volumen des extravaskulären Wassers in der Lunge. Die Korrelation zwischen der Doppelindikatordilutionstechnik und der akzeptierten gravimetrischen Standardtechnik liegt mit r = 0,96 sehr gut (95–98). Mit dieser Methode sind schnelle, häufige und reproduzierbare Bestimmungen möglich. Es muß jedoch betont werden, daß die Korrelation zwischen extravaskulärem Lungenwasser und anderen Parametern der respiratorischen Funktion wie auch der Effekt verschiedener therapeutischer Maßnahmen noch nicht etabliert sind.

7.4.8 Muskelrelaxation

Siehe Abschnitt 7.2.8, S. 159.

7.4.9 Temperatur

Siehe Abschnitt 7.2.9, S. 159.

Literatur

1. Benumof, J. L.: Monitoring respiratory function during anesthesia. In: Saidman, L. J., Smith, N. T. (eds.): Monitoring in Anesthesia. Boston, Butterworth Publishers, 1984, chapter 3, pp. 33–77.
2. Cooper, J. B., Newbower, R. S., Kitz, R. J.: An analysis of major errors. Anesthesiology 60: 34–42, 1984.
3. Paulus, D. A., Basta, J. W., Klie, H., Radson, E. A.: Preanesthetic checklist. Anesth. Analg. 64: 264, 1985.
4. Debban, D. G., Bedford, R. F.: Overdistension of the rebreathing bag: A hazardous test for circle system integrity. Anesthesiology 42: 365–366, 1975.
5. Ward, C. S.: The prevention of accidents associated with anesthetic apparatus. Br. J. Anaesth. 40: 692–701, 1968.
6. Westenskow, D. R., Jordan, W. S., Jordan, R., Gillmore, S. T.: Evaluation of oxygen monitors for use during anesthesia. Anesth. Analg. 60: 53–56, 1981.
7. Meyer, R. M.: A case for monitoring oxygen in the expiratory limb of the circle. Anesthesiology 61: 347, 1984.
8. Saklad, M., Paliotta, J., Weyerhauser, A.: On line monitoring of ventilatory parameters. Clin. Anesth. 9: 335–362, 1973.
9. Egbert, L. D., Biano, D.: The educated hand of the anesthesiologist. Anesth. Analg. 46: 195–200, 1967.
10. Kelman, G. R., Nunn, J. F.: Clinical recognition of hypoxaemia under fluorescent lamps. Lancet 1: 1400, 1966.
11. Landsgaard, C., Van Slyke, D. D.: Cyanosis. Baltimore, Williams & Wilkins, 1923.
12. France, C. J., Eger, E. I., Bendixen, H. H.: The use of peripheral venous blood for pH and carbon dioxide tension determinations during general anesthesia. Anesthesiology 40: 311–314, 1974.
13. Harrison, E. M., Galloon, S.: Venous blood as an alternative to arterial blood for the measurement of carbon dioxide tensions. Br. J. Anaesth. 37: 13–28, 1965.
14. Kassim, D., Kenny, S.: The accuracy of capillary sampling for acid base estimations. Br. J. Anaesth. 37: 840–844, 1965.
15. Knudsen, E. J., Hansen, P.: Carbon dioxide tension in nonarterialized capillary and arterial blood during anesthesia. Acta. Anaesth. Scand. 6: 29, 1962.
16. Levesque, P. R.: Significance of P_{CO_2} within low pressure endotracheal tube cuffs. Anesth. Analg. 55: 595–596, 1976.
17. Stanley, T. H.: Nitrous oxide and pressures and volumes of high and low pressure endotracheal-tube cuffs in intubated patients. Anesthesiology 42: 637–640, 1975.
18. Walts, L. F., Levin, N., Dillon, J. B.: Assessment of recovery from curare. JAMA 213: 1894–1896, 1974.
19. Special Symposium: Transcutaneous O_2 and CO_2 monitoring of the adult and neonate. Crit. Care. Med. 9: 689–760, 1981.
20. Huch, R., Huch, A., Lubbers, D. W.: Transcutaneous P_{O_2}. New York, Thieme-Stratton, 1981.
21. Finer, N. N.: Newer trends in continuous monitoring of critically ill infants and children. Ped. Clin. North. Am. 27: 553–566, 1980.
22. Tremper, K. K., Konchigeri, H. N., Cullen, B. F., Kapur, P. A., Thangathurai, D., Percival, C.: Transcutaneous monitoring of oxygen tension in one-lung anesthesia. J. Thorac. Cardiovasc. Surg. 88: 22–25, 1984.
23. Salmentera, M., Heinomen, J.: Transcutaneous oxygen measurement during one-lung anesthesia. Acta. Anesth. Scand. 28: 241–244, 1984.
24. Chubra-Smith, N. M., Grant, R. P., Jenkins, L. C.: Transcutaneous oxygen monitoring during endobronchial thoracic anesthesia. Anesth. Analg. 64: 200, 1985.
25. Gothgen, I., Degn, H., Jacobsen, E., Rassmussen, J. P.: Transcutaneous oxygen measurements during thoracic anesthesia. Acta. Anaesth. Scand. 24: 491–494, 1980.
26. Brodsky, J. B., Shulman, M. S., Swan, M., Mark, J. B.:

Pulse oximetry during one-lung ventilation. Anesthesiology 63: 212–213, 1985.
27. Thys, D. M., Cohen, E., Eisenkraft, J. B., Kaplan, J. A.: The pulse oximeter, a non-invasive monitor of oxygenation during one-lung anesthesia. Anesth. Analg. 64: 292, 1985.
28. Yelderman, M., New, W. Jr.: Evaluation of pulse oximetry. Anesthesiology 59: 349–352, 1983.
29. Krauss, A. N., Waldman, S., Frayer, W. E. et al.: Noninvasive estimation of arterial oxygenation in newborn infants. J. Pediatr. 93: 275–278, 1978.
30. Saunders, N. A., Powles, A. C. P., Rebuck, A. S.: Ear oximetry: Accuracy and practicability in the assessment of arterial oxygenation. Am. Rev. Respir. Dis. 113: 745–749, 1976.
31. Versmold, H. T., Linderkamp, O., Stuffer, K. H. et al.: In vivo response time of transcutaneous P_{O_2} electrodes. A comparison of four devices in newborn infants. Acta. Anesth. Scand. 68 (Suppl.): 40–48, 1978.
32. McLellan, P. A., Goldstein, R. S., Ramcharan, V., Rebuck, A. S.: Transcutaneous carbon, dioxide monitoring. Am. Rev. Resp. Dis. 124: 199–201, 1981.
33. Hansen, T. N., Tooley, W. H.: Skin surface carbon dioxide tension in sick infants. Pediatrics 64: 942–945, 1979.
34. Hutchinson, C. D. S., Rocca, G., Honeybourne, D.: Estimation of arterial oxygen tension in adult subjects using a transcutaneous electrode. Thorax. 36: 473–477, 1981.
35. Rafferty, T. D., Marrero, O., Nardi, D., Schacter, E. N., Mentelos, R., Hastings, A., Roselli, D.: Relationship between transcutaneous and arterial carbon dioxide tension in adult patients anesthetized with nitrous oxide fentanyl and nitrous oxide-enflurane. Anesth. Analg. 60: 504–507, 1981.
36. Tremper, K. K., Waxman, K., Shoemaker, W. C.: Use of transcutaneous oxygen sensors to titrate PEEP. Ann. Surg. 193: 206–209, 1981.
37. Takki, S., Aromaa, U., Kauste, A.: The validity and usefulness of the end-tidal P_{CO_2} during anesthesia. Ann. Clin. Res. 4: 278–284, 1972.
38. Sykes, J. K.: A mixing device for expired gas. Anaesth. 23: 446, 1968.
39. Levesque, P. R., Rosenberg, H.: Rapid bedside estimation of wasted ventilation (V_D/V_T). Anesthesiology 42: 98–100, 1975.
40. Hilberman, M., Kamm, B., Lasny, B., Dietrich, H. P., Martz, K., Osborn, J. J.: An analysis of potential physiological predictors of respiratory adequacy following cardiac surgery. J. Thorac. Cardiovasc. Surg. 71: 711–720, 1976.
41. Harrison, R. A., Davison, R., Shapiro, B. A., Myers, S. N.: Reassessment of the assumed A-V oxygen content difference in the shunt calculation. Anesth. Analg. 54: 198–202, 1975.
42. Dongre, S. S., McAslan, T. C., Shin, B.: Selection of the source of mixed venous blood samples in severely traumatized patients. Anesth. Analg. 56: 527–532, 1977.
43. Prakash, O., Jonson, B., Meij, S., Bos, E., Hugenholtz, P. G., Nanta, J., Hekman, W.: Criteria for early extubation after intracardiac surgery in adults. Anesth. Analg. 56: 703–708, 1977.
44. Neumark, J., Bardeen, A., Sulzer, E., Kampine, J. P.: Miniature intravascular P_{CO_2} sensors in neurosurgery. J. Neurosurg. 43: 172–176, 1975.

45. Downs, J. B.: A technique for direct measurement of intrapleural pressure. Crit. Care. Med. 4: 207–210, 1976.
46. Suter, P. M., Schlobohm, R. M.: Determination of functional residual capacity during mechanical ventilation. Anesthesiology 41: 605–607, 1974.
47. Laws, A. K.: Effects of induction of anesthesia and muscle paralysis on functional residual capacity of the lungs. Can. Anaesth. Soc. J. 15: 325–331, 1968.
48. Colgan, S. D., Whang, T. B.: A method for measuring the functional residual capacity and dynamic lung compliance during oxygen and halothane inhalation. Anesthesiology 28: 559–563, 1967.
49. Jonmarker, C., Jansson, L., Jonson, B., Larsson, A., Werner, O.: Measurement of functional residual capacity by sulfahexafluride washout. Anesthesiology 63: 89–95, 1985.
50. Carlile, P. V.: Pitfalls in the interpretation of hemodynamic data. Progress in Crit. Care. Med. 2: 69–86, 1985.
51. Enson, Y.: Pulmonary heart disease: Relation of pulmonary hypertension to abnormal lung structure and function. Bull. N.Y. Acad. Med. 53: 551–566, 1977.
52. Levin, R. I., Glassman, E.: Left atrial-pulmonary artery wedge pressure relation: Effect of elevated pulmonary vascular resistance. Am. J. Cardiol. 55: 856–857, 1985.
53. Roy, R., Powers, S. R., Feutsel, P. J. et al.: Pulmonary wedge catheterization during positive end-expiratory pressure ventilation in the dog. Anesthesiology 46: 385–390, 1970.
54. Benumof, J. L.: Where do pulmonary artery catheters go: Intrathoracic distribution. Anesthesiology 46: 336–338, 1977.
55. Kronberg, G. M., Quan, S. F., Schlobohm, R. M. et al.: Anatomical location of pulmonary artery catheters in supine patients. Anesthesiology 51: 467–469, 1979.
56. Berryhill, R. E., Benumof, J. L.: PEEP-induced discrepancy between pulmonary arterial wedge pressure and left atrial pressure: The influence of controlled vs. spontaneous ventilation and compliant vs. noncompliant lungs. Anesthesiology 46: 383–386, 1979.
57. Hasan, F. M., Weiss, W. B., Braman, S. S., Hoppin, F. G. Jr.: Influence of lung injury on pulmonary wedge-left atrial pressure correlation during positive end-expiratory pressure ventilation. Am. Rev. Resp. Dis. 131: 246–250, 1985.
58. Petty, T. L.: Adult respiratory distress syndrome. Semin. Resp. Med. 3: 219–224, 1982.
59. Zapol, W. M., Snider, M. T.: Pulmonary hypertension in severe acute respiratory failure. N. Engl. J. Med. 296: 476–480, 1977.
60. Enson, Y., Wood, J. A., Mantaras, N. B. et al.: The influence of heart rate on pulmonary arterial-left ventricular pressure relationships at end-diastole. Circ. 56: 533–539, 1977.
61. Field, J., Shiroff, R. A., Zelis, R. F., Babb, J. D.: Limitations in the use of the pulmonary capillary wedge pressure. Editorial. Chest. 70: 451–453, 1976.
62. Samii, K., Conseiller, C., Viars, P.: Central venous pressure and pulmonary wedge pressure: A comparative study in anesthetized surgical patients. Arch. Surg. 111: 1122–1125, 1976.
63. Mangano, D. T.: Monitoring pulmonary arterial pressure in coronary artery disease. Anesthesiology 53: 364–370, 1980.
64. Lowenstein, E., Teplick, R.: To (PA) catheterize or not

to (PA) catheterize – that is the question. Editorial. Anesthesiology 53: 361–363, 1980.
65. Kaplan, J. A., Wells, P. H.: Early diagnosis of myocardial ischemia using the pulmonary arterial catheter. Anesth. Analg. 60: 789–793, 1981.
66. Cohen, E.: Hemodynamics and oxygenation during onelung anesthesia: Right vs. left. Anesthesiology 63 (im Druck).
67. Hasan, F. M., Malanga, A., Corrao, W. M., Braman, F. S.: Effect of catheter position on thermodilution cardiac output during continuous positive-pressure ventilation. Crit. Care. Med. 12: 387–390, 1984.
68. Shah, K. B., Rao, T. L. K., Laughlin, S., El-Etr, A. A.: A review of pulmonary artery catheterization in 6245 patients. Anesthesiology 61: 271–275, 1984.
69. Doblar, D. D., Hinkle, J. C., Fay, M. L., Condon, B. F.: Air embolism associated with pulmonary artery catheter introducer kit. Anesthesiology 56: 307–309, 1982.
70. Chastre, J., Cornud, F., Bouchama, A. et al.: Thrombosis after pulmonary artery catheterization via the internal jugular vein. N. Engl. J. Med. 306: 278–281, 1982.
71. Benumof, J. L.: Thrombosis after pulmonary artery catheterization via the internal jugular vein. N. Engl. J. Med. 306: 1486–1487, 1982.
72. Collin, J., Collin, C., Constable, F. L., Johnston, I. D. A.: Infusion thrombophlebitis and infection with various catheters. Lancet. 2: 150, 1975.
73. Greene, J. F., Fitzwater, J. E., Clemmer, T. P.: Septic endocarditis and indwelling pulmonary artery catheters. JAMA 233: 891, 1975.
74. Pace, N. L., Horton, W.: Indwelling pulmonary artery catheters. Their relationship to aseptic thrombotic endocardial vegetations. JAMA 233: 893, 1975.
75. Opie, J. C.: Contamination of internal jugular lines. Anesthesia 35: 1060–1065, 1980.
76. Buckbind, N., Ganz, W.: Hemodynamic monitoring: Invasive techniques. Anesthesiology 45: 146, 1976.
77. Parulkar, D. S., Grundy, E. M., Bennett, E. J.: Fracture of a float catheter. Br. J. Anaesth. 50: 201–203, 1978.
78. Pease, R. D., Scanlon, T. S., Herron, A. L., Benumof, J. L.: Intraoperative tansection of a Swan-Ganz catheter. Anesth. Analg. 58: 519–521, 1979.
79. Geha, D. G., Davis, N. J., Lappas, D. G.: Persistent atrial arrhythmias associated with placement of a Swan-Ganz catheter. Anesthesiology 39: 651, 1973.
80. Abernathy, W. S.: Complete heart block caused by the Swan-Ganz catheter. Chest. 65: 349, 1974.
81. Cairns, J. A., Holden, D.: Ventricular fibrillation due to passage of a Swan-Ganz catheter. Am. J. Cardiol. 35: 589, 1975.
82. Daum, S., Schapira, M.: Intracardiac knot formation in a Swan-Ganz catheter. Anesth. Analg. (Cleve.) 52: 862, 1973.
83. Lipp, H., O'Donoghue, K., Resnekov, L.: Intracardiac knotting of a flow-directed balloon catheter. N. Engl. J. Med. 284: 220, 1971.
84. Swaroop, S.: Knotting of two central venous monitoring catheters. Am. J. Med. 53: 386, 1972.
85. Meister, S. G., Furr, L. C., Engel, T. R., Jones, M., Frankl, W. S.: Knotting of a flow-directed catheter about a cardiac structure. Cathet. Cardiovasc. Diagn. 3: 171–175, 1971.
86. Schwartz, K. V., Garcia, F. G.: Entanglement of Swan-Ganz catheter around an intracardiac structure. JAMA 273: 1198, 1977.
87. Smith, W. R., Glauser, F. L., Jemison, P.: Ruptured chordae of the tricuspid valve. The consequence of flow-directed Swan-Ganz catheterization. Chest. 70: 790–792, 1976.
88. O'Toole, J. D., Wurtzbacker, J. J., Weaver, N. E. et al.: Pulmonary valve injury and insufficiency during pulmonary artery catheterization. N. Engl. J. Med. 301: 1167–1168, 1979.
89. Foote, G. A., Schabel, S. I., Hodges, M.: Pulmonary complications of the flow directed balloon-tipped catheter. N. Engl. J. Med. 290: 927, 1974.
90. Colvin, M. P., Savege, T. M., Lewis, C. T.: Pulmonary damage from a Swan-Ganz catheter. Br. J. Anaesth. 47: 1107, 1975.
91. Chun, G. M. H., Ellestad, M. H.: Perforation of the pulmonary artery by a Swan-Ganz catheter. N. Engl. J. Med. 284: 1041, 1971.
92. Golden, M. S., Pinder, T., Anderson, W. T.: Fatal pulmonary hemorrhage complicating use of a flow direct balloontipped catheter in a patient receiving anticoagulant therapy. Am. J. Cardiol. 32: 865, 1973.
93. Pape, L. A., Haffajee, C. I., Markis, J. E.: Fatal pulmonary hemorrhage after use of the flow directed balloontipped catheter. Ann. Int. Med. 90: 344–347, 1979.
94. Lapin, E. S., Murray, J. A.: Hemoptysis with flow-directed cardiac catheterization (letter). JAMA 220: 1246, 1972.
95. Tranbaugh, R. F., Lewis, F. R., Christensen, J. M. et al.: Lung water changes after thermal injury. Ann. Surg. 192: 479–490, 1980.
96. Lewis, F. R., Elings, V. I.: Microprocessor determination of lung water using thermal-green dye double indicator dilution. Surgical. Forum 29: 182, 1978.
97. Feeley, T. W., Mihm, F. H., Futhaner, D., Rosenthal, M. H.: Extravascular thermal volume as an estimate of lung water. Presented at the meeting of the American Society of Anesthesiologists, October 1979.
98. Lewis, F. R., Elings, V. B., Sturm, J. A.: Bedside measurement of lung water. J. Surg. Res. 27: 250–261, 1979.

8 Anästhetika und Anästhesietechniken

8.1 Einleitung

Die Wahl der Anästhetika und der Anästhesietechniken basiert in den meisten Fällen auf der präoperativen kardiopulmonalen Einschätzung. Die Substanzen und Techniken beeinflussen die perioperative Gesamtfunktion der Organe auf unterschiedliche Weise. Zum Beispiel können halogenierte Anästhetika einen Bronchospasmus verhindern oder vermindern, zugleich aber die myokardiale Kontraktilität herabsetzen, wogegen Narkotika die myokardiale Kontraktilität aufrecht erhalten können, jedoch einen Bronchospasmus bei Patienten mit reaktiven Atemwegen nicht verhindern. Da bei verschiedenen Patienten unterschiedliche Organdysfunktionen in wechselndem Ausmaß bestehen und Anästhetika für die Organe unterschiedliche Auswirkungen haben, muß die Wahl des geeigneten Anästhetikums individuell auf den Patienten zugeschnitten werden.

In diesem Kapitel werden zunächst kurz die üblichen und wichtigsten kardiopulmonalen Probleme bei thoraxchirurgischen Eingriffen (bei Zwei-Lungen-Beatmung) wie auch die wichtigsten Anästhetikaeffekte in diesem Zusammenhang betrachtet. Danach folgt die Besprechung der spezifischen Effekte auf den Gasaustausch speziell bei der Ein-Lungen-Beatmung (insbesondere auf die hypoxisch-pulmonale Vasokonstriktion). Schließlich werden Anästhetika und Anästhesieverfahren empfohlen, die sowohl pulmonale wie kardiale Probleme minimieren sollen, als auch genügend Flexibilität besitzen, damit nötigenfalls der Schwerpunkt auf eine bestimmte Organfunktion gelegt werden kann. Wie in den meisten Kapiteln dieses Buches erfahren die respiratorischen gegenüber den kardialen Überlegungen eine besondere Betonung.

8.2 Kardiopulmonale Aspekte bei thoraxchirurgischen Eingriffen

8.2.1 Pulmonale Aspekte (Zwei-Lungen-Beatmung)

8.2.1.1 Reaktive Atemwege

Zu den Mechanismen, durch die eine Erhöhung des Atemwegswiderstandes ausgelöst werden kann (1), gehören mechanische und chemische Auslösefaktoren im Bereich der Schleimhaut (über verschiedene neurale Reflexe, die über medulläre Zentren vermittelt werden, segmentale Reflexbahnen und das autonome Nervensystem), die anaphylaktoide Bronchokonstriktion, die histamininduzierte Bronchokonstriktion, eine Prädominanz des alpha-adrenergen Systems, eine vagale (cholinerge) Prädominanz und die belastungsinduzierte Bronchokonstriktion. In diesem Zusammenhang wird der Begriff «reaktive Atemwege» auf Patienten angewandt, bei denen ein Bronchospasmus bereits besteht oder die wahrscheinlich auf eine mechanische Stimulation durch Intubation und/oder Manipulation am Tracheobronchialbaum mit Bronchospasmus reagieren.

Bei thoraxchirurgischen Patienten besteht aus zwei Gründen eine erhöhte Inzidenz reaktiver Atemwege:
1. Die überwiegende Zahl der Patienten weist eine lange und signifikante Raucheranamnese auf mit unterschiedlichen Schweregraden einer chronisch-obstruktiven Lungenerkrankung, überschießender Sekretbildung und erhöhtem Atemwegswiderstand (Bronchokonstriktion). Das Vorliegen eines erhöhten Atemwegswiderstandes kann oft durch Verbesserung der exspiratorischen Flowrate nach präoperativer Anwendung von Bronchodilatatoren demonstriert werden. Tatsächlich besteht

eine stark dosisabhängige Relation zwischen Sekretmenge, Husten, Bronchokonstriktion, Schweregrad der chronisch-obstruktiven Lungenerkrankung und Mortalitätsrisiko durch die chronisch-obstruktive Lungenerkrankung einerseits und der Anzahl der Zigaretten pro Tag, der Anzahl der Jahre des Zigarettenrauchens und der Tiefe der Rauchinhalation andererseits (2).

2. Bei thoraxchirurgischen Eingriffen sind häufig direkte Manipulationen am Tracheobronchialbaum erforderlich. Obwohl der direkte chirurgische Kontakt meist extern erfolgt (an der Adventitia), verursachen die Manipulationen (Abklemmen, Fingerkompression) häufig eine Schleimhautstimulation, ebenso wie bei der endotrachealen Intubation, wodurch ein Bronchospasmus entstehen kann. Tatsächlich entwickeln selbst gesunde Patienten manchmal in dieser Situation einen Bronchospasmus (3), speziell bei zu flacher Anästhesie.

Effekt der Anästhetika auf die Atemwegsreaktivität (Tab. 8-1)

Die folgende Diskussion der Pharmakologie der Anästhetika wird auf die Aspekte begrenzt, die ihren Einsatz oder ihre Vermeidung bei Patienten mit reaktiven Atemwegen betreffen. Einige der Substanzen, die in der Praxis eingesetzt werden (speziell die halogenierten Anästhetika), verringern die Reaktivität der Atemwege. Als Voraussetzung für einen Effekt auf den Bronchomotorentonus ist jedoch eine leichte initiale Muskelkontraktion erforderlich. Daher zeigen Messungen des Atemwegswiderstandes bei Normalpersonen im allgemeinen keinen bronchodilatatorischen Effekt von Halothan (4). So konnte auch bei Patienten mit normalem Bronchomotorentonus unter kardiopulmonalem Bypass die Anwendung von Halothan sowohl über die Atemwege wie systemisch (über den Pumpenkreislauf) die Atemarbeit nicht beeinflussen (wie es bei Patienten mit erhöhtem Bronchomotorentonus der Fall ist) (5).

Wird jedoch eine Bronchokonstriktion entweder durch Hypokapnie oder Inhalation von Ultraschallaerosolen (7) provoziert, vermindern Halothan und Enfluran verläßlich den Bronchomotorentonus. Der Mechanismus der Bronchodilatation durch die halogenierten Anästhetika besteht wahrscheinlich eher in einer direkten Wirkung auf die Atemwegsmuskulatur und/oder lokalen Reflexmechanismen als in zentralkontrollierten Reflexbahnen. Diese Annahme wird durch die Tatsache unterstützt, daß systemische (intravenöse) Anwendung von Halothan über den kardiopulmonalen Bypass nicht die hypokapnieinduzierte Widerstandssteigerung vermindert, wogegen inhaliertes Halothan (unter kardiopulmonalem Bypass) dies vermag (5, 8). Da Halothan einen direkt relaxierenden Effekt auf die glatte Bronchialmuskulatur hat, ist es nicht überraschend, daß bei Tieren durch Halothan eine Blockade der Acetylcholin-, Histamin-, alpha-adrenerg- und antigeninduzierte Bronchialtonuszunahme möglich ist (9). Isofluran ist wahrscheinlich genauso effizient wie Halothan oder Enfluran (9).

Da die halogenierten Anästhetika die potentesten Bronchodilatatoren unter den Anästhetika, die heute verwendet werden, sind, müssen sie als Substanz der Wahl bei Patienten mit reaktiven Atemwegen angesehen werden. Sollen halogenierte Substanzen primär zur Einleitung der Anästhesie eingesetzt werden, so könnte Halothan als das Einleitungsmittel der Wahl angesehen werden, da es einen weniger scharfen Geruch hat als Isofluran. Jedoch ist Isofluran zur Aufrechterhaltung der Anästhesie aus drei Gründen vorzuziehen:

1. Isofluran hat eine hohe arrhythmieauslösende Schwelle, was bei Patienten mit reaktiven Atemwegen insofern bedeutsam ist, als sie wahrscheinlich Aminophyllin und Beta-2-Agonisten erhalten und eventuell eine Azidose entwickeln können (was alles zu Arrhythmien führen kann).
2. Isofluran wird nicht in dem Maße wie Halothan metabolisiert (es hat eine geringere oder keine hepatische Toxizität).
3. Isofluran bietet eine größere kardiovaskuläre Stabilität und Potenz als Enfluran. Daher muß man Isofluran als das halogenierte Anästhetikum der Wahl zur Anäsathesieaufrechterhaltung bei Patienten mit reaktiven Atemwegen ansehen.

Fentanyl hat keinerlei Effekt auf den Bronchialtonus. Es führt beim Menschen zu keinerlei Veränderung der Plasmahistaminkonzentration (10). Andererseits ist von Morphin bekannt, daß es Histamin freisetzt und den zentralen Vagotonus erhöht. Bei Hunden konnte die morphininduzierte Bronchokonstriktion entweder durch intravenöse Gabe eines Antihistaminikums oder durch bilaterale Vagotomie vermindert werden (11). Meperidin hat bei Hunden nachweislich einen ähnlichen bronchokonstriktorischen Effekt wie Morphin (11). Daher ist bei Patienten mit reaktiven Atemwegen, bei denen eine Supplementierung von Lachgas (das keinen Effekt auf den Bronchialtonus hat) oder der Inhalationsanästhetika gewünscht wird, bzw. im Falle einer hochdosierten Narkotikagabe Fentanyl das Mittel der Wahl. Man sollte sich jedoch daran erinnern, daß eine Lachgas-/Narkotika-/Relaxans-Kombination mit niedrigen bis mittleren Narkotikadosen zu einer leichten Anästhesie führt und einen Bronchospasmus bei Patienten mit reaktiven Atemwegen nicht verhindert.

Ketamin und Thiopental sind intravenöse Anästhetika und werden im allgemeinen bei der Einleitung der Anästhesie eingesetzt. Bei Patienten mit reaktiven Atemwegen ist Ketamin wahrscheinlich vorteilhafter als die meisten anderen Einleitungsmittel. Bei Hunden schützt Ketamin, im Gegensatz zu Thiopental, gegen antigeninduzierte Bronchospasmen. Der protektive Effekt kann durch Propranolol blockiert

Tabelle 8-1: Wirkung von Anästhetika auf die Atemwegsreaktivität.

Medikamenten-gruppe	Anästhetika Medikament	Broncho-dilatation	Broncho-konstriktion	Einschätzung
Inhalations-anästhetika	Isofluran	++	0	Medikament der Wahl
	Halothan	++	0	siehe Text
	Enfluran	++	0	siehe Text
	N₂O	0	0	→ flache Anästhesie
Narkotika	Fentanyl	0	0	Medikament der Wahl
	Meperidin	0	+	Histaminfreisetzung
	Morphin	0	++	Histaminfreisetzung
Einleitungs-medikament	Ketamin	0	0	Medikament der Wahl bei Asthma bronchiale
	Pentothal	+	+?	flache Anästhesie?
Muskel-relaxantien	Vecuronium	0	0	Medikament der Wahl
	Pancuronium	0	0	Medikament der Wahl
	Succinylcholin	0	0	Medikament der Wahl
	Atracurium	0	+?	Histaminfreisetzung bei hoher Dosierung
	Metocurine	0	+	Histaminfreisetzung bei hoher bis mittlerer Dosierung
	d-Tubocurarin	0	++	bei normaler Dosierung
Zusätzliche Medikamente	Lidocain	+	0	prä- und intra-operativ hilfreich
	Neostigmin	0	+++	Atropin muß begleitend verwendet werden
	Atropin	+	0	siehe Text

+ = gering, ++ = mäßig, +++ = ausgeprägt

werden, was zu der Annahme führt, daß der Wirkungsmechanismus von Ketamin wahrscheinlich in einer beta-adrenergen Stimulation besteht (12). Daher wurde Ketamin erfolgreich bei Patienten mit Asthma-Anamnese eingesetzt (13), wogegen bei Thiopental häufiger ein Bronchospasmus als bei anderen Anästhetika auftrat (vielleicht infolge von einer zu flachen Anästhesie, die die Atemwegsreflexe relativ intakt läßt) (14). Ketamin kann also das Mittel der Wahl zur Einleitung der Anästhesie bei Patienten mit bronchospastischer Erkrankung sein, bei denen eine schnelle Einleitung erforderlich ist (1–2 mg/kg). Mit Ausnahme von d-Tubocurarin sind alle Muskelrelaxantien bei Patienten mit reaktiven Atemwegen verwendbar. d-Tubocurarin setzt Histamin frei und erhöht den Atemwegswiderstand bei Menschen (15). Auch Atracurium kann Histamin freisetzen, aber nur in sehr hohen Dosen. Bei Succinylcholin besteht eine Strukturähnlichkeit zum Acetylcholin, wodurch sich theoretisch eine Histaminfreisetzung ableiten läßt, jedoch besteht selbst bei Asthmatikern keine klinische Häufung eines Bronchospasmus. Pancuronium und Vecuronium setzen kein Histamin frei.

Lidocain, direkt vor der Intubation injiziert (1–2 mg/kg i.v.), kann eine durch Manipulation an den Atemwegen ausgelöste Reflexbronchokonstriktion verhindern. Eine Infusion von Lidocain (1–3 mg/kg und Stunde) ist in der Lage intraoperative Atemwegsreaktionen bei Patienten mit limitierter kardialer Reserve, die ansonsten die üblichen Dosen der Anästhetika hämodynamisch nicht tolerieren würden, zu vermindern. Auch zur Behandlung eines intraoperativ auftretenden Bronchospasmus konnte die intravenöse Applikation von Lidocain erfolgreich eingesetzt werden. Wird Lidocain über Ultraschallvernebler inhaliert, kann bei gesunden Personen eine leichte Bronchodilatation erzielt werden, wogegen Kochsalz eine leichte Bronchokonstriktion auslöst (17). In einer anderen Studie wurde gezeigt, daß Lidocain als Aeorosol eine durch Wasservernebelung entstandene Widerstandserhöhung verhindert (18). Dem Lidocain wurde eine direkte Wirkung auf die glatte Bronchialmuskulatur zugeschrieben. Daher scheint die Applikation von Lidocain sowohl über die Atemwege wie intravenös eine Rolle bei der Verhinderung eines Bronchospasmus bei Patienten mit reaktiven Atemwegen zu spielen. Von Neostigmin, Physostigmin und Pyridostigmin als Cholinesteraseblocker kann man eine Atemwegswiderstandserhöhung durch Verstärkung der cholinergen Aktivität erwarten. In der klinischen Praxis wird natürlich Atropin zur Blockade dieses Effekts bei der Aufhebung der neuromuskulären Blockade durch diese Substanzen eingesetzt.

Atropin, als klassisches Anticholinergikum, kann nicht nur die Effekte der Cholinesterasehemmer antagonisieren, sondern auch direkt die Atemwege dilatieren. Nach intravenöser Anwendung von Atropin (0,84 mg/70 kg) unter Anästhesie mit 75% Lachgas und Sauerstoff wurde eine Abnahme des Atemwegswiderstandes gefunden (19). Darüber hinaus konnte für Atropin eine Zunahme des respiratorischen Totraums sowohl bei Hunden wie beim Menschen nachgewiesen werden, wahrscheinlich durch Dilatation der größeren Bronchien (20).

Tabelle 8-1 gibt einen Überblick über die Effekte der Inhalationsanästhetika und intravenösen Anästhetika auf den Bronchialtonus und ordnet die verschiedenen Substanzen in Bezug auf ihre Effizienz bei Patienten mit reaktiven Atemwegen ein. Ketamin scheint das Einleitungsmittel der Wahl zu sein, Thiopental folgt an zweiter Stelle. Intravenöse Gabe von Lidocain ist wahrscheinlich in der Einleitungsphase nützlich. Isofluran scheint das Inhalationsanästhetikum der Wahl zur Aufrechterhaltung der Anästhesie zu sein. Eine Relaxation wird durch Succinylcholin erreicht, falls eine schnelle Intubation jedoch nicht erforderlich ist, können Vecuronium oder Pancuronium die Relaxantien der Wahl sein, wobei Atracurium an zweiter Stelle steht. Lachgas ist bei Patienten mit reaktiven Atemwegen indifferent (falls ansonsten die Anästhesie adäquat ist), jedoch in Anbetracht der Tatsache, daß bei vielen thoraxchirurgischen Patienten eine Ein-Lungen-Beatmung erfolgt und daher eine hohe F_iO_2 erforderlich ist, ist Lachgas bei diesen Patienten limitiert.

8.2.1.2 Beeinflussung des Gasaustauschs

Im Kapitel 4 ist ausführlich die Pathophysiologie der Zwei-Lungen-Beatmung am offenen Thorax in Seitenlagerung dargelegt. Die nichtabhängige Lunge wird infolge einer Compliancezunahme gut beatmet, jedoch gravitationsbedingt schlecht durchblutet. Die abhängige Lunge wird durch eine Complianceabnahme schlecht beatmet, aber gut durchblutet. Daher kann es zu einer Fehlverteilung von Ventilation und Perfusion am offenen Thorax in Seitenlagerung kommen. Das niedrige Verhältnis von Ventilation zu Perfusion in der abhängigen Lunge kann durch selektiven PEEP auf die abhängige Lunge verbessert werden, während die nichtabhängige Lunge mit einem endexspiratorischen Druck von 0 (ZEEP) beatmet wird. Die differenzierte Beatmung mit PEEP und ZEEP erlaubt eine bessere arterielle Oxygenierung im Vergleich zu beiderseitiger ZEEP-Beatmung.

Im Kapitel 4 ist ebenfalls ausführlich die Pathophysiologie der Ein-Lungen-Beatmung in Seitenlagerung beschrieben worden. Die Ein-Lungen-Beatmung ruft einen hohen, obligatorischen Rechts-links-Shunt hervor, der unter Zwei-Lungen-Beatmung nicht vorhanden ist. Dieser Rechts-links-Shunt unter Ein-Lungen-Beatmung wird jedoch durch die hypoxisch-pulmonale Vasokonstriktion in der nichtabhängigen, schlecht belüfteten Lunge minimiert. Abschnitt 8.3 dieses Kapitels wird ausführlich die Effekte der Anästhetika auf die hypoxisch-pulmonale Vasokonstriktion in der nichtbelüfteten, nichtabhängigen Lunge beschreiben.

8.2.2 Kardiale Aspekte

8.2.2.1 Koronare Herzerkrankung

Bei thoraxchirurgischen Patienten, speziell jenseits der 4. Lebensdekade, liegt immer der Verdacht auf eine bestehende koronare Herzerkrankung nahe. 10 große Studien mit einer Beobachtungsdauer von über 20 Millionen Patientenjahren in verschiedenen Ländern stützten die 1983 vom Gesundheitsminister getroffene Feststellung, daß «das Zigarettenrauchen als wichtigster der bekannten, änderungsfähigen Risikofaktoren für die koronare Herzerkrankung in den Vereinigten Staaten anzusehen ist» (21). Diese Studien zeigten, daß Männer zwischen 40 und 59 Jahren, die eine Packung oder mehr pro Tag rauchten, zum Zeitpunkt der initialen Untersuchung ein Risiko für ein erstmaliges Koronarereignis hatten, das 2,5mal so hoch war wie bei Nichtrauchern (bei starker Dosisabhängigkeit) (22). Studien innerhalb und außerhalb der Vereinigten Staaten haben übereinstimmend demonstriert, daß Frauen, deren Rauchverhalten dem der Männer vergleichbar war, ein gleichermaßen erhöhtes Sterberisiko durch koronare Herzerkrankung wie auch eine gleich hohe Morbidität (wie z. B. Angina pectoris) im Vergleich zu Nichtrauchern haben (21, 23). Das Sterberisiko durch koronare Herzerkrankung sowohl bei männlichen wie bei weiblichen Rauchern wird durch frühen Beginn des Rauchens, lange Expositionszeit und tiefe Inhalation erhöht.

Obwohl Rauchen, Hypertonie und Hypercholesterinämie in gleicher Weise das mittlere Risiko einer koronaren Herzerkrankung erhöhen, scheint Rauchen bei Vorliegen anderer Risikofaktoren einen synergistischen Effekt auf die Mortalität durch diese Erkrankung auszuüben (21). Zum Lebensstil vieler Raucher gehört oft auch ein hoher Coffeingenuß. Dieser zwanghafte Abusus, der dem Typ A entspricht, zeigt erhöhte Inzidenz für eine systemische Hypertonie. Die Kombination von Rauchen und systemischer Hypertonie wiederum erhöht das Risiko einer koronaren Herzerkrankung. Bei Pfeifen- und Zigarrenrauchern zeigt sich ein Risiko (für Koronarereignisse und darauffolgende Entstehung einer chronischen Herzerkrankung), das zwischen dem der Nichtraucher und dem der Zigarettenraucher liegt (21).

Die Aufgabe des Rauchens führt zu einem verminderten Mortalitätsrisiko, wobei das Ausmaß der Risikominderung durch den Zeitraum nach der Aufgabe des Rauchens, die Zeitdauer der Raucheranamnese und das Ausmaß des Rauchens bestimmt wird. Obwohl das Risiko nach der Aufgabe um etwa 50% pro Jahr abnimmt, erreicht es dasjenige eines Nichtrauchers erst nach einer Dekade oder mehr (21).

Das anästhesiologische Management bei Patienten mit koronarer Herzerkrankung basiert auf den Faktoren, die den myokardialen Sauerstoffbedarf und die Sauerstoffversorgung bestimmen (Tab. 8-2). Der myokardiale Sauerstoffbedarf wird durch eine Tachykardie (der Faktor mit dem höchsten Sauerstoffverbrauch), eine erhöhte myokardiale Wandspannung und durch eine erhöhte Kontraktilität des Herzens (wie bei erhöhter sympathischer Aktivität) erhöht. Die diastolische myokardiale Wandspannung wird durch die Vorlast (linksventrikulärer enddiastolischer Druck, der Faktor mit dem zweithöchsten Sauerstoffverbrauch), die systolische myokardiale Wandspannung durch die Nachlast bestimmt (systemischer systolischer Blutdruck und Gefäßwiderstand). Das myokardiale Sauerstoffangebot wird durch das Produkt aus koronarem Blutfluß und Sauerstoffgehalt des arteriellen Bluts festgelegt. Der koronare Blutfluß steigert sich durch eine erhöhte diastolische Füllungszeit (niedrige Herzfrequenz, der wichtigste Faktor der Sauerstoffversorgung) und den koronaren Perfusionsdruck. Der koronare Perfusionsdruck ist gleich dem koronaren diastolischen Druck (keine Perfusion während der Systole) minus der Vorlast (die gleich dem ventrikulären enddiastolischen Druck ist, der zweitwichtigste Faktor der Sauerstoffversorgung). Der Sauerstoffgehalt des arteriellen Blutes ist eine Funktion der Hämoglobinmenge (wichtigster Faktor), der Lage der Sauerstoff-Hämoglobin-Dissoziationskurve (P_{50}) und des Ventilations-Perfusions-Verhältnisses in der Lunge (was den P_aO_2 bestimmt). Daher gehören zu den üblichen Dispositionsfaktoren einer Myokardischämie die Tachykardie (Erhöhung des Sauerstoffbedarfs und Verminderung der Sauerstoffversorgung), erhöhte Vorlast (Erhöhung des Sauerstoffbedarfs und Verminderung der Sauerstoffversorgung), Hypertonie (erhöhte systemische Wandspannung überwiegt die Zunahme der Sauerstoffversorgung durch Zunahme des Perfusionsdrucks) und Hypotonie (Abnahme der Sauerstoffversorgung stärker als die Abnahme des Sauerstoffverbrauchs). Hieraus ergibt sich das anästhesiologische Management, das den myokardialen Sauerstoffbedarf durch folgende Maßnahmen minimieren sollte: Fortsetzung der präoperativen Beta-Blocker-Therapie bis zum chirurgischen Eingriff, Minimierung der präoperativen Angst, Aufrechterhaltung einer niedrigen Herzfrequenz, Aufrechterhaltung eines adäquaten Anästhesieniveaus und Einsatz myokarddepressiver Substanzen bei entsprechender Indikation. Auf der anderen Seite sollte das Sauerstoffangebot erhöht werden durch: Beibehaltung eines normalen diastolischen Blutdrucks (bzw. leichte Erhöhung), niedrige Herzfrequenz, adäquate arterielle Oxygenierung und Einsatz venöser und arterieller Vasodilatatoren zur Reduktion von Vorlast und Nachlast (auch zur Verhinderung eines Koronarspasmus).

Effekt der Anästhetika auf die kardiovaskuläre Funktion (Tab. 8-3)

Es ist nicht beabsichtigt, einen Überblick über die allgemeine Pharmakologie der Anästhetika zu geben. Vielmehr sollen die Aspekte betrachtet werden, die den Einsatz oder die Vermeidung von bestimmten Substanzen bei Patienten mit koronarer Herzerkrankung nahelegen. In Abhängigkeit vom verwendeten Anästhetikum und der Dosis kann die Anästhesietechnik sämtliche Determinanten der myokardialen Sauerstoffversorgung und des Sauerstoffbedarfs verändern.

Narkotika, speziell Fentanyl, haben bei adäquater Dosis (oder Supplementierung durch andere Substanzen) primär nur minimale hämodynamische Effekte. Hohe Dosen Fentanyl (mehr als 60 µg/kg) bieten eine ausgezeichnete hämodynamische Stabilität bei Koronarbypass-Operationen. Bei diesen Patienten wird durch niedrige bis mittlere Dosen von Fentanyl (15 µg/kg) eine stabile Anästhesie für die Einleitung und Intubation erreicht, vorausgesetzt das Fentanyl wird schnell (innerhalb 12 Sekunden) verabreicht (24). Die Abnahme der Herzfrequenz unter Fentanyl ist charakteristisch und bei Patienten mit

Tabelle 8-2: Determinanten des myokardialen Sauerstoffangebots und -bedarfs.

Myokardialer Sauerstoffbedarf	Myokardiales Sauerstoffangebot
Herzfrequenz*	koronararterieller Blutfluß, Herzfrequenz – diastolische Füllungszeit*
Wandspannung Preload (VEDP) – Diastole* Afterload – Systole	Perfusionsdruck (diastolischer Druck – Preload)
Kontraktilität	CaO_2 (Hb, P_{50}, V/Q)

* wichtigste Faktoren
VEDP = ventrikulärer enddiastolischer Druck

Tabelle 8-3: Wirkung von Anästhetika auf die kardiovaskuläre Funktion.

Medikamentengruppe	Anästhetika Medikamente	Blutdruck	Systemischer vaskulärer Widerstand	Herz-zeit-volumen	Kardiale Kontraktilität	Zentral venöser Druck	Herz-frequenz	Sensibilisierung des Herzens für Epinephrin
Inhalations-anästhetika 1,0–1,5 MAC	Isofluran	↓↓	↓↓	0	0	0	↑	0?
	Halothan	↓↓	0	↓↓	↓	↑	0↓	↑↑↑
	Enfluran	↓↓	↓	↓↓	↓↓	↑	0↓	±↑
	N₂O	↑	↑	↓	↓	0	±	0
Narkotika	Fentanyl	0	0	0	0	±	↓	0
	Meperidin	↓	↓	↓	↓	↓	±↓	0
	Morphin	↓	↓	↓	0	↓	±↓	0
Einleitungs-medikament	Ketamin	↑	↑	↑	↑*	0	↑	0
	Pentothal	↓	±	↓	↓	↓	↑	0
Muskel-relaxantien	Vecuronium	0	0	0	0	0	0	0
	Pancuronium	↑	±	↑	↑	0	↑	0
	Succinylcholin	0	0	0	0	0	±↑→↓	?
	Atracurium	0	0	0	0	0	0	0
	Metocurin	±↓	0	0	0	0	0	0
	d-Tubocurarin	↓	↓	0	0	↓	↑	0
Zusätzliche Medikamente	Lidocain	±↑	±↓	0	0	0	0	↓↓
	Diazepam	0	0	±↓	±↓	0	0	0

0 = keine Veränderung, ↓ und ↓↓ = Abfall von 10–20% und 20–40%, ↑, ↑↑, ↑↑↑ = progressiv größere Anstiege, +− = kleine Veränderungen, die von den Umständen und von der Reflexaktivität abhängen

* Ketamin weist eine direkte myokardiale depressorische Wirkung auf, die offensichtlich wird, wenn die den Sympathikus stimulierenden Effekte geblockt werden oder wenn der Sympathikus bereits maximal stimuliert ist wie bei schwerer Hypertension.

koronarer Herzerkrankung erwünscht. Meperidin hat einen negativen inotropen und positiven chronotropen Effekt.

Halogenierte Anästhetika haben einige unerwünschte kardiovaskuläre Effekte. Ein größerer kardiovaskulärer Nachteil ist eine 20–40%ige Abnahme des systemischen Blutdrucks. Da der Cardiac-output durch Halothan und Enfluran, jedoch nicht durch Isofluran um 20–40% abnimmt, wird im Zusammenhang mit der 20–40%igen Abnahme des systemischen Blutdrucks durch alle drei Substanzen, der systemische Gefäßwiderstand durch Halothan und Enfluran nur minimal beeinflußt, jedoch durch Isofluran vermindert. Da die Füllungsdruckwerte durch Halothan und Enfluran, jedoch nicht durch Isofluran erhöht werden und eine Abnahme des Cardiac-outputs durch Halothan und Enfluran und nicht durch Isofluran vorliegt, wird die kardiale Kontraktilität durch Halothan und Enfluran, nicht aber durch Isofluran, vermindert. Halothan sensibilisiert das Myokard gegen Katecholamine, so daß Arrhythmien bei Patienten mit irritablem Ventrikelfokus (durch Ischämie bei koronarer Herzerkrankung) auftreten können. Enfluran führt zu einer 20–40%igen, Isofluran zu einer 10–20%igen Zunahme der Herzfrequenz, was speziell bei Patienten mit koronarer Herzerkrankung von Nachteil sein kann. Isofluran kann als unspezifischer Koronardilatator agieren, was theoretisch u. U. zu einem «coronary steal» führt, Vasodilatation und Zunahme des Blutflusses treten in normalen Arealen auf Kosten des Blutflusses in ischämischen Arealen mit fixiertem Gefäßwiderstand auf (25). Substanzen zur neuromuskulären Blockade haben hämodynamische Wirkungen, die im allgemeinen aber nicht stark ausgeprägt sind. Pancuronium hat die negativsten Effekte bei Patienten mit koronarer Herzerkrankung, da es das sympathische Nervensystem stimulieren kann, mit dem Ergebnis einer Tachykardie, erhöhtem Blutdruck und erhöhtem Cardiac-output. d-Tubocurarin besitzt wegen der Auslösung einer Hypotonie und Tachykardie ebenfalls unerwünschte Effekte. Succinylcholin entspricht an nikotin- und muscarinartigen Rezeptoren dem Acetylcholin. Daher sieht man eine dosisabhängige Tachykardie gefolgt von einer Bradykardie (durch aufeinanderfolgende Stimulation dieser Rezeptoren). Die anderen Relaxantien haben nur minimale Effekte auf die kardiovaskuläre Funktion.

Ketamin stimuliert signifikant das sympathische Nervensystem mit dem Ergebnis einer erhöhten Kontraktilität, Tachykardie und Hypertonie, wogegen Thiopental zu einer signifikanten Depression der myokardialen Kontraktilität und zu einer Hypotonie führt. Daher haben diese beiden intravenösen Anästhetika bei Patienten mit koronarer Herzerkrankung größere Nachteile. Der sympathomimetische Effekt des Ketamin kann jedoch bei hypovolämischen Patienten von Vorteil sein.

8.3 Wahl des Anästhesieverfahrens und Oxygenierung bei Ein-Lungen-Beatmung

8.3.1 Effekt der Anästhetika auf die hypoxisch-pulmonale Vasokonstriktion (HPV)

Wie in Kapitel 3 und 4 besprochen, ist die Unterdrückung der HPV in der schlecht belüfteten, nichtabhängigen Lunge eine unerwünschte Eigenschaft der Allgemeinanästhesie. Alle Inhalationsanästhetika und viele der injizierbaren Anästhetika wurden unter diesem Aspekt untersucht. Am meisten trifft das auf Halothan zu (Tab. 8-4) (26–43).

Die experimentellen Anordnungen können in 4 Grundkategorien unterteilt werden: 1. in vitro, 2. in-vivo-nicht-intakt (Pumpenperfusion der Lunge, kein systemischer Kreislauf, keine nervale Funktion), 3. in-vivo-intakt (normale Perfusion der Lunge, normaler systemischer Kreislauf) und 4. am Menschen (Freiwillige oder Patienten).

Entsprechend den Ergebnissen dieser unterschiedlichen Anordnungen ist es möglich, daß die Unterdrückung der HPV durch Halothan ein universeller Befund bei in vitro und in-vivo-nicht-intakt ist. In den eher physiologischen Anordnungen (in-vivo-intakt und am Menschen) ruft Halothan jedoch keine oder nur eine sehr leichte Abnahme der HPV-Antwort hervor. Daher scheint eine fundamentale Eigenschaft des Halothan seine Inhibierung der HPV in experimentellen Anordnungen zu sein, die durch andere physiologische Einflüsse kontrolliert werden kann (pulmonalvaskulärer Druck, Cardiac-output, gemischt-venöse Sauerstoffspannung, CO_2-Spiegel und Temperatur). In den komplexeren In-vivo-Modellen sind wahrscheinlich andere Faktoren für die Verminderung des inhibitorischen Effekts von Halothan auf die HPV beteiligt. Zu den Unterschieden in den Methoden, auf die die unterschiedliche HPV-Antwort zurückzuführen ist, zählen Perfusionspulsation, Zusammensetzung der Perfusionsflüssigkeit, Größe des Perfusionskreislaufs (39), Barorezeptoreneinflüsse, bronchialer Blutfluß (bei Fehlen Aufhebung jeder zentralvenösen und autonomen Aktivität in der Lunge) (44), chemische Einflüsse (ph, P_{O_2}), humorale Einflüsse (Histamin und Prostaglandinfreisetzung aus dem Gewebe), Lymphfluß und, was sehr wichtig ist, unkontrollierte Veränderungen physiologischer Variablen wie Cardiac-output, gemischt-venöse Sauerstoffspannung und pulmonalvaskulärer Druck, (die gegenteilige Wirkungen auf die HPV haben können), sowie verschiedene andere Faktoren (45–47). Am nächsthäufigsten ist Äther untersucht. Es scheint, daß der quantitative Effekt von Äther auf die HPV ebenfalls von der experimentellen Anordnung abhängig ist. Auch hier ist die Inhibierung der HPV durch Äther an den komplexeren, biologischeren Modellen (in-vivo-intakt und am Menschen) weniger stark ausgeprägt (Tab. 8-5) (26, 28, 29, 32, 34, 48, 49). Obwohl die Zahl der Untersuchungen der anderen Inhalationsanästhetika, nämlich Isofluran (31, 40, 41, 50–54), Enfluran (26, 31, 55, 56), Methoxyfluran (27–29, 57, 58), Fluroxen (40, 41) und Trichloräthylen (32) zu klein ist, um eine Erkenntnis aus dem Ergebnismuster in den verschiedenen experimentellen Anordnungen gewinnen zu können, zeigen doch die meisten dieser Anästhetika eine Inhibierung der HPV (zumindest in vitro) (Tab. 8-5). Lachgas scheint eine geringe, konstante Inhibierung der HPV hervorzurufen (Tab. 8-5) (29, 36, 40, 41, 59, 60). Alle injizierbaren Anästhetika, die bisher untersucht wurden, haben keinerlei Wirkung auf die HPV (Tab. 8-5) (28, 29, 37, 40, 56, 61–63).

Aus früheren Tierversuchen läßt sich zusammenfassen, daß eine Abnahme der HPV eine grundlegende Eigenschaft der Inhalationsanästhetika zu sein scheint. Jedoch ist es wahrscheinlich, daß bei intakten Tierversuchsanordnungen durch entsprechende biologische und physiologische Eigenschaften der inhibitorische Effekt der Anästhetika auf die HPV aufgehoben, bzw. stark vermindert ist. Es kann sein, daß die Ursachen für diese unterschiedlichen Wirkungen der Anästhetika auf die regionale HPV je nach Versuchsanordnung, verwendetem Anästhetikum und Spezies eng mit dem Mechanismus der HPV zusammenhängt, der noch unbekannt ist.

Tabelle 8-4: Effekt von Halothan auf die hypoxisch-pulmonale Vasokonstriktion (HPV) unter verschiedenen experimentellen Bedingungen.

Anästhetika	Experimentelle Präparation		Spezies	Regionale Hypoxie (R) versus Hypoxie der gesamten Lunge (W)	Dosierung (umgerechnet auf MAC)	Wirkung auf die HPV/Ausmaß der Veränderung	Literaturstelle
Halothan		Gefäßstreifen	Kaninchen	W	1,2–2,4	↓/bis ?%	27
		Herz-Lunge	Ratte	W	1,3–2,1	↓/bis 100%	28
		Herz-Lunge	Ratte	W	1–3	↓/bis 100%	29
	in vitro:	Herz-Lunge	Ratte	W	2	100%	30
		Herz-Lunge	Ratte	W	0–2	↓/bis 90%	31
		Herz-Lunge	Ratte	W	2–4	↓/bis 90%	26
		Lunge	Katze	W	0,5–2,5	↓/bis 95%	32
	in vivo: nicht intakt, über die Pumpe perfundiert		Katze	W	0,5	↓/50%	33
			Katze	W	1–3	↓/bis 60%	34
			Hund	W	1,5	↑/mäßig	35
			Hund	W	0,5–1	↓ leicht	36
			Hund	R	bis 1,7	↓ leicht	37
	in vivo: intakt, normal perfundiert		Hund	R	1	↓ leicht	38
			Hund	R	0,5–1,5	0	39
			Hund	R	1–3	↑ leicht oder 0	40
			Hund	R	0–2	↓ leicht	41
			Ziege	W	1	↓/90%	42
	Mensch		Mensch	R	0,5–2,0	↓/20–30%?	43

↓ = Abfall, ↑ = Anstieg, ↓/bis % = progressive Verminderung der HPV bis zu dem angegebenen Prozentwert bei den in Spalte «Dosierung» angegebenen Konzentrationsbereichen

8.3.2 Effekt der Anästhetika auf die arterielle Oxygenierung bei Ein-Lungen-Beatmung

Eine häufig gemachte Extrapolierung der zahlreichen in-vitro- und in-vivo-nicht-intakten HPV-Studien ist, daß Anästhetika die arterielle Oxygenierung unter Ein-Lungen-Beatmung durch Inhibierung der HPV in der nichtbeatmeten Lunge beeinträchtigen können. Eine der vorher erwähnten Untersuchungen der Isofluranwirkung auf die regionale HPV am Hund zeigte unter speziell gut kontrollierten Bedingungen, daß, wenn alle Variablen außer dem Anästhetikum, die die regionale HPV verändern können, konstant gehalten werden, Isofluran die HPV in der betreffenden Lungenhälfte in dosisabhängiger Weise inhibiert (52). Diese Untersuchung ist darüber hinaus von besonderem Wert, weil die Autoren dem Leser eine leicht verständliche quantitative Übersicht über das Verhältnis zwischen der Isoflurandosis und dem Ausmaß der Inhibierung der HPV-Antwort an der isolierten Hundelunge geben. Wenn dieses Ergebnis extrapoliert werden oder auf die klinische Situation der Ein-Lungen-Beatmung übertragen werden kann (zumindest näherungsweise), ist ein Einblick möglich, was in Bezug auf die arterielle Oxygenierung zu erwarten ist, wenn solche Patienten mit Isofluran anästhesiert werden. Für das genaue Verständnis muß man aber zunächst wissen, was mit dem Blutfluß, dem Shunt und der arteriellen Oxygenierung als Funktion einer normalen HPV geschieht, wenn eine Zwei-Lungen-Beatmung in eine Ein-Lungen-Beatmung in Seitenlagerung übergeht. Nach Beschreibung der stabilisierten Situation der Ein-Lungen-Beatmung kann man dann erkennen (unter Hinzuziehung der vorher erwähnten Untersuchung), wie Isofluran in der Lage ist, die Blutflußverteilung, den Shunt und die arterielle Sauerstoffspannung unter Ein-Lungen-Beatmung zu beeinflussen.

Tabelle 8-5: Wirkung von Äther, Isofluran, Enfluran, Methoxyfluran, Fluroxen, Trichlor-Äthylen, Lachgas und injizierbaren Anästhetika auf die hypoxisch-pulmonale Vasokonstriktion (HPV) (s. a. rechte Seite).

Anästhetika	Experimentelle Präparation		Spezies	Regionale Hypoxie (R) versus gesamter Hypoxie der Lunge (W)	Dosierung auf Mac umgewandelt	Effekt auf die HPV/Ausmaß der Änderung	Literaturstelle
Äther	in vitro:	Herz-Lunge	Ratte	W	0,5–1,0	↓/bis 100%	28
		Herz-Lunge	Ratte	W	1–2	↓/bis 100%	29
		Herz-Lunge	Ratte	W	4–6	↓ 60 + 70%	26
		Lunge	Katze	W	0,5–5,0	↓ 90–95%	32
		Lunge	Katze	W	1	↓ 85%	48
	in vivo:	nicht intakt, über die Pumpe perfundiert	Katze	W	2,5–5,0	↓/bis 95%	34
	in vivo:	intakt, normal perfundiert	Hund	R	1,5–3,0	↓/55%	49
	Mensch		Mensch	R	1–2	↓/55%	42
Isofluran	in vitro:	Herz-Lunge	Ratte	W	0,2	↓/bis 90%	31
	in vivo:	nicht intakt, über die Pumpe perfundiert	Hund	R	0–2	0	51
	in vivo:	intakt, normal perfundiert	Hund	R	1–3	↓/bis 60%	40
			Hund	R	1–2	↓/bis 50%	41
			Hund	R	1–2	0	50
			Hund	R	0–2,4	↓/bis 50%	52
			Hund	R	1,3	0	53
	Mensch		Mensch	R	1,0–1,5	0	54
Enfluran	in vitro:	Herz-Lunge	Ratte	W	0–2	↓/bis 90%	31
		Herz-Lunge	Ratte	W	1–3	↓/60%	26
		Herz-Lunge	Ratte	W	1–3	↓/bis 100%	55
Methoxyfluran	in vitro:	Gefäßstreifen	Kaninchen	W	1–5	Variabel	27
		Herz-Lunge	Ratte	W	0,3–0,5	↓/bis 100%	28
		Herz-Lunge	Ratte	W	0,3–1,3	↓/bis 50%	29
		Lunge	Katze	W	1–10	↓/bis 100%	57
	in vivo:	intakt, normal perfundiert	Hund	R	3	0	58
Fluroxen	in vivo:	intakt, normal perfundiert	Hund	R	1–3	↓/bis 80%	40
			Hund	R	1–2	↓/bis 55%	41
Trichlor-Äthylen	in vitro:	Lunge	Katze	W	0,5–2,5	↓/bis 90%	32
N_2O	in vitro:	Herz-Lunge	Ratte	W	1,4	0	29
	in vivo:	nicht intakt, über die Pumpe perfundiert	Katze	W	0,1–0,3	↓/bis 50%	59
	in vivo:	intakt, normal perfundiert	Hund	W	0,3	↓/Moderate	36
			Hund	R	0,6	↓/30%	40
			Hund	R	0,3	↓/10%	41
			Hund	R	0,5	↓/40%	60

Tabelle 8-5: Fortsetzung (s. linke Seite)

Anästhetika	Experimentelle Präparation		Spezies	Regionale Hypoxie (R) versus gesamter Hypoxie der Lunge (W)	Dosierung auf Mac umgewandelt	Effekt auf die HPV/Ausmaß der Änderung	Literaturstelle
Injektionsanästhetika*	in vitro:	Herz-Lunge	Ratte	W	↑	0	28
		Herz-Lunge	Ratte	W		0	29
		Herz-Lunge	Ratte	W		0	61
	in vivo:	nicht intakt,	Katze	W		0	62
		über die Pumpe perfundiert	Hund	R	*	0	62
	in vivo:	intakt, normal	Hund	R		0	37
		infundiert	Hund	R		0	40
		Mensch	Mensch	R	↓	0	63

↓ = Abfall, ↑ = Anstieg, ↓ bis % = progressive Verminderung der HPV bis zu dem angegebenen Prozentwert bei den in Spalte «Dosierung» angegebenen Konzentrationsbereichen

* Die Medikamente die bei diesen Experimenten verwendet worden sind: Fentanyl, Meperidin, Morphin, Thiopental, Pentobarbital, Hexobarbital, Droperidol, Diazepam, Chlorpromatin, Ketamin, Pentazocin, Lidocain, Buprenorphin. Die Dosierungen und Blutspiegel sind den Literaturstellen in der äußersten rechten Spalte zu entnehmen.

8.3.2.1 Zwei-Lungen-Beatmung: Blutflußverteilung

Die Schwerkraft führt zu einem vertikalen Gradienten in der Verteilung des pulmonalen Blutflusses in der Seitenlagerung, wie es auch mit anderer Verteilung in der aufrechten Position der Fall ist. Der Blutfluß ist in der abhängigen Lunge signifikant größer als in der nichtabhängigen Lunge. Ist die rechte Lunge nichtabhängig, erhält sie etwa 45% des gesamten Blutflusses im Gegensatz zu 55%, die sie in aufrechter Position und Rückenlage erhält. Ist die linke Lunge nichtabhängig, erhält sie etwa 35% des gesamten Blutflusses im Gegensatz zu 45% bei aufrechter Position und Rückenlage (bei geschlossenem Thorax und normalem pulmonalarteriellen Druck) (Abb. 8-1) (64, 65). Werden diese Blutflußverteilungen kombiniert (rechte und linke Lunge in nichtabhängiger Position in gleichhäufiger Zahl), beträgt die mittlere Blutflußverteilung bei Zwei-Lungen-Beatmung in der Seitenlagerung 40% des gesamten Blutflusses für die nichtabhängige Lunge und 60% für die abhängige Lunge (Abb. 8-1, rechts und Abb. 8-3, 8-4, linkes Bild).

Aus zwei Gründen ist eine Blutflußzunahme in der nichtabhängigen Lunge bei Eröffnung der nichtabhängigen Thoraxhälfte möglich (66):

1. Der Blutfluß der nichtabhängigen Lunge kann im Verhältnis zum Blutfluß der abhängigen Lunge ansteigen, wenn die Compliance der nichtabhängigen Lunge so stark ansteigt, daß der Alveolardruck dort signifikant abnimmt.
2. Es ist möglich, daß bei zunehmender Entfernung der nichtabhängigen Lunge von der offenen Thoraxwand der vertikale Abstand zwischen dem Herzen und dieser Lunge abnimmt, was bei konstantem pulmonalarteriellem Druck zu einer erhöhten Perfusion der nichtabhängigen Lunge führen kann.

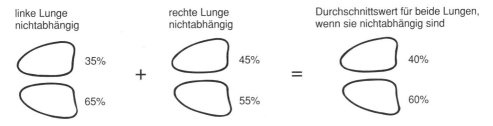

Abb. 8-1: Diese schematische Abbildung zeigt, daß bei linker Lunge in nichtabhängiger Position die **Verteilung des Blutflusses bei Zwei-Lungen-Ventilation zwischen nichtabhängiger und abhängiger Lunge** 35% zu 65% beträgt. Bei rechter Lunge in nichtabhängiger Position beträgt die Verteilung 45% zu 55%. Sind linke und rechte Lunge gleich häufig in nichtabhängiger Position, beträgt die mittlere Blutflußverteilung unter Ein-Lungen-Beatmung 40% zu 60%.

Daher ist wahrscheinlich das Blutflußverhältnis von 40:60% der nichtabhängigen zur abhängigen Lunge bei Zwei-Lungen-Beatmung am geschlossenen Thorax eine leichte Unterschätzung des Verhältnisses bei Zwei-Lungen-Beatmung am offenen Thorax.

8.3.2.2 Ein-Lungen-Beatmung: Blutflußverteilung, Shunt und arterielle Sauerstoffspannung

Wird die nichtabhängige Lunge nicht beatmet (Atelektasebedingung), erhöht die HPV dort den pulmonalvaskulären Widerstand und vermindert den Blutfluß. Bei fehlender Inhibierung dieser HPV-Antwort müßte hierdurch der Blutfluß für diese Lunge um 50% abnehmen (Abb. 8-2, 8-3 und 8-4) (67). Daher würde der Blutfluß für die nichtabhängige Lunge von 40 auf 20% des gesamten Blutflusses abnehmen und das Blutflußverhältnis von nichtabhängiger zu abhängiger Lungenhälfte unter Ein-Lungen-Beatmung wäre 20:80% (Abb. 8-4, Mitte). Der gesamte Blutfluß zur nichtbeatmeten, nichtabhängigen Lunge ist als Shunt anzusehen und daher führt die Ein-Lungen-Beatmung zu einem obligatorischen Rechts-Links-Shunt, der unter Zwei-Lungen-Beatmung nicht vorhanden ist. Bei Vernachlässigung des physiologischen Shunts unter Zwei-Lungen-Beatmung wäre ein Gesamtshunt unter Ein-Lungen-Beatmung von 20% des gesamten Blutflusses zu erwarten. Bei normalem hämodynamischem und metabolischem Status müßte die arterielle Sauerstoffspannung etwa 280 mmHg betragen (Abb. 8-5) (68).

Tabelle 4-1 zeigt ein quantitatives Beispiel eines Blutflußmodells für jede Lungenhälfte unter Zwei-Lungen- und Ein-Lungen-Beatmung, mit zunehmendem initialen Shunt für beide Lungenhälften und Zwei-Lungen-Beatmung. Mit zunehmendem initialem Shunt der nichtabhängigen Lunge (unter Zwei-Lungen-Beatmung) nehmen dort die Größe des Blutflusses, der an der HPV dieser Lunge teilnehmen kann, und die Größe der Abweichung des Blutflusses der HPV der nichtabhängigen Lunge ab und der Shunt unter Ein-Lungen-Beatmung nimmt zu. Mit Zunahme des initialen Shunts der abhängigen Lunge (unter Zwei-Lungen-Beatmung) steigt die Größe des Shunts bei Ein-Lungen-Beatmung ebenfalls, ungeachtet der HPV der nichtabhängigen Lunge.

8.3.2.3 Effekt von Isofluran auf Blutflußverteilung, Shunt und arterielle Sauerstoffspannung bei Ein-Lungen-Beatmung

Domino et al. fanden eine Inhibierung der regionalen HPV-Antwort von 22,8 (pro % alveolärem Isofluran) ± 5,3% (52). Wie vorher beschrieben, führt unter normalen Bedingungen ein Kollaps der nichtabhängigen Lunge in Seitenlagerung über eine HPV-Antwort dort, zu einer Abnahme des Blutflusses in der nichtabhängigen Lunge um 50%, d. h. von 40 auf 20% des Gesamtflusses (Abb. 8-2, 8-3 und 8-4). Mit diesen Werten als Modell des Übergangs von der normalen Zwei-Lungen- zu Ein-Lungen-Beatmung können wir eine Tabelle konstruieren (Tab. 8-6), die sequentiell

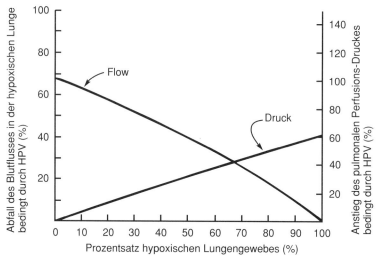

Abb. 8-2: Auf der x-Achse ist der Anteil von hypoxischem Lungengewebe aufgetragen. Auf der linken y-Achse ist die erwartete Blutflußreduktion für die hypoxische Lunge durch HPV aufgetragen. Auf der rechten y-Achse ist der Anstieg des Perfusionsdrucks durch HPV aufgetragen. Sind 40% der Lunge hypoxisch, ist eine Blutflußreduktion durch die hypoxische Lunge von 50% zu erwarten. – (Genehmigte Wiedergabe nach Marshall, B. E., Marshall, C.: Continuity of response to hypoxic pulmonary vasoconstriction. J. Appl. Physiol. 49: 189–196, 1980.)

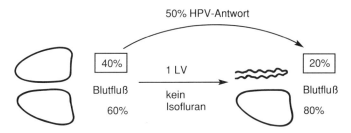

Abb. 8-3: **Verteilung des Blutflusses beim Übergang von Zwei-Lungen- auf Ein-Lungen-Ventilation.** Diese schematische Zeichnung zeigt, daß das Flußverhältnis zwischen nichtabhängiger und abhängiger Lunge bei Zwei-Lungen-Beatmung 40:60% beträgt (linke Seite). Unter Ein-Lungen-Beatmung (zeichnerisch durch Atelektase der nichtabhängigen Lunge dargestellt) vermindert die HPV-Antwort den Blutfluß zur nichtabhängigen Lunge um 50%, so daß das Flußverhältnis von nichtabhängiger zu abhängiger Lunge nun 20:80% beträgt (rechte Seite).

die alveoläre Isoflurankonzentration in % in Relation setzt zu der prozentualen Inhibierung der HPV-Antwort der nichtabhängigen Lunge, zu der resultierenden HPV-Antwort der nichtabhängigen Lunge (ausgedrückt als prozentuale Abnahme des Blutflusses dieser Lunge), zu dem resultierenden Anstieg des Blutflusses in der atelektatischen nichtabhängigen Lunge (was dem Shunt unter Ein-Lungen-Beatmung entspricht), zu der absoluten Zunahme des Shunts und zur Abnahme der arteriellen Oxygenierung unter Ein-Lungen-Beatmung (von 280 mmHg [$F_iO_2 = 1,0$]) auf einen niedrigeren Wert.

Tabelle 8-6 und der rechte Teil der Abbildung 8-4 zeigen, daß eine Anästhesie mit 1 MAC Isofluran die HPV-Antwort der nichtabhängigen Lunge um etwa 21% inhibiert, was die HPV-Antwort dort von 50 auf 40% der Blutflußreduktion vermindert, begleitet von einem Anstieg des Blutflusses der nichtabhängigen Lunge von 20 auf 24% des Gesamtblutflusses. Das führt zu einer Shuntzunahme von 4% des Cardiacoutputs und einer mäßigen Abnahme des P_aO_2 auf 205 mmHg ($F_iO_2 = 1,0$) (Abb. 8-5). Tabelle 8-6 zeigt, daß eine Anästhesie mit 0,5 MAC Isofluran eine sehr geringe Zunahme des Gesamtshunts bei Ein-Lungen-Beatmung und eine geringe Abnahme des P_aO_2 zur Folge hat, wogegen eine Anästhesie mit 2 MAC Isofluran zu einer geringen Zunahme des Gesamtshunts bei Ein-Lungen-Beatmung und einer starken Abnahme des P_aO_2 führt. Da Isofluran bei hohen Dosen (> 1 MAC) unerwünschte hämodynamische Wirkungen zeigt und mittlere Dosen von Fentanyl (20 µg/kg) relativ frei von hämodynamischen Effekten sind, wird Isofluran gewöhnlich in der Größenordnung von 1 MAC oder weniger angewendet und oft mit mittleren Dosen von Narkotika supplementiert (oder umgekehrt) (siehe Abschnitt 8.4). Es gibt zahlreiche wich-

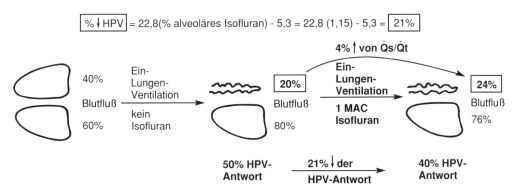

Abb. 8-4: **Auswirkung von 1 MAC Isofluran auf den Shunt während Ein-Lungen-Ventilation bei normaler Lunge.** Diese schematische Abbildung zeigt, daß das Flußverhältnis von nichtabhängiger zu abhängiger Lunge unter Zwei-Lungen-Beatmung 40:60% beträgt (linke Seite). Unter Ein-Lungen-Beatmung (zeichnerisch durch Atelektase der nichtabhängigen Lunge dargestellt) vermindert die HPV-Antwort den Blutfluß zur nichtabhängigen Lunge um 50%, so daß das Flußverhältnis von nichtabhängiger zu abhängiger Lunge nun 20:80% beträgt (im Mittel). Entsprechend den Daten von Domino et al. führt 1 MAC Isofluran zu einer Abnahme der HPV-Antwort um 21%, wodurch die 50%ige Blutflußreduktion auf eine 40%ige Blutflußreduktion durch HPV-Antwort vermindert wird. Hieraus ergibt sich ein Flußverhältnis von nichtabhängiger zu abhängiger Lunge von 24:76% mit einer 4%igen Zunahme des gesamten Shunts (rechte Seite). – (Genehmigte Wiedergabe nach Benumof, J. L.: Isoflurane anesthesia and arterial oxygenation during one-lung ventilation. Anesthesiology 64, 419–422, 1986.)

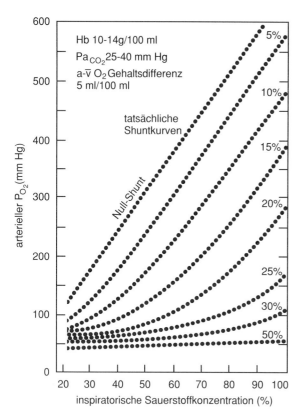

Abb. 8-5: Auf der x-Achse die inspiratorische Sauerstoffkonzentration. Auf der linken y-Achse der erwartete arterielle P_{O_2} für eine Serie von intrapulmonalen Shunts. Die Intervalle auf der rechten y-Achse sind gleich groß wie die auf der linken y-Achse. Mit zunehmendem Shunt verlaufen die Isoshuntlinien flacher und enger und bei gegebenem F_iO_2 hat eine Shuntzunahme eine geringere Wirkung auf die arterielle P_{O_2}-Abnahme. Bei dem Modell wird ein relativ normaler Hb-Wert, P_aCO_2-Wert und eine normale a-v̄-O_2 Gehaltsdifferenz vorausgesetzt (siehe oben links). – (Genehmigte Wiedergabe nach Lawler, P. G. P., Nunn, J. F.: A reassessment of the validity of the isoshunt graph. Br. J. Anaesth. 56, 1325–1335, 1984.)

tige Faktoren, die nicht mit dem verwendeten Anästhetikum zusammenhängen, die aber dazu führen können, daß eine Isofluran-Anästhesie eine geringere Wirkung auf den Shunt und die arterielle Oxygenierung unter Ein-Lungen-Beatmung zeigt, als aus der vorangehenden Analyse angenommen:

1. Als wichtigster Faktor ist der absolute Wert des Shunts bei chirurgischen Patienten fast immer höher als die minimalen 20%, wie sie in der vorangehenden Analyse der Ein-Lungen-Beatmung eingesetzt wurden (siehe Tab. 4-1). Die Auswirkung einer bestimmten Shunt-Zunahme auf den P_aO_2 hängt vom Ausgangswert des intitialen Shunts und der inspiratorischen Sauerstoffkonzentration ab (Abb. 8-5) (68). Bei F_iO_2 von 1,0 vermindert die Shuntzunahme von 20 auf 24% des Cardiac-output den P_aO_2 nur leicht. Ist jedoch der Shunt bei Zwei-

Lungen- und Ein-Lungen-Beatmung erhöht – eventuell durch eine vorbestehende oder anästhesiebedingte Lungenfunktionsstörung – führt die gleiche isofluranbedingte Zunahme des Shunts zu einer sehr viel stärkeren Abnahme des P_aO_2 (die größeren Isoshunt-Linien der Abb. 8-5 verlaufen flacher und liegen näher beieinander). Beträgt zum Beispiel der Shunt unter Ein-Lungen-Beatmung ohne Isofluran 30% und mit Isofluran 34% ist die P_aO_2-Abnahme sehr klein und vielleicht bei der üblichen Genauigkeit der klinischen Methode gar nicht erkennbar. Tatsächlich ergibt sich bei klinischen Studien der Ein-Lungen-Beatmung unter intravenöser Anästhesie bei diesem Ausgangswert des Shunts durch die Verabreichung von 1 MAC Isofluran (oder Halothan) unter stabilen Bedingungen der Ein-Lungen-Beatmung keine erkennbare Abnahme des P_aO_2 (69, 70). Bei einer dieser klinischen Studien (69) wurden stabile Bedingungen unter Ein-Lungen-Beatmung in Seitenlagerung bei Patienten, die lediglich mit intravenösen Substanzen anästhesiert waren, hergestellt. Unter Fortführung der Ein-Lungen-Beatmung führte man dann Inhalationsanästhetika zu (die endtidalen Konzentrationen von Halothan und Isofluran waren für mindestens 15 Minuten größer als 1 MAC) und stellte sie daraufhin wieder ab (die endtidalen Konzentrationen von Halothan und Isofluran nahmen auf 0 ab). In einer anderen Studie (70) wurden Steady-state-Bedingungen unter Ein-Lungen-Beatmung in Seitenlagerung bei Patienten hergestellt, die lediglich mit Inhalationsanästhetika anästhesiert waren (die endtidalen Konzentrationen von Halothan und Isofluran waren für mehr als 40 Minuten konstant größer als 1 MAC). Unter Fortführung der Ein-Lungen-Beatmung wurde die Inhalationsanästhesie beendet, und statt dessen wurden intravenöse Anästhetika verabreicht (die endtidalen Konzentrationen von Halothan und Isofluran nahmen auf 0 ab). In beiden Versuchsanordnungen ergab sich kein signifikanter Unterschied im P_aO_2 unter Inhalationsanästhesie mit entweder Halothan oder Isofluran im Vergleich zur intravenösen Anästhesie. Daneben gab es keine signifikanten Veränderungen physiologischer Variabler wie Cardiac-output, pulmonalvaskulärer Druck und gemischt-venöse Sauerstoffspannung, die sekundär die HPV der nichtabhängigen Lunge beeinflussen könnten. Daher beeinträchtigt die Inhalationsanästhesie unabhängig davon, ob Inhaltionsanästhetika vor oder nach intravenösen Anästhetika unter Ein-Lungen-Beatmung angewendet werden, die arterielle Oxygenierung nicht zusätzlich. Diese Befunde stimmen mit der Interpretation überein, daß 1 MAC Halothan und Isofluran bei Patienten mit mittlerem Shunt die HPV nicht genug inhibieren, um zu einer signifikanten Abnahme des P_aO_2 unter Ein-Lungen-Beatmung in Seitenlagerung zu führen.

Tabelle 8-6: Effekt von Isofluran auf den P_aO_2 während Ein-Lungen-Beatmung.

MAC	Alveoläre Iso-flurankonzentration (%)	Inhibition der HPV-Antwort der nichtabhängigen Lunge (%)	Resultierende HPV-Antwort der nichtabhängigen Lunge (%↓ des Blutflusses der nichtabhängigen Lunge)	Resultierender Blutfluß der nichtabhängigen Lunge (Prozentsatz des Herzzeitvolumens)	Anstieg des Shunts bedingt durch die Inhibition der HPV der nichtabhängigen Lunge (Prozentsatz des Herzzeitvolumens)	P_aO_2 ($F_iO_2=1,0$) (mm Hg)
0	0	0	50	20	0	280
0,5	0,58	8	46	22	2	250
1,0	1,15	21	40	24	4	205
1,5	1,69	33	33	27	7	140
2,0	2,30	47	26	29	9	110

HPV = Hypoxisch-pulmonale Vasokonstriktion; MAC = minimale alveoläre Konzentration

Weiterhin setzten einige Anästhesisten (s. Abb. 8-5) eine F_iO_2 von weniger als 1,0 unter Ein-Lungen-Beatmung ein (was vom Autor nicht empfohlen wird). Wie in Abbildung 8-4 zu sehen ist, liegt die Serie der Isoshunt-Linien bei $F_iO_2 = 0,5$ wesentlich näher beieinander als bei $F_iO_2 = 1,0$ und die Abnahme des P_aO_2 bei einer bestimmten Shuntzunahme ist geringer ausgeprägt (jedoch liegt der absolute Wert von P_aO_2 in einem unakzeptabel niedrigen Bereich).

2. Wie von Domino et al. (52) ausgeführt, können die sekundären Effekte einer Isofluran-Anästhesie eine Wechselwirkung mit dem direkten HPV-inhibitorischen Effekt der Substanz haben. So ist es möglich, daß eine Abnahme des Cardiac-outputs, der gemischt-venösen Sauerstoffspannung und des pulmonalarteriellen Drucks als Begleiterscheinungen einer Isofluran-Anästhesie die HPV der nichtabhängigen Lunge intensiviert, bei gleichzeitiger Verminderung der HPV durch Isofluran selbst.
3. Eine chronisch-irreversible Gefäßerkrankung der nichtabhängigen Lunge kann zur Unfähigkeit einer HPV-Antwort dieser Gefäße führen (71, 72).
4. Störungen in der abhängigen Lunge (entweder vorbestehend oder anästhesiebedingt) mit dort erhöhtem Gefäßwiderstand führen u. U. dazu, daß die abhängige Lunge den umverteilten Blutfluß weniger akzeptiert, so daß dadurch die HPV-Antwort der nichtabhängigen Lunge vermindert wird (67, 73–75). Je geringer die HPV-Antwort ausfällt, um so geringer ist der potentielle Effekt von Isofluran auf die HPV-Antwort.
5. Ein chirurgisch bedingter Einfluß auf den Blutfluß der nichtabhängigen Lunge vermindert den Effekt, den Isofluran auf den Shunt bei Ein-Lungen-Beatmung ausübt.
6. Unterschiede der Spezies (45–47) und Unterschiede in der Untersuchung und Methode der klinischen Ein-Lungen-Beatmung (Stickstoffbeatmung gegenüber Atelektase, Isofluran-Anwendung auf die hypoxische Lunge gegenüber normoxischer oder hyperoxischer Lunge und große gegenüber kleinen Isofluran-Gradienten alveolär zu gemischt-venös) beeinflussen das exakte Verhältnis zwischen prozentualer Inhibierung der seitenspezifischen HPV und der alveolären Isofluran-Konzentration.

Zusammengefaßt hat eine Isofluran-Anästhesie, wie es von Domino et al. gezeigt wurde, einen direkten inhibitorischen Effekt auf die regionale hypoxisch pulmonale Vasokonstriktion bei Hunden (52). Im einfachen Fall, wo physiologische Variable (Cardiac-output, gemischtvenöse Sauerstoffspannung, pulmonalvaskulärer Druck und CO_2-Spannung) normal sind und das Ausmaß der Lungenerkrankung gering ist, ist die Auswirkung von Isofluran auf den Shunt unter Ein-Lungen-Beatmung einigermaßen vorhersehbar und mittelgradig. In komplexeren Fällen, wo physiologische Variable von der Norm abweichen und/oder die Lungenerkrankung ausgeprägt ist, ist die Auswirkung schwerer vorhersehbar, jedoch meist immer noch gering. Trotzdem ist daran zu erinnern, daß gerade der beeinträchtigte Patient jede weitere anästhesiebedingte Inhibierung der HPV am wenigsten toleriert. Bei diesen Patienten muß die Auswirkung von Isofluran auf den Shunt äußerst aufmerksam bedacht, die arterielle Oxygenierung engmaschig überwacht und therapeutische Maßnahmen zur Verminderung des Shunts, wie CPAP auf die nichtabhängige Lunge und Rückkehr zur Zwei-Lungen-Beatmung, sollten, wenn nötig, rasch ergriffen werden.

8.4 Einleitung und Aufrechterhaltung der Anästhesie, Anästhesietechniken

8.4.1 Vorteile der Anästhetika

8.4.1.1 Inhalationsanästhetika

Die Allgemeinanästhesie mit kontrollierter Beatmung ist bei der überwiegenden Mehrheit der elektiven Thoraxeingriffe die sicherste Methode der Anästhesie. Im Spektrum der verschiedenen Allgemeinanästhesietechniken bieten sich die volatilen, halogenierten Anästhetika aus verschiedenen Gründen an:
1. Die halogenierten Anästhetika haben einen günstigen Effekt was die Atemwegsirritabilität angeht. Der Wirkungsmechanismus selbst wird zwar kontrovers diskutiert, jedoch besteht, wie im Vorangegangenen besprochen, eindeutige Klarheit darüber, daß diese Substanzen spezifische Formen der Bronchokonstriktion blockieren können (9, 76). Gleichzeitig besteht eine unspezifische bronchodilatatorische Wirkung in Abhängigkeit von der Tiefe der Anästhesie (5). Die Unterdrückung von Atemwegsreflexen bei Patienten mit reaktiven Atemwegen (d. h. bei Rauchern) ist im Hinblick auf die direkte chirurgische Manipulation an den Atemwegen eine wünschenswerte Eigenschaft im Rahmen der Allgemeinanästhesie.
2. Der Einsatz von volatilen Anästhetika erlaubt die Anwendung von hohen inspiratorischen Sauerstoffkonzentrationen ohne Verminderung der Anästhesietiefe. Obwohl eine Lachgas-Sauerstoff-Narkotikum-Relaxans-Kombination möglich ist, erfordert Lachgas eine signifikante Abnahme der inspiratorischen Sauerstoffkonzentration und erhöht das Risiko einer Hypoxämie (speziell bei Ein-Lungen-Beatmung) (77). Falls keine sehr hohen Narkotikadosen verwendet werden, bleiben die Atemwegsreflexe bestehen.
3. Da die volatilen Anästhetika schnell eliminiert werden können, vermindert sich das Risiko einer postoperativen Hypoventilation bei extubierten Patienten. Die Anwendung von intravenösen Anästhetika wie Narkotika, Ketamin und Barbituraten, die die Reflexaktivität auf die chirurgische Stimulation ausschalten, kann dagegen eine gewisse Phase der postoperativen Nachbeatmung erforderlich machen.
4. Klinisch übliche Dosen von halogenierten Anästhetika (1 MAC) bieten eine gute kardiovaskuläre Stabilität. Dies ist speziell bei Patienten mit koronarer Herzerkrankung und systemischer Hpyertonie wichtig.
5. Die halogenierten Anästhetika scheinen den P_aO_2 nicht stärker als die intravenösen Anästhetika unter Ein-Lungen-Beatmung zu vermindern (69, 70).

8.4.1.2 Intravenöse Anästhetika

Diese Anästhetika, speziell Fentanyl, haben einige wünschenswerte Eigenschaften, die für thoraxchirurgische Patienten von Vorteil sein könnten:
1. Fentanyl hat keine nachteiligen hämodynamischen Wirkungen und ist daher ein gutes Mittel bei Patienten mit signifikanter koronarer Herzerkrankung.
2. Bei signifikanten Blutspiegeln am Ende des chirurgischen Eingriffs ist ein sanfter Übergang vom chirurgischen Eingriff in die postoperative Phase des intubierten Patienten möglich.
3. Bei mittlerer Dosierung wird die zur Erlangung der chirurgischen Toleranz erforderliche Menge der volatilen Anästhetika stark reduziert.
4. Unter hohen oder mittleren Dosen ist, in Verbindung mit halogenierten Anästhetika, eine hohe inspiratorische Sauerstoffkonzentration ohne Anästhesieverlust möglich.
5. Man nimmt an, daß Narkotika die regionale hypoxisch-pulmonale Vasokonstriktion nicht vermindern und daher eine optimale Oxygenierung unter Ein-Lungen-Beatmung erlauben.

Auch Ketamin wurde in Kombination mit Lachgas und einem Muskelrelaxans zur Anästhesie in der Thoraxchirurgie eingesetzt (78). Während wir Ketamin nicht routinemäßig für elektive Thoraxeingriffe verwenden, ist diese Substanz zur Einleitung der Allgemeinanästhesie bei kritischen Patienten und Notfalleingriffen aus mehreren Gründen nützlich:
1. Ketamin besitzt sympathomimetische Eigenschaften (79), die bei der häufigen Verknüpfung von thorakalen Notfalleingriffen und Hypovolämie wünschenswert sind (Schuß- und Pfählungsverletzungen, stumpfe Traumen und massive Hämoptysen). Es soll jedoch daran erinnert werden, daß Ketamin die kardiovaskuläre Funktion beeinträchtigt (systemischer Blutdruck, Kontraktilität), wenn die Hypovolämie stark ausgeprägt ist und die Patienten sympathisch erschöpft sind.
2. Ketamin hat einen schnellen Wirkungseintritt und ist in Kombination mit dem Ringknorpeldruck zur schnellen Narkoseeinleitung bei Patienten mit vollem Magen sicher einsetzbar.
3. Ketamin kann einen Bronchospasmus bei asthmatischen Patienten reduzieren (13). Die klinische Bedeutung dieser Wirkung bei thoraxchirurgischen Patienten ist zur Zeit noch unklar.
4. Ketamin beeinträchtigt die arterielle Oxygenierung unter Ein-Lungen-Beatmung nicht (vielleicht durch eine fehlende Wirkung auf die hypoxisch-pulmonale Vasokonstriktion) (63).

8.4.2 Empfehlung von Anästhetika und Anästhesietechniken

Aus der vorangegangenen Diskussion ergibt sich, daß es für die Inhalations- und intravenösen Anästhetika Vor- und Nachteile gibt. Die folgende Empfehlung für die Anästhesietechnik nutzt die Vorteile und minimiert die unerwünschten Eigenschaften. So werden die halogenierten Substanzen wegen ihres Effekts auf den Bronchialtonus, der Möglichkeit einer 100%igen Sauerstoffanwendung und der Möglichkeit einer frühen Extubation verwendet, wobei die hämodynamische Funktion und die arterielle Oxygenierung nicht vermindert werden. Dagegen erfolgt der Einsatz von Fentanyl zur Sicherung der hämodynamischen Stabilität ohne Verhinderung einer eventuell erwünschten frühen Extubation. Soll der Patient nicht frühzeitig extubiert werden oder ist eine größere hämodynamische Stabilität erwünscht, kann ein höherer Fentanylanteil und ein geringerer Anteil der halogenierten Anästhetika eingesetzt werden.

8.4.2.1 Einleitung der Anästhesie (Abb. 8-6)

Der Patient wird unter Spontanatmung mit 100% Sauerstoff über die Narkosemaske, die mit dem Narkosekreisteil verbunden ist, präoxigeniert. Fentanyl wird intravenös verabreicht, bis eine Atemfrequenz von etwa 8–10 Atemzügen/Minute erreicht ist. Dies entspricht im allgemeinen einer Dosis von 10–15 µg/kg über etwa 3 Minuten. Ist die Atemfrequenz relativ gering und reagiert der Patient nur noch träge, gibt man eine geringe Dosis von Thiopental (2–3 mg/kg) oder Ketamin (1–2 mg/kg) (falls reaktive Atemwege

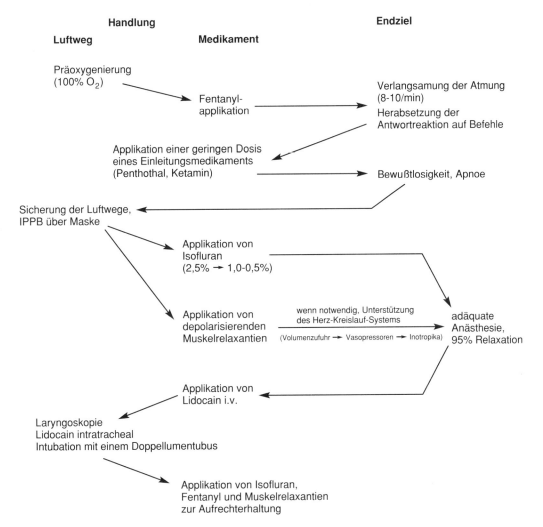

Abb. 8-6: Dieses Flußdiagramm beschreibt die **Anästhesietechnik bei typischer Ein-Lungen-Beatmung bei einem thoraxchirurgischen Eingriff**. Die Maßnahmen sind unterteilt in jene, die primär die Atemwege betreffen und jene, die eine medikamentöse Therapie betreffen. Alle Medikamentenapplikationen sind mit einem Endziel verknüpft (siehe Text).

oder eine leichte bis mittlere Hypovolämie angenommen wird), womit Bewußtlosigkeit des Patienten und gewöhnlich eine Apnoe erreicht wird. Daraufhin ist der Atemweg zu sichern und es folgt eine kontrollierte Beatmung mit reinem Sauerstoff über die Beatmungsmaske. Während der Patient mit positivem Druck beatmet wird, wird eine Konzentration von 2,5–0,5% Isofluran eingestellt. Die höhere Isoflurankonzentration wendet man initial für eine kurze Zeit (1–2 Minuten) an, sobald der Patient Zeichen einer Vertiefung der Anästhesie zeigt, vermindert man die inspiratorische Isoflurankonzentration. In Anbetracht der Tatsache, daß Allgemeinanästhetika signifikant die Atemantwort auf CO_2 vermindern (bei Patienten mit mechanischer Atembehinderung stärker als bei normalen Patienten) wird eine Spontanatmung nicht zugelassen, da bei Spontanatmung unter ähnlichen Umständen Hyperkapnien von alarmierendem Ausmaß beobachtet wurden (80).

In der frühen Phase der positiven Druckbeatmung mit Isofluran leitet man eine Paralyse entweder mit Pancuronium 0,1 mg/kg, Vecuronium 0,1 mg/kg oder mit Atracurium 0,5 mg/kg ein. Die Entwicklung der vollen Relaxierung wird mit Hilfe eines neuromuskulären Monitors überwacht. Während der Vertiefung der Isofluran-Anästhesie und Relaxierung erhält man den Blutdruck durch Infusion von etwa 10 ml/kg Kristalloiden aufrecht. Ist eine stärkere kardiovaskuläre Unterstützung erwünscht, sind die (während Flüssigkeitsinfusion) zunächst verwendeten Substanzen Ephedrin 0,05–0,1 mg/kg, Atropin 0,02 mg/kg und Calcium 5 mg/kg. Sobald ein adäquates Anästhesiestadium angenommen werden kann (durch Veränderung des Blutdrucks, der Herzfrequenz und der Augenzeichen [die Augen sollten zentral, konjugiert, fixiert, starr, ohne Tränen mit nichtdilatierten Pupillen sein]), und die Relaxation eingetreten ist, wird Lidocain 1 mg/kg intravenös verabreicht, die Laryngoskopie durchgeführt, der Tracheobronchialbaum eingesprüht und die Trachea mit einem Doppellumentubus intubiert (siehe Kapitel 9). Das intravenös und intratracheal verabreichte Lidocain soll sowohl die Atemwegsreflexe wie auch eine kardiovaskuläre Reaktion auf die endotracheale Intubation vermindern (81).

Der Patient wird dann unter Fortführung der Isofluran-Dosis und Aufrechterhaltungsdosen der Narkotika und Relaxantien weiter beatmet. Die weitere Relaxation vermindert den Isofluranbedarf und ermöglicht dadurch eine schnellere Aufwachphase (82).

8.4.2.2 Aufrechterhaltung der Anästhesie

Die Anästhesie wird sowohl mit Isofluran (etwa 0,5–1,0 MAC) als auch mit Narkotika aufrechterhalten. Der Schwerpunkt liegt primär beim Isofluran, wenn angenommen werden kann, daß der Patient höchstwahrscheinlich innerhalb der ersten Stunden postoperativ extubiert werden kann. Umgekehrt kommt Fentanyl schwerpunktmäßig zum Einsatz, wenn man annehmen kann, daß höchstwahrscheinlich in der unmittelbaren postoperativen Phase keine Extubation erfolgen wird, sondern eine postoperative Nachbeatmung über einen bestimmten Zeitraum erforderlich ist. Relaxantien (hauptsächlich Pancuronium) dienen in kleinen Dosen zur Aufrechterhaltung der neuromuskulären Blockade bei etwa 90% Relaxation, wie sie sich aus dem Überwachungsmonitoring ergibt. Ist eine Extubation innerhalb der ersten postoperativen Stunde wahrscheinlich, wird der Patient auf den Rücken gedreht, der Doppellumentubus gegen einen Einfachlumentubus ausgewechselt, die Relaxation aufgehoben und die Spontanatmung abgewartet. Während der Patient spontan atmet, führt man Fentanyl in extrem kleinen Dosen (0,3 µg/kg) zu. Der Sinn dieser Maßnahme liegt in einer relativ langsamen (etwa 10–12 Atemzüge/Minute) und tiefen Atmung des Patienten. Eine mittelgradige Narkotikawirkung gestattet den Transport in den Aufwachraum, wo nötigenfalls für einen kurzen Zeitraum eine mechanische Beatmung erfolgen, bzw. die Entwöhnung und Extubation schonend durchgeführt werden kann.

Literatur

1. Aviado, D. M.: Regulation of bronchomotor tone during anesthesia. Anesthesiology 42: 68, 1975.
2. Fielding, J. E.: Smoking: Health effects and control. N. Engl. J. Med. 313: 491–498, 1985.
3. Bennett, D. J., Torda, T. A., Horton, D. A. et al.: Severe bronchospasm complicating thoracotomy. Arch. Surg. 101: 555, 1970.
4. Brakensiek, A. L., Bergman, J. A.: The effect of halothane and atropine on total respiratory resistance in anesthetized man. Anesthesiology 53: 341, 1970.
5. Patterson, R. W., Sullivan, S. F., Malm, J. R. et al.: The effects of halothane on human airway mechanics. Anesthesiology 29: 900, 1968.
6. McAslan, C., Mima, M., Norden, I. et al.: Effect of halo-

thane and methoxyflurane on pulmonary resistance to gas flow during lung bypass. Scand. J. Thorac. Cardiovasc. Surg. 5: 193, 1971.
7. Waltemath, C. L., Bergman, N. A.: Effect of ketamine and halothane on increased respiratory resistance provoked by ultrasonic aerosols. Anesthesiology 41: 473, 1974.
8. Meloche, R., Norlander, O., Norden, I., Herzog, P.: Effects of carbon dioxide and halothane on compliance in pulmonary resistance during cardiopulmonary bypass. Scand. J. Thorac. Cardiovasc. Surg. 3: 69, 1969.
9. Hirshman, C. A., Edelstein, G., Peetz, S., Wayne, R., Downes, H.: Mechanism of action of inhalational anesthesia on airways. Anesthesiology 56: 107, 1982.
10. Moss, J., Rosow, C. E., Savarese, J. J. et al.: Role of histamine in the hypotensive action of d-tubocurarine in humans. Anesthesiology 55: 19–25, 1981.
11. Shemano, I., Wendel, H.: Effects of meperidine hydrochloride and morphine sulfate on the lung capacity of intact dogs. J. Pharmacol. Exp. Ther. 149: 379–384, 1965.
12. Hirshman, C. A., Downes, H., Farbood, A. et al.: Ketamine block of bronchospasm in experimental canine asthma. Br. J. Anaesth. 51: 713–718, 1979.
13. Corssen, G., Gutierrez, J., Reeves, J. G. et al.: Ketamine in the anesthetic management of asthmatic patients. Anesth. Analg. 51: 588–596, 1972.
14. Clarke, R. S. J., Dundee, J. W., Garrett, R. T., McArdle, G. K., Sutton, J. A.: Adverse reactions to intravenous anesthesia. Br. J. Anaesth. 47: 575, 1975.
15. Crago, R. R., Bryan, A. C., Laws, A. I. C., Winestock, A. E.: Respiratory flow resistance after curare and pancuronium measured by forced oscillations. Canad. Anaesth. Soc. J. 19: 607–614, 1972.
16. Brandus, V., Joffe, S., Benoit, C. V., Wolff, W. I.: Bronchial spasm during general anesthesia. Canad. Anaesth. Soc. J. 17: 269–274, 1970.
17. Gal, T. J.: Airway responses in normal subjects following topical anesthesia with ultrasonic aerosols with 4 per cent lidocaine. Anesth. Analg. 59: 123–129, 1980.
18. Loehning, R. W., Waltemath, C. L., Bergman, N. A.: Lidocaine and increased respiratory resistance produced by ultrasonic aerosols. Anesthesiology 44: 306–310, 1976.
19. Don, H. F., Robson, J. G.: The mechanics of the respiratory system during anesthesia: The effects of atropine and carbon dioxide. Anesthesiology 26: 168–178, 1965.
20. Severinghaus, J. W., Stupfel, M.: Respiratory dead space increase following atropine in man and atropine, vagal or ganglionic blockade and hypothermia in dogs. J. Appl. Physiol. 8: 81–87, 1955.
21. Department of Health and Human Services: The health consequences of smoking: Cardiovascular disease. A report of the Surgeon General. Rockville, Maryland, 1983.
22. The Pooling Project Research Group: Relationship of blood pressure, serum cholesterol, smoking habit, relative weight, and ECG abnormalities to incidence of major coronary events: Final report of the Pooling Project. J. Chronic. Dis. 31: 201–306, 1978.
23. Department of Health and Human Services: A report of the Surgeon General: The health consequences of smoking for women. Rockville, Maryland, 1980.
24. Bazaral, M. G., Wagner, R., Abi-Nader, E., Estafanous, F. G.: Comparison of the effects of 15 and 60 µg/kg fentanyl used for induction of anesthesia in patients with coronary disease. Anesth. Analg. 64: 312–318, 1985.
25. Reiz, S., Balfors, E., Sorensen, M. B., Ariola, S. Jr., Freidman, A. Truedsson, H.: Isoflurane – A powerful coronary vasodilator in patients with coronary artery disease. Anesthesiology 59: 91, 1983.
26. Bjertnaes, L. J., Mundal, R., Hauge, A., Nicolaysen, A.: Vascular resistance in atelectatic lungs: Effect of inhalation anesthetics. Acta. Anaesth. Scand. 24: 109–118, 1980.
27. Gorsky, B., Schneider, A. J. L.: Interaction of anesthetics and hypoxia on pulmonary vessels. Abstracts of Scientific Papers, 1972 Annual ASA meeting, p. 179.
28. Bredesen, J., Bjertnaes, L., Hauge, A.: Effects of anesthetics on the pulmonary vasoconstrictor response to acute alveolar hypoxia. Microvasc. Res. 10: 236, 1975.
29. Bjertnaes, L. J.: Hypoxia-induced vasoconstriction in isolated perfused lungs exposed to injectable or inhalation anesthetics. Acta. Anaesth. Scand. 21: 133–147, 1977.
30. Bjertnaes, L. J., Hauge, A., Torgrinsen, T.: The pulmonary vasoconstrictor response to hypoxia. The hypoxia-sensitive site studied with a volatile inhibitor. Acta. Physiol. Scand. 109: 447–462, 1980.
31. Marshall, C., Lindgren, L., Marshall, B. E.: The effect of inhalation anesthetics on HPV. Anesthesiology 50: 527, 1983.
32. Sykes, M. K., Davies, D. M., Chakrabarti, M. K., Loh, L.: The effects of halothane, trichlorethylene and ether on the hypoxic pressor response and pulmonary vascular resistance in the isolated, perfused lung. Br. J. Anaesth. 45: 655–663, 1973.
33. Gibbs, J. M., Sykes, M. K., Tait, A. R.: Effects of halothane and hydrogen ion concentration on the alteration of pulmonary vascular resistance induced by graded alveolar hypoxia in the isolated perfused cat lung. Anaesth. Intens. Care 2: 231–239, 1974.
34. Loh, L., Sykes, M. K., Chakrabarti, M. K.: The effects of halothane and ether on the pulmonary circulation in the isolated perfused cat lung. Br. J. Anaesth. 49: 309–314, 1977.
35. Babjak, A. F., Forrest, J. B.: Effects of halothane on the pulmonary vascular response to hypoxia in dogs. Canad. Anaesth. Soc. J. 26: 6–14, 1979.
36. Buckley, M. J., McLaughlen, J. S., Fort, L. III, Saigusa, M., Morrow, D. H.: Effects of anesthetic agents on pulmonary vascular resistance during hypoxia. Surg. Forum 15: 183–184, 1964.
37. Lumb, T. D., Silvay, G., Weinreich, A. I., Shiang, W.: A comparison of the effects of continuous ketamine infusion and halothane on oxygenation during one lung anesthesia in dogs. Canad. Anaesth. Soc. J. 26: 394–401, 1979.
38. Hall, S. M., Chapleau, M., Cairo, J. Levitsky, M. G.: The effect of high frequency ventilation on halothane ablation of hypoxic pulmonary vasoconstriction. Fed. Proc. 42: 595, 1983.
39. Sykes, M. K., Gibbs, J. M., Loh, L., Marin, J. B. L., Obdrzalek, J., Arnot, R. N.: Preservation of the pulmonary vasoconstrictor response to alveolar hypoxia during the administration of halothane to dogs. Br. J. Anaesth. 50: 1185–1196, 1978.
40. Benumof, J. L., Wahrenbrock, E. A.: Local effects of anesthetics on regional hypoxic pulmonary vasoconstriction. Anesthesiology 43: 525–532, 1975.
41. Mathers, J., Benumof, J. L., Wahrenbrock, E. A.: Gene-

ral anesthetics and regional hypoxic pulmonary vasoconstriction. Anesthesiology 46: 111–114, 1977.
42. Pavlin, E. G., Reed, R. L., Winn, R. K.: Pulmonary vascular pressure-flow curves in intact goats demonstrate hypoxic pulmonary vasoconstriction is abolished by halothane. Anesthesiology 63: A532, 1985.
43. Bjertnaes, L. J.: Hypoxia-induced pulmonary vasoconstriction in man: Inhibition due to diethyl ether and halothane anesthesia. Acta. Anaesth. Scan. 22: 570–588, 1978.
44. Allison, P. R., Daly I. de B., Waaler, B. A.: Bronchial circulation and pulmonary vasomotor nerve responses in isolated perfused lungs. J. Physiol. 157: 462, 1961.
45. Grover, R. F., Vogel, J. H. K., Averill, K. H., Blount, S. G.: Pulmonary hypertension. Individual and species variability relative to vascular reactivity. Am. Heart. J. 66: 1–3, 1963.
46. Tucker, A., McMurtry, I. F., Alexander, A. F., Reeves, J. T., Grover, R. F.: Lung mast cell density and distribution in chronically hypoxic animals. J. Appl. Physiol. 42: 174–178, 1977.
47. Tucker, A., McMurtry, I. F., Reeves, J. T., Alexander, A. F., Will, D. H., Grover, R. F.: Lung vascular smooth muscle as a determinant of pulmonary hypertension at high altitude. Am. J. Physiol. 228: 762–767, 1975.
48. Hurtig, J. B., Tait, A. R., Sykes, M. L.: Reduction of hypoxic pulmonary vasoconstriction by diethyl ether in the isolated perfused cat lung: The effect of acidosis and alkalosis. Canad. Anaesth. Soc. J. 24: 433–444, 1977.
49. Sykes, M. K., Hurtig, J. B., Tait, A. R., Chakrabarti, M. K.: Reduction of hypoxic pulmonary vasoconstriction during diethyl ether anesthesia in the dog. Br. J. Anaesth. 49: 293–299, 1977.
50. Saidman, L. J., Troudsale, F. R.: Isoflurane does not inhibit hypoxic pulmonary vasoconstriction. Anesthesiology 57: 472, 1982.
51. Gardaz, J. P., Morel, P. H., Py, P., Gemperle, M.: Isoflurane and regional pulmonary vascular resistance during lobar ventilation hypoxia and collaps in dogs. Anesthesiology 63: 531, 1985.
52. Domino, K. B., Borowec, L., Alexander, C. M., Williams, J. J., Chen, L., Marshall, C., Marshall, B. E.: Influence of isoflurane on hypoxic pulmonary vasoconstriction in dogs. Anesthesiology 64: 423–429, 1986.
53. Chuda, R. M., Yao, F. S., Harvey, R. C.: Cardiopulmonary function during one-lung anesthesia with alfentanil or isoflurane in the dog. Anesthesiology 63: A562, 1985.
54. Jolin-Carlsson, A., Bindslev, L., Hedenstierna, G.: Hypoxia-induced pulmonary vasoconstriction in the human lung. The effect of isoflurane anesthesia. Karolinsk Hospital, Repro Print Stockholm, 1986, pp. IV: I–IV: 10.
55. Bjertnaes, L. J., Mundal, R.: The pulmonary vasoconstrictor response to hypoxia during enflurane anesthesia. Acta. Anaesth. Scand. 24: 252–256, 1980.
56. Rees, D. I. Gaines, G. Y.: One-lung anesthesia – a comparison of pulmonary gas exchange during anesthesia with ketamine or enflurane. Anesth. Analg. 63: 521–525, 1984.
57. Sykes, M. K., Davies, D. M., Loh, L., Jastrzebski, J., Chakrabarti, M. K.: The effect of methoxyflurane on pulmonary vascular resistance and hypoxic pulmonary vasoconstriction in the isolated perfused cat lung. Br. J. Anaesth. 48: 191–194, 1976.
58. Marin, J. L. B., Carruthers, B., Chakrabarti, M. K., Sykes, M. K.: Preservation of the hypoxic pulmonary vasoconstrictor mechanism during methoxyflurane anesthesia in the dog. Br. J. Anaesth. 51: 99–105, 1979.
59. Hurtig, J. B., Tait, A. R., Loh, L., Sykes, M. K.: Reduction of hypoxic pulmonary vasoconstriction by nitrous oxide administration in the isolated perfused cat lung. Canad. Anaesth. Soc. J. 24: 540–549, 1977.
60. Sykes, M. K., Hurtig, J. B., Tait, A. R., Chakrabarti, M. K.: Reduction of hypoxic pulmonary constriction in the dog during administration of nitrous oxide. Br. J. Anaesth. 49: 301–307, 1977.
61. Bjertnaes, L., Hauge, A., Kriz, M.: Hypoxia induced pulmonary vasoconstriction: Effects of fentanyl following different routes of administration. Acta. Anaesth. Scand. 24: 53–57, 1980.
62. Gibbs, J. M., Johnson, H.: Lack of effect of morphine and buprenorphine on hypoxic pulmonary vasoconstriction in the isolated perfused cat lung and the perfused lobe of the dog lung. Br. J. Anaesth. 50: 1197–1201, 1978.
63. Weinreich, A. I., Silvay, G., Lumb, P. D.: Continuous ketamine infusion for one-lung anesthesia. Canad. Anaesth. Soc. J. 27: 485–490, 1980.
64. Wulff, K. E., Aulin, I.: The regional lung function in the lateral decubitus position during anesthesia and operation. Acta. Anesth. Scand. 16: 195–205, 1972.
65. Rehder, K., Wenthe, F. M., Sessler, A. D.: Function of each lung during mechanical ventilation with ZEEP and with PEEP in man anesthetized with thiopental-meperidine. Anesthesiology 39: 597–606, 1973.
66. Werner, O., Malmkvist, G., Beckman, A., Stahle, S., Nordstrom, L.: Gas exchange and haemodynamics during thoracotomy. Br. J. Anaesth. 56: 1343–1349, 1984.
67. Marshall, B. E., Marshall, C.: Continuity of response to hypoxic pulmonary vasoconstriction. J. Appl. Physiol. 59: 189–196, 1980.
68. Lawler, P. G. P., Nunn, J. F.: A reassessment of the validity of the iso-shunt graph. Br. J. Anaesth. 56: 1325–1335, 1984.
69. Rogers, S. N., Benumof, J. L.: Halothane and isoflurane do not decrease P_aO_2 during one-lung ventilation in intravenously anesthetized patients. Anesth. Analg. 64: 946–954, 1985.
70. Augustine, S. D., Benumof, J. L.: Halothane and isoflurane do not impair arterial oxygenation during one-lung ventilation in patients undergoing thoracotomy. Abst. Anesth. 61: A484, 1984.
71. Casthely, P. A., Lear, F., Cottrell, J. E., Lear, E.: Intrapulmonary shunting during induced hypotension. Anesth. Analg. 61: 231–235, 1982.
72. Zapol, W. M., Snider, M. T.: Pulmonary hypertension in severe acute respiratory failure. N. Engl. J. Med. 296: 476–480, 1972.
73. Scanlon, T. S., Benumof, J. L., Wahrenbrock, E. A., Nelson, W. L.: Hypoxic pulmonary vasoconstriction and the ratio of hypoxic lung to perfused normoxic lung. Anesthesiology 49: 177–181, 1978.
74. Marshall, B. E., Marshall, C., Benumof, J. L., Saidman, L. J.: Hypoxic pulmonary vasoconstriction in dogs: Effects of lung segment size and alveolar oxygen tensions. J. Appl. Physiol. 51: 1543–1551, 1981.
75. Zasslow, M. A., Benumof, J. L., Trousdale, F. R.: Hypoxic pulmonary vasoconstriction and the size of hypoxic compartment. J. Appl. Physiol. 53: 626–630, 1982.
76. Coon, R. L., Kampine, J. P.: Hypocapnic bronchocon-

striction and inhalation anesthetics. Anesthesiology 43: 635–641, 1975.
77. Boutrous, A. R., Weisel, M. R.: Arterial blood oxygenation during thoracotomy using 70 per cent nitrous oxide in oxygen. Anesthesiology 28: 705–710, 1968.
78. Vaughan, R. W., Stephen, C. R.: Abdominal and thoracic surgery in adults with ketamine, nitrous oxide, and d-tubocurarine. Anesth. Analg. 53: 271, 1974.
79. Tweed, W. A., Minuck, M., Mywin, D.: Circulation responses to ketamine anesthesia. Anesthesiology 77: 613, 1972.
80. Pietak, S., Weenig, C. S., Hickey, R. F. et al.: Anesthetic effects on ventilation in patients with chronic obstructive pulmonary disease. Anesthesiology 72: 160, 1975.
81. Denlinger, J. K., Ellison, N., Ominsky, A. J.: Effects of intratracheal lidocaine on circulatory responses to tracheal intubation. Anesthesiology 41: 409, 1974.
82. Forbes, A. R., Cohen, N. H., Eger, E. I.: Pancuronium reduces halothane requirement in man. Anesth. Analg. 58: 497, 1979.

9 Seitengetrennte Lungenventilation (Intubation mit Doppellumentubus)

9.1 Einleitung

Die komplette funktionelle Trennung der beiden Lungen ist eine sehr wichtige anästhesiologische Überlegung bei Patienten, die sich einem thoraxchirurgischen Eingriff unterziehen müssen. Dieses Verfahren kann manchmal lebensrettend sein und erleichtert oft beträchtlich das operative Vorgehen. Neuerdings eingeführte Doppellumentuben aus Kunststoff, die relativ atraumatisch und einfach zu plazieren sind, und die Einführung der Fiberbronchoskopie, die die Intubation unter direkter Sicht möglich macht und deshalb ein genaues, wiederholbares und mit geringem Risiko versehenes Verfahren darstellt, haben die Effektivität und die Anwendung von Doppellumentuben in einem großen Ausmaß gesteigert. In diesem Kapitel werden die Indikationen zur seitengetrennten Lungenbeatmung, die konventionellen Techniken der Einführung eines Doppellumentubus und der Bestimmung der Lage sowie die Anwendung des Fiberbronchoskops dabei, erörtert. Eine kurze Betrachtung zur Trennung der beiden Lungen, sowie die Anwendung von Bronchialblockern oder die endobronchiale Intubation, stehen am Ende dieses Kapitels.

9.2 Indikationen zur seitengetrennten Lungenventilation

Es gibt mehrere absolute und relative Indikationen zur getrennten Beatmung der beiden Lungen während Thoraxoperationen oder anderer Eingriffe (Tab. 9-1).

9.2.1 Absolute Indikationen

Die getrennte Beatmung der beiden Lungen aus einer der hier angeführten absoluten Indikationen sollte man als ein lebensrettendes Vorgehen betrachten, weil das Mißlingen der Trennung der beiden Lungen unter diesen Bedingungen zu einer lebensbedrohlichen Komplikation oder Situation führen kann. Es gibt drei absolute Indikationen zur isolierten Beatmung der beiden Lungen (Tab. 9-1 und Abb. 9-1):
1. Die Trennung der beiden Lungen ist absolut notwendig, um die Verschleppung von Eiter oder Blut aus einer infizierten (abszedierten) oder blutenden Lungenseite in die nicht beteiligte zu verhindern. Die ausgeprägte Kontamination einer Lunge mit Blut oder Eiter aus der anderen führt gewöhnlich zu massiven (bilateralen) Atelektasen, Pneumonien und septischen Krankheitsbildern.
2. Es gibt eine Anzahl von unilateralen Lungenprozessen, die eine adäquate Ventilation der anderen, nicht beteiligten Seite verhindern können. Eine große bronchopleurale oder bronchopleurokutane Fistel oder ein durch chirurgische Maßnahmen eröffneter Luftweg weist einen so geringen Atemwegswiderstand auf, daß u. U. ein großer Teil des durch positiven Druck applizierten Tidalvolumens verloren geht, so daß die Beatmung der normalen Lunge eventuell unmöglich wird. Eine große unilaterale Bulla oder Zyste kann unter der Beatmung rupturieren, wenn sie positiver Druckbeatmung ausgesetzt wird und zu einem Spannungspneumothorax oder zu einem Pneumomediastinum führen. Schließlich ist es möglich, daß die Beatmung mit positivem Druck bei einer Ruptur des tracheobronchialen Baumes zum Austritt von Atemgas in

Tabelle 9-1: Indikationen zur Lungenseparation (Intubation mit Doppellumentubus) und/oder der Ein-Lungen-Beatmung.

Absolut
1. Isolation einer Lungenhälfte zur Vermeidung einer Kontamination
   a) Infektion
   b) massive Blutung
2. Kontrolle der Ventilationsverteilung
   a) bronchopleurale Fistel
   b) bronchopleurokutane Fistel
   c) Eröffnung eines größeren Atemwegs
   d) große unilaterale Lungenzyste oder -blase
   e) tracheobronchiale Ruptur
3. Unilaterale bronchopulmonale Lavage
   a) alveoläre Proteinose

Relativ
1. Erleichterung der Präparation – hohe Priorität
   a) thorakales Aortenaneurysma
   b) Pneumonektomie
   c) obere Lobektomie
2. Erleichterung der Präparation – geringe Priorität
   a) mittlere und untere Lobektomien und subsegmentale Resektomien
   b) Ösophagusresektion
   c) Thorakoskopie
   d) Eingriffe an der thorakalen Wirbelsäule
3. Zustand nach kardiopulmonalem Bypass nach Entfernung von total okkludierenden chronischen unilateralen Lungenembolien

das Lungeninterstitium oder in das Mediastinum und somit zu einem Spannungspneumomediastinum führt.

3. Die Trennung der beiden Lungen ist absolut notwendig, um eine einseitige bronchopulmonale Lavage bei Patienten mit pulmonaler alveolärer Proteinose (selten auch bei Asthma und zystischer Fibrose) durchzuführen.

9.2.2 Relative Indikationen

Es gibt eine große Anzahl relativer Indikationen für die getrennte Beatmung der beiden Lungen, die alle den Zweck haben, das chirurgische Vorgehen durch Kollabieren der Lunge im operierten Hemithorax zu erleichtern. Diese relativen Indikationen kann man in Kategorien von hoher und niedriger Priorität einteilen (Tab. 9-1 und Abb. 9-2). Unter den relativen Indikationen weist die Operation eines thorakalen Aortenaneurysmas gewöhnlich die höchste Priorität auf, weil sie die Darstellung der thorakalen Aorta erfordert, die durch den gesamten linken Hemithorax verläuft. Eine Pneumonektomie, besonders wenn sie über eine mediane Sternotomie durchgeführt wird (1), wird durch die großzügige Freilegung des Lungenhilus, was durch das Kollabieren der operierten Lunge geschieht, sehr vereinfacht. In ähnlicher Art und Weise können eine Oberlappenresektion, die technisch gesehen die schwierigste Lobektomie ist,

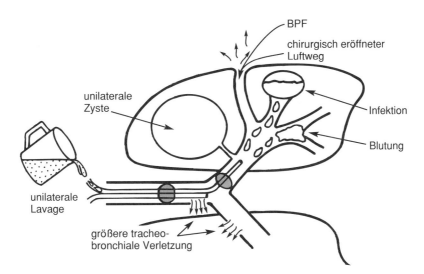

Abb. 9-1: Diese schematische Darstellung zeigt **die absoluten Indikationen zur Lungenseparation und/oder Ein-Lungen-Beatmung**. Blutung und Infektion in der einen Lungenhälfte können die andere Lungenhälfte kontaminieren. Ein Atemweg mit geringem Ventilationswiderstand, wie eine bronchopleurale Fistel (BPF) oder ein chirurgisch eröffneter großer Atemweg, können eine positive Druckbeatmung der anderen Lungenhälfte unmöglich machen. Eine sehr große unilaterale Zyste oder -blase kann unter positivem Druck rupturieren und zu einem Spannungspneumothorax führen. Die einseitige Lungenlavage erfordert die Instillation von großen Kochsalzmengen in eine Lungenhälfte, während die andere Lungenhälfte ventiliert wird. Eine größere tracheobronchiale Ruptur kann zu einem mediastinalen und pulmonalinterstitiellen Emphysem unter positivem Druck führen.

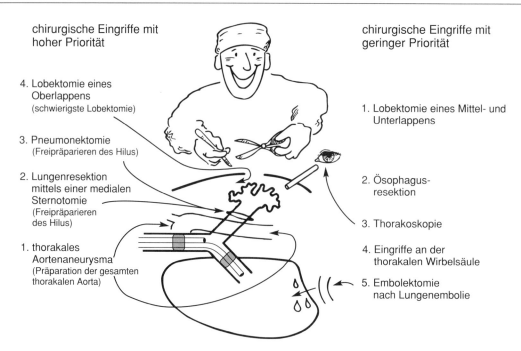

Abb. 9-2: Diese schematische Abbildung zeigt **die relativen Indikationen zur Lungenseparation und/oder Ein-Lungen-Beatmung**. Diese Indikationen dienen alle zur Erleichterung der Präparation und können in hohe Prioritäten und niedrige Prioritäten unterteilt werden. Zu den hohen Prioritäten gehören thorakales Aortenaneurysma (Darstellung der gesamten thorakalen Aorta), Pneumonektomie (Darstellung des Lungenhilus) und obere Lobektomie (technisch am schwierigsten darzustellen). Zu den niedrigen Prioritäten zählen mittlere und untere Lobektomie und Ösophaguschirurgie. Die Inspektion eines Hemithorax durch Thorakoskopie unter Allgemeinanästhesie wird durch den Kollaps der ipsilateralen Lunge sehr erleichtert. Eingriffe an der thorakalen Wirbelsäule mit anteriorem Zugang werden durch den Kollaps der Lunge auf der operierten Seite erleichtert. Die Lungenseparation ist bei unilateralem Lungenödem nach Entfernung eines chronischen, total okkludierenden, unilateralen Embolus (kardiopulmonaler Bypass) hilfreich.

und viele mediastinale Operationen durch das Ausschalten der Beatmung der operierten Seite wesentlich einfacher durchgeführt werden. Die chirurgischen Eingriffe in der Kategorie der niedrigen Priorität erfordern routinemäßig kein Kollabieren der Lunge der operierten Seite, aber es erleichtert das chirurgische Vorgehen und verhindert die Beeinträchtigung der operierten Lunge durch den Chirurgen (Weghalten, Komprimieren, Zurückhalten). Eine heftige Retraktion der Lunge auf der operierten Seite kann diese traumatisieren und den Gasaustausch sowohl intra- (2, 3) als auch postoperativ (4, 5) beeinträchtigen. Die Operationen mit niedrigerer Priorität umfassen Mittel- und Unterlappenresektionen, atypische Lungenresektionen, spinale Prozesse im thorakalen Bereich, die von vorn durch den Brustkorb angegangen werden, und Operationen am Ösophagus. Aber auch relativ kleine Operationen wie Keil- oder Segmentresektionen werden durch das Legen eines Doppellumentubus vereinfacht, weil man die Möglichkeit besitzt, schnell und einfach zwischen Lungenkollaps und Lungenblähung zu wechseln, was das Erkennen der Lungenmorphologie manchmal erleichtert und das Identifizieren und Präparieren wichtiger Ebenen und Abgrenzungen vereinfacht. Die Untersuchung des Pleuraspaltes (Thorakoskopie) wird durch das Kollabieren der ipsilateralen Lunge unterstützt. Schließlich kann die seitengetrennte Ventilation der Lungen, nach der Entfernung von chronischen pulmonalen Embolien sehr hilfreich sein, weil es zu einer massiven Transsudation von hämorrhagischer Flüssigkeit über die alveolären Kapillarmembranen in den Lungenregionen kommen kann, die vorher durch das okkludierte Gefäß versorgt worden sind (Reperfusion eines zuvor chronisch nicht perfundierten Gefäßbettes). Bildet sich nach Thromboembolektomie und nach kardiopulmonalem Bypass ein signifikantes und vorwiegend einseitiges Lungenödem, dann sollte der Patient wieder an die Herz-Lungen-Maschine angeschlossen und ein Doppellumenendotrachealtubus eingeführt werden, um beide Lungen getrennt ventilieren zu können (siehe Kapitel 11 und 19).

9.3 Intubation mit einem Doppellumentubus

Doppellumenendotrachealtuben haben sich für die meisten Fälle der Lungenseparation zur Methode der Wahl entwickelt und werden hier detailliert besprochen. Bronchialblocker und endobronchiale Tuben benutzt man heute nur noch selten. Ihre Beschreibung erfolgt nur kurz am Ende des Kapitels. Es gibt viele Gründe, warum Doppellumentuben den Bronchialblockern und den endobronchialen Tuben zur Lungenseparation vorgezogen werden:

1. Doppellumentuben können relativ einfach auch von unerfahrenen Anästhesisten gelegt werden, wogegen die korrekte Plazierung eines Bronchialblockers oder eines endobronchialen Tubus wesentlich mehr Erfahrung erfordert.
2. Doppellumentuben ermöglichen während der Operation einen einfachen, wiederholbaren und raschen Wechsel von Zwei-Lungen-Beatmung auf Ein-Lungen-Beatmung und umgekehrt, wogegen Bronchialblocker und endobronchiale Tuben die Zwei-Lungen-Ventilation von vornherein ausschließen.
3. Doppellumentuben gestatten das Absaugen beider Lungen, wogegen Bronchialblocker und Endobronchialtuben das Absaugen der kollabierten Lunge ausschließen.
4. Doppellumentuben ermöglichen die Anwendung von CPAP auf die nichtventilierte Lunge, wogegen bei der Anwendung von Bronchialblockern und Endobronchialtuben die Lunge während der Operation nicht ventiliert werden kann.

Es gibt zwei relativ geringe Nachteile der Doppellumentuben, und beide hängen mit der Tatsache zusammen, daß die Lumen eines Doppellumentubus eng sind:

1. Das Absaugen kann durch ein enges Lumen erschwert sein, dies stellt jedoch gewöhnlicherweise bei den neuen Doppellumentuben vom Robertshaw-Typ kein Problem mehr dar, weil die zugehörigen nichthaftenden Absaugkatheter leicht in die Lumen des Doppellumentubus einführbar sind.
2. Auch wenn der Atemwegswiderstand durch ein enges Lumen gesteigert ist, so läßt sich durch Beatmung mit positivem Druck dieser gesteigerte Atemwegswiderstand leicht überwinden (6).

9.3.1 Doppellumenendotrachealtuben

Doppellumentuben sind im wesentlichen zwei miteinander verbundene Katheter, von denen jedes Lumen eine der beiden Lungen ventilieren soll. Doppellumentuben werden als links- und rechtsseitige Tuben hergestellt. Ein linksseitiger Tubus bedeutet, daß das Lumen für die linke Lunge im linken Hauptbronchus endet, wogegen das Lumen, über das die rechte Lunge beatmet wird, in der Trachea endet. Deshalb ist bei einem linksseitigen Tubus der Katheter, über den die linke Lunge beatmet wird, länger als der für die rechte Lunge (Abb. 9-3). Bei einem rechtsseitigen Tubus dagegen wird der Katheter für die rechte Lunge im rechten Hauptbronchus plaziert, wogegen der für die linke Lunge in der Trachea endet. Bei einem rechtsseitigen Tubus ist deshalb der Katheter, über den die rechte Lunge beatmet wird, länger als der für die linke (Abb. 9-3). Alle Doppellumentuben weisen einen proximalen Cuff für die Trachea und einen distalen für den Hauptbronchus auf. Der endobronchiale Cuff bewirkt die Separation und den Verschluß der beiden Lungen voneinander,

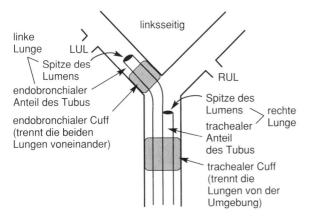
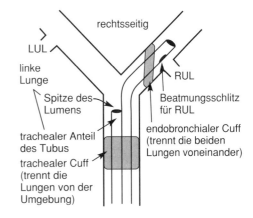

Abb. 9-3: Dieses schematische Diagramm zeigt die Grundzüge und Bestandteile von rechtsseitigen und linksseitigen **Doppellumentuben** (RUL = rechter Oberlappen, LUL = linker Oberlappen).

und der tracheale bewirkt die Separation und den Abschluß der Lungen von der Umgebung. Der endobronchiale Anteil des rechtsseitigen Doppellumentubus hat kurz vor der Spitze eine Öffnung, um die Ventilation des rechten Oberlappens sicherzustellen (Abb. 9-3), weil der rechte Hauptbronchus sehr kurz ist und nur wenig Platz zwischen Tubusspitze und bronchialem Cuff bleibt (siehe Abb. 9-20). Alle Doppellumenendotrachealtuben weisen zwei Biegungen auf, die um ungefähr 90° voneinander versetzt sind. Diese zwei Biegungen sollen die Plazierung der distalen Katheterspitze in den gewünschten Hauptbronchus erleichtern.

Die Doppellumentuben, die für die Lungenseparation und die Ein-Lungen-Beatmung verwendet werden, werden als Carlens-, White-, Bryce-Smith- und Robertshaw-Tuben bezeichnet. Der Robertshaw-Doppellumenendotrachealtubus ist der bei weitem am meisten verwendete, und der Robertshaw-Tubus aus Polyvinylchlorid hat den Robertshaw-Tubus aus rotem Gummi völlig ersetzt (der erstere ist leicht einzuführen, schneller zu positionieren und verursacht weniger Schleimhautschäden) (7). Deshalb wird der moderne Tubus aus Polyvinylchlorid im Detail beschrieben. Die anderen Doppellumentuben (die drei ersten genannten) werden selten verwendet (auch wenn einige Anästhesisten immer noch den Carlens-Tubus benutzen), sind hauptsächlich von historischem Interesse und werden hier nur kurz beschrieben.

Der linksseitige Carlens-Tubus (Abb. 9-4) war der erste Doppellumenendotrachealtubus, der für die Ein-Lungen-Ventilation verwendet wurde (8). Der Tubus besitzt einen Carina-Haken, um eine genaue Plazierung zu erleichtern und eine Bewegung des Tubus nach Plazierung zu minimieren. Mögliche Probleme durch die Carina-Haken umfassen größere Schwierigkeiten (mehr Rotationen) und vermehrte Larynxtraumen während der Intubation, Abscheren des Hakens während des Einführens, Fehllage des Tubus durch den Haken (siehe den Abschnitt «Sicherheitsspielraum beim Positionieren von Doppellumentuben») und Probleme bei der Durchführung einer Pneumonektomie (9). Deshalb bevorzugen einige Anästhesisten den Tubus ohne Haken. Der Tubus ist in vier Größen verfügbar: 41, 39, 37 und 35 French (was einem Innendurchmesser jedes Lumens von ungefähr 6,5, 6,0, 5,5 und 5,0 mm entspricht). Die Querschnittsfläche jedes Lumens ist oval, was die gelegentlich auftretenden Schwierigkeiten beim Einführen eines Absaugkatheters in das Lumen erklärt.

Der White-Tubus war im wesentlichen ein modifizierter rechtsseitiger Carlens-Tubus und wurde zur rechtsseitigen Intubation des Hauptbronchus verwendet (10). Der Cuff des rechten Hauptbronchus weist eine Öffnung auf, um die Ventilation des rechten Oberlappens sicherzustellen. Wie beim Carlens-Tubus kann sich das Absaugen gelegentlich schwierig gestalten und der Carina-Haken kann eine Vielzahl von Problemen verursachen.

Der Bryce-Smith-Tubus (Abb. 9-5) stellt eine weitere Modifikation des Carlens-Tubus dar und sollte Schädigungen des Larynx und des tracheobronchialen Baumes reduzieren (11). Er war ursprünglich zur Plazierung im linken Hauptbronchus gedacht, ein rechtsseitiger Tubus wurde bald darauf ebenfalls entwickelt (12). Der Cuff des rechten Hauptbronchus weist eine Öffnung auf, um die Ventilation des rechten Oberlappens zu gewährleisten. Diese Tuben besitzen keinen Carina-Haken und beide Lumen (anterior und posterior angeordnet) sind rund, was das Einführen eines Absaugkatheters erleichtert. Bryce-Smith-Doppellumenendotrachealtuben sind in drei Größen, entsprechend dem Innendurchmesser des Lumens, verfügbar: 7, 6,5 und 6 mm.

9.3.1.1 Robertshaw-Doppellumenendotrachealtuben

Original-Robertshaw-Doppellumenendotrachealtubus aus rotem Gummi

Der Original-Robertshaw-Doppellumentubus, der 1962 eingeführt wurde, wurde als wiederverwendbarer roter Gummitubus hergestellt (Abb. 9-6) (13). Dieser Tubus ist mit einem möglichst großen Lumen versehen, um den Atemwegswiderstand niedrig zu halten und das Entfernen von Sekretionen zu erleichtern. Die Lumen haben eine D-Form und liegen Seite an Seite, wie jene des Carlens-Tubus, sind aber

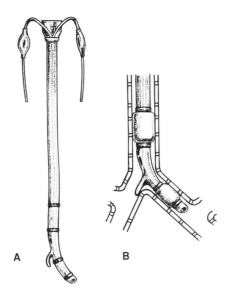

Abb. 9-4: A = Skizze des Carlens-Doppellumentubus. – B = Darstellung der Plazierung des Carlens-Tubus an der Carina. Beachte, daß das linke endobronchiale Lumen und der Carinahaken auf der Carina aufsitzen.

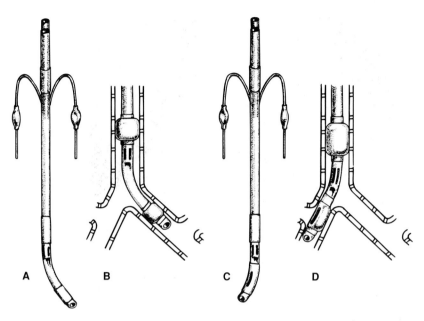

Abb. 9-5: **A** = Skizze eines linken Bryce-Smith-Doppellumentubus. – **B** = Darstellung der Plazierung des linken Bryce-Smith-Tubus an der Carina. – **C** = Skizze eines rechten Bryce-Smith-Tubus. – **D** = Darstellung der Plazierung eines rechten Bryce-Smith-Tubus an der Carina.

von größerem Ausmaß. Wie bei den anderen Doppellumenendotrachealtuben weist er zwei Biegungen auf (um 90° versetzt), die die Intubation und eine genaue endobronchiale Plazierung erleichtern. Sowohl ein rechtsseitiger als auch ein linksseitiger Tubus ist verfügbar, und das Fehlen eines Carina-Hakens erlaubt eine einfachere tracheale Intubation und vielleicht ein besseres korrektes Positionieren. Der rechtsseitige Tubus weist einen gefensterten endobronchialen Cuff auf, um die Ventilation des rechten Oberlappens zu gewährleisten. Dieser endobronchiale Cuff besitzt eine zusätzliche blockbare Fläche auf der nichtgefen-

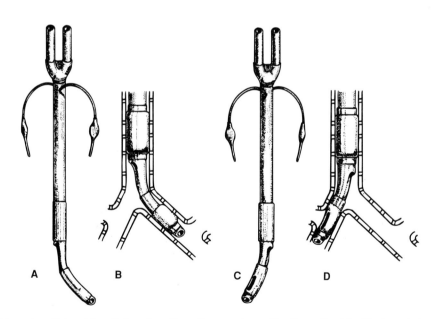

Abb. 9-6: **A** = Skizze eines linksseitigen Robertshaw-Doppellumentubus. – **B** = Darstellung der Plazierung eines linksseitigen Robertshaw-Tubus an der Carina. – **C** = Skizze eines rechtsseitigen Robertshaw-Doppellumentubus. – **D** = Darstellung der Plazierung eines rechtsseitigen Robertshaw-Tubus an der Carina.

sterten Seite oberhalb des Fensters, um einen besseren Verschluß zu erreichen (im Gegensatz zu den endobronchialen Cuffs der anderen rechtsseitigen Tuben, die diese zusätzliche blockbare Fläche nicht besitzen). Auf der gefensterten Seite ist das Aufblähen des endobronchialen Cuffs eingeschränkt. Die Form des rechten endobronchialen Cuffs bewirkt, daß das Fenster für den rechten Oberlappen flach gegen den Abgang des rechten Oberlappens zu liegen kommt. Wenn das Fenster für den rechten Oberlappen nicht exakt mit dem Abgang des rechten Oberlappens übereinstimmt, wird es zur Ventilation des rechten Oberlappens durch die Wand des rechten Hauptbronchus verlegt (und umgekehrt). Trotzdem wurde der Original-Robertshaw-Doppellumentubus wegen seiner vielen guten Möglichkeiten sehr schnell populär (14).

Robertshaw-Doppellumenendotrachealtubus aus Kunststoff

Der Typ des Robertshaw-Tubus wird heutzutage aus klarem, nichttoxischem, gewebefreundlichen Plastematerial hergestellt (Abb. 9-7). Die Tuben werden in den Größen 41, 39, 37, 35 und 28 French (der jeweilige Innendurchmesser entspricht ungefähr 6,5, 6,0, 5,5, 5,0 und 4,5 mm) produziert. Sie sind relativ einfach einzuführen und weisen adäquate Endlumina und Cuffanordnungen auf, so daß die Gefahr der Verlegungen des Lungenlappens minimal ist. Der endobronchiale Cuff ist blau gefärbt, was bei Verwendung eines Fiberbronchoskops sehr wichtig zur Identifizierung ist. Die Enden beider Lumen weisen eine schwarze röntgendichte Markierung auf, die für die Erkennung bei Verwendung eines Röntgenbildes wesentlich ist. Die Tuben besitzen High-volume-low-pressure Cuffs, sowohl tracheal wie endobronchial. Die schräge, «doughnut-artige» Form des endobronchialen Cuffs des rechtsseitigen Doppellumentubus ermöglicht das Aufeinanderliegen des Fensters zur Ventilation des rechten Oberlappens und des Abgangs des rechten Oberlappens, was die Möglichkeit der Obstruktion des rechten Oberlappens durch den Tubus minimiert. Die Durchsichtigkeit des Tubus ist hilfreich, weil dadurch die kontinuierliche Beobachtung des Atemzuges durch die Bewegung der Feuchtigkeitsniederschläge der Atemluft und die Beobachtung der Sekretionen jeder Lunge ermöglicht wird. Die Tuben werden zusammen mit biegsamen Mandrins verpackt und sind relativ einfach einzuführen und zu positionieren. Sie weisen ein großes Verhältnis von Innendurchmesser zu Außendurchmesser auf und ermöglichen daher ein relativ einfaches Absaugen. Ihnen sind besondere, nichthaftende Absaugkatheter beigepackt. Weiterhin bewirkt das große Verhältnis von Innen- zu Außendurchmesser einen relativ niedrigen Atemwegswiderstand. Aus diesen Gründen ist dieser Typ vom Robertshaw-Tubus der von den Anästhesisten bei weitem am meisten verwendete Doppellumenendotrachealtubus. Man kann erwarten, daß in naher Zukunft mehrere Firmen diese Art von Doppellumentubus herstellen werden.

Ein linksseitiger Doppellumenendotrachealtubus sollte für rechte Thorakotomien verwendet werden, die das Kollabieren der rechten und die Ventilation der linken Lunge erfordern (Abb. 9-8). Ein linksseitiger oder ein rechtsseitiger Tubus kann für linke Thorakotomien verwendet werden, die das Kollabieren der linken und die Ventilation der rechten Lunge erfordern (Abb. 9-8). Da beim rechtsseitigen Tubus die Öffnung, über die der rechte Oberlappen ventiliert wird, genau am Abgang des rechten Oberlappens liegen muß, um eine einwandfreie Ventilation dieses Oberlappens zu gewährleisten, und da es nicht selten anatomische Variationen der genauen Position des Abgangs des rechten Oberlappens und damit der Länge des rechten Hauptbronchus gibt (es sind sogar Anomalien bekannt, bei denen der rechte Oberlappen von der Trachea abgeht), birgt der Gebrauch eines rechtsseitigen Tubus beim Kollabieren der linken Lunge das Risiko einer inadäquaten Ventilation des rechten Oberlappens. Aus diesem Grund ist ein linksseitiger Tubus in den meisten Fällen, die eine Ein-Lungen-Ventilation erfordern, vorzuziehen. Falls ein Absetzen des linken Hauptbronchus notwendig ist, kann der Tubus in die Trachea zurückgezogen und dann in gleicher Weise wie ein normaler Tubus verwendet werden (Ventilation der rechten Lunge über beide Lumina [Abb. 9-8]). Kontraindikationen für den Gebrauch eines linksseitigen Doppellumentubus stellen Prozesse an der Carina und am proximalen linken Hauptbronchus dar, die bei der Passage des linksseitigen Tubus verletzt werden können. Diese Schädigungen beinhalten Strikturen, endoluminale Tumoren, tracheobronchiale Rupturen und Kompressionen des Luftweges von außen. Man sollte den größten Tubus benutzen, der die Epiglottis gut passiert, da ein relativ kleiner Doppellumentubus exzessive Cuff-Volumina zur vollständigen Abdichtung durch den endobronchialen Cuff erfordert (siehe die Diskussion über Probleme mit dem endobronchialen Cuff in Abschnitt 9.3.4 und Abb. 9-16) und Schwierigkeiten beim Absaugen von Sekretionen hervorrufen kann.

Zusammengefaßt läßt sich sagen, daß die neuen Robertshaw-Doppellumentuben aus Kunststoff, die bei weitem am meisten benutzten Doppellumentuben sind. Da ein rechtsseitiger Tubus das Risiko einer inadäquaten Ventilation des rechten Oberlappens beinhaltet, werden linksseitige wesentlich häufiger als rechtsseitige Tuben verwendet. In den weiteren Abschnitten dieses Kapitels werden das Einführen und die Lokalisation des linksseitigen Robertshaw-Doppellumentubus genau behandelt.

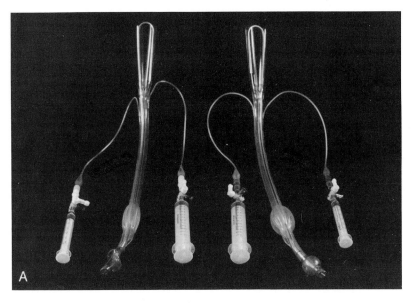

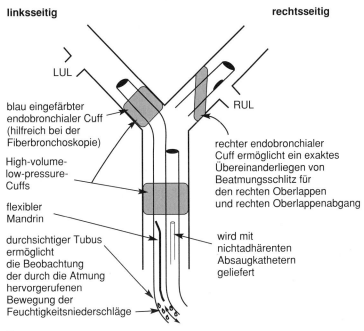

Abb. 9-7: A = links- und rechtsseitiger Robertshaw-Doppellumentubus als Einmaltubus. – B = Das schematische Diagramm zeigt die **Vorteile linksseitiger und rechtsseitiger, moderner Robertshaw-Doppellumenendobronchialtuben aus Kunststoff.** Es werden beide Lumina des linksseitigen Tubus gezeigt, wogegen beim rechtsseitigen Tubus nur das distale endobronchiale Lumen gezeigt ist.

9.3.2 Konventionelles Vorgehen bei Intubation mit einem Doppellumentubus

Vor der Intubation mit einem Doppellumentubus werden beide Cuffs und die Verbindungsstücke geprüft. Eine 3-ml-Spritze mit Arretierungsvorrichtung sollte auf das Ende des bronchialen Cuffschlauchs aufgesetzt werden, da eine exakte Blockung des bronchialen Cuffs selten mehr als 1–2 ml Luft benötigt. Auf den Schlauch des trachealen Cuffs wird eine 5- oder 10-ml-Spritze mit Arretierungsvorrichtung aufgesetzt. Da die High-volume-low-pressure-Cuffs leicht durch die Zähne beschädigt werden können, wird der distale Anteil des Tubus mit einem Gel ein-

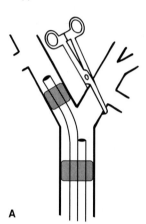
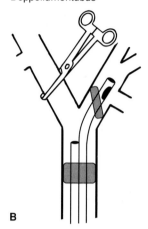
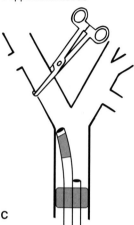

Abb. 9-8: Anwendung von linksseitigen und rechtsseitigen Doppellumentuben für linksseitige und rechtsseitige Eingriffe (siehe Klemme). Bei chirurgischen Eingriffen an der rechten Lunge sollte ein linksseitiger Doppellumentubus verwendet werden (A). Bei chirurgischen Eingriffen an der linken Lunge kann ein rechtsseitiger Doppellumentubus verwendet werden (B). Besteht jedoch Unsicherheit bezüglich der Ventilation des rechten Oberlappens, kann auch ein linksseitiger Doppellumentubus für chirurgische Eingriffe an der linken Lunge verwendet werden (C). Muß im Rahmen eines solchen Eingriffs eine Klemme hoch am linken Hauptstammbronchus plaziert werden, sollte der linke Endobronchialcuff abgelassen werden, der linksseitige Doppellumentubus in die Trachea zurückgezogen werden und die rechte Lunge über beide Lumina ventiliert werden (Verwendung als Einfachlumentubus).

gerieben (das ein Lokalanästhetikum enthalten sollte), um diese Möglichkeit zu minimieren. Erwartet man keine optimale Einstellmöglichkeit des Larynx, so wird der Mandrin, der mit dem Tubus verpackt ist, eingerieben, in das linke Lumen eingeführt und nach Wunsch gebogen. Der Patient wird dann anästhesiert und relaxiert, wie in Kapitel 8 beschrieben. Normalerweise bevorzugt man einen gebogenen MacIntosh-Spatel für die Laryngoskopie, da dieser ungefähr der Biegung des Tubus ähnelt und deshalb den größtmöglichen Raum für die Tubuspassage ermöglicht. Bei Patienten mit einem Überbiß oder einem sehr weit vorne liegenden Larynx stellt vielleicht ein gerader Spatel (Miller) die bessere Wahl dar.

Doppellumentuben mit Carina-Haken werden zuerst durch die Stimmritze eingeführt, wobei der Haken nach posterior gerichtet ist. Wenn die Spitze des Tubus die Stimmbänder passiert hat wird der Tubus um 180° gedreht, so daß der Haken nach anterior gerichtet durch die Glottis gleitet. Wenn die Tubusspitze und der Haken den Kehlkopf passiert haben, dreht man den Tubus um 90 Grad, so daß die Tubusspitze in den gewünschten Bronchus gleitet.

Den Robertshaw-Doppellumentubus führt man so ein, daß die distale Kurvatur zuerst konkav nach anterior zeigt (Abb. 9-9A). Nachdem die Tubusspitze den Kehlkopf passiert hat, wird unter weiterer Laryngoskopie der Mandrin (falls man ihn benutzt) zurückgezogen und der Tubus vorsichtig um 90° gedreht (so daß die distale Biegung nun konkav zur gewünschten Seite und die proximale Biegung konkav nach anterior gerichtet ist), um die endobronchiale Intubation der gewünschten Seite zu ermöglichen (Abb. 9-9B). Fortwährende Spitzenbetonung des Laryngoskops verhindert unter der Rotation des Tubus ein Zurückgleiten von hypopharyngealen Strukturen, und der Tubus wird bei der Drehung der distalen Tubusspitze um 90° nicht behindert. Wird die distale Tubusspitze nicht um 90° gedreht, während das proximale Ende um 90° rotiert, kommt es entweder zum Abknicken oder zum Verdrehen des Tubus und/oder es wird verhindert, daß das distale Ende des Lumens frei im Hauptbronchus liegt (d. h. daß der Tubus nicht gut der Bronchialwand anliegt). Nach der Drehung führt man den Tubus bis annähernd zu der Stelle ein, wo sich beide Lumen trennen (bei einer normal großen Person in der Nähe der Zahnreihe) und/oder ein leichter Widerstand die weitere Passage behindert, was anzeigt, daß sich die Tubusspitze in einem Hauptbronchus befindet (Abb. 9-9C). Doppellumenendotrachealtuben können auch über ein Tracheostoma eingeführt werden, obwohl daran erinnert sei, daß in dieser Situation der tracheale Cuff am Ende des Tracheostomas oder sogar außerhalb der Trachea zu liegen kommen kann (15, 16).

Wenn man glaubt, daß die Tubusspitze in endobronchialer Position liegt, werden folgende Tests angewendet, um eine gute Funktion des Tubus zu sichern. Der tracheale und endobronchiale Cuff werden aufgeblasen, bis man eine leichte Spannung des externen Kontrollballons tasten kann (der endobronchiale Cuff sollte mit nicht mehr als 2 bis 3 ml Luft geblockt werden). Dann werden mehrere Atemhübe mit positivem Druck ausgeführt und der Brustkorb beidseits abgehört, um eine korrekte Lage des Tubus in der Trachea und die Ventilation beider Lungen zu sichern (Abb. 9-9C). Zusätzlich zur direkten Beobachtung der Tubuspassage durch die Stimmbänder wird die genaue Lage des Tubus überprüft, indem man den Atembeutel während der Beatmung fühlt und beobachtet und sich vergewissert, daß dieser die normale Compliance und Beweglichkeit aufweist, die Pulsoxymetriewerte und endtidalen CO_2-Werte normal bleiben und vielleicht der tracheale Cuff am Hals zu tasten ist. Wenn man nur einseitige Atemgeräusche oder nur einseitige Bewegungen des Brustkorbs wahrnimmt, ist zu vermuten, daß beide Lumen des Tubus in einem Hauptbronchus liegen (wenn beide Lumen im linken Hauptbronchus liegen, kann es eine ösophageale Intubation vortäuschen). In dieser Situation sollte man die Cuffs schnell entblocken, den Tubus 1 bis 2 cm zurückziehen, die Cuffs blocken und beatmen, bis beidseitige Atemgeräusche zu hören sind. Falls man keine beidseitigen Atemgeräusche hören kann und der Tubus schon deutlich zurückgezogen worden ist, so muß man den gesamten Intubationsvorgang wiederholen, beginnend mit der Sauerstoffbeatmung über Maske, Laryngoskopie und Wiedereinführung des Doppellumentubus durch die Stimmbänder. Nimmt man beidseitige Atemgeräusche wahr, wird eine Seite abgeklemmt und die Atemgeräusche und die Bewegung des Brustkorbs sollten auf der ipsilateralen Seite sistieren und auf der kontralateralen Seite weiter bestehen. Als nächstes ist die abgeklemmte Seite wieder zu öffnen und die Atemgeräusche und die Bewegung des Brustkorbs sollte auf dieser Seite wieder auftreten. Während des einseitigen Abklemmens vergleicht man die Atemgeräusche der ventilierten Seite und schätzt sie gegen die einseitigen Bewegungen der Thoraxwand sowie das inspiratorische Verschwinden und das exspiratorische Erscheinen der Feuchtigkeitsniederschläge des Atemgases in dem durchsichtigen Tubus der ventilierten Seite ab (Abb. 9-10). Zusätzlich sollte die Compliance der Lunge durch Handbeatmung beurteilt werden. Das einseitige Abklemmen und Wieder-

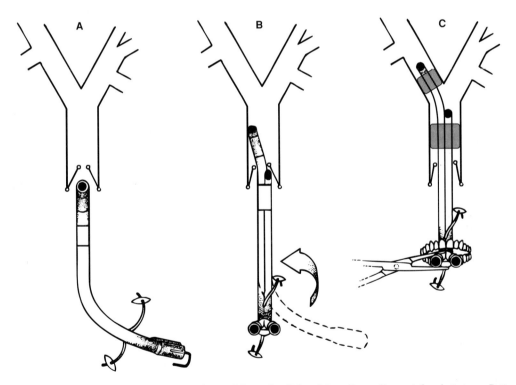

Abb. 9-9: Dieses schematische Diagramm zeigt **das Einführen des linksseitigen Doppellumentubus** bei einem Patienten in Rückenlage. – **A** = distale Kurvatur nach anterior-konkav und proximale Kurvatur nach proximal-rechts-konkav und in einer Ebene parallel zum Boden. Der Tubus wird durch die Stimmbänder eingeführt, bis der linke Cuff die Stimmbänder passiert. Der Mandrin wird entfernt. – **B** = Der Tubus wird um 90° gegen den Uhrzeigersinn gedreht, so daß die distale Kurvatur nach anterior-konkav und die proximale Kurvatur nach links-konkav in einer Ebene parallel zum Boden liegt. – **C** = Der Tubus wird weiter eingeführt, bis entweder ein leichter Widerstand gegen das weitere Einführen auftritt oder das Ende der gemeinsamen Umhüllung der Lumina in der Höhe der Zahnreihen liegt. Danach werden beide Cuffs entfaltet und beide Lumina ventiliert. Schließlich wird eine Seite abgeklemmt, während die andere Seite beatmet wird, und umgekehrt (siehe Text).

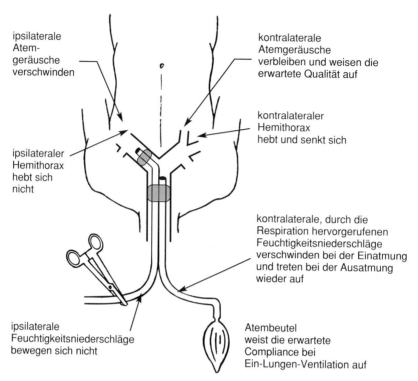

Abb. 9-10: Dieses schematische Diagramm zeigt die **Situation bei unilateralem Abklemmen bei korrekter Position des Doppellumentubus.**

eröffnen ist dann auf der Gegenseite zu wiederholen, um eine adäquate Trennung der Lungen sowie ein exaktes Abdichten der Cuffs sicherzustellen.

Kürzlich wurde ein neuer Adapter für Doppellumentuben beschrieben, der es erlaubt, daß jedes Lumen einzeln und unabhängig von Diskonnektionen des Luftweges und/oder äußerer Abklemmanövern durch einfaches Drehen einer Scheibe in die gewünschte Position gebracht wird (entweder zum Beatmungsgerät oder zur Atmosphäre geöffnet oder komplett geblockt) (Abb. 9-11) (17). Je nach Scheibenstellung kann man die eine Lunge beatmen oder zur Atmosphäre hin offen lassen, während man auf die andere Lunge PEEP oder CPAP anwendet, sowie diese Lunge gleichzeitig bronchoskopieren und/oder absaugen. Dieser Adapter erleichtert die Überprüfung der Lungenseparation genauso wie alle anderen Maßnahmen bei der Ein-Lungen-Ventilations-Anästhesie, die von einer modernen Anästhesietechnik gefordert werden (siehe Kapitel 11).

Zusammenfassend kann man sagen: Wenn ein Doppellumenendotrachealtubus in korrekter Lage positioniert worden ist, sind die Atemgeräusche normal und entsprechen dem erwarteten einseitigen Muster bei einseitiger Abklemmung: Der Brustkorb hebt und senkt sich in Übereinstimmung mit den Atemgeräuschen, die beatmete Lunge weist eine entsprechende Compliance auf, es sind keine Lecks vorhanden und der Feuchtigkeitsniederschlag des Atemgases erscheint und verschwindet mit jedem Atemhub (Abb. 9-10). Im Gegensatz dazu können, wenn der Doppellumenendotrachealtubus nicht korrekt liegt, einige oder alle nachfolgenden Faktoren auftreten: Die Atemgeräusche sind schwach und korrelieren schlecht mit dem einseitigen Abklemmen, die Bewegungen des Brustkorbs entsprechen nicht dem erwarteten Muster, die ventilierte Lunge weist eine schlechte Compliance auf, Lecks können vorhanden sein, oder der Feuchtigkeitsniederschlag des Atemgases im durchsichtigen Tubusteil ist relativ gleichbleibend. Sehr wichtig ist es, sich zu vergegenwärtigen, daß, auch wenn man glaubt, den Doppellumentubus auf Grund von klinischen Zeichen korrekt positioniert zu haben, eine anschließende fiberoptische Bronchoskopie in 48% der Fälle eine Fehllage aufdeckt (18).

Wenn man auf Grund klinischer Zeichen vermutet, daß der Doppellumenendotrachealtubus nicht korrekt liegt, so ist es theoretisch möglich, die Fehllage durch eine Kombination von mehreren einseitigen Abklemmversuchen, Auskultationen des Brustkorbs und mehreren Blockungen – Endblockungen des linken endobronchialen Cuffs – genauer zu diagnostizieren (Abb. 9-12). Bei der Verwendung eines linksseitigen Doppellumenendotrachealtubus gibt es drei mögliche häufige Fehllagen: zu weites Vorschieben auf die linke Seite (beide Lumen im linken Hauptbronchus), ein zu geringes Vorschieben (beide Lumen in der Trachea) und Einführung in den rechten Hauptbronchus (zumindest das linke Lumen befindet sich im rechten Hauptbronchus). Wenn die rechte Seite (trachealer Cuff) abgeklemmt wird und der Tubus zu weit nach links eingeführt worden ist, werden Atemgeräusche nur auf der linken Seite gehört. Wenn der Tubus sich zu weit außerhalb befindet und man die rechte Seite abklemmt, hört man beiderseits Atemgeräusche. Ist der Tubus auf die rechte Seite geraten und rechtsseitig abgeklemmt, werden Atemgeräusche nur auf der rechten Seite gehört. Wenn die linke Seite abgeklemmt und der linke endobronchiale Cuff geblockt wird, wird das rechte Lumen durch den linken Cuff bei allen drei Fehllagen blockiert. Folgerichtig kann man, wenn die linke Seite abgeklemmt und der linke Cuff geblockt wird, beidseits keine oder sehr abgeschwächte Atemgeräusche bei allen drei Fehllagen hören. Wird die linke Seite abgeklemmt und der linke Cuff entblockt, so daß das rechte Lumen nicht mehr durch den linken Cuff blockiert wird, hört man Atemgeräusche auch auf der linken Seite. Atemgeräusche werden nur auf der rechten Seite wahrgenommen, wenn der Tubus auf die rechte Seite eingeführt worden ist. Durch das Blocken/Entblocken des linken Cuffs erhält man entscheidende diagnostische Hinweise auf die exakte Position des rechten trachealen Lumens, indem man es durch den linken Cuff blockt und wieder freigibt.

Es gibt jedoch verschiedene Situationen, bei denen einseitiges Abklemmen, Auskultieren und Blocken bzw. Entblocken des Cuffs zur Überprüfung der Vollständigkeit der Lungenseparation entweder nicht zuverlässig oder nicht möglich ist:

1. Wenn der Patient sich in Seitenlage befindet, die Haut desinfiziert und mit sterilen Tüchern abgedeckt worden ist, besteht für den Anästhesisten

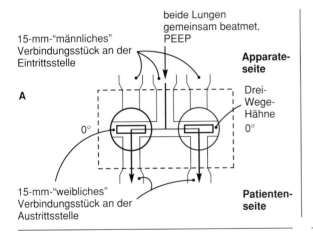

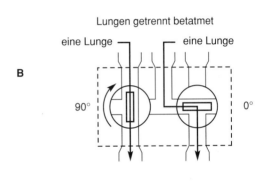

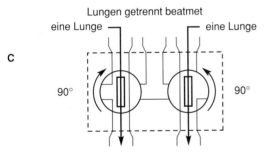

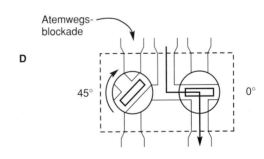

Abb. 9-11: Adapter und mögliche Adaptereinstellungen. – **A** = Auf der Geräteseite des Doppellumentubusadapters sind drei Eintrittsstellen, jede mit einem 15 mm – «männlichen» – Konnektor versehen. Auf der Patientenseite des Doppellumentubusadapters sind zwei Austrittsstellen, jede mit einem 15 mm – «weiblichen» – Konnektor versehen. Jede Austrittsstelle konnektiert mit einem der beiden Lumina des Tubus. Wenn die zwei Wegehähne (Kreise) in horizontaler Position stehen (Rechtecke innerhalb der Kreise) (0°) ist die zentrale Eintrittsstelle mit beiden Austrittsstellen verbunden. Dieser Weg kann zur Ventilation und Verabreichung von PEEP für beide Lungenhälften verwendet werden (schwarzer Pfeil). – **B** = Nach Drehung eines Wegehahns um 90° in vertikaler Position, so daß eine der lateralen Eintrittsstellen mit der ipsilateralen Austrittsstelle verbunden ist, kann eine Lunge ventiliert (mit oder ohne PEEP), CPAP ausgesetzt, abgesaugt oder mit einem fiberoptischen Bronchoskop über diesen Weg eingesehen werden, während die andere Lunge über die zentrale Eintrittsstelle behandelt wird. – **C** = Stehen beide Wegehähne in vertikaler Position, können beide Lungenhälften differenziert und separat über die lateralen Eintritts-Austritts-Stellen behandelt werden. – **D** = Steht einer der beiden Wegehähne auf 45°, besteht keine Verbindung zwischen Eintritts- und Austrittsstelle (Atemwegsblockade).

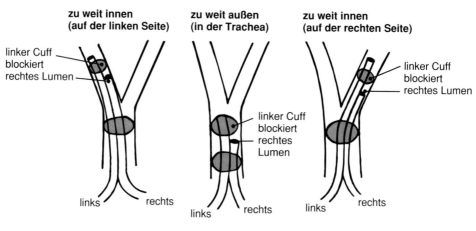

Abb. 9-12: Es gibt drei wichtige **Fehlpositionen eines linksseitigen Doppellumenendotrachealtubus.** Der Tubus kann linksseitig zu tief (beide Lumina im linken Hauptstammbronchus), zu wenig tief (beide Lumina in der Trachea) oder aber im rechten Hauptstammbronchus liegen (mindestens das linke Lumen befindet sich im rechten Hauptstammbronchus). Bei allen drei Fehlpositionen kann der linke Cuff bei Aufblähen das rechte Lumen komplett verlegen. Inflation und Deflation des linken Cuffs bei Abklemmen des linken Lumens führt zu einem Atemgeräusch zur Differentialdiagnose der Tubusfehllage (siehe Text) ($\downarrow$ = vermindert).

keine Zugangsmöglichkeit mehr zur Thoraxwand, womit es nicht mehr möglich ist, den Brustkorb abzuhören.

2. Das Vorbestehen einer einseitigen oder zweiseitigen Lungenerkrankung, die entweder schon vor Anästhesie und Operation bestanden hat oder durch die Anästhesie ausgelöst worden ist, kann die Aussagemöglichkeiten der Auskultation des Brustkorbs deutlich herabsetzen.
3. Es ist möglich, daß die Diagnose der exakten Tubuslage erschwert ist, wenn der Tubus nur geringgradig fehlpositioniert ist.
4. Der Tubus kann durch Ereignisse wie Husten, Umlagerung in Seitenlage und Manipulationen an der Trachea sowie Retraktion des Hilus durch den Chirurgen verschoben werden. Schließlich vermehrt eine Kombination der oben angeführten Umstände die Unsicherheit über die genaue Lage des Doppellumentubus. Diese Unsicherheit läßt sich ausräumen, wenn man zur Bestimmung der genauen Position des Doppellumentubus ein Fiberbronchoskop benutzt (siehe unten).

9.3.3 Gebrauch des Fiberbronchoskops bei der Einführung des bronchialen Lumens eines Doppellumentubus in einen Hauptbronchus

Das Einführen des bronchialen Lumens eines Doppellumentubus in den gewünschten Hauptbronchus kann durch den Gebrauch eines Fiberbronchoskops erleichtert werden (Abb. 9-13). Der Doppellumentubus wird zuerst in konventioneller Art und Weise in die Trachea eingeführt (Laryngoskopie, manuelle Tubuseinführung), bis der tracheale Cuff gerade die Stimmbänder passiert. Dann wird der tracheale Cuff geblockt, und beide Lungen werden über beide Lumen beatmet (Verwendung des Doppellumentubus als normaler Tubus). Ein Kinderfiberbronchoskop kann dann, durch eine selbstabdichtende Membran im Verbindungsstück zum bronchialen Lumen (das die Anwendung einer kontinuierlichen Beatmung mit positivem Druck durch das Lumen um das Fiberbronchoskop herum ermöglicht), in das bronchiale Lumen eingeführt und in den gewünschten Hauptbronchus vorgeschoben werden. Der tracheale Cuff wird dann entblockt, und das bronchiale Lumen über das Fiberbronchoskop in den gewünschten Hauptbronchus vorgeschoben. Anschließend entfernt man das Fiberbronchoskop aus dem bronchialen Lumen und führt es in das tracheale Lumen ein, um die exakte Position des Doppellumentubus zu bestimmen (siehe den folgenden Abschnitt).

Alternativ dazu kann, wenn sich der Doppellumentubus in der Trachea befindet, das Fiberbronchoskop, durch eine selbstabdichtende Membran im Verbindungsstück zum trachealen Lumen (das die Anwendung einer kontinuierlichen Beatmung mit positivem Druck durch das Lumen um das Fiberbronchoskop herum erlaubt), in das tracheale Lumen eingeführt und bis knapp oberhalb der Carina vorgeschoben werden. Sobald die Carina und die Abgänge der beiden Hauptbronchien eingesehen werden, schiebt man den Doppellumentubus vor und paßt dabei die seitliche Rotation so an, daß das linke Lumen in den linken Hauptbronchus gelangt. Eine endgültige genaue Lagebestimmung (siehe den nachfolgenden Abschnitt) kann durch das im trachealen Lumen verbleibende Fiberbronchoskop vorgenommen werden.

9.3.4 Gebrauch des Fiberbronchoskops zur Bestimmung der genauen Lage des Doppellumentubus

Wie schon weiter oben erwähnt, wird durch eine Fiberbronchoskopie, auch wenn man auf Grund klinischer Zeichen glaubt, daß sich der Doppellumentubus in korrekter Lage befindet, in 48% der Fälle eine Fehllage aufgedeckt (18). Tatsächlich kommt es in 25% der Fälle zu intraoperativen Problemen beim Kollabieren der nichtabhängigen Lunge, beim Ventilieren der abhängigen Lunge oder bei der vollständigen Separation beider Lungen, wenn die Lage des Doppellumentubus nur auf Grund klinischer Zeichen überprüft wird (19). Die genaue Lage eines linksseitigen Doppellumenendotrachealtubus kann jederzeit in weniger als einer Minute durch das einfache Einführen eines Kinderbronchoskops durch das tracheale Lumen des Doppellumentubus festgestellt werden. Nur selten ist es notwendig, das Fiberbronchoskop auch in das linke endobronchiale Lumen einzuführen. Bei der Verwendung eines linksseitigen Doppellumentubus sollte man bei der Endoskopie durch das rechte (tracheale) Lumen einen guten Einblick auf

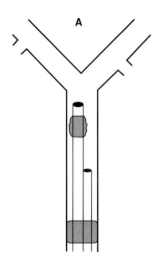 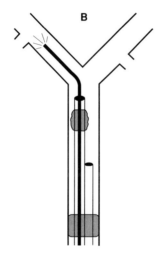 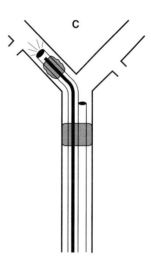

A: Einführen des Doppellumentubus in die Trachea in konventioneller Weise und Beatmung beider Lungen

B: Vorschieben des Fiberbronchoskops durch das linke Lumen in den linken Hauptbronchus

C: Vorschieben des Doppellumentubus über das Fiberbronchoskop, bis das linke Lumen im linken Hauptbronchus liegt

Abb. 9-13: Dieses schematische Diagramm zeigt die **Anwendung des fiberoptischen Bronchoskops über einen linksseitigen Doppellumentubus.** – **A** = Der Tubus wird auf konventionelle Weise in die Trachea eingeführt, und beide Lungen werden über beide Lumina beatmet. Das fiberoptische Bronchoskop wird über das linke Lumen des Doppellumentubus über eine dicht sitzende Schleuse im Ellbogenkonnektor des linken Lumens eingeführt. Dies gestattet eine weitere positive Druckbeatmung für beide Lungenhälften ohne Leckage. – **B** = Nach Passage des fiberoptischen Bronchoskops in den linken Hauptstammbronchus wird es als Führungsinstrument für das nachfolgende linke Lumen verwendet (C). Das fiberoptische Bronchoskop wird daraufhin entfernt. Schließlich wird die korrekte Position des Doppellumentubus durch fiberoptische Überprüfung im rechten Lumen erreicht (siehe Abb. 9-14).

die Carina, das linke Lumen, das nach links abgeht, und auf die Oberfläche des linken endobronchialen Cuffs knapp unterhalb der Carina haben (Abb. 9-14 und 9-15). (Die Bedeutung, die Oberfläche des linken endobronchialen Cuffs unterhalb der Carina zu sehen, wird im folgenden Abschnitt nachdrücklich betont.) Es ist wichtig, daß die Luftmenge, die benutzt wird, um den linken endobronchialen Cuff zu blokken, keine endobronchiale Cuffhernie über die Carina hinweg hervorruft oder die Carina nach rechts verschiebt (Abb. 9-15 und 9-16). Sowohl eine Cuffhernie als auch eine Verschiebung der Carina kann leicht wahrgenommen werden, indem man durch das tracheale Lumen hineinschaut. Schaut man in das linke Lumen hinein, was manchmal bei der Einführung eines linksseitigen Doppellumentubus mit einem Fiberbronchoskop geschieht (siehe Abschnitt 9.3.3, unmittelbar oberhalb) und routinemäßig in allen Fällen einer bronchopulmonalen Lavage durchgeführt wird, bei der eine genaue Tubuslage und ein vollständiges Abdichten durch den Cuff extrem wichtig sind), so sollte der Endoskopiker die sehr geringe Einengung des linken Tubuslumens (bedingt durch den Druck des endobronchialen Cuffs) ebenso sehen, wie den Abgang zum linken Oberlappen unterhalb des Endes des Tubus (Abb. 9-15). Exzessive Einengungen des linken Lumens (bedingt durch exzessiven Druck des linken Cuffs) dürfen nicht auftreten (Abb. 9-16). Neben den wesentlichen Fehllagen des Tubus stehen die wichtigen unerwünschten Tatsachen, die man bei der Endoskopie finden kann, im Zusammenhang mit exzessivem Blocken des linken Cuffs und exzessivem Cuff-Druck, mit einer Cuff-Hernie über die Carina hinweg, mit einer Verdrängung der Carina nach rechts (beides kann den bronchialen Abgang des rechten Hauptbronchus blockieren und die Ventilation der rechten Lungen beeinträchtigen) und mit einer exzessiven Zusammenziehung des linken Lumens (Invagination), die die Ventilation der linken Lung beeinträchtigen kann (Abb. 9-16) (20). Wird ein inadäquater zu kleiner Tubus benutzt, kann zusätzlich das große Volumen des endobronchialen Cuffs, das für eine endobronchiale Abdichtung erforderlich ist, den ganzen Doppellumentubus in kraniale Richtung verschieben und so die bronchiale Abdichtung sehr erschweren (21).

Benutzt man einen rechtsseitigen Doppellumentubus, und schaut durch das linke (tracheale) Lumen, so sollte der Endoskopiker einen guten Einblick auf die Carina und das nach rechts abgehende rechte Lumen haben (Abb. 9-17A). Die Oberseite des rechten endobronchialen Cuffs kann eventuell unterhalb der Carina nicht sichtbar sein. Schaut man durch das rechte Lumen, so sollte eine sehr leichte Einengung des rechten Lumens ebenso – wie unmittelbar vor Ende des Tubus – der Abgang des rechten Oberlappens zu sehen sein. Es ist sehr wichtig, daß der Endoskopiker die Öffnung für die Ventilation des rechten Oberlappens lokalisiert und es möglich ist, durch einfaches Bewegen der Spitze des Fiberbronchoskops nach oben durch diese Öffnung direkt in den Abgang des rechten Oberlappens einzusehen (Abb. 9-17B). Die Öffnung für die Ventilation des rechten Oberlappens sollte der Bronchialschleimhaut nicht aufliegen und die Bronchialschleimhaut in keinem Fall einen Teil der Öffnung für die Ventilation des rechten Oberlappens bedecken. Die Tatsache, daß nur ein geringer Spielraum für die Positionierung der oben genannten Öffnung auf den Abgang des rechten Oberlappens besteht, wird im folgenden Abschnitt nachdrücklich betont.

Die Öffnung für die Ventilation des rechten Oberlappens kann man am besten durch das Erkennen der röntgendichten Markierung des bronchialen Lumens lokalisieren. Diese Markierung erscheint entweder als weiße oder schwarze Linie auf der Innenseite des bronchialen Lumens, die am proximalen Ende der Öffnung für die Ventilation des rechten Oberlappens endet. Der Endoskopiker wird direkt zur Öffnung für die Ventilation des rechten Oberlappens geführt, indem er einfach der röntgendichten Markierung folgt.

Nach der Erfahrung des Autors zeigen in 8 von 10 Fällen die klinischen Zeichen (Atemgeräusche, Bewegungen des Brustkorbs, Compliance der Lunge, Bewegung des Feuchtigkeitsniederschlags des Atemgases) an, daß die Lungen offensichtlich korrekt und ohne jeden Zweifel komplett getrennt sind, wenn der Doppellumentubus bei Patienten in Rückenlage eingeführt worden ist. Angesichts der Tatsache jedoch, daß man bei 48% der Doppellumentuben in Rückenlage eine Fehlpositionierung finden kann, obwohl klinische Zeichen nicht auf Probleme hindeuten (18), ist es sicher ratsam, die Lage des Tubus mit einem Fiberbronchoskop in Rückenlage zu kontrollieren

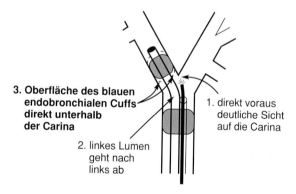

Abb. 9-14: Dieses schematische Diagramm zeigt die **Verwendung eines fiberoptischen Bronchoskops über das rechte Lumen zur Überprüfung der Position eines linksseitigen Doppellumentubus.** Es sollte die Carina deutlich und direkt voraus zu sehen sein, das linke Lumen tritt in den linken Hauptstammbronchus ein und – am wichtigsten – die obere Oberfläche des blauen, linken Endobronchialcuffs sollte direkt unterhalb der Carina liegen.

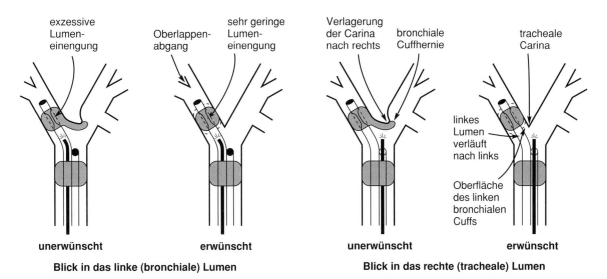

Abb. 9-15: Dieses schematische Diagramm zeigt das komplette **Bild einer fiberoptischen Bronchoskopie bei linksseitigen Doppellumentuben.** Wurde das Bronchoskop über das rechte Lumen des linksseitigen Tubus eingeführt, sollte ein klares Bild der trachealen Carina und der oberen Oberfläche des (blauen), linken Endobronchialcuffs direkt unterhalb der Carina zu sehen sein. Exzessiver Druck im Endobronchialcuff, wie er sich durch Abweichung der Carina nach rechts und Hernienbildung des Endobronchialcuffs über die Carina darstellt, sollte vermieden werden. Wird das Bronchoskop über das linke Lumen des linksseitigen Tubus eingeführt, sollte der Untersucher eine leichte Einengung des linken Lumens und ein klares Bild der bronchialen Carina direkt voraus in einiger Entfernung sehen. Eine exzessive Einengung des linken Lumens sollte vermieden werden.

(besonders, wenn man bedenkt, daß dieser Vorgang weniger als eine Minute Zeit erfordert). Auch wenn dabei nichts entdeckt wird, gibt dieser Vorgang dem Endoskopiker doch die Möglichkeit, sich mit der Anatomie des Patienten vertraut zu machen und erleichtert die wesentlich wichtigere Endoskopie nach Umlagerung des Patienten in Seitenlage. In etwa zwei von zehn Fällen bestehen Zweifel über die korrekte Tubusposition in Rückenlage, und bei diesen Patienten wird immer die Fiberbronchoskopie dazu benutzt, die Fehllage des Doppellumentubus zu korrigieren. Die Fiberbronchoskopie wird regelmäßig angewendet, um die Lage des Doppellumentubus nach Umlagerung des Patienten in Seitenlage zu bestimmen. Natürlich ist darauf zu achten, daß eine Verschiebung des Tubus während des Umlagerns verhindert wird, indem man den Tubus auf dem Niveau der Zahnreihe festhält und den Kopf absolut fixiert in einer neutralen oder leicht gebeugten Lage beläßt. Eine Reklination des Kopfes verursacht u. U. eine Bewegung des Tubus nach kopfwärts, die in einer Extubation resultieren kann. Es ist möglich, daß eine Flexion des Kopfes eine Bewegung des Tubus Richtung kaudal bewirkt, die in einer Obstruktion des Oberlappens oder in einem Vorgleiten beider Lumen in einen Hauptbronchus enden kann (siehe den nächsten Abschnitt) (22, 23).

Schließlich benutzt man das Fiberbronchoskop während dieses Vorgangs immer dann, wenn die genaue Lage des Tubus fraglich ist. Das geschieht nicht selten und wird gewöhnlich durch chirurgische Manipulationen und durch Zug am Hilus, an der Carina oder an der Trachea verursacht.

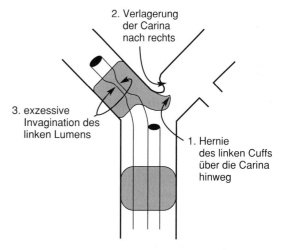

Abb. 9-16: Ein **exzessives Blähen des linken Cuffs eines linksseitigen Doppellumentubus** kann eine verschlechterte Ventilation sowohl der rechten wie der linken Lunge herbeiführen. Rechtsseitig geschieht dies über eine Hernienbildung über die tracheale Carina und durch Carinadeviation nach rechts, linksseitig durch Invagination des linken Lumens durch exzessiven Druck.

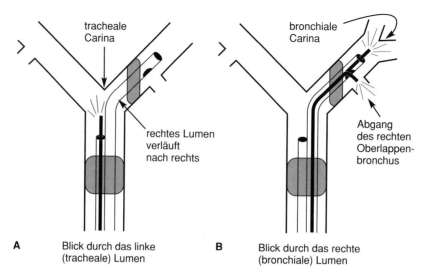

Abb. 9-17: Dieses schematische Diagramm zeigt die **Verwendung eines fiberoptischen Bronchoskops zur Lokalisation eines rechtsseitigen Doppellumentubus.** – A = Nach Passage des fiberoptischen Bronchoskops durch das linke (tracheale) Lumen sollte der Untersucher ein klares Bild der trachealen Carina und des rechten Lumens, das in den rechten Hauptstammbronchus abgeht, sehen. – B = Nach Passage des fiberoptischen Bronchoskops durch das rechte (bronchiale) Lumen sollte der Untersucher die bronchiale Carina in einiger Entfernung sehen. Wird das Bronchoskop nach kranial gebogen und durch die Öffnung für den rechten Oberlappen vorgeführt, sollte die Mündung des rechten Oberlappenbronchus zu sehen sein.

9.3.4.1 Sicherheitsspielraum beim Legen von Doppellumentuben

Ein korrekt gelegter Doppellumentubus verursacht keine Obstruktion eines zuführenden Luftwegs. In diesem Abschnitt wird die Länge des Trachealbaums, über den verschieden große und unterschiedlich angefertigte Doppellumentuben eingeführt und korrekt positioniert werden können, bei männlichen und weiblichen Erwachsenen erörtert. Diese Länge bezeichnet man als Sicherheitsspielraum (24).

Linksseitige Doppellumentuben

Die gerade noch akzeptierbare Lage eines linksseitigen Doppellumentubus besteht, wenn der linke endobronchiale Cuff sich unmittelbar unterhalb der Carina befindet. Sollte ein linksseitiger Doppellumentubus etwas weiter herausgezogen werden, wird der linke endobronchiale Cuff die Trachea und den rechten Hauptbronchus verlegen (Abb. 9-18A). Im Gegensatz dazu ist die Lage eines Tubus gerade noch akzeptierbar, wenn sich das distale Ende des linken Lumens auf der Höhe des linken Oberlappens befindet, weil ein weiteres Vorschieben den linken Oberlappen verlegen wird (Abb. 9-18B). Der Sicherheitsspielraum beim Legen eines linksseitigen Doppellumentubus besteht zwischen diesen beiden gerade noch akzeptierbaren Positionen.

Der Sicherheitsspielraum für linksseitige Doppellumentuben läßt sich quantitativ wie folgt analysieren (Abb. 9-19): Bei einem linksseitigen Doppellumentubus wird die Strecke zwischen dem rechten und dem linken Lumenende als B, die Strecke zwischen dem proximalen Ende des linken Cuffs und der Spitze des linken Lumens als A bezeichnet. Die Länge des linken Hauptbronchus ist LMS. Der Sicherheitsspielraum eines linksseitigen Doppellumentubus ergibt sich aus LMS−A.

Die LMS-Werte, bei männlichen und weiblichen Leichen bestimmt, betragen 54 ± 7 mm und 50 ± 7 mm (Abb. 9-20A) (25). Die in vivo bronchoskopisch bestimmten LMS-Werte belaufen sich, bei Männern und Frauen auf 50 ± 7 mm bzw. 45 ± 7 mm, bei einer geringen klinischen und statistisch signifikanten Korrelation mit der Körpergröße (Abb. 9-21) (24). Man kann feststellen, daß zwischen den Studien an Leichen und der Situation in vivo ein großer Längenunterschied und eine sehr große Standardabweichung besteht. Da die Studien an Leichen eine wesentlich größere Fallzahl beinhalten als die Studien, bei denen Patienten in vivo bronchoskopiert worden sind, benutzt die folgende Analyse die LMS-Werte, die durch Studien an Leichen festgestellt worden sind.

Tabelle 9-2 zeigt die Mittelwerte der Strecken (mm) A und B und den Sicherheitsspielraum (LMS − A) für unterschiedliche linksseitige Doppellumentuben bei Männern und Frauen. Dieser bewegt sich zwischen 12−29 mm. In Abbildung 9-22A ist ein Beispiel einer normalen Situation beim Gebrauch eines 37 French großen, linksseitigen, durchsichtigen Kunststoffdoppellumentubus bei einer Frau von

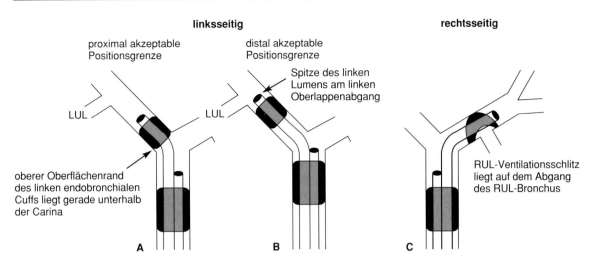

Abb. 9-18: Dieses schematische Diagramm zeigt **Grenzbereiche akzeptabler Positionen von Doppellumentuben** sowohl linksseitig wie rechtsseitig. – **A** = Die proximale Akzeptanzgrenze eines linksseitigen Tubus ist erreicht, wenn die craniale Oberfläche des linken Endobronchialcuffs direkt unterhalb der trachealen Carina liegt, da ein weiteres Zurückziehen zu einer Blockade des rechten Hauptstammbronchus durch den linken Endobronchialcuff führen würde. – **B** = Die distale Akzeptanzgrenze eines linksseitigen Doppellumentubus ist erreicht, wenn die Spitze des linken Lumens am linken Oberlappen (LUL) liegt, da ein weiteres Vorführen zu einer Blockade des linken Oberlappens durch das linke Lumen führen würde. – **C** = Für einen rechtsseitigen Doppellumentubus gibt es keine akzeptablen Positionsabweichungen, da es nur eine Position gibt, bei der der rechte Oberlappen (RUL) ausreichend über die anliegende Mündung ventiliert werden kann.

durchschnittlicher Körpergröße dargestellt. Wenn der linke endobronchiale Cuff direkt unterhalb der Carina plaziert ist und man durchschnittliche Werte für den Doppellumentubus und LMS verwendet, beträgt der Sicherheitsspielraum 21 mm. Ist jedoch die Entfernung zwischen der Spitze des rechten und des linken Lumens bei dem durchsichtigen Plastiktubus (69 mm) länger als die Länge des linken Hauptbronchus (50 mm), ist es bei diesem typischen Beispiel möglich, daß sich das rechte Lumen oberhalb der Carina befindet, während die Spitze des linken Lumens den linken Oberlappen verlegt (Abb. 9-22B). Abbildung 9-23 zeigt ein postoperatives Röntgenthoraxbild eines Patienten, der sich einer Lobektomie des rechten Oberlappens unterziehen mußte und demonstriert folgendes Problem: Ein linksseitiger Dop-

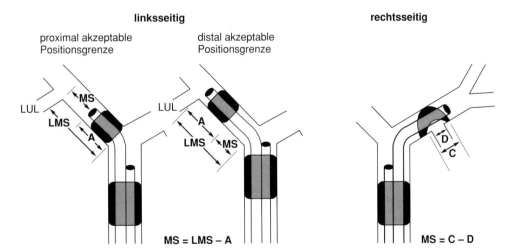

Abb. 9-19: Dieses schematische Diagramm zeigt die **Sicherheitsgrenzen (MS) bei der Position sowohl linksseitiger wie rechtsseitiger Doppellumentuben** (LUL = linker Oberlappen, RUL = rechter Oberlappen, A = Abstand zwischen kranialer Oberfläche des linken Cuffs zur Spitze des linken Lumens, LMS = Länge des linken Hauptstammbronchus, C = Länge des Beatmungsschlitzes für den rechten Oberlappen, D = Durchmesser der Bronchusmündung des rechten Oberlappens. Linksseitiger Doppellumentubus MS = LMS−A, rechtsseitiger Doppellumentubus MS = C−D).

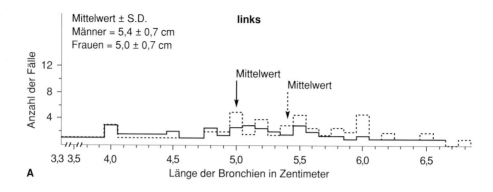
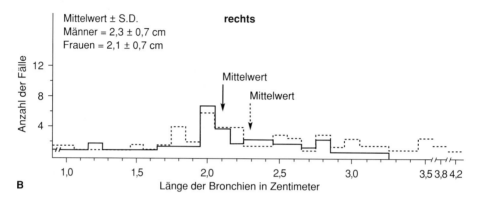

Abb. 9-20: **Längenverteilung des linken (A) und rechten (B) Hauptstammbronchus** in der Studie aus Literaturangabe 21. Histogramm mit gestrichelten Linien für Männer, Histogramm mit durchgezogener Linie für Frauen. Beachte die extreme Variation und große Standardabweichung um die Mittelwerte.

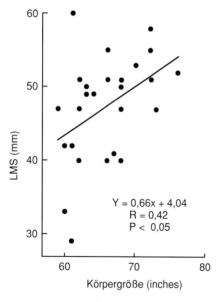

Abb. 9-21: **In vivo gemessene Länge (fiberoptisches Bronchoskop) des linken Hauptstammbronchus (LMS),** aufgetragen als Funktion der Körpergröße der Patienten. Niedrige, jedoch statistisch signifikante Korrelation.

pellumentubus liegt in situ, die Spitze des rechten Lumens befindet sich oberhalb der Carina und die verbliebenen Anteile der rechten Lunge werden gut belüftet, während der linke Oberlappen teilweise kollabiert ist.

Neben einer deutlichen Variabilität in der Länge von LMS besteht ebenso eine signifikante Variabilität (über 20%) der Strecken A und B bei den linksseitigen Doppellumentuben gleicher Größe und gleichen Fabrikats. Bei unterschiedlichen Größen der linksseitigen Doppellumentuben wechseln die Längenwerte von A und B unterschiedlich. Die Erklärung für die 20% Variation bei den Werten von A und B besteht darin, daß das Abschneiden des proximalen Lumens und die Plazierung des endobronchialen Cuffs bei den durchsichtigen Doppellumentuben aus Kunststoff am Ende des Fertigungsvorgangs durch Handarbeit geschieht.

Die Variationsmöglichkeit der Werte für A und B bei Doppellumentuben und bei der Länge des linken Hauptbronchus (LMS) bekräftigt die Notwendigkeit, die Lage durch Fiberbronchoskopie zu bestimmen. Die Variationsmöglichkeit bei diesen Werten beinhaltet drei weitere wichtige Probleme:

Tabelle 9-2: Längen linksseitiger Doppellumentuben (L-DLT) A und B (siehe Text) und Sicherheitsbreite (MS, LMS-A) in mm für Männer (M) und Frauen (F) bei verschiedenen Doppellumentuben.

L-DLT				LMS-A (MS)	
Hersteller	French*	A	B	M	F
National Catheter	41	28	70	26	22
Corp.	39	26	70	28	24
n = 6	37	29	69	25	21
	35	25	66	29	25
Carlens	41	32	67	22	18
n = 3	39	32	65	22	18
	37	31	64	23	19
	35	27	60	27	23
Leymed	44	38	90	16	12
n = 6	38	33	82	21	17
	32	27	72	27	23

* French = Charrière, 1 Ch = 0,33 mm (Außendurchmesser)

1. Ein Patient mit einer kleinen LMS besitzt einen kleineren Sicherheitsspielraum. Tatsächlich würde kein Sicherheitsspielraum bestehen, wenn ein Patient mit einer kleinen LMS (zwei Standardabweichungen weniger als der Mittelwert bei den Leichenuntersuchungen) und einem großen Unterschied von A und B (20% größer als der Mittelwert in Tab. 9-2) einen 37-French-Tubus aus Kunststoffmaterial erhalten würde, selbst wenn der linke endobronchiale Cuff gerade knapp unterhalb der Carina zu liegen kommt (Abb. 9-24). Diese Situation stellt den realistisch möglichen geringsten Sicherheitsspielraum dar.
2. Wenn im Gegensatz dazu ein Patient mit einer großen LMS (zwei Standardabweichungen größer als bei den Leichenuntersuchungen) einen 37-French-Doppellumentubus aus Kunststoff bei einem geringen Wert von B (20% weniger als der Mittelwert in Tab. 9-2) erhält, kann sich das rechte Lumen im linken Hauptbronchus befinden (Obstruktion des rechten Hauptbronchus), während die Spitze des linken Lumens noch oberhalb des Abgangs zum linken Oberlappen liegt (Abb. 9-25). Es muß jedoch nachdrücklich betont werden, daß, ganz egal, welches Tubusfabrikat oder welche Tubusgröße verwendet wird und gleichgültig, wie lang oder wie kurz der linke Hauptbronchus ist

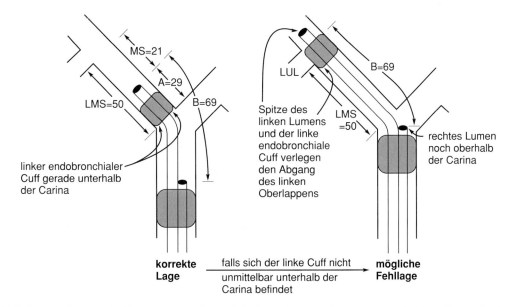

Abb. 9-22: Dieses schematische Diagramm zeigt das **Verhältnis von Lumenspitzen und -cuffs bei korrekter und inkorrekter Position eines linksseitigen Doppellumentubus mit 37 French** (French = Charrière, 1 Ch = 0,33 mm) **im Tracheobronchialbaum einer durchschnittlichen, erwachsenen Frau.** Liegt der linke Endobronchialcuff direkt unterhalb der trachealen Carina (korrekte Position), beträgt die Sicherheitsbreite (MS) 21 mm, da die Länge des linken Hauptstammbronchus (LMS) die Länge zwischen der kranialen Oberfläche des linken Cuffs und der Spitze des linken Lumens (Distanz A) übersteigt. Da jedoch der Abstand zwischen rechtem und linkem Lumen (Distanz B) die Länge des linken Hauptstammbronchus überschreitet, ist es möglich, daß das rechte Lumen weiterhin oberhalb der trachealen Carina liegt, während die linke Lumenspitze und der linke Endobronchialcuff den linken Oberlappen (LUL) obstruieren. Wird ein linksseitiger Tubus weiter eingeführt (so daß der linke Cuff nicht unterhalb der Carina gesehen werden kann), besteht die höchste Wahrscheinlichkeit einer Obstruktion für den linken Oberlappen.

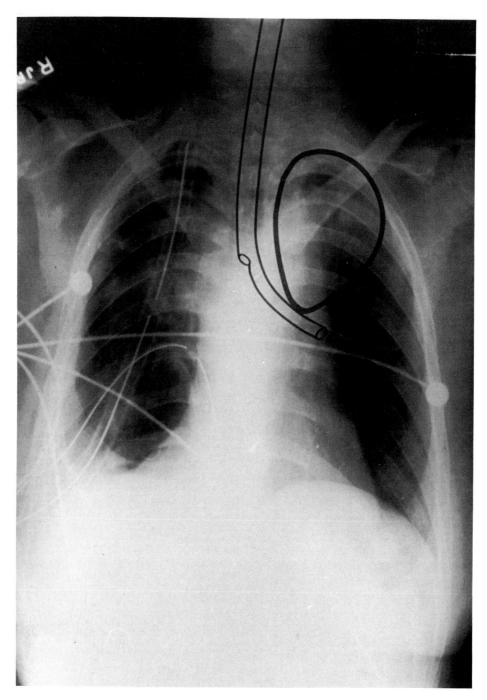

Abb. 9-23: Diese Röntgenaufnahme zeigt ein Beispiel eines Patienten mit dem Problem, das schematisch in Abbildung 9-22 dargestellt ist. Das rechte Lumen befindet sich oberhalb der trachealen Carina, und die rechte Lunge ist gut ventiliert, während die linke Lumenspitze tief in die linke Lunge eingeführt ist. Der linke Oberlappen zeigt eine verminderte Strahlentransparenz.

9.3 Intubation mit einem Doppellumentubus

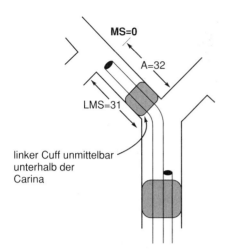

Abb. 9-24: Dieses schematische Diagramm zeigt, daß es keine Sicherheitsbreite gibt (MS), wenn ein Doppellumentubus verwendet wird, welcher eine große Länge A bei einem Patienten mit kurzem linkem Hauptstammbronchus (LMS) hat, obwohl sogar der linke Endobronchialcuff direkt unterhalb der trachealen Carina positioniert ist. Trotzdem ist der linke Oberlappen bei dieser Position gut ventiliert.

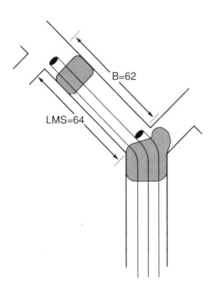

Abb. 9-25: Dieses schematische Diagramm zeigt, daß das rechte Lumen im linken Hauptstammbronchus sein kann, wenn die linke Lumenspitze noch oberhalb des linken Oberlappens liegt und wenn der linke Hauptstammbronchus (LMS) lang und die Länge B kurz ist.

(innerhalb der Extremfälle, die bei den Leichenuntersuchungen beobachtet worden sind) die Spitze des linken Lumens nicht den linken Oberlappen verlegen kann. Andererseits liegt das rechte (tracheale) Lumen nicht in der Nähe eines Hauptbronchus, wenn sich der Oberrand des linken endobronchialen Cuffs gerade knapp unterhalb der Carina befindet.

3. Angesichts der Tatsache, daß durch die Beugung und Reklination des Kopfes die Spitze eines linksseitigen Doppellumentubus um 27 mm nach innen oder nach außen bewegt werden kann (23), wird klar, daß die Beugung des Kopfes leicht zur Verlegung des linken Oberlappens, die Reklination des Kopfes dagegen u. U. zu einer partiellen Extubation führt (Abb. 9-26).

Rechtsseitige Doppellumentuben

Ein rechtsseitiger Doppellumentubus befindet sich in einer akzeptablen Position, wenn die Öffnung für die Ventilation des rechten Oberlappens auf dem Abgang des rechten Oberlappens zu liegen kommt (Abb. 9-3 und 9-18). Der Sicherheitsspielraum bei rechtsseitigen Doppellumentuben kann wie folgt analysiert werden: Die Größe der Öffnung für die Ventilation des rechten Oberlappens wird als C bezeichnet und den Durchmesser des Abgangs des rechten Oberlappens bezeichnet man als Länge D. Der Sicherheitsspielraum bei einem rechtsseitigen Doppellumentubus besteht in der Differenz von C minus D. Die Mittelwerte für C bei einem rechtsseitigen Doppellumentubus aus Kunststoffmaterial und bei Leymed-Tuben von normaler Größe betragen 21 und 11 mm. Der Mittelwert für D liegt bei Erwachsenen bei 10 mm (Abb. 9-27) (26). Deshalb betragen die Sicherheitsspielräume (C minus D) für die Leymed- und rechtsseitigen Doppellumentuben aus Kunststoff nur 11 bzw. 1 mm. Es sollte jedoch daran erinnert werden, daß es die besondere schräge «doughnut-artige» Form des rechten endobronchialen Cuffs des rechtsseitigen Doppellumentubus (Mallinkrodt) ermöglicht, daß die Öffnung für die Ventilation des rechten Oberlappens sich genau auf den Abgang des rechten Oberlappens legen kann, wobei der Sicherheitsspielraum bei der Positionierung dieses speziellen rechtsseitigen Tubus von 1 mm auf ein unbekanntes Ausmaß ansteigt.

Diese Analyse des Sicherheitsspielraums von rechtsseitigen Doppellumentuben weist drei praktische Probleme auf:

1. Der geringe Sicherheitsspielraum bei rechtsseitigen Doppellumentuben indiziert in Verbindung mit der großen Variationsbreite bei der Länge des rechten Hauptbronchus, unter der Voraussetzung, daß andere Überlegungen nicht vorgenommen werden müssen, den Vorzug eines linksseitigen Doppellumentubus.
2. Die Toleranz von Bewegungen des Kopfes wird bei einem rechtsseitigen Doppellumentubus offensichtlich wesentlich geringer sein können als bei einem linksseitigen Doppellumentubus.
3. Falls man einen rechtsseitigen Doppellumentubus verwenden muß, sind vielleicht die durchsichtigen Kunststofftuben wegen der schrägen «doughnut»-artigen Form des rechten endobronchialen Cuffs

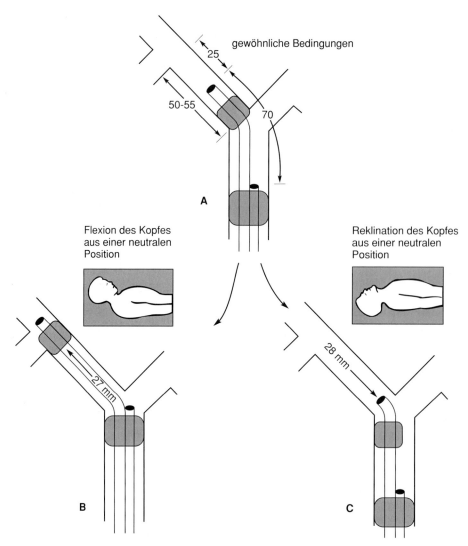

Abb. 9-26: Eine Flexion des Kopfes bewegt den Endotrachealtubus einwärts, eine Extension auswärts. – A = korrekte Position eines linksseitigen Doppellumentubus mit Mittelwerten (in mm) für den linken Hauptstammbronchus, Abstand von der rechten zur linken Lumenspitze und von der linken Lumenspitze zum linken Oberlappen. Die zuletzt genannte Länge ist der Sicherheitsbereich. Befindet sich der linke Cuff direkt unterhalb der trachealen Carina, beträgt die Sicherheitsbreite 25 mm. – B = Eine extreme Flexion des Kopfes kann zu einer Obstruktion des linken Oberlappens führen. – C = Eine extreme Extension kann zu einer Dekanülierung des linken Hauptstammbronchus führen.

(Mallinkrodt), die die Möglichkeit der Obstruktion des rechten Oberlappens herabsetzt, die besten (siehe Abb. 9-7).

Zusammenfassend kann man sagen, daß die Analysen der Sicherheitsspielräume bei der Positionierung linksseitiger und rechtsseitiger Doppellumentuben anzeigen, daß, treten Probleme auf, die die Lage des Doppellumentubus betreffen, blinde Versuche (Verwendung von konventionellem einseitigem Abklemmen und von Auskultationsmethoden), die Lage des Doppellumentubus zu korrigieren, nicht erfolgreich und/oder nicht sicher sind. Statt dessen sollte die Lage des Doppellumentubus durch Fiberbronchoskopie überprüft und bei einem linksseitigen Doppellumentubus der endobronchiale Cuff gerade unterhalb der Carina positioniert werden (was eine Obstruktion des linken Oberlappens unmöglich macht). Wenn ein Doppellumentubus für klinische Forschungszwecke Verwendung findet, muß ein Fiberbronchoskop verwendet werden, um die exakte Lage des Doppellumentubus zu bestätigen. Damit läßt sich eine nicht erkannte Obstruktion des Oberlappens verhindern und die Möglichkeit der Gewinnung von nicht interpretierbaren oder nicht repräsentativen Daten ausschließen.

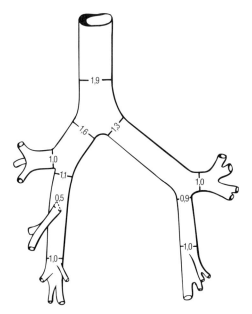

Abb. 9-27: Mittlere **Durchmesser des Tracheobronchialbaums** (in cm) (aus Literaturangabe 22). Man beachte, daß der Durchmesser der Mündung des rechten Oberlappens 1 cm beträgt.

9.3.4.2 Verhältnis der Größe des Fiberbronchoskops zur Größe des Doppellumentubus

Die durchsichtigen rechtsseitigen und linksseitigen Doppellumenendotrachealtuben aus Kunststoff werden in fünf Größen hergestellt: 28, 35, 37, 39 und 41 French. Ein Fiberbronchoskop zu diagnostischen Zwecken mit einem Außendurchmesser von 5,6 mm kann nicht in diese Doppellumentuben eingeführt werden. Ein Fiberbronchoskop mit einem Außendurchmesser von 4,9 mm ist leicht in die Lumen eines 41-French-Tubus einführbar. Es passiert nach Verwendung von Gleitmitteln den 39-French-Tubus befriedigend, muß jedoch durch einen 37-French-Tubus auch nach Verwendung von Gleitmitteln mit großem Kraftaufwand vorgeschoben werden und geht durch das Lumen eines 35-French-Tubus nicht hindurch. Eine Flüssigkeit auf Silikonbasis (wie sie von der American Cystoscope Company hergestellt wird) ist das beste Gleitmittel für ein Fiberbronchoskop, weil es nicht austrocknet oder verkrustet und die Sicht nicht beeinträchtigt, auch wenn es auf die Spitze des Bronchoskops gelangt. Glücklicherweise kann, aus der Sicht des Verwenders eines Fiberbronchoskops mit 4,9 mm Außendurchmesser, ein 37-French-Tubus oder größer bei fast allen weiblichen Erwachsenen und ein 39-French-Tubus oder größer bei fast allen männlichen Erwachsenen verwendet werden. Ein Fiberbronchoskop mit einem Außendurchmesser von 3,6–4,2 mm (Kinderbronchoskop) passiert leicht die Lumen der Doppellumentuben aller Größen. Da das Bronchoskop mehr Platz zur Verfügung hat, ist die Manövrierfähigkeit der Spitze des Bronchoskops deutlich verbessert. Das Bronchoskop der Wahl ist für Doppellumentuben offensichtlich ein Bronchoskop mit einem Außendurchmesser von 3,6–4,2 mm. In Tabelle 9-3 sind diese Beziehungen zwischen Fiberbronchoskop und Doppellumentubus zusammengefaßt. Verschiedene Firmen (Olympus, Machida, Pentax) stellen gegenwärtig Fiberbronchoskope mit einem Außendurchmesser von 4,9 und 3,6–4,2 mm her, die eine ausreichende Länge und einen Absaugkanal aufweisen.

9.3.5 Verwendung der Röntgendiagnostik zur Lagebestimmung des Doppellumentubus

Das Röntgenbild des Thorax kann dazu benutzt werden, die Lage eines Doppellumentubus zu bestimmen. Es ist möglich, daß der Nutzen eines Röntgenthoraxbildes bei einigen Patienten besser ist als die konventionelle einseitige Auskultation und das Abklemmen, aber es ist immer weniger genau als die Verwendung der Fiberbronchoskopie. Um das Röntgenbild des Brustkorbs zu verwenden, muß der Doppellumentubus röntgendichte Markierungen am Ende des rechten und linken Lumens aufweisen. Man bestimmt die Lage des Doppellumentubus im Röntgenbild, indem man schaut, wo sich die Markierung am Ende des trachealen Lumens in Relation zur Cari-

Tabelle 9-3: Verhältnis der Größe eines Fiberbronchoskops zur Größe der Doppellumentuben.

Außendurchmesser des Fibrobronchoskops (mm)	Größe des Doppellumentubus (French)*	Möglichkeit des Einführens eines Fiberbronchoskops in den Doppellumentubus
5,6	alle Größen	nicht möglich
4,9	41	leichte Passage
	39	verhältnismäßig leichte Passage
	37	enge Passage, Gleitmittel** notwendig, zähes Verschieben
	35	nicht möglich
3,6–4,2	alle Größen	leichte Passage

* French = Charrière, 1 Ch = 0,33 mm (Außendurchmesser)
** Das erwähnte Gleitmittel besteht aus einer siliconhaltigen Flüssigkeit, hergestellt von der American Cystoscope Company.

na befindet. Das Ende der Markierung des trachealen Lumens muß oberhalb der Carina liegen. Dieses Vorgehen garantiert jedoch keine korrekte Lage, weil diese Technik eventuell eine geringe Obstruktion eines Oberlappens nicht aufdecken kann (siehe Abb. 9-23 und Sicherheitsspielraum beim Legen von Doppellumentuben). Wenn die Carina nicht erkannt wird (was bei transportablen Röntgeneinrichtungen häufig der Fall sein kann), ist die Methode zur Lagebestimmung des Doppellumentubus durch das Röntgenbild des Brustkorbs nicht verwendbar. Des weiteren benötigt die Röntgenthoraxbildmethode Zeit (für den Transport des Films, für die Entwicklung des Films), ist teuer, aufwendig in der Durchführung und kann die Tubuslage verändern (die Kassetten sind häufig schwierig unter dem Operationstisch zu plazieren und können das Umlagern des Patienten erfordern).

9.3.6 Quantitative Bestimmung des Verschlußdrucks des Cuffs

Die Verwendung der Fiberbronchoskopie zur Bestimmung der Lage des Doppellumentubus verspricht keinen Beweis oder liefert keine Garantie, daß beide Lungen funktionell getrennt sind (das heißt gegen Flüssigkeit und/oder Luftdruckgefälle). Es gibt Umstände, wie z. B. bei der Durchführung einer einseitigen pulmonalen Lavage, wo der Anästhesist absolut sicher sein muß, daß die funktionelle Trennung erfolgt ist. Komplette Trennung der beiden Lungen durch den linken endobronchialen Cuff kann bei einem linksseitigen Tubus bewiesen werden, indem man das Verbindungsstück zur rechten Lunge proximal der rechten Öffnung für die Absaugung abklemmt und einen kleinen Katheter (z. B. einen Verlängerungsschlauch für Infusionsleitungen) an die offene rechte Absaugschleuse anschließt (unter Verwendung geeigneter Adapter) (Abb. 9-28). Das freie Ende dieses Schlauchs wird in ein Wassergefäß gehalten. Wenn die linke Lunge mit dem für notwendig erachteten Druck gebläht wird und der linke endobronchiale Cuff nicht vollständig abgedichtet ist, wird die Luft sowohl in die linke Lunge gelangen als auch an dem nicht geblockten linken Cuff vorbei durch das rechte Lumen in den kleinen Verbindungsschlauch strömen und durch das Wassergefäß sprudeln (Abb. 9-28B). Wenn der linke endobronchiale Cuff vollständig geblockt ist, sollten keine Luftblasen auftreten, die durch das Wassergefäß sprudeln (Abb. 9-28A). Nachdem der Beweis erbracht ist, daß beide Lungen funktionell getrennt sind, wird am rechten Verbindungsstück die Klemme entfernt, die rechte Absaugschleuse geschlossen und die Ventilation beider Lungen wieder aufgenommen. Um die Lungentrennung durch den Druckgradienten über den endobronchialen Cuff retrograd zu testen, klemmt man das Verbindungsstück zum linken Lumen oberhalb der linken Absaugschleuse ab, die linke Absaugschleuse wird über das dünne Verbindungsstück zum

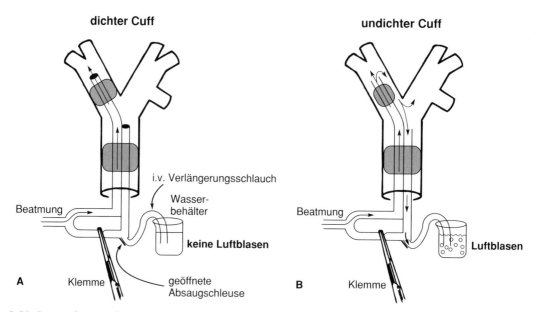

Abb. 9-28: Diese schematische Abbildung zeigt die **Luftblasentechnik zur Dichtigkeitsprüfung des linken Endobronchialcuffs** eines linksseitigen Doppellumentubus. – **A** = Wird die linke Lunge selektiv beatmet und der linke Cuff adäquat abgedichtet, kann keine Luft um den linken Cuff und das rechte Lumen entweichen, so daß keine Luftblasen im Wasserbehälter erscheinen können. – **B** = Bei inadäquater Abdichtung entweicht Luft um den linken Cuff und über das rechte Lumen und wird als Luftblasen im Wasserbehälter erkennbar.

Wassergefäß hin geöffnet, die rechte Lunge mit dem gewünschten Druck gebläht, und das Fehlen oder die Anwesenheit von Luftblasen im Wassergefäß wird registriert. Aber auch wenn der linke endobronchiale Cuff adäquat geblockt ist, ist es möglich, daß während dieses Vorgehens eine Kompression der nichtventilierten Lunge durch die ventilierte Lunge anfangs eine geringe Anzahl von Luftblasen in dem Wassergefäß bewirken kann. Bei wiederholter Blähung der ventilierten Lunge verschwinden diese (nachdem mehrmals gebläht worden ist, sollten keine Luftblasen mehr zu sehen sein) (20, 21). Das Fehlen einer Luftbewegung aus der Absaugschleuse der nichtventilierten Lunge ist ein sehr einfacher und genauer Indikator für die funktionelle Trennung der beiden Lungen.

9.3.7 Komplikationen bei Verwendung von Doppellumenendotrachealtuben

Zusätzlich zu einer Beeinträchtigung der arteriellen Oxygenierung, die mit der Verwendung von Doppellumenendotrachealtuben für die Ein-Lungen-Anästhesie einhergeht, sind gelegentlich die Tuben selbst die Ursache für andere schwerwiegende Komplikationen (Tab. 9-4). Die meisten Komplikationen, die in der Literatur beschrieben werden, stehen in Beziehung mit der Verwendung des Carlens-Tubus, was zum Teil in der langen Geschichte der klinischen Anwendung dieses Tubus begründet ist.

In einer Gruppe von 200 Patienten, bei denen der Carlens-Tubus verwendet wurde, trat in 1,5% der Fälle eine traumatische Laryngitis auf, die wahrscheinlich durch eine Fehllage des Carina-Hakens während der Intubation verursacht wurde (9). Eine nicht korrekte intraoperative Lage des Tubus trat bei zumindest sechs Patienten in dieser Gruppe auf, bei der noch keine Fiberbronchoskopie verwendet wurde, und war in einem Fall für einen intraoperativen Todesfall verantwortlich. Ein weiterer Todesfall, der während einer Pneumonektomie bei Verwendung eines Carlens-Tubus auftrat, wurde versehentlich durch die Naht eines Pulmonalgefäßes an den Tubus verursacht (27). Die Möglichkeit einer Naht durch den Endotrachealtubus sollte bedacht werden, wenn bei der Extubation ein exzessiver Widerstand auftritt. Vermutet man eine solche Komplikation, kann eine Reexploration des Brustkorbs erforderlich sein. Die Möglichkeit, daß diese Komplikation während einer Pneumonektomie auftritt, sollte dadurch minimiert werden, daß man einen gegenseitigen Doppellumenendotrachealtubus benutzt oder der Endotrachealtubus in die Trachea zurückgezogen wird, bevor der Bronchus abgesetzt wird.

In einer Untersuchung von ungefähr 2700 Thoraxeingriffen, bei denen ein Carlens-Tubus aus rotem Gummi benutzt wurde, fanden sich fünf Fälle einer traumatischen tracheobronchialen Ruptur (28). In drei Fällen wurde die Ruptur intraoperativ bemerkt, und in zwei weiteren Fällen entdeckte man sie in der frühen postoperativen Periode. Alle Patienten wurden erfolgreich revidiert. Nach Meinung der Autoren lagen die Faktoren, die zu dieser Verletzung führten, in der Verwendung von Doppellumentuben inadäquater Größe, in Tubusfehllagen und in rascher und exzessiver Blockung der Cuffs (Tab. 9-5). Ausdrücklich wird in dieser Mitteilung betont, daß eine postoperative Bronchoskopie durchgeführt werden sollte, um die Diagnose einer tracheobronchialen Ruptur ausschließen zu können, wenn ein nicht erklärbarer ernster Pneumothorax oder ein Pneumomediastinum nach Thorakotomie persistieren.

Bronchialrupturen traten auch bei der Verwendung des Robert-Shaw-Doppellumentubus aus rotem Gummi auf. Die intraoperative Diagnose einer Bronchialruptur wurde durch die Entdeckung von mediastinalen Luftblasen gestellt, und es erfolgte eine sofortige direkte Inspektion des linken Bronchus. Die intraoperative Revision bewirkte eine komplikationslose Genesung (29). Die Autoren schlagen vor, daß diese Komplikation durch eine gründliche Auswahl der Tubusgröße, durch Entblockung des endobronchialen Cuffs vor der Umlagerung in die Seitenlage und durch Überprüfung der Integrität des vorher intubierten Bronchus verhütet werden kann (Tab. 9-5).

Tabelle 9-4: Komplikationen von Doppellumentuben.

1. Fehllage
2. Ruptur des tracheobronchialen Baumes
3. Traumatische Laryngitis
4. Annähen des Doppellumentubus an intrathorakale Strukturen

Tabelle 9-5: Überlegungen bezüglich des endobronchialen Cuffs zur Verminderung von Schädigungen der tracheobronchialen Wand (Ruptur).

1. Besondere Vorsicht bei Patienten mit Abnormalitäten der bronchialen Wand
2. Wahl eines Tubus von adäquater Größe
3. Überprüfung, daß der Tubus sich nicht in einer Fehllage befindet*
4. Vermeidung der Überblähung des endobronchialen Cuffs
5. Entblockung des endobronchialen Cuffs während Drehbewegungen
6. Langsames Blocken des endobronchialen Cuffs
7. Blocken des endobronchialen Cuffs mit einem Gemisch des Inspirationsgases
8. Sicherung der Tubuslage während Drehmanövern*

* wichtigste Überlegungen

Offensichtlich muß man große Sorgfalt darauf verwenden, daß die Tubuslage während des Umlagerns von der Rückenlage in die Seitenlage nicht verändert wird, weil diese Tubusbewegung nicht nur Fehllagen, sondern auch Verletzungen des Tracheobronchialbaums bewirken kann (Tab. 9-5).

Bronchialrupturen traten bei der Verwendung des White-Doppellumentubus aus rotem Gummi ebenfalls auf (30). Die Ursache für die Ruptur des rechten Hauptbronchus wurde in einer Diffusion von Lachgas in den rechten endobronchialen Cuff gesehen, die exzessive Volumina im rechten endobronchialen Cuff bewirkte. Die Autoren schlagen deshalb vor, daß Cuffs besser mit einer Probe des inspiratorischen Gasgemischs als mit Raumluft geblockt werden oder daß die Cuff-Drucke überwacht werden, so daß Veränderungen der Druckwerte in den Cuffs erkannt und korrigiert werden können (Tab. 9-5). Eine einfache Methode für das Monitoring der Cuff-Drucke und für das Vorgehen bei exzessiven Cuff-Volumina und Drucken ist die periodische Palpation der Pilotballons und das Abziehen von Gas aus den Cuffs, wenn der Druck zu steigen beginnt (genau so wie beim Umgang mit normalen Tuben) (Tab. 9-5). Die Autoren berichteten ebenfalls, daß eine Bronchialruptur häufiger bei Patienten mit kongenitalen Abnormitäten des Bronchus, mit einer Schwäche der Bronchialwand, verursacht durch Tumorinfiltration, Infektion oder durch schlechte Gewebsqualität (Sepsis, Alkoholismus, Drogenabsus), und bei Patienten mit Verziehung des Bronchialbaums durch vergrößerte mediastinale Lymphknoten oder durch extrabronchiale Tumoren auftritt (Tab. 9-5). Weiterhin glauben die Autoren, daß die Tubusspitze oder der Carina-Haken möglicherweise unter die Schleimhaut eindringen können. Schließlich warnen sie richtigerweise vor den Gefahren, den Mandrin nach Passieren der Stimmbänder weiter vorzuschieben und, wenn beim weiteren Vorschieben Widerstand auftritt, Gewalt auf den Tubus auszuüben. Eine übereinstimmende Meinung in den angeführten Berichten besteht darin, daß ein exzessives Luftvolumen und exzessiver Druck im bronchialen Cuff ein wichtiger Faktor in der Genese von Einrissen des Tracheobronchialbaums nach Doppellumenintubationen ist. Diese Komplikation war logischerweise die Anregung für die Entwicklung von durchsichtigen, gewebefreundlichen Doppellumentuben aus Kunststoff mit High-volume-low-pressure-cuffs (so wie früher bei den normalen Tuben). Wenn man den Tracheobronchialbaum nach der Einführung eines Doppellumentubus mit einem Fiberbronchoskop inspiziert, sieht man, daß durch die gewebefreundlichen Tuben mit Low-pressure-Cuffs viel weniger Schäden an der Schleimhaut auftreten als mit den Tuben aus rotem Gummi, die einen High-pressure-Cuff besitzen (7). Trotz dieser Erkenntnisse traten jedoch auch Rupturen am Tracheobronchialbaum bei der Verwendung der gewebefreundlichen Doppellumentuben mit Low-pressure-Cuffs auf (31, 32), und die Warnhinweise, die in Tabelle 9-5 aufgeführt sind, müssen auch bei den neuen modernen Doppellumentuben bedacht werden.

9.3.8 Relative Kontraindikationen bei der Verwendung von Doppellumenendotrachealtuben

Es gibt verschiedene Fälle, bei denen die Trennung der Lungen durch einen Doppellumentubus relativ kontraindiziert ist, weil die Einführung eines Doppellumentubus entweder zu schwierig oder zu gefährlich ist (Tab. 9-6). Diese Situationen können bei Patienten, die nicht nüchtern sind (Aspirationsrisiko) oder die Veränderungen (Striktur der Luftwege [33], endoluminale Tumoren) aufweisen, die irgendwo entlang des Weges des Doppellumentubus lokalisiert sind und so traumatisiert werden können, auftreten. Ebenso kommen sie bei kleinen Patienten, bei denen ein 35-French-Tubus zu groß ist, um gut durch den Larynx eingeführt werden zu können, und für die ein 28-French-Tubus (der jetzt hergestellt wird) für zu klein erachtet wird, vor. Bei Patienten, deren Anatomie der oberen Luftwege ein sicheres Einführen des Tubus ausschließt (Retrognathie, vorstehende Zähne, Stiernacken, anterior gelegener Larynx), oder bei äußerst kritisch kranken Patienten, die bereits mit einem normalen Tubus versehen sind und eine Unterbrechung der maschinellen Beatmung oder des PEEP-Niveaus nicht tolerieren würden (auch nicht für die kurze Zeitdauer von einer Minute) liegt ebenfalls eine relative Kontraindikation vor. Das trifft auch auf Patienten zu, die eine Kombination all dieser Probleme aufweisen. Unter diesen Umständen ist es immer noch möglich, die Lungen sicher und adäquat durch die Verwendung eines Einlumen-Tubus und die fiberbronchoskopische Plazierung eines Bronchialblockers oder durch die fiberbronchoskopische Plazierung eines normalen Tubus in einen Hauptbronchus zu trennen.

Tabelle 9-6: Relative Kontraindikationen für einen Doppellumentubus.

1. Vorhandensein von Verletzungen entlang des Weges des Doppellumentubus
2. Schwierige/unmögliche konventionelle Intubation unter direkter Sicht
3. Extrem kritisch-kranke Patienten mit Einlumentubus in situ, die auch kurze Perioden ohne mechanische Ventilation nicht tolerieren können
4. Voller Magen/hohes Aspirationsrisiko
5. Kombinationen der oben erwähnten Fakten

9.4 Bronchialblocker (mit Einlumenendotrachealtuben)

Die Lungentrennung kann effektiv durch die Verwendung eines einlumigen Tubus und durch die fiberoptische Plazierung eines Bronchialblockers erreicht werden (Abb. 9-29). Das ist häufig bei Kindern notwendig, da Doppellumenendotrachealtuben bei diesen Patienten zu groß sind. Der kleinste verfügbare Doppellumentubus weist eine Größe von 28 French auf und kann möglicherweise bei Patienten im Alter zwischen 10 und 14 Jahren und einem Gewicht von 30–45 kg verwendet werden. Bronchialblocker sind Katheter, die an der Spitze mit einem Ballon versehen sind, und weisen den Vorteil auf, daß es möglich ist, durch sie abzusaugen und Sauerstoff durch das zentrale Lumen zuzuführen. Bronchialblocker haben den Nachteil, daß manchmal für ihre Plazierung ein starres Bronchoskop erforderlich ist und sie die Tendenz haben, da sie mit kugelförmigen High-pressure-Cuffs versehen sind, aus dem Bronchus in die Trachea zurückzugleiten (siehe die folgenden Ausführungen).

Der Bronchialblocker, der bei Erwachsenen am häufigsten benutzt wird, ist ein Fogarty-Okklusions-Katheter (für Embolektomien) mit einem 3-ml-Cuff (34). Der Fogarty-Katheter wird mit einem Mandrin eingeführt, so daß es möglich ist, die distale Spitze mit einer Biegung zu versehen. Liegt kein Endotrachealtubus, so wird der Kehlkopf eingestellt und ein normaler Einlumentubus mit einem High-volume-Cuff in die Trachea eingeführt. Den Fogarty-Katheter plaziert man dann an dem normalen Einlumentubus vorbei. Ein Fiberbronchoskop wird bis zum Ende des normalen Einlumentubus durch eine selbst abdichtende Schleuse im T-Verbindungsstück (was eine kontinuierliche Ventilation mit positivem Druck um das Fiberbronchoskop herum ermöglicht) vorgeschoben. Der Fogarty-Katheter kann dann unterhalb der Spitze des normalen Einlumentubus gesehen werden. Das proximale Ende des Bronchialblockers wird mit den Fingerspitzen so lange gedreht, bis die distale Spitze in den gewünschten Hauptbronchus gleitet. Den Cuff blockt man dann unter direkter Sicht und entfernt das Fiberbronchoskop durch die selbst abdichtende Membran.

Die Technik der bronchialen Blockade ist so modifiziert worden, daß der Bronchialblocker gleichzeitig mit dem normalen Einlumentubus eingeführt werden kann (35, 36). Bei dieser kommerziell erhältlichen Modifikation (Univent, Fuji Systems Corporation, Tokyo, Japan) befindet sich der Bronchialblocker in einem kleinen Kanal, der in der anterioren Wand des Endotrachealtubus verläuft. Dadurch wird ermöglicht, den Bronchialblocker mit dem Endotrachealtubus in die distale Trachea einzuführen. Der Bronchialblocker wird mit dem Fiberbronchoskop dargestellt und, wie vorher beschrieben, in den gewünschten Hauptbronchus plaziert. (Auch wenn die ursprünglichen Autoren unangebrachterweise ausführen, dieses blind zu tun, was bedeutet, daß man die konkave Seite des Einlumentubus in Richtung des gewünschten Hauptbronchus drehen, den Bronchialblocker dann nach vorwärts schieben und den Cuff ohne direkte Darstellung der Plazierung des Cuffs blocken sollte.) Schließlich kann man auch andere Katheter, die an der Spitze mit einem Cuff versehen sind (Magill- oder Foley-Katheter) als Bronchialblocker verwenden.

Für eine bronchiale Blockade bei sehr kleinen Kindern (10 kg oder weniger) sollte man einen Fogarty-Embolektomie-Katheter mit einer Cuff-Kapazität von 0,5 ml oder einen Swan-Ganz-Katheter (1 ml Cuff) benutzen (37). Natürlich müssen diese Katheter unter direkter Sicht (starre Bronchoskopie) plaziert werden. Pädiatrische Patienten von dazwischenliegender Größe erfordern Okklusionskatheter der entsprechenden Größe und man muß die Art und Weise abwägen, wie diese Katheter plaziert werden (z. B. Bronchoskopie mit dem starren Rohr oder flexible Fiberbronchoskopie, siehe Kapitel 17).

Die Nachteile bei der Trennung der Lungen durch den Bronchialblocker im Vergleich zu den Doppellumentuben bestehen darin, daß man nicht absaugen kann und/oder die Lunge distal des Blockers nicht beatmen kann, daß das Plazieren mehr Zeit erfordert und daß ein Fiberbronchoskop oder ein starres Bronchoskop unbedingt erforderlich ist. Weiterhin wird die Abdichtung zwischen den beiden Lungen aufgehoben, wenn ein Bronchialblocker aus dem Hauptbronchus in die Trachea zurückgleitet, wobei zwei katastrophale Komplikationen auftreten können:

1. Wenn ein Bronchialblocker dazu benutzt wurde, um Flüssigkeit (Blut oder Eiter) in einer Lunge zurückzuhalten, dann können beide Lungen durch diese Flüssigkeit kontaminiert werden.
2. Die Trachea wird zumindest teilweise durch den Blocker verlegt und die Ventilation hochgradig beeinträchtigt. Deshalb erfordert eine Bronchialblockade, daß der Anästhesist kontinuierlich und intensiv die Compliance und die Atemgeräusche der ventilierten Lunge überwacht. Wegen dieser möglicherweise katastrophalen Probleme werden heutzutage Bronchialblocker nur selten für elektive Eingriffe bei Erwachsenen benutzt (14).

230　9 Seitengetrennte Lungenventilation

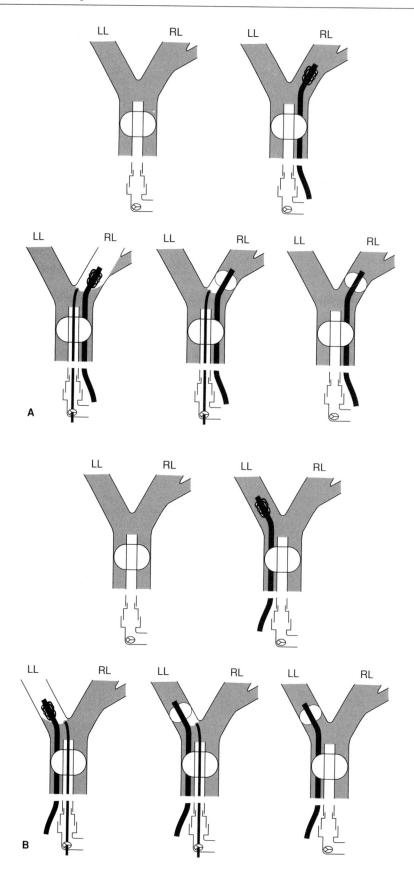

9.5 Endobronchiale Intubation mit einem Einlumentubus

Bei Erwachsenen, die eine Hämoptoe aufweisen, ist die endobronchiale Intubation mit einem Einlumentubus häufig der einfachste und schnellste Weg für eine effektive Trennung der beiden Lungen, besonders, wenn es aus der linken Lunge blutet. Wenn das der Fall ist, kann man einfach einen normalen Einlumentubus nehmen und diesen vorschieben, bis man einen leichten Widerstand fühlt (Abb. 9-30A). Bei der Mehrzahl der Patienten wird dann der Einlumentubus im rechten Hauptbronchus lokalisiert sein, wodurch die blutende linke Lunge abgedichtet wird und so die selektive Ventilation der rechten Lunge allein möglich ist. Unter diesen Umständen kann aber auch der Bronchus des rechten Oberlappens blockiert sein, woraus eine alleinige Ventilation des rechten Mittel- und Unterlappens resultiert. Die isolierte Ventilation einer verunreinigten rechten Lunge oder die alleinige Ventilation des rechten Mittel- und Unterlappens (auch wenn sie nicht beeinträchtigt sind) birgt das Risiko einer schweren Hypoxämie, bedingt durch den sehr großen transpulmonalen Shunt, der durch die endobronchiale Intubation der einen Lunge hervorgerufen wird.

Wenn es aus der rechten Lunge blutet, ist es möglich, ein Fiberbronchoskop durch eine selbstabdichtende Membran im T-Stück des Einlumentubus einzuführen und in den linken Hauptbronchus vorzuschieben. Ein kontinuierliches Absaugen durch einen dicken, weichen Katheter kann vor der Verwendung des Fiberbronchoskops ebenso wie das Absaugen durch das Fiberbronchoskop (durch den Einlumentubus) erforderlich sein, um die Carina erkennen zu können (Abb. 9-30B). Den Einlumentubus schiebt man dann über das Fiberbronchoskop in den linken Hauptbronchus vor, wobei die blutende rechte Lunge abgedichtet und eine selektive Ventilation der linken Lunge ermöglicht wird. Das Vorschieben des Fiberbronchoskops durch eine selbstabdichtende Membran erlaubt um das Bronchoskop herum die kontinuierliche Aufrechterhaltung einer Ventilation mit positivem Druck und die Anwendung von PEEP. Es sollte jedoch angemerkt werden, daß man die Carina nicht erkennt, wenn die Blutung ausgeprägt ist. Dann besteht die einzige Hoffnung für den Patienten in einer raschen Thorakotomie, um die Blutung innerhalb des Brustkorbs beherrschen zu können. Unter diesen sehr kritischen Bedingungen ist das konventionelle Einführen eines Doppellumentubus zur Trennung der beiden Lungen rascher und effektiver, als der Versuch, die Anatomie mit einem Fiberbronchoskop darzustellen. Alternativ kann man einen Endobronchialtubus für den rechten Hauptbronchus einführen, der einen trachealen und einen rechtsendobronchialen Cuff sowie eine Öffnung für die Ventilation des rechten Oberlappens aufweist. Dieser Endobronchialtubus hat aber Nachteile, die der Doppellumentubus nicht aufweist (siehe die Diskussion dieses Tubus und Abb. 9-31 im unmittelbar folgenden Text).

Für Erwachsene wurde eine Vielzahl von wiederverwendbaren Endobronchialtuben zur Einführung in einen Hauptbronchus entwickelt, um Ein-Lungen-Anästhesie während thoraxchirurgischer Eingriffe zu ermöglichen (siehe Tab. 1-1). Einige von diesen können blind plaziert werden, während andere eine Plazierung über ein Intubationsbronchoskop erfordern. Diese Tuben haben den Vorteil, einen großen Durchmesser und damit einen niedrigen Atemwegswiderstand aufzuweisen. Ein wesentlicher Nachteil besteht darin, daß man die operierte Seite nicht absaugen kann. Weitere Schwierigkeiten können beim Positionieren des bronchialen Cuffs auftreten. Außerdem können die dünnwandigen Tuben im posterioren Pharynx abknicken und es besteht ein sehr hohes Risiko einer inadäquaten Beatmung des rechten Oberlappens nach rechtsendobronchialer Intubation. Der Gordon-Green-Tubus, der sowohl einen trachealen Cuff als auch einen endobronchialen Cuff aufweist, bietet mehrere Vorteile, wenn ein rechtsseitiger endobronchialer Tubus benötigt wird (siehe Abb. 9-31) (38). Ein Carina-Haken erleichtert die blinde Positionierung. Das Blocken des bronchialen Cuffs trennt die linke Lunge ab. Wenn der rechte endobronchiale Cuff nicht geblockt wird, kann die gesamte Lunge über den Rückstrom um den distalen Cuff herum beatmet werden. Schließlich ist der endobronchiale Cuff geschlitzt, um eine Ventilation des rechten Oberlappens während Ein-Lungen-Beatmung zu gewährleisten. Trotz dieser Vorteile in der Struktur des Tubus sind Endobronchialtuben im all-

◄ **Abb. 9-29:** Diese Abbildung zeigt die **Lungenseparation mit einem Einlumentubus, fiberoptischen Bronchoskop und einem linken (A) und rechten (B) Bronchialblocker.** Reihenfolge: Ein Einlumentubus wird eingeführt, der Patient wird beatmet (Diagramm oben links, **A** und **B**). Ein Bronchialblocker wird entlang dem Endotrachealtubus vorgeführt (Diagramm oben rechts, **A** und **B**). Ein fiberoptisches Bronchoskop wird durch eine Schleuse am Winkelstück des Endotrachealtubus eingeführt und zur Plazierung des Bronchialblockers im Hauptstammbronchus unter direkter Sicht verwendet (Diagramm unten links, **A** und **B**). Der Ballon am Bronchialblocker wird unter direkter Sicht entfaltet und direkt unterhalb der trachealen Carina plaziert (Diagramm unten Mitte, **A** und **B**). Währenddessen gestattet die abdichtende Schleuse um das Bronchoskop die weitere Beatmung mit positivem Druck (LL = linke Lunge, RL = rechte Lunge).

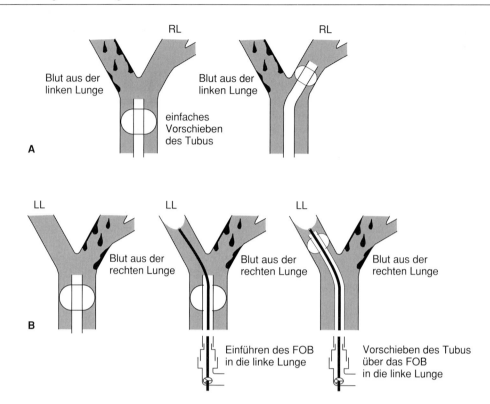

Abb. 9-30: Diese Abbildung zeigt die **Lungenseparation mit einem Einlumentubus bei massiver Blutung.** – **A** = Bei einer Blutung der linken Lunge kann ein Einlumentubus mit voller Länge vorgeführt werden, in der Mehrzahl der Fälle wird er in den rechten Hauptstammbronchus eindringen, wodurch die rechte Lunge effektiv von der linken Lunge getrennt wird. Der Cuff des Einlumentubus kann jedoch den rechten Oberlappen obstruieren. – **B** = Bei einer Blutung der rechten Lunge ist es möglich, ein fiberoptisches Bronchoskop zusammen mit einem Endotrachealtubus einzuführen, wobei die abdichtende Schleuse am Winkelstück des Endotrachealtubus eine kontinuierliche positive Druckbeatmung erlaubt. Erscheint die tracheale Carina im Gesichtsfeld, wird das Bronchoskop in den linken Hauptstammbronchus vorgeführt. Unter Verwendung des Bronchoskops als Mandrin kann der Endotrachealtubus in den linken Hauptstammbronchus geführt werden. Danach wird das fiberoptische Bronchoskop entfernt (LL = linke Lunge, RL = rechte Lunge, FOB = fiberoptisches Bronchoskop).

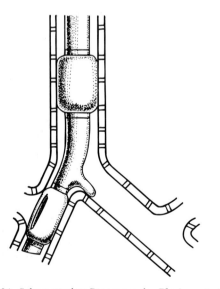

Abb. 9-31: Schematisches Diagramm der **Plazierung eines Gordon-Green-Endobronchialtubus** an der Carina.

gemeinen weniger zufriedenstellend als Doppellumentuben und werden heute nur selten benutzt (14).

Bei Kindern ist die einfachste Methode, eine seitengetrennte Beatmung zu erreichen, das Vorschieben eines normalen Einlumentubus in einen Hauptbronchus. Die Intubation des rechten Hauptbronchus ist einfach blind auszuführen. Die Intubation des linken Hauptbronchus kann eine Fiberbronchoskopie (siehe den vorstehenden Text), eine Röntgendurchleuchtung oder ein Vorführen des Tubus durch den Chirurgen beim offenen Thorax erfordern (siehe Kapitel 17 und Abb. 17-7 und 17-8).

Zusammenfassend kann man sagen, daß Doppellumentuben für die seitengetrennte Beatmung der Lungen bei erwachsenen Patienten die Methode der Wahl darstellen. Bestehen irgendwelche Zweifel an der genauen Lokalisation eines Doppellumentubus, so kann dies durch Fiberbronchoskopie jederzeit geklärt werden. Es gibt eine Anzahl von Situationen, bei denen das Einführen eines Doppellumentubus schwierig und/oder gefährlich sein kann, und unter diesen Umständen sollte man überlegen, ob man die Lungen durch einen Einlumentubus alleine oder mit der Kombination eines Bronchialblockers trennt. Verwendet man einen Einlumentubus in einem Hauptbronchus oder einen Bronchialblocker, so ist die Möglichkeit, die operierte Seite abzusaugen und die Sauerstoffaufnahme zu kontrollieren (die geblockte Lunge kann zu keiner Zeit mit Sauerstoff beatmet werden) begrenzt. Zusätzlich erfordert die Plazierung eines Einlumentubus in den einen oder den anderen Hauptbronchus und die exakte Plazierung eines Bronchialblockers eine Fiberbronchoskopie. Es besteht, ganz egal, welche Methode man zur Trennung der Lungen wählt, eine wirkliche Notwendigkeit für ein sofort verfügbares Fiberbronchoskop mit geringem Durchmesser (um die Position des Doppellumentubus zu überprüfen, um einen Einlumentubus in den linken Hauptbronchus zu plazieren und um einen Bronchialblocker zu plazieren), das eine Absaugschleuse aufweist (um Sekretionen und Blut aus dem Luftweg entfernen zu können).

Literatur

1. Urschel, H. C. Jr., Razzuk, M. A.: Median sternotomy as a standard approach for pulmonary resection. Ann. Thorac. Surg. 41: 130–134, 1986.
2. Anderson, H. W., Benumof, J. L.: Intrapulmonary shunting during one-lung ventilation and surgical manipulation. Anesthesiology 55: 377, 1981.
3. Thomson, D. F., Campbell, D.: Changes in arterial oxygen tension during one-lung anesthesia. Br. J. Anaesth. 45: 611–616, 1973.
4. Boysen, P. G.: Pulmonary resection and postoperative pulmonary function. Chest. 77: 718–719, 1980.
5. Boysen, P. G., Block, A. G., Moulder, P. V.: Relationship between preoperative pulmonary function tests and complications after thoracotomy. Surg. Gynecol. Obstet. 152: 813–815, 1981.
6. Lack, J. A.: Endobronchial tube resistances. Br. J. Anaesth. 46: 461, 1974.
7. Clapham, M. C. C., Vaughan, R. S.: Bronchial intubation. A comparison between polyvinyl chloride and red rubber double lumen tubes. Anaesthesia 40: 1111–1114, 1985.
8. Bjork, V. O., Carlens, E.: The prevention of spread during pulmonary resection by the use of a double-lumen catheter. J. Thorac. Surg. 20: 151, 1950.
9. Newman, R. W., Finer, G. E., Downs, J. E.: Routine use of the Carlens double-lumen endobronchial catheter: An experimental and clinical study. J. Thorac. Cardiovasc. Surg. 42: 327, 1961.
10. White, G. M. J.: A new double-lumen tube. Br. J. Anaesth. 32: 232, 1960.
11. Bryce-Smith, R.: A double-lumen endobronchial tube. Br. J. Anaesth. 31: 274, 1959.
12. Bryce-Smith, R., Salt, R.: A right-sided double-lumen endobronchial tube. Br. J. Anaesth. 32: 230, 1960.
13. Robertshaw, F. L.: Low resistance double-lumen endotracheal tubes. Br. J. Anaesth. 34: 576, 1962.
14. Pappin, J. C.: The current practice of endobronchial intubation. Anaesth. 34: 57–64, 1979.
15. Simpson, P. M.: Tracheal intubation with a Robertshaw tube via a tracheostomy. Br. J. Anaesth. 48: 373–375, 1976.
16. Seed, R. F., Wedley, J. R.: Tracheal intubation with a Robertshaw tube via a tracheostomy (letter). Br. J. Anaesth. 49: 639, 1977.
17. Anderson, H. W., Benumof, J. L., Ozaki, G. T.: New improved double lumen tube adaptor. Anesthesiology 56: 54–56, 1982.
18. Smith, G., Hirsch, N., Ehrenwerth, J.: Sight and sound: Can double-lumen endotracheal tubes be placed accurately without fiberoptic bronchoscopy? Anesth. Analg. 65: 1–170, 1986.
19. Read, R. C., Friday, C. D., Eason, C. N.: Prospective study of the Robertshaw endobronchial catheter in thoracic surgery. Ann. Thorac. Surg. 24: 156, 1977.
20. Alfery, D. D., Benumof, J. L., Spragg, R. G.: Anesthesia for bronchopulmonary lavage. In: Kaplan, J. (ed.): Thoracic Anesthesia. New York, Churchill-Livingstone, 1982, pp. 403–419.
21. Spragg, R. G., Benumof, J. L., Alfery, D. D.: New methods for performance of unilateral lung lavage. Anesthesiology 57: 535–538, 1982.
22. Conrady, P. A., Goodman, L. R., Cainge, R. et al.: Alteration of endotracheal tube position: Flexion and extension of the neck. Crit. Care. Med. 4: 8, 1976.
23. Saito, S., Dohi, S., Naito, H.: Alteration of double-lumen endobronchial tube position by flexion and extension of the neck. Anesthesiology 52: 696–697, 1985.
24. Keating, J. L., Benumof, J. L.: An analysis of margin of safety in positioning double-lumen tube. Anesthesiology 63: A563, 1985.
25. Jesseph, J. E., Merendino, K. A.: The dimensional interrelationships of the major components of the human tracheobronchial tree. Surg. Gynecol. Obstet. 105: 210–214, 1957.
26. Merendino, K. A., Keriluk, L. B.: Human measurements involved in tracheobronchial resection and reconstruction procedures. Surgery 35: 590–597, 1954.
27. Dryden, G. E.: Circulatory collapse after pneumonectomy (an unusual complication from the use of a Carlens catheter): Case report. Anesth. Analg. 56: 451, 1977.
28. Guernelli, N., Bragaglia, R. B., Briccoli, A. et al.: Tracheobronchial ruptures due to cuffed Carlens tubes. Ann. Thorac. Surg. 28: 66, 1979.
29. Heiser, M., Steinberg, J. J., MacVaugh, H. et al.: Bronchial rupture, a complication of use of the Robertshaw double-lumen tube. Anesthesiology 51: 88, 1979.
30. Foster, J. N. G., Lau, O. J., Alimo, E. B.: Ruptured bron-

chus following endobronchial intubation. Br. J. Anaesth. 55: 687–688, 1983.
31. Wagner, D. L., Gammage, G. W., Wong, M. L.: Tracheal rupture following the insertion of a disposable double-lumen endotracheal tube. Anesthesiology 63: 698–700, 1985.
32. Burton, N. A., Fall, S. M., Lyons, T., Graeber, G. M.: Rupture of the left main-stem bronchus with a polyvinylchloride double-lumen tube. Chest. 83: 928–929, 1983.
33. Cohen, J. A., Denisco, R. A., Richard T. S. et al.: Hazardous placement of a Robertshaw-type endobronchial tube. Anesth. Analg. 65: 100–101, 1986.
34. Ginsberg, R. J.: New technique for one lung anesthesia using an endobronchial blocker. J. Thorac. Cardiovasc. Surg. 82: 542–546, 1981.
35. Inoue, H., Shohtsu, A., Ogawa J. et al. : New device for one lung anesthesia: Endotracheal tube with moveable blocker. J. Thorac. Cardiovasc. Surg. 83: 940–941, 1982.
36. Kamaya, H., Krishna, P. R.: New endotracheal tube (Univent tube) for selective blockade of one lung. Anesthesiology 63: 342–343, 1985.
37. Veil, R.: Selective bronchial blocking in a small child. Br. J. Anaesth. 41: 453–454, 1969.
38. Green, R., Gordon, W.: Right lung anesthesia. Anesthesia for left lung surgery using a new right endobronchial tube. Anesthesia 12: 86, 1957.

10 Chirurgische Routineüberlegungen, die anästhesiologische Bedeutung haben

10.1 Einleitung

Es gibt zahlreiche chirurgische Grundüberlegungen, die für das Routinemanagement des Anästhesisten große Bedeutung haben (Tab. 10-1):
1. Der Anästhesist sollte die geplante Lagerung des Patienten und die korrekte Durchführung der Lagerung kennen. Dies hat Konsequenzen für die Plazierung eines eventuellen Periduralkatheters, des intravenösen Zugangs und der Verbindungskabel zu den Überwachungsgeräten. Außerdem hilft es bei der Frage, ob die Narkose auf dem Transporttisch oder auf dem Operationstisch eingeleitet werden soll. Darüber hinaus ist der Anästhesist zumindest teilweise für die Lagerung des Patienten und die Vermeidung von Komplikationen durch die Lagerung verantwortlich.
2. Der Anästhesist sollte mit den verschiedenen Schnittführungen vertraut sein. Zum Zeitpunkt der Inzision müssen der Patient und das Operationsfeld eng überwacht werden (Zeichen einer inadäquaten Anästhesie, Färbung des Blutes, Eröffnung der Pleura – Beatmungsstopp und Beginn der Ein-Lungen-Beatmung). Ebenso muß der Narkotiseur den Pleuraverschluß (Blähung der Lunge zur Eröffnung von Atelektasen, Entfernung von Luft und Flüssigkeit aus dem Pleuraraum) und den Hautverschluß genau verfolgen, so daß die Applikation oder auch Beendigung der Gabe von Pharmaka (Aufhebung der Relaxation, Beendigung der Zufuhr von Inhalationsanästhetika, Verabreichung von i.v.-Anästhetika) mit großer Präzision durchgeführt werden kann.
3. Der Anästhesist sollte eine Vorstellung über zu erwartende Ereignisse haben (autonome Reflexe, Arrhythmien, Blutverlust, Veränderungen des Gasaustauschs), so daß eine rechtzeitige Reaktion darauf erfolgen kann. Daher werden in diesem Kapitel nacheinander die Lagerung, die verschiedenen thorakalen Schnittführungen und kurz die häufigsten thorakalen Eingriffe besprochen.

Tabelle 10-1: Ereignisse während einer Operation, die von besonderer Bedeutung für den Anästhesisten sind.

1. Lagerung
2. Hautschnitt
   a) Farbe des verlorenen Blutes
   b) Zeichen einer inadäquaten Anästhesie
3. Inzision der Pleura
   a) freie Beweglichkeit der Lunge neben der Pleura
   b) Atemstillstand
   c) Beginn der Ein-Lungen-Beatmung
4. Lungenresektion
   a) Verhindern von jeglichen Patientenbewegungen während der Präparation der Gefäße
   b) darauf achten, ob Lungenvenen vor den Lungenarterien unterbunden werden (größerer Blutverlust)
   c) Testung des dichten Verschlusses des Bronchialstumpfes durch Seufzeratmung
5. Verschluß der Pleura
   a) Seufzeratmung, um Atelektasen aufzublähen
   b) Seufzeratmung, um Luft und Flüssigkeit aus dem Pleuraraum zu entfernen
6. Hautnaht
   a) ausreichendes Abwarten oder Antagonisieren von Anästhetika

10.2 Lagerung des Patienten

Nach Einleitung der Anästhesie und Einführen des Doppellumentubus kann die Lagerung zum chirurgischen Eingriff erfolgen. Obwohl die Hauptverantwortung für die Lagerung nicht beim Anästhesisten liegt, fällt ihm diese Aufgabe in der Praxis doch mindestens teilweise zu. Darüber hinaus ist der Anästhesist für lagerungsbedingte Komplikationen verantwortlich und daher sollte er aktiv zu deren Verhinderung beitragen. In diesem Abschnitt wird die korrekte Lagerung des Patienten bei verschiedenen thorakalen Schnittführungen beschrieben.

10.2.1 Postero-laterale Thorakotomie

Eine Standard-postero-laterale-Thorakotomie ist bei der überwiegenden Mehrheit der intrathorakalen Operationen die Schnittführung der Wahl und erfordert eine seitliche Lagerung (Abb. 10-1). Ein gefaltetes Tuch wird unter die Axilla plaziert, um eine Kompression der Strukturen in der Axilla zu verhindern. Hände und Arme werden zunächst ausgestreckt, ähnlich wie beim Hammerwurf eines Athleten, und dann beugt man beide Unterarme kopfwärts, wobei man unter den unteren Ellbogen, bzw. zwischen die beiden Ellbogen Kissen plaziert. Hierdurch kommt die vertebrale Begrenzung der Skapula nach vorne, so daß die Schnittführung nach oben hin so weit wie nötig fortgesetzt werden kann. Der untenliegende Oberschenkel wird in eine leichte Flexionsstellung gebracht und das Knie gebeugt. Das obere Bein bleibt gestreckt. So sind Hüften und Stamm in einer vertikalen Ebene. Zwischen Oberschenkel, Knie und Unterschenkel wird zur Vermeidung einer Druckwirkung auf die unten liegende Extremität ein Kissen plaziert. Einige Operateure bevorzugen eine kleine Rolle oder ein Schaumstoffpolster zum Ausfüllen der Taillenkontur zwischen Tisch und Körper, um die obersten Interkostalräume zu dehnen. Kleine Tücherrollen werden anterior und posterior eng an der vorderen und hinteren Thoraxwand anliegend plaziert. Zur Stabilisierung der Lagerung wird ein selbstklebendes, schmales Band über die Hüfte geführt und am Tisch befestigt. Hierdurch entsteht keine Druckwirkung auf die Haut des Patienten und ein eventuell erforderliches Abkippen des Tisches ist bei stabiler Lagerung möglich (Abb. 10-1).

10.2.2 Anteriore Thorakotomie

Bei Rückenlagerung des Patienten wird die Thoraxhälfte, an der der Schnitt erfolgen soll, durch ein gefaltetes Tuch, ein Schaumstoffpolster oder ein neueres, mit Plastikkugeln gefülltes Polster um 30° angehoben (Abb. 10-2). Der ipsilaterale Arm kann ange-

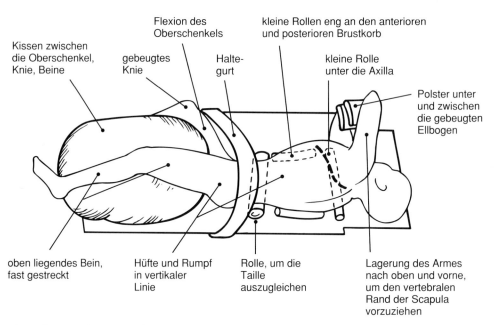

Abb. 10-1: Seitenlagerung bei postero-lateraler Thorakotomie.

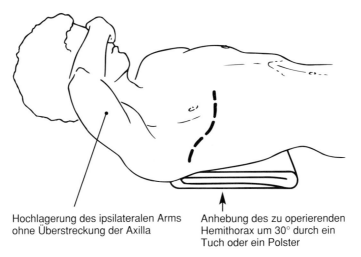

Hochlagerung des ipsilateralen Arms ohne Überstreckung der Axilla

Anhebung des zu operierenden Hemithorax um 30° durch ein Tuch oder ein Polster

Abb. 10-2: Rückenlagerung mit erhobenem Arm bei anteriorer Thorakotomie. Der erhobene Arm kann an einer Stütze fixiert werden.

hoben und vorsichtig an einer Querstrebe fixiert werden, ohne Druck auf die neurovaskulären Strukturen des Armes oder eine Überdehnung des Plexus brachialis zu verursachen. Unter Umständen ist es möglich, den ipsilateralen Ellbogen leicht zu beugen, wobei die Handfläche unter der Hüfte plaziert wird, so daß der Arm nicht der lateralen Brustwand anliegt. Auch hier ist auf die Druckwirkung bzw. Dehnung von Blutgefäßen und Nerven zu achten.

10.2.3 Posteriore Thorakotomie

Die Standard-posteriore-Thorakotomie bei Bauchlage des Patienten wird heutzutage nicht oft verwendet. Unter die gegenüberliegende Seite wird Schaumstoff oder ein Tuch plaziert, so daß eine Anhebung um etwa 10° erfolgt (Abb. 10-5A). Oberer Thorax und Becken können unterfüttert werden, um eine freie Zwerchfellbewegung zu erlauben. Den Arm bewegt man kopfwärts, so daß die Skapula aus dem Operationsbereich gelangt. Vor vielen Jahren hatten Overholt und Langer (1949) einen speziellen Tisch für diese Lagerung, an dem der Operateur den Eingriff im Sitzen durchführen konnte. Aus mehreren Gründen, nicht zuletzt auch wegen Druckschädigungen der Haut, des Plexus brachialis und der axillären Gefäße, wird diese Lagerung gegenwärtig nicht eingesetzt.

10.2.4 Mediane Sternotomie

Der Patient befindet sich in Rückenlagerung, beide Arme liegen am Körper an (Abb. 10-6A). Eine Tuchrolle wird quer unter beide Schultern gelegt, der Kopf wird leicht im Hals überstreckt und auf einem Kissen stabil gelagert. Schulterrolle und Kopfüberstreckung verbessern den Zugang zum Jugulum, wo die Schnittführung beginnt.

10.2.5 Minithorakotomien

Es gibt zahlreiche chirurgische diagnostische Eingriffe, bei denen nur kleine Inzisionen erforderlich sind. Die Skalenusbiopsie erfolgt in Rückenlagerung des Patienten, mit leichter Drehung des Kopfes zur Gegenseite, die Mediastinoskopie in Rückenlagerung mit leichter Kopfüberstreckung (Schnitt oberhalb des Jugulums). Andere diagnostische Eingriffe wie Pleurabiopsie, Thorakozentese, Nadelbiopsie der Pleura und Thorakoskopie werden meist unter Lokalanästhesie durchgeführt. Ist eine Allgemeinanästhesie erforderlich, so geschieht dies in Seitenlagerung. Für eine offene Lungenbiopsie ist die Inzision in jedem Bereich des Thorax, je nach präoperativer röntgenologischer Lokalisation, möglich. Bei den meisten Patienten mit diffuser Lungenerkrankung stellt die anteriore Schnittführung einen exzellenten Zugangsweg bei minimalen postoperativen Beschwerden dar. Daher befindet sich der Patient meist in Rückenlagerung und die Inzision erfolgt mit einem kleinen Schnitt im submammären Bereich. Die «Minithorakotomie» nutzt einen kleinen transaxillären Zugangsweg. Der Patient befindet sich in Seitenlagerung, der Arm wird nach oben hin über den Kopf gestreckt.

10.3 Thorakale Schnittführungen (1)

Während der initialen und der Endphase der Thorakotomie muß dem Operationsfeld große Aufmerksamkeit geschenkt werden (Tab. 10-1). In der initialen Phase ist die Aufmerksamkeit auf die Farbe des Blutes, Zeichen einer Stimulation des sympathischen Nervensystems und das Eröffnen der Pleura (freie Lungenbewegung unterhalb der Pleura, Beatmungsstopp zur Vermeidung einer Inzision in die Lunge und Beginn der Ein-Lungen-Beatmung) gerichtet. Bei der Beendigung der Operation wird auf die volle Expansion der Lungen vor dem Verschluß (Eröffnung von Atelektasen) und auf das Austreiben von Luft und Flüssigkeit aus dem Pleuraraum geachtet. Zufuhr, bzw. Beendigung der Zufuhr von verschiedenen Anästhetika muß rechtzeitig erfolgen, je nach dem, ob ein langsamer Übergang in eine postoperative Nachbeatmung im Aufwachraum oder in der Intensivstation erwünscht ist oder eine sofortige Extubation in der postoperativen Phase angestrebt wird. Die üblichen Zugangswege zum Thorax sind die postero-laterale, anteriore und posteriore Thorakotomie und die mediane Sternotomie.

10.3.1 Postero-laterale Thorakotomie

Die Standard-postero-laterale-Thorakotomie ist bei der überwiegenden Mehrheit der intrathorakalen Operationen der Zugang der Wahl. Diese Schnittführung bietet einen guten Zugang zu allen Gebieten der Lunge, des Hilus und zum größten Teil des Mediastinums.

Der Hautschnitt beginnt in Seitenlagerung in der vorderen Axillarlinie in der gewünschten Höhe, gewöhnlich dem fünften Interkostalraum, und verläuft nach posterior mehrere Finger breit unter dem Angulus der Skapula, wendet sich dann nach superior, um in der Mitte zwischen der vertebralen Begrenzung der Skapula und den Dornfortsätzen der Wirbelkörper zu verlaufen (Abb. 10-3 A). Durch Trennung von M. serratus anterior, M. latissimus dorsi, M. trapezius und eventuell der Mm. rhomboidei (Abb. 10-3 B) wird der knöcherne Thorax freigelegt. Der Zugang zum Pleuraraum kann entweder durch die Resektion ei-

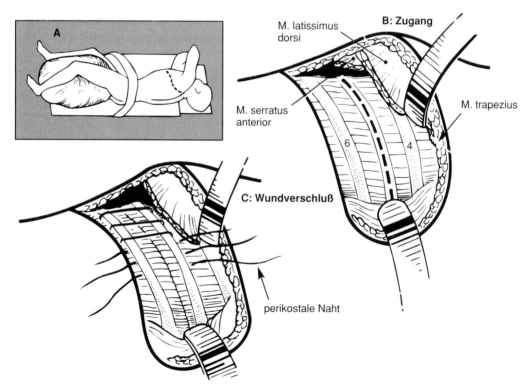

Abb. 10-3: Postero-laterale Thorakotomie. – A = anterio-posteriore Schnittführung im Verlauf der fünften oder sechsten Rippe, kopfwärts um den Angulus der Skapula zwischen Skapula und Wirbelsäule. – B = Die extrakostale Muskulatur ist durchtrennt und wird zurückgehalten, Inzision durch das Periost der fünften Rippe. – C = Verschluß der Thorakotomie, Perikostalnähte.

ner Rippe oder durch einen Interkostalraum erfolgen. Soll eine Rippe reseziert werden, wird das Periost inzidiert und dann vom Knochen abgehoben. Die Rippe wird im posterioren Bereich an der kostotransversalen Verbindung und in der vorderen Axillarlinie durchtrennt. Bei der Rippendurchtrennung ist die Ligatur und Unterbindung des Intercostalbündels erforderlich, um stärkere Blutungen bei der darauffolgenden Rippenentfernung zu vermeiden. Soll der Zugang durch den Interkostalraum erfolgen, wird der Schnitt bis auf die Pleura fortgesetzt, wobei eine Verletzung der Interkostalgefäße und -nerven zu vermeiden ist. Durch Inzision des Rippenbettes der resezierten Rippe oder der freigelegten Pleura im Interkostalraum wird der Pleuraraum eröffnet. In jedem Fall sollte in diesem Moment kein positiver Druck im Atemwegssystem bestehen, damit ein Lungenkollaps und damit ein Zurücktreten der Lunge von der Thoraxwand ermöglicht wird. Bestehen Adhäsionen zwischen viszeraler und parietaler Pleura (d. h. die Lunge bewegt sich nicht frei im Pleuraraum), müssen diese durchtrennt werden. Der Verschluß der postero-lateralen Thorakotomie erfolgt zunächst durch einige perikostale Nähte um die benachbarten Rippen (Abb. 10-3 C). Interkostalnerv, -arterie und -vene können freigelegt oder dadurch geschützt werden, daß eine dicke Lage von Interkostalmuskulatur eingeschlossen wird. Der postoperative Schmerz ist geringer, wenn der Interkostalnerv von der Perikostalnaht nicht erfaßt wird. Die parietale Pleura wird nicht als getrennte Schicht betrachtet, sondern von der Naht der Interkostalmuskulatur miterfaßt. Die Adaptation der Muskulatur geschieht entweder durch Einzelnähte oder fortlaufend. Die Schichten der durchtrennten extrakostalen Muskulatur werden anatomisch adaptiert.

10.3.2 Anteriore Thorakotomie

Eine Standard-anteriore-Thorakotomie bietet einen schnellen Zugang in den Thorax und eine minimale Beeinträchtigung der respiratorischen und zirkulatorischen Funktionen, und zudem ist der Verschluß relativ einfach. Sie ermöglicht eine adäquate Darstellung des vorderen Mediastinums, der anterioren Anteile der Oberlappen und der notwendigen Bereiche für einige Herzoperationen. Die unteren Lappensegmente sind bei dieser Schnittführung nur schwierig darzustellen, speziell auf der linken Seite, wo das Herz retrahiert werden müßte, was mit Verminde-

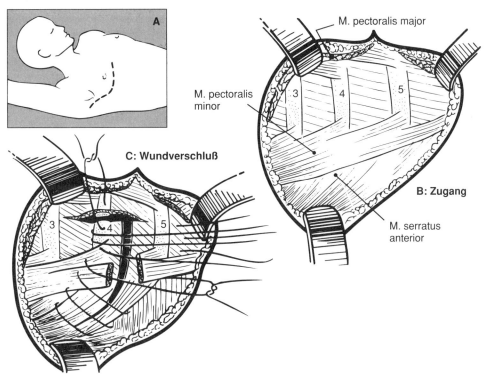

Abb. 10-4: Anteriore Thorakotomie. – A = Schnittführung. – B = Separation des Musculus pectoralis major und Darstellung der vorderen Brustwand. – C = Perikostalnähte unter Einbeziehung der benachbarten Rippen zum Verschluß des Interkostalschnitts.

rung des Cardiac-outputs und dem Risiko von Arrhythmien verbunden wäre. Der Schnitt erstreckt sich vom lateralen Rand des Sternums in einer Kurve bis zur mittleren Axillarlinie (Abb. 10-4A). Bei Männern folgt der Schnitt dem Interkostalraum, bei Frauen der inframammären Hautfalte. Danach werden M. pectoralis major und minor getrennt und zurückgehalten (Abb. 10-4B). Die Interkostalmuskeln durchtrennt man bis auf die parietale Pleura, so daß der Operateur feststellen kann, ob ein «freier» Pleuraraum mit Lungenbeweglichkeit unter Respiration vorhanden ist. Im positiven Fall kann die Pleura sicher inzidiert werden, wobei sich die Lunge von der Thoraxwand retrahiert. Häufig ist bei der anterioren Thorakotomie keine Rippenresektion erforderlich, obwohl ein oder zwei Rippenknorpel durchtrennt werden können, um einen größeren Zugang zum Pleuraraum zu erhalten. Die Inzision durch Pleura und Interkostalmuskulatur wird nach posterior bis zur Axilla fortgesetzt und die Fasern des M. serratus werden nach hinten hin zum Nervus thoracicus longus gespalten, der geschont wird. Den M. latissimus dorsi durchtrennt man gewöhnlich nicht, sondern zieht ihn nötigenfalls nach hinten.

Der Verschluß der anterioren Thorakotomie erfolgt grundsätzlich auf die gleiche Weise wie bei der postero-lateralen Schnittführung (Abb. 10-4C). Musculus pectoralis major und minor müssen anatomisch re-adaptiert werden.

10.3.3 Posteriore Thorakotomie

Die Standard-posteriore-Thorakotomie bei Bauchlage des Patienten wird heutzutage nicht mehr häufig verwendet. Die in der Vergangenheit angeführten Vorteile dieser Methode sind eine bessere Ventilation der kontralateralen Lunge und eine verminderte Möglichkeit der Aspiration von infektiösen Sekreten in das kontralaterale Bronchialsystem. Jedoch ist das Risiko einer Hautschädigung, einer Schädigung des Plexus brachialis und der axillären Gefäße hoch. Darüber hinaus ist ohne Verwendung eines Doppellumentubus die Verhinderung einer Aspiration nicht sicher. Die Lagerung des Patienten ist schwierig, die Darstellung von anterior lokalisierten Arealen ist schlecht, dies gilt besonders für die vorderen hilären und mediastinalen Strukturen.

Der Hautschnitt beginnt in Höhe der oberen Spina

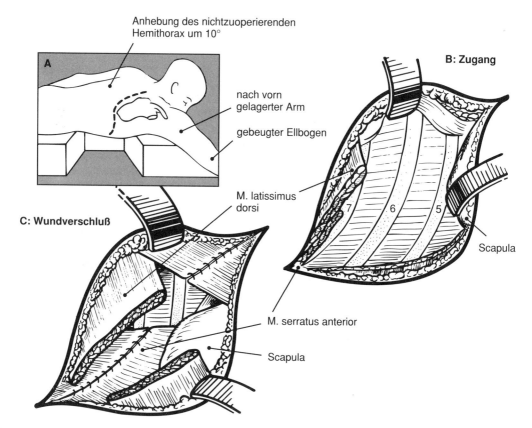

Abb. 10-5: Posteriore Thorakotomie. – A = Schnittführung. – B = Durchtrennung des Musculus latissimus dorsi und Musculus serratus anterior, Skapula und kraniale Schnittflächen der Muskulatur werden kopfwärts gehalten. – C = Readaptation der Muskulatur.

der Skapula und verläuft in der Mittellinie zwischen den Dornfortsätzen und der vertebralen Begrenzung der Skapula, biegt um den Angulus der Skapula nach lateral um und endet in der mittleren Axillarlinie oder leicht posterior davon (Abb. 10-5A). Die Muskeln werden wie vorher bei der postero-lateralen Thorakotomie beschrieben, inzidiert (Abb. 10-5B). Der Verschluß erfolgt ähnlich wie beim postero-lateralen Zugang (Abb. 10-5C).

10.3.4 Mediane Sternotomie

Die längsverlaufende mediane Sternotomie ist zur Darstellung des anterioren Mediastinums, der großen Gefäße und des Herzens der Zugang der Wahl. Andere Inzisionen, wie transversale Sternotomie mit bilateraler Thorakotomie und partielle Sternotomie mit partieller Resektion der Klavikula oder Exartikulation der sterno-klavikularen Verbindung sind verlassen worden. In neuerer Zeit hat die mediane Sternotomie als Zugang bei der Exzision von bilateralen pulmonalen Prozessen (z. B. bilaterale multiple Metastasen und bilaterale Emphysemblasen [2, 3]) an Popularität gewonnen. Da man von der medianen Sternotomie annimmt, daß sie mit geringerem postoperativem Schmerz und geringerer respiratorischer Funktionsstörung einhergeht, wurde sie auch für pulmonale Routineresektionen empfohlen (4). Obwohl pulmonale Resektionen auf diesem Wege möglich sind, entsprechen die anatomischen Nachteile denen der Standard-anterioren-Thorakotomie und erfordern gewöhnlich eine Ein-Lungen-Beatmung (Kollaps der zu operierenden Lunge).

Der Hautschnitt beginnt direkt unterhalb des Oberrandes des Manubriums im Jugulum und endet kurz unterhalb des Processus xyphoideus (Abb. 10-6A). Der Schnitt soll nicht weiter nach oben fortgesetzt werden, damit eine eventuell notwendige Tracheotomie ohne Beteiligung der Sternotomiewunde durchgeführt werden kann. Ist der Tracheotomieschnitt Teil der Sternotomiewunde, ist es möglich, daß eine Kontamination aus der Trachea auftritt. Durch Zug an der Haut kann das Jugulum ohne Schwierigkeiten dargestellt werden. Jugulum und das Gebiet unterhalb des Xyphoids werden stumpf präpariert (Abb. 10-6B). Der Processus xyphoideus wird in der Mittellinie gespalten und mit Hilfe einer oszillierenden Säge wird das Sternum durchtrennt (Abb. 10-6C). Nach kompletter Durchtrennung des Sternums wird der Retrosternalraum von der locker adhärenten Pleura befreit. Die Identifizierung der Pleura ist leicht dadurch möglich, daß die Lungen zur Auffüllung des Pleuraraums gebläht werden.

Für einen optimalen Heilungsverlauf muß das Sternum gewissenhaft zusammengefügt werden, so daß eine beinahe immobile Einheit entsteht. Wurde die Pleura eröffnet, muß eine Thoraxdrainage eingelegt werden, nötigenfalls auch auf beiden Seiten. Das

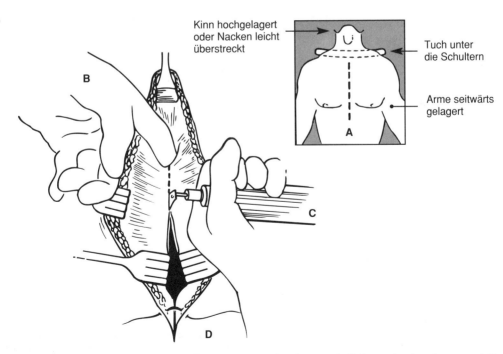

Abb. 10-6: Mediane Sternotomie. – **A** = Schnittführung vom Jugulum bis unterhalb des Xyphoids. – **B** = stumpfe Präparation der Sternumhinterfläche im Bereich des Jugulums. – **C** = Durchtrennung des Sternums mit einer oszillierenden Säge in kranialer Richtung. – **D** = Verschluß des Sternums mit Drahtnähten.

Sternum wird mit 6 oder 8 starken Drähten, die beiderseits durchgeführt werden, readaptiert. Die anderen Gewebsschichten adaptiert man mit Einzelnähten. Zur besseren Unterstützung können extern selbstklebende Streifen aufgebracht werden.

10.3.5 Minithorakotomie

Zu den Minithorakotomietechniken zählen die begrenzt-anteriore Thorakotomie, die transaxilläre Thorakotomie und die supraklavikuläre Thorakotomie. Diese Schnitte erfolgen zur Exzision von Prozessen, die auf die Lungenspitzen limitiert sind, zur Exzision der ersten Rippe und zur Biopsie von Lungenparenchym bei diffuser Lungenerkrankung, die ansonsten einer Diagnose nicht zugänglich ist. Jeder dieser Zugangswege bietet eine Alternative zur größeren Thorakotomie. Alle werden postoperativ gut toleriert.

10.3.6 Drainage des Pleuraraums

Nach Thorakotomie sollte der Pleuraraum drainiert werden, speziell wenn eine Resektion vorgenommen werden mußte. Zur Lokalisation des Schlauches im posterio-inferioren Bereich wird ein 2 cm langer Hautschnitt direkt vor der hinteren Axillarlinie etwa im achten Interkostalraum gemacht. Eine Klemme oder Zange wird durch den Hautschnitt eingeführt und durch die Interkostalmuskulatur in einem flachen Winkel gestoßen, so daß das Instrument den Pleuraraum kranial der Hautinzision erreicht. Mit dem Instrument zieht man das distale Ende des Thoraxdrains aus dem Thoraxraum. Dies verhindert eine Kontamination des proximalen Endes des Drains durch Kontakt mit der Haut. Durch Palpation der Zwerchfellkuppel wird das proximale Ende des Schlauches so positioniert, daß die proximale Spitze auf die Zwerchfellkuppel zu liegen kommt und die Seitenöffnung im Sulkus liegt. Für die anteriore Plazierung wird der Schlauch direkt lateral des Musculus-pectoralis-major-Randes eingeführt. Der Hautschnitt erfolgt in Höhe des dritten Interkostalraumes in kranialer Richtung, der Schlauch betritt den Thoraxraum gewöhnlich durch den zweiten Interkostalraum. Die Spitze des Katheters wird an der anterioren parietalen Pleura lokalisiert, wobei eine Schleife verhindert, daß die Spitze nach medial in die direkte Nachbarschaft der großen Gefäße des Mediastinums mit eventueller Penetrationsgefahr gerät. Ist auf den postoperativen Röntgenaufnahmen eine Wanderung der Spitze des Schlauches in diesem Bereich feststellbar, sollte der Drain sofort entfernt werden. Der locker geknüpfte Knoten erlaubt die leichte Entfernung des Schlauches. Eine feste Naht dient der Befestigung des Thoraxdrains an der Haut und eine separate lose Matratzennaht um den Drain gestattet den Wundverschluß bei der postoperativen Entfernung des Drains. In Kapitel 13 werden Art und Funktion eines modernen Thoraxdrainagesystems und seine potentiellen Komplikationen beschrieben.

10.4 Häufigste größere elektive thorakale Eingriffe

In einem typischen modernen thoraxchirurgischen Zentrum sind Resektionseingriffe die häufigsten größeren Eingriffe, wobei Ösophagus- und thorakale Aorteneingriffe den Hauptanteil am verbleibenden Rest ausmachen. Operationen wie Thorakoplastik, Empyemdrainage, Thorakoskopie und Exhairese des Nervus phrenicus sind heute verlassen worden oder werden nur selten durchgeführt. Daher beschreibt dieser Abschnitt Resektionseingriffe (Pneumonektomie, Lobektomie, Segmentektomie) im Detail und kurz den chirurgischen Gang bei Ösophagus- und thorakalen Aorteneingriffen.

10.4.1 Resektionen (5)

10.4.1.1 Pneumonektomie

Nach einer der vorher beschriebenen Schnittführungen eröffnet man den Pleuraraum. Die Pleura wird dann in bezug auf den Hilus nach anterior, superior und posterior inzidiert. Auf der rechten Seite kann die Vena azygos isoliert und durchtrennt werden, um einen größeren Zugang auf den Hilus in superiorer Richtung zu schaffen. Im allgemeinen wird zuerst die Pulmonalarterie isoliert und durchtrennt (vor der Pulmonalvene, was ansonsten zu einem erhöhten Blutverlust führen würde). Nach Kontrolle der Pulmonalarterie werden die superiore und die inferiore Pulmonalvene präpariert, isoliert und durchtrennt und die Gefäßstümpfe gesichert. Das restliche Gewebe wird durchtrennt und der Hauptbronchus bis zu seiner Verbindung mit der Trachea freipräpariert. Eine Bronchialklemme bringt man direkt distal dieser Verbindung an und durchtrennt den Bronchus proximal dieser Klemme. Der Bronchialstumpf ist dann mit einem Klammerapparat zu verschließen. Der Anästhesist wird gebeten, den Bronchialverschluß bei gleichbleibendem positiven Druck zu testen (der Bronchialstumpf kann in Kochsalzlösung getaucht werden, um aufsteigende Gasblasen zu sehen). Nicht selten müssen ein oder zwei Bronchialarterien ligiert werden, nachdem der Bronchus durchtrennt worden ist. Es ist wichtig, daß eine Blutung aus den Bronchialgefäßen kontrolliert wird, da diese Gefäße zu einem signifikanten postoperativen Blutverlust führen können. Nach Verschluß seines proximalen Endes bedeckt man den Bronchialstumpf mit benachbartem Gewebe (Pleuralappen, Vena azygos, perikardiales Fettgewebe oder benachbartes Perikard). Dies dient zur Verhinderung einer möglichen Bronchusstumpfinsuffizienz, die normalerweise sekundär heilt.

Die Pneumonektomie zur Exzision weit proximal liegender Hauptbronchuskarzinome wurde in Form einer Trachea-Manschetten-Pneumonektomie durchgeführt. Hierbei erfolgte die Resektion der trachealen Carina mit der ipsilateralen Lungenhälfte und Anastomosierung des kontralateralen Bronchus mit dem distalen Ende der Trachea. Besteht bei einer parenchymalen Erkrankung gleichzeitig eine ausgedehnte Pleurabeteiligung, kann eine Pleuro-Pneumonektomie durchgeführt werden. Hierbei ist wichtig, daß endothorakale Faszie und parietale Pleura gespalten und die Lunge zusammen mit der Pleura von Brustwand, Zwerchfell und mediastinalen Strukturen bis hin zum Hilus in einem Präparat befreit werden. Nach Erreichen dieses Stadiums behandelt man Gefäße und Bronchus wie bei der Standardpneumonektomie.

10.4.1.2 Lobektomie

Nach Eröffnung des Pleuraraums wird die Pleura in Reflektion auf die Hilusstrukturen inzidiert. Die Fissura obliqua (major) wird daraufhin eröffnet, um den interlobären Anteil der Pulmonalarterie darzustellen. Die arteriellen Äste des zu resezierenden Lungenlappens werden nach Darstellung doppelt ligiert und durchtrennt. Danach identifiziert man die den Lappen drainierenden Venen und behandelt sie in ähnlicher Weise. Daraufhin wird der Lappenbronchus isoliert und distal der vorgesehenen Stelle abgeklemmt. Nach Durchtrennung des Bronchus verschließt man das proximale Ende des Stumpfes mit einem Klammerapparat. Die Abdeckung des Stumpfes mit Nachbargewebe ist ein von den meisten Thoraxchirurgen bevorzugtes Verfahren, obwohl das verbleibende Lungengewebe im allgemeinen den Stumpf effektiv bei der Reexpansion abdecken würde. Die endgültige Entfernung des Lappens geschieht dann durch die Trennung der restlichen Verbindungen zu den anderen Lappen. Die Integrität der Bronchialnaht wird durch Eintauchen in Kochsalzlösung innerhalb des Pleuraraums unter Beibehaltung eines positiven Drucks von 30 bis 40 cm H_2O durch manuelle Kompression auf den Beatmungsbeutel getestet. Häufig entweicht bei diesem Vorgehen etwas Gas, jedoch stammt es gewöhnlich von der skelettierten, abgetrennten Oberfläche der Restlunge und nicht vom Bronchialstumpf.

Bei bestimmten Fällen eines Lungenkarzinoms kann eine radikale Lobektomie zur Therapie eingesetzt werden. Hierbei entfernt man die Lymphknoten im Mediastinum in einem Block mit dem Lappen. Das ist beim rechten Oberlappen meist leicht und zufriedenstellend möglich, jedoch gilt dies auch für den linken Oberlappen. Sowohl die rechte wie die linke untere radikale Lobektomie sind weitaus schwieriger durchzuführen und es erscheint zweifelhaft, ob eine adäquate radikale Lymphknotendissektion bei dieser anatomischen Lokalisierung tatsächlich möglich ist. Mit der Lobektomie kann auch eine Manschettenresektion eines Anteils des Hauptstammbronchus verbunden werden. Dies ist zur Erhaltung von Lungengewebe entweder bei benignen Veränderungen oder bei nicht ausreichender pulmonaler Reserve des Patienten für eine Pneumonektomie indiziert. Die ersten Schritte des operationstechnischen Vorgehens entsprechen denen bei der Standardlobektomie. Es werden die arteriellen und venösen Äste zum betroffenen Lappen isoliert, ligiert und durchtrennt. Danach wird der Lappenbronchus und der dazugehörige Hauptstammbronchus von den restlichen Gefäßstrukturen befreit. Proximal am Hauptstammbronchus plaziert man eine Klemme und durchtrennt daraufhin den Bronchus direkt distal dieser Klemme. Der Hauptbronchus wird ein zweites Mal distal der Einmündung in den Lappen durchtrennt. Dieses Bronchussegment entfernt man zusammen mit dem zu resezierenden Lappen. Die Schnittenden des Bronchus werden nötigenfalls zugeschnitten und readaptiert.

10.4.1.3 Segmentektomie

Die ersten Schritte bei der Segmentektomie (Entfernung eines bestimmten bronchopulmonalen Segments) werden ähnlich wie bei der Lobektomie durchgeführt. Nach Darstellung der Hilusstrukturen und Eröffnung der Fissura major wird die Pulmonalarterie identifiziert und die zuführenden arteriellen Äste zu den entsprechenden Segmenten dargestellt, isoliert, ligiert und durchtrennt. Nach Kontrolle der arteriellen Versorgung durchtrennt man Segmentvenen und Segmentbronchus, wobei manchmal die

Reihenfolge dieser Maßnahmen vertauscht sein kann. Vor der Durchtrennung des Bronchus sollte eine differenzierte Auf- und Entblähung des entsprechenden Segments durch Abklemmung erfolgen, um die Intersegmentalebenen zu identifizieren. Es muß in Erinnerung gerufen werden, daß durch kollaterale Ventilation aus Nachbarsegmenten eine Auffüllung des entlüfteten Segments eintreten kann. Sind die Segmentalebenen identifiziert, wird der Bronchus durchtrennt und der proximale Stumpf mit einem Klammerapparat verschlossen. Gewöhnlich nimmt man keine zusätzliche Stumpfbedeckung vor. Die Abtrennung des betroffenen Segments geschieht durch stumpfe Präparation. Gefäß- und kleine Atemwegsverbindungen zu den Nachbarsegmenten werden abgeklemmt, ligiert und durchtrennt.

10.4.1.4 Manschettenresektionen und begrenzte Resektionen

Die Manschettenresektion besteht aus einer Exzision eines erkrankten Lungenanteils (gewöhnlich klein) ohne Beachtung der bronchopulmonalen Segmentaufteilung. Nach Eröffnung des Pleuraraums wird der betroffene Lungenanteil identifiziert. Zur Abgrenzung des Gewebes werden Klammerapparate benutzt. Das Gewebe entfernt man durch Schnitt entlang der Klammern. Diese Eingriffe sind im allgemeinen nur von kurzer Dauer.

Bei begrenzten oder lokalen Resektionen (kleine diskrete Tumore, die enukleiert werden können) wird die viszerale Pleura über der Tumormasse inzidiert und das Gewebe durch stumpfe und scharfe Präparation entfernt, wobei blutende Gefäße und kleine Bronchialstrukturen einzeln abgeklemmt und ligiert oder geklammert werden. Die viszerale Pleura readaptiert man mit einer Naht. Auch diese Eingriffe sind im allgemeinen sehr kurz.

10.4.2 Thorakaler Eingriff an Ösophagus (6) und Aorta (7)

Die Resektionschirurgie des mittleren thorakalen Ösophagus ist technisch sehr kompliziert (die direkte Mortalität ist hoch – etwa 20%). Im allgemeinen ist eine zusätzliche proximale zervikale Inzision (um das obere Drittel des Ösophagus zu erreichen) und eine distale abdominelle Inzision (um das untere Drittel des Ösophagus zu erreichen) erforderlich. Der mittlere Ösophagusanteil kann entweder durch eine linksseitige oder rechtsseitige Thorakotomie erreicht werden (da der mittlere Anteil des Ösophagus mit Ausnahme seines distalen Anteils hauptsächlich auf der rechten Seite des Mediastinums gelegen ist). Ein Vorteil der linksseitigen Thorakotomie ist die Möglichkeit, das linke Zwerchfell zu eröffnen, den Magen zu mobilisieren und ihn in den Thorax hinaufzuziehen, ohne dabei die Lagerung des Patienten verändern zu müssen. Die rechtsseitige Thorakotomie bietet den Vorteil, eine Anastomose zwischen Ösophagus und Magenfundus herstellen zu können, um den Patienten bei einem inoperablen Befund von seiner Dysphagie befreien zu können. Auch im Falle einer Tumorinfiltration in die Vena azygos ist eine rechtsseitige Operation sicherer. Einer der Nachteile der rechtsseitigen Thorakotomie ist die Notwendigkeit eines Lagewechsels, nachdem der abdominelle Teil der Operation (zuerst durchgeführt) beendet ist. Darüber hinaus kann es sein, daß nach einem ausgedehnten Vorgehen innerhalb des Abdomens und darauffolgender Eröffnung des Thorax ein nichtoperabler Situs vorgefunden wird. In der Ösophaguschirurgie gibt es eine große Anzahl von Kontroversen. Hierzu zählen die Frage einer verzögerten, bzw. sofortigen Rekonstruktion und der Verwendung von Kolon oder Magen zur Kontinuitätserhaltung. Auch bei der Chirurgie von thorakalen Aortenaneurysmen ist ein hohes Ausmaß an technischen Überlegungen erforderlich. Hierzu gehören solche der proximalen und distalen Perfusion und deren Verbindungen (siehe Kapitel 16). Da der Aortenbogen auf der linken Seite über dem Ösophagus liegt, wird gewöhnlich für Eingriffe an der thorakalen Aorta der linke fünfte Interkostalraum zur Thorakotomie verwendet. Die mediastinale Pleura eröffnet man im allgemeinen über ihre gesamte Länge, um die Mobilisation der gesamten thorakalen Aorta zu ermöglichen. Bezüglich der besten Methode eines Bypasses der thorakalen Aorta wird die Diskussion sehr kontrovers geführt (siehe Kapitel 16). Eine weitere Beschreibung aller beteiligten Einzelschritte zur proximalen und distalen Kontrolle des Ösophagus und der Aorta geht über das Ziel dieses Kapitels hinaus.

Literatur

1. Lees, W. M.: Thoracic incisions. In: Shields, T. W. (ed.): General Thoracic Surgery. 2nd ed. Philadelphia, Lea and Febiger, 1983, pp. 305–314.
2. Takita, H., Merrin, C., Didolkar, M. S., Douglass, H. O., Edgerton, F.: The surgical management of multiple lung metastasis. Ann. Thorac. Surg. 24: 359–364, 1977.
3. Cooper, J. D., Nelam, J. M., Pearson, F. G.: Extended indications for median sternotomy in patients requiring pulmonary resection. Ann. Thorac. Surg. 26: 413–418, 1978.
4. Urschel, H. C. Jr.: In discussion of paper by Cooper, J. D., Nelam, J. M. and Pearson, F. G. (ref. 3): Extended indications for median sternotomy in patients requiring pulmonary resection. Ann. Thorac. Surg. 26: 419, 1978.
5. Shields, T. W.: Pulmonary resections. In: Shields, T. W. (ed.): General Thoracic Surgery. 2nd ed. Philadelphia, Lea and Febiger, 1983, pp. 315–330.
6. Shields, T. W., Postlethwait, R. W.: Resection of the esophagus. In: Shields, T. W. (ed.): General Thoracic Surgery. 2nd ed. Philadelphia, Lea and Febiger, 1983, pp. 354–362.
7. Ruhland, D. M., Benumof, J. L.: Anesthesia for emergency thoracic surgery. In: Donegan, E. J. (ed.): Manual of Anesthesia for Emergency Surgery. New York, Churchill-Livingstone, 1987.

11 Konventionelle und differenzierte Durchführung der Ein-Lungen-Beatmung

11.1 Einleitung

Beide Lungen des Patienten werden während der Einleitung der Anästhesie, vor und nach Einführung eines Doppellumenendotrachealtubus, während der Lagerung des Patienten (in den meisten Fällen in Seitenlage), und während des Eröffnens des Brustkorbs mit intermittierendem positivem Druck beatmet. Wenn jedoch die Pleura eröffnet worden ist, ist es gewöhnlich für den Chirurgen nützlich und hilfreich, die operierte (nichtabhängige) Lunge kollabieren zu lassen, um die Durchführung der Operation zu erleichtern. Bevor die zahlreichen Techniken der Ein-Lungen-Beatmung beschrieben werden, ist es wichtig, sich kurz die Bedingungen der Ein-Lungen-Beatmung in Erinnerung zu rufen, um die verschiedenen Techniken zu verstehen, die die Verteilung des Blutflusses zwischen den beiden Lungen während der Ein-Lungen-Ventilation beeinflussen. Die konventionelle Durchführung der Beatmung bei Ein-Lungen-Ventilation wird zuerst beschrieben – sie führt in der Mehrzahl der Fälle zu einem befriedigenden Gasaustausch. In wenigen Fällen kann sie eine schwere Hypoxämie nicht verhindern, und in diesen wenigen Situationen löst der zusätzliche Einsatz der differenzierten Lungenbeatmung zur konventionellen mechanischen Beatmung meistens das Problem. Demgemäß endet dieses Kapitel mit einem Durchführungsplan, der die konventionelle und die differenzierte Lungenbeatmung miteinander verbindet, um eine adäquate arterielle Oxygenierung während der Ein-Lungen-Ventilation zu garantieren.

11.2 Bedingungen der Ein-Lungen-Ventilation

Die Anästhesie für thoraxchirurgische Eingriffe wird meistens beim Patienten in Seitenlage durchgeführt, wobei der nichtabhängige Hemithorax das Operationsfeld darstellt. Sobald mit der Ein-Lungen-Ventilation begonnen wird, wird die nichtabhängige Lunge nicht beatmet und kollabiert (entsprechend einer Atelektase), demgegenüber ist die abhängige Lunge beamtet. In diesem Abschnitt, der im wesentlichen Teile des Kapitels 4 zusammenfaßt, ist es wichtig, sich daran zu erinnern, daß alles, was den Blutfluß zur einen Lunge steigert, normalerweise den Blutfluß zur anderen Lunge mindert und umgekehrt.

11.2.1 Die nichtabhängige, nichtventilierte Lunge

Die nichtabhängige, nichtventilierte Lunge weist ein Ventilations-Perfusions-Verhältnis von Null auf. Konsequenterweise verursacht die Ein-Lungen-Ventilation stets einen rechts-links-transpulmonalen Shunt, hervorgerufen durch die Nichtventilation der nichtabhängigen Lunge, der während der Ventilation beider Lungen nicht vorhanden ist (Abb. 4-7). Ein-Lungen-Ventilation verursacht eine viel größere alveolo-arterielle Sauerstoffgehaltsdifferenz und einen niedrigeren arteriellen Sauerstoffgehalt (P_aO_2) als dies unter Zwei-Lungen-Ventilation auftritt (1). Glücklicherweise wird im Normalfall der Blutfluß zur nichtabhängigen, nichtventilierten Lunge durch sowohl passive, mechanische als auch aktive, vasokonstriktorische Mechanismen vermindert, die normalerweise verhindern, daß der Shunt so ansteigt und der P_aO_2 so abfällt, wie man es bei der Blutflußverteilung unter Zwei-Lungen-Ventilation zunächst erwarten könnte (Abb. 11-1). Die passiven, mechanischen Faktoren, die den Blutfluß zur nichtabhängigen Lunge mindern, kommen durch die Wirkung der Gravitation, durch die chirurgischen Beeinflussung des Blutflusses (Retraktion und Kompression der Gefäße, Unterbindung der Gefäße) und durch einen niedrigen Beatmungsdruck in der abhängigen Lunge zustande. Der aktive, vasokonstriktorische Mechanismus, der den Blutfluß zur nichtabhängigen Lunge mindert, wird als hypoxische pulmonale Vasokonstriktion der nichtabhängigen Lunge bezeichnet (Abb. 11-1).

11.2.2 Die abhängige beatmete Lunge

Unglücklicherweise kann die abhängige Lunge ein vermindertes Lungenvolumen aufweisen und aus mehreren Gründen schlecht ventiliert sein (Abb. 11-1) (siehe Kapitel 3 und 4):
1. Die beatmete abhängige Lunge hat in Seitenlage normalerweise ein vermindertes Lungenvolumen, bedingt durch die zusammenwirkenden Faktoren der Einleitung der Allgemeinanästhesie und der umfassend wirkenden (und vielleicht starken) Kompression durch das Gewicht des Mediastinums von oben, durch die Abdominalorgane, die von kaudal aus gegen das Diaphragma drücken, und durch suboptimale Lagerungseffekte (Rollen, Polster, Schulterstützen), die den Thorax eindrücken. Ein vermindertes Lungenvolumen resultiert gewöhnlich in einem niedrigen Ventilations-Perfusions-Verhältnis und in Atelektasen (siehe Abb. 3-24).
2. Absorptionsatelektasen können auch in Gebieten der abhängigen Lunge auftreten, die niedrige Ventilations-Perfusions-Verhältnisse aufweisen, wenn sie einer hohen inspiratorischen Sauerstoffkonzentration ausgesetzt werden (2, 3).
3. Schwierigkeiten bei der Elimination von Sekretionen können ebenfalls die Entwicklung von schlecht ventilierten und atelektatischen Gebieten in der abhängigen Lunge verursachen. Letztlich ist es möglich, daß das Beibehalten der Seitenlage für eine längere Zeitdauer bewirkt, daß Flüssigkeit in die abhängige Lunge transsudiert (die unterhalb des Niveaus des linken Vorhofs liegen kann) und so ein weiter vermindertes Lungenvolumen und vermehrtes Airway-closure in der abhängigen Lunge bewirkt (4). Eine Minderung des Lungenvolumens und ein vermehrtes Airway-closure in der abhängigen Lunge ist in der Lage, zusätzlich Gebiete mit niedrigen Ventilations-Perfusions-Verhältnissen oder Atelektasen hervorzurufen (2). Die Entwicklung von Arealen mit niedriger Ventilation-Perfusion und Atelektasen in der abhängigen Lunge kann eine hypoxische pulmonale Vasokonstriktion bewirken, was zu einer Steigerung des pulmonalen Gefäßwiderstandes in der abhängigen Lunge führen kann und den Blutfluß zur nichtabhängigen Lunge umleitet, wobei die Shuntfraktion ansteigt. Im Hinblick auf diese Faktoren, die die Menge des

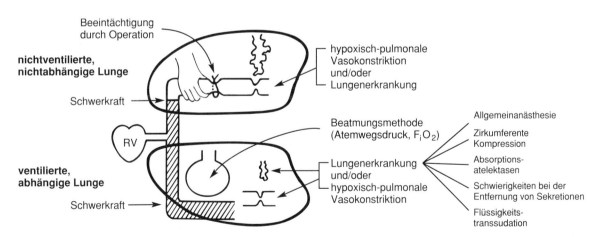

Abb. 11-1: Diese schematische Abbildung zeigt die wichtigsten **Determinanten der Blutflußverteilung unter Ein-Lungen-Beatmung.** Der Blutfluß zur nicht beatmeten, nichtabhängigen Lunge wird durch die Schwerkraft, operationstechnische Beeinflussung (Kompression), hypoxisch-pulmonale Vasokonstriktion und/oder Lungenerkrankung (Gefäßobliteration, Thrombose) reduziert. Der Blutfluß zur beatmeten, abhängigen Lunge wird durch die Schwerkraft verstärkt. Jedoch können Blutfluß und Gefäßwiderstand der abhängigen Lunge in beide Richtungen durch die Art der Ventilation (Atemwegsdruck, F_iO_2), Erkrankung der abhängigen Lunge und/oder hypoxisch-pulmonale Vasokonstriktion beeinflußt werden. Faktoren, die das Ausmaß einer Erkrankung der abhängigen Lunge intraoperativ verstärken können, sind in der Abbildung ganz rechts aufgeführt (siehe auch Kapitel 3).

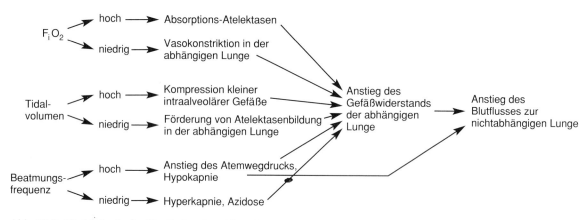

Abb. 11-2: Die Methode der Ventilation der abhängigen Lunge unter Ein-Lungen-Beatmung kann eine wichtige Determinante für den Blutfluß zur nichtabhängigen Lunge sein.

Blutflusses in der nichtabhängigen Lunge beeinflussen können, ist die Art und Weise, wie die abhängige Lunge beatmet wird, aus verschiedenen Gründen besonders wichtig (Abb. 11-2):

1. Wenn bei der Methode, mit der die abhängige Lunge beatmet wird, ein exzessiv hoher Atemwegsdruck entsteht, bedingt entweder durch die Anwendung eines hohen PEEP-Niveaus oder durch sehr große Tidalvolumina, dann kann der Gefäßwiderstand in der abhängigen Lunge ansteigen, was den Blutfluß zur nichtabhängigen Lunge vermehren würde. Die negativen Effekte des gesteigerten Blutflusses zur nichtabhängigen Lunge (Shunt) können die positiven Effekte der Eröffnung von Atelektasen oder von Gebieten mit niedriger Ventilation-Perfusion in der abhängigen Lunge überwiegen.

2. Wenn die abhängige Lunge hyperventiliert wird (was einen exzessiven Atemwegsdruck hervorrufen kann), wird durch die resultierende Hypokapnie die hypoxische pulmonale Vasokonstriktion gehemmt (siehe Kapitel 4).

3. Wird die abhängige Lunge mit einem zu kleinen Tidalvolumen beatmet, können sich Atelektasen in der abhängigen Lunge entwickeln.

4. Eine hohe inspiratorische Sauerstoffkonzentration in der abhängigen Lunge kann zu einer Vasodilatation in der abhängigen Lunge führen, die die hypoxische pulmonale Vasonstriktion in der nichtabhängigen Lunge verstärkt (5, 6). Auf der anderen Seite ruft eine hohe inspiratorische Sauerstoffkonzentration in der abhängigen Lunge mit einer niedrigen Ventilation-Perfusion u. U. Absorptionsatelektasen hervor (3, 7).

11.3 Konventionelle Durchführung der Ein-Lungen-Beatmung

Das anfängliche konventionelle Vorgehen bei der Ein-Lungen-Beatmung basiert logischerweise auf den vorgenannten Determinanten der Blutflußverteilung während dieser Beatmung. Angesichts der Tatsache, daß Ein-Lungen-Beatmung ein hohes Risiko beinhaltet, eine systemische Hypoxämie zu verursachen, ist es extrem wichtig, daß die Ventilation der abhängigen Lunge, die diese Determinanten beeinflußt, optimal durchgeführt wird. In diesem Abschnitt wird das übliche Vorgehen bei Ein-Lungen-Beatmung in bezug auf optimale inspiratorische Sauerstoffkonzentration, Hubvolumen, Respirationsfrequenz und PEEP-Niveau für die abhängige Lunge behandelt (Tab. 11-1).

11.3.1 Inspiratorische Sauerstoffkonzentration

Obwohl theoretisch die Möglichkeit der Bildung von Absorptionsatelektasen und einer Sauerstoffintoxikation besteht, überwiegen die positiven Effekte bei weitem die Risiken, wenn man die abhängige Lunge mit 100% Sauerstoff beatmet (Abb. 11-3). Eine hohe F_iO_2 in der allein beatmeten Lunge kann den P_aO_2 von Niveauwerten, bei denen Arrhythmien auftreten und die lebensbedrohend sein können, auf sichere Niveauwerte anheben. Zusätzlich wird eine hohe F_iO_2 in der abhängigen Lunge eine Vasodilatation be-

Tabelle 11-1: Initiale, konventionelle Beatmung bei Ein-Lungen-Anästhesie.

1. Aufrechterhaltung der Zwei-Lungen-Beatmung so lange wie möglich
2. Beginn der Ein-Lungen-Ventilation mit einem Tidalvolumen von 10 ml/kg
3. Anpassung der Beatmungsfrequenz, so daß der P_aCO_2 = 40 mm Hg
4. F_iO_2 = 1,0
5. Häufige oder kontinuierliche Bestimmung des arteriellen P_{O_2} und P_{CO_2}

wirken, wodurch diese vermehrt in der Lage ist, umverteilten Blutfluß, bedingt durch HPV der nichtabhängigen Lunge (6–8), zu erhalten. Eine direkte chemische Schadwirkung durch die Sauerstoffkonzentration von 100% wird während der Zeitdauer der Operation nicht auftreten (9), und es ist angesichts der Durchführungskriterien für die Ein-Lungen-Beatmung (angemessene hohe Hubvolumina mit intermittierendem positivem Druck, niedriges PEEP-Niveau) unwahrscheinlich, daß sich in der abhängigen Lunge Absorptionsatelektasen (3) bilden. Obwohl es bisher bei Ein-Lungen-Beatmung nicht untersucht worden ist, könnte die Anwendung einer F_iO_2 von 0,8–0,9 in der abhängigen Lunge ideal sein, angesichts der Tatsache, daß eine F_iN_2 von 0,1 bis 0,2 möglicherweise das Auftreten von Absorptionsatelektasen weitgehend verhindern kann (eine geringe Konzentration von Stickstoff ermöglicht das Offenhalten von Regionen mit niedriger $\dot{V}/\dot{Q}$ (3). Demgegenüber verursacht eine Reduktion der F_iO_2 um 0,1 bis 0,2 (ausgehend von einem Niveau von 1,0) wahrscheinlich nur einen geringen Abfall des P_aO_2 (beachte den flachen Verlauf der hohen Isoshuntkurven in Abb. 3-30).

11.3.2 Atemzugvolumen (Tidalvolumen, Hubvolumen)

Die abhängige Lunge sollte mit einem Atemzugvolumen von 10 ml/kg beatmet werden. Die Anwendung eines Volumens, das wesentlich niedriger ist, könnte Atelektasen in der abhängigen Lunge bewirken. Verwendet man ein Hubvolumen, das wesentlich größer als 10 ml/kg ist, steigt u. U. der Atemwegsdruck in der abhängigen Lunge und der Gefäßwiderstand (10) exzessiv, was in Folge den Blutfluß der nichtabhängigen Lunge vermehren würde (Verminderung der HPV der nichtabhängigen Lunge) (11–13).

Ein Tidalvolumen der abhängigen Lunge von 10 ml/kg stellt ein Volumen dar, das in der Mitte derjenigen Atemzugvolumina liegt (8–15 ml/kg), bei denen man festgestellt hat, daß sie die arterielle Oxygenierung während Ein-Lungen-Beatmung nicht in großem Maße beeinflussen. Das Atemzugvolumen der abhängigen Lunge wurde während Ein-Lungen-Beatmung kontinuierlich von 8–15 ml/kg verändert und Blutgase sowie der transpulmonale Shunt sind zu folgenden Zeiten gemessen worden:

Probe 1: Seitenlage mit geschlossenem Brustkorb und Tidalvolumen beider Lungen von 15 ml/kg;
Probe 2: geöffneter Brustkorb bei gleicher Zwei-Lungen-Beatmung;

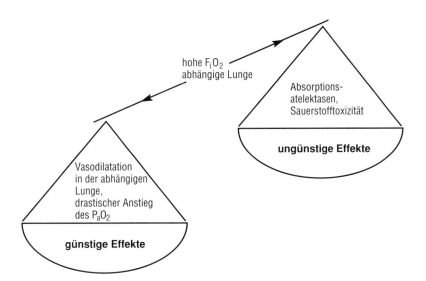

Abb. 11-3: Die positiven Effekte einer hohen F_iO_2 für die ventilierte, abhängige Lunge gleichen die negativen Effekte aus. Zu den positiven Effekten zählt eine Vasodilatation in der abhängigen Lunge, was den Blutfluß zur abhängigen Lunge erhöht (und den Blutfluß zur nichtabhängigen Lunge vermindert) und den P_aO_2 drastisch steigern kann. Die negativen Effekte sind theoretisch und bestehen aus Absorptionsatelektasen der abhängigen Lunge und der Sauerstofftoxizität.

Probe 3: 10 Minuten nach Kollabieren der nichtabhängigen Lunge mit einem Tidalvolumen der abhängigen Lunge von 15 ml/kg;
Probe 4: 10 Minuten nach Verminderung des Tidalvolumens von 15 auf 8 ml/kg;
Probe 5: 10 Minuten nach Steigern des Tidalvolumens der abhängigen Lunge von 8 auf 15 ml/kg;
Probe 6: 10 Minuten nach Unterbindung der Pulmonalarterie der oben liegenden Lunge (14).

Diese Untersuchungen zeigen einen nachvollziehbaren Abfall des P_aO_2 und einen Anstieg des Shunts während Ein-Lungen-Anästhesie (Probe 3 verglichen mit Probe 2). Veränderungen im P_aO_2 durch Modifikation des Hubvolumens (Probe 4 verglichen mit den Proben 3 und 5) waren bei den einzelnen Patienten unterschiedlich und sowohl im Ausmaß als auch in der Richtung nicht vorhersehbar (obwohl der Mittelwert der Gruppe sich nicht änderte). Es scheint also so zu sein, daß die Veränderung des Tidalvolumens von 15 auf 8 ml/kg während Ein-Lungen-Beatmung einen nicht vorhersagbaren aber normalerweise unbedeutenden Einfluß auf die arterielle Oxygenierung hat.

11.3.3 Beatmungsfrequenz

Die Beatmungsfrequenz sollte so eingestellt werden, daß der P_aCO_2 bei 40 mmHg bleibt. Da ein Tidalvolumen der abhängigen Lunge von 10 ml/kg eine 20%ige Verminderung des normalen Tidalvolumens beider Lungen von 12 ml/kg darstellt, muß die Beatmungsfrequenz normalerweise um 20% gesteigert werden, um das Kohlendioxyd in der Norm zu halten. Dieses Vorgehen, das Tidalvolumen zu senken und die Beatmungsfrequenz zu steigern, läßt das Atemminutenvolumen konstant. Obwohl Beatmung und Perfusion während Ein-Lungen-Beatmung sich verhältnismäßig schlecht entsprechen, kann ein unverändertes Atemminutenvolumen während Ein-Lungen-Beatmung (verglichen mit Zwei-Lungen-Beatmung) die normale Menge von Kohlendioxyd auf Grund seiner hohen Diffusionsfähigkeit eliminieren (10, 15–17). Tatsächlich zeigt die Abbildung 11-4, daß, wenn man das Atemminutenvolumen um ungefähr die Hälfte vermindert (das Tidalvolumen von 15 auf 8 ml/kg reduziert, während die Respirationsfrequenz konstant bleibt), dies nur wenig Einfluß auf den P_aCO_2 hat (zur Erklärung siehe Kapitel 4). Eine Hypokapnie sollte vermieden werden, weil in der abhängigen Lunge der Atemwegsdruck, der notwendig ist, um eine systemische Hypokapnie zu erzeugen, einen exzessiven Anstieg des Gefäßwiderstands bewirken kann. Des weiteren inhibiert u. U. eine Hypokapnie die HPV in der nichtabhängigen Lunge direkt (18, 19).

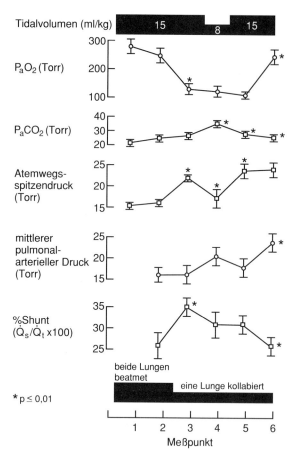

Abb. 11-4: **Auswirkungen von Änderungen des Tidalvolumens auf die arteriellen Blutgaswerte, den Spitzendruck, den pulmonalarteriellen Druck und den Shunt während Ein-Lungen-Beatmung.** P_aO_2 und prozentualer Shunt werden durch eine Änderung des Tidalvolumens von 15 auf 8 ml/kg und umgekehrt nicht signifikant beeinflußt. – (Nach Flacke, J. W., Thompson, D. S., Reed, R. C.: Influence of tidal volume and pulmonary artery occlusion on arterial oxygenation during endobronchial anesthesia. South. Med. J. 69: 619, 1976. Umgezeichnete Wiedergabe mit Genehmigung des Southern Medical Journal.)

11.3.4 PEEP in der abhängigen Lunge

Auf die abhängige Lunge sollte initial kein PEEP oder nur ein sehr geringes PEEP-Niveau angewendet werden (weniger als 5 cm H_2O), weil sonst unnötigerweise der Gefäßwiderstand in der abhängigen Lunge gesteigert werden kann (siehe Abschnitt «Selektive Anwendung von PEEP auf die abhängige Lunge»).

Zusammenfassend kann man sagen, daß zu Beginn der Ein-Lungen-Beatmung als Beatmungsgrößen 100% Sauerstoff (obwohl auf Grund theoretischer Überlegungen argumentiert werden kann, daß durch

80 bis 90% Sauerstoff das Risiko von Absorptionsatelektasen vermindert wird und das Risiko einer Hypoxämie nur minimal oder überhaupt nicht erhöht wird), ein Tidalvolumen von 10 ml/kg und eine 20%ige Steigerung der Beatmungsfrequenz verwendet werden (Tab. 11-1). Die Ventilation und die arterielle Oxygenierung werden durch häufige Bestimmung der arteriellen Blutgase, durch Messung des Endtidalkohlendioxydgehalts und durch Anwendung der Pulsoxymetrie oder transkutaner Gehaltsmessungen überwacht. Sollten bei der Ventilation oder bei der arteriellen Oxygenierung Probleme auftreten, werden ein oder mehrere der nachstehend aufgeführten differenzierten Durchführungsmethoden der Beatmung angewendet.

11.4 Differenzierte Durchführung der Ein-Lungen-Beatmung

11.4.1 Selektive Anwendung von PEEP auf die abhängige Lunge

Da die ventilierte abhängige Lunge während der Ein-Lungen-Beatmung oft ein herabgesetztes Lungenvolumen aufweist (Abb. 4-6 und 11-1), überrascht es nicht, daß verschiedene Versuche gemacht worden sind, die Oxygenierung durch Anwendung von PEEP auf die beatmete Lunge zu verbessern (11–13, 20–23). Die günstigste Eigenschaft bei der Anwendung von PEEP besteht darin, daß PEEP ein vermehrtes Lungenvolumen am Ende der Exspiration bewirkt (definitionsgemäß: funktionelle Residualkapazität oder FRC) (Abb. 3-25). Das Ansteigen der FRC trägt dazu bei, einen Atemwegs- oder Alveolarverschluß am Ende der Exspiration zu verhindern und die Luftwege und Alveolen während der Inspiration zu eröffnen. Ein vermehrtes Lungenvolumen und vermehrte eröffnete Luftwege bzw. Alveolen führen zu einer Verbesserung der Lungencompliance, der Ventilation und des Ventilations-Perfusions-Verhältnisses der allein beatmeten Lunge (Abb. 11-5) (24, 25). Folgerichtig kann man erwarten, daß die Anwendung von PEEP auf die komprimierte abhängige Lunge das Lungenvolumen der abhängigen Lunge und das Ventilations-Perfusions-Verhältnis verbessern kann.

Ein bekanntes Risiko der Anwendung von PEEP besteht darin, daß der PEEP-induzierte Anstieg des Lungenvolumens eine Kompression der kleinen intraalveolären Gefäße verursachen kann. Ist die durch PEEP-induzierte intraalveoläre Gefäßkompression weiträumig verteilt, steigt der pulmonale Gesamtgefäßwiderstand an, und das Herzzeitvolumen fällt ab. Der pulmonale Gefäßwiderstand der Lunge, die mit PEEP beatmet wird, steigt an, wenn die intraalveoläre Gefäßkompression auf diese beatmete Lunge begrenzt ist. Dieser Mechanismus verursacht eine Umleitung des Blutflusses weg von den beatmeten hin zur nichtbeatmeten Lunge (Abb. 11-5), einen Anstieg des Shunts und einen gleichzeitigen Abfall des P_aO_2.

Wird PEEP nur auf regionale Lungenareale angewendet, so steigt der pulmonale Gefäßwiderstand der gesamten Lunge nicht wesentlich an, und das Herzzeitvolumen fällt nicht ab (11, 13). Die Tatsache, daß in der abhängigen beatmeten Lunge Steigerungen sowohl von PEEP als auch vom Tidalvolumen einen additiven Effekt auf den Abfall von P_aO_2 während Ein-Lungen-Beatmung haben, unterstützt die Hypothese, daß das Volumen der allein beatmeten Lunge eine größere Rolle spielt als der Gefäßwiderstand (11). Mit diesen Beobachtungen stimmt die Tatsache überein, daß die Anwendung von 10 cm H_2O PEEP auf die abhängige Lunge während Ein-Lungen-Beatmung bei einigen Patienten den P_aO_2 vermindert, aber keinen signifikanten systemischen hämodynamischen Effekt bei einem Patienten hat (26, 27).

Zusammengefaßt muß man bei der Wirkung von PEEP auf die abhängige Lunge im Hinblick auf die arterielle Oxygenierung abwägen zwischen dem positiven Effekt der Vergrößerung der FRC und der Verbesserung des Ventilations-Perfusions-Verhältnisses einerseits, sowie dem negativen Effekt der Steigerung des Gefäßwiderstands der abhängigen Lunge und des Shuntflusses zur nichtbeatmeten Lunge andererseits. So enthalten die zahlreichen Studien über Anwendung von PEEP bei Ein-Lungen-Beatmung Angaben über eine Verbesserung der Oxygenierung (12, 20, 28), über unveränderte (12, 21, 22, 28) oder verschlechterte Oxygenierung (12, 20, 23, 28). Es kann erwartet werden, daß bei Patienten mit einer schwer geschädigten abhängigen Lunge (geringes Lungenvolumen und geringes Verhältnis von Ventilation-Perfusion), der positive Effekt der Anwendung von PEEP selektiv auf die abhängige Lunge (Steigerung des Lungenvolumens und Verbesserung des Ventilations-Perfusions-Verhältnisses) die negativen Effekte (Umverteilung des Blutflusses zur nichtventilierten, nichtabhängigen Lunge) überwiegen könnte. Bei Patienten mit einer normalen Funktion der abhängigen Lunge überwiegen hingegen die negativen Effekte auf die abhängige Lunge die positiven. Tatsächlich steigt bei einer Untersuchung, in der ein PEEP von 10 cm

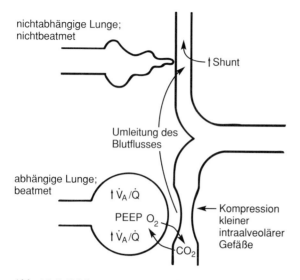

Abb. 11-5: Selektiver **positiver endexspiratorischer Druck (PEEP) für die beatmete, abhängige Lunge bei der Ein-Lungen-Ventilation** kann das Ventilations-Perfusions-Verhältnis der abhängigen Lunge erhöhen ($\uparrow \dot{V}_A/\dot{Q}$). Ein PEEP für die abhängige Lunge kann jedoch auch zu einer Kompression der kleinen intraalveolären Gefäße in der abhängigen Lunge führen, wodurch eine Blutflußumverteilung zur nichtbeatmeten, nichtabhängigen Lunge stattfindet, wodurch seinerseits der Shunt durch die nichtbeatmete, nichtabhängige Lunge verstärkt wird. Der Gesamteffekt auf die arterielle Oxygenierung durch einen PEEP für die abhängige Lunge ist daher das Ergebnis der positiven Effekte einer Erhöhung des $\dot{V}_A/\dot{Q}$ der abhängigen Lunge und der negativen Effekte eines erhöhten Blutflusses zur nichtbeatmeten Lunge.

H_2O auf die abhängige Lunge angewendet wird, der P_aO_2 bei jenen Patienten mit P_aO_2-Werten unter 80 mmHg ($F_iO_2 = 0,5$) an, wogegen bei Patienten mit P_aO_2-Werten größer als 80 mm Hg ($F_iO_2 = 0,5$) der P_aO_2 abfällt oder konstant bleibt (28). Bei den Patienten mit einem P_aO_2 geringer als 80 mmHg ($F_iO_2 = 0,5$) besitzt die Lunge vermutlich eine geringe funktionelle Residualkapazität (geringes Ventilations-Perfusions-Verhältnis und atelektatische Gebiete), und deshalb hat der positive Effekt des vergrößerten Volumens in der abhängigen Lunge die Oberhand über den negativen Effekt, Blut zur nichtventilierten Lunge umzuleiten. Umgekehrt haben die Patienten mit einem höheren P_aO_2 vermutlich eine abhängige Lunge mit einer adäquaten funktionellen Residualkapazität sowie einem adäquaten Ventilations-Perfusions-Verhältnis, und der negative Effekt, Blut zur nichtbeatmeten Lunge umzuleiten, übertrifft den positiven Effekt, das Volumen der abhängigen Lunge zu vergrößern. Obwohl in keiner dieser Studien eine Dosis- (PEEP auf der beatmeten Lunge) Wirkung- (P_aO_2, $\dot{Q}_s/\dot{Q}_t$-Wert) Beziehung beschrieben wird, scheint auf dem Boden dieser Ergebnisse die Schlußfolgerung vernünftig, daß der therapeutische Spielraum bei der Anwendung von PEEP auf die beatmete Lunge, unter dem Aspekt, den P_aO_2 während Ein-Lungen-Beatmung anzuheben, sehr schmal ist. Um PEEP auf die abhängige beatmete Lunge anzuwenden, kann das gleiche Narkosegerät verwendet werden, mit dem normalerweise auf beide Lungen PEEP angewendet wird. Andere Studien haben gezeigt, daß hohe Tidalvolumina (29), Variationen im Verhältnis von Inspiration zu Exspiration (21) und intermittierende manuelle Hyperventilation der unten liegenden Lunge bei Ein-Lungen-Beatmung keine Verbesserung des P_aO_2 bewirken (21).

11.4.2 Selektive Anwendung von CPAP auf die nichtabhängige Lunge

Positiver Druck kann selektiv und kontinuierlich allein auf die nichtbeatmete Lunge angewendet werden. Da unter diesen Bedingungen die nichtbeatmete Lunge nur gering, aber konstant durch Sauerstoff gebläht wird, bezeichnet man diese Form der Ventilation als kontinuierlichen positiven Atemwegsdruck auf die nichtbeatmete Lunge (CPAP). Vor kurzer Zeit haben zwei Studien, in einem Fall eine Untersuchung bei Menschen (23), im anderen Fall bei Hunden (30), gezeigt, daß die Anwendung von CPAP (ohne die Beatmung mit Hubvolumina) allein oder gerade auf die nichtbeatmete Lunge die Oxygenierung signifikant verbessern kann. Die zweite Studie wurde an Hunden in Seitenlage durchgeführt und zeigt, daß niedrige Niveaus von CPAP (5–10 cm H_2O) auf die nichtbeatmete, nichtabhängige Lunge den P_aO_2 deutlich erhöhen und den Shunt vermindern, während der Blutfluß zur nichtbeatmeten Lunge unverändert bleibt. Vermutlich komprimiert dieses Niveau von CPAP die kleinen intraalveolären Gefäße in der nichtabhängigen Lunge nicht. So ist es überhaupt nicht überraschend, daß die Anwendung von 10 cm H_2O CPAP auf die nichtabhängige Lunge bei Patienten keine signifikanten hämodynamischen Wirkungen hat (26, 27). Zusammengefaßt läßt sich sagen, daß niedrige Niveaus von CPAP die Luftwege der nichtabhängigen Lunge offen halten, was dem Sauerstoff die Möglichkeit gibt, die gasaustauschenden Alveolarräume in der nichtabhängigen Lunge etwas gebläht zu halten (Abb. 11-6), ohne die pulmonale Gefäßmuskulatur signifikant zu beeinträchtigen. In allen klinischen Studien (23, 26, 27, 31) beeinträchtigt die Anwendung von 5–10 cm H_2O CPAP die Operation nicht und kann tatsächlich eine Trennung der Lungenlappen erleichtern. Dies ist angesichts der Tatsache, daß die anfängliche Compliance einer kollabierten Lunge nur 10 ml/H_2O beträgt, nicht überraschend, und die Anwendung von 5–10 cm H_2O CPAP sollte lediglich eine leichte Blähung der Lunge bewirken, die dann ein Volumen von 50–100 ml beinhaltet, was von den Chirurgen kaum oder gar nicht bemerkt wird.

Andererseits zeigte die Studie mit Hunden (30), daß ein CPAP von 15 cm H₂O auf die nichtabhängige Lunge ähnliche Veränderungen des P_aO_2 und des Shunts bewirkt wie die Anwendung von 5–10 cm H₂O CPAP, da sich der Blutfluß zur nichtventilierten, nichtabhängigen Lunge signifikant verminderte. Deshalb wirken hohe Niveaus von CPAP auf die nichtbeatmete Lunge, indem sie sowohl die Sauerstoffaufnahme in der nichtbeatmeten Lunge ermöglichen als auch durch eine Umverteilung des Blutflusses zur ventilierten Lunge, wo sowohl der Sauerstoff- als auch der Kohlendioxydaustausch stattfinden kann (Abb. 11-6). Da die Wirksamkeit niedriger und hoher Niveaus von CPAP auf die nichtbeatmete Lunge vergleichbar ist, wobei ein niedriges CPAP-Niveau die Operation und die hämodynamischen Folgen weniger beeinträchtigen, sollte zunächst ein niedriges Niveau von CPAP auf die nichtbeatmete Lunge angewendet werden.

In allen klinischen Studien weisen sämtliche Patienten, bei denen CPAP in einer Höhe von 5–10 cm H₂O auf die nichtabhängige Lunge angewendet wurde, einen signifikant gesteigerten P_aO_2 während Ein-Lungen-Beatmung auf (23, 26, 27, 31, 33–35). Man sollte daraus schlußfolgern, daß die wirksamste Maßnahme um den P_aO_2 während einer Ein-Lungen-Beatmung zu steigern, die Anwendung von 5–10 cm H₂O CPAP auf die nichtabhängige Lunge darstellt. Nach meiner Erfahrung konnten niedrige Niveaus von CPAP auf die nichtbeatmete Lunge schwere Hypoxämien (P_aO_2 < 50 mmHg) in mehr als 90% der Fälle korrigieren, vorausgesetzt der Doppellumentubus lag korrekt. Mit CPAP auf die nichtabhängige Lunge muß jedoch während der Ausatmungsphase nach einem tiefen Atemhub begonnen werden, so daß auf die sich entblähende Lunge ein CPAP-Niveau mit gleichförmiger Dehnung wirken kann und damit die Notwendigkeit kritischer Eröffnungsdrucke vermieden wird.

Sowohl in den tierexperimentellen Untersuchungen an Hunden, als auch in den Untersuchungen mit Menschen (23, 30) verbessert die Sauerstoffinsufflation beim Atemwegsdruck von Null den P_aO_2 und den Shunt nicht signifikant. Dieses Ergebnis ist wahrscheinlich dadurch bedingt, daß bei einem transbronchialen Atemwegsdruck von Null die Luftwege nicht offen gehalten werden und die kritischen Eröffnungsdrucke nicht übertroffen werden können. Trotzdem kommt eine Studie an Patienten zu dem Schluß, daß die Insufflation von O₂ bei einem Atemwegsdruck von Null den P_aO_2 steigern kann. Dazu muß man jedoch anfügen, daß diese Studie schwierig zu interpretieren ist, da keine Kontrollgruppe vorhanden war (32).

Verschiedene CPAP-Systeme zur selektiven Anwendung auf die nichtabhängige Lunge, die einfach zusammenzusetzen sind, werden in letzter Zeit beschrieben (22, 33–35). Alle diese CPAP-Systeme haben drei Merkmale gemeinsam (Abb. 11-7):

1. Es muß eine Sauerstoffquelle vorhanden sein, um der nichtbeatmeten Lunge Sauerstoff zuzuführen.
2. Es muß eine Art von Restriktionsmechanismus vorhanden sein (PEEP-Ventil), um den Rückfluß von Sauerstoff aus der nichtventilierten Lunge zu verhindern, so daß diese gebläht bleibt. So fließt aus einer unter Druck stehenden Quelle Sauerstoff frei in die Lunge, aber der Sauerstoffrückfluß ist beschränkt. Der uneingeschränkte Einstrom und der begrenzte Ausstrom bewirken einen konstant blähenden Druck.
3. Der aufblähende Druck muß durch ein Manometer gemessen werden. In der Praxis ist es am einfachsten, den restriktiven Mechanismus konstant zu halten und den aufblähenden Druck durch Veränderung der Sauerstoff-Flußrate relativ fein anzupassen. Wenn in das CPAP-System ein Reservoirbeutel integriert ist, kann die nichtabhängige Lunge bei Bedarf mit intermittierendem positivem Druck beatmet werden.

Die genaue Anordnung der Sauerstoffquelle, des restriktiven Mechanismus und des Manometers spielt keine Rolle. Abbildung 11-8A zeigt zum Beispiel, daß

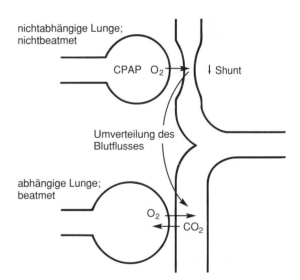

Abb. 11-6: Ein selektiver **kontinuierlicher positiver Atemwegsdruck (CPAP) für die nichtbeatmete, nichtabhängige Lunge bei der Ein-Lungen-Ventilation** (statische Dehnung ohne Tidalbewegung) läßt die Lunge an der Sauerstoffaufnahme teilnehmen und vermindert den Shunt durch die nichtbeatmete, nichtabhängige Lunge. Selbst wenn der CPAP der nichtbeatmeten, nichtabhängigen Lunge zu einer Blutflußumverteilung zur beatmeten, abhängigen Lunge führt, kann der umverteilte Fluß weiterhin an der Sauerstoffaufnahme und CO₂-Elimination in der beatmeten, abhängigen Lunge teilnehmen. Für klinische Zwecke ist im allgemeinen ein CPAP von 5 bis 10 cm H₂O für die nichtabhängige Lunge ausreichend, was zu keiner operationstechnischen Beeinträchtigung führt.

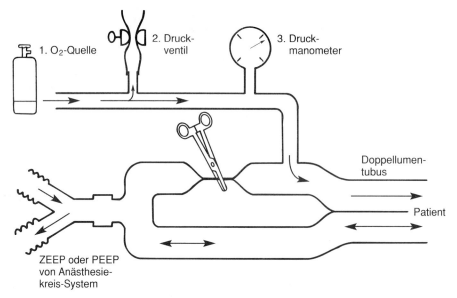

Abb. 11-7: Die drei grundlegenden Komponenten von CPAP für die nichtabhängige Lunge bestehen aus (1) einer Sauerstoffquelle, (2) einem Überdruckventil und (3) einem Druckmanometer zur Messung des CPAP. CPAP entsteht durch den freien Sauerstofffluß in die Lunge bei Abflußbehinderung des Sauerstoffs durch das Überdruckventil (ZEEP = zero endexpiratory pressure).

diese drei wesentlichen Komponenten des CPAP-Systems für die nichtabhängige Lunge hintereinander angeordnet werden können (in Richtung des Doppellumentubus) (33), wogegen Abbildung 11-8B einen ähnlichen Typ eines CPAP-Systems zeigt, bei dem aber die Anordnung des Reservoirbeutels und des Widerstandventils umgekehrt ist (unveröffentliche persönliche Mitteilung). Das Vorhandensein eines Reservoirbeutels im CPAP-System ermöglicht es, der nichtabhängigen Lunge bei Bedarf einen leichten

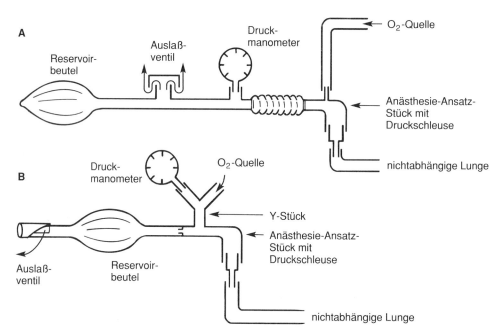

Abb. 11-8: Dieses schematische Diagramm zeigt zwei (**A** und **B**) **CPAP-Systeme für die nichtabhängige Lunge mit Reservoirbehältern.** Beide Systeme bestehen aus einer Sauerstoffquelle, einer Art Überdruckventil und einem Druckmanometer zur CPAP-Messung. Die Reservoirbehälter gestatten eine intermittierende positive Druckatmung und, falls erwünscht, Seufzer (**A** aus Literaturangabe 22, **B** vom Autor verwendetes System).

oder stärkeren Atemgasstoß (Seufzer) zuzuführen. Abbildung 11-9 zeigt ein CPAP-System, das keinen Reservoirbeutel aufweist. Im oberen CPAP-System ohne Reservoirbeutel (Abb. 11-9A) ist die Reihenfolge der Anordnung der notwendigen drei Komponenten: Sauerstoffquelle, Druckmanometer und Widerstandsmechanismus (34). Demgegenüber befindet sich im darunter abgebildeten CPAP-System (Abb. 11-9B) der Widerstandsmechanismus am weitesten distal und die Sauerstoffquelle am weitesten proximal (35). Bei den meisten dieser Systeme, bei denen die gut anwendbaren Widerstandsventile verwendet werden, erzeugt eine Sauerstoffflußrate von 5–10 l/min einen CPAP von 5–10 cm H_2O in der nichtabhängigen Lunge.

Der Einstrom des Frischgases in einen kontinuierlich geblähten Luftweg/Alveolarraum wird einiges an Kohlendioxyd aus der Lunge auswaschen, wobei man nicht weiß, wieviel es bei Anwendung von CPAP mit 5–10 l/min Sauerstoff genau ist. Offensichtlich ist es jedoch so: Je höher die Sauerstoffflußrate eingestellt wird, um so größer wird der Anteil des ausgewaschenen Kohlendioxyds. Steigert man den Sauerstofffluß, erreicht man eine Annäherung an eine kontinuierliche High-flow-Apnoe-Ventilation (siehe Kapitel 12), bei der ein adäquater Gasaustausch ohne jeden Atemhub aufrecht erhalten werden kann.

11.4.3 Differenzierte Anwendung von PEEP und CPAP

Theoretisch und schlußfolgernd aus den bisherigen Ausführungen scheint es offensichtlich, daß der ideale Weg zur Verbesserung der Oxygenierung während Ein-Lungen-Beatmung, die differenzierte Anwendung von CPAP/PEEP auf die Lunge darstellt (Abb. 11-10) (siehe Abschnitt 11.4.4 über die «Schritt-für-Schritt-Handlungsweise»). Dabei wird auf die beatmete (abhängige) Lunge in normaler konventioneller Art und Weise PEEP angewendet, um das Volumen der beatmeten Lunge zu vergrößern und die Verhältnisse von Ventilation zu Perfusion zu verbessern. Simultan erhält die nichtbeatmete (nichtabhängige) Lunge CPAP, um die Oxygenierung des Blutes, das diese Lunge perfundiert, zu verbessern. Deshalb

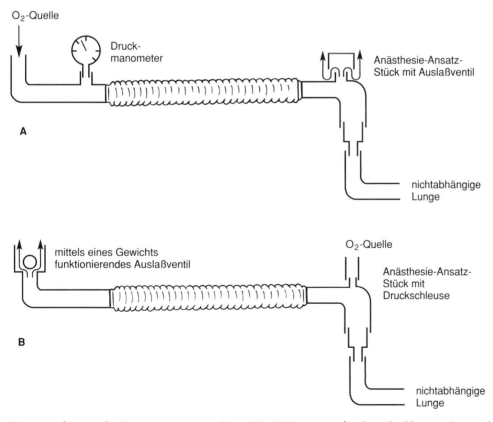

Abb. 11-9: Dieses schematische Diagramm zeigt zwei (**A** und **B**) **CPAP-Systeme für die nichtabhängige Lunge ohne Reservoirbehälter.** Beide bestehen aus einer Sauerstoffquelle und einem Überdruckventil, im oberen Bild ist jedoch ein Druckmanometer zur Messung des CPAP vorhanden, wogegen dies in der unteren Abbildung nicht der Fall ist (**A** aus Literaturangabe 34, **B** aus Literaturangabe 35).

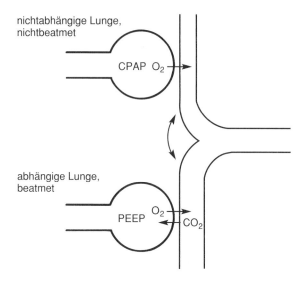

Abb. 11-10: Differenzierter CPAP/PEEP bei Ein-Lungen-Beatmung erlaubt die Teilnahme sämtlicher Lungenareale an der Sauerstoffaufnahme und vermindert den Shunt unter Ein-Lungen-Beatmung. Die hier dargestellte Situation ist eine Kombination aus den Situationen der Abbildungen 11-5 und 11-6 (siehe dortige Erklärung). Bei differenziertem CPAP/PEEP ist die Blutflußverteilung nicht besonders wichtig, da alle Lungenabschnitte an der Sauerstoffaufnahme teilnehmen.

spielt es im Gegensatz zur normalen Ein-Lungen-Ventilation bei der differenzierten Anwendung von PEEP oder PEEP/CPAP keine Rolle, wohin das Blut fließt, denn, gleichzeitig, wohin es auch fließt (entweder zur beatmeten oder zur nichtbeatmeten Lunge), hat es immer zumindest eine gewisse Chance, am Gasaustausch teilzunehmen, weil die Alveolen durch Sauerstoff gebläht sind. Die Behauptung wird indirekt durch folgende Untersuchung unterstützt: Die arterielle Oxygenierung bei Patienten während Thorakotomie in Seitenlage (wobei beide Lungen beatmet werden) kann signifikant verbessert werden, sobald PEEP auf die beatmete abhängige Lunge zusätzlich angewendet wird, während die nichtabhängige Lunge am Gasaustausch durch die Beatmung mit einem endexspiratorischen Druck von Null (ZEEP) teilnimmt (25). Direkt wird diese Behauptung dadurch unterstützt, daß bei Patienten, die sich einer Thorakotomie und einer Ein-Lungen-Beatmung unterziehen mußten, die arterielle Oxygenierung durch die alleinige Anwendung von 10 cm H_2O PEEP auf die abhängige Lunge (was eine Aufhebung der positiven und negativen Effekte bedeutet) nicht verändert wurde, aber durch die alleinige Anwendung eines CPAP von 10 cm H_2O auf die nichtabhängige Lunge signifikant verbessert werden konnte. Eine, in ihrer Signifikanz deutlich höhere Verbesserung ergibt sich durch die Anwendung eines 10 cm H_2O CPAP auf die nichtabhängige Lunge, zusammen mit der Anwendung eines PEEP von 10 cm H_2O auf die abhängige (differenzierte Beatmung der Lunge), wobei nur geringe klinische hämodynamische Effekte beobachtet wurden (26, 27).

Es gibt inzwischen viele Berichte über Patienten, die sich wegen eines akuten respiratorischen Versagens, vorwiegend nach einseitiger Lungenerkrankung, einer Intensivtherapie unterziehen mußten, bei denen signifikante Verbesserungen der Oxygenierung durch die Applikation einer differenzierten Beatmung der Lunge und durch positiv-endexspiratorischen Druck (entweder PEEP/PEEP, PEEP/CPAP oder CPAP/CPAP) über Doppellumenendotrachealtuben erreicht wurden (36–49). In all diesen Fällen wurde zunächst eine konventionelle Zwei-Lungen-Therapie (mechanische Beatmung, PEEP, CPAP) über einen normalen Einlumentubus angewendet wobei die Oxygenierung entweder nicht verbessert werden konnte oder sich akut verschlechterte. In den meisten Fällen war das Ausmaß des positiven endexspiratorischen Drucks, der anfangs auf jede Lunge angewendet wurde, umgekehrt proportional zur Compliance jeder Lunge. Idealerweise sollte dieser positiv-endexspiratorische Druck in jeder Lunge eine gleich große FRC bewirken. In einigen Fällen wurde die Höhe des positiven endexspiratorischen Drucks, der auf jede Lunge angewendet wurde, später neu angepaßt und titriert, um eine differenzierte Kombination mit positivem Druck zu finden, die den niedrigsten rechts-links-transpulmonalen Shunt verursachte. Es war nicht notwendig, die beiden Lungen synchron zu beatmen, und man erreichte mit der nichtsynchronisierten Beatmung der nichtabhängigen Lunge einen guten Erfolg (48, 49).

Wenn sich die Lungen zu unterschiedlichen Zeiten ausdehnen, bewegt sich offensichtlich das Mediastinum nicht genug, um signifikante hämodynamische Effekte verursachen. Zusätzlich kann die Compliance jeder Lunge durch eine nichtsynchrone Beatmung der nichtabhängigen Lunge gesteigert werden, da die eine Lunge nicht mit der anderen um den Platz im Thorax konkurrieren muß. Es wurden spezielle Vorrichtungen entwickelt, um die Applikation von differenziertem positiv-endexspiratorischem Druck und Beatmung mit unterschiedlich großen Tidalvolumina zu erleichtern (23, 39, 45, 50). Die Verwendung eines Adapters für den Doppellumentubus, der die Trennung, die Zuschaltung und das Abklemmen jeder einzelnen Lunge unabhängig ermöglicht (50), ist bei der Anwendung einer differenzierten Beatmung der Lunge besonders hilfreich.

11.4.4 Selektive Anwendung der High-frequency-Beatmung der nichtabhängigen Lunge

Die Studien über die Anwendung von selektivem CPAP auf die nichtabhängige Lunge demonstrieren, daß die Zufuhr einer gewissen Menge Sauerstoff eine Sauerstoffaufnahme in der nichtabhängigen Lunge ermöglicht und den Rechts-links-Shunt verringert. Folgerichtig ist es nicht überraschend, daß die selektive High-frequency-Beatmung der nichtabhängigen Lunge (siehe die ausführliche Diskussion dieser Beatmungsform in Kapitel 12) den P_aO_2 verglichen mit dem Zustand der einfachen Kollabierung der nichtabhängigen Lunge und gleichzeitig konventioneller Beatmung der abhängigen Lunge (Abb. 11-11) (51), steigern kann. Da man jedoch dieselbe Verbesserung der arteriellen Oxygenierung durch selektive Anwendung von CPAP auf die nichtabhängige Lunge mit einer viel einfacheren Ausrüstung erreichen kann, ist es weitaus logischer, die selektive Anwendung von CPAP auf die nichtabhängige Lunge eher als die High-frequency-Beatmung zur Verbesserung der arteriellen Oxygenierung während einer «Ein-Lungen-Beatmung» zu nutzen.

Es gibt jedoch zwei relative Indikationen für die Kombination von High-frequency-Beatmung der nichtabhängigen Lunge und intermittierender positiver Druckbeatmung der abhängigen Lunge (siehe Kapitel 12) (42):

1. Wenn die nichtabhängige Lunge eine größere bronchopleurale Fistel aufweist, kann die High-frequency-Beatmung indiziert sein, weil sie das Atemwegsleck minimiert.
2. Muß eine lange Operation an einem zuführenden Atemweg der nichtabhängigen Lunge durchgeführt werden, kann High-frequency-Ventilation indiziert sein, weil sie es ermöglicht, einen viel kleineren Katheter durch das Operationsfeld zu führen. Diese Beatmungstechnik wird in Kapitel 12 ausführlich diskutiert.

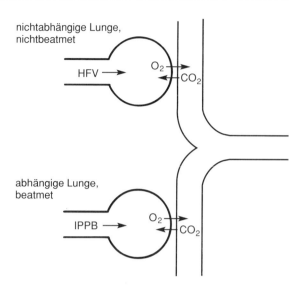

Abb. 11-11: Die **nichtabhängige Lunge** kann mit **High-frequency-Ventilation (HFV)** beatmet werden, um die arterielle Oxygenierung zu verbessern, während die abhängige Lunge mit intermittierender positiver Druckbeatmung (IPPB) ventiliert wird.

11.5 Durchführungsempfehlung zur Kombination von konventioneller und differenzierter Ein-Lungen-Beatmung

Die Abbildung 11-12 zeigt eine Zusammenfassung der Empfehlungen, um eine befriedigende arterielle Oxygenierung während Ein-Lungen-Anästhesie zu erreichen. Die Zwei-Lungen-Beatmung wird so lange wie möglich aufrecht erhalten (gewöhnlich bis die Pleura eröffnet ist). Wenn mit der Ein-Lungen-Beatmung begonnen wird, sollte ein Hubvolumen von 10 ml/kg eingestellt und die Atemfrequenz so angepaßt werden, daß der $P_aCO_2 = 40$ mmHg beträgt. Die inspiratorische Sauerstoffkonzentration müßte bei Werten von 0,8–1,0 liegen, wobei es vorteilhaft ist, die arteriellen Blutgase häufig zu überprüfen.

Wenn nach diesem anfänglich konventionellen Plan eine schwere Hypoxämie auftritt, müssen zwei wichtige Gründe für eine Hypoxie, nämlich Fehllage des Doppellumentubus und schlechte hämodynamische Bedingungen, ausgeschlossen werden. Liegt der Doppellumentubus korrekt und sind die hämodynamischen Parameter zufriedenstellend, so sollte man lediglich Anpassungen des Tidalvolumens und der Beatmungsfrequenz vornehmen (14). Besteht die Vermutung, daß mit einem zu großen Hubvolumen beatmet wird, ist dieses sofort zu vermindern. Glaubt man hingegen, daß die Beatmung mit einem zu gerin-

1. Aufrechterhaltung der Zwei-Lungen-Ventilation, bis die Pleura eröffnet ist

2. abhängige Lunge
   - $F_iO_2 = 1{,}0$
   - TV = 8-10 ml/kg
   - RR = P_aCO_2 = 40 mm Hg
   - PEEP = 0-5 mm H_2O

3. falls eine ernste Hypoxämie auftritt
   - a) Kontrolle der Lage des Doppellumentubus mittels eines Fiberbronchoskops
   - b) Überprüfung der hämodynamischen Parameter
   - c) CPAP auf die nichtabhängige Lunge
   - d) PEEP auf die abhängige Lunge
   - e) Zwei-Lungen-Ventilation
   - f) Abklemmen der A. pulmonalis so früh wie möglich (bei Pneumonektomien)

Abb. 11-12: Diese Abbildung zeigt eine **Gesamtübersicht der Ein-Lungen-Beatmung** (TV = Tidalvolumen, RR = Beatmungsfrequenz, PEEP = positiver endexspiratorischer Druck, CPAP = kontinuierlicher positiver Atemwegsdruck).

gen Tidalvolumen durchgeführt wird, sollte man dieses erhöhen. Wenn diese einfachen Maßnahmen das Problem nicht schnell lösen, dann ist es ratsam, daß man auf Grund der Erkenntnisse aus den Studien über die Anwendung von selektivem CPAP auf die nichtabhängige Lunge (23, 26, 27, 30, 31, 33–35) und differenziertem PEEP (36–49) als nächste Maßnahme die Anwendung von 5–10 cm H_2O CPAP auf die nichtabhängige Lunge vornimmt (Abb. 11-13). CPAP auf die nichtabhängige Lunge sollte während der Ausatemphase eines tiefen Atemhubes angewendet werden, um die kritischen Eröffnungsdrucke in der atelektatischen Lunge zu übertreffen. Wenn die Oxygenierung durch CPAP auf die nichtabhängige Lunge nicht verbessert werden kann (was jedoch in den meisten Fällen gelingt), sollte PEEP in Höhe von 5–10 cm H_2O auf die beatmete abhängige Lunge angewendet werden. Wenn der auf die abhängige Lunge angewendete PEEP die Oxygenierung nicht verbessert, ist es angezeigt, den CPAP auf die nichtabhängige Lunge von 10 auf 15 cm H_2O zu steigern, während auf der abhängigen Lunge ein PEEP von 5–10 cm H_2O beibehalten werden sollte. Ist die arterielle Oxygenierung immer noch nicht zufriedenstellend, dann sollte das CPAP-Niveau auf der nichtabhängigen Lunge mit einem gleich hohen Wert von PEEP auf der abhängigen Lunge verknüpft werden. Auf diese Weise wird eine differenzierte Ermittlung von CPAP/PEEP bis zur optimalen Compliance und bis zu einer Minimierung des rechts-links-transpulmonalen Shunts durchgeführt, um den optimalen endexspiratorischen Druck für jede Lunge und für den Patienten insgesamt zu finden.

Besteht trotz Anwendung von differenziertem CPAP/PEEP immer noch eine schwere Hypoxämie (was extrem selten der Fall sein wird), sollte man sich daran erinnern, daß die nichtabhängige Lunge intermittierend durch positiven Druck mit Sauerstoff gebläht werden kann. Schließlich ist darauf hinzuweisen, daß der größte Teil des Ungleichgewichts von Ventilation-Perfusion während einer Pneumonektomie durch möglichst frühes Ligieren der Pulmonalarterie der nichtventilierten Lunge eliminiert werden kann, was unmittelbar jeglichen Shuntfluß durch die nichtventilierte Lunge unterbindet (Abb. 11-12). Das Abklemmen der Pulmonalarterie einer kollabierten Lunge reseziert funktionell die gesamte Lunge und der P_aO_2 wird wieder auf ein Niveau angehoben, das sich nicht signifikant von einer Zwei-Lungen-Beatmung oder den Werten nach Ein-Lungen-Beatmung wegen Pneumonektomie unterscheidet (Abb. 11-14).

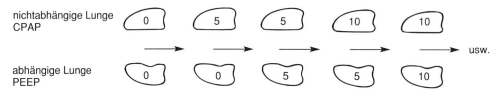

Abb. 11-13: Die Suche nach einem optimalen **CPAP für die nichtabhängige Lunge** und einem optimalen **PEEP für die abhängige Lunge** erfolgt zunächst für die nichtabhängige Lunge (CPAP), danach für die abhängige Lunge (PEEP). CPAP für die nichtabhängige Lunge verhindert die ungünstigen Blutflußumverteilungseffekte auf die arterielle Oxygenierung durch PEEP für die abhängige Lunge.

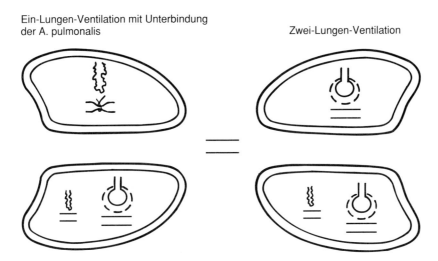

Abb. 11-14: Die Ligatur der Pulmonalarterie der nichtabhängigen Lunge unter Ein-Lungen-Beatmung stellt das Ventilations-Perfusions-Verhältnis wieder her. Die nichtabhängige Lunge wird nun weder ventiliert noch perfundiert. Daher ist die arterielle Oxygenierung unter Ein-Lungen-Beatmung mit Ligatur der Pulmonalarterie (PA) beinahe dieselbe wie bei Zwei-Lungen-Beatmung.

Literatur

1. Tarhan, S., Lundborg, R. O.: Carlens endobronchial catheter versus regular endotracheal tube during thoracic surgery: A comparison of blood gas tensions and pulmonary shunting. Can. Anaesth. Soc. J. 18: 594–599, 1971.
2. Benumof, J. L.: Respiratory physiology and respiratory function during anesthesia. In: Miller, R. (ed.): Anesthesia. 2nd ed. New York, Churchill-Livingstone, 1986, chapter 40, pp. 1371–1462.
3. Dantzker, D. R., Wagner, P. D., West, J. B.: Instability of lung units with low $\dot{V}/\dot{Q}$ ratios during O_2 breathing. J. Appl. Physiol. 38: 886–895, 1975.
4. Ray, J. F., III, Yost, L., Moallem, S., Sanodos, G. M., Villamena, P., Paredes, R. M., Clauss, R. H.: Immobility, hypoxemia and pulmonary arteriovenous shunting. Arch. Surg. 109: 537–541, 1974.
5. Benumof, J. L., Pirlo, A. F., Trousdale, F. R.: Inhibition of hypoxic pulmonary vasoconstriction by decreased $P_{\bar{v}}O_2$: A new indirect mechanism. J. Appl. Physiol. 51: 871–874, 1981.
6. Johansen, I., Benumof, J. L.: Flow distribution in abnormal lung as a function of F_iO_2 (abstr.). Anesthesiology 51: 369, 1979.
7. Lumb, T. D., Silvay, G., Weinreich, A. I., Shiang, W.: A comparison of the effects of continuous ketamine infusion and halothane on oxygenation during one-lung anesthesia in dogs. Canad. Anaesth. Soc. J. 26: 394–401, 1979.
8. Scanlon, T. S., Benumof, J. L., Wahrenbrock, E. A., Nelson, W. L.: Hypoxic pulmonary vasoconstriction and the ratio of hypoxic lung to perfused normoxic lung. Anesthesiology 49: 177–181, 1978.
9. Winter, P. M., Smith, G.: The toxicity of oxygen. Anesthesiology 37: 210–241, 1972.
10. Kerr, J. H.: Physiological aspects of one lung (endobronchial) anesthesia. Int. Anesth. Clin. 10: 61–78, 1972.
11. Benumof, J. L., Rogers, S. N., Moyce, P. R., Berryhill, R. E., Wahrenbrock, E. A., Saidman, L. J.: Hypoxic pulmonary vasoconstriction and whole-lung PEEP in the dog. Anesthesiology 51: 503–507, 1979.
12. Katz, J. A., Laverne, R. G., Fairley, H. B., Thomas, A. N.: Pulmonary oxygen exchange during endobronchial anesthesia: Effects of tidal volume and PEEP. Anesthesiology 56: 164–171, 1982.
13. Finley, T. N., Hill, T. R., Bonica, J. J.: Effect of intrapleural pressure on pulmonary shunt to atelectatic dog lung. Am. J. Physiol. 205: 1187–1192, 1963.
14. Flacke, J. W., Thompson, D. S., Read, R. C.: Influence of tidal volume and pulmonary artery occlusion on arterial oxygenation during endobronchial anesthesia. South. Med. J. 69: 619–626, 1976.
15. Bachand, R. R., Audet, J., Meloche, R. et al.: Physiological changes associated with unilateral pulmonary ventilation during operations on one lung. Can. Anaesth. Soc. J. 22: 659–664, 1975.
16. Kerr, J., Smith, A. C., Prys-Roberts, C. et al.: Observations during endobronchial anaesthesia. I. Ventilation and carbon dioxide clearance. Br. J. Anaesth. 45: 159–267, 1973.
17. Hatch, D.: Ventilation and arterial oxygenation during thoracic surgery. Thorax 21: 310–314, 1966.
18. Benumof, J. L., Wahrenbrock, E. A.: Blunted hypoxic pulmonary vasoconstriction by increased lung vascular pressures. J. Appl. Physiol. 38: 846–850, 1975.

19. Benumof, J. L., Mathers, J. M., Wahrenbrock, E. A.: Cyclic hypoxic pulmonary vasoconstriction induced by concomitant carbon dioxide changes. J. Appl. Physiol. 41: 466–469, 1976.
20. Tarhan, S., Lundborg, R. O.: Effects of increased expiratory pressure on blood gas tensions and pulmonary shunting during thoracotomoy with use of the Carlens catheter. Can. Anaesth. Soc. J. 17: 4–11, 1970.
21. Khanam, T., Branthwaite, M. A.: Arterial oxygenation during one-lung anesthesia (2). Anaesthesia 23: 280–290, 1973.
22. Aalto-Setala, M., Heinonen, J., Salorinne, Y.: Cardiorespiratory function during thoracic anesthesia: Comparison of two-lung ventilation and one-lung ventilation with an without PEEP. Acta Anaesthesiol. Scand. 19: 287–295, 1975.
23. Capan, L. M., Turndorf, H., Chandrakant, P., Ramanathan, S., Acinapura, A., Shalon, J.: Optimization of arterial oxygenation during one-lung anesthesia. Anesth. Analg. 59: 847–851, 1980.
24. Rehder, K., Wenthe, F. M., Sessler, A. D.: Function of each lung during mechanical ventilation with ZEEP and PEEP in man anesthetized with thiopental-meperidine. Anesthesiology 39: 597–606, 1973.
25. Brown, R. D., Kafer, R. E. D., Roberson, V. O., Wilcox, B. R., Murray, G. F.: Improved oxygenation during thoracotomy with selective PEEP to the dependent lung. Anesth. Analg. 56: 26–31, 1977.
26. Eisenkraft, J. B., Thys, D. M., Cohen, E., Kaplan, J. A.: Hemodynamic effects of CPAP and PEEP during one-lung anesthesia with isoflurane. Anesthesiology 61: A520, 1984.
27. Cohen, E., Thys, D. M., Eisenkraft, J. B., Kirschner, P. A., Kaplan, J. A.: Effect of CPAP and PEEP during one-lung anesthesia: Left versus right thoracotomies. Anesthesiology 63: A564, 1985.
28. Cohen, E., Thys, D. M., Eisenkraft, J. B., Kaplan, J. A.: PEEP during one-lung anesthesia improves oxygenation in patients with low arterial P_aO_2. Anesth. Analg. 64: 201, 1985.
29. Khanom, T., Branthwaite, M. A.: Arterial oxygenation during one-lung anesthesia (1): A study in man. Anaesthesia 28: 132–138, 1973.
30. Alfery, D. D., Benumof, J. L., Trousdale, F. R.: Improving oxygenation during one-lung ventilation: The effects of PEEP and blood flow restriction to the nonventilated lung. Anesthesiology 55: 381–385, 1981.
31. Merridew, C. G., Jones, R. D. M.: Nondependent lung CPAP (5 cm H_2O) with oxygen during ketamine, halothane, or isoflurance anesthesia and one-lung ventilation. Anesthesiology 63: A567, 1985.
32. Rees, D. I., Wansbrough, S. R.: One-lung anesthesia: Per cent shunt and arterial oxygen tension during continuous insufflation of oxygen to the nonventilated lung. Anesth. Analg. 61: 507–512, 1982.
33. Thiagarajah, S., Job, C., Rao, A.: A device for applying CPAP to the nonventilated upper lung during one lung ventilation. I. Anesthesiology 60: 253–254, 1984.
34. Hannenberg, A. A., Satwicz, P. R., Pienes, R. S. Jr., O'Brien, J. C.: A device for applying CPAP to the nonventilated upper lung during one lung ventilation. II. Anesthesiology 60: 254–255, 1984.
35. Brown, D. L., Davis, R. S.: A simple device for oxygen insufflation with continuous positive airway pressure during one-lung ventilation. Anesthesiology 61: 481–482, 1984.
36. Carlon, G. C., Kahn, R., Howland, W. S., Baron, R., Ramaker, J.: Acute life-threatening ventilation-perfusion inequality: An indication for independent lung ventilation. Crit. Care. Med. 6: 380–383, 1978.
37. Venus, B., Pratap, K. S., Op'Tholt, T.: Treatment of unilateral pulmonary insufficiency by selective administration of continuous positive airway pressure through a double-lumen tube. Anesthesiology 52: 74–77, 1980.
38. Powner, D. J., Eross, B., Grenvik, A.: Differential lung ventilation with PEEP in the treatment of unilateral lung ventilation. Crit. Care. Med. 5: 170–172, 1977.
39. Gallagher, T. J., Banner, M. J., Smith, R. A.: A simplified method of independent lung ventilation. Crit. Care. Med. 8: 396–398, 1980.
40. Glass, D. D., Tonnesen, A. D., Gabel, J. C., Arens, J. F.: Therapy of unilateral pulmonary insufficiency with a double-lumen endotracheal tube. Crit. Care. Med. 4: 323–326, 1976.
41. Trew, F., Warren, B. R., Potter, W. A.: Differential lung ventilation in man. Crit. Care. Med. 4: 112, 1976.
42. Benjaminsson, E., Klain, N.: Intraoperative dual-mode independent lung ventilation of a patient with bronchopleural fistula. Anesth. Analg. (Cleve) 60: 118–119, 1981.
43. Rafferty, T. D., Palma, J., Motoyama, E. K., Schachter, N., Ciarcia, F.: Management of a bronchopleural fistula with differential lung ventilation and positive end-expiratory pressure. Respir. Care. 25: 654–657, 1980.
44. Rivara, D., Bourgaim, L., Rieuf, P., Harf, A. Lemaire, F.: Differential ventilation in unilateral lung disease: Effects of respiratory mechanics and gas exchange. Intensive Care. Med. 5: 189–191, 1979.
45. Ray, C., Carlon, G. C., Miodownik, S., Glodiner, P. L.: A method of synchronizing two MA-1 ventilators for independent lung ventilation. Crit. Care. Med. 6: 99, 1978.
46. Parish, J. M., Gracey, D. R., Southorn, P. A., Pairolero, P. A., Wheeler, J. T.: Differential mechanical ventilation in respiratory failure due to severe unilateral lung disease. Mayo Clin. Proc. 59: 822, 1984.
47. Murray, J. F.: Treatment of acute total atelectasis: Use of a double-lumen tube. Anaesthesia 40: 158–162, 1985.
48. Stow, P. J., Grant, I.: Asynchronous independent lung ventilation: Its use in the treatment of acute unilateral lung disease. Anaesthesia 40: 163–166, 1985.
49. Hillman, K. M., Barber, J. D.: Asynchronous independent lung ventilation (AILV). Crit. Care. Med. 8: 390–395, 1980.
50. Andersen, H. W., Benumof, J. L., Ozaki, G. T.: New improved double-lumen tube adaptor. Anesthesiology 56: 54–56, 1982.
51. Wilks, D., Schumann, T., Riley, R., Klain, M., Freeman, J.: Selective high-frequency jet ventilation of the operative lung improves oxygenation during thoracic surgery. Anesthesiology 63: 568, 1985.

12 High-frequency- und High-flow-Apnoe-Ventilation während thoraxchirurgischer Eingriffe

12.1 Einleitung

Die konventionelle Beatmung mit positivem Druck kann die Durchführung von thoraxchirurgischen Eingriffen wie folgt beeinträchtigen (Abb. 12-1A):
1. Die konventionelle Beatmung mit positivem Druck benötigt große Endotrachealtuben (entweder Einlumen- oder Doppellumentuben), die Operationen an größeren Luftwegen beeinträchtigen.
2. Die Ausdehnung und Bewegung der nichtabhängigen Lunge durch die Beatmung mit intermittierendem positivem Druck kann den Zugang zum Operationsgebiet entscheidend beeinträchtigen.
3. Die Bewegung der abhängigen Lunge, bedingt durch die Beatmung mit intermittierendem positivem Druck wird das Mediastinum, und damit das Operationsgebiet, auf und ab bewegen, was die Durchführung der Operation behindert.
4. Der Atemwegsdruck in der beatmeten abhängigen Lunge kann, falls er zu hoch ist, die kleinen intraalveolären Gefäße in der abhängigen Lunge komprimieren, was den pulmonalen Gefäßwiderstand der abhängigen Lunge und den Shuntfluß zur nichtabhängigen Lunge steigert.

Theoretisch weisen High-frequency- und High-flow-Apnoe-Ventilation diese Nachteile nicht auf (Abb. 12-1B). Diese beiden Formen der Beatmung erfordern nur dünnkalibrige Katheter (die Tidalvolumina sind sehr klein und/oder die Flowraten sind sehr hoch) und dadurch kann die Durchführung von Operationen an größeren Luftwegen erleichtert werden. Zweitens sind die Bewegungen durch die Atemhübe bei der High-frequency- und High-flow-Apnoe-Ventilation sehr klein (oder treten gar nicht auf), wodurch die Bewegungen sowohl der nichtabhängigen als auch der abhängigen Lunge minimiert werden. Zusätzlich verwendet man bei diesen beiden Formen der Beatmung niedrige Atemwegsdrucke, so daß es möglich ist, einen adäquaten Gasaustausch zu erreichen, auch wenn der Atemwegswiderstand ohne ein großes Gasleck extrem niedrig ist (wie es bei Operationen an größeren Luftwegen oder bei großen bronchopleuralen Fisteln der Fall sein kann). Schließlich können diese niedrigeren Atemwegsdrücke bei beiden Formen der Ventilation (sowie die Freisetzung von vasodilatatorisch wirkenden Prostaglandinen bei der High-frequency-Ventilation) theoretisch den Gefäßwiderstand der abhängigen Lunge mindern und die Umleitung des Blutflusses weg von der atelektatischen nichtabhängigen Lunge positiv beeinflussen. In diesem Kapitel werden die klinischen Erfahrungen mit der High-frequency- und High-flow-Apnoe-Ventilation bei intrathorakalen Eingriffen vorgestellt. Die Anwendung von High-frequency-Ventilation bei extrathorakalen Eingriffen (z. B. Bronchoskopie) wird in Kapitel 14 behandelt.

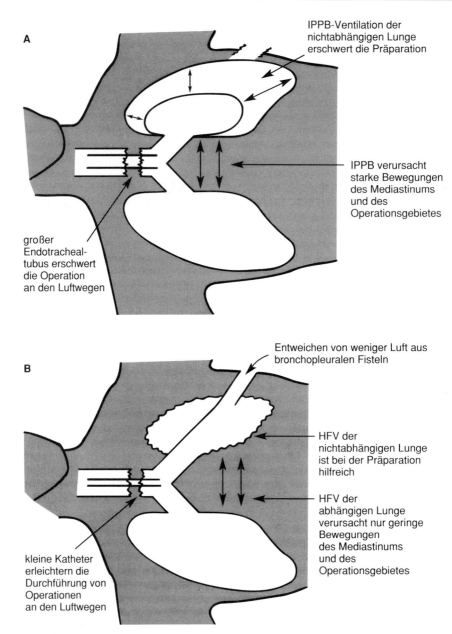

Abb. 12-1: **A = Interferenz konventioneller intermittierender positiver Druckbeatmung (IPPB) mit operationstechnischen Erfordernissen.** Große Endotrachealtuben (entweder Einfach- oder Doppellumentuben), wie sie bei konventioneller IPPB erforderlich sind, können eine Anastomose des Atemwegs beeinträchtigen. Die relativ großen Tidalbewegungen bei IPPB der nichtabhängigen Lunge können die Präparation unter der Inspiration beeinträchtigen und zu starken Bewegungen im Operationsfeld führen. Die relativ großen Tidalbewegungen unter IPPB abhängigen Lunge können zu starken Mediastinalbewegungen führen und daher ebenfalls das Operationsfeld beeinträchtigen. – **B = High-frequency-Ventilation (HFV) und eine High-flow-Apnoe-Ventilation können eventuell die Durchführung des thoraxchirurgischen Eingriffs erleichtern.** Ein kleiner Katheter, wie er bei High-frequency-Ventilation verwendet wird, erleichtert die Anastomose des Atemwegs. Daneben erleichtert HFV auf die nichtabhängige Lunge die chirurgische Präparation und vermindert Bewegungen im Operationsfeld. HFV für die abhängige Lunge vermindert die mediastinalen Bewegungen und Bewegungen im Operationsfeld. Der niedrige Atemwegsdruck bei HFV kann das Luftleck über eine bronchopleurale Fistel vermindern.

12.2 High-frequency-Ventilation

12.2.1 Allgemeine Überlegungen

Die konventionelle intermittierende Beatmung mit positivem Druck (IPPV) führt zu relativ großen Tidalvolumina (10 bis 15 ml/kg) und zu Beatmungsfrequenzen, die normalerweise weniger als 30 Atemhübe pro Minute betragen. Bei der IPPV besteht der grundsätzliche Mechanismus des Gastransports in einer Mengenbewegung hin zu den kleineren Luftwegen und weiter distal ebenfalls in einer Mengenbewegung und Molekulardiffusion (3). Im Gegensatz zur IPPV werden bei der High-frequency-Ventilation (HFV) sehr kleine Tidalvolumina (< 2 ml/kg) bei Frequenzen zwischen 60 und 2400 Atemhüben pro Minute benutzt. Unter diesen Umständen steigt der Anteil des Tidalvolumens, das den Totraum ventiliert, so daß eine normale alveoläre Ventilation nur durch die Verwendung von hohen Respirationsfrequenzen und großen Atemminutenvolumina aufrecht erhalten werden kann. Bei der HFV spielt der Gastransport durch Mengenbewegung noch eine wichtige Rolle (4). Er kann aber in verschiedenem Ausmaß mit anderen Mechanismen des Gastransports kombiniert sein, wie z. B. erhöhter Molekulardiffusion (5), Gasfluß mit großer Geschwindigkeit (6), koaxialem Gasfluß (bidirektionaler Fluß von Gasen in der Mitte eines Luftwegs nach distal [O_2] und von Gas am Rande des Luftwegs nach proximal [CO_2]) (7), asynchrones regionales Füllen und Entleeren von Alveolen («Pendelluft», was dazu führt, daß kleinere Gasvolumina mehr respiratorische Einheiten effektiv erreichen) (8) und Gas-Trapping (9).

High-frequency-Ventilation ist ein Oberbegriff für verschiedene Systeme und unterschiedliche Bereiche von Atemfrequenzen. Die heutigen gängigen Methoden der High-frequency-Ventilation sind in ihrer Art ziemlich unterschiedlich. Beachtet man jedoch die Kriterien Atemfrequenz und Art der Gaslieferung, so ist es möglich, High-frequency-Ventilation in drei generelle Kategorien einzuteilen (Tab. 12-1) (4, 10). Bei der ersten HFV-Kategorie, High-frequency-positive-pressure-Ventilation (HFPPV), wird ein volumengesteuerter Ventilator mit einem niedrigen internen kompressiblen Volumen verwendet, der kleine Tidalvolumina und Frequenzen von 60 bis 100 Atemzüge pro Minute (1 bis 1,7 Hz) liefert. Die vernachlässigbare interne Compliance des Ventilators garantiert, daß das vorgewählte Tidalvolumen (entspricht normalerweise ungefähr dem anatomischen Totraumvolumen [2 ml/kg]) dasjenige Tidalvolumen darstellt, das tatsächlich zum Patienten gelangt. Dieses Anliefersystem mit niedriger Kompression fördert den Gasaustausch in den zuführenden Atemwegen, weil es einen hohen augenblicklichen Gasfluß bewirkt (6). Es besteht dabei keine Anfangsverzögerung, so daß das angelieferte Tidalvolumen ganz aus Frischgas besteht und der F_iO_2 des komprimierten Gases entspricht. Verwendet man einen normalen Endotrachealtubus für HFPPV, kann man zusätzlich PEEP anwenden, um den P_aO_2 zu optimieren (8, 11).

Bei der zweiten HFV-Kategorie, High-frequency-jet-Ventilation (HFJV), wird die Pulsation eines kleinen Frischgasjets, der von einer Ausgangsquelle mit hohem Druck (50 bis 60 psi) über einen kleinen Katheter (der alleine oder durch einen Endotrachealtubus verlaufen kann) oder über ein Extralumen in einem Endotrachealtubus in den Luftweg mit Atemfrequenzen, die normalerweise zwischen 100 und 400 Atemhüben pro Minute (1,7–6,7 Hz) liegen, eingeführt. Die kleine Katheterspitze muß in der Nähe der Carina plaziert werden (HFJV durch Katheter, die entweder mehr distal oder proximal plaziert sind, bewirkt keine normale CO_2-Elimination). Das Frischgas verläßt den englumigen Katheter bei der Jet-Ventilation mit einer sehr hohen Geschwindigkeit. Beim Verlassen des Einführungskatheters bewirkt die hohe Geschwindigkeit des Jetflows, daß Gas aus dem Frischgasfluß des Endotrachealtubus oder aus dem Gasreservoir der Seitenöffnung des Einführungskatheters mitgerissen wird (Bernoulli-Effekt) (12). Das Ausmaß dieses Effekts ist aber unsicher, womit sich die Bestimmung des Tidalvolumens und der F_iO_2

Tabelle 12-1: Charakteristiken der drei Typen der High-frequency-Ventilation.

HFV-Art	Beatmungs-frequenz/min	Typ des Beatmungsgerätes	Gas-Mitführung	Prozeß Einatmung	Ausatmung
HFPPV	60– 100	Volumen	nein	aktiv*	passiv*
HFJV	100– 400	Jetpulsation	ja	aktiv	passiv
IFOV	400–2400	Kolbenpumpe	ja	aktiv	aktiv

* aktiv – durch das Beatmungsgerät verursacht
** durch die elastischen Rückstellkräfte der Lunge verursacht

schwierig gestaltet. Die Gase (20–40 l/min), die durch den Jetstrom zugeführt werden, treffen auf ein wesentlich größeres und relativ immobiles Gasvolumen im Endotrachealtubus sowie in den zuführenden Luftwegen und verursachen die weitere Vorwärtsbewegung des Gases (10, 12). Wie bei der HFPPV wird bei der HFJV die Oxygenierung verbessert, wenn zusätzlich niedrige PEEP-Niveaus angewendet werden (über den Endotrachealtubus).

Bei der dritten HFV-Kategorie, der High-frequency-oscillation-Ventilation (HFOV) verwendet man eine Kolbenpumpe oder eine schwingende Membran (Lautsprecher), die das Gas in den Luftwegen in der Art von Sinusschwingungen bei Frequenzen von 400 bis 2400 Atemzügen pro Minute (6,7–40 Hz) oszillieren läßt. Der Zufluß für Frischgas (das mitgeführt wird) befindet sich zwischen dem Oszillator und dem Patienten (13). Das zugeführte Tidalvolumen ist sehr klein (50–80 ml), der alveoläre Gasaustausch wird durch eine erhöhte Molekulardiffusion und einen verbesserten koaxialen Fluß aufrecht erhalten (4, 10, 13). Ein weiterer Typ eines HFV-Systems, der Flowinterrupter, weist Merkmale der HFPPV, der HFJV und der HFOV auf. In einem unter niedriger Kompression stehendem System werden Atemhübe durch die Verwendung eines mechanischen Ventils erzeugt, das einen kontinuierlichen Gasfluß sehr häufig unterbricht. So entwickelt man kleine Tidalvolumina (HFPPV) bei hohen Flußraten (HFJV) und sehr raschen Atemfrequenzen (HFOV). Die Unterbrecher sind in der Lage, die gesamte Bandbreite der Atemfrequenzen der HFV aufzubauen, es konnte jedoch festgestellt werden, daß Atemfrequenzen von 100 bis 600 pro Minute die höchste Effektivität aufweisen (3).

In den letzten zehn Jahren wurde gezeigt, daß alle drei Arten der HFV eine adäquate alveoläre Ventilation und Oxygenierung sowohl bei gesunden Tieren und Menschen als auch bei pulmonal Erkrankten ermöglichen. Bei anästhesierten Tieren, bei Kindern und Erwachsenen mit normaler Lungenfunktion, die sich chirurgischen Eingriffen unterziehen müssen, ist eine adäquate alveoläre Ventilation bei der High-frequency-Ventilation durch Blutgasanalysen bewiesen (11, 14–18). Untersuchungen, die an Tieren und an Menschen mit akutem respiratorischem Versagen durchgeführt worden sind, zeigen ebenfalls, daß man durch die Anwendung von HFV in der Lage ist, einen adäquaten Gasaustausch zu erzielen (19–21). In einigen Studien war die HFV bei der Beatmung während eines akuten respiratorischen Versagens sogar effektiver als die IPPV (21, 22).

12.2.2 Anwendung bei größeren Operationen der Luftwege

Der wichtigste Vorteil der HFV in der Thoraxchirurgie besteht darin, daß kleine Tidalvolumina rasch durch kleine Tuben zugeführt werden können. Wenn ein größerer zuführender Luftweg (Trachea, Gebiet um die Carina, Hauptbronchus) abgesetzt werden muß, verursacht ein kleiner Tubus im Operationsfeld eine wesentlich geringere Beeinträchtigung der Operation als ein großer normaler Tubus oder ein Doppellumenendotrachealtubus. Die kleinen Atemwegskatheter bieten dem Chirurgen die Trachea und die Bronchien nicht obstruiert und in der ganzen Circumferenz gut zugänglich dar, so daß die Enden eines abgesetzten Luftwegs spannungslos und luftdicht adaptiert und anastomosiert werden können. Sowohl HFPPV als auch HFJV werden dabei erfolgreich mittels dünner Atemwegskatheter bei verschiedenen Operationen an den Luftwegen angewendet (Abb. 12-2) (23-28).

Die erste Operation an den Atemwegen, die durch die Anwendung der HFV erleichtert wurde, war die Carinaresektion (total oder partiell) (Abb. 12-2C). Während einer «sleeve pneumonectomy» (wobei ein Teil der Carina mit einbezogen wird) wird die abhängige Lunge über einen kleinen Atemwegskatheter, der durch das Operationsfeld in den Hauptbronchus der abhängigen Lunge führt, entweder mit HFJV oder häufiger und effektiver mit HFPPV beatmet (26). Nach Ansicht des Autors minimiert die HFV auch die bronchialen und mediastinalen Bewegungen, gleichzeitig reduziert der kontinuierliche Ausstrom der Gase durch den offenen Bronchus unter HFPPV die Verunreinigung der beatmeten Lunge durch Blut aus der operierten Lunge, wogegen die HFJV einen Sogeffekt erzeugt, der Blut und Gewebstrümmer aus dem offenen Carinagebiet hinab in den Bronchus der beatmeten Lunge zieht (26). Zusätzlich löst, bei der Durchführung einer linksseitigen «sleeve pneumonectomy», der kleine Katheter innerhalb des rechten Hauptbronchus das Problem des Kollabierens des rechten Oberlappens bei der Verwendung eines rechtsseitigen Endobronchialtubus. Die Anwendung der HFPPV, wie sie für eine «sleeve pneumonectomy» beschrieben wurde, wird auch bei Carinaresektionen mit Perikardpatch und sehr tiefen Trachearesektionen angewendet (26).

Im Gegensatz zu diesen Erfahrungen mit der HFPPV findet man bei der Anwendung von HFOV durch einen normalen Einlumentubus Veränderungen im Querschnitt der großen Luftwege und das Auftreten starker «mediastinaler Erschütterungen» bei jeder Oszillation, die «chirurgische Eingriffe an den größeren Luftwegen, am Hilus und an den mediastinalen Strukturen fast unmöglich machen» (29).

Die Fülle der heutzutage fortgesetzten Untersuchungen zur Anwendung der HFV bei chirurgischen

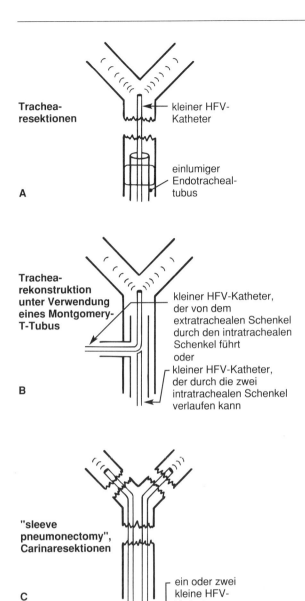

Abb. 12-2: **Die drei Arten der Atemwegschirurgie, bei denen die kleinen Katheter für die High-frequency-Ventilation (HFV) nützlich sind,** sind Trachearesektionen, Trachearekonstruktionen mit Hilfe eines Montgomery-T-Tubus und Carinaeingriffe (Pneumonektomie, Manschetten-, Carinaresektionen). – **A** = Bei Trachearesektionen kann ein einfacher HFV-Katheter über die unterbrochene Atemwegsstelle bis oberhalb der trachealen Carina vorgeführt werden und zur Ventilation beider Lungenhälften mit HFV verwendet werden. – **B** = Bei Trachearekonstruktionen mit Hilfe eines Montgomery-T-Tubus kann der kleine HFV-Katheter entweder vom extraluminalen Schenkel oder vom proximalen intraluminalen Trachealschenkel zum distalen intraluminalen Trachealschenkel vorgeführt werden, um beide Lungenhälften mit HFV zu beatmen. – **C** = Bei Carinaeingriffen können ein oder zwei HFV-Katheter entweder in einen oder beide Hauptstammbronchien vorgeführt werden und zur Ventilation einer oder beider Lungenhälften mit HFV verwendet werden.

Eingriffen im Bereich der Carina scheinen gerechtfertigt zu sein, wenn man bedenkt, daß ältere Beatmungstechniken, die zu chirurgischen Eingriffen an größeren Luftwegen angewendet werden, eine Vielzahl von Wünschen offen lassen. Diese älteren Techniken, die bei «sleeve pneumonectomy» nach Inzision des Luftwegs angewendet wurden, umfassen die Anwendung eines konventionellen Doppellumenendotrachealtubus, das Vorschieben eines Einlumenendotrachealtubus durch die eröffnete Trachea in den gewünschten Hauptbronchus oder die Verwendung eines separaten sterilen Endotrachealtubus mit einem zweiten sterilen Anästhesiekreislauf, der durch das Operationsgebiet geführt wurde (siehe Kapitel 15). Da wiederholte endobronchiale Intubationen und Extubationen während der Erstellung des posterioren Anteils der Anastomose notwendig sind, ist diese Technik lästig und erfordert alternierende Apnoe- und Beatmungsperioden, die einen schlechten Gasaustausch mit sich bringen (30–33).

Die zweite Gruppe chirurgischer Eingriffe an den Luftwegen, die durch HFV erleichtert werden, ist die Trachearekonstruktion, unterstützt durch den trachealen Montgomery-T-Tubus (Abb. 12-2B). Der Montgomery-T-Tubus hat zwei intratracheale Schenkel (der proximale Schenkel liegt der Glottis, der distale der Carina gegenüber) sowie einen extrachealen Schenkel, der von der trachealen Inzision und von der Halsinzision zur Umgebung führt. Kurz gesagt führt der HFPPV-Katheter durch die zwei intratrachealen Schenkel nach unten und der Gasrückfluß geschieht über den extrachealen Schenkel (27). Alternativ dazu kann der HFPPV-Katheter durch den extrachealen Schenkel eingeführt und leicht abwärts gebogen werden, um den Katheter oberhalb der Carina zu positionieren.

Früher war es schwierig, bei der Anwendung von konventioneller IPPV mit normalen Trachealkanülen (Montgomery-T-Tuben) einen adäquaten Luftweg aufrecht zu erhalten (34, 35). Die Verwendung des extrachealen Schenkels als Luftweg für die Zulieferung eines großen Tidalvolumens bei der IPPV war vergesellschaftet mit einem großen Gasleck durch den offenen proximalen intratrachealen Schenkel. Um eine adäquate Ventilation bei konventioneller IPPV aufrecht zu erhalten, mußte der obere Anteil des proximalen intratrachealen Schenkels durch einen Fogarty-Embolektomie-Katheter (eingeführt durch den extrachealen Schenkel) und durch eine dichte pharyngeale Abdichtung (eingeführt durch die orale Öffnung) okkludiert werden. Dies verhinderte das Entweichen des Tidalvolumens durch den offenen Kehlkopf. Die IPPV wurde bei pädiatrischen Patienten auch durch den proximalen intratrachealen Schenkel des trachealen T-Tubus angewendet. Der proximale intratracheale Schenkel wurde zunächst mit einem Cole-Tubus intubiert und anschließend der extracheale Schenkel okkludiert, um die Anwendung von IPPV zu ermöglichen (36). Diese früheren konventionellen Verfahren und Techniken bei der Anwendung von IPPV waren lästig, schwierig in der Anwendung und konnten gefährlich sein. Die Blockade der verschiedenen Schenkel des T-Tubus kann z. B. plötzlich auftreten, den Luftweg total verlegen und die alveoläre Ventilation verhindern. Zusätzlich beeinträchtigen diese Techniken bei der Anwendung von IPPV u. U. den chirurgischen Zugang und rufen während der Operation Komplikationen hervor.

Die dritte Gruppe von Eingriffen an den Luftwegen, die durch HFV erleichtert werden, stellt die Resektion einer Trachealstenose dar (Abb. 12-2A). In einem Fall wurde ein kleiner HFPPV-Insufflationskatheter durch einen Einlumenendotrachealtubus, der oberhalb der Trachealstenose lag, so weit eingeführt, bis das distale Ende des HFPPV-Katheters jenseits der Trachealstenose lag (28). Auf diese Weise konnten sowohl die Trachealresektion als auch die End-zu-End-Anastomose leicht um den kleinen Katheter herum durchgeführt werden. Diese Methode weist den offensichtlichen Nachteil auf, daß zwischen Trachealstenose und Insufflationskatheter ausreichend Platz bestehen muß, um die Ausatmung zu gewährleisten. Das muß für jeden Augenblick der Operation garantiert sein (28).

12.2.3 Anwendung bei bronchopleuralen Fisteln

Der zweite Vorteil, den HFV bei thoraxchirurgischen Eingriffen bietet, besteht darin, daß niedrigere inspiratorische Drucke und kleinere Tidalvolumina zu kleineren Gaslecks bei Atemwegen mit pathologisch niedriger Resistenz, wie z. B. bei bronchopleuralen Fisteln oder bei tracheobronchialen Verletzungen (Abb. 12-3A) führen. Folgerichtig können Gaslecks (Minderung des Tidalvolumens) und mediastinale sowie interstitielle Emphyseme mit dieser Form der Beatmungstherapie minimiert werden. HFJV wird sogar bei der Behandlung von größeren bronchopleuralen Fisteln (37–42) und von tracheobronchialen Verletzungen erfolgreich eingesetzt (23, 43, 44). Bei den meisten bronchopleuralen Fisteln liegt der P_aCO_2 trotz einer volumenkontrollierten IPPV-Beatmung mit einem hohen Minutenvolumen inakzeptabel hoch, wogegen bei Anwendung von HFJV eine Normokapnie wieder hergestellt werden kann. Es erscheint jedoch offensichtlich, daß die Minderung des Flows durch das Gasleck bei einer Fistel in direkter Beziehung zum reduzierten Atemwegsdruck unter der Anwendung von HFV im Vergleich zur konventionellen mechanischen Beatmung steht. Wenn Spitzen- und Plateaudrücke in der Trachea durch HFV vermindert werden, wird das Leck durch die Fistel verkleinert. Werden Spitzen- und Plateaudrücke in der Trachea durch HFV gesteigert, so steigt der Flow durch die Fistel an (40–42). In einer Studie an sieben aufeinanderfolgenden Patienten mit einem durchschnittlichen bronchopleuralen Fistelleck, das größer als 5 l/min war, konnte die Anwendung von HFJV (125–150/min) lediglich bei zwei Patienten bewirken, daß klinisch relevante Minderungen des Atemwegsdrucks und des Gasflows durch das Fistelleck auftraten. Bei keinem Patienten kam es zu einer signifikanten Verbesserung des Gasaustauschs (40). Die Autoren empfehlen die Messung der trachealen Druckwerte, um abschätzen zu können, was mit dem Gasfluß durch das Fistelleck geschieht (40). In einem Fall (einer bronchopleurokutanen Fistel) (37) wurde intraoperativ eine differenzierte Beatmung der Lunge angewendet, die darin bestand, die normale abhängige Lunge konventionell mit IPPV zu beatmen und HFJV bei der kranken nichtabhängigen Lunge anzuwenden. Bei einem Patienten, bei dem der Bronchialstumpf wegen einer Mukormykose (einer opportunistischen Infektion des Lungenparenchyms, die bei immunsupprimierten Patienten und bei Diabetikern auftritt und mit einer hohen Inzidenz von postoperativen bronchopleuralen Fisteln vergesellschaftet ist) sehr brüchig war, wurde HFV prophylaktisch eingesetzt, um die Entwicklung von bronchopleuralen Fisteln zu verhindern (45). HFPPV und HFOV wird bei Hunden mit beidseitigen bronchopleuralen Fisteln in den Oberlappen erfolgreich angewendet (46), aber diese beiden Arten der HFV sind bei Menschen mit bronchopleuralen Fisteln bisher nicht eingesetzt worden. Bei tracheobronchialen Verletzungen werden mediastinale und interstitielle Emphyseme durch die Anwendung von HFV auf ein Minimum gesenkt (23, 43, 44).

Die früheren Methoden, um konventionelle IPPV beim Vorhandensein von Atemwegen mit pathologisch niedrigem Atemwegswiderstand effektiver zur Anwendung zu bringen (zusätzlich zur Verwendung eines sehr großen Tidalvolumens) weisen alle größere Nachteile (Abb. 12-3B bis D) auf. Die Anwendung von unidirektional wirkenden Klappen in Thoraxdrainagen, die sich während der Inspiration verschließen, führen häufig wegen der Beeinträchtigung durch Blut und Eiter im Brustkorb zu einer schlechten Funktion (47). Die Anwendung von positivem Gegendruck auf den Pleuraraum während der Inspiration verursacht hämodynamische Beeinträchtigungen (47). Läßt man die erkrankte Lunge für einen längeren Zeitraum mit Hilfe eines Doppellumentubus kollabieren, erfordert dieses Vorgehen ein sehr sorgfältiges Monitoring, das für anästhesiologisch nicht geschultes, intensivmedizinisches Personal technisch sehr schwierig zu handhaben ist. Die kollabierte Lunge ist prädisponiert für Infektionen (48). Aus diesen Gründen sollten die Untersuchungen zur Anwendung von High-frequency-Ventilation bei der Behandlung von Patienten mit pathologisch-niedrigen Atemwegswiderständen fortgesetzt werden.

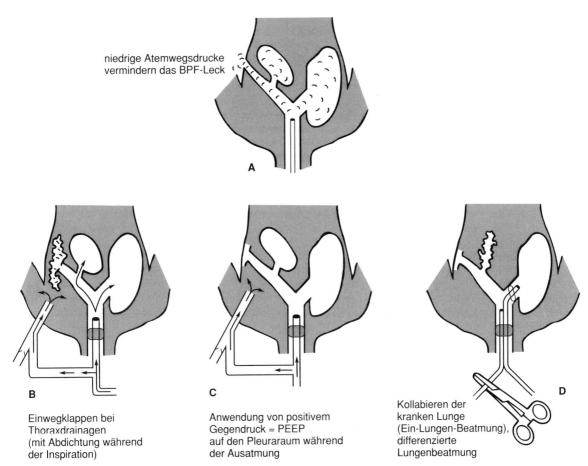

Abb. 12-3: Der **Einsatz der High-frequency-Ventilation (HFV) bei bronchopleuralen Fisteln (A)** basiert auf den niedrigen Atemwegsdruckwerten, wodurch die Leckage über die bronchopleurale Fistel (BPF) vermindert wird. **Alternative Methoden** sind das Einbringen von Einwegklappen (mit Abdichtung während der Inspiration) in die Thoraxdrainage (Abdichtung des inspiratorischen Tidalvolumens) (**B**), die Applikation eines positiven Gegendrucks im Pleuraraum während der Ausatmung (Abdichtung des positiven endexspiratorischen Drucks) (**C**) und Kollaps der erkrankten Lungenhälfte (Ein-Lungen-Beatmung) für eine bestimmte Zeitphase (**D**). Thoraxdrainageklappen funktionieren jedoch häufig nicht (durch Blut oder eitriges Sekret), positiver Gegendruck im Pleuraraum kann sich hämodynamisch negativ auswirken und ein Kollaps der erkrankten Lunge für einen längeren Zeitraum ist aus Sicht der Beibehaltung einer korrekten Position des Doppellumentubus technisch oft schwierig, gleichzeitig besteht eine Prädisposition der kollabierten Lunge für eine Infektion.

12.2.4 Anwendung, um Bewegungen des Operationsgebietes zu minimieren

Der dritte Vorteil der HFV in der Thoraxchirurgie besteht darin, daß Bewegungen des Operationsgebietes, bedingt durch das Tidalvolumen, minimiert werden. Theoretisch sollten die niedrigen inspiratorischen Spitzendrücke und die kleineren Tidalvolumina der HFV in vielen kleineren Bewegungen der Lunge bei der Inspiration und Exspiration resultieren. Deshalb kann HFV, einerseits angewandt auf die nichtabhängige Lunge und andererseits durch nur minimale Bewegungen des Mediastinums auf der Seite der abhängigen Lunge ein relativ «ruhiges» Operationsgebiet erzeugen (Abb. 12-1). In vier Studien (49–52) wurde HFPPV angewandt, um sowohl die nichtabhängige als auch die abhängige Lunge während thoraxchirurgischer Eingriffe zu beatmen. Bei offenem Brustkorb weist die nichtabhängige Lunge minimale beatmungssynchrone Bewegungen und eine begrenzte Expansion auf, ist aber weiterhin gut belüftet und zeigt keine Atelektasen. Bei einigen Patienten mit einer chronisch-obstruktiven Lungenerkrankung tritt jedoch eine Überblähung der Lungen auf, wahrscheinlich bedingt durch «air trapping», was zu ungünstigen Operationsbedingungen führt (52). Die Operationsbedingungen an den Patienten, bei denen keine Überblähung auftritt, sind für peripher gelegene Lungenprozesse adäquat. Arterielle Blutgasanalysen, die den meisten Berichten zufolge in kurzen Zeitabständen durchgeführt werden, zeigen während HFV eine adäquate Oxygenierung und Kohlendioxydelimination, auch wenn die nichtabhängige Lunge während kurzer Zeitabschnitte durch die Chirurgen signifikant komprimiert wird. In einer Studie wurde beschrieben, daß HFJV mit 3 Hz erfolgreich angewendet werden kann, um beide Lungen zu beatmen, daß aber die Kohlendioxydretention bei 6 und 12 Hz zu einem Problem wurde (53). Während der Anwendung von HFPPV können die Atemwege ohne Unterbrechung der Beatmung abgesaugt werden. Am Operationsende dehnt sich die nichtabhängige Lunge genau so schnell wieder aus wie bei konventionellen Techniken. In einer weiteren Untersuchung wurde schließlich die abhängige Lunge selektiv unter Verwendung eines HFV-flow-interrupter beatmet (während die operierte Lunge komplett kollabiert war) (54). Die arterielle Oxygenierung war unter selektiver HFV der abhängigen Lunge im Vergleich zur selektiven Anwendung von IPPV signifikant verbessert; wahrscheinlich infolge des niedrigeren pulmonalen Gefäßwiderstandes der abhängigen Lunge (bedingt entweder durch niedrigere Atemwegsdrucke der abhängigen Lunge [1] oder der Freisetzung von vasodilatierend wirkenden Prostaglandinen in der abhängigen Lunge [2]) und der verbesserten Operationsbedingungen (bedingt durch nur minimale Bewegungen des Mediastinums). Zusätzlich wird durch Entblocken des Cuffs des Endotrachealtubus die arterielle Oxygenierung in der abhängigen Lunge verbessert, bedingt durch den Übertritt von Gasen aus der abhängigen in die nichtabhängige Lunge, was einen Teil der kollabierten Lunge wieder an dem Gasaustausch teilnehmen läßt.

Unglücklicherweise wird in keiner dieser Untersuchungen die Anwendung von HFV, im Hinblick auf Operationsbedingungen und Effizienz des Gasaustauschs, mit einer konventionellen Ein-Lungen-Beatmung, mit oder ohne Anwendung von CPAP auf die nichtabhängige Lunge verglichen. Da die Operationsbedingungen und der Gasaustausch bei der Anwendung von Ein-Lungen-Beatmung und CPAP auf die nichtabhängige Lunge normalerweise exzellent sind, ist es unwahrscheinlich, daß vergleichende Studien eine Verbesserung durch die Anwendung von HFV zeigen werden.

Die Anwendung von HFV, um Bewegungen des Mediastinums und des Hilus zu minimieren, muß bei Berücksichtigung einer neueren Studie, die das Auftreten mediastinaler Erschütterungen bei jeder Oszillation beschreibt, was wiederum ein Operieren an diesen Strukturen nahezu unmöglich macht, kontrovers bleiben (52).

Wenn man alles zusammenfaßt, dann zählen zu den günstigen Aspekten der HFV in der Thoraxchirurgie ein adäquater pulmonaler Gasaustausch (und vielleicht eine gesteigerte Umverteilung des Blutflusses weg von der atelektatischen Lunge während der alleinigen Beatmung der abhängigen Lunge) (1), gute Bedingungen für Eingriffe bei peripheren Lungenprozessen, möglicherweise gute Bedingungen bei operativen Eingriffen an größeren Luftwegen, eventuell ein verbesserter Gasaustausch bei bronchopleuralen Fisteln und vielleicht kleinere mediastinale und pulmonale interstitielle Emphyseme bei tracheobronchialen Verletzungen. Wie schon vorher erwähnt, erscheinen die ersten zwei dieser vorteilhaften Aspekte überflüssig und unnötig, wenn die Möglichkeit einer Ein-Lungen-Beatmung vorhanden ist. Die ungünstigen Aspekte der High-frequency-Ventilation bei thoraxchirurgischen Eingriffen sind: möglicherweise nicht zufriedenstellende Operationsbedingungen bei Eingriffen am Mediastinum und an größeren Luftwegen; eine Überblähung bei Patienten mit chronischobstruktiver Lungenerkrankungen; Schwierigkeit bei der Überwachung von Herz- und Atemgeräusch mit einem Ösophagusstethoskop; die Unmöglichkeit, die Angemessenheit der Beatmung anhand der Bewegung des Brustkorbs und der Lungen beurteilen zu können; die Verwendung von hohen Flußraten bei den Narkosegasen und die Schwierigkeit bei der Abschätzung des Lungenvolumens. Zum jetzigen Zeitpunkt ist der genaue Stellenwert der HFV in der Thoraxchirurgie unklar. Ich bin jedoch sicher, daß die Anwendung von HFV als eine Routinemethode in der Thoraxchirurgie zum gegenwärtigen Zeitpunkt nicht empfohlen werden kann.

12.3 Low- und High-flow-Apnoe-Ventilation

12.3.1 Low-flow-Apnoe-Ventilation

Die Notwendigkeit ein Operationsgebiet für kurze Zeiträume völlig ruhigzustellen tritt während Thorakotomien, bei denen ein normaler Endotrachealtubus verwendet und eine Zwei-Lungen-Beatmung durchgeführt wird, häufig auf. Eine Ruhigstellung kann relativ sicher durch das Prinzip der Oxygenierung durch Massenbewegung bei Atemstillstand erreicht werden. Unterbricht man die Beatmung mit 100% Sauerstoff und hält den Luftweg mit einem Frischgasvorrat verbunden, so wird Sauerstoff durch

Massenbewegung in die Lunge gezogen, um den durch die alveoläre-kapilläre Membran diffundierenden Sauerstoff zu ersetzen (Abb. 12-4A). Es ist normalerweise nicht schwierig, einen adäquaten arteriellen P_aO_2 (besonders bei der Anwendung von 5 bis 10 cm H_2O CPAP) über zumindest 20 Minuten durch die Oxygenierung infolge von Massenbewegung aufrechtzuerhalten.

Wenn der Sauerstofffluß in die Lungen relativ niedrig ist (kleiner als 0,2 l/kg/min), wird fast das gesamte produzierte CO_2 zurückgehalten. Der arterielle Kohlensäuregehalt (P_aCO_2) steigt in der ersten Minute um ungefähr 6 mmHg, bedingt durch die Einschwemmung von venösem Blut in das arterielle Kompartiment (venöses Blut weist einen Kohlendioxydgehalt auf, der um 6 mmHg höher ist als der des arteriellen Blutes) und danach um 3 bis 4 mmHg pro Minute (55, 56), bedingt durch die normale CO_2-Produktion (Abb. 12-4A). Auf Grund dieser Überlegungen kann man davon ausgehen, daß bei einem Patienten mit einer normalen CO_2-Produktion, der auf einen P_aCO_2-Wert von 30 mmHG hyperventiliert wurde, bei dem dann ein Atemstillstand vorgenommen und Sauerstoff in die Lungen in einer niedrigen Flußrate eingebracht wurde, der P_aCO_2 nach 10 Minuten Atemstillstand 63 bis 72 mmHg beträgt. Tatsächlich werden in einer Studie (eine Fallzahl von acht) Patienten beschrieben, bei denen eine Oxygenierung bei Atemstillstand durch Massenbewegung für eine Zeitdauer von 18 bis 55 Minuten nach normaler Beatmung durchgeführt wurde (55). Obwohl die niedrigste aufgetretene arterielle Sättigung 98% betrug, reichten die arteriellen P_aCO_2-Werte bei den fünf Patienten, die gemessen worden waren, von 103 bis 250 mmHg, der pH-Wert variierte zwischen 6,72 und 6,97. Auch wenn bei einigen gesunden Patienten Hyperkapnie und respiratorische Azidose in extremen Ausmaßen gut toleriert werden, dürfte der sichere Zeitraum für eine «low flow apneic oxygenation» bei Thorakotomien weit unter 10 Minuten liegen.

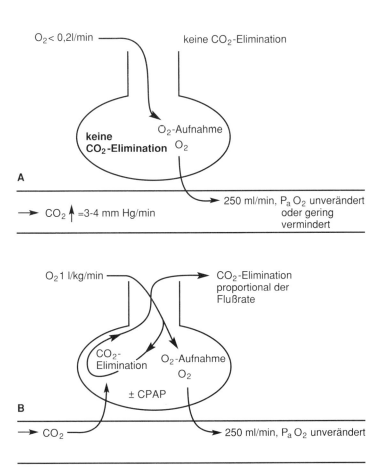

Abb. 12-4: Eine **Low-flow (< 0,2 l/kg/min) – Apnoe-Ventilation (A)** kann eine adäquate arterielle Oxygenierung für eine bestimmte Zeitphase garantieren, entfernt jedoch kein CO_2, so daß als notwendige Konsequenz dieser Ventilationsmethode eine Hyperkapnie entsteht. Auf der anderen Seite hält eine **High-flow (1 l/kg/min) – Apnoe-Ventilation (B)** eine arterielle Oxygenierung aufrecht, während zur selben Zeit eine CO_2-Elimination möglich ist, und zwar in einer Rate, welche der Sauerstoffflowrate proportional ist. Eine High-flow-Apnoe-Ventilation kann durch CPAP erleichtert werden.

12.3.2 Unterbrochene High-flow-Apnoe-Ventilation

Wenn der Frischgasfluß in die Lungen sehr hoch ist, dann ist es möglich, das Kohlendioxyd aus den Alveolen auszuwaschen (Abb. 12-4B). Je höher die Flußrate ist, um so größer ist das effektive Minutenvolumen und die CO_2-Elimination. Besteht das Frischgas aus Sauerstoff, so wird, unabhängig davon, wieviel Sauerstoff durch die Lungenperfusion aufgenommen wird, dieser ersetzt und die arterielle Oxygenierung stellt kein Problem dar. Diese Konzepte der High-flow-Apnoe-Ventilation sind klinisch beim Menschen und experimentell bei Tieren überprüft worden.

12.3.2.1 High-flow-Apnoe-Ventilation mit niedriger Frequenz und Unterbrechungen

Die High-flow-Apnoe-Ventilation mit Unterbrechungen entspricht im wesentlichen einer positiven Druckbeatmung mit sehr kurzen Inspirationszeiten, was zu kurzen Stößen von extrem hohem Gasfluß durch einen kleinen Ventilationskatheter, der in einem Hauptbronchus liegt, führt (Abb. 12-5) (57). Die Sauerstoffquelle steht unter hohem Druck (50 psi; verfügbar in tragbaren Flaschen oder von Wandauslässen, die mit der zentralen Versorgung verbunden sind) und ist fähig, einen Fluß von 100 l/min zu liefern. Da die Flußraten so groß sind, führen die kurzen Sauerstoffstöße nicht zu einem Einbringen von Raumluft. Abhängig von dem Atemwegswiderstand und der Lungencompliance wird die Einatmung durch ein Reduzierventil so angepaßt (weniger als 30 bis 40 l/min), daß der Atemwegsdruck 25 bis 40 cm H_2O beträgt. Mittels eines Ein/Aus-Auslöserknopfs wird die Beatmungsfrequenz bei 10–15 Respirationen/min gehalten und die Adäquatheit der Ventilation durch direkte Beobachtung der Bewegungen des Brustkorbs, des Mediastinums und durch Kontrolle des arteriellen Blutgasstatus abgeschätzt.

Eine gekürzte Magensonde, die durch das Lumen eines normalen Tubus in einen Hauptbronchus (und vielleicht auch in den Bronchus eines Lungenlappens) vorgeschoben wird, dient als Ventilationskatheter (57). Die erforderliche Länge der Magensonde beträgt 75–40 cm, und die Größe der Magensonde wird abhängig vom Gewicht des Patienten gewählt. Normalerweise muß ein Stahlmandrin durch das Lumen der Magensonde eingeführt werden, um eine gewisse Stabilität zu gewährleisten.

Anwendung bei Operationen der größeren Luftwege

Der Stellenwert der High-flow-Apnoe-Ventilation mit Unterbrechungen wurde bei 18 Patienten, die sich einer tracheobronchialen Rekonstruktion unterzie-

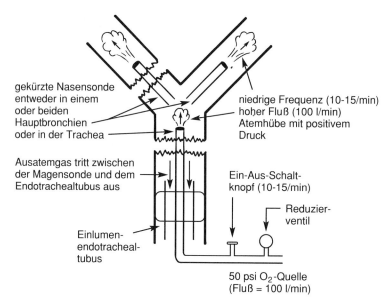

Abb. 12-5: Die Unterbrechung und Freisetzung eines sehr hohen Frischgasflusses (100 l/min) mit niedriger Frequenz (10/min) gleicht grundsätzlich der intermittierenden positiven Druckbeatmung mit einer sehr kurzen Inspirationszeit. Ein kleiner Katheter (Magensonde) kann durch einen Einlumentubus in die Trachea eingebracht und über eine Diskontinuität des Atemwegs in einen oder beide Hauptstammbronchien vorgeführt sowie zur Ventilation einer oder beider Lungenhälften verwendet werden. Der Austritt des Exspirationsgases erfolgt um den kleinen Katheter, jedoch innerhalb des Einlumentubus.

hen mußten, überprüft (57). Die durchschnittliche Dauer der Beatmung über den Katheter betrug 35 Minuten. Bei sieben Patienten wurde eine Trachearesektion (in sechs Fällen zervikal, in einem Fall thorakal), bei neun Patienten eine «sleeve pneumonectomy» und bei zwei weiteren Patienten eine Carinaresektion durchgeführt. Die Ventilation über den Katheter nahm man normalerweise nach Durchtrennung der Luftwege vor. Der Katheter wurde entweder durch einen Einlumen- oder durch einen Doppellumenendotrachealtubus in den distalen Luftweg vorgeschoben, und die gesamte Anastomose wurde um die kleine Magensonde, die als Beatmungskatheter diente, durchgeführt. Während der gesamten Zeitdauer der High-flow-Apnoe-Ventilation mit Unterbrechungen waren die Patienten voll relaxiert und die Anästhesie wurde durch intravenöse Narkotika aufrecht erhalten. Nach Fertigstellung der Anastomose zog man den Katheter, und nahm die Ventilation über den noch liegenden konventionellen Endotrachealtubus wieder auf. Bei den Patienten, die sich einer Carinaresektion unterziehen mußten, wurde die Ventilation beider Lungen durch die Verwendung einer separaten Magensonde für jeden Bronchus vorgenommen. Beide Katheter führte man durch den Endotrachealtubus ein, so daß keine Notwendigkeit bestand, einen Tubus durch das Operationsfeld vorzuschieben. Interstitielle und mediastinale Lungenemphyseme traten bei einem Patienten während der Anwendungsdauer der High-flow-Ventilation auf. Obwohl die Autoren keine exakte Erklärung für diese Komplikation haben, scheint es möglich, daß der Druck in dem Luftweg zu hoch war oder, daß der Katheter die Bronchialschleimhaut verletzte.

Die Technik der Beatmung über eine Magensonde scheint bestimmte Vorteile zu haben, wenn man die Einfachheit der Ausrüstung und der Anästhesietechnik betrachtet. Zu jedem Zeitpunkt hat der Anästhesist die volle Kontrolle über den Luftweg, während die Oxygenierung durch intermittierende Blähung beider Lungen über einen kleinen halbstarren Endotrachealkatheter (2–6 mm Durchmesser) geschieht. Der hohe Sauerstofffluß bewirkt keine Einbringung von Raumluft und damit ist die inspiratorische Sauerstoffkonzentration vorhersagbar. Die Beatmungsfrequenzen werden bei 10–15 Respirationen/min gehalten, und der Inspirationsdruck (15–40 cm H_2O) kann durch direkte Beobachtung der Exkursionen des Brustkorbs und des Mediastinums und durch die Analyse der arteriellen Blutgase kontrolliert werden. Die Messungen von hohen arteriellen Sauerstoffgehaltswerten bei den meisten Patienten zeigen, daß niedrige inspiratorische Sauerstoffkonzentrationen ohne Sicherheitsrisiko verwendet werden können.

Das chirurgische Vorgehen an der Trachea wird durch die High-flow-Ventilation mit Unterbrechungen erleichtert, weil keine anästhesiologischen Ausrüstungsgegenstände im Operationsfeld stören, keine Manipulationen endotracheal durchgeführt werden müssen, und die Rekonstruktion ohne Unterbrechung um den kleinen Beatmungskatheter durchgeführt werden kann. Diese Studie zeigt, daß die Technik der High-flow-Beatmung über einen Katheter die Erfordernisse für ein sicheres chirurgisches und anästhesiologisches Vorgehen während tracheobronchialer Operationen erfüllt. Für Operationen an der intrathorakalen Trachea scheint diese Technik außerordentlich hilfreich zu sein, und man sollte dieses Vorgehen als wertvolle Alternative im Vergleich zu mehr konventionellen Methoden betrachten.

12.3.2.2 Kontinuierliche High-flow-Apnoe-Ventilation

Bei Hunden konnte ein adäquater Gasaustausch ohne Atemhübe (Apnoe) erreicht werden, wenn man die Luftwege einem kontinuierlichen sehr hohen Sauerstofffluß aussetzte. Das Kohlendioxyd wurde ausgewaschen und der Sauerstoff eingespült (Abb. 12-4B) (58–61). Wie bei der High-flow-Ventilation mit Unterbrechungen, benötigt man bei der kontinuierlichen High-flow-Apnoe-Ventilation kleine Katheter (2,5 mm Innendurchmesser), die in einen Hauptbronchus (2,5–3,0 cm unterhalb der Carina) positioniert werden und der Fluß muß ungefähr 1,0–1,2 l/kg/min betragen (58, 59, 61). Es konnte gezeigt werden, daß kontinuierliche Flußraten, die kleiner als 0,7 l/kg/min sind, eine Retention von Kohlendioxyd bewirken (58, 61). Die Lage des Katheters wird durch die Blockung des Cuffs eines koventionellen Endotrachealtubus (der den kleinen Katheter zwischen Cuff und Trachealschleimhaut hält) gesichert. Die Oxygenierung wird verbessert, wenn man 4 cm H_2O CPAP auf die Lunge, die oxygeniert wird, anwendet (59). Ohne die Anwendung von CPAP steigt der Atemwegsdruck wegen des hohen Gasflusses nicht höher als 2 mmHg. Das Frischgas wird angewärmt und angefeuchtet. Unter diesen Bedingungen kann man die arterielle Oxygenierung und die Elimination von CO_2 gut aufrecht erhalten, und diese Methode funktioniert sowohl bei eröffnetem wie auch bei geschlossenem Brustkorb (59).

Kontinuierliche High-flow-Apnoe-Ventilation konnte teilweise erfolgreich bei Menschen angewendet werden (62). Bei fünf weiblichen Patienten, die sich gynäkologischen Operationen unterziehen mußten, wurden gebogene Endobronchialkatheter (2,5 mm Außendurchmesser) mit einem Fiberbronchoskop 2 cm unterhalb der Carina plaziert und deren Lage durch die Blockung des Tubuscuffs gesichert. Die Lage des Katheters verifizierte man danach nochmals mit Hilfe eines Fiberbronchoskops. Die Anwendung von kontinuierlicher High-flow-Apnoe-Ventilation wurde dann mit angefeuchtetem Sauerstoff bei Gesamtflußraten zwischen 0,6 und 0,7 l/kg/min für 30 Minuten begonnen. Der durchschnittliche Kontrollwert des P_aO_2 betrug 321 mmHg und nach 30 Minuten 299 mmHg, wogegen sich der Kontrollwert des P_aCO_2 auf 37 mmHg und nach 30 Minuten 44 mmHg belief. Die Anstiegsrate des P_aCO_2 betrug 0,6 mmHg/min, was gut vergleichbar ist mit dem Anstieg von 3,8 mmHg pro Minute bei anästhesierten Menschen, die einer kontinuierlichen Low-flow-Apnoe-Ventilation ausgesetzt werden (55, 56). Offensichtlich ist diese Technik noch verbesserungsbedürftig (höhere Flußraten, bessere Katheterposition), ehe man sie nutzbringend in der Thoraxchirurgie einsetzen kann.

Literatur

1. Hall, S. M., Strawn, W. B., Levitsky, M. G.: Effect of high-frequency oscillation on blood flow to an atelectatic lung in closed-chested dogs. Crit. Care. Med. 12: 447–451, 1984.
2. Wetzel, R. C., Gordon, J. B., Gregory, T. J. et al.: High-frequency ventilation attenuation of hypoxic pulmonary vasoconstriction. Am. Rev. Resp. Dis. 132: 99–103, 1985.
3. Gillespie, D. J.: High-frequency ventilation: A new concept in mechanical ventilation. Mayo Clin. Proc. 58: 187–196, 1983.
4. O'Rourke, P. P., Crone, R. K.: High-frequency ventilation: A new approach to respiratory support. JAMA 250: 2845–2847, 1983.
5. Fredberg, J. J.: Augmented diffusion in the airways can support pulmonary gas exchange. J. Appl. Physiol. 49: 232–238, 1980.
6. Eriksson, I.: The role of conducting airways in gas exchange during high-frequency ventilation – a clinical and theoretical analysis. Anesth. Analg. 61: 483–489, 1982.
7. Haselton, F. R., Scherer, P. W.: Bronchial bifurcations and respiratory mass transport. Science 208: 69–71, 1980.
8. Slutsky, A. S., Brown, R., Lehr, J. et al.: High-frequency ventilation: A promising new approach to mechanical ventilation. Med. Instrum. 15: 229–233, 1981.
9. Kolton, M., Cattran, C. B., Kent, G. et al.: Oxygenation during high-frequency ventilation compared with conventional mechanical ventilation in two models of lung injury. Anesth. Analg. 61: 323–332, 1982.
10. Sjostrand, U. H., Smith, R. B.: Overview of high-frequency ventilation. Int. Anesthes. Clin 21: 1–10, 1983.
11. Sjostrand, U.: High-frequency positive-pressure ventilation (HFPPV): A review. Crit. Care. Med. 8: 345–364, 1980.
12. Carlon, G. C., Howland, W. S., Ray, C. et al.: High-frequency jet ventilation: A prospective randomized evaluation. Chest. 8: 551–559, 1983.
13. Bohn, D. J., Marchak, B. E., Thompson, W. K. et al.: Ventilation by high-frequency oscillation. J. Appl. Physiol. 48: 710–716, 1980.
14. Lunkenheimer, P. P., Rafflenbeul, W., Keller, H. et al.: Application of transtracheal pressure oscillations as a modification of diffusion respiration. Br. J. Anaesth. 44: 627, 1972.
15. Klain, M., Smith, R. B.: High-frequency percutaneous transtracheal jet ventilation. Crit. Care. Med. 5: 280–287, 1977.
16. Butler, W. J., Bohn, D. J., Bryan, A. C. et al.: Ventilation by high-frequency oscillation in humans. Anesth. Analg. 59: 577–584, 1980.
17. Heijman, K., Heijman, L., Jonzon, A. et al.: High-frequency positive pressure ventilation during anesthesia and routine surgery in man. Acta. Anaesth. Scand. 16: 176–187, 1972.
18. Heijman, L., Nilsson, L., Sjostrand, U.: High-frequency positive-pressure ventilation (HFPPV) in neonates and infants during neuroleptal analgesia and routine plastic surgery, and in postoperative management. Acta. Anaesth. Scand. (Suppl.) 64: 111–121, 1977.
19. Carlon, G. C., Klain, M., Kalla, R. et al.: High-frequency positive-pressure ventilation in acute respiratory failure. Crit. Care. Med. 7: 128, 1979.
20. Lyrene, R. K., Wright, K., Standaert, T. A. et al.: Rapid oscillation low volume ventilation in oleic acid-induced pulmonary disease. Am. Rev. Respir. Dis. 121: 294, 1980.
21. Flatau, E., Barzilay, E., Kaufmann, N. et al.: Adult respiratory distress syndrome treated with high-frequency positive-pressure ventilation. Israel J. Med. Sci. 17: 453–456, 1981.
22. Carlon, G. C., Ray, C. J., Pierri, M. K. et al.: High-frequency jet ventilation for prolonged respiratory support. Anesthesiology 51: S189, 1979.
23. Carlon, G. C., Ray, C. Jr., Pierri, M. K. et al.: High-frequency ventilation: Theoretical considerations and clinical observations. Chest. 81: 350–354, 1982.
24. Carlon, G. C., Turnbull, A. D., Alexander, J. D. et al.: High-frequency jet ventilation during tracheal surgery. Crit. Care. Med. 9: 163, 1981.
25. El-Baz, N., El-Ganzouri, A., Gottschalk, W. et al.: One-lung high frequency positive-pressure ventilation for sleeve pneumonectomy: An alternative technique. Anesth. Analg. 60: 683–686, 1981.
26. El-Baz, N., Jensik, R., Faber, P. et al.: One-lung high-frequency ventilation for tracheoplasty and bronchoplasty: A new technique. Ann. Thor. Surg. 34: 564–572, 1982.
27. El-Baz, N., Holinger, L., El-Ganzouri, A. et al.: High-frequency positive-pressure ventilation for tracheal reconstruction by tracheal T-tube. Anesth. Analg. 61: 796–800, 1982.
28. Eriksson, I., Nilsson, L. G., Nordstrom, S. et al.: High-frequency positive-pressure ventilation (HFPPV) during transthoracic resection of trachealö stenosis and during preoperative bronchoscopic examination. Acta. Anaesth. Scand. 19: 113–119, 1975.
29. Glenski, J. A., Crawford, M., Rehder, K.: High-frequency, small-volume ventilation during thoracic surgery. Anesthesiology 64: 211–214, 1986.

30. Faber, L. P., Jensik, R. J.: The planning of tracheal surgery. Surg. Clin. North. Am. 50: 113–122, 1970.
31. Parrish, C. M., Jones, R.: Primary tracheal tumors. Am. Surg. 26: 95–98, 1960.
32. Geffin, B., Bland, J., Grillo, H. C.: Anesthetic management of tracheal resection and reconstruction. Anesth. Analg. 48: 884–894, 1969.
33. Theman, T. E., Kerr, J. H., Nelems, J. M. et al.: Carinal resection. A report of two cases and a description of the anesthetic technique. J. Thorac. Cardiovasc. Surg. 71: 314–320, 1976.
34. Fredrickson, J. M.: Reinforced T-tube tracheal stent. Arch. Otolaryngol. 90: 120–123, 1969.
35. Montgomery, W. W.: Manual of care of the Montgomery silicone tracheal T-tube. Ann. Otol. Rhinol. Laryngol. (Suppl. 73) 89: 1–8, 1980.
36. Rah, K. H., Griffith, R. L., III, Jones, J. R. et al.: Anesthetic management of the pediatric patient with a tracheal T-tube. Anesth. Analg. 60: 445–447, 1981.
37. Benjaminsson, E., Klain, N.: Intraoperative dual-mode independent lung ventilation of a patient with bronchopleural fistula. Anesth. Analg. 60: 118–119, 1981.
38. Carlon, G. C., Ray, C. Jr., Klain, M. et al.: High-frequency positive-pressure ventilation in management of a patient with bronchopleural fistula. Anesthesiology 52: 160–162, 1980.
39. Derderian, S. S., Rajagopal, K. R., Abbrecht, P. H. et al.: High-frequency positive-pressure jet ventilation in bilateral bronchopleural fistulae. Crit. Care. Med. 10: 119–121, 1982.
40. Albelda, S. M., Hanson-Flaschen, J. H., Taylor, E., Lanken, P. N., Wollman, H.: Evaluation of high-frequency jet ventilation in patients with bronchopleural fistulas by quantitation of the airleak. Anesthesiology 63: 551–554, 1985.
41. Holzapfel, L., Robert, D., Lenoir, B., Mercatello, A. Palmier, B., Perrin, F., Bertoye, A.: High-frequency jet ventilation compared with conventional ventilation in patients with acute respiratory failure (abstract). Chest. 32: 211, 1982.
42. Ritz, R., Benson, M., Bishop, M. J.: Measuring gas leakage from bronchopleural fistulas during high-frequency jet ventilation. Crit. Care. Med. 12: 836–837, 1984.
43. Carlon, G. C., Kahn, R. C., Howland, W. S. et al.: Clinical experience with high-frequency jet ventilation. Crit. Care. Med. 9: 1–6, 1981.
44. Turnbull, A. D., Carlon, G. C., Howland, W. S. et al.: High-frequency jet ventilation in major airways or pulmonary disruption. Ann. Thorac. Surg. 32: 468–474, 1981.
45. Fuhrman, T., Reines, H. D., Kratz, J.: The use of high-frequency jet ventilation in a patient with pulmonary mucormycosis. Anesthesiol. Rev. 13: 31–32, 1986.
46. Sjostrand, U. H., Smith, B., Hoff, B. H. et al.: Conventional and high-frequency ventilation in dogs with bronchopleural fistula. Crit. Care. Med. 13: 191–193, 1985.
47. Downs, J. B., Chapman, R. L.: Treatment of bronchopleural fistula during continuous positive-pressure ventilation. Chest. 69: 363–366, 1976.
48. Kirby, R. R.: Ventilatory support and pulmonary barotrauma. Anesthesiology 50: 181–182, 1979.
49. Malina, J. F., Nordstrom, S. G., Sjostrand, U. H. et al.: Clinical evaluation of high-frequency positive-pressure ventilation (HFPPV) in patients scheduled for open-chest surgery. Anesth. Analg. 60: 324–330, 1981.
50. Smith, R. B., Hoff, B. H., Rosen, L. et al.: High-frequency ventilation during pulmonary lobectomy – three cases. Respir. Care. 26: 437–441, 1981.
51. Sjostrand, U. H., Wattwil, L. M., Borg, U. R. et al.: Volumecontrolled HFPPV as a useful mode of ventilation during open-chest surgery – a report on three cases. Respir. Care. 27: 1380–1385, 1982.
52. Glenski, J. A., Crawford, M., Rehder, K.: High-frequency small-volume ventilation during thoracic surgery. Anesthesiology 64: 211–214, 1986.
53. Seki, S., Fukshima, Y., Goto, K. et al.: Facilitation of intrathoracic operations by means of high-frequency ventilation. J. Thorac. Cardiovasc. Surg. 86: 388–392, 1983.
54. El-Baz, N., Kittle, C. F., Faber, L. P. et al.: High-frequency ventilation with an uncuffed endobronchial tube. J. Thorac. Cardiovasc. Surg. 84: 823–838, 1982.
55. Frumin, M. J., Epstein, R. M., Cohen, G.: Apneic oxygenation in man. Anesthesiology 20: 789, 1959.
56. Eger, E. I., Severinghaus, J. W.: The rate of rise of P_aCO_2 in the apneic anesthetized patient. Anesthesiology 22: 419, 1961.
57. McClish, A., Deslauriers, J., Beaulieu, M., Desrosieres, R., Fugere, L., Ginsberg, R. J., Hebert, C., Heroux, M., Martineau, A., Piraux, M., Proulx, Y.: High-flow catheter ventilation during major tracheobronchial reconstruction. J. Thor. Cardiovasc. Surg. 89: 508–512, 1985.
58. Smith, R. B., Babinski, M. F., Angell, K. E.: Apneic diffusion oxygenation with high flows of intratracheal oxygen. Resp. Care 30: 26–29, 1985.
59. Babinski, M. F., Smith, R. B., Bunegin, L.: Continuous flow apneic ventilation during thoracotomy. Anesthesiology 65: 399–404, 1986.
60. Bunegin, L., Gelineau, J., Stone, E. et al.: The effect of endobronchial catheter position on P_aCO_2 and P_aO_2 during continuous flow apneic ventilation. Crit. Care. Med. 14: 370, 1986.
61. Smith, R. B., Babinski, M., Bunegin, L. et al.: Continuous flow apneic ventilation. Acta Anaesthesiol. Scand. 28: 631–639, 1984.
62. Babinski, M. F., Sierra, O. G., Smith, R. B. et al.: Clinical application of continuous flow apneic ventilation. Acta. Anaesth. Scand. 29: 750–752, 1985.

13 Intraoperative anästhesiologische Überlegungen (ohne Ventilationsfragen)

13.1 Einleitung

Die Ventilation ist innerhalb der Thoraxchirurgie das wichtigste Anästhesieproblem. Kapitel 11 und 12 waren ausschließlich diesem Problem gewidmet. Die Ein-Lungen-Beatmung ist bei einer gewissen Zahl der Fälle absolut und in den meisten Fällen relativ indiziert. Tritt unter dem konventionellen Verfahren der Ein-Lungen-Beatmung eine Hypoxämie auf, sollte eine seitengetrennte Behandlung (CPAP für die nichtbeatmete Lunge, PEEP oder ZEEP für die beatmete Lunge) erfolgen. Bei einigen wenigen Fällen, wo eine Eröffnung der großen Atemwege erforderlich ist, kann eine High-frequency-Ventilation und eine High-flow-Apnoe-Ventilation indiziert sein.

Es gibt gewisse andere anästhesiologische Probleme, die gelegentlich in der Thoraxchirurgie auftreten:

1. Wegen der Tatsache, daß viele dieser Patienten Raucher mit reaktiven Atemwegen sind und weil Manipulationen am Tracheobronchialbaum vorgenommen werden, besteht eine erhöhte Inzidenz eines Bronchospasmus.
2. Blut- und Flüssigkeitsinfusionen können problematisch sein. In den meisten Fällen ist keine Bluttransfusion erforderlich. Vielmehr sollte man in fraglichen Fällen beachten, daß es Überlebensdaten gibt (bezogen auf Malignomrezidive), die den Verdacht nahelegen, daß Bluttransfusionen besser vermieden werden sollten. Weiterhin sprechen einige Daten dafür, daß wegen der Gefahr eines Lungenödems nach Pneumonektomie die Zufuhr von Kristalloiden (kolloidale Volumenersatzmittel) nicht zu aggressiv erfolgen sollte. Jedoch können in einigen thoraxchirurgischen Fällen, speziell mit ausgedehnter lokaler Tumorinvasion, und hier speziell in die Pleura, große Blutverluste eintreten, die eine Massivtransfusion erfordern. Blutverlust und Blutbedarf werden darüber hinaus durch eventuelle Blutgerinnungsstörungen zusätzlich beeinflußt.
3. Einige thoraxchirurgische Patienten leiden unter einer koronaren Herzerkrankung, so daß die Determinanten des myokardialen Sauerstoffangebots und -bedarfs innerhalb enger Grenzen gehalten werden müssen.
4. Im Rahmen der Ösophaguschirurgie können Ernährungs-, Regurgitations- und Aspirationsprobleme auftreten. Schließlich stellt der Transport des thoraxchirurgischen Patienten vom Operationssaal zur Intensivstation bzw. zum Aufwachraum eine gefährliche Situation dar. Daher muß der Vorbereitung des Transports am Ende der Operation und dem Transport selbst besondere Aufmerksamkeit geschenkt werden. Dieses Kapitel beinhaltet die anästhesiologische Behandlung des intraoperativen Bronchospasmus, den Blutverlust, hämodynamische Störungen, allgemeine Ösophagusprobleme und den Transport.

13.2 Behandlung des Bronchospasmus

Die Behandlung des intraoperativen Bronchospasmus kann in drei Kategorien unterteilt werden (Abb. 13-1). Zur ersten Kategorie gehören Maßnahmen, die sofort durchgeführt werden können, die bei den meisten Patienten möglich sind und in der Lage sind, einen nicht stark ausgeprägten Bronchospasmus zu bekämpfen. Zur zweiten Kategorie zählt der Einsatz stärkerer Bronchodilatatoren, die bei Versagen der Maßnahmen der ersten Kategorie und/oder bei mäßigem bis schwerem Bronchospasmus eingesetzt werden sollten. Zur dritten Kategorie gehören Substanzen, die eigentlich nur einen geringen Einfluß auf einen Bronchospasmus haben, jedoch bei unbefriedigender Therapie innerhalb der ersten zwei Kategorien angezeigt sein können. Zur ersten Kategorie (Abb. 13-1, Kategorie I) gehört die Erhöhung der F_iO_2 als prophylaktische Maßnahme gegen eine eventuelle Hypoxämie. Zweitens sollte die Anästhesie vertieft werden. Dies ist auf zwei Wegen möglich. Bei erwünschtem sofortigem Effekt wird Thiopental 1 mg/kg oder Ketamin 0,5 mg/kg i.v. appliziert. Alternativ können Halothan oder Isofluran angewendet, bzw. deren inspiratorische Konzentration erhöht werden. Bei schwerem Bronchospasmus ist es jedoch möglich, daß die Vertiefung der Anästhesie ineffektiv ist (1). Drittens sollte im Falle einer nicht ausreichenden Muskelrelaxation bei Husten und Pressen eine vollständige Relaxation angestrebt werden, da Exspirationsbemühungen die Obstruktion der kleinen Atemwege verschlimmern. Schließlich ist die intravenöse Applikation von Lidocain 1 mg/kg bei Auftreten von Husten und/oder Pressen frühzeitig in Betracht zu ziehen.

Zur zweiten Kategorie gehört die Anwendung von Bronchodilatatoren, die bei jedem stärkeren Bronchospasmus erfolgen sollte (Abb. 13-1, Kategorie II). Beta-2-Agonisten sind die potentesten und am schnellsten wirkenden Bronchodilatatoren (2). Es ist angezeigt, sie wegen der erhöhten bronchialen Selektivität bei verminderten Nebenwirkungen (maximaler Effekt bei niedrigen Blutkonzentrationen) als Aerosol zu applizieren. Die verfügbaren Dosieraerosole sind praktisch und gestatten eine exakte Dosierung. Für ihre Anwendung ist ein T-Stück mit 15 mm-Adapter erforderlich. Die verschiedenen Beta-2-Agonisten sind mit ihrer entsprechenden klinischen Pharmakologie in Tabelle 13-1 aufgelistet.

Die Antwort auf die Beta-Agonisten wird durch Beta-1-Rezeptoren, die die Herzfrequenz und die myokardiale Kontraktilität erhöhen, und Beta-2-Rezeptoren, die den Bronchomotorentonus und den peripheren Gefäßtonus vermindern, vermittelt. Isoproterenol (Isoprenalin) ist ein sehr potenter Bronchodilatator, jedoch nicht Beta-2-selektiv. Daher entstehen Tachykardien und Arrhythmien, die durch Halothan verstärkt und durch Isofluran vermindert werden. Daneben ist Isoproterenol, auf trachealem Wege zugeführt, weniger effektiv. Die folgenden neueren Sub-

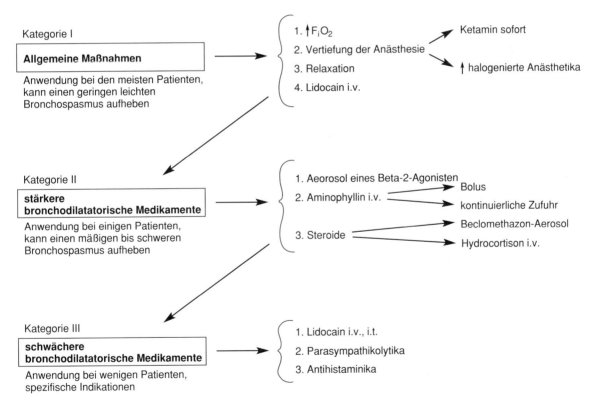

Abb. 13-1: **Behandlung des intraoperativen Bronchospasmus** in drei großen Kategorien. Die erste Kategorie besteht aus allgemeinen Maßnahmen, die bei den meisten Patienten zur Anwendung kommen und leichte bis mittlere Formen des Bronchospasmus behandeln können. Viele Autoren beziehen die intravenöse Anwendung von Lidocain in die erste Kategorie mit ein. Die zweite Kategorie besteht aus der Verabreichung von Bronchodilatatoren, die bei mittleren bis schweren Formen des Bronchospasmus sinnvoll sind. Die dritte Kategorie besteht aus Bronchodilatatoren, die bei wenigen Patienten mit spezifischen Indikationen angezeigt sind (erhöhter Vagotonus, Histaminfreisetzung) (i.v. = intravenös, i.t. = intratracheal).

Tabelle 13-1: Beta-Agonisten und Behandlung des Bronchospasmus.

Beta-Agonisten (Handelsnamen)*	Adrenerge Rezeptoraktivität	Bronchodilatatorische Wirkung	Wirkungseintritt (min)	Wirkungsspitze (min)	Wirkdauer (h)	Inhalation (Spray)*	Arrhythmie, Tachykardie	Nebenwirkungen	Bemerkungen
Isoprenalin (Mistometer) (Medihaler-Iso)	$\beta_1 + \beta_2$	+++	2–5	5	1–4	125 µg/Hub	++++	Tachyphylaxie, Kammerflimmern $\downarrow P_aO_2$	sehr wirksam
Salbutamol (Proventil) (Ventilon)	$\beta_2 > \beta_1$	+++	5–10	15	4–6	90 µg/Hub	+	Muskeltremor	sehr effektiv
Terbutalin (Brethin) (Bricanyl)	$\beta_2 > \beta_1$	++	5–15	25	3–4	Vernebler	++	Muskeltremor	kann nicht i. v. angewendet werden
Orciprenalin (Alupent) (Metaprel)	$\beta_2 > \beta_1$	+	10–20	25	3	65 µg/Hub	++	Muskeltremor	parenteral nicht verwendbar
Isoetarin (Bronkometer)	$\beta_2 > \beta_1$	+	10–25	25	1–2	340 µg/Hub	+++	Tachyphylaxie	nicht empfehlenswert

* Handelsnamen/Sprays: Die Dosierungen pro Hub (Spalte Inhalation) sind teilweise bei den in der Bundesrepublik Deutschland vertriebenen Dosier-Aerosolen unterschiedlich, ebenso sind es in den meisten Fällen die Handelsnamen. Isoprenalin-Präparate sind z. B.: Aludrin (100 µg/Aerosolstoß), Bellasthman Medihaler (100 µg/Aerosolstoß); Salbutamol-Präparate: Broncho Spray (100 µg/Sprühstoß), Sultanol (Inhalationslösung bzw. Diskhaler); Terbutalin-Präparate: Bricanyl (Inhalationslösung); Orciprenalin-Präparate: Alupent (750 µg/Aerosolstoß); Isoetarin wird nicht als Spray/Inhalationslösung angeboten.

stanzen, bei denen an verschiedenen Stellen der Katecholaminstruktur Substitutionen vorgenommen wurden, unterscheiden sich vom Isoproterenol dadurch, daß sie eine höhere Beta-2-Selektivität haben, auf trachealem Weg zugeführt werden können und eine längere Wirkdauer besitzen (2). Albuterol (Salbutamol) kann als Dosieraerosol appliziert werden und ist genauso effektiv wie intravenös angewendetes Isoprenalin, hat jedoch minimale kardiovaskuläre Effekte. Die Wirkdauer beträgt etwa 6 Stunden. Terbutalin ist nicht als Dosieraerosol sondern als wasserlösliche Präparation zum Aerosolgebrauch erhältlich. Metaproterenol (Orciprenalin) und Isoetarin sind weniger effektiv, haben eine geringere Beta-2-Selektivität, sind kürzer wirksam als Salbutamol und bieten daher keinen Vorteil.

Theophyllinderivate sind bei Asthmatikern prophylaktisch und bei bronchospastischen Patienten therapeutisch nützlich. Der Hauptmechanismus besteht in einer Phosphodiesterasehemmung im Gegensatz zu einer direkten Beta-2-Stimulation. Daher ist eine Kombination mit einer bestehenden Beta-2-Agonistentherapie bzw. der Einsatz bei einer Beta-Blockertherapie nützlich. Zu den Nebenwirkungen gehören Hypotension und/oder Arrhythmien, speziell unter Anästhesie mit halogenierten Anästhetika.

Die Arrhythmien werden durch Halothan verstärkt und durch Isofluran gemildert. Ist unter Anästhesie eine Aminophyllingabe erforderlich, wird eine intravenöse Bolusdosis von 5–6 mg/kg langsam über 15–20 Minuten (was gegenüber den Beta-2-Agonisten ein Nachteil ist) gegeben, gefolgt von einer Infusion mit 0,5–1 mg/kg/h in Abhängigkeit vom Lebensalter (umgekehrt proportional). Bei dieser Therapie sollten Blutspiegelbestimmungen erfolgen, wobei der therapeutische Bereich zwischen 10 und 20 µg/ml liegt. Corticosteroide können zwar bei der Behandlung des Bronchospasmus äußerst effektiv sein, jedoch sollte man bedenken, daß der Wirkungseintritt erst nach 1 bis 3 Stunden erfolgen kann (3) und der Wirkungsmechanismus auf den Atemwegstonus nur unvollständig bekannt ist. Angenommene Wirkmechanismen sind Membranstabilisierung, verminderte Freisetzung chemischer Mediatoren, Verminderung eines Schleimhautödems und Potenzierung der Katecholaminwirkung. Steroidaerosole bieten einen größeren Vorteil bei der Asthmabehandlung. Hier sind die Nebenwirkungen zwar minimal, jedoch kann immer noch eine Nebennierensuppression eintreten. Das beste derzeit verfügbare Inhalationssteroid scheint Beclomethasondipropionat zu sein. Für die parenterale Anwendung sowohl bei der präoperativen Vorbereitung der Patienten mit reaktiven Atemwegen (1–2 mg/kg) als auch bei der intraoperativen Behandlung eines Bronchospasmus (4 mg/kg) wird Hydrocortison als Steroid der Wahl empfohlen.

Zur dritten Kategorie zählen Medikamente, die in speziellen Fällen, bzw. bei nicht vollständigem therapeutischem Erfolg der Bronchodilatatoren eingesetzt werden (Abb. 13-1, Kategorie III). Wird die Erhöhung des Atemwegswiderstands auf Husten oder Pressen zurückgeführt, sollte Lidocain 1 mg/kg verabreicht werden. Daneben kann 4%iges Lidocain intratracheal angewendet werden (über das tracheale Lumen eines Doppellumentubus zur Anästhesie der Carina und des einen Hauptbronchus und über das bronchiale Lumen zur Anästhesie des anderen Hauptbronchus). Beide Formen der Lidocainanwendung beinhalten ein nur geringes Risiko und können von großem Nutzen sein (Abnahme des Hustenreflexes und Bronchospasmus und Schutz vor ventrikulären Arrhythmien). Parasympatholytika (Anticholinergika) sind in hohen Dosen zum Schutz und zur Behandlung eines Reflexbronchospasmus durch Blockade des efferenten Schenkels des irritierenden Reflexes wirksam. Daneben vermindern diese Substanzen das Sekretvolumen. Die in der Prämedikation verwendete Atropindosis reicht zur Verhütung einer Reflexbronchokonstriktion nicht aus, vermindert jedoch das Sekretvolumen. Leider verursachen die entsprechend notwendigen hohen Dosen von Atropin eine unerwünschte Tachykardie. Die Verwendung von Atropin über Inhalation als Lösung mit 10 mg/ml hat nur geringe Nebenwirkungen und eine längere Wirkdauer als intravenös verabreichtes Atropin. Neue Aerosole wie Ipratropiumbromid (Atrovent) scheinen mindestens genauso wirksam wie Atropin bei längerer Wirkdauer zu sein. Da Parasympatholytika keinen oder nur einen geringen Effekt auf eine mediatorinduzierte Atemwegskonstriktion haben, sind sie bei Patienten mit chronischer Bronchitis weitaus effektiver als bei Patienten mit Asthma (4), vielleicht weil sie ganz allgemein das Sekretvolumen vermindern – speziell auch bei der Reaktion auf die Instrumentierung der Atemwege – und daher die bronchokonstriktorischen Reflexe reduzieren.

Bei Vorliegen einer metabolischen Azidose sollte schließlich Natrium-Bicarbonat verabreicht werden (eine Azidose vermindert die Katecholaminwirkung). Diphenhydramin (ein Histaminblocker) kann man zur Supplementierung der Anästhesie verwenden. Von den Antihistaminika sollte jedoch keine zu große Wirkung auf einen Bronchospasmus erwartet werden, da Histamin im allgemeinen nicht der einzige Mediator für eine Bronchokonstriktion ist und weil die Antihistaminika nicht den Konstriktionsreflex blockieren, der bei thoraxchirurgischen Eingriffen so wichtig ist. Cromoglicinsäure ist ein Mastzellenstabilisator, von dem man annimmt, daß er die Freisetzung von Mediatoren aus der Mastzelle behindert. Der Einsatz dieser Substanz ist rein prophylaktisch und daher bei der intraoperativen Bronchospasmustherapie nicht sinnvoll. In bezug auf Interaktionen mit Anästhetika ist diese Substanz jedoch besonders indifferent, so daß bei Patienten, die auf dieses Medikament eingestellt sind, die Therapie bis zum chirurgischen Eingriff fortgeführt werden sollte. Mukolytika haben bei der Behandlung von bronchospastischen Erkrankungen keine nachweisbare Bedeutung. Sie sollen sogar eine Reflexbronchokonstriktion hervorrufen und werden daher besser gemieden.

13.3 Behandlung des Blutverlustes

13.3.1 Einschätzung des Blutverlustes

Der Anästhesist sollte sich ständig ein Bild über den Blutverlust machen. Zur Einschätzung des Blutverlustes gehören die direkte Beobachtung und die Messung von physiologischen Reaktionen als indirekte Indikatoren des Blutverlustes (Abb. 13-2).

13.3.1.1 Direkte Beobachtung

Die chirurgischen Tücher und Kompressen sollten registriert werden. Vollgesaugte Kompressen bzw. Bauchtücher enthalten 10 bzw. 50 ml Blut. Entstehen Zweifel über den exakten Blutverlust, ist es ratsam, die Kompressen und Tücher zu wiegen. Jedes Gramm über dem Trockengewicht entspricht 1 ml Blutverlust. Die Saugerflaschen müssen regelmäßig überprüft werden. Daneben sind das Operationsfeld, die Tücher um das Operationsfeld und der Boden zu beobachten. Besteht Unklarheit über die tatsächliche Menge des Blutverlustes, muß auch unter die Tücher und in andere «verborgene Regionen» geschaut werden. In die Einschätzung hat auch die Menge einer eventuell verwendeten Kochsalzspülung einzugehen (Ausspülen des Pleuraraums, Integritätstest des Bronchialstumpfs). Das gleiche gilt für eventuell präoperativ vorhandene Pleuraergüsse, die intraoperativ abgesaugt werden. Der Hämatokrit des aspirierten Blutes in den Saugerflaschen kann in diesem Zu-

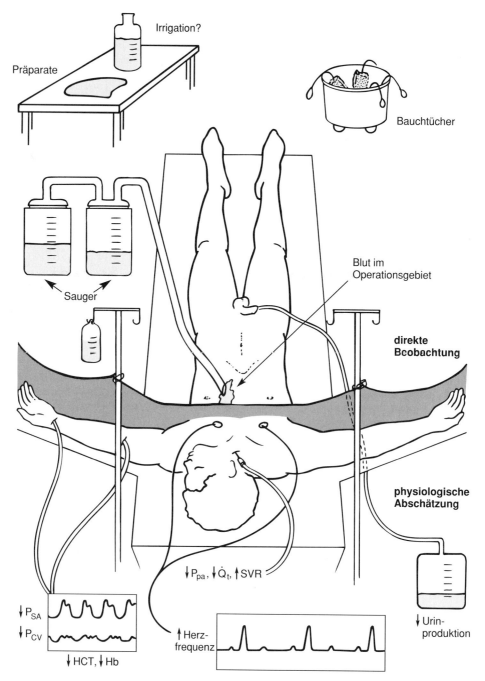

Abb. 13-2: Zur **Einschätzung des Blutverlustes** zählen direkte Beobachtungen (obere Hälfte der Abbildung) und die physiologische Bewertung (untere Hälfte der Abbildung). Durch die direkte Beobachtung wird der Blutverlust im Operationsfeld und in den Saugerbehältern, Tüchern und im Gewebe erfaßt. Zur Korrektur muß die verwendete Menge von Spülflüssigkeiten eingerechnet werden. Die physiologische Bewertung besteht aus der Quantifizierung einer Druckabnahme des systemischen arteriellen (P_{SA}), des zentralvenösen (P_{CV}), des pulmonalarteriellen (P_{pa}) und des pulmonalarteriellen Verschlußdrucks (P_{paw}) und der Abnahme des Cardiac-outputs ($\dot{Q}_t$), des Hämatokrits (HCT), des Hämoglobins (Hb) und der Urinausscheidung, der Zunahme der Herzfrequenz und des systemischen Gefäßwiderstands (SVR).

sammenhang ein Maß für den tatsächlichen Blutverlust im Verhältnis zu Fremdflüssigkeiten sein. Werden all diese Daten zusammengefaßt, ergibt sich daraus eine einigermaßen genaue Abschätzung des Blutverlustes.

Durch die Unterbindung von Pulmonalgefäßen bei der Lungenresektion tritt ein Verlust von Blut ein, das sich im Gewebe befindet. Werden die Pulmonalvenen zuerst unterbunden, ist das Gewebe durch den anhaltenden Bluteinstrom sehr blutreich: bei einer Pneumonektomie kann die resezierte Lunge 500 ml Blut enthalten. Werden hingegen die Pulmonalarterien zuerst unterbunden, ist der Blutverlust im Gewebe wesentlich geringer. Zu diesem Blutverlust addiert sich die postoperative Drainage. Nach Pneumonektomie füllt sich der Pleuraraum mit einer unbekannten, jedoch nicht unbeträchtlichen Blut- und Plasmamenge.

13.3.1.2 Physiologische Reaktion auf den Blutverlust

Die physiologische Antwort des Patienten auf einen Flüssigkeits- und Blutverlust (Abb. 13-2) ist ein indirekter Indikator für das Defizit und für den Erfolg einer adäquaten Substitution. Bei anhaltendem Blutverlust und alleinigem Ersatz durch Kristalloide (kolloidale Volumenersatzmittel) ist die Serienmessung des Hämatokrits und des Hämoglobins für den fortschreitenden Prozeß von Aussagekraft. Hämodynamisch verursacht der Blutverlust eine Abnahme des sytemarteriellen, zentralvenösen, systolischen und diastolischen pulmonalarteriellen Drucks sowie des Wedge-Drucks, des Cardiac-outputs und der Urinausscheidung. Herzfrequenz und systemischer Gefäßwiderstand nehmen im allgemeinen bei nicht zu tiefer Anästhesie zu. Der Anstieg der Herzfrequenz kann bei Patienten unter Beta-Blockertherapie ausbleiben.

13.3.2 Minimaler Blutverlust (> 10% des Blutvolumens): Kristalloide Flüssigkeitsinfusion (kolloidale Volumenersatzmittel)

Die Menge von Kristalloiden bei Lungenresektionen, speziell der Pneumonektomie, erfordert eine spezielle Betrachtung. Auf der einen Seite sollte wie bei jeder größeren Operation die Perspiratio insensibilis, der nasogastrische Flüssigkeitsverlust, das Urinvolumen, die extrazelluläre Wundflüssigkeit (dritter Raum) und der Blutverlust (weniger als 10% des Blutvolumens) durch Kristalloide (kolloidale Volumenersatzmittel) ersetzt werden. Fehler hierbei führen zu einer inakzeptablen hämodynamischen Depression durch Anästhetika und positive Druckbeatmung, zu Intoleranz weiteren Blutverlustes, kardiovaskulärer Labilität und Oligurie.

Es gibt jedoch sowohl experimentelle (5) wie klinische (6) Daten, die vermuten lassen, daß eine Überinfusion bei Pneumonektomie wegen der Möglichkeit eines Lungenödems nach Pneumonektomie von Nachteil ist. Es gibt zwei miteinander verknüpfte Gründe, warum eine Pneumonektomie zur Ausbildung eines Lungenödems prädisponieren kann (Tab. 13-2):

1. Ein reduziertes Lungengefäßbett muß den gesamten Cardiac-output aufnehmen. Es wurde klar gezeigt, daß bei normalem verbleibendem Lungengefäßbett die Pneumonektomie keinen Anstieg des extravaskulären Lungenwassers herbeiführt, sogar wenn der linke Vorhofdruck auf bis zu 25 mmHg erhöht ist (7). Ist jedoch das verbleibende Lungengefäßbett nicht dehnungsfähig und wird der Cardiac-output stark erhöht (wie in der frühen streßbeladenen postoperativen Phase) und/oder erfolgt eine exzessive intraoperative Flüssigkeitstherapie, kann eine pulmonale Hypertonie mit transmembranöser Flüssigkeitstranssudation eintreten (5).
2. Die Pneumonektomie führt zu einer Reduktion des lymphatischen Systems, das eine Klärfunktion für die interstitielle Flüssigkeit hat. Der Verlust der parenchymalen, hilären und mediastinalen Lymphdrainagebahnen führt dazu, daß die lymphatischen Transportschwellen leichter überschritten werden, so daß das Risiko einer interstitiellen Flüssigkeitsansammlung und eines Lungenödems erhöht wird.

Tabelle 13-2: Theoretische Gründe einer Prädisposition für ein interstitielles Lungenödem nach Pneumonektomie.

1. Die Hälfte des pulmonalen Gefäßbettes muß den gesamten pulmonalen Blutfluß und das gesamte Volumen verkraften.
2. Die Reduktion der Lymphwege beeinflußt die Clearance der pulmonalen interstitiellen Flüssigkeit.

Es wurde angenommen, daß ein Lungenödem nach Pneumonektomie nur bei wenigen Patienten auftritt (6). Zu den Risikofaktoren für diese Komplikation scheinen ein hohes perioperatives Infusionsvolumen, eine rechtsseitige Pneumonektomie (kleinere linke Lungenhälfte zur Aufnahme des gesamten Cardiac-outputs) und eventuell ein erhöhter pulmonalvaskulärer Druck zu zählen. Jedoch sind, wie vorher erwähnt, die alleinige Resektion einer Lungenhälfte und minimal bis mäßig erhöhte hydrostatische Druckwerte wahrscheinlich nicht die einzige Ursache für ein Lungenödem bei Patienten mit relativ normalem Herzen und normaler Restlunge (7). Vielmehr müssen wahrscheinlich einige andere Faktoren vorliegen, die eine Prädisposition für ein Ödem darstellen (vorbestehende Lungengefäßerkrankung, hoher Cardiac-output, akute Schädigung der Permeabilitätsbarriere, Sepsis, Bronchopneumonie oder Trauma).

Zusammengefaßt ist es nach Resektion wegen des kleineren verbleibenden Lungengefäßbetts und der Unterbrechung der Lymphdrainage sinnvoll, an das erhöhte Risiko eines Lungenödems durch aggressive intravenöse Flüssigkeitstherapie nach Pneumonektomie im Gegensatz zu anderen Eingriffen zu denken, speziell bei geschädigtem Herzen und/oder geschädigter Restlunge. Ein gutes Therapieregime ist der Start einer Infusion mit 10 ml/kg innerhalb der ersten Stunde (hauptsächlich zum Ersatz insensibler Verluste und zum Ausgleich einer kardiovaskulären Depression durch die Anästhesie) und einer späteren Infusion von 5 ml/kg × h mit den entsprechenden Anpassungen an den geschätzten Blutverlust und die kardiovaskulären Reaktionen. Tritt postoperativ ein Lungenödem auf, sollte eine mechanische Beatmung mit einem PEEP erfolgen, das zur Reduktion des F_iO_2 auf nicht toxische Werte ausreicht (Tab. 13-3) (8). Der nächste Schritt ist die genaue Suche nach einem septischen Fokus. Kann man einen solchen ausmachen, sollte er sofort nach Beginn einer geeigneten antibiotischen Therapie saniert werden (Tab. 13-3). Drittens mißt man die pulmonalvaskulären Druckwerte und überprüft sowohl den rechten wie den linken Ventrikel auf Insuffizienz oder Volumenüberlastung. Gegebenenfalls ist dabei eine Behandlung mit inotropen Substanzen, Diuretika und Volumenrestriktion erforderlich (Tab. 13-3) (8). Im Falle einer extremen Erhöhung der rechtsventrikulären Nachlast kann es sinnvoll sein, die rechtsventrikuläre Arbeit durch Bestimmung der Ejektionsfraktion entweder mit der Radioisotopenmethode oder über die Thermodilution zu bestimmen (9).

13.3.3 Mäßiger Blutverlust (10–20% des Blutvolumens): Sollte Blut transfundiert werden?

Die allgemein akzeptierte untere Sicherheitsgrenze des Hämoglobins ist 10 g/100 ml. Geht man von einem normalen Hämoglobingehalt von 14 g/100 ml aus, repräsentiert der Wert von 10 g/100 ml einen Blutverlust von etwa 28% der Sauerstofftransportkapazität des Blutes. So können Blutverluste von weniger als 20% des Blutvolumens sicher mit Volumenersatzmitteln ersetzt werden, sogar mit einem beträchtlichen Irrtumsspielraum sowohl bei der Einschätzung des Blutverlustes wie beim Ersatz (10). Darüber hinaus ist es in Anbetracht der bekannten, potentiell letalen Viruserkrankungen, die durch eine Bluttransfusion übertragen werden können (Hepatitis, AIDS) und der möglichen anaphylaktischen, hämolytischen und febrilen Reaktionen (Tab. 13-4) (11) sicherlich sinnvoll, eine Bluttransfusion bei Patienten, die initial vom kardiovaskulären Standpunkt aus normal sind, bei Verlusten von weniger als 20% des totalen Blutvolumens zu vermeiden. Hämoglobinkonzentrationen unter 10 g/100 ml können von einer progressiven Zunahme der Blutungszeit begleitet sein (12). Werte unter 9 g/100 ml erfordern einen erhöhten Cardiac-output, um den Sauerstofftransport aufrecht zu erhalten (13). Steigt jedoch der Cardiac-output nicht an, wie es unter Anästhesie der Fall sein kann, und nimmt die Hämoglobinkonzentration stark ab, können ein anaerober Metabolismus und eine Laktatazidose eintreten. Neuere immunologische Daten und Daten über das Wachstum maligner Zellen verstärken die Ansicht, daß eine Bluttransfusion bei Blutverlusten von weniger als 20% des totalen Blutvolumens und hämodynamischer Stabilität des Patienten vermieden werden sollten (Tab. 13-4) (14–19). Diese Untersuchungen lassen vermuten, daß eine perioperative Bluttransfusion ein wichtiger immunsupprimierender Faktor ist und daß die Immunsuppression das Krebswachstum fördert (14). Die Daten von Nierentransplantationen nach Transfusion von Vollblut oder Erythrozytenkonzentraten zeigen, daß eine Bluttransfusion vor der Nierentransplantation eine Immunsuppression verursacht. Darüber hinaus unterliegen immunsupprimierte Patienten im allgemeinen einem erhöhten Risiko für das Auftreten verschiedener maligner Tumore. Zum Beispiel wurde gefunden, daß eine perioperative Bluttransfusion bei Kolonresektion und Mastektomie mit niedrigeren Überlebensraten durch Rezidive oder Metastasierung verbunden ist (15–17).

Tabelle 13-3: Behandlung des Lungenödems nach Pneumonektomie.

1. Mechanische Beatmung mit PEEP
2. Suche und Elimination eines septischen Herdes
3. Überprüfung sowohl des rechten als auch des linken Ventrikels auf Herzinsuffizienz (Kapitel 7)
4. Behandlung der ventrikulären Insuffizienz:
   a) inotrop wirkende Medikamente
   b) Diuretika
   c) Volumenrestriktion

Tabelle 13-4: Gründe gegen eine Bluttransfusion bei Blutverlust von weniger als 20% des Blutvolumens.

1. Risiko der Übertragung von viralen Erkrankungen (Hepatitis, AIDS)
2. Reaktionen (anaphylaktisch, hämolytisch, febril)
3. Gesteigertes Risiko des Wiederauftretens eines Karzinoms (Immunsuppression)

In einer Studie (19) wurden 155 Patienten mit Resektionen bei Lungenkarzinom retrospektiv untersucht und es konnte gezeigt werden, daß eine Bluttransfusion mit einer signifikanten Abnahme der Überlebenszeiten bei Patienten mit kurativen Resektionen des Lungenkarzinoms trotz multivarianter Berücksichtigung des Alters, Geschlechts, Zelltyps, der Seitenlokalisation, des Typs der Operation und des Stadiums vergesellschaftet war. In einer anderen Studie (18) wurden operationstechnische Variable durch Begrenzung der Studie auf einen Operator minimiert. Die Analyse von Alter, Geschlecht, Tumorgröße, Histopathologie, Hämokritwerten, geschätztem operativem Blutverlust, Dauer der Operation, Ausmaß der Resektion, Anästhetika und Bluttransfusion zeigten zwei signifikante prognostische Faktoren: Außmaß der Resektion und Transfusion. Transfundierte Patienten hatten innerhalb von 5 Jahren weniger krankheitsfreie Zeitraten als nichttransfundierte Patienten. Die Ergebnisse beider Studien zeigen, daß eine perioperative Bluttransfusion bei Patienten mit Lungenkarzinom das Auftreten von Rezidiven oder Metastasierungen beschleunigt. Diese Befunde stimmen mit der Hypothese überein, daß eine Bluttransfusion – vielleicht durch einen immunsuppressiven Mechanismus – für die schlechtere Prognose bei Patienten mit Resektionen nach Lungenkarzinom verantwortlich ist.

13.3.4 Schwerer Blutverlust (mehr als 20% des Blutvolumens): Diagnostische und therapeutische Probleme

13.3.4.1 Ursachen des schweren Blutverlustes

Die Hämostase hängt vom Zusammenspiel von 4 Komponenten ab: Aufrechterhaltung der Gefäßintegrität, normale Zahl und Funktion der Plättchen, Gerinnungskaskade zur Produktion von Fibrin und eventuelle Fibrinolyse (Abb. 13-3). Eine Störung in jeder dieser vier Komponenten kann zu verstärkter Blutung führen. Im Rahmen eines chirurgischen Ein-

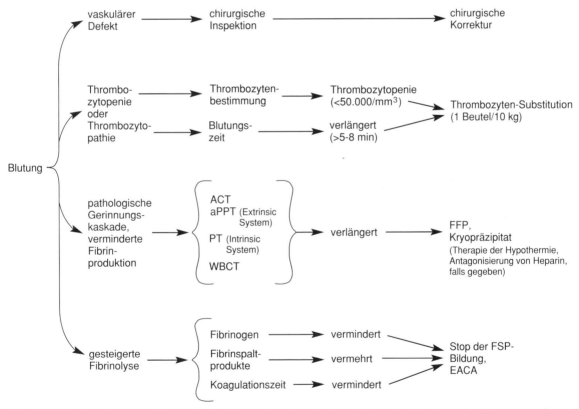

Abb. 13-3: Vier Grundursachen für eine Blutung, die auf der linken Seite aufgeführt sind. **Diagnose der Blutungsursache** und Ergebnisse der verschiedenen diagnostischen Tests sind in der Mitte aufgeführt. Die **Art der Behandlung der Blutungsursache** ist rechts dargestellt (ACT = aktivierte Gerinnungszeit, aPTT = aktivierte partielle Thromboplastinzeit, PT = Prothrombinzeit, WBCT = Gerinnungszeit im Vollblut, FFP = Gefrierplasma, FSP = Fibrinspaltprodukte, EACA = Epsilon-Aminokapronsäure).

griffs ist fast immer die Störung der Gefäßintegrität die Ursache für eine stärkere Blutung, jedoch können andere (und mehrfache) Abnormalitäten zu diesem Problem beitragen. Wird zum Beispiel bei einer gefäßbedingten massiven und anhaltenden Blutung eine Massivtransfusion mit altem, gelagertem Blut vorgenommen, kann hierdurch ein Gerinnungsdefekt eintreten (siehe «Gerinnungsstörungen durch Massivtransfusion»). Um eine kurative Therapie einleiten zu können, ist es notwendig, die exakte Ursache der Blutung zu identifizieren. Abbildung 13-3 zeigt das systemische und logische Vorgehen, wie es zur Diagnose und Behandlung einer schweren Blutung erfolgen sollte.

Die Aufrechterhaltung der Gefäßintegrität fällt in den Verantwortungsbereich des Operateurs (Abb. 13-3). Eingriffe, bei denen es häufig zu gefäßbedingten Blutungen kommt, sind Tumorresektionen mit deutlicher lokaler Ausbreitung (speziell in Brustwand und Mediastinum), Tumorresektionen mit Beteiligung von bronchialen und pulmonalen Gefäßen und der Pleura und Eingriffe mit Beteiligung einer verdickten, inflammatorisch vaskularisierten Pleura. In der Reihenfolge von abnehmender Inzidenz als Ursache intraoperativer Blutungen sind zu nennen: die Pulmonalarterien, Pulmonalvenen, Vena azygos und die Venae subclaviae (20). Es ist ganz selbstverständlich, daß insuffiziente Nähte an jedem größeren Blutgefäß einen schnellen und massiven Blutverlust nach sich ziehen. Die Kontrolle der Gefäßintegrität erfolgt durch Inspektion, die Behandlung besteht in chirurgischer Korrektur. Muß aufgrund operationstechnischer Überlegungen bereits präoperativ davon ausgegangen werden, daß ein größerer Blutverlust eintreten wird, ist die präoperative Eigenblutspende (einige Wochen vor dem Eingriff) (21, 22) und/oder die intraoperative Autotransfusion (aufbereitetes Blut aus dem Operationsfeld) (23) und/oder die präoperative normovolämische Hämodilution (Blutentnahme und simultaner Ersatz mit Kristalloiden) am Tag vor dem operativen Eingriff (24) in Erwägung zu ziehen (Tab. 13-5).

Für die Hämostase ist eine ausreichende Zahl zirkulierender Plättchen mit normaler Funktion erforderlich (Abb. 13-3). Plättchen dienen als initialer Pfropf bei kleinen Gefäßdefekten und als Substrat, an welchem die enzymatische Reaktion der Gerinnungskaskade abläuft. Sie können in der Anzahl verringert (Dilution, Destruktion oder Sequestration) oder in der Funktion beeinträchtigt (Medikamente, Anwesenheit von Fibrinspaltprodukten, urämisches Plasma, von Willebrand-Syndrom) oder beides sein. Durch den Platelet-count wird lediglich die Plättchenzahl bestimmt. Die Blutungszeit (Unterarm-Methode nach Ivy) wertet sowohl die Quantität wie die Funktion aus. Bei diesem Test wird mit einer Blutdruckmanschette am Arm ein Druck von 40 mmHg erzeugt und am Unterarm eine 10 mm lange, 1 mm tiefe Inzision gemacht. Das Blut wird in Abständen von 30 Sekunden leicht mit einem Filterpapier aufgesaugt, bis eine Koagulation eintritt (das Blut wird nicht mehr vom Filterpapier angenommen). Die normale Blutungszeit beträgt 3 bis 8 Minuten. Da die meisten thoraxchirurgischen Patienten in Seitenlage operiert werden, stehen dem Anästhesisten gewöhnlich beide Unterarme zur Verfügung. Bei normaler Blutungszeit ist keine Plättchengabe erforderlich. Ist die Plättchenzahl vermindert und/oder die Blutungszeit verlängert, ist eine Plättchentherapie erforderlich, eventuell in Kombination mit anderen Maßnahmen (siehe Abb. 13-3). Die entsprechende Dosis ist: ein Thrombozytenkonzentrat pro 10 kg Körpergewicht bei einer Plättchenzahl unter $60000/mm^3$, wobei ein Anstieg der Plättchenzahl um $10000/mm^3$ erwartet werden kann (25). Allerdings muß man davon ausgehen, daß nach Verabreichung der transfundierten Thrombozyten durch Lagerungsschäden mehrere Stunden vergehen können, bis die transfundierten Thrombozyten normal funktionieren.

Defekte der Gerinnungskaskade führen zu massiven Blutungen (Abb. 13-3). Die Messung der Activated-clotting-time (ACT) oder der aktivierten partiellen Thromboplastinzeit (aPTT) ist eine effektive Screeningmethode zur Überprüfung des gesamten intrinsischen Systems der Gerinnungskaskade (Faktor XII, XI, IX, VIII, Plättchenfaktor-3). Die Prothrombinzeit (PT) testet in ähnlicher Weise das extrinsische System (Faktor XII, Plättchengewebefaktor und Faktor VII, Gewebefaktor) (26). ACT, aPTT und PT prüfen zusammen die gemeinsame Endstrecke im Ablauf der Umwandlung des Faktors X zum aktivierten Faktor X, der seinerseits, zusammen mit Faktor V, Prothrombin zum aktivierten Faktor II umwandelt, der wiederum Fibrinogen in unlösliches Fibrin transformiert. Die Normwerte für ACT, aPTT und PT sind 90 bis 120 Sekunden, bzw. weniger als 35 Sekunden, bzw. 12 Sekunden. Die Koagulationszeit des Vollbluts (WBCT), die mit geringerer Sensitivität und höherer Variabilität das intrinsische System und die gemeinsame Endstrecke charakterisiert, kann im Operationssaal bestimmt werden, indem man 1 ml venöses Blut in ein Teströhrchen überführt und bei 37 °C hält, wobei man das Röhrchen in 30-Sekunden-Abständen kippt, um so einen maximalen Oberflächenkontakt herzustellen. Normale WBCT-Werte sind 2,5–4,5 Minuten. Ein normaler WBCT-Wert ist nicht mit einer normalen Blutungszeit gleichzusetzen.

Tabelle 13-5: Maßnahmen zur Einsparung von Fremdblut.

1. Präoperative Blutspende bei Patienten, die intraoperativ Blut benötigen
2. Intraoperative Transfusion von eigenem Patientenblut, das aus dem Operationsfeld abgesaugt worden ist
3. Präoperative normovolämische Hämodilution

Eine verstärkte Fibrinolyse ist nur selten die Ursache einer massiven Blutung. Hier ist der Fibrinogenspiegel stark erniedrigt, die Produktion von Fibrinspaltprodukten (FSP) erhöht und der FSP-Test bestätigt die Diagnose. Ein negativer FSP-Test bedeutet einen niedrigen FSP-Spiegel entweder durch geringe Fibrinolyse oder durch Fibrin- bzw. Fibrinogenverlust. Erhöhte Fibrinspaltprodukte werden durch Beseitigung der Ursache und durch Infusion der verbrauchten Gerinnungsfunktion behandelt. In diesem Zusammenhang ist auch der Zeitraum wichtig, der für die hepatische und retikulo-endotheliale FSP-Clearance erforderlich ist.

13.3.4.2 Gerinnungsstörungen durch Massivtransfusion

Sekundäre Gerinnungsstörungen sind eines der ständigen Probleme im Zusammenhang mit Massivtransfusionen (Tab. 13-6). In gelagertem Vollblut können die Faktoren V und VIII sowie die Thrombozyten vermindert sein. Die Faktorenspiegel nehmen nach 21 Tagen Lagerungsdauer um 50 bis 80% ab. Die verbleibenden Spiegel, 20 bis 50% des Normalwerts, liegen oberhalb oder in der Nähe des minimalen Gerinnungsspiegels für Faktor V (20%) und für Faktor VIII (30%). Daher ist die Verringerung dieser zwei Faktoren bei der Transfusion von Vollblut als primäre Ursache einer Blutung sehr unwahrscheinlich. Wird jedoch ein Blutverlust von mehr als 50% des Blutvolumens mit nichtplasmatischen Produkten substituiert (Erythrozytenkonzentrate, Proteinlösungen ohne Gerinnungsfaktoren, Kristalloide), dann kann der Spiegel des Faktors V und des Faktors VIII unter den minimalen Gerinnungsspiegel fallen. Der Mangel an Faktor V und VIII wird durch eine abnormale aPTT angezeigt (28, 29).

Im Gegensatz zu dem relativ langsamen Abfall der Gerinnungsfaktoren fällt die Zahl der gelagerten Thrombozyten schnell innerhalb 48 bis 72 Stunden ab. Eine Transfusion von 10 bzw. 20 Einheiten Vollblut läßt eine Abnahme der Plättchenzahl auf 100 000 bzw. 50 000/mm erwarten (25). Ist eine dilutionsbedingte Thrombozytopenie die Ursache einer Blutungsstörung und besteht gleichzeitig ein leichter Mangel entweder an Faktor V oder an Faktor VIII, was an sich keine Blutung verursacht, so kann der leichte Gerinnungsfaktorenmangel eventuell die thrombozytenbedingte Blutung aggravieren. So wurde berichtet, daß bei Substitutionen mit mehr als 20 Einheiten gelagerten Blutes und abnormalen aPTT- und PT-Zeiten die Infusion von 500–1000 ml von Fresh-frozenplasma (das die Faktoren V und VIII enthält, jedoch keine Thrombozyten) die aPTT- und PT-Zeit zwar normalisiert, jedoch klinisch die Blutungstendenz nicht korrigierte. Eine daraufolgende Verabreichung von Thrombozyten konnte dann die Gerinnungsstörung korrigieren (30). Bei einer akuten massiven Hämorrhagie ist es immer schwierig, das Ausmaß der anhaltenden Blutung durch Verletzung der Gefäßintegrität von der darauffolgenden Blutung durch Massivtransfusion zu unterscheiden. Die schnelle Infusion von Citratblut vermindert das ionisierte Calcium. Diese Abnahme ist vorübergehend und wird rasch durch Metabolisierung des infundierten Citrats aufgehoben. Das ionisierte Calcium ist ein Faktor, der bei der intrinsischen Gerinnungskaskade und der gemeinsamen Endstrecke beteiligt ist. Da der myokarddepressive Effekt einer Verminderung des ionisierten Calciums viel früher als der Effekt im Gerinnungsmechanismus auftritt und die Myokarddepression mit Calciumchlorid behandelt wird, wird der Antikoagulationseffekt einer Hypokalzämie nur selten gesehen (27).

Tabelle 13-6: Störung der Hämostase durch Massivtransfusion von gelagertem Blut.

1. Verminderung der Thrombozyten – definitives Ereignis
2. Verminderung der Faktoren V und VIII – mögliche Ereignisse
3. Verminderung des Calciums – seltenes Ereignis

13.3.4.3 Durchführung einer Massivtransfusion

Das Vorgehen bei einer Massivtransfusion ergibt sich aus den Problemen, die die Massivtransfusion verursachen kann (Abb. 13-4). Zunächst ist es wichtig, eine ausreichende Bereitstellung von Blut durch die Blutbank zu veranlassen. Das größte Problem bei der Massivtransfusion liegt darin, zu jeder Zeit kompatibles Blut und Blutderivate zur kontinuierlichen Transfusion zur Verfügung zu haben. Stehen zum Beispiel 8 Einheiten zur Verfügung und werden 4 verwendet, wobei ein Ende der Blutung nicht in Sicht ist, sollten 4 weitere zum Zeitpunkt der Transfusion der fünften Einheit gekreuzt werden. Steht kein vollständig gekreuztes Blut zur Verfügung, so sollten die Präferenzen in folgender Reihenfolge erfolgen: blutgruppenspezifisches (für die AB0-Rh-Gruppen sollte dies vorher bekannt sein) partiell gekreuztes Blut (Ausschluß von AB0-Inkompatibilitäten), blutgruppenspezifisches (AB0-Rh) ungekreuztes Blut, 0-Rh-negatives (Universalspender) ungekreuztes Blut (als Erythrozytenkonzentrat, da das Plasma der Blutgruppe 0 Anti-A- und Anti-B-Antikörper enthalten kann). Transfundiertes Blut sollte erwärmt und durch einen Mikroporenfilter gefiltert sein.

Nach jeweils fünf Einheiten transfundiertem Blut werden entsprechende diagnostische Tests durchgeführt (Abb. 13-3). Zu den Routine-Gerinnungstests gehören Thrombozytenzählung, ACT oder aPTT und PT. Daneben sollten die Bestimmungen von arteriel-

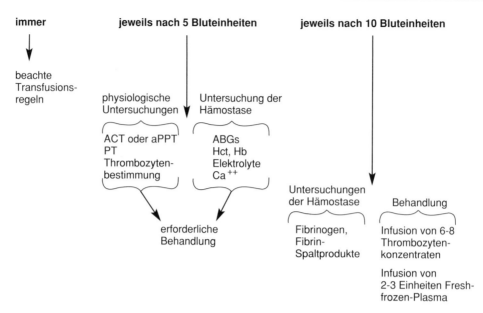

Abb. 13-4: Zur **Durchführung einer Massivtransfusion** gehören verschiedene diagnostische und therapeutische Maßnahmen, die regelmäßig durchgeführt werden müssen. Die diagnostischen Maßnahmen erfolgen jeweils nach etwa fünf Bluteinheiten, die therapeutischen Maßnahmen erfolgen jeweils nach etwa 10 transfundierten Bluteinheiten (ACT = aktivierte Gerinnungszeit, aPTT = aktivierte partielle Thromboplastinzeit, PT = Prothrombinzeit, ABG = arterielle Blutgase, Hct = Hämatokrit, Hb = Hämoglobin).

len Blutgasanalysen, Hämatokrit, Hämoglobin, Elektrolyten, Calcium und Bicarbonat erfolgen. Ebenfalls nach jeder fünften Einheit sollte Calciumchlorid in 500 mg Bolusdosen intravenös verabreicht werden. Die Gabe von Natriumbicarbonat wird entsprechend den arteriellen Blutgasanalysen durchgeführt. Nach jeweils 10 Einheiten transfundiertem Blut (Abb. 13-4) erfolgt die Messung des Fibrinogenspiegels und der Fibrinspaltprodukte sowie die Infusion von Fresh-frozen-Plasma und von einem Thrombozytenkonzentrat pro 10 kg.

13.4 Behandlung hämodynamischer Störungen ohne ursächlichen Blutverlust

Für alle Faktoren, die an dem myokardialen Sauerstoffbedarf bzw. der Sauerstoffversorgung beteiligt sind, sind unter Anästhesie und chirurgischem Eingriff erhebliche Veränderungen möglich. Glücklicherweise stehen dem Anästhesisten viele Möglichkeiten zur Beeinflussung der Determinanten der myokardialen Sauerstoffversorgung und des -bedarfs zur Verfügung. Abbildung 13-5 zeigt die häufigsten Maßnahmen für die verschiedenen hämodynamischen Abweichungen. Die Wahl der exakten therapeutischen Maßnahme hängt natürlich von der jeweiligen Ursache der hämodynamischen Veränderung ab. Zum Beispiel kann die Herzfrequenz zu hoch sein, weil die Anästhesie nicht ausreichend ist (was durch Fentanylgabe, Vertiefung der Inhalationsanästhesie oder Gabe eines Beta-Blockers behandelt werden kann) oder weil der Patient hypovolämisch ist (was durch Erhöhung des intravaskulären Volumens behandelt wird). Nur selten ändert sich eine Determinante der myokardialen Sauerstoffversorgung ohne gleichzeitige Änderung der anderen Determinanten. Durch die Kombination eines spezifischen hämodynamischen Musters (hämodynamisches Syndrom oder Profil) mit einer spezifischen klinischen Situation ergibt sich gewöhnlich die Diagnose. Die wichtigsten und häufigsten hämodynamischen Syndrome, mit denen der Anästhesist vertraut sein sollte, werden durch inadäquate und überschießende

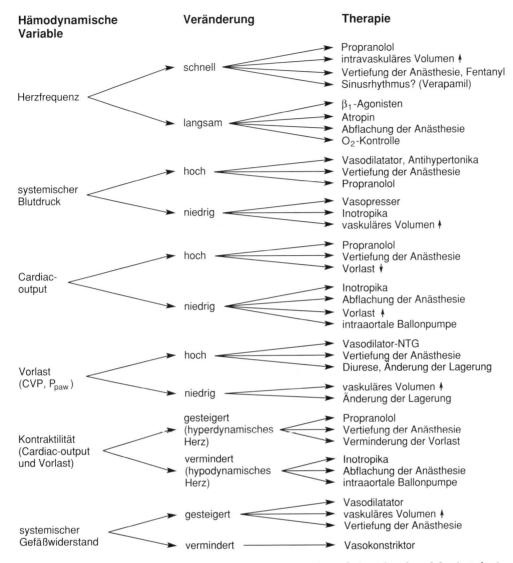

Abb. 13-5: Diese Abbildung führt die wichtigen hämodynamischen Variablen auf, die sich während der Anästhesie und des chirurgischen Eingriffs ändern können (linke Seite). Diese Variablen können sich in jeder Richtung ändern (Mitte) und es gibt (siehe Text) verschiedene Behandlungsmöglichkeiten (rechte Seite).

Anästhesie, Hyper- und Hypovolämie, Sepsis, Herzinsuffizienz durch erhöhte Nachlast und Herzinsuffizienz durch Myokardischämie verursacht (Tab. 13-7).

Zur Bestimmung eines spezifischen Musters und zur Unterscheidung von anderen hämodynamischen Syndromen ist manchmal die Überwachung mit einem pulmonalarteriellen Katheter erforderlich (Cardiac-output, Vorlast, Kontraktilität, systemischer Gefäßwiderstand [siehe Tab. 13-7 und Kapitel 7]). Zum Beispiel unterscheidet der pulmonalarterielle Verschlußdruck eine Hypovolämie von einer Herzinsuffizienz durch Myokardinfarkt (wenn alle anderen hämodynamischen Variablen nicht dramatisch verändert sind) (vgl. Reihe 3 mit Reihe 7 in Tab. 13-7), wogegen der Cardiac-output zwischen Sepsis und überschießender Anästhesie (wenn alle anderen hämodynamischen Variablen nicht dramatisch verändert sind) unterscheidet (vgl. Reihe 6 mit Reihe 7 in Tab. 13-7). Das entsprechende hämodynamische Profil im Kontext der spezifischen klinischen Situation führt zur Diagnose der Ursache und der adäquaten Therapie.

Tabelle 13-7: Typische hämodynamische Syndrome und ihre Behandlung.

Zustand	HR	P_{sa}	P_{cv}	P_{pa}	P_{paw}	$\dot{Q}$	SVR	Behandlung
Unzureichende Anästhesie	↑	↑	↑	↑	↑	↑	↑	Vertiefung der Anästhesie, Propranolol?, Vasodilatator?
Herzinsuffizienz; bedingt durch gesteigertes Afterload	↑	↑↑	↑, N	↑	↑	↑, N	↑↑	Natriumnitroprussid, Volumengabe, Inotropika?
Herzinsuffizienz, bedingt durch myokardiale Ischämie	↑	↓	↓, N	↑	↑↑	↓↓	↑	Inotropika, Nitroglycerin, zusätzlich Volumengabe
Hypervolämie	↓	↑	↑	↑	↑	↑	N	Flüssigkeitsrestriktion, Diuretika
Hypovolämie	↑	↓	↓	↓	↓	↓	↑	Volumengabe
Sepsis	↓	↓	↓, N	↓, N	N	↑	↓↓	Vasokonstriktion
Zu tiefe Anästhesie	↓	↓↓	↓	↓	↓	↓	↓	Abflachung der Anästhesie, Volumengabe, Vasokonstriktion

HR = Herzfrequenz, P_{sa} = systemischer arterieller Druck, P_{cv} = zentral-venöser Druck, P_{pa} = pulmonal-arterieller Druck, P_{paw} = pulmonalarterieller Wedgedruck, $\dot{Q}$ = Herzzeitvolumen, SVR = systemischer vaskulärer Widerstand, ↑ = gesteigert, ↑↑ = sehr gesteigert, ↓ = vermindert, ↓↓ = sehr vermindert, N = normal

13.4.1 Koronare Herzerkrankung und gute Ventrikelfunktion

Die ersten drei Reihen der Tabelle 13-7 repräsentieren Situationen, die bei einem Patienten mit koronarer Herzerkrankung und guter Ventrikelfunktion auftreten können. Bei diesen Patienten ist das Hauptsymptom die Angina pectoris, häufig liegt eine Hypertonie vor, der Cardiac-index ist normal, die Auswurffraktion ist größer als 0,5, der linksventrikuläre enddiastolische Druck ist kleiner als 12 mmHg, es liegen keine Veränderungen der ventrikulären Wandbewegung vor und das kardiovaskuläre System kann auf eine sympathische Stimulation hyperdynam reagieren. Eine inadäquate Anästhesie läßt alle Determinanten des myokardialen Sauerstoffverbrauchs ansteigen (Herzfrequenz, Vorlast, Nachlast und Kontraktilität [Reihe 1 in Tab. 13-7]). Diese frühen Veränderungen können durch frühzeitige Herbeiführung einer adäquaten Anästhesie beherrscht werden, eventuell in Kombination mit einer Vasodilatation durch Nitroglycerin und Beta-Blockade. Trifft der linke Ventrikel auf eine exzessive Nachlast, kann er ischämisch und insuffizient werden, was sich in einem verminderten Cardiac-output trotz erhöhtem pulmonalarteriellen Verschlußdruck zeigt (Reihe 2 in Tab. 13-7). Diese intermediären Veränderungen lassen sich durch Dilatation der arteriolären Seite des Kreislaufs mit Nitroprussid beheben. Bleibt die Belastung für den linken Ventrikel bestehen, so macht sich die Ischämie und Insuffizienz nicht nur durch eine weitere Abnahme des Cardiac-outputs trotz weiterer Zunahme des pulmonalarteriellen Verschlußdrucks bemerkbar, sondern auch durch eine beginnende systemische Hypotonie wegen des geringen Cardiac-outputs (Reihe 3 in Tab. 13-7). In dieser späten und schweren Phase muß das Herz durch inotrope Substanzen unterstützt werden. Es ist daran zu erinnern, daß bei jedem Einsatz von Vasodilatantien, speziell jedoch bei der Vorlastreduktion durch Nitroglycerin, eine begleitende Volumeninfusion zur Aufrechterhaltung systemischer und kardialer Füllungsdruckwerte oft erforderlich ist. Dieses Szenarium betont die Bedeutung einer adäquaten Anästhesie bei Patienten mit koronarer Herzerkrankung und hyperdynamen Ventrikeln.

13.4.2 Koronare Herzerkrankung und schlechte Ventrikelfunktion

Häufig sind bei den Patienten mit koronarer Herzerkrankung und schlechter Ventrikelfunktion anamnestische oder elektrokardiographische Zeichen eines früheren Myokardinfarkts und Herzinsuffizienzsyndrome zu finden. Es besteht keine oder nur eine geringe kardiale Reserve, der Cardiac-index ist kleiner als 2 l/min/m^2, die Auswurffraktion geringer als 0,4, der linksventrikuläre enddiastolische Druck oft größer als 18 mmHg, eventuell bestehen hypokinetische oder dyskinetische Segmente der Ventrikelwand und das Herz toleriert kaum einen Verlust des sympathischen Inputs. Bei diesen Patienten sollten tiefe Anästhesie und Beta-Blocker vermieden werden, die kardiale Funktion ist durch Anwendung von Narkotika stabil zu halten, eine Vorlast- und Nachlastsenkung erfolgt mit Nitroglycerin, bei eintretender Insuffizienz werden inotrope Substanzen eingesetzt und die Füllungsdruckwerte vor Narkoseeinleitung werden beibehalten. Hier muß daran erinnert werden, daß zur Aufrechterhaltung der Füllungsdruckwerte bei Patienten mit schlechter Ventrikelfunktion Nitroglycerin das Sauerstoffangebots-/-bedarfsverhältnis erhöht, teilweise durch Verminderung der Vorlast (diastolische Wandspannung). Daher muß bei Nitroglycerineinsatz oft eine begleitende Volumentherapie erfolgen, um gleichzeitig einen normalen Cardiac-output und eine normale Vorlast wiederherzustellen.

13.4.3 Arrhythmien

Im Rahmen thoraxchirurgischer Eingriffe sind Manipulationen am Herzen und Mediastinum unvermeidbar. Diese Manipulationen lösen häufig supraventrikuläre Tachyarrhythmien und eine ventrikuläre Ektopie aus. Neck-dissections können den Carotis-Sinusreflex stimulieren (Bradykardie, Hypotension). Wird die mechanische Stimulation unterbrochen, kehrt gewöhnlich der Herzrhythmus zum Normalbereich zurück. Gelegentlich können jedoch die Arrhythmien persistieren, so daß eine oder mehrere Behandlungsmöglichkeiten, wie sie in Tabelle 13-8 (s. S. 288) aufgelistet sind, eingesetzt werden müssen. Von den halogenierten Anästhetika ist Halothan am meisten arrhythmogen und Isofluran am wenigsten.

13.5 Spezielle Probleme der Ösophaguschirurgie

13.5.1 Ernährungszustand

Bei Patienten mit Ösophaguserkrankungen (Strikturen, Tumoren) ist die Dysphagie das Leitsymptom. Die daraus resultierende mangelnde Ernährung zieht viele sekundäre metabolische und funktionelle Veränderungen nach sich, die für die Anästhesie eine große Bedeutung haben (Tab. 13-9) (31). Durch verminderte Flüssigkeitsaufnahme ist es möglich, daß es zu einer Dehydratation kommt, so daß die Anästhesie leichter zu einer hämodynamischen Suppression führen kann. Die Dehydratation ist auch in der Lage, eine prärenale Niereninsuffizienz hervorzurufen, wie sie sich durch verminderte Urinausscheidung, erhöhten Blutharnstoff-, Stickstoff- und Kreatininspiegel manifestiert. Eine Hypalbuminämie ist u. U. für eine gesteigerte Reaktion bei stark proteingebundenen Substanzen verantwortlich (Thiopental, Muskelrelaxantien, Lokalanästhetika). Ein verminderter plasmaonkotischer Druck birgt die Gefahr eines Lungenödems in sich. Niedrige Hämoglobinspiegel durch verminderte Eisenaufnahme oder chronische Tumorblutung vermindert das Sauerstofftransportpotential mit präoperativ erhöhtem Cardiac-output und Rechtsverlagerung der Sauerstoff-Hämoglobin-Dissoziationskurve. Eine Verminderung des Cardiac-outputs durch die Anästhesie und eine Linksverschiebung der Sauerstoff-Hämoglobin-Dissoziationskurve durch Hyperventilation führt zu einer Hypoperfusion und Hypoxie im Gewebe. Durch den Hungerzustand können die Elektrolyte stark verändert sein, meist liegt eine Hypokaliämie oder Hypomagnesiämie vor. Die Hypokaliämie wird durch unbeabsichtigte Hyperventilation oder metabolische Alkalose (durch Citratblut, Natriumbicarbonat, Magensaftverlust, Diuretika) verstärkt, was zu Arrhythmien führen kann, speziell beim digitalisierten Patienten. Niedrige Magnesiumspiegel führen zu Veränderungen im Elektrokardiogramm und bei der neuromuskulären Übertragung. Eine Fehlernährung unterdrückt auch die Immunantwort und beeinträchtigt die Wundheilung. Dies kann das Risiko für eine Wundinfektion erhöhen. Ebenso wird durch die Mangelernährung die Muskelkraft vermindert, so daß ein schlechter Ernährungszustand das Risiko einer postoperativen respiratorischen Komplikation steigert.

All diese metabolischen und funktionellen Störungen können durch präoperative totale parenterale Er-

nährung korrigiert werden (32). Daher wird die parenterale Ernährung heutzutage häufig präoperativ vorgenommen. Jedoch birgt die parenterale Ernährung zwei spezielle Probleme unter Anästhesie und chirurgischem Eingriff in sich (Tab. 13-10):
1. Bei diesen Patienten ist das Risiko einer intraoperativen Hypoglykämie erhöht (33). Die Inselzellen des Pankreas werden durch dextrosereiche Infusionslösungen stimuliert, so daß bei diesen Patienten hohe endogene Insulinspiegel vorliegen können. Wird die dextrosereiche Infusion bei Ankunft im Operationssaal gestoppt, kann die Insulinsekretion der Inselzellen bestehen bleiben, so daß sich u. U. innerhalb 45–60 Minuten intraoperativ

Tabelle 13-8: Zusammenfassung der Arrhythmiebehandlung.

Rhythmus	Behandlung der ersten Wahl*	Behandlung der zweiten Wahl*	Behandlung der dritten Wahl*
Kammerflimmern Ventrikuläre Tachykardie	Elektrische Defibrillation: 200 Watt/Sekunde (3 W/s/kg), wenn erforderlich mit gesteigerter Energie	Lidocain (Xylocain) 1,0–1,5 mg/kg als initialer i.v.-Bolus, Infusion von 1–4 mg/min (2 g/500 ml D_5W)	Propranolol (Inderal) 0,5 mg; anfänglich, innerhalb von 2 min bis zu 5 mg vierte Wahl: bei refraktärem Kammerflimmern Bretylium 5 mg/kg 50 auf 100 ml D_5W bis zu einer Gesamtdosis von 30 mg/kg
Vorzeitig einfallende Kammerkontraktionen	Lidocain (Xylocain) 1–1,5 mg/kg als Initialbolus gefolgt von einer Infusion von 1–4 mg/min	Propranolol (Inderal) 0,5 mg, anfänglich innerhalb von 2 min bis zu 5 mg	Procainamid (Pronestyl) 100 mg, anfänglich innerhalb von 5 min bis zu 1000 mg; möglicherweise Infusion von 1–4 mg/min
Vorhofflimmern Vorhofflattern	Digitalis (Lanoxin) 0,25–0,5 mg i.v. Ouabain 0,1–0,2 mg i.v.	Propranolol (Inderal) 0,5 mg, anfänglich innerhalb von 2 min bis zu 5 mg	bei Vorhofflattern externe Kardioversion: 50 W/s, bei Vorhofflimmern: 200 W/s, interne Kardioversion: 50–30 W/s – synchronisiert
Paroxysmale Vorhoftachykardie	Edrophonium 1 mg → 10 mg; Versuch der Beeinflussung durch einen erhöhten parasympathischen Tonus – Karotis-Sinus-Massage: Vorsicht bei Erkrankungen der karotidalen Gefäße	Neosynephrine 50–100 µg/Dosis: ↑ BP und Konversion durch Karotis-Sinusreflex	Verapamil 5–10 mg i.v. vierte Wahl: Propranolol (Inderal) 0,5 mg, anfänglich bis zu 5 mg innerhalb von 2 min fünfte Wahl: Kardioversion, wie oben bei Vorhofflattern beschrieben
Sinustachykardie	Elimination der zugrundeliegenden Ursache (z. B. Fieber, Schmerzen) – normalerweise keine spezifische Behandlung erforderlich, falls ↑HR → Ischämie, Behandlung der zweiten Wahl	Propranolol (Inderal) 0,5 mg, anfänglich bis zu 5 mg innerhalb von 2 min	
Sinusbradykardie	Elimination der zugrundeliegenden Ursache (z. B. Fieber, Schmerzen) – normalerweise keine spezifische Behandlung erforderlich, falls eine Hypotension oder eine ventrikuläre Extrasystolie auftreten, Behandlung der zweiten Wahl	Atropin 0,3–2,0 mg	Ephedrin 5–10 mg vierte Wahl: Vorhofschrittmacher

* Medikamente/Handelsnamen: Teilweise sind die aufgeführten Wirkstoffe in der BRD nicht im Handel, teilweise werden sie unter anderem Handelsnamen bzw. Freinamen vertrieben. Propanolol: z. B. Dociton®; Digitalis: Digoxin-Präparate; Procainamid: keine Injektionslösung als Fertigarzneimittel; Neosynephrine: Phenylephrin, keine Injektionslösung als Fertigarzneimittel; Ouabain: g-Strophantin; Bretylium(-Tosylate): nicht im Handel; Edrophonium(-Hydrochlorid): Kurzzeit-Cholinesterasehemmer, nicht im Handel.

Tabelle 13-9: Ernährungsprobleme durch Dysphagie und ihre Bedeutung für die Anästhesie.

Dysphagieinduzierte Ernährungsprobleme	Anästhesiologische Bedeutung
Dehydratation	hämodynamische Instabilität, prärenales Versagen
Hypalbuminämie	gesteigerte Reaktion auf Medikamente, vermehrtes Auftreten eines Lungenödems
Vermindertes Hämoglobin	verminderter O_2-Transport, Gewebshypoxie
Hypomagnesämie	Arrhythmien, beeinträchtigte neuromuskuläre Transmission
Malnutrition	Verminderung der Immunantwort, Sepsis, verminderte Muskelkraft, schlechte postoperative respiratorische Leistung

Tabelle 13-10: Intraoperative Probleme durch präoperative totale parenterale Ernährung.

1. Hypoglykämie (reaktive Insulinsekretion)
2. Hyperkapnie (gesteigerte CO_2-Produktion, bedingt durch Lipogenese)

eine Hypoglykämie entwickelt. Besteht eine protrahierte Hypoglykämie, führt dies zu einer verlängerten Aufwachphase oder Koma in der postoperativen Phase. Dieses Problem kann durch Fortführung der parenteralen Ernährung in der intraoperativen Phase mit der Hälfte der präoperativen Menge oder durch Substitution mit 10%iger Dextrose vermieden werden (31). Beide Techniken verhindern die intraoperative Hypoglykämie, jedoch ist eine perioperative Überwachung des Blutzuckers erforderlich.

2. Die präoperative Anwendung großer Mengen von glucosereichen parenteralen Lösungen kann eine Lipogenese induzieren (34). Die Lipogenese führt zu einer erhöhten Kohlendioxydproduktion, die beim wachen Patienten durch Erhöhung der Spontanventilation ausgeglichen wird. Sind diese Patienten jedoch relaxiert und intraoperativ mechanisch beatmet, ist es möglich, daß bei einer als normal geschätzten Minutenventilation eine schwere Hyperkapnie eintritt. Dies kann durch Hyperventilation vermieden werden, manchmal durch das zweifache der normalen Minutenventilation. Postoperativ kann der Anstieg der CO_2-Produktion durch Lipogenese zum kritischen Faktor bei der Entwöhnung des Patienten vom Respirator werden. Die Reduktion der Glucosebelastung oder der Wechsel auf Fettemulsionen (respiratorischer Quotient von 0,7) ist unter diesen Umständen möglicherweise äußerst hilfreich (siehe Kapitel 3) (34).

13.5.2 Perioperative Regurgitation und Aspiration

Patienten mit Ösophaguserkrankungen sind durch Regurgitation und Aspiration gefährdet. Bei stark geschwächten Patienten mit Verminderung der Larynxreflexe kann eine chronische Aspiration, Atelektasenbildung und Pneumonie bestehen. Bei einer Ösophagusobstruktion kann die Ösophagusentleerung oberhalb der Striktur mehrere Stunden in Anspruch nehmen, so daß die Nüchternheit über Nacht vor dem chirurgischen Eingriff keine komplette Entleerung aus einer eventuellen Ösophagustasche garantiert. Daher sollte bei dem geringsten Zweifel über eine eventuelle proximale Ösophagustasche eine großlumige nasogastrale Sonde eingeführt werden, über die vor Einleitung der Anästhesie abgesaugt wird. Trotz dieser Vorsichtsmaßnahmen ist die komplette Entleerung einer solchen Taschenbildung nicht garantiert, so daß diese Patienten korrekterweise als nicht nüchtern betrachtet werden sollten. Patienten mit einer Hiatushernie können einen obliterierten ösophago-gastralen Winkel und einen physiologisch inkompetenten oder fehlfunktionierenden unteren Ösophagussphinkter haben (häufig Refluxzeichen in der Anamnese) (35). Auch hier besteht die Gefahr einer Regurgitation und Aspiration während der Anästhesieeinleitung. Aus diesen Überlegungen ergibt sich, daß die Intubation entweder am wachen Patienten unter Sedierung und lokaler Anästhesie oder in Form der Rapid-induction erfolgen sollte. Auf Wunsch des Operateurs kann eine nasogastrale Sonde über eine Ösophagusanastomose in den Magen vorgeschoben werden. Dies dient zur Verhinderung einer Magenüberdehnung und zur Überprüfung einer eventuellen anhaltenden Blutung in den Magen. Eine Garantie gegen eine Aspiration von Mageninhalt in die Atemwege ist hierdurch nicht gegeben. Patienten ohne signifikante Lungenerkrankung können nach einem unkomplizierten Eingriff spontan atmen, sie sollten jedoch nicht extubiert werden, bevor sie vollständig wach sind und aufrecht sitzen. Dies geschieht wegen der eventuell fehlenden mechanischen Barriere gegen Reflux und Aspiration.

13.5.3 Präoperative Chemotherapie

Patienten mit malignen Ösophagustumoren werden häufig präoperativ chemotherapeutisch behandelt. Der Wirkungsmechanismus dieser Substanzen liegt in einer relativ stabilen Komplexbildung mit der DNA, was die DNA- und/oder RNA-Funktion und -Synthese behindert (36). Dies betrifft allerdings nicht nur die malignen Zellen, sondern auch schnellwachsende normale Zellen (Erythropoese, Leukozyten- und Thrombozytenproduktion, Gastrointestinaltrakt). Zu den am häufigsten verwendeten Chemotherapeutika beim Ösophaguskarzinom gehören Doxorubicin, Bleomycin und Mitomycin C.

Zur Toxizität von Doxorubicin gehört eine schwere Kardiomyopathie, bei etwa 1,8% der behandelten Patienten. Entwickelt sich eine Kardiomyopathie, so ist sie bei etwa 60% der Patienten irreversibel, innerhalb von drei Wochen nach dem Beginn der Symptome tritt der Tod ein (37). Die linksventrikuläre Insuffizienz unter Doxirubicin ist auf inotrope Substanzen refraktär. EKG-Veränderungen unter Doxorubicin bilden sich nach Beendigung der Therapie in etwa 1 bis 2 Monaten zurück (31). Die Wirkung von Bleomycin gleicht einem Bestrahlungseffekt, Bleomycin und Bestrahlung können bei simultaner Therapie synergistisch wirken (39). Die pulmonale Toxizität ist die lebensbedrohlichste Nebenwirkung, über die bei 15 bis 25% der Patienten berichtet wird (40, 41). Prädisponierende Faktoren sind ein Alter über 20 Jahre, eine Dosis von mehr als 400 Einheiten, eine zugrundeliegende Lungenerkrankung und eine frühere Bestrahlungstherapie. Zeichen und Symptome der pulmonalen Toxizität sind Husten, Dyspnoe und basale Rasselgeräusche. Die Manifestation kann mit nur minimalen radiologischen Veränderungen und normalen Ruhewerten des P_aO_2 einhergehen. Jedoch ist auch die Entstehung einer schweren Ruhehypoxämie mit radiologischen Zeichen wie bei schwerem ARDS möglich. Die Anwendung von hohen Sauerstoffkonzentrationen als prädisponierender Faktor zur pulmonalen Toxizität wird kontrovers diskutiert (42, 43). Mitomycin C ist ebenfalls durch Auslösung einer Lungenfibrose und Nephrotoxizität hochtoxisch (44). Daher sollte bei Patienten unter Mitomycin C der komplette pulmonale und renale Status präoperativ erhoben werden.

13.6 Transport des Patienten

Einige thoraxchirurgische Patienten können noch auf dem Operationstisch extubiert werden. Hierzu gehören Patienten mit normaler präoperativer kardiopulmonaler Funktion mit relativ kurzen, physiologisch wenig belastenden Eingriffen und adäquater postoperativer Vitalkapazität, Inspiratory-force-Atmung und Spontanatmung. Diese extubierten Patienten werden zur engmaschigen Überwachung für eine bestimmte Zeitspanne in den Aufwachraum gebracht. Für viele thoraxchirurgische Patienten ist jedoch die Notwendigkeit einer begrenzten postoperativen mechanischen Beatmung und Intensivpflege entweder durch die präoperative Ausgangssituation des Patienten oder die Art des chirurgischen Eingriffs gegeben. Diese intubierten Patienten werden am effektivsten direkt in die Intensivstation transportiert. Bei diesen Patienten sollte die Vorbereitung des Transports auf die Intensivstation bereits gegen Ende des chirurgischen Eingriffs begonnen werden.

13.6.1 Vorbereitung des Transports

Ist eine Stabilität des kardiovaskulären, respiratorischen und hämostatischen Systems erreicht, sollen – während die Operationswunde verschlossen wird, die Vorbereitungen zum Transport auf die Intensivstation begonnen werden. Eine entprechende Check-Liste ist in Tabelle 13-11 gezeigt. Die Information der Intensivstation sollte etwa 30–45 Minuten vor dem Transport erfolgen. Eine Liste der notwendigen Informationen ist in Tabelle 13-12 aufgeführt.

13.6.1.1 Respiration

Soll der Patient postoperativ intubiert bleiben und/oder mechanisch beatmet werden, muß der Doppellumentubus durch einen Einlumentubus ersetzt werden (außer in seltenen Situationen, bei denen auch postoperativ eine seitengetrennte Beatmung vorgesehen ist [siehe Kapitel 19]). Gegen Ende der Operation sollte der Patient Narkotika erhalten und relaxiert bleiben. Nach Herstellung der Rückenlage werden beide Lumina des Doppellumentubus, der Oropharynx und die nasogastrale Sonde abgesaugt. Die Beatmung erfolgt mit 100% Sauerstoff. Unter direkter Inspektion des Larynx wird der Doppellumentubus entfernt und durch einen Einlumentubus ersetzt. Nach Kontrolle der korrekten Lage des Tubus und sicherer Fixierung wird der Patient für einige Minuten mechanisch beatmet, während andere Messungen erfolgen. Es muß bedacht werden, daß eine Öso-

Tabelle 13-11: Checkliste zur Vorbereitung des Transports.

A. Respiration
　1. Wechsel des Doppellumentubus auf einen Einlumentubus
　2. Arterielle Blutgase bei einer $F_iO_2 = 1,0$
　3. Bereithalten eines manuellen Beatmungssystems mit positivem Druck zum Transport
　4. Bereithaltung eines Stethoskops
　5. Vorhandensein einer Beatmungsmaske
　6. Vorhandensein eines Laryngoskops
B. Thoraxdrainage und Drainagesystem
　1. Sammelbehälter unterhalb des Niveaus des Patienten
　2. Kein exzessiver Verlust von Blut oder Luft
　3. Mediastinum in Mittelstellung
C. Kreislaufsystem
　1. Stabile Hämodynamik
　2. EKG
　3. Messung des mittleren arteriellen Drucks oder Beobachtung des Kurvenverlaufs am Oszilloskop
　4. Entwirrung und Bezeichnung der vaskulären Katheter; Kennzeichen der Injektionsschleusen; Verschluß und Spülsysteme mit Heparin an nicht benutzte Infusionsleitungen; adäquate Flüssigkeit an die Infusionsleitungen, Kennzeichnung der Infusionsflaschen und der Injektionspumpen
　5. Ausreichender Gerinnungsstatus
D. Anästhesiologische Erfordernisse
　1. Ausreichende Narkose
　2. Muskelrelaxation
E. Verschiedenes
　1. Freies Bett auf der Intensivstation
　2. Ausreichend verfügbares Personal
　3. Information der Intensivstation
　4. Bereitstellen des Aufzugs
　5. Sammeln der Unterlagen
　6. Sicherstellen, daß alle Patientenzugänge (intravasale Zugänge, Foley-Katheter, Magensonden, Thoraxdrainagen, andere Zugänge für das Monitoring, Beatmungssystem) für den Transport konnektiert sind

Tabelle 13-12: Vorausinformation für die Intensivstation.

A. Beatmungssystem
　1. Endotrachealtubus: Zugang, Größe
　2. Beatmungsparameter: F_iO_2, Tidalvolumen und/oder inspiratorischer Spitzendruck, Beatmungsfrequenz, PEEP
　3. Kontrolle der F_iO_2 am Ansatzstück
　4. Nach Extubation: Kontrolle der F_iO_2 an der Atemmaske
　5. Ist ein Röntgenbild erforderlich: ja, nein
B. Monitoring
　1. Arterieller Zugang: Ort
　2. Zentralvenöser Druck: Ort
　3. Pulmonalarterieller Katheter: Ort
C. Intravenöse Katheter
　1. Katheter 1: Lage, Infusionslösung, Medikamente
　2. Katheter 2: Lage, Infusionslösung, Medikamente
D. Sind Laboruntersuchungen vorzunehmen?
E. Angabe der Ankunftszeit

phagusintubation nach rechtsseitiger Pneumonektomie oder Transposition des Magens in den Thoraxraum besonders schwer zu diagnostizieren ist (linksseitige bzw. im mittleren Bereich zu hörende Atemgeräusche, linksseitige bzw. im mittleren Bereich zu sehende Thoraxbewegungen, unabhängig von der Position des Tubus in der Trachea oder im Ösophagus). Kann man die Lage des Tubus nicht durch direkte Inspektion sichern, sollte die Kapnographie in Betracht gezogen werden. Das exspirierte Gas aus der Trachea enthält eine normale Kohlendioxydkonzentration, während das Exspirationsgas aus dem Ösophagus und dem Magen nur eine minimale Kohlendioxydkonzentration enthält. Nach 5–10 Minuten der Beatmung mit 100% Sauerstoff werden die arteriellen Blutgaswerte bestimmt. Zur Beatmung sollte ein einfaches, sicheres manuelles System mit kontrollierter positiver Druckbeatmung mit einer inspiratorischen Sauerstoffkonzentration von 100% für den Transport bereitgehalten werden. Es sollte auch die Möglichkeit zu einer PEEP-Beatmung bestehen. Die Überwachung der Ventilation erfolgt durch Beobachtung der Thoraxbewegung und durch Überprüfung der Atemgeräusche durch ein Ösophagusstethoskop. Für den Fall einer unbeabsichtigten Extubation sind eine passende Gesichtsmaske, ein Laryngoskop und die wichtigsten Medikamente für eine eventuelle Wiederbelebung mitzuführen.

13.6.1.2 Thoraxdrainage (46)

Vor dem Transport muß das Thoraxdrainagesystem korrekt funktionieren. Um sowohl Luft wie Flüssigkeit aus dem Pleuraraum zu drainieren, sind gewöhnlich zwei Drainageschläuche erforderlich. Der eine Schlauch wird am anterioren Apex plaziert, um den Austritt von Luft bei aufrechter Position zu begünstigen, den anderen Schlauch plaziert man an der posterioren Basis, um die angesammelte Flüssigkeit in Rückenlage zu drainieren. Sie werden im allgemeinen durch separate Inzisionen vor dem Thoraxverschluß eingeführt. Während der letzten Naht zum Verschluß des Pleuraraums werden die Lungenhälften gebläht gehalten, um Restatelektasen zu eröffnen und den Pleuraraum von Luft und Flüssigkeit zu befreien. Moderne Drainagesysteme haben drei Kompartimente (Abb. 13-6). Das erste Kompartiment ist eine einfache, unterteilte Sammelkammer, wo das drainierte Blut und die Flüssigkeit exakt gemessen werden können (Abb. 13-6, rechter Teil). Das zweite Kompartiment ist ein Wasserschloß, das ein einfaches jedoch sehr verläßliches Einwegventil darstellt, wodurch die Luft aus dem Pleuraraum in das Drainagesystem entweichen kann, jedoch, während der nächsten Inspiration, nicht vom Drainagesystem in den Pleuraraum eintreten kann. Wird der zuführende Schenkel des Drainagesystems zum Wasserschloßkompartiment nur kurz (1–2 cm) unter den Wasser-

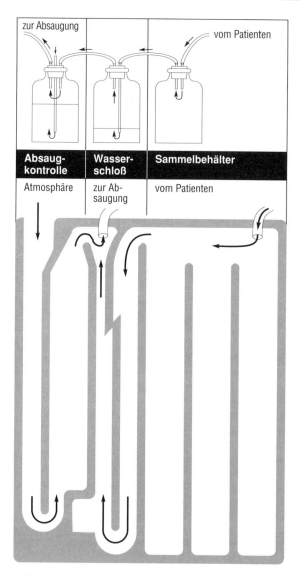

Abb. 13-6: Schematische Darstellung eines modernen **Thoraxdrainagesystems mit drei Kompartimenten**. Das erste Kompartiment ist eine Sammelkammer für intrathorakale Flüssigkeiten (Blut, Eiter). Das zweite Kompartiment ist an den Sog angeschlossen und enthält ein Wasserschloß, um den Übertritt von Gas oder Flüssigkeit in den Thorax während einer kräftigen spontanen Inspiration zu verhindern. Das dritte Kompartiment kontrolliert über eine Öffnung zur Atmosphäre hin das negative Druckniveau, das über das Sogsystem aufgebaut wird (siehe Text).

spiegel geführt, besteht nur ein geringer Widerstand zum Entweichen der Luft, jedoch wäre eine starke Kraft erforderlich, um das Wasserschloß zu durchbrechen und Wasser aus dem Behälter in den Thoraxraum zu ziehen (Abb. 13-6, mittlerer Teil). Das dritte Kompartiment kontrolliert den negativen Druck, der durch den Sog entsteht. Der zuführende Schenkel dieses Kompartiments ist dem Ausgang zur Absaugung oberhalb eines Wasserspiegels zugewandt. Der Wasserspiegel im Ausgangsschenkel dieses Kompartiments steht im Ausgleich mit der Atmosphäre. Steigt der negative Druck oberhalb der Wasseroberfläche über die Höhe des Wasserspiegels, tritt Luft über den atmosphärischen Schenkel ein, wandert mit Blasenbildung durch das Wasser und neutralisiert den überhöht negativen Druck oberhalb der Wasseroberfläche (Abb. 13-6, linker Teil). Verbleibt funktionstüchtiges Lungengewebe auf der operierten Seite (kleinere Resektion als Pneumonektomie, chirurgische Eingriffe außerhalb der Lunge), sollten die Drainagen zum Zeitpunkt des Pleuraverschlusses an den Eingang des Wasserschlosses angeschlossen werden, damit die Lunge nicht erneut kollabieren kann (durch Akkumulation von Luft im Pleuraraum). Werden separate Drainageflaschen verwendet (Abb. 13-6, oberer Teil), sollte sich die Sammelflasche stets unterhalb der Patientenebene befinden, um den Eintritt von Flüssigkeit aus dem Sammelbehälter über den Drainageschlauch in den Thorax zu verhindern. Moderne Einwegsysteme lassen sich leicht am unteren Teil des Transportbettes befestigen. Das einfache Abklemmen der Drainagen ist gefährlich, da sich eventuell ein Spannungspneumothorax entwickeln kann.

Unter Spontanatmung wird die Luft über den Drain während der Exspiration ausgetrieben. Die Volumenverdrängung aus dem Pleuraraum ist bei Hustenstößen besonders ausgeprägt. Bei einem großen Leck sind kontinuierlich Luftblasen in der Drainage zu entdecken, speziell wenn ein Sog angelegt wird. Entweichen Blut und Luft simultan, findet eine Schaumbildung statt. Die Schaumbildung kann durch Zufügung eines entschäumenden Mittels kontrolliert werden (wie z. B. einige Tropfen Alkohol). Besteht keine Fistel, läuft die Flüssigkeit unter ruhiger Spontanatmung langsam in den Drainageschlauch. Ist die Lunge voll ausgedehnt und liegt damit an der Brustwand an oder ist die Drainage blockiert, ist kein atemsynchrones Pendeln mehr festzustellen. Häufiges Ausstreifen (jede halbe Stunde) und manuelle Massage der Thoraxdrainagen ist zur Verhinderung von gerinnselbedingten Verschlüssen der Drainage wichtig. Ist die Funktion der Drainage gestört, steigt die Wahrscheinlichkeit einer nötigen Reexploration wegen Hämatopneumothorax.

Nach Pneumonektomie sollte man sich vor dem Transport über die Lage des Mediastinums vergewissern (47). Dies kann auf zwei Wegen geschehen: klinische Beobachtung und Druckmessung im Hemithorax. Die klinischen Daten bestehen aus der Positionsbestimmung der Trachea und der Auswertung des anterior-posterioren Röntgenthoraxbildes. Etwas praktischer und vielleicht genauer ist die Druckmessung mittels Manometer im leeren Hemithorax. Ist der Druck im leeren Hemithorax signifikant positiv, dann ist das Mediastinum wahrscheinlich in den kontralateralen Hemithorax verlagert. Ist der Druck im leeren Hemithorax signifikant negativ, dann ist das Mediastinum wahrscheinlich in den ipsilateralen Hemithorax verlagert. Damit das Mediastinum mittelständig wird, kann Luft in den offenen Hemithorax injiziert werden oder aus dem offenen Hemithorax aspiriert werden, je nach der vorangehenden Druckmessung. Ein Thoraxverschluß nach Pneumonektomie ohne Drainage macht die Diagnose einer ernsthaften postoperativen Blutung schwierig. Daher wird gewöhnlich eine einzelne basale Thoraxdrainage verwendet und an ein Wasserschloß ohne Sog angeschlossen (ein Sog würde das Mediastinum nach ipsilateral verlagern und damit einen kardiovaskulären Kollaps verursachen). Diese Drainage wird nicht abgeklemmt, bis der Patient auf dem Rücken liegt und spontan atmet. Bei der Umlagerung des Patienten von der Seitenlage in die Rückenlage entweicht normalerweise etwas Luft über die Drainage, ebenso bei Hustenstößen, wenn die Spontanatmung eintritt. Diese Luft sollte frei entweichen können, so daß kein Druck aufgebaut werden kann und kein chirurgisches Emphysem um die Drainage oder den Wundverschluß eintritt. Bei Einhaltung dieser Routine befindet sich das Mediastinum am Ende der Operation in zentraler Position. Hat man sich dessen vergewissert, wird die Drainage abgeklemmt. Während des Transports zum Ort der postoperativen Überwachung bleibt die Drainage abgeklemmt. Danach wird sie jede Stunde innerhalb der ersten 12–24 Stunden für 1–2 Minuten geöffnet, so daß überschüssige Flüssigkeit drainiert werden kann, damit keine unerwünschte Mediastinalverlagerung eintritt.

13.6.1.3 Kreislauf

Für den Transport ist eine stabile Kreislaufsituation notwendig. Das intravaskuläre Volumen muß ausgeglichen sein (Urinausscheidung, systemischer Druck, links- oder rechtsseitige Füllungsdruckwerte oder beide, falls möglich Cardiac-output). Alle intravaskulären Katheter müssen erkennbar gekennzeichnet sein und frei zugänglich mit mindestens einer bequem erreichbaren Zuspritzmöglichkeit. Für alle intravaskulären Leitungen sollte ausreichende Flüssigkeit zum Offenhalten vorhanden sein. Medikamente, die kontinuierlich infundiert werden, müssen überprüft werden (Dosierung, kardiovaskuläre Reaktion). Herzfrequenz, Rhythmus und mittlerer arterieller Druck sollten während des Transports überwacht werden. Die essentiellen Medikamente für eine kardiovaskuläre Wiederbelebung sind mitzuführen.

13.6.1.4 Gerinnung

War intraoperativ eine Massivtransfusion erforderlich, sollte der Gerinnungsstatus zum Zeitpunkt des Transports normal oder zumindest annähernd normal sein. Die notwendigen Maßnahmen zur Behandlung von Gerinnungsstörungen sollten bereits vorher stattgefunden haben. Blutproben werden zur Bestimmung des Gerinnungsstatus (ACT, aPTT, PT, Fibrinogen), zur Bestimmung der Plättchenzahl, des Hämatokrits, des Serum-Kaliums und der arteriellen Blutgaswerte ins Labor geschickt. Die entsprechenden Ergebnisse liegen dann kurz nach der Ankunft des Patienten auf der Intensivstation dort vor.

13.6.1.5 Verschiedenes

Zum Transport des Patienten sollte ein voll funktionsfähiges Intensivbett vorhanden sein. Alle Aufzeichnungen werden zusammen mit dem Patienten transportiert. Um einen sanften Transport durchführen zu können, muß genügend Personal vorhanden sein. Vor dem Verlassen des Operationssaals müssen alle Verbindungen des Patienten zum Operationssaal diskonnektiert werden, wie zum Beispiel Druckleitungen zu den Transducern, EKG-Leitungen zum Monitor, Thoraxdrainage und Foley-Katheter zum Operationstisch und intravenöse Leitungen. Diese Leitungen werden eventuell auf dem Transportbett neu plaziert.

13.6.2 Transport (41)

Es ist von Vorteil, wenn der Patient nur einmal umgelagert wird, das heißt direkt vom Operationstisch in das Intensivbett. Die Umlagerung sollte sanft und langsam erfolgen, um intravaskuläre Volumenverschiebungen und Veränderungen der kardialen Funktion minimal zu halten. Durch eine gut koordinierte Umlagerung mit einer ausreichenden Anzahl von Personal sind Zwischenfälle wie Diskonnektionen oder Extraktionen von intravaskulären Kathetern, Drainageschläuchen usw. vermeidbar. Der Anästhesist sollte nur für die Ventilation und die Überwachung verantwortlich sein, nicht für das Umlagern selbst.

Zur Transportüberwachung gehört zumindest ein Ösophagusstethoskop zur Überwachung der Atemgeräusche und Herzgeräusche und eine oszillographische Darstellung des Elektrokardiogramms. Bei liegender arterieller Druckmessung soll der mittlere arterielle Druck überwacht werden, am besten und häufigsten angewandt ist eine oszillographische Darstellung des Elektrokardiogramms und der arteriellen Druckkurve auf einem tragbaren Monitor zur kontinuierlichen Transportüberwachung. Beim kritisch kranken Patienten sollte auch ein Defibrillator mitgeführt werden. Je länger und umständlicher der Weg auf die Intensivstation, um so mehr Vorsicht ist bei der Planung und Durchführung des Transports anzuwenden. Sind Operationssaal und Intensivstation durch einen Aufzug getrennt, wär es günstig, wenn er mit einem separaten Reserve-Sauerstoffsystem, einem elektrischen Anschluß, einem Kommunikationssystem und wenn möglich einer Absaugvorrichtung ausgestattet ist (Ärzte, die für den Transport verantwortlich sind, sollten sich fragen, was in einem Aufzug, der für zwei Stunden blockiert ist, vorhanden sein muß).

13.6.3 Ankunft auf der Intensivstation

Nach Ankunft auf der Intensivstation sollte eine schnelle Übergabe mit Sicherung der vitalen Funktionen stattfinden. Die Prioritäten sind ähnlich wie bei den Wiederbelebungsmaßnahmen: Sicherung des Atemwegs, adäquater Gasaustausch und Kreislauf. Die Ventilation wird durch Konnektion des Patienten an den Ventilator sichergestellt, initial mit einer F_iO_2 von 100%. Andere initiale Ventilatoreinstellungen wie Zugvolumen, Atemfrequenz und PEEP-Höhe werden entsprechend den Einstellungen im Operationssaal vorgenommen (siehe Kapitel 19). Danach wird der Thorax inspiziert und auskultiert (gleichseitige Atembewegungen und Atemgeräusche). Vitale Zeichen von größter Bedeutung sind Herzfrequenz und Rhythmus (Elektrokardiogramm) und mittlerer arterieller Druck bzw. kardiale Füllungsdruckwerte. Die Infusionsraten von potenten Medikamenten werden verifiziert und die erwünschten kardiovaskulären Reaktionen überprüft.

Aufgaben von geringerer Bedeutung können vorgenommen werden, wenn es die Zeit erlaubt. Laboruntersuchungen und andere diagnostische Maßnahmen werden nachfolgend vorgenommen (Röntgenthoraxbild, arterielle Blutgasanalyse, Elektrolytwerte, Hämatokrit, 12-Kanal-Elektrokardiogramm, Gerinnungstests). Vor Verlassen der Intensivstation sollte sich der Anästhesist über den gegenwärtigen Status des Patienten vergewissern, seine kardiovaskuläre und respiratorische Stabilität feststellen, sicher sein, daß keine Probleme akuter Art existieren und sich davon überzeugen, daß die Intensivpflegekräfte mit dem Patientenstatus zufrieden sind. Ein kurzer, früher postoperativer Kommentar sollte zusammen mit einer Kopie des Narkoseprotokolls in die Patientenakte aufgenommen werden.

Literatur

1. Gold, M. I., Helrich, M.: Pulmonary mechanics during general anesthesia: V. Status asthmaticus. Anesthesiology 32: 422–428, 1970.
2. Rossing, T. H., Fanta, C. H., Goldstein, D. H. et al.: Emergency therapy of asthma: Comparison of the acute effect of parenteral and inhaled sympathomimetics and infused aminophylline. Am. Rev. Resp. Dis. 127: 365, 1980.
3. Littenberg, B., Gluck, E. H.: A controlled trial of methylprednisolone in the emergency treatment of acute asthma. N. Engl. J. Med. 314: 150–152, 1986.
4. Pietak, S., Weenig, C. S., Hickey, R. F. et al.: Anesthetic effects on ventilation in patients with chronic obstructive pulmonary disease. Anesthesiology 72: 160, 1975.
5. Little, A. G., Lagmuir, V. K., Singer, A. H., Skinner, D. B.: Hemodynamic pulmonary edema in dogs' lungs after contralateral pneumonectomy and mediastinal lymphatic interruption. Lung 162: 139–145, 1984.
6. Zeldin, R. A., Normandin, D., Landtwing, D., Peters, R. M.: Postpneumonectomy pulmonary edema. J. Thor. Cardiovasc. Surg. 87: 359–365, 1984.
7. Lee, E., Little, A. G., Hsu, W. H., Skinner, D. B.: Effect of pneumonectomy on extravascular lung water in dogs. J. Surg. Res. 38: 568–573, 1985.
8. Zapol, W.: Commentary on postpneumonectomy pulmonary edema. Intell. Anesth. 2: 15, 1985.
9. Sibbald, W. J., Driedger, A. A., Myers, M. L., Short, A. I. K., Wells, G. A.: Biventricular function in the adult respiratory distress syndrome. Chest. 84: 126–134, 1983.
10. Sykes, M. K.: Indications for blood transfusion. Can. Anaesth. Soc. J. 22: 3–11, 1975.
11. Pineda, A. A., Taswell, H. F., Brzica, S. M.: Delayed hemolytic transfusion reaction; an immunologic hazard of blood transfusion. Transfusion 18: 1–7, 1978.
12. Anonymous: The bleeding time and the hematocrit (Editorial). Lancet 1: 997–998, 1984.
13. Gillies, I. D. S.: Anaemia and anaesthesia. Br. J. Anaesth. 46: 589–602, 1974.
14. Roth, J. A., Gollub, E. A., Grimm, B. A., Eilber, M. D., Morton, D. L.: Effects of operation on immune response in cancer patients. Sequential evaluation of in vitro lymphocyte function. Surgery 79: 46–51, 1976.
15. Burrows, L., Tartter, P. I.: Effect of blood transfusion on chronic malignancy recurrence rate. Lancet 2: 662, 1982.
16. Agarwal, M., Blumber, N.: Colon cancer patients transfused perioperatively have an increased incidence of recurrence (Abstract). Transfusion 24: 421, 1983.
17. Tartter, P. I., Papatestas, A. E., Lesnick, G., Burrows, L., Aufses, A. H. Jr.: Perioperative blood transfusion has prognostic significance for breast cancer. Surgery 97: 225–230, 1985.
18. Tartter, P. I., Burrows, L., Kirschner, P.: Perioperative blood transfusion adversely affects prognosis after resection of stage 1 (N_0) non-oat cell lung cancer. J. Thor. Cardiovasc. Surg. 88: 659–662, 1984.

19. Hyman, N., Foster, R. S. Jr., DeMeules, J. E., Costanza, M. C.: Blood transfusion and survival after lung cancer. Am. J. Surg. 149: 502–507, 1985.
20. Peterffy, A., Henze, A.: Haemorrhagic complications during pulmonary resection. Scand. J. Thor. Cardiovasc. Surg. 17: 283–287, 1983.
21. Bregman, D., Parodi, E. N., Hutchinson, J. E.: Intraoperative autotransfusion during emergency thoracic and elective open heart surgery. Ann. Thorac. Surg. 18: 590, 1974.
22. Horsey, P. J.: Blood transfusion. In: Atkinson, R. S., Hewer, C. L. A. (eds.): Recent Advances in Anaesthesia and Analgesia. New York, Churchill-Livingstone, 1982, chapter 14, pp. 89–103.
23. McKittrick, J. E.: Bank autologous blood in elective surgery. Am. J. Surg. 128: 137, 1974.
24. Anonymous: Haemoglobin and the ischaemic foot (Editorial). Lancet 2: 184–185, 1979.
25. Fischbach, D. P., Fogdall, R. P.: Coagulation: The Essentials. Baltimore, Williams & Wilkins Co., 1981.
26. Ellison, N., Ominsky, A. J.: Clinical considerations for the anesthesiologist whose patient is on anticoagulant therapy. Anesthesiology 39: 328–336, 1973.
27. Ellison, N.: Coagulation evaluation and management. In: Ream, A. K., Fogdall, R. P. (eds.): Acute Cardiovascular Management. Philadelphia, J. B. Lippincott, 1982, chapter 24, pp. 773–805.
28. Bowie, E. J. W., Thompson, H. J. Jr., Didisheim, P. et al.: Mayo Clinic Laboratory Manual of Hemostasis. Philadelphia, W. B. Saunders, 1971.
29. Miller, R. D.: Problems in massive transfusion. Anesthesiology 39: 82–93, 1973.
30. Miller, R. D., Robbins, T. O., Tong, M. J. et al.: Coagulation defects associated with massive blood transfusion. Ann. Surg. 174: 794–801, 1971.
31. Rao, T. L. K., El-Etr, A. A.: Esophageal and mediastinal surgery. In: Kaplan, J. A. (ed.): Thoracic Anesthesia. New York, Churchill-Livingstone, 1983, chapter 14, pp. 447–474.
32. Ruberg, R. L., Dudrick, S. J.: Intravenous hyperalimentation in head and neck tumor surgery: Indications and precautions. Br. J. Plast. Surg. 30: 151–153, 1977.
33. Reinhardt, G. F., DeOrio, A. J., Kaminski, M. V. Jr.: Total parenteral nutrition. Surg. Clin. North. Am. 57: 1283–1301, 1977.
34. Askanazi, J., Carpentier, Y. A., Elwyn, D. H. et al.: Influence of total parenteral nutrition on fuel utilization in injury and sepsis. Ann. Surg. 191: 40–46, 1980.
35. Lowery, B. D., Vaccaro, P., Anderson, E. et al.: The operative management of symptomatic esophageal reflux. Ohio State Med. J. 28: 446–450, 1980.
36. Umezawa, H.: Principles of antitumor antibiotic therapy. In: Holland, J. F., Frei, R. III (eds.): Cancer Medicine. Philadelphia, Lea and Febiger, 1973, pp. 817–826.
37. Gottlieb, J. A., Lefrak, E. A., O'Bryan, R. M. et al.: Fatal adriamycin cardiomyopathy: Prevention by dose limitation. Proc. Am. Assoc. Cancer Res. 14: 88–97, 1973.
38. Lefrak, E. A., Pitha, J., Rosenheim, S. et al.: Adriamycin (NSC-12317) cardiomyopathy. Cancer Chemother. Rep. 6: 203–208, 1975.
39. Jorgensen, S. J.: Time-dose relationships in combined bleomycin therapy and radiotherapy. Eur. J. Cancer 8: 531–534, 1972.
40. Samuels, M. S., Johnson, D. E., Holoye, P. Y. et al.: Largedose bleomycin therapy and pulmonary toxicity: A possible role of prior radiotherapy. JAMA 235: 1117–1120, 1976.
41. Rudders, R. A., Mensley, G. T.: Bleomycin pulmonary toxicity. Chest. 63: 626–628, 1976.
42. Goldiner, P. L., Carlon, C. C., Cvitkovic, E. et al.: Factors influencing postoperative morbidity and mortality in patients treated with bleomycin. Br. Med. J. 1: 1664–1667, 1978.
43. Matalon, S., Harper, W. V., Nickerson, P. A. et al.: Intravenous bleomycin does not alter the toxic effects of hyperoxia in rabbits. Anesthesiology 64: 614–619, 1986.
44. Selvin, B. L.: Cancer chemotherapy: Implications for the anesthesiologist. Anesth. Analg. 60: 425–434, 1981.
45. Fogdall, R. P.: The post-bypass period. In: Ream, A. K., Fogdall, R. P. (eds.): Acute Cardiovascular Management. Philadelphia, J. B. Lippincott, 1982, chapter 15, pp. 456–480.
46. Gothard, J. W. W., Branthwaite, M. A.: Anaesthesia for Thoracic Surgery. Oxford, Blackwell Scientific Publications, 1982, pp. 97–98.
47. Gothard, J. W. W., Branthwaite, M. A.: Anaesthesia for Thoracic Surgery. Oxford, Blackwell Scientific Publications, 1982, p. 124.

IV. Intraoperative Überlegungen bei speziellen thoraxchirurgischen Fällen

14 Anästhesie bei speziellen elektiven diagnostischen Eingriffen

14.1 Einleitung

Es gibt zahlreiche und häufig eingesetzte invasive diagnostische Maßnahmen zur Einschätzung thoraxchirurgischer Patienten. Diese diagnostischen Eingriffe haben spezielle Auswirkungen und werfen bestimmte Probleme für die Anästhesietechnik auf. Bei der Bronchoskopie müssen sich Anästhesist und Endoskopeur den Atemweg teilen, was zu speziellen Problemen bei der Beatmung und der Anästhesietechnik führt. Bei der Mediastinoskopie können wichtige Blutgefäße komprimiert werden, bzw. kann eine Blutung eintreten, so daß sich der Anästhesist auf diese Komplikationen konzentrieren muß. Daneben dürfen diese Patienten nicht pressen oder husten. Bei der Thorakoskopie ist manchmal ein Doppellumentubus und eine Ein-Lungen-Beatmung erforderlich. Patienten, bei denen eine Ösophagoskopie vorgenommen wird, sind häufig geschwächt und es besteht ein hohes Aspirationsrisiko. Darüber hinaus kann es bei Bewegung des Patienten zu einer Ösophagusperforation kommen. In diesem Kapitel werden diese vier wichtigsten Diagnosetechniken in der eben beschriebenen Reihenfolge behandelt.

14.2 Bronchoskopie

Die Bronchoskopie ist das häufigste invasive Verfahren zur Diagnose und Behandlung von Thoraxerkrankungen. Es gibt drei allgemeine Indikationen zur diagnostischen Bronchoskopie (1):
1. Die Bronchoskopie ist indiziert zur Ursachensuche bei medikamentös resistenten chronischen Thoraxsymptomen und -zeichen (Husten, Schmerz, Atelektasen, Pneumonie).
2. Es besteht eine Indikation zur Festlegung der Lokalisation, des Ausmaßes und der Ursache von akuten Störungen wie Hämoptyse, akute inhalative Schädigung und regionale Auffälligkeiten im Röntgenthoraxbild.
3. Die Bronchoskopie ist ein wesentliches Hilfsmittel bei der Einschätzung von thoraxchirurgischen Patienten (Tumorsuche im Tracheobronchialbaum, Ausschluß von Metastasen, Gewebeentnahme [Zytologie, Biopsie, Kulturen], Suche nach ösophagotrachealen oder -bronchialen Fisteln und deren Lokalisation, Palpation der karinalen und subkarinalen Areale). Die therapeutischen Indikationen liegen in der unterstützenden Behandlung bei akuter respiratorischer Insuffizienz (Sekretentfernung, Atelektasenbehandlung, Abszessdrainage, Position von endotrachealen Tuben), bei der Laserresektion von bronchogenen Karzinomen und bei der Entfernung von Fremdkörpern. In diesem Kapitel wird die Anästhesie für diagnostische Bronchoskopien diskutiert. Das anästhesiologische Management bei den verschiedenen therapeutischen Bronchoskopien wird an anderer Stelle behandelt (Laserresektion in Kapitel 15, Fremdkörperentfernung in Kapitel 16, Behandlung der akuten respiratorischen Insuffizienz in Kapitel 19).

Es gibt drei derzeit in Gebrauch befindliche Arten von Bronchoskopen: das flexible fiberoptische Bronchoskop, das starre Bronchoskop mit konventioneller Beatmungsmöglichkeit und das starre Bronchoskop mit Beatmung nach dem Venturiprinzip (Sanders-injector). Die Art der Beatmung bei diesen verschiedenen Typen unterscheidet sich beträchtlich, was für die Anästhesietechnik von großer Bedeutung ist (siehe Tab. 14-1). Die flexible fiberoptische Bronchoskopie kann unter lokaler oder allgemeiner Anästhesie durchgeführt werden, wogegen die starre

Tabelle 14-1: Beatmungscharakteristiken und Bedeutung für die Anästhesie bei den drei verschiedenen Arten der Bronchoskopie.

Art der Bronchoskopie	F_iO_2	Konzentration der Inhalationsanästhetika	Aufrechterhaltung des Minutenvolumens	Tolerierbare Dauer des Eingriffs	Bevorzugte Art der Anästhesie
Flexible Fiberoptik	bekannt	bekannt	konstant	lang	Lokalanästhesie oder Allgemeinanästhesie
Starres Beatmungssystem	bekannt	bekannt	inkonstant	kurz (15–20 min)	Inhalationsanästhesie oder intravenöse Allgemeinanästhesie
Starres Venturisystem	unbekannt	unbekannt	konstant	lang	intravenöse Allgemeinanästhesie

Bronchoskopie am besten unter Allgemeinanästhesie durchgeführt wird. Da bei der starren Bronchoskopie mit konventioneller Beatmung im Gegensatz zum Venturiprinzip die inspiratorische Sauerstoffkonzentration und die Konzentration der Inhalationsanästhetika bekannt ist, können sowohl Inhalationsanästhetika (einschließlich Lachgas) als auch intravenöse Anästhetika eingesetzt werden, wogegen beim Venturiprinzip am besten intravenöse Anästhetika und 100% Sauerstoff verwendet werden. Da sowohl bei der fiberoptischen Methode wie beim Venturiprinzip das Atemzeitvolumen konstant ist (keine Unterbrechung der Ventilation), bei der starren Bronchoskopie mit konventioneller Beatmung jedoch bei Entfernung des Okulars die Beatmung unterbrochen wird, können die beiden ersten Methoden gut bei längeren Eingriffen, die letztere nur für relativ kurze Eingriffe eingesetzt werden. In Anbetracht dieser Unterschiede erfolgt eine separate Diskussion.

14.2.1 Fiberoptische Bronchoskopie

14.2.1.1 Indikationen

Die flexible fiberoptische Bronchoskopie ist besonders dann indiziert, wenn aufgrund mechanischer Probleme der Halsbeweglichkeit die starre Bronchoskopie schwierig ist, wenn speziell der Oberlappen oder periphere Lungenareale inspiziert werden sollen, die über die Möglichkeit der starren Bronchoskopie hinaus gehen (die fiberoptische Bronchoskopie kann die dritte oder eventuell vierte Kategorie von Bronchien einsehbar machen) und wenn der Sitz einer eventuell distal gelegenen Hämoptyse aufzusuchen ist. Desweiteren liegt der Indikationsbereich in der Behandlung der respiratorischen Insuffizienz, bei der Gewinnung von exakt lokalisierten Kulturen, Biopsien und zytologischen Untersuchungen und bei der Durchführung der selektiven Bronchographie.

14.2.1.2 Überlegungen zur Ventilation

Beim nichtintubierten Patienten beanspruchen flexible fiberoptische Bronchoskope mit einem Außendurchmesser von 5,0, 5,7 und 6,0 mm 6% bzw. 10 oder 11% des Tracheaquerschnitts bei Erwachsenen mit einem mittleren Gewicht von 70 kg (Durchmesser etwa 18 mm). Daher ist die Spontanatmung und die Kohlendioxidelimination im allgemeinen beim nichtintubierten, nichtbronchospastischen, spontan atmenden Patienten unter Lokalanästhesie nicht signifikant beeinträchtigt. Da jedoch über die Absaugung große Luftmengen (14,2 l/min bei 760 mmHg durch einen Saugkanal mit 2 mm) abgesaugt werden können, wodurch Atelektasen-Entstehung möglich ist (speziell, wenn das Bronchoskop während des Absaugens einen Verschluß verursacht), ist eine Sauerstoffzufuhr sehr wünschenswert (6, 7). Dies geschieht entweder über eine nasale Kanüle oder besser über eine Gesichtsmaske (höhere F_iO_2 möglich). Bei der Gesichtsmaske wird das Bronchoskop durch ein entsprechendes Loch eingeführt. Beim intubierten Patienten (im allgemeinen unter Allgemeinanästhesie) beansprucht das fiberoptische Bronchoskop einen großen Anteil der Querschnittsfläche des Endotrachealtubus. Abbildung 14-1 zeigt die Abnahme der effektiven Größe von Endotrachealtuben bei Bronchoskopen mit 5,0, 5,7 und 6,0 mm Außendurchmesser (8). Zum Beispiel beansprucht ein fiberoptisches Bronchoskop mit 5,7 mm Außendurchmesser 41 bzw. 52% des Querschnitts von Endotrachealtuben mit 9 bzw. 8 mm Innendurchmesser, was den funktionellen Innendurchmesser dieser Tuben auf 7,0 bzw. 5,5 mm reduziert (8). In Anbetracht dieser für die Beatmung zur Verfügung stehenden reduzierten Oberfläche ist ersichtlich, daß die Beatmung entweder kontrolliert oder assistiert erfolgen muß. Hierbei wird das fiberoptische Bronchoskop durch eine Schleuse im Winkelkonnektor zum Endotrachealtubus geführt. Die Ventilation erfolgt dann um das fiberoptische Bronchoskop herum, jedoch innerhalb

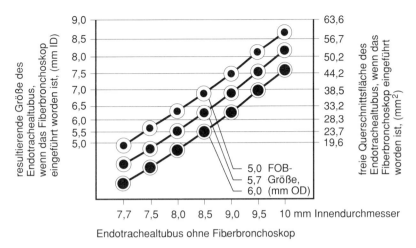

Abb. 14-1: Diese Abbildung setzt die Größe eines Endotrachealtubus ohne fiberoptisches Bronchoskop (x-Achse) in Relation zur resultierenden funktionellen Größe desselben Endotrachealtubus mit darin befindlichem fiberoptischem Bronchoskop (linke y-Achse) (es sind drei fiberoptische Bronchoskopgrößen gezeigt: 5,0, 5,7 und 6,0 mm Außendurchmesser = OD). Die Querschnittsfläche in mm² ist auf der rechten y-Achse angegeben. (Die Abbildung ist eine Modifikation [mit Erlaubnis] der Abbildung 7 von Literaturangabe 8.)

des Endotrachealtubus (Abb. 14-2). Es muß jedoch bedacht werden, daß bei zu geringem verbleibenden Querschnitt das Zugvolumen unter positivem Druck zwar in die Lunge eintritt, die elastischen Retraktionskräfte der Lunge eventuell jedoch nicht in der Lage sind, dieses aus der Lunge zu befördern, so daß ein distales Gas-trapping, ein hoher distaler PEEP und ein Barotrauma eintreten können. Daher ist ein niedriges Inspirations-/Exspirationszeitverhältnis wünschenswert. In Anbetracht dieser Überlegungen ist ein Endotrachealtubus mit Innendurchmesser von 8,0–8,5 mm oder größer bei Verwendung von fiberoptischen Bronchoskopen mit Erwachsenengröße wünschenswert (8). Muß ein kleinerer Endotrachealtubus verwendet werden (z. B. 7,0 mm Innendurchmesser), sollte die Verwendung eines Helium/Sauerstoffgemisches in Betracht gezogen werden (siehe Kapitel 3) (9). Darüber hinaus sollten sich Phasen der Hyperventilation mit 100% Sauerstoff ohne Bronchoskop mit kurzen Phasen der fiberoptischen Bronchoskopie abwechseln.

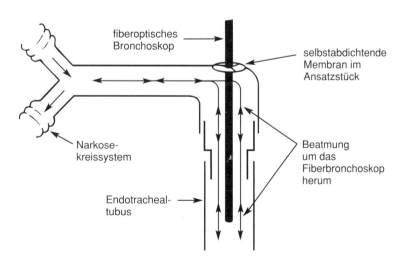

Abb. 14-2: Diese schematische Abbildung zeigt ein **fiberoptisches Bronchoskop**, das über eine **Schleuse im Winkelstück am Endotrachealtubus** eingeführt ist. Das inspirierte Gas unter positivem Druck aus dem Beatmungsgerät strömt um das fiberoptische Bronchoskop innerhalb des Tubuslumens. Das exspirierte Gas strömt auf demselben Weg in umgekehrter Richtung. Die Schleuse um das fiberoptische Bronchoskop garantiert die Aufrechterhaltung des positiven Drucks während der fiberoptischen Bronchoskopie.

14.2.1.3 Anästhesietechnik

Lokalanästhesie

Bei Patienten mit reaktiven Atemwegen kann eine präoperative Bronchodilatation (Beta-2-Agonisten, Aminophyllin, Steroide, siehe Kapitel 13 und Abb. 13-1) erforderlich sein. Daneben dient eine Prämedikation mit Atropin (10, 11) zur Verminderung des Sekretvolumens und zu einer gewissen Bronchodilatation. Diazepam und Barbiturate werden zur Verminderung der Angst und zur Verminderung der systemischen Toxizität von Lokalanästhetika eingesetzt. Das fiberoptische Bronchoskop läßt sich relativ leicht und atraumatisch durch die Nase in die Trachea einführen, wenn eine ausreichende topische Anästhesie und Sedierung besteht. Hierfür wird dasjenige Nasenloch gewählt, über das der Patient am leichtesten atmen kann. Es gibt verschiedene Lokalanästhesietechniken, die die nasotracheale fiberoptische Bronchoskopie erleichtern. Sämtliche Techniken bzw. deren Kombinationen müssen die Nase, den Pharynx, den Larynx und die Trachea anästhesieren (Tab. 14-2). Die Anästhesie der Nase erfolgt durch Einsprühen von entweder 0,5% Tetracain mit Epinephrin oder 4% Lidocain mit Epinephrin, durch lokale Anwendung von Cocain mit Hilfe von Wattestäbchen (nicht mehr als 300–400 mg [3–4 ml 10%ige Lösung] über 15 Minuten bei einem Patienten mit 70 kg) oder durch Bougierung mit Nasopharyngealtuben, die mit Lidocain versehen sind. Die ersten beiden Techniken anästhesieren die Nase und lassen die nasale Schleimhaut durch aktive Vasokonstriktion abschwellen, wogegen die letzte Technik die Nase anästhesiert und den Nasenraum auf mechanischem Wege dilatiert.

Die Anästhesie des Pharynx erfolgt durch Einsprühen von Lokalanästhetika durch den Mund über die Zunge und den Pharynx oder durch Gurgeln von viskösem Lidocain. Der Larynx wird durch ein Lokalanästhesiespray über Mund und Nase, durch Blockade des Nervus laryngeus superior mit 2 ml 2%igem Lidocain oder durch transtrachealen Block mit 4 ml 4% Lidocain unter Exspiration anästhesiert. Bei der Blockade des Nervus laryngeus superior wird mit einer Nadel das Lokalanästhetikum an der Thyreohyoidmembran zwischen dem Cornu lateralis superior des Schildknorpels und dem inferioren, lateralen Rand des Cornu des Hyoidknochens appliziert (Abb. 14-3) (12, 13). Die interne Blockade des Nervus laryngeus superior geschieht durch Schwämmchen, die mit Lokalanästhetikum getränkt sind, in den Fossae piriformes. Die Blockade des Nervus laryngeus superior anästhesiert den unteren Pharynx, die laryngeale Epiglottis, die Vallecula, das Vestibulum, die aryepiglottische Falte und die hintere Rima glottis. Die Anästhesie der Trachea ist durch ein lokales Anästhesiespray, das der Patient einatmet, durch einen transtrachealen Block oder durch ein Lokalanästhesiespray, das über den Absaugkanal des fiberoptischen Bronchoskops eingebracht wird, möglich. Ist das fiberoptische Bronchoskop in die Trachea eingeführt, kann der distale Tracheobronchialbaum ebenfalls über den Absaugkanal des Bronchoskops mit Lokalanästhetikum eingesprüht werden.

Wie sich aus der vorhergehenden Liste der verschiedenen Techniken ergibt, ist das einfache Einsprayen von Lokalanästhetikum durch Nase und Mund dasjenige Verfahren, bei dem sowohl Nase wie Pharynx, Larynx und Trachea anästhesiert werden kann. Nach eigener Erfahrung bietet Tetracain 0,5% mit Epinephrin eine bessere Blockade als Lidocain 4%. Ein sehr einfaches, jedoch effektives System, mit dem eine sehr dichte Flüssigkeitsverteilung erreicht wird, ist in Abbildung 14-4 zu sehen. Nach unserer Erfahrung werden mit diesem System alle Schleimhautoberflächen erreicht. Daneben ist es das effektivste Verfahren und führt zu einer adäquaten Anästhesie. Hierbei ist es jedoch extrem wichtig, sich entsprechend viel Zeit zu lassen (10 s sprühen, im Wechsel mit 10–20 s Ruhephasen). Bei diesem Vorgehen werden etwa 15 Minuten bis zum Erreichen einer adäquaten Anästhesie benötigt. Die Gesamtdosis von Tetracain über 15 Minuten bei einem 70 kg schweren Patienten sollte 100 mg nicht überschreiten (20 ml der 0,5%igen Lösung). Die maximale Gesamtdosis von Lidocain über 15 Minuten beim 70-kg-Patienten beträgt 400 mg (10 ml der 4%igen Lösung). Es kann nicht genügend betont werden, daß die tracheale Intubation mit einem fiberoptischen Bronchoskop bei inadäquater Anästhesie ein schwieriges Verfahren ist (massive Bewegungen im Gesichtsfeld), wogegen die Durchführung beim adäquat anästhesierten Patienten relativ leicht ist (ruhiges Gesichtsfeld). Daher werden zusätzlich zum Lokalanästhesiespray (Abb. 14-4) Cocain für die Nase oder weiche Nasopharyngealtuben – mit Lidocain getränkt (bei Verwendung der Nase als Zugangsweg) –, pharyngeales Gurgeln

---

Tabelle 14-2: Lokalanästhesietechniken bei nasotrachealer fiberoptischer Bronchoskopie.

1. Cocain (10%ige Lösung) auf die nasale Schleimhaut
2. Bougierung mit Nasopharyngealtuben, die mit Lidocain-Salbe versehen sind
3. Einsprühen von Lokalanästhetika auf die nasopharyngealen, oropharyngealen, laryngealen und trachealen Schleimhautoberflächen
   a) Tetracain (0,5%) mit Epinephrin
   b) Lidocain (4%)
4. Blockade des Nervus laryngeus superior
   a) extern mit Nadel
   b) intern mit Schwämmchen, die mit Lokalanästhetikum getränkt sind
5. Transtracheale Blockade
6. Einsprühen von Lokalanästhetika durch den unteren Absaugkanal des fiberoptischen Bronchoskops

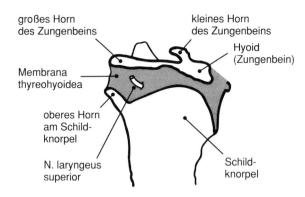

Abb. 14-3: Diese schematische Abbildung zeigt den **Austrittspunkt des Nervus laryngius superior aus der Membrana thyreohyoidea** zwischen dem Cornu lateralis superior des Schildknorpels und der Unterfläche des Hyoids. Eine Applikation von Lokalanästhetika an diesem Punkt führt zu einer Blockade des Nervus laryngius superior.

mit viskösem Lidocain und eventuell die beidseitige Blockade des Nervus laryngeus superior empfohlen.

Aus Tabelle 14-2 ergeben sich noch einige andere Varianten der Lokalanästhesietechnik, die zur Anästhesie der gesamten Schleimhautoberflächen des oberen Atemwegstrakts verwendet werden können. Jedoch wird, ungeachtet der verwendeten Technik, bei fehlender Geduld des Anästhesisten (es werden etwa 20 Minuten benötigt) immer eine inadäquate Anästhesie erreicht. Bei allen Techniken kann zusätzlich intravenös verabreichtes Lidocain den Hustenreflex unterdrücken und die Inzidenz von Arrhythmien vermindern (14–16).

Allgemeinanästhesie

Zunächst ist zu betonen, daß das Ausmaß der Allgemeinanästhesie das für die Bronchoskopie erforderlich ist, in Kombination mit einer Lokalanästhesie stark reduziert werden kann. Bei der fiberoptischen Bronchoskopie sind zwei Arten der Allgemeinanästhesie, bzw. deren Kombination möglich: entweder Sauerstoff/Lachgas mit intravenösen Barbituraten/Narkotika und kurz wirksamen Muskelrelaxantien (Succinylcholin, Atracurium oder Vecuronium) und/oder halogenierte Anästhetika. Die Faktoren, die zur Wahl zwischen den beiden Techniken beitragen, wurden in Kapitel 8 ausgiebig diskutiert. Es muß betont werden, daß bei jeder Methode eine ausreichende Anästhesie zur Unterdrückung von Laryngospasmus und Bronchospasmus anzustreben ist. Die intravenöse Anwendung von Lidocain unterdrückt signifikant den Hustenreflex und vermindert die Inzidenz von ventrikulären Extrasystolen bei jeder Art von Allgemeinanästhesie (14–16). Postoperativ sollten die Patienten für mehrere Stunden mit einer erhöhten F_iO_2 spontan atmen (siehe Abschnitt 14.2.1.4) (10, 17).

14.2.1.4 Komplikationen

Die häufigsten intraoperativen Probleme bei fiberoptischer Bronchoskopie sind Laryngospasmus und Bronchospasmus bei inadäquater Anästhesie (18, 19). Ein weiteres häufiges Problem ist die intraoperative Hypoxämie (6, 7, 17, 18), entweder durch schlechte Ventilation (Bronchospasmus, zu großes fiberoptisches Bronchoskop) oder durch Atelektase (Absaugen in Wedge-Position). Bei etwa 11% der Pa-

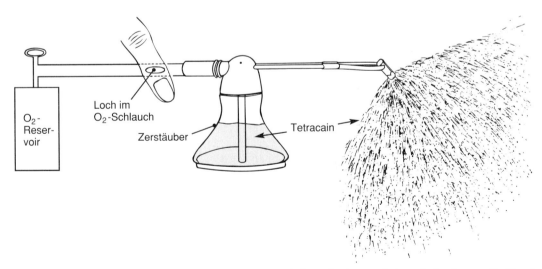

Abb. 14-4: Diese schematische Abbildung zeigt ein **System zur Lokalanästhetikavernebelung**. In den Sauerstoffschlauch wird in der Nähe der Vernebelungskammer ein Loch eingebracht. Bei Sauerstofffluß im Schlauch und Abdeckung des Lochs mit einem Finger entsteht ein feiner Nebel aus der Vernebelungskammer. Stärke und Ausbreitungsgeschwindigkeit des Nebels sind proportional der Flußrate.

tienten unter fiberoptischer Bronchoskopie können sich schwerere Arrhythmien entwickeln, wobei das Auftreten der Arrhythmien häufig bei einem $P_aO_2 < 60$ mmHg zu finden ist (20). Wird die Hypoxämie korrigiert, sistieren gewöhnlich die Arrhythmien und brauchen nicht weiter behandelt zu werden. Schwere hämodynamische Auswirkungen des PEEP und ein parenchymales Barotrauma können intraoperativ auftreten, wenn die Querschnittsfläche des Endotrachealtubus zu sehr durch das fiberoptische Bronchoskop vermindert wird, was das Entweichen des exspiratorischen Gases behindert. Postoperativ sollte eine Röntgenthoraxaufnahme ein Mediastinalemphysem und einen Pneumothorax ausschließen, wenn während der Untersuchung hohe Atemwegsdruckwerte festgestellt wurden (3, 8). Blutungen sind bei der fiberoptischen Bronchoskopie von wechselnder Häufigkeit (eventuell nach transbronchialer Biopsie) (21).

Eine Hypoxämie entwickelt sich unter fiberoptischer Bronchoskopie sowohl bei gesunden Freiwilligen wie kranken Patienten mit einer mittleren Abnahme des P_aO_2 um 20 mmHg und bleibt für 1–4 Stunden nach dem Eingriff bestehen (17, 22–24). Die Hypoxämie nach fiberoptischer Bronchoskopie ist hauptsächlich auf Atelektasenbildung durch Absaugen bei Wedge-Position des Bronchoskops zurückzuführen. Daher sollte der Anästhesist bei Patienten mit Endotrachealtubus am Ende des Eingriffs die Lunge mit positivem Druck blähen. Daneben können Patienten eine verstärkte Atemwegsobstruktion entwickeln (17), wahrscheinlich durch direkte mechanische Aktivierung des Hustenreflexes und Irritation der Atemwege, bzw. durch ein traumainduziertes Schleimhautödem (10).

14.2.2 Bronchoskopie mit dem starren Instrument

14.2.2.1 Indikationen

Es gibt verschiedene relative Indikationen für den Einsatz des starren Bronchoskops. Erstens ist es das Instrument der Wahl zur Fremdkörperentfernung (siehe Kapitel 16). Die zweite Indikation besteht bei massiver Hämoptyse (500 ml/24 h) (siehe Kapitel 16). Eine adäquate Absaugung, Entfernung von Blutkoageln mit einer großen Zange und die Versorgung einer größeren Blutungsquelle läßt sich besser mit dem starren Instrument als mit dem fiberoptischen Bronchoskop erreichen. Daneben kann bei allen diesen therapeutischen Maßnahmen die Kontrolle der Atemwege aufrecht erhalten werden. In seltenen Fällen ist es erforderlich, das Bronchoskop in einen Hauptstammbronchus einzuführen, um die Beatmung der einen Lunge zu sichern (und die blutende Lungenhälfte auszuschalten), während der Patient in den Operationssaal transportiert wird. Bei ernsthafter Gefährdung der Atemwege können drittens Konstriktionen und/oder Blutungsquellen mit einem offenen Bronchoskop umgangen werden. Viertens kann man größere Biopsien bei Neoplasmen des Hauptstammbronchus gewinnen. Fünftens erlaubt das starre Bronchoskop eine Palpation der Carina zur präoperativen Einschätzung der Operabilität und zur Identifizierung des Ausmaßes einer subkarinalen Beteiligung. Schließlich ist das starre Bronchoskop bei kleinen Kindern erforderlich (siehe Kapitel 17).

14.2.2.2 Überlegungen zur Ventilation

Das Bronchoskop kann direkt über einen Seitenanschluß an das Anästhesiegerät angeschlossen werden (Abb. 14-5). Dadurch sind die inspiratorische Sauerstoffkonzentration und die Konzentration des Anästhesiegases bekannt, die entweder konventionell oder in Form der High-frequency-Ventilation mit positivem Druck angewendet werden. Obwohl eine Spontanatmung möglich ist, ist das Risiko-Nutzen-Verhältnis der Spontanventilation wegen der Gefahren einer inadäquaten Ventilation durch Bronchospasmus und Rigidität der Thoraxwand (zu leichte Anästhesie) oder durch Hypoventilation (zu tiefe Anästhesie) und Schädigung des Tracheobronchialbaums durch unerwartetes Husten hoch. Daher sollten diese Patienten im allgemeinen relaxiert werden und die Beatmung sollte kontrolliert mit positivem Druck erfolgen. Da das übliche starre Negusbronchoskop einen Außendurchmesser von 11 mm hat, besteht gewöhnlich ein variables Leck um das distale Ende des Bronchoskops, was jedoch durch eine hohe Gasflußrate (mehr als 10 l/min) (erste Wahl) oder durch Abdichten des Pharynx mit kochsalzgetränkter Gaze (zweite Wahl) kompensiert werden kann. Mit diesem System ist bei den allermeisten Patienten eine effektive Ventilation möglich. Jedoch muß man das Okular bei Absaugmanövern, Fremdkörpermanipulationen oder Biopsieentnahmen entfernen. Da die Beatmung bei der Entfernung des Okulars unterbrochen werden muß (Entweichen des Atemgases einschließlich Inhalationsanästhetikum in die Raumluft), sollte man bei längerfristigen Okularentfernungen eine hohe F_iO_2 verwenden. 1–2 Minuten der Apnoe sind maximal möglich, wobei für adipöse Patienten und Patienten mit Lungenerkrankungen eine kürzere Zeit angesetzt werden muß (25). In Anbetracht des Lecks um das Bronchoskop und der eventuell häufigen Apnoephasen ist das System des starren Bronchoskops als instabil zu betrachten und sollte nicht für längere Maßnahmen verwendet werden (mehr als 20–30 Minuten).

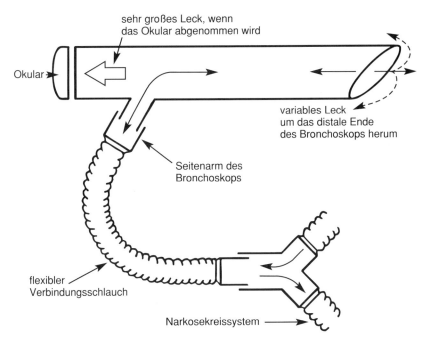

Abb. 14-5: Diese schematische Abbildung zeigt ein **System mit starrem Bronchoskop**, wobei das Narkosekreisteil über einen flexiblen Verbindungsschlauch an den Seitenarm des Bronchoskops angeschlossen ist. Bei aufgesetztem Okular strömt der größte Teil des Inspirationsgases in den Patienten. Da das Bronchoskop jedoch nicht die gesamte Querschnittsfläche der Trachea einnimmt, besteht ein variables Leck um das distale Ende des Bronchoskops. Bei Entfernung des Okulars besteht ein sehr großes Leck über das proximale Ende des Bronchoskops.

14.2.2.3 Anästhesietechnik

Lokalanästhesie

Die Passage des starren Bronchoskops in die Trachea geht mit einer beträchtlichen Druckwirkung, Schleimhautstimulation und extremer Halsextension einher, was bei der fiberoptischen Bronchoskopie nicht der Fall ist. Daneben besteht beim wachen Patienten keine Garantie, daß es in kritischen Phasen nicht zu plötzlichen Bewegungen kommt. Daher wird die starre Bronchoskopie im allgemeinen unter Allgemeinanästhesie vorgenommen. Muß eine Lokalanästhesie erfolgen, wird durch Prämedikation und die vorher beschriebenen verschiedenen lokalen Blockaden im allgemeinen eine entsprechende Toleranz erreicht.

Allgemeinanästhesie

Bronchospastische und asthmatische Patienten müssen vor starrer Bronchoskopie hinsichtlich des Bronchialtonus pharmakologisch gut eingestellt sein. Der Allgemeinanästhesie sollte eine topische Lokalanästhesie des Larynx vorangehen. Dadurch wird die erforderliche Allgemeinanästhesie reduziert, wodurch ein leichteres und schnelleres Erwachen bei schnellerer Rückkehr der Larynxreflexe gestartet wird. In Frage kommen sowohl Lachgas/intravenöse Anästhetika/kurzwirksame Muskelrelaxantien als auch halogenierte Anästhetika/kurzwirksame Muskelrelaxantien. Lidocain intravenös und intratracheal vermindert Pressen, Husten und Arrhythmien (14–16). Natürlich erfolgt die Wahl des Anästhesieverfahrens aufgrund des Gesamtzustandes des Patienten bzw. des Geschicks und der Schnelligkeit des Operateurs.

14.2.2.4 Komplikationen

Für einen wachen Patienten kann das Einführen eines starren Bronchoskops äußerst unangenehm sein. Das starre Bronchoskop verursacht u. U. Zahnschäden und im allgemeinen ist eine extreme Halsextension erforderlich, was zu vasovagalen Reaktionen führen kann. Durch direktes Trauma können massive Blutungen auftreten (19, 21). Die Spitze des starren Bronchoskops kann die Schleimhaut perforieren (Pneumomediastinum, subkutanes Emphysem). Da ein großes Leck um das distale Ende des Bronchoskops bestehen kann und Apnoephasen erforderlich sein können, besteht ein erhöhtes Risiko einer Hypoxämie und Hyperkapnie (19, 21). In Anbetracht der intensiven Stimulation, die mit diesem Eingriff verbunden ist, können Arrhythmien auftreten (speziell unter Hypoxämie, Hyperkapnie, inadäquater Anästhesie oder Halothan) (19, 21).

14.2.3 Starre Bronchoskopie mit Venturiprinzip

14.2.3.1 Indikationen

Die Indikationen für die starre Bronchoskopie mit Venturiprinzip sind die selben wie für die starre Bronchoskopie mit konventioneller Beatmung. Durch eine bessere Sicherung der Ventilation ist das Venturiprinzip jedoch bei zu erwartenden längeren Eingriffen vorzuziehen. Da die Ventilation nicht unterbrochen werden muß, braucht der Operateur in Phasen der direkten Sicht ohne Okular keine Eile walten zu lassen.

14.2.3.2 Überlegungen zur Ventilation

Das Prinzip besteht in einer intermittierenden (10–20/min) Jet-Beatmung mit Sauerstoff unter hohem Druck, wobei durch Mitreißen von Raumluft die Lungen mit einem Raumluft-Sauerstoff-Gemisch beatmet werden (Abb. 14-6). Der Venturi-Jet wird über ein Reduzierventil (Sanders injector) und einer Injektionsnadel Nr. 18 oder Nr. 16 (18- oder 16-Kanüle), die sich innerhalb und parallel zum Lumen des Bronchoskops befindet, zugeführt. Die hohe Geschwindigkeit des Venturi-Jets, der aus dem Ende der Nadel ausströmt, erzeugt einen negativen Druck um das offene Ende der Nadel, wodurch Umgebungsluft in den Jet-Strom gezogen wird. Venturi-Jet plus Umgebungsluft erzeugen einen positiven intraluminalen Trachealdruck und ein Zugvolumen. Bei gegebenem Druck des Reduzierventiles hängt der exakte Trachealdruck und das Tidalvolumen vom Antriebsdruck des Reduktionsventils, der Größe der Nadel und dem Durchmesser, der Länge und dem Typ des Bronchoskops ab. Beim üblichen Venturi-Bronchoskop (Negus) und einer Kanüle-18-Öffnung der Nadel ergibt eine 50-psi-Quelle einen Fluß von 160 l/min und einen Atemwegsspitzendruck von 27 cm H_2O (26). Der Druck des Reduktionsventils kann entsprechend dem Trachealdruck und den sichtbaren Thoraxbewegungen angepaßt werden. Im allgemeinen führt ein Trachealdruck von 30 cm H_2O zu einer Normokapnie. Im Vergleich zum intermittierenden Gasaustausch beim Bronchoskop mit konventioneller Beatmung bietet das Venturiprinzip eine konstantere und adäquatere Ventilation (27). In neuerer Zeit wurde die Verwendung von High-frequency-jet-Ventilation mit Frequenzen zwischen 150 und 300/min mit dem Ergebnis eines adäquaten Gasaustauschs beschrieben (28).

14.2.3.3 Anästhesietechnik

Lokalanästhesie

Bei der Anwendung des Venturiprinzips bestehen die gleichen Schwierigkeiten bei rein lokaler Anästhesie wie beim starren Bronchoskop mit konventioneller Beatmung. Darum wird auch hier meist die Allgemeinanästhesie eingesetzt.

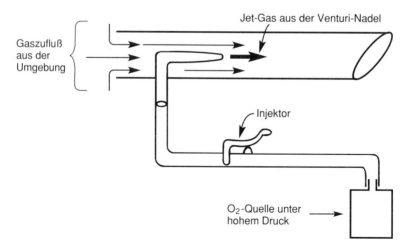

Abb. 14-6: Diese schematische Darstellung eines **starren Venturi-Bronchoskops** zeigt, daß der Gasstrom aus der Venturi-Nadel innerhalb des Lumens und parallel zur Längsachse des Bronchoskops Gas aus der Umgebung mitreißt. Das Jet-Gas stammt aus einer Quelle mit hohem Druck und intermittierenden Injektor (12/min). Der Gasfluß zum Patienten ist gleich dem Gasvolumen über dem Jet plus der mitgeführten Raumluft.

Allgemeinanästhesie

Wie bei der Bronchoskopie mit konventioneller Beatmung wird durch die Anwendung von topischen Lokalanästhetika für die oberen Atemwege das Ausmaß der Allgemeinanästhesie vermindert. Da bei dem Venturiprinzip die inspiratorische Sauerstoffkonzentration und die Konzentration der Inhalationsanästhetika ungewiß ist, wird am häufigsten eine Sauerstoff/Narkotika/Thiopental/Muskelrelaxans-Kombination verwendet. Zur Sicherung einer adäquaten Ventilation mit minimaler Resistance ist eine Relaxation sehr nützlich. Lidocain intravenös und intratracheal dient zur Unterdrückung des Hustenreflexes und zur Vermeidung von Arrhythmien (14–16).

14.2.3.4 Komplikationen

Auch beim Venturiprinzip können durch die Verwendung des starren Bronchoskops Komplikationen durch direkte Traumatisierung vorkommen. Darüber hinaus gibt es aber noch einige spezielle, potentielle Nachteile für das Venturibronchoskop:
1. Es kann keine kontinuierliche Dokumentation der inspiratorischen Sauerstoffkonzentration und der Inhalationsanästhetikakonzentration erfolgen.
2. Durch die hohen Gasflußraten der Jet-Ventilation können Blut- oder Tumorpartikel akzidentiell in die peripher gelegenen Bronchien transportiert werden.
3. Bei Kindern muß auf exzessiv hohe Tracheadruckwerte geachtet werden, die durch einen dichten Glottisverschluß mit Verhinderung des Gasaustritts um das Bronchoskop eintreten können.

14.3 Mediastinoskopie

14.3.1 Indikationen

Die Mediastinoskopie erfolgt im allgemeinen vor der Thorakotomie, um die Diagnose zu präzisieren und/oder die Resezierbarkeit eines Lungenkarzinoms festzulegen. Nach einem Hautschnitt im Bereich des Jugulums wird nach Passage der prätrachealen Faszie durch stumpfe Präparation entlang der anterioren und lateralen Tracheawand das Mediastinum erreicht, und zwar hinter dem Aortenbogen bis zum subcarinalen Areal (Abb. 14-7). Hierdurch wird eine direkte Inspektion und Biopsie der oberen mediastinalen Lymphknoten, die hinter dem Aortenbogen liegen (anteriore und laterale Lymphknoten im Bereich des Hauptbronchus, anteriore subcarinale, anteriore und laterale paratracheale Lymphknoten) ermöglicht (Abb. 14-7). Ein positiver Lymphknotenbefund auf der kontralateralen Seite stellt eine absolute Kontraindikation zur Thorakotomie dar, wogegen ipsilaterale positive Lymphknotenbefunde eine Thorakotomie in Abhängigkeit von der erwarteten Resezierbarkeit des Tumors gestatten. Thymustumoren und Tumoren im Bereich des vorderen Mediastinums können nicht durch die übliche diagnostische Mediastinoskopie begutachtet werden, da sie vor den großen Gefäßen gelegen sind. Hier ist eine anteriore Mediastinotomie erforderlich (Hautschnitt im zweiten Zwischenrippenraum, weniger komplikationsreiches Verfahren als die Mediastinoskopie). Eine bereits stattgefundene Mediastinoskopie ist eine absolute Kontraindikation zur Wiederholung dieses diagnostischen Eingriffs, da durch Verwachsungen die Dissektionsebene nicht mehr gegeben ist. Zu den relativen Kontraindikationen der Mediastinoskopie zählen das Vena-cava-superior-Syndrom, eine schwere Tracheadeviation, zerebrovaskuläre Erkrankungen und ein thorakales Aortenaneurysma (29). In Zukunft kann die Bedeutung der Mediastinoskopie durch die Computer-Tomographie zurückgedrängt werden.

14.3.2 Anästhesietechnik

Neben der üblichen präanästhetischen Einschätzung des Patienten sollte spezifisch auf Zeichen und Symptome einer relativen Kontraindikation zur Mediastinoskopie geachtet werden, wie Obstruktion oder Verlagerung der oberen Atemwege, Obstruktion der Vena cava superior, Zeichen und Symptome einer beeinträchtigten cerebralen Zirkulation (Verschlechterung durch Kompression der Karotisgefäße) und Zeichen eines myasthenischen Syndroms bei Lungenkarzinom. Da potentiell das Risiko einer Blutung besteht, sollte ein großlumiger intravenöser Katheter verwendet und Blut bereitgestellt werden. Bei Obstruktion der Vena cava superior ist ein intravenöser Zugang an der unteren Extremität wünschenswert.

Obwohl die Mediastinoskopie unter Lokalanästhesie durchgeführt werden kann (30, 31), wird die Allgemeinanästhesie mit kontrollierter positiver Druckbeatmung bevorzugt, da hierdurch eine größere Flexibilität des Operators bei der Dissektion gewährleistet ist, die Möglichkeit einer Luftembolie minimiert

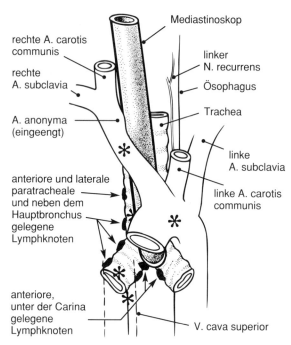

Abb. 14-7: Diese schematische Abbildung zeigt die **Plazierung eines Mediastinoskops im oberen Mediastinum.** Das Mediastinoskop befindet sich vor der Trachea und hinter der thorakalen Aorta. Bei dieser Lokalisation können Proben aus den anterioren und lateralen bronchialen Lymphknoten in der Nachbarschaft der Hauptbronchien, aus den anterioren subkarinalen Lymphknoten und den anterioren und lateralen paratrachealen Lymphknoten gewonnen werden. Anatomische Strukturen, die durch das Mediastinoskop komprimiert werden können (durch * gekennzeichnet) und die größere Komplikationen auslösen können, sind die thorakale Aorta (Ruptur, Reflexbradykardie), die Arteria brachiocephalika (zerebrovaskuläre Symptome, Verlust des Radialispulses rechts), die Trachea (respiratorische Probleme) und die Vena cava (Blutungsrisiko mit Vena-cava-superior-Syndrom).

und die Behandlung schwererer Komplikationen wie massiver Blutung erleichtert wird (32). Bei Patienten mit aktiver zerebrovaskulärer Erkrankung kann jedoch zur Überprüfung der zerebralen Funktion in wachem Zustand die Lokalanästhesie in Betracht gezogen werden.

Nach intravenöser Einleitung der Allgemeinanästhesie und Relaxierung mit entweder Succinylcholin, Atracurium oder Vecuronium wird Lidocain direkt in die Trachea eingesprüht und zur Minimierung des Hustenreflexes bei orotrachealer Intubation und dem Eingriff selbst intravenös gegeben. Während des Eingriffes setzt man zur Verhinderung von Husten, venöser Stauung durch Pressen und Spontanbewegungen ein kurzwirksames Muskelrelaxans (Succinylcholintropf, Atracurium, Vecuronium) ein. Eine Kopfhochlagerung vermindert die venöse Stauung, verstärkt jedoch die Gefahr einer venösen Luftembolie. Die Wahl des Anästhetikums erfolgt entsprechend der Gesamtsituation des Patienten (siehe Kapitel 8). Während der Mediastinoskopie achtet der Anästhesist hauptsächlich auf eventuell auftretende Komplikationen. Dies geschieht durch Palpation des rechten Radialispulses (die am häufigsten komprimierten Gefäße sind die Arteria brachiocephalica, die rechte Arteria subclavia und Arteria carotis) und durch Überprüfung auf eine Reflexbradykardie (Kompression der Aorta), Arrhythmien (mechanische Stimulation der Aorta und Ventrikel), Hypovolämie, Spannungspneumothorax und Kompression der Trachea. Blutdruck und Sauerstoffsättigung sollten am linken Arm gemessen werden. Wird eine intraarterielle Druckmessung verwendet, bietet sich der rechte Arm an, da hier eine Kompression der Arteria brachiocephalica sofort erkennbar ist. Der Patient kann im allgemeinen direkt nach dem Eingriff extubiert werden. Postoperativ sollte der Patient in Kopfhochlagerung überwacht werden, um eine venöse Stauung zu minimieren.

Die anästhesiologischen Überlegungen bei der anterioren Mediastinoskopie entsprechen denen bei der Mediastinoskopie, mit dem Unterschied, daß der Hautschnitt größer, die Inzidenz von Komplikationen wegen besserer Inspektion und Kontrolle der Strukturen geringer ist. Die Lagerung des Kopfes ist hier unwichtig und die Blutdruckmessung kann an beiden Armen erfolgen, da die Wahrscheinlichkeit einer Kompression der Arteria brachiocephalica gering ist.

14.3.3 Komplikationen

Obwohl die Gesamtmortalität bei diesem Eingriff gering ist (0,1%) (33), können doch ernsthafte Komplikationen eintreten, auf die der Anästhesist vorbereitet sein muß (Tab. 14-3). Bei einer Reihe von 6490 Patienten zur Mediastinoskopie wurde an größeren Komplikationen über Blutungen (48 Fälle), Pneumothorax (43 Fälle), Verletzung des Nervus recurrens (22 Fälle), Infektion (22 Fälle), Tumorverschleppung in die Wunde (8 Fälle), Verletzung des Nervus phrenicus (3 Fälle), Ösophagusverletzung (1 Fall), Chylothorax (1 Fall), Luftembolie (1 Fall) und vorübergehende Hemiparese (1 Fall) berichtet (33). Die Gesamtkomplikationsrate bei verschiedenen Studien liegt zwischen 1,5–3,0% (33–39). Die meisten dieser Komplikationen erfordern zum Zeitpunkt des Auftretens eine spezifische Reaktion des Anästhesisten.

Das häufigste größere Problem bei Mediastinoskopie sind signifikante (gelegentlich massive) Blutungen. Hier muß eine sofortige Thorakotomie erfolgen. Während hierzu die entsprechenden Vorbereitungen getroffen werden, muß der Operateur eine Kontrolle der Blutung durch Kompression versuchen, obwohl der relativ schlechte Zugang zum Operationsfeld dieses Manöver schwierig oder ineffektiv macht. Der Anästhesist sollte:

Tabelle 14-3: Wichtige Komplikationen bei einer Mediastinoskopie.

1. Hämorrhagie
2. Pneumothorax
3. Verletzung des Nervus recurrens
4. Luftembolie
5. Kompression der Gefäße
   a) Aorta → reflektorische Bradykardie
   b) Arteria anonyma
      rechte Karotis → Hemiparese
      rechte Subklavia → Verschwinden des rechten Radialispulses
6. Kompression der Trachea
7. Infektion, Tumorstreuung

1. einen schnellen Volumenersatz über großlumige intravenöse Kanülen einleiten,
2. das bereitgestellte Blut für den Patienten abrufen,
3. pharmakologisch den Kreislauf bis zum ausreichenden Volumenersatz unterstützen,
4. sich über eine adäquate Oxygenierung und Ventilation vergewissern,
5. Atropin gegen eine Reflexbradycardie durch Aortakompression applizieren und
6. bis zum Erreichen einer Normovolämie die Anästhetikadosierung reduzieren.

In seltenen Fällen kann eine leichte künstliche Hypotension zur Blutungskontrolle angezeigt sein (35). Erfolgt die Blutung aus einer Verletzung der Vena cava superior, kann die Volumentherapie und die medikamentöse Therapie in das Operationsfeld verloren gehen, falls sie nicht über einen peripher-venösen Zugang der unteren Extremität appliziert werden (35).

Eine weitere relativ häufige Komplikation der Mediastinoskopie ist der Pneumothorax. Im allgemeinen ist er bis zur postoperativen Phase nicht erkennbar. In den meisten Fällen ist keine Thoraxdrainage erforderlich (33). In der postoperativen Phase sollten alle Patienten auf Zeichen eines Pneumothorax hin überprüft werden. Im Zweifel sollte eine Röntgenthoraxaufnahme angefertigt werden. Ein intraoperativ auftretender Pneumothorax (erhöhter inspiratorischer Spitzendruck, Trachealverlagerung, fehlendes Atemgeräusch, Hypotonie und Zyanose) erfordert eine sofortige Entlastung durch eine Thoraxdrainage (40). Eine Verletzung des Nervus recurrens (Abb. 14-7) ist in etwa 50 % der Fälle von bleibender Natur (33). Bei entsprechendem Verdacht sollten die Stimmbänder unter Spontanatmung des Patienten direkt inspiziert werden (im allgemeinen bei der Extubation). Sind die Stimmbänder unbeweglich und/oder in der Mittellinie stehend, besteht das Problem einer postoperativen Larynxobstruktion. Bei der Mediastinoskopie ist die Spitze des Instrumentes intrathorakal gelegen und daher vom Pleuradruck beeinflußt. Unter Spontanatmung des Patienten kann wegen der Entstehung von negativen intrathorakalen Druckwerten während der Inspiration wesentlich leichter eine venöse Luftembolie (bei venöser Blutung) auftreten. Daher vermindert eine kontrollierte positive Druckbeatmung das Risiko einer Luftembolie.

Das Mediastinoskop kann einen direkten Druck auf die Arteria brachiocephalika ausüben und damit eine Blutflußminderung in die rechte Arteria carotis und die rechte Arteria subclavia auslösen (Abb. 14-7). Dies hat bei Patienten mit vorbestehender beeinträchtigter zerebraler Zirkulation eine besondere Bedeutung. Bei einem Patienten mit einer linksseitigen Hemiparese, die sich innerhalb der nächsten 48 Stunden zurückbildete, wurde die Kompression der rechten Arteria carotis als Ursache angesehen (33). Bei einem anderen Patienten führte die Kompression der rechten Arteria subclavia zu einer Pulslosigkeit im rechten Arm, was als intraoperativer Kreislaufstillstand fehldiagnostiziert wurde (41). Bei einer anderen Untersuchung war bei 4 von 7 Patienten der Blutdruck im rechten Arm signifikant für einen Zeitraum zwischen 15 und 360 Sekunden vermindert (42). Daher wurde empfohlen, daß die Blutdruckmessung am linken Arm erfolgen sollte und daß eine kontinuierliche Überwachung der rechten Arteria radialis durch Palpation oder Fingerplethysmographie erfolgen sollte. Natürlich kann eine intraarterielle Druckmessung in der rechten Arteria radialis das Auftreten einer Kompression der Arteria brachiocephalika oder Arteria subclavia besonders sensitiv und kontinuierlich überwachen. Die Überwachung der peripheren Sauerstoffsättigung (Pulsoxymeter) ist weniger sensitiv. Jede Verminderung des Blutdrucks in der rechten Arteria radialis muß zu einer Positionsänderung des Mediastinoskops veranlassen, speziell bei Patienten mit zerebrovaskulärer Insuffizienz. Bei diesen Patienten sollte auch eine übermäßige Halsüberstreckung, die in diesem Zusammenhang negativ beitragen kann, vermieden werden. Durch Kompression oder Überdehnung von Trachea, Nervus vagus oder den großen Gefäßen können autonome Reflexe auftreten. Plötzliche Veränderungen von Puls und/oder Blutdruck werden zunächst empirisch durch Positionsänderung des Mediastinoskops behandelt. Bei persistierender Bradykardie gibt man Atropin.

14.4 Thorakoskopie

14.4.1 Indikationen

Die Thorakoskopie (Pleuroskopie) erfolgt zur Unterstützung der Diagnosestellung bei Pleura- und Parenchymerkrankungen, zur Unterstützung der Stadieneinteilung bei suspekten Neoplasmen und zur Abklärung der Ätiologie von rezidivierenden Pleuraergüssen (43–47). In der diagnostischen Reihenfolge folgt sie meist einer Thorakozentese oder geschlossenen Pleura- bzw. Lungenbiopsie, wenn hierdurch keine Diagnose möglich war. Die Thorakoskopie erfolgt durch einen kleinen Hautschnitt in der lateralen Thoraxwand (gewöhnlich in Höhe des sechsten Interkostalraumes), durch den ein Thorakoskop, Laparoskop oder Mediastinoskop in den Pleuraraum eingeführt wird. Hierdurch ist es möglich, den gesamten Pleuraraum des Hemithorax zu inspizieren. Es können leicht Flüssigkeitsproben und Biopsien auf diesem Wege entnommen werden, einige Operateure gehen über einen zweiten Hautschnitt mit Zusatzinstrumenten wie z. B. einer Biopsiezange ein.

14.4.2 Anästhesietechnik

Die Thorakoskopie kann entweder unter Lokal-, Regional- oder Allgemeinanästhesie erfolgen. Die Wahl des Verfahrens wird bestimmt durch:
1. operationstechnische Gesichtspunkte und die Länge des Eingriffs,
2. das Geschick des Operateurs,
3. die Erfahrung des Anästhesisten und
4. den körperlichen und psychologischen Zustand des Patienten.

Die lokale Infiltration der lateralen Thoraxwand und parietalen Pleura ist der einfachste Weg für eine ausreichende Anästhesie bei den meisten Patienten (48), obwohl einige bei dieser Methode Beschwerden empfinden. Tritt Luft in den Pleuraraum ein, entsteht ein Partialkollaps der Lunge auf der operierten Seite. Hierdurch wird die Inspektion des Pleuraraums durch den Operateur erleichtert. Eine Gasinsufflation unter Druck in den Hemithorax zur Verbesserung der Sichtverhältnisse ist gefährlich und unnötig. Überraschenderweise sind Änderungen im P_aO_2, P_aCO_2 und Herzrhythmus selbst bei Patienten mit fortgeschrittener Lungenerkrankung gewöhnlich nur minimal, wenn der Eingriff unter Lokalanästhesie und Spontanatmung des Patienten erfolgt (49, 50). Trotzdem ist es sinnvoll, eine hohe F_iO_2 zu verwenden, um die Reduktion des Lungenvolumens durch den unvermeidbaren Pneumothorax auszugleichen.

Eine bessere Anästhesie zur Thorakoskopie kann durch Interkostalblockaden in Höhe der Inzision und den beiden benachbarten Interkostalräumen erfolgen, vor allem, wenn sie genügend weit im posterioren Bereich zur Anästhesie der parietalen Pleura vorgenommen werden. Eine zusätzliche Blockade des ipsilateralen Ganglion stellatums dient der Unterdrückung des Hustenreflexes, der manchmal bei der Inspektion und Manipulation im Hilusbereich auftritt.

Bei Durchführung unter einer Allgemeinanästhesie kann ein Standard-Endotrachealtubus verwendet werden. Jedoch können durch die positive Druckbeatmung die Sichtverhältnisse und Inspektionsmöglichkeiten stark beeinträchtigt werden, so daß man die Thorakoskopie als relative Indikation zur Ein-Lungen-Anästhesie betrachten kann (51). Da der Eingriff im allgemeinen kurz ist und die ipsilaterale Lunge nur für kurze Zeit entlüftet werden muß, werden die Blutgaswerte nicht routinemäßig überwacht. Bei Patienten mit grenzwertigem pulmonalem Status, bei denen die Phase der Ein-Lungen-Anästhesie für mehr als wenige Minuten besteht, sollten jedoch die üblichen Vorsichtsmaßnahmen, wie sie in Kapitel 7 beschrieben sind, getroffen werden.

14.4.3 Komplikationen

Bei diesem einfachen Eingriff sind Komplikationen sehr selten, obwohl theoretisch jede Struktur, an der eine Manipulation vorgenommen wird, geschädigt werden kann. Einige wenige kritisch kranke, spontan atmende Patienten können einen verschlechterten Gasaustausch entwickeln. Obwohl vorübergehend etwas Luft im Pleuraraum verbleiben kann, ist nur selten eine Thoraxdrainage indiziert.

14.5 Ösophagoskopie

14.5.1 Indikationen

Die Hauptindikation zur Ösophagoskopie ist die Darstellung von Ösophagusveränderungen nach Röntgenkontrastaufnahmen zur Klärung der Ätiologie oder Anatomie (52). Hierunter fallen alle Strikturen, intraluminalen Füllungsdefekte, Schleimhautunregelmäßigkeiten und obere Gastrointestinalblutung. In den meisten Situationen sind auch Biopsien und zytologische Untersuchungen erforderlich. Zu den Kandidaten für eine Ösophagoskopie zählen Patienten mit Schluckstörungen und ösophagealem Reflux. Schließlich ist eine therapeutische Ösophagoskopie zur Entfernung von Fremdkörpern, Dilatation von Strikturen, Passage einer Plastikprothese über eine maligne Striktur, Injektion von sklerosierenden Agenten in Ösophagusvarizen und Koagulation von Blutungsquellen erforderlich. Tabelle 14-4 zeigt die Vor- und Nachteile der fiberoptischen Ösophagoskopie im Vergleich mit der Methode mit dem starren Endoskop (52). Im allgemeinen bietet die fiberoptische Ösophagoskopie eine bessere Bequemlichkeit für den Patienten, die Möglichkeit einer Überprüfung des gesamten oberen Gastrointestinaltrakts und eine größere Sicherheit. Daher wird sie im allgemeinen unter Lokalanästhesie durchgeführt. Nachteile der fiberoptischen Methode sind die fehlende Möglichkeit einer tiefen Biopsie und inadäquater Verhältnisse zur Fremdkörperentfernung.

Spezifische Indikationen für das starre Ösophagoskop sind die Fremdkörperentfernung und die Suche nach der Quelle einer massiven Ösophagusblutung. Obwohl die starre Ösophagoskopie unter topischer Anästhesie durchgeführt werden kann, ist eine Allgemeinanästhesie jedoch eher zu empfehlen (53). Diese Methode muß bei Patienten mit thorakalem Aneurysma wegen der Rupturgefahr durch das Instrument vermieden werden. Ebenso besteht eine Kontraindikation bei Patienten mit akuter Pharyngitis, da es zu einer Aggravierung der Infektion kommen kann.

14.5.2 Anästhesietechnik

Eine topische Anästhesie des Oropharynx bei der fiberoptischen Ösophagoskopie wird durch Gurgeln von viskösem Lidocain nach Tetracain- oder Lidocainspray erreicht. Zusätzlich erfolgt vor der Untersuchung eine niedrig dosierte Sedierung. Bei der starren Ösophagoskopie ist im allgemeinen eine Allgemeinanästhesie erforderlich. Infolge der oft bestehenden Dysphagie (siehe Kapitel 5 und 13) und der häufigen altersbedingten Begleiterkrankungen sind Patienten zur Ösophagoskopie oft geschwächt und dehydriert. Ebenso kann eine Anämie und Hypoproteinämie bestehen. Speziell existiert die Gefahr einer Regurgitation und Aspiration.

Zur Sekretverminderung und Verhinderung einer vagalen Reaktion auf eine Magendehnung ist eine Atropin-Prämedikation sinnvoll. Zur Verminderung des Ausmaßes einer Allgemeinanästhesie dient die oropharyngeale topische Anästhesie (mit Lidocain-Lösung und -Spray). Nach Präoxygenierung folgt die intravenöse Einleitung unter Ringknorpeldruck zur Kontrolle eines Ösophagusrefluxes. Nach der intravenösen Anästhesieeinleitung und Relaxierung wird ein relativ kleinlumiger Endotrachealtubus eingeführt, um eine vordere Kompression des Ösophagus durch den Tubus zu verhindern und damit mehr Platz für die ösophageale Instrumentation und Passage des Ösophagoskops zu bieten. Den Endotrachealtubus sollte man im linken Mundwinkel des Patienten fixieren, so daß das Ösophagoskop durch den rechten Mundwinkel eingeführt werden kann. Eine volle Relaxierung sollte mindestens bis zur Passage des Ösophagoskops durch den krikopharyngealen Sphinkter bestehen. Gestaltet sich die Passage schwierig, kann ein kurzes Entlüften des Cuffs des Endotrachealtubus für einige Augenblicke nötig sein, um mehr Raum für das Ösophagoskop zu schaffen. Obwohl eine Spontanatmung nach Passage des Ösophagoskops möglich

Tabelle 14-4: Fiberoptische Ösophagoskopie versus Ösophagoskopie mit einem offenen starren Rohr.

Vorteile	Nachteile
Fiberoptische Ösophagoskopie	
1. Angenehm für den Patienten	1. Teure Ausrüstung erforderlich
2. Möglichkeit der Kontrolle des gesamten oberen Gastrointestinaltrakts	2. Häufigeres Auftreten eines mechanischen Versagens
3. Keine Allgemeinanästhesie erforderlich	3. Keine Dilatation möglich
4. Größere Sicherheit	4. Kleinere Biopsien
Ösophagoskopie mit einem offenen starren Rohr	
1. Tiefere Biopsien möglich	1. Unangenehm für den Patienten
2. Möglichkeit, mehr zu aspirieren	2. Sicherheit
3. Dilatation durchführbar	3. Weniger schnell durchführbar bei ambulanten Patienten
4. Entfernung von Fremdkörpern	
5. Leicht zu sterilisieren	

ist, empfiehlt sich doch die kontrollierte Beatmung und Aufrechterhaltung der Relaxation, um Husten, Pressen und Spontanbewegungen mit der Gefahr einer Ösophagusverletzung durch das Instrument zu vermeiden. Auf jeden Fall ist eine volle Relaxierung bei wiederholter Passage des Instruments erforderlich. Da der Ösophagus direkt hinter dem Herzen verläuft, können Arrhythmien auftreten, jedoch sind sie nur selten ernsterer Natur und im allgemeinen transitorisch. Die Rückkehr des Bewußtseins sollte in Seitenlage und leichter Kopftieflage des Patienten überwacht werden. Zum Ausschluß einer Ösophagusverletzung ist eine postoperative Röntgenthoraxaufnahme angezeigt (Emphysem, Pneumoperitoneum, Pneumothorax oder Pneumomediastinum). Bei Verdacht auf eine Ösophagusruptur muß eine Notfallthorakotomie erfolgen.

14.5.3 Komplikationen

Zu den Komplikationen der Ösophagoskopie zählen Perforation, Blutung und kardiopulmonale Komplikationen (54, 55). Der häufigste Sitz einer Perforation ist der Hypopharynx. Die Mortalitätsrate schwankt zwischen 34 und 84% (56–58). Zu tiefe Biopsien können ebenfalls Perforationen verursachen. Eine Blutung kann aus Ösophagusvarizen, Lazerationen am gastroösophagealen Übergang durch forciertes Vorgehen und aus Biopsiestellen erfolgen. Kardiopulmonale Probleme entstehen durch Aspiration, Pneumonie, Arrythmien und Myokardinfarkt. Bei immunsupprimierten Patienten kann eine Septikämie auftreten, so daß bei dieser Gruppe eine prophylaktische Antibiotikatherapie indiziert ist.

Literatur

1. Landa, J. F.: Indications for bronchoscopy. Chest. 73: 686–690, 1978.
2. Barrett, C. R.: Flexible fiberoptic bronchoscopy in the critically ill patient. Chest. 73: 746–749, 1978.
3. Raj, P. P., Forestner, J., Watson, R. D. et al.: Techniques for fiberoptic laryngoscopy in anesthesia. Anesth. Analg. 53: 708–714, 1974.
4. Snider, G. L.: When not to use the bronchoscope for hemoptysis. Chest. 76: 1–2, 1979.
5. Simelaro, J. P., Marks, B., Meals, R. et al.: Selective bronchography following fiberoptic bronchoscopy. Chest. 70: 240–241, 1976.
6. Lampton, L. M.: Bronchoscopy: Caution! JAMA 73: 138, 1978.
7. Miller, E. J.: Hypoxemia during fiberoptic bronchoscopy. Chest. 75: 103, 1979.
8. Lindholm, C. E., Ollman, B., Snyder, J. V. et al.: Cardiorespiratory effect of flexible fiberoptic bronchoscopy in critically ill patients. Chest. 74: 362–368, 1978.
9. Pingleton, S. K., Bone, C. R., Ruth, W. C.: Helium-oxygen mixtures during bronchoscopy. Crit. Care. Med. 8: 50–53, 1980.
10. Neuhaus, A., Markowitz, D., Rotman, H. H. et al.: The effects of fiberoptic bronchoscopy with and without atropine premedication on pulmonary function in humans. Ann. Thorac. Surg. 25: 393–398, 1978.
11. Belen, J., Neuhaus, A., Markowitz, D. et al.: Modification of the effect of fiberoptic bronchoscopy on pulmonary mechanics. Chest. 79: 516–519, 1981.
12. Cooper, M., Watson, R. L.: An improved regional anesthetic technique for peroral endoscopy. Anesthesiology 43: 273–374, 1975.
13. Gotta, A. W., Sullivan, C. A.: Anaesthesia of the upper airway using topical anaesthetic and superior laryngeal nerve block. Br. J. Anaesth. 53: 1055–1057, 1981.
14. Christensen, V., Ladegaard-Pedersen, H. J., Skovsted, P.: Intravenous lidocaine as a suppressant of persistent cough caused by bronchoscopy. Acta. Anaesth. Scand. (Suppl.) 67: 84–86, 1978.
15. Elguindi, A. S., Harrison, G. N., Abdulla, A. M. et al.: Cardiac rhythm disturbances during fiberoptic bronchoscopy: A prospective study. J. Thorac. Cardiovasc. Surg. 77: 557–561, 1979.
16. Luck, J. C., Messeder, O. H., Rubenstein, M. J.: Arrhythmias from fiberoptic bronchoscopy. Chest. 74: 139–143, 1978.
17. Salisbury, B. G., Metzger, C. F., Altose, M. D. et al.: Effect of fiberoptic bronchoscopy on respiratory performance in patients with chronic airway obstruction. Thorax. 30: 441–446, 1975.
18. Suratt, P. M., Smiddy, J. F., Gruber, B.: Deaths and complications associated with fiberoptic bronchoscopy. Chest. 69: 747–751, 1976.
19. Lukomsky, G. I., Ovchinnikov, A. A., Bilal, A.: Complications of bronchoscopy: Comparison of rigid bronchoscopy under general anesthesia and flexible fiberoptic bronchoscopy under topical anesthesia. Chest. 79: 316–321, 1981.
20. Shrader, D. L., Lakshminarayan, S.: The effect of fiberoptic bronchoscopy on cardiac rhythm. Chest. 73: 821–824, 1978.
21. Zavala, D. C.: Flexible Fiberoptic Bronchoscopy: A Training Handbook. Iowa City, The University of Iowa Publications Department, 1978.
22. Zavala, D. C.: Complications following fiberoptic bronchoscopy, the «good news» and the «bad news». Chest. 73: 783–785, 1978.
23. Albertini, R. E., Harrell, J. H., Kurihara, N. et al.: Arterial hypoxemia induced by fiberoptic bronchoscopy. JAMA 230: 1666–1667, 1974.
24. Dubrawsky, C., Awe, R. J., Jenkins, D. E.: The effect of bronchofiberoptic examination on oxygen status. Chest. 67: 137–140, 1975.
25. Fraioli, R. L., Sheffer, L. A., Steffenson, J. L.: Pulmonary

and cardiovascular effect of apneic oxygenation in man. Anesthesiology 39: 588–596, 1973.
26. Sanders, R. D.: Two ventilating attachments for bronchoscopes. Del. Med. J. 39: 170–175, 192, 1967.
27. Giesecke, A. H., Gerbershagen, H. U., Dortman, C. et al.: Comparison of the ventilating and injection bronchoscopes. Anesthesiology 38: 298–303, 1978.
28. Vourc'h, G., Fischler, M., Michon, F. et al.: High-frequency jet ventilation v. manual jet ventilation during bronchoscopy in patients with tracheo-bronchial stenosis. Br. J. Anaesth. 55: 969–972, 1983.
29. Preciano, M. C., Duvall, A. J., Koop, S. H.: Mediastinoscopy. A review of 450 cases. Laryngoscope 83: 1300–1310, 1973.
30. Ward, P. H., Stephenson, S. E. Jr., Harris, P. F.: Mediastinoscopy: A valuable diagnostic procedure for the evaluation of lesions of the mediastinum. South. Med. J. 60: 51–56, 1967.
31. Morton, J. R., Guinn, G. A.: Mediastinoscopy using local anesthesia. Am. J. Surg. 122: 696–698, 1971.
32. Fassoulaki, A.: Anesthesia for mediastinoscopy. Anaesthesia 34: 75–76, 1978.
33. Ashbaugh, D. G.: Mediastinoscopy. Arch. Surg. 100: 568–573, 1970.
34. Weissberg, D., Herczeg, E.: Perforation of thoracic aortic aneurysm – a complication of mediastinoscopy. Chest. 78: 119–120, 1980.
35. Roberts, J. T., Gissen, A. J.: Management of complications encountered during anesthesia for mediastinoscopy. Anesth. Rev. 6: 31–35, 1979.
36. Lee, C. M., Grossman, L. B.: Laceration of the left pulmonary artery during mediastinoscopy. Anesth. Analg. 56: 226–227, 1977.
37. Foster, E. D., Munro, D. D., Dobell, A. R. C.: Mediastinoscopy. Ann. Thorac. Surg. 13: 273–286, 1972.
38. Trinkle, J. K., Bryant, L. R. Hiller, A. J.: Mediastinoscopy – experience with 300 consecutive cases. J. Thorac. Cardiovasc. Surg. 60: 297–300, 1970.
39. Barash, P. G., Tsai, B., Kitahata, L. M.: Acute tracheal collapse following mediastinoscopy. Anesthesiology 44: 67–68, 1976.
40. Furgang, F. A., Saidman, L. J.: Bilateral tension pneumothorax associated with mediastinoscopy. J. Thorac. Cardiovasc. Surg. 63: 329–333, 1972.
41. Lee, J., Salvatore, A.: Innominate artery compression simulating cardiac arrest during mediastinoscopy: A case report. Anesth. Analg. 55: 748–749, 1976.
42. Petty, C.: Right radial artery pressure during mediastinoscopy. Anesth. Analg. 58: 428–430, 1979.
43. Rodgers, B. M., Ryckman, F. C., Moazam, F. et al.: Thoracoscopy for intrathoracic tumors. Ann. Thorac. Surg. 31: 414–420, 1981.
44. Canto, A., Blasco, E., Casillas, M. et al.: Thoracoscopy in the diagnosis of pleural effusion. Thorax. 32: 550–554, 1977.
45. Bloomberg, A. E.: Thoracoscopy in perspective. Surg. Gynecol. Obstet. 147: 433–443, 1978.
46. Lewis, R. J., Kunderman, P. J., Sisler, G. E. et al.: Direct diagnostic thoracoscopy. Ann. Thorac. Surg. 21: 536–540, 1976.
47. Miller, J. I., Hatcher, C. R.: Thoracoscopy: A useful tool in the diagnosis of thoracic disease. Ann. Thorac. Surg. 26: 68–72, 1978.
48. Morton, J. R., Guinn, G. A.: Thoracoscopy using local anesthesia. Am. J. Surg. 122: 696–698, 1971.
49. Faurschou, P., Madsen, F., Viskum, K.: Thoracoscopy: Influence of the procedure on some respiratory and cardiac values. Thorax. 38: 341–343, 1983.
50. Oldenburg, F. A., Newhouse, M. T.: Thoracoscopy. Chest. 75: 45–50, 1979.
51. Friedel, H.: Importance of bronchiological examination in cases of pleural diseases. Bronches 20: 77–82, 1970.
52. Faber, L. P., Franklin, J. L.: Endoscopic examinations. In: Shields, T. W. (ed.): Thoracic Surgery. Philadelphia, Lea & Febiger, 1983, chapter 14, pp. 203–229.
53. Anonymous Leading Article. Analgesia for endoscopy. Lancet ii, 1125, 1976.
54. Mandelstam, P. et al.: Complications associated with esophagogastroduodenoscopy and with esophageal dilation. Gastrointest. Endosc. 23: 16, 1976.
55. McNab Jones, R. F.: Summary of hazards of endoscopy. Proc. R. Soc. Med. 69: 670–672, 1976.
56. Steyn, J. H., Brunner, P. L.: Perforation of cervical oesophagus at oesophagoscopy. Scott. Med. J. 7: 494–497, 1962.
57. Wooloch, Y., Zer, M., Dintsman, M. et al.: Iatrogenic perforations of the esophagus. Arch. Surg. 108: 357–360, 1974.
58. Aniansson, G., Hallen, O.: Perforation of the esophagus. Acta. Otolaryngol. 59: 554–558, 1965.

15 Anästhesie bei speziellen elektiven therapeutischen Eingriffen

15.1 Einleitung

Dieses Kapitel beschreibt das anästhesiologische Vorgehen bei speziellen elektiven thoraxchirurgischen Eingriffen. Jeder dieser Eingriffe bringt anästhesiologische Überlegungen mit sich, die sich von allen anderen Arten der Thoraxchirurgie unterscheiden. Die Darstellung dieser verschiedenen Fälle wird anhand der anatomischen Lokalisation vorgenommen. Dieses Kapitel behandelt Erkrankungen und Probleme der oberen Luftwege bis zu den Alveolen, sowie Erkrankungen der großen thorakalen Gefäße. Am Ende des Kapitels werden Thymektomien bei der Myasthenia gravis und die Ein-Lungen-Beatmung bei Patienten mit Adipositas permagna abgehandelt. Die wichtigeren anästhesiologischen Überlegungen bei Ösophaguseingriffen (Probleme, die mit Malnutrition, Hyperalimentation und dem Risiko der Aspiration verbunden sind) werden in den Kapiteln 5 und 13 besprochen. Thoraxchirurgische Eingriffe, die keiner besonderen anästhesiologischen Überlegung bedürfen (außer den normalen Überlegungen wie Ein-Lungen-Ventilation oder massiver Blutverlust, die schon abgehandelt worden sind [siehe Abschnitt 15.2]) werden hier nicht diskutiert.

15.2 Laserresektion von Tumoren, die größere Luftwege obstruieren

15.2.1 Allgemeine Überlegungen

Maligne Tumoren (Bronchialtumoren und Metastasen) des tracheobronchialen Baumes können die größeren zuführenden Luftwege zunehmend obstruieren, was eine langsame Asphyxie des Patienten bewirken kann. Die Behandlung durch eine externe Strahlentherapie und eine Chemotherapie erfordert mehrere Wochen, um einen temporären Rückgang der obstruierenden Veränderungen zu erreichen, wobei in einzelnen Fällen die zunehmende Obstruktion durch diese Maßnahmen nicht verhindert werden kann.

Glücklicherweise wurde in den letzten Jahren die Möglichkeit geschaffen, durch Resektion und Nekrotisierung mittels Laserenergie, bei nachweislich inoperablen tumorösen Atemwegsobstruktionen, die Passage wiederherzustellen. Die Rekanalisation komplett obstruierender Veränderungen bzw. das Aufweiten einer bestehenden partiellen Passagebehinderung bewirkt eine Verbesserung der Symptome, einen Anstieg des P_aO_2, eine Verbesserung der Röntgenbilder des Brustkorbs sowie der Scanbilder zur Ventilation-Perfusion (1-4). Partiell obstruierende Prozesse mit einer frei sichtbaren Bronchialwand und einem sichtbaren Lumen sind technisch leichter anzugehen, und zwar aus folgendem Grund: ein Laserstrahl kann einen freien Rand tangential treffen, wohingegen ein Laserstrahl eine voll obstruierende Veränderung senkrecht treffen muß (blinde Penetration der Tumormassen). Dies stellt deshalb ein viel größeres Blutungsrisiko dar. Die besten Ergebnisse wurden bei partiell obstruierenden Veränderungen erzielt, wobei in einem hohen Prozentsatz dieser Fälle (größer als 85%) die Verbesserung augenblicklich eintritt und mit einer sehr geringen Inzidenz einer Blutung vergesellschaftet ist (2, 3). Liegt eine völlige Obstruktion vor, so tritt eine ohnehin begrenzte Besserung bei einem niedrigeren Prozentsatz der Patienten auf (30–50%), und ist mit einer höheren Inzidenz einer Blutung vergesellschaftet (2, 3, 5). Eine dramatische Verbesserung kann man am häufigsten bei jenen Patienten sehen, die Obstruktionen der Trachea und der Hauptbronchien aufweisen, weil der größte Teil der Lungen von einer Verbesserung der Ventilation profitiert. Dagegen läßt die Tumorresektion oder die Schaffung einer Passage durch eine periphere Läsion nur einen begrenzten Anstieg des Ventilations-Perfusions-Verhältnisses eines kleinen Teils der Lunge distal der Läsion erwarten (3).

Die Anwendung des Laserstrahls selbst beinhaltet mehrere Risiken. Verbrennungen der Luftwege und des Endotrachealtubus sind während Laserchirurgie an den Luftwegen die am meisten gefürchteten Komplikationen (6, 7). Das große Hitzefeld um den Laserstrahl herum kann die meisten Materialien austrocknen und entzünden. Das Risiko von Verbrennungen ist abhängig von der Art des Materials, dem Gasmilieu, der Energiestärke des Laserstrahls und der Operationsmethode. Alle Endotrachealtuben (aus Gummi oder aus Kunststoff) können durch einen Laserstrahl in Gegenwart von 50–100% Sauerstoff entzündet werden, deshalb sollte während der Anwendung des Laserstrahls eine F_iO_2 kleiner als 0,5 zusammen mit Stickstoff benutzt werden (5, 8–11). Der Chirurg trägt ebenfalls Verantwortung, um Verbrennungen der Luftwege zu verhindern. Der Laser ist nicht als Kauter zu verwenden. Der Chirurg sollte den Laser intermittierend bei einer mittleren Energiestärke (45 W) und nicht kontinuierlich (Anwendungsdauer weniger als 0,5–1 Sekunde) einsetzen (9). Dieses Vorgehen wird das Entstehen eines exzessiven Hitzefeldes und eine Gewebsaustrocknung verhindern und das Eindringen in das Gewebe vermindern, was das Risiko einer Blutung und die Möglichkeit der Verletzung des darunter liegenden und umgebenden normalen Gewebes reduziert.

Gefahrenpunkte der Laserchirurgie liegen auch in einer versehentlichen Exposition des Operationspersonals gegenüber Laserstrahlenergie. Das Auge ist extrem gefährdet, verletzt zu werden. Während der Anwendung des Lasers muß das gesamte Op.-Personal geeignete Sicherheitsgläser tragen. Die Augen des Patienten müssen dicht verklebt sein und während des Eingriffs mit Aluminiumfolie abgedeckt werden.

Schließlich muß das Zielobjekt absolut bewegungslos sein. Wenn das Ziel verfehlt wird, sind die Folgen schwerwiegend, nämlich Destruktion des normalen Gewebes und Blutung. Gelegentlich kann es zur Eröffnung eines distalen Abszesses kommen, nachdem eine totale Obstruktion mit Laserstrahlen behandelt worden ist. Diese Komplikation erfordert ein aggressives Absaugen von Eiter und eine Unterstützung der Ventilation. Die gesamte perioperative Mortalität bei palliativen Eingriffen beträgt gegenwärtig 1–2%, in früheren Veröffentlichungen wurde über eine Mortalität von ungefähr 10% berichtet (2, 12–14).

15.2.2 Die verschiedenen Lasertypen und zusätzliche Therapiemöglichkeiten

15.2.2.1 Resektionen mit dem Neodymium-Yttrium-Aluminium-Garnet (Nd-YAG)-Laser

Allgemeine Überlegungen

Aus verschiedenen Gründen ist der Nd-YAG der am meisten verwendete Laser, um obstruierende Tumoren des Tracheobronchialbaums zu resezieren (1-4):

1. Da das Gewebe durch eine Sequenz von Koagulation-Vaporisation zerstört wird, sind Blutungen minimal, und das verbleibende Gewebe wird nicht ödematös oder narbig verändert.
2. Der Nd-YAG-Laser ist in der Lage, große Gewebsmengen zu zerstören, weil er eine gute Gewebspenetration aufweist (wird schlecht von Hämoglobin absorbiert).
3. Die Transmissionscharakteristika des Nd-YAG-Lasersystems sind bei Tumoren des Tracheobronchialbaums anwendbar. Der Nd-YAG-Laser hat eine Wellenlänge (1064 nm), die rasch durch ein flexibles Quartzmonofilament weitergeführt wird und schnell entweder über ein Fiberbronchoskop oder ein starres Bronchoskop geleitet werden kann. Da der Laserstrahl unsichtbar ist, wird ein begleitender Lichtstrahl, der einen sichtbaren Fleck projiziert, simultan über die Faser geleitet, um ein genaues Zielen zu ermöglichen. Der Zielpunkt weist die gleiche Position und die gleiche Größe wie der unsichtbare Laserstrahl auf. Dieses Testlicht ermöglicht bei einem Abstand von Laserfaser zu Ziel von nur 5–10 mm ein genaues Zielen. Bei dieser Distanz liegt die Abweichung des Laserstrahls bei weniger als 10°, mit einem Photovaporisationsgebiet von 1–2 mm im Durchmesser und bis zu 4 mm in der Tiefe. Ein kontinuierlicher Luftflow von 3 l/min wird simultan durch eine koaxiale Teflonhülle geleitet, um die Faserspitze kühl und frei von Gewebstrümmern zu halten.
4. Da der Nd-YAG-Laser in Verbindung mit einem Fiberbronchoskop verwendet werden kann, ist es bei der Resektion von Atemwegsläsionen, die außerhalb der direkten Reichweite eines starren Bronchoskops liegen, wie Läsionen des Oberlappens und periphere Läsionen, einsetzbar. Trotzdem sollten Läsionen bei solch peripherer Lokalisation mit großer Vorsicht angegangen werden.

Anästhesiologische Überlegungen

Das anästhesiologische Vorgehen hängt weitgehend von der Beatmungs- und Bronchoskopieausrüstung (siehe unten) ab. In jedem Fall ist jedoch eine komplette Ruhigstellung notwendig, um ein exaktes Zielen des Laserstrahls auf die Läsion zu gewährleisten. Wird eine Lokalanästhesie angewandt, so muß diese ausreichend und komplett sein; gewöhnlich ist ein Fiberbronchoskop (im Gegensatz zum starren Bronchoskop) und eine zusätzliche intravenöse Sedierung erforderlich (1-3).

Die Natur des Eingriffes erfordert eine Instrumentation der Luftwege, weswegen man normalerweise eine Allgemeinanästhesie bevorzugt, um ein ruhiges Zielgebiet zu gewährleisten. Eine neuromuskuläre Blockade schafft eine sichere Ruhigstellung, erfordert aber auch eine intermittierende Beatmung mit positivem Druck (IPPB). Eine neuromuskuläre Blokkade kann dazu führen, daß Gewebsstückchen und Blut in die Luftwege hinab und in den Luftwegen umher «geblasen» werden. Tritt diese Komplikation auf, ist eine spontane Ventilation offensichtlich vorzuziehen. Wenn eine Spontanatmung angebracht ist, muß man sich aber darüber klar sein, daß der Grad der Anästhesietiefe zwischen einem sich nicht bewegenden Patienten und einem adäquat spontan atmenden Patienten schmal sein kann und schwierig zu finden ist. Unter Spontanatmung ist es wichtig, Spritzen mit ultrakurz wirkendem Barbiturat und auch Lidocain zur intravenösen Gabe bereit zu haben, so daß jede plötzliche Reaktion des Patienten auf chirurgische Stimuli anästhesiologisch sofort beantwortet werden kann. Normalerweise besteht diese Reaktion zuerst in einer Invagination des hinteren membranösen Anteils der Trachea und einem gleichzeitigen Zurückdrängen des Bronchoskops.

Ventilation-Bronchoskopie-Systeme

Es gibt mehrere Verfahrensweisen bei der Beatmung, die einzuhalten sind, gleich welches Ventilation-Bronchoskopie-System man verwendet:
1. Die arterielle Oxygenierung sollte kontinuierlich mit einem Pulsoxymeter kontrolliert werden.
2. Wenn das Pulsoxymeter niedrige Werte (niedriger als 90% bei Patienten, die vorher eine vollständige Sättigung aufwiesen) anzeigt, sollte die Laserresektion unterbrochen und die Ventilation mit hohen Konzentrationen von Sauerstoff durchgeführt werden, bis eine ausreichende Sauerstoffsättigung erreicht wird. Während der Beatmung mit 100% Sauerstoff müssen die verlegten Luftwege gespült und über ein Fiberbronchoskop abgesaugt werden. Sollten die niedrigen Sättigungswerte persistieren, muß der Chirurg gebeten werden, kleinere Gewebsmengen in kürzeren Zeitperioden zu resezieren, die Blutungen besser zu kontrollieren, mehr nekrotisches Material mit der Faßzange zu entfernen und das Absaugen zu minimieren. Während der Laserresektionen sollte die inspiratorische Sauerstoffkonzentration im Ausgleich mit Stickstoff immer unter 50% liegen (Lachgas unterstützt die Verbrennungs- bzw. Zündwirkung von Sauerstoff).
3. Um Läsionen im Oberlappen oder in der Peripherie zu erreichen, muß ein Fiberbronchoskop verwendet werden, das durch ein starres Bronchoskop eingeführt werden kann. Die zwei Bronchoskope können also auch gemeinsam eingesetzt werden.

Das einfachste Ventilation-Bronchoskopie-System besteht darin, ein Fiberbronchoskop alleine unter Lokalanästhesie in den Tracheobronchialbaum einzuführen (1, 2). Der Patient atmet dann spontan zusätzlich zugeführten Sauerstoff um das Fiberbronchoskop herum. Der Operateur muß sich immer bewußt sein, daß sich der Patient auch unter Verwendung großzügiger Mengen von Lokalanästhetika und Sedativa bewegen kann.

Das Fiberbronchoskop kann auch durch einen eingeführten Endotrachealtubus vorgeschoben werden (5, 10) (siehe Abb. 14-2). Die Verwendung eines Endotrachealtubus zur Einführung eines Fiberbronchoskops erfordert fast immer eine Allgemeinanästhesie. Wie in Kapitel 14 beschrieben, muß der Endotrachealtubus einen größeren Innendurchmesser als 8 mm aufweisen, da die Beatmung mit positivem Druck um das Fiberbronchoskop herum, aber innerhalb des Lumens des Endotrachealtubus, geschehen muß (siehe Abb. 14-1 und 14-2). Eine adäquate Spontanatmung durch diese begrenzte Fläche ist den meisten Patienten nicht möglich. Das Fiberbronchoskop muß durch eine selbst abdichtende Membran eingeführt werden, um die Anwendung einer Beatmung mit positivem Druck zu ermöglichen. Auch bei einer Beatmung mit positivem Druck kann die Hyperkapnie ein Problem darstellen: in einer Untersuchung trat Hypoventilation (P_aCO_2 45–60 mmHg) in 30 von 32 Fällen auf, bei denen auf diese Weise vorgegangen worden war (5).

Die meisten Laserresektionen werden jetzt unter Verwendung eines starren offenen Bronchoskops (3, 4, 11) durchgeführt (siehe Abb. 14-5). Es gibt zwei Gründe für diese Wahl:
1. Es besteht kein Zweifel, daß im Hinblick auf die Bequemlichkeit für den Operateur und auf die Einfachheit der Handhabung des Laserstrahls das starre Bronchoskop die erste Wahl im Vergleich mit dem Fiberbronchoskop darstellt. Die Gründe, warum der Laserstrahl besser bei Verwendung eines starren Bronchoskops zu handhaben ist, bestehen in einem besseren Gesichtsfeld, besserer Absaugmöglichkeit, leichterer Reinigungsmöglichkeit der Optik, leichterer Entfernung von Tumorfragmenten mittels Zangen und der Möglichkeit der Anwendung von adrenalingetränkten Tupfern

zur Blutstillung. Zusätzlich kann über das starre Bronchoskop beamtet werden. Dies ist nicht der Fall, wenn ein Fiberbronchoskop verwendet wird, und die Vorgehensweise ist wesentlich umfangreicher.
2. Die Technik mit dem offenen Rohr minimiert die Möglichkeit von endobronchialen und endotrachealen Beschädigungen des Tubus durch Wärmeeinwirkung. Im Unterschied zum brennbaren Überzug des Fiberbronchoskops «brennt Stahl nicht» (3).

Es muß klar sein, daß mit dem starren Bronchoskop Läsionen des Oberlappens nicht einzusehen sind und daß es, wenn das Bronchoskop unterhalb der Carina benutzt wird, Seitenlöcher aufweisen muß, um die andere Lunge zu beatmen. Wenn das Bronchoskop keine Seitenlöcher aufweist, muß eine zusätzliche Methode zur Beatmung der anderen Lunge eingesetzt werden wie etwa Jet-Ventilation, High-frequency-Ventilation oder High-flow-apnoe-Ventilation. Glücklicherweise kann ein Fiberbronchoskop gleich durch ein trachealpositioniertes (oberhalb der Carina) starres Bronchoskop eingeführt werden, um die Luftwege unterhalb der Carina zu erreichen. In diesem Falle findet die Ventilation um das Fiberbronchoskop herum, aber innerhalb der Wandung des starren Bronchoskops statt. Die Passage des Fiberbronchoskops durch das starre Bronchoskop geht leicht vonstatten, da der innere Durchmesser eines heutzutage normalerweise benutzten starren Bronchoskops 10,5 mm beträgt. Wie in Kapitel 14 beschrieben, kann die Ventilation durch ein starres Bronchoskop mittels Beatmung mit intermittierendem positivem Druck, Spontanatmung, Jet-Ventilation oder High-frequency-Ventilation durchgeführt werden.

Anästhesieverfahren und Beatmungstechnik bei Laserresektionen von Tumoren der Atemwege

Im folgenden Abschnitt wird die anästhesiologische Vorgehensweise des Autors bei Laserresektionen unter Verwendung eines starren Bronchoskops beschrieben (Tab. 15-1). Die Anästhesie wird mit einem kurz wirksamen Barbiturat eingeleitet. Man wählt anschließend eine kontrollierte Beatmung mit positivem Druck über Maske und führt Isofluran bis zum Erreichen eines Anästhesieniveaus, das chirurgische Eingriffe zuläßt, zu (10–15 Minuten). Isofluran wird gewählt, weil diese Patienten hyperkapnisch und azidotisch werden können. Im Vergleich zu Halothan minimiert Isofluran das Risiko von Arrhythmien. Danach führt man die Laryngoskopie (normalerweise ohne Relaxation) durch, und sprüht den Tracheobronchialbaum mit Lokalanästhetika aus.

Über eine kurze Zeitdauer wird die kontrollierte Beatmung über Maske mit 100% Sauerstoff und Isofluran wieder aufgenommen; dann führen der Chirurg und seine Assistenten einen Mundschutz, das starre Bronchoskop, Vaselintamponaden und kochsalzgetränkte Gaze in den Mund ein, und ein transparenter Überzug wird über den Mund und halb um das Bronchoskop herum angebracht. Die Gaze und der transparente Überzug vermindern zum großen Teil das Leck um das Bronchoskop herum (Abb. 14-5). Nach Einführen des Bronchoskops wird das Narkose-Beatmungs-System dann mit dem Seitenarm des Bronchoskops verbunden. Spritzen mit ultrakurz wirkendem Barbiturat und Lidocain werden an den venösen Zugang angesteckt. Sobald eine Bewegung des Bronchoskops oder des Tracheobronchialbaums (besonders eine Invagination des hinteren membranösen Anteils) beobachtet wird, führt man kleine Dosen des kurz wirksamen Barbiturats (50–100 mg) und von Lidocain (1 mg/kg) zu. Wenn der Endoskopiker denkt, daß eine Spontanatmung indiziert oder wünschenswert ist, kann zu diesem Zeitpunkt auf Spontanatmung zurückgegangen werden. Ist eine Spontanatmung nicht erwünscht, führt man die Beatmung normalerweise mit intermittierendem positivem Druck kontrolliert durch, und verwendet Muskelrelaxantien, um diese Art der Beatmung zu erleichtern. Der Gebrauch eines Pulsoxymeters sollte immer erfolgen. Während der Phasen, in denen nicht reseziert wird, beatmet man mit 100% Sauerstoff, weniger als 50% Sauerstoff im Gemisch mit Stickstoff werden während der Resektionsphasen angewendet. Da eine Laserresektion des Tumors normalerweise die Ventilation und den Gasaustausch verbessert, wird angestrebt, die Patienten nach der Resektion zu

Tabelle 15-1: Empfohlene Anästhesie- und Beatmungstechnik bei Laserresektionen von Atemwegstumoren.

1. Präoxygenierung, Pulsoxymetrie
2. Kurzwirkende Barbiturate
3. Isofluran mittels IPPB über eine Maske → ausreichende Anästhesietiefe für chirurgische Eingriffe
4. Laryngoskopie, Besprühen des Tracheobronchialbaums mit Lokalanästhetika
5. Isofluran mittels IPPB über eine Maske
6. Einführen des starren Bronchoskops
7. Abstopfen von Mund und Nase
8. Bereithalten von kurzwirkenden Barbituraten und Lidocain an der Infusionsleitung, um jede plötzliche, auch kleine Reaktion des Patienten auf Stimuli kontrollieren zu können
9. Spontanatmung versus kontrollierter Beatmung (siehe Text)
10. Keine Relaxation versus Relaxation (siehe Text)
11. $F_iO_2 < 0,5$ in N_2 während der Laserung (kein N_2O)
12. Wenn exzessiver ↓ der Sättigung auftritt:
    a) Ventilation mit 100% O_2
    b) Blutungskontrolle
    c) Absaugen von Blut
    d) Entfernung von nekrotischem Gewebe
13. Nach Möglichkeit Extubation

extubieren. Es bestehen Bestrebungen, die Laserresektion mittels Bronchoskopie als ambulantes Verfahren durchzuführen, wenn die Möglichkeit besteht, den Patienten zu extubieren. Diese Durchführung reduziert die finanziellen Kosten und maximiert die Dauer des Überlebens bei guter Lebensqualität nach einer Resektion.

15.2.2.2 Photodynamische Laserstrahltherapie von Bronchialkarzinomen mit Hematoporphyrinderivaten

Während der letzten Jahre ist offensichtlich geworden, daß eine komplette Remission und in einigen Fällen eine offensichtliche Heilung von Bronchialkarzinomen durch die Anwendung von Hematoporphyrinderivaten in Kombination mit einer photodynamischen Laserstrahltherapie erreicht werden konnte (15–18). Die Phototherapie erzeugt in Anwesenheit eines Sensibilisierungsmittels (ein Hematoporphyrinderivat) eine Zytotoxizität durch zwei verschiedene Mechanismen. Der eine ist energieabhängig, und der andere ist kraftabhängig. Der energieabhängige Mechanismus resultiert aus einer selektiven Absorption von Photonen durch den Tumor und selektiver Energieübermittlung auf den Tumor durch das Hematoporphyrinderivat. Wenn die Tumorzellen auf diese Weise sensibilisiert worden sind, erzeugt ein Laserstrahl, der ein niedriges Energieniveau aufweisen kann, aktivieren Sauerstoff in den Tumorzellen. Dies bewirkt photodynamisch-chemische Reaktionen, die die Funktion der Tumorzellmembran beeinträchtigen und den Tod der Tumorzelle innerhalb von 24–48 Stunden bewirken. Der kraftabhängige Mechanismus dagegen besteht in einem direkten Wärmeeffekt des Laserstrahls, der eine Koagulation und Verdampfung sowie das Schneiden und die Exzision bewirkt. Der Zelltod steht dabei mit der Energie des Lichts im Zusammenhang und ist unabhängig von photochemischen Reaktionen, die durch Hematoporphyrinderivate vermittelt werden. Normales Gewebe wird durch die photodynamische Therapie nicht verletzt.

Die Patienten erhalten das Hematoporphyrinderivat intravenös 3–5 Tage vor Lichtbestrahlung. Der Laserstrahl wird durch eine optische Quarzfaser geleitet, die entweder durch ein flexibles Fiberbronchoskop oder ein starres offenes Bronchoskop eingeführt werden kann. Dabei kommen die gleichen Anästhesietechniken und die selben Beatmungsüberlegungen, wie bei der Nd-YAG-Laser-Therapie in Betracht. In den einzigen zwei bisher vorliegenden Studien wurden die optischen Fasern durch ein flexibles Fiberbronchoskop eingeführt, und sowohl Lokalanästhesie als auch Allgemeinanästhesie angewendet.

Im Gegensatz zum palliativen Charakter der Nd-YAG-Laser-Therapie kann die photodynamische Therapie bei kleinen Veränderungen kurativ sein. Die Patienten, die für dieses Therapieverfahren am besten geeignet sind, sind solche mit kleinen Carcinomata in situ oder frühen invasiven karzinomatösen Veränderungen, bei denen aus physiologischen oder technischen Gründen keine Operation möglich ist. Daneben setzt man sie bei Patienten ein, die auf die Standardtherapie nicht ansprechen und lokale Rezidive aufweisen. Eine photodynamische Therapie kann auch bei Patienten angewendet werden, bei denen es wünschenswert ist, das Ausmaß der chirurgischen Resektion zu verkleinern. Nach einer präoperativen photodynamischen Therapie können ausgewählte Patienten anstatt einer Pneumektomie einer «sleeve lobectomy» unterzogen werden. Schließlich ist diese Technik in palliativer Art und Weise dazu benutzt worden, verschlossene Bronchien wieder zu eröffnen. Diese Hypothese ist aber bisher nicht bestätigt worden. Eine frühe Gefahr dieser Technik besteht in massiven Blutungen, eine späte Gefahr stellen Obstruktionen des Tracheobronchialbaums mit Gewebsnekrosen dar.

15.2.2.3 Kohlendioxyd-Laser

Allgemeine Überlegungen

Der Kohlendioxyd-Laser wird von dem Gewebe in einem viel größeren Ausmaß absorbiert als der Nd-YAG-Laser. Wenn eine Laserwirkung (schneiden oder verdampfen) mit geringer Penetrationstiefe bei minimaler Streuung erforderlich ist, ist der CO_2-Laser das Mittel der Wahl. Deshalb wird dieser am häufigsten zur Entfernung von Prozessen verwendet, die im Larynx und in den supralaryngealen Arealen direkt eingesehen werden können.

Anästhesiologische Überlegungen

Die Entfernung von laryngealen Veränderungen durch einen CO_2-Laser erfordert ein starres Instrument (18). Bei subglottischen Befunden muß ein Bronchoskop verwendet werden. Die anästhesiologischen Überlegungen bei diesen Eingriffen sind ähnlich denen der Nd-YAG-Laser-Technik. Wenn die Veränderung supraglottisch liegt, kann ein Endotrachealtubus verwendet werden, um den Patienten zu beatmen. Die Möglichkeit, daß ein Laserstrahl den Sauerstoff enthaltenden Endotrachealtubus treffen und entzünden könnte und es damit zu einer katastrophalen intraluminalen stichflammenartigen Atemwegsverbrennung käme, ist wesentlich größer. Der Endotrachealtubus muß also vor dem Laserstrahl peinlich genau geschützt werden. Dies kann dadurch geschehen, daß der Endotrachealtubus ober- und unterhalb des Cuffs in seiner ganzen Circumferenz mit einem Metallband umgeben wird. Der Schutz des Cuffs des Endotrachealtubus wird dadurch erreicht, daß kochsalzgetränkte Tupfer oberhalb des Endotrachealtubus in den subglottischen Larynx plaziert werden und der Cuff mit Kochsalz gefüllt wird. Schließlich kann ein chirurgisches Instrument (ein flaches zirkuläres Metallinstrument) in den subglottischen Larynx oberhalb der getränkten Tupfer eingesetzt werden, um wie ein «Handschuh» zu wirken, und die Tupfer, den Endotrachealtubus, Cuff und das subglottische Larynxgewebe vor Bestrahlung durch den Laser zu schützen (18).

Alternativ wurde ein cuffloser flexibler Metalltubus entwickelt (19). Abhängig von der Operation kann eine Cuffabdichtung durch kochsalzgetränkte laryngeale Tamponaden (Eingriffe an der Nase, an der Zunge, am Gaumen, in der Mundhöhle) oder durch subglottische kochsalzgetränkte Tupfer, die mit Fäden gesichert sind (Eingriffe am Larynx, an der Trachea), erreicht werden. Blockbare (mit Kochsalz zu füllende), metallimprägnierte, laserstrahlresistente Tuben sind zwar kommerziell erhältlich, aber nur für den einmaligen Gebrauch bestimmt. Außerdem sind sie teuer und werden trotzdem manchmal durch den Strahl des Kohlendioxyd-Lasers verletzt (der Tubus kann nach ungefähr 10 Treffern geschädigt werden). Der metallimprägnierte Tubus bietet bei Verwendung des Nd-YAG-Laserstrahls keinen Widerstand.

15.2.2.4 Begleitende endobronchiale Strahlentherapie

Allgemeine Überlegungen

Das Aufkommen der Lasertherapie hat es möglich gemacht, Luftwege wieder zu eröffnen, die durch Karzinomrezidive komplett oder teilweise verschlossen waren. Die Grenzen der Lasertherapie werden heute jedoch richtig eingeschätzt. Da nur der intraluminale Anteil des Tumors behandelt werden kann, sind Rezidive des Tumors erwartungsgemäß ziemlich häufig und wiederholte Behandlungen mit einem jedesmal vergrößerten Blutungsrisiko werden notwendig (4, 11, 20–22). Die Lasertherapie hat also eine relativ kurzdauernde therapeutische Wirkung und ist zusätzlich begrenzt auf die Behandlung von endobronchialen Tumoren und nicht für die Behandlung von bronchialen Obstruktionen anwendbar, die durch maligne Erkrankungen von außen (peribronchial) bedingt sind. Um einige dieser Probleme zu lösen und um Patienten, bei denen eine Lasertherapie nicht anwendbar ist, Erleichterung zu schaffen, wurde versucht, endobronchiale Katheter für eine endobronchiale Strahlentherapie temporär zu legen. Die Ergebnisse waren ermutigend. Durch die endobronchiale Strahlentherapie wird eine radioaktive Strahlenquelle in die Nähe des Tumors gebracht, die eine relativ hohe Dosis (im Vergleich mit einer externen Bestrahlung) aufbringt ohne normales Gewebe zu schädigen (23–25).

Als dieser Eingriff zum erstenmal durchgeführt worden ist, wobei eine radioaktive Quelle mit nur relativ geringer Intensität verfügbar war, wurde ein flexibles Fiberbronchoskop zuerst durch die selbstabdichtende Membran des T-Stücks in einen Endotrachealtubus eingeführt, was wie gewöhnlich unter Allgemeinanästhesie geschah (23, 24). Nachdem die totale bronchiale Obstruktion erreicht worden war, wurde die Faser eines Nd-YAG-Lasers durch den Biopsiekanal des Fiberbronchoskops vorgeschoben und die Eröffnung des Luftwegs durchgeführt. Unmittelbar nach Beendigung der Nd-YAG-Laser-Therapie brachte man die endobronchialen Katheter zur Strahlentherapie perkutan in die Trachea über eine Punktion der Membrana cricothyroidea (siehe unten) ein und positionierte unter direkter Sicht mit dem Fiberbronchoskop. In ähnlicher Weise behandelte man Obstruktionen distaler Segmente statt mit Lasertherapie mittels eines distal positionierten endobronchialen Katheters. Alle Patienten wurden nach Legen des Katheters extubiert; das ist im Hinblick auf frühere Erfahrungen mit der Nd-YAG-Laser-Therapie nicht überraschend, weil die Verbesserung der respiratorischen Symptomatik manchmal schnell und dramatisch verlaufen kann. Die durch Wiedereröffnung eines großen Lungensegments bewirkte Verbesserung der Symptomatik war begleitet von Verbesserungen der Lungenfunktionsanalysen, der arteriellen Blutgaswerte und der Ventilations-Perfusions-Scanbilder der Lunge.

Der endobronchiale Katheter zur Strahlentherapie ist perkutan subglottisch gelegt worden, weil der Katheter 1–3 Tage in situ belassen wird. Die von subglottisch erfolgte Plazierung vermindert die durch Irritationen auftretenden Hustenreflexe sowie das Risiko einer Dislokation des Katheters und ermöglicht es den Patienten, während der mehrtägigen Strahlentherapie normal zu essen (23). Sie wurde entweder durch eine kleine Inzision über der Membrana cricoidea und nachfolgendes direktes Vorschieben des Katheters in die Trachea oder durch perkutanes Vorschieben eines 12-French-Einführungsbesteckes durch die Membrana cricoidea, durch das der Katheter eingeführt werden kann, durchgeführt (23).

Den endobronchialen Katheter zur Strahlentherapie bringt man unter direkter Sichtkontrolle mit dem Fiberbronchoskop in die richtige Lage im Tracheobronchialbaum. Wenn der Endobronchialkatheter zur Strahlentherapie sich in richtiger Lage befindet, kann der Katheter mit Iridum-192-Stäbchen geladen werden, so daß die Länge der Strahlungsquelle 2 cm länger ist als die Obstruktion. Der Radius des zylindrischen Gebietes, das bestrahlt wird, beträgt 5,0 mm bei endobronchialen Läsionen und 7,5–15,0 mm bei peribronchialen Erkrankungen. Wenn die Behandlung beendet ist, wird der endobronchiale Katheter entfernt. Die kleine Inzision im Schildknorpel heilt schnell, und persistierende Luftlecks stellten kein Problem dar.

Diese Technik konnte dahingehend verbessert werden, daß die Radioaktivität durch Verwendung eines Afterloading-Systems innerhalb von Minuten auf den Tumor appliziert werden kann (24, 25). Dabei wird ein Bleisafe, der eine radioaktive Quelle mit hoher Intensität enthält, verwendet. Die Quelle ist am Ende eines langen Kabels (44 mm Durchmesser) befestigt (Gamma-Med-Katheter [24] oder Selectron-Katheter [25]), die über ein Fiberbronchoskop in die zur Behandlung erwünschte Position vorgeschoben werden kann.

Diese zwei Untersuchungen zeigten auf jeweils unterschiedlichen Wegen eine Bestrahlungstherapie von hoher Intensität (High-intensity-radiation). In der ersten Studie (24) wird das Legen des Therapiekatheters folgendermaßen durchgeführt: Man schob einen endotrachealen und/oder endobronchialen Tubus in eine tumornahe Position vor. Daraufhin führte man ein Fiberbronchoskop durch den Endotracheal- bzw. Endobronchialtubus ein und bestimmte das proximale und distale Ende des Tumors. Nach röntgenologischer Kontrolle der korrekten Lage des Endotracheal- bzw. Endobronchialtubus und des Katheters zur Strahlentherapie wurden die Ausmaße des Tumors und die zur Anwendung vorgesehene Dosierung der Radioaktivität in den Computer eingegeben, und die Behandlung begonnen. Der Therapiekatheter blieb, wie vom Computer berechnet, in jeder Position für einige Sekunden liegen und wurde dann in Schritten von 0,5–1,0 cm nach proximal in die nächste Position zurückgezogen, bis die Behandlung beendet werden konnte. Die gesamte Behandlungszeit beträgt normalerweise 3–5 Minuten. In der zweiten Studie (25) wurde ein Fiberbronchoskop transnasal unter Lokalanästhesie eingeführt und der Katheter zur Strahlentherapie 1 cm vom Tumor entfernt plaziert. In dieser Lage wurde für 12–27 Minuten eine Bestrahlung mit hoher Intensität durchgeführt. Da dieses Vorgehen kurz und wenig belastend ist, kann es ambulant angewendet werden.

Anästhesiologische Überlegungen

Die wesentliche anästhesiologische Überlegung ist bei diesen Fällen die gleiche wie bei Laserresektionen, bei denen ein Fiberbronchoskop durch einen endotrachealen Tubus verwendet wird. Über einen eingeengten Luftweg (bedingt sowohl durch das Fiberbronchoskop als auch durch den Katheter zur Strahlentherapie) muß die Ventilation des Patienten sichergestellt werden. Der endotracheale Tubus wird unter Verwendung von Lokalanästhetika und intravenöser Sedierung eingeführt. Die oben diskutierten Techniken der Intubation bei wachen Patienten sind bei diesem Vorgehen anwendbar. Die Verwendung eines endotrachealen Spiraltubus ist ratsam, da dieser sich im Röntgenbild gut erkennen läßt, was zur Kontrolle einer genauen Plazierung notwendig ist. Der Cuff des endotrachealen Tubus wird nicht geblockt, so daß der Patient sowohl durch den Tubus als auch um den Tubus herum atmet. Bei bronchialen Läsionen ist ein kleinerer Tubus erforderlich, der Cuff wird ebenfalls nicht geblockt und die «intubierte» Lunge vollzieht die Atmung durch und um den endobronchialen Tubus herum, während die «nichtintubierte» Lunge den Sauerstoff um den Tubus herum atmet. In einem fortgeschrittenen Fall (23) wurde distal der totalen Obstruktion ein Lungenabszeß nach Anwendung des Lasers, um den totalen Verschluß zu eröffnen, gefunden. Es kam zu einer Aspiration von purulentem Material in die kontralaterale Lunge, was das Absaugen des Eiters über ein starres Bronchoskop, die sofortige Reintubation mit einem Doppellumentubus und die differenzierte Beatmung der Lunge für eine Woche, während der Abszeß und die Aspirationspneumonie aggressiv behandelt worden sind, notwendig machte. Nachdem der Patient intubiert worden war, wurde ein endobronchialer Katheter über den Doppellumentubus in den rechten Hauptbronchus zur Strahlentherapie eingeführt.

15.3 Trachearesektion

Allgemeine Überlegungen

Eine Resektion der Trachea ist, unter der Voraussetzung der technischen Machbarkeit, bei Patienten indiziert, bei denen eine Obstruktion der Trachea durch einen Trachealtumor (in der Mehrzahl der Fälle Karzinome) oder vorangegangene Trachealtraumen (z. B. Stenosen durch prolongierte Intubation) vorliegt. Unglücklicherweise werden primäre Tumoren der Trachea häufig sehr spät diagnostiziert, weil sie auf dem Röntgenbild nicht leicht zu erkennen sind und die sich langsam entwickelnden progredienten Symptome einer Obstruktion der oberen Luftwege lange Zeit als Asthma oder chronische Bronchitis fehldiagnostiziert werden. Im allgemeinen muß der Luftweg auf 5 bis 6 mm im Durchmesser eingeengt sein, bevor Zeichen und Symptome klinisch sichtbar werden. Bei Patienten, bei denen die Tumoren operabel sind, wird in ungefähr 80% der Fälle eine Segmentresektion (die Carina oder Larynx mit einbeziehen kann) mit primärer Anastomose durchgeführt, bei 10% wird eine segmentale Resektion mit prothetischer Rekonstruktion durchgeführt, und bei 10% wird ein T-Tubus eingelegt. Neben der eigentlichen Operation gehören begleitende Eingriffe, z. B. die prä- oder postoperative Bestrahlung, eine interne Bestrahlungstherapie durch Einbringung von Radionukliden (über endobronchiale Katheter wie oben beschrieben oder direkt plaziert durch eine Thorakotomie) und eine präoperative tumormassenverkleinernde Lasertherapie zur Behandlung.

Eine mediane Sternotomie mit oder ohne zervikale Halsinzision (26) oder eine rechtsposterolaterale Thorakotomie (27) verspricht in den meisten Fällen einen adäquaten Zugang. Die Darstellung der Carina und der Hauptbronchien durch eine mediane Sternotomie erfordert einen transpericardialen Zugang. Das anteriore Perikard wird senkrecht durchtrennt, um den aszendierenden Aortenbogen, der dann lateral nach links weggehalten wird, voll zu mobilisieren. Die Vena cava superior wird lateral nach rechts verlagert, und der rechte Hauptstamm der Arteria pulmonalis wird dargestellt und nach inferior gezogen (siehe Abb. 2-25 und 14-7). Das hintere Perikard, das man durch die letzteren Maßnahmen darstellt, wird dann senkrecht durchtrennt, so daß das gesamte Mediastinum, die Trachea und die Carina gut dargestellt und leicht zugänglich sind. Manchmal ist eine zusätzliche posterolaterale Thorakotomie erforderlich, um den Situs noch besser mobilisieren zu können. Wenn primär anastomosiert werden kann, muß der Kopf des Patienten manchmal flektiert werden, um die Spannung auf die Anastomose zu reduzieren. Sollte dann immer noch eine solche unerwünschte Spannung bestehen, müssen weitere zervikale Inzisionen, eine Freilegung des proximalen Larynx oder eine Thorakotomie mit Freilegung der distalen Hauptbronchien oder beides zur Entlastung durchgeführt werden.

Viele frühere technische Grenzen bei der Durchführung von Eingriffen an der Trachea sind heutzutage durch eine sorgfältige präoperative Abklärung von Situs und Ausmaß der Obstruktion, enge intraoperative Zusammenarbeit zwischen Chirurgen und Anästhesisten, ein verbessertes anästhesiologisches Management, und durch peinlich genaue postoperative Nachsorge überwunden worden. Alle geschilderten Komponenten tragen dazu bei, eine adäquate Ventilation über die gesamte perioperative Zeitdauer zu gewährleisten. Auch wenn das Ergebnis dieser komplizierten chirurgischen Eingriffe bei primären Tumoren der Trachea abhängig ist vom Zelltyp des Tumors, der Lokalisation und der Resektionsmethode, ist es allgemein akzeptiert, daß in den wenigen Institutionen mit einem angemessenen Grad chirurgischer Erfahrung in der Mehrzahl der Patienten eine lohnenswerte Überlebensdauer erreicht wird. Der nächste Abschnitt ist der Behandlung der Patienten gewidmet, die sich Trachearesektionen unterziehen müssen und beschreibt mehrere verschiedene Methoden, die Atmung zu sichern (28–47).

Anästhesiologische Überlegungen

Auch wenn keine Atemwegsobstruktion bekannt ist, sollte die Lungenfunktion präoperativ routinemäßig untersucht werden. Das Vorbestehen einer Lungenerkrankung, deren Ausmaß eventuell eine postoperative Unterstützung der Atmung notwendig macht, stellt eine relative Kontraindikation für die Resektion der Trachea dar, da die traumatisierende Wirkung des positiven Atemwegsdruckes und des Endotrachealcuffs auf die Tracheanaht eine Wunddehiszenz hervorrufen kann (31). Es ist wichtig, eine lagerungsabhängige Atemwegsobstruktion anamnetisch zu erkennen, weil die Narkoseeinleitung bei solchen Patienten in einer Lagerung vorgenommen werden sollte, die keine Atemwegsobstruktion verursacht. Die präoperative Abklärung sollte auch Tomogramme der Trachea, eine Computer-Tomographie (um eine genaue Höhe der Läsion zu bestimmen), eine Bronchoskopie (normalerweise bis zum Operationszeitpunkt zurückgestellt, um keine Atemwegsobstruktion, bedingt durch Ödem oder Blutung hervorzurufen), Flow-Volumen-Kurven (Obstruktionen der oberen Luftwege zeigen eine charakteristische Form der Kurve; extrathorakale Obstruktionen verursachen ein inspiratorisches Plateau, und intrathorakale Obstruktionen verursachen ein exspiratorisches Plateau [Abb. 15-1]) und arterielle Blutgasanalysen umfassen. Steroide können gegeben werden, wenn Trachealödeme auf Grund des verkleinerten Luftwegvolumens bestehen.

Während des chirurgischen Eingriffes sollte bei allen Patienten ein arterieller Katheter gelegt werden, um häufige Analysen der arteriellen Blutgase zu erleichtern. Diesen plaziert man am besten in die linke Radialarterie, da die Arteria anonyma (die die rechte Radialarterie versorgt) die Trachea kreuzt und während des chirurgischen Eingriffs komprimiert werden kann (siehe Abb. 2-25 und 14-7). Weitere notwendige Maßnahmen für ein adäquates Monitoring, wie in Kapitel 7 beschrieben, sollten vor Einleitung der Anästhesie vorgenommen werden. Eine Vielzahl von Methoden, um eine adäquate Oxygenierung und Elimination von CO_2 zu gewährleisten, werden während Resektionen der Trachea angewendet und sind in Tabelle 15-2 beschrieben. Diese kann man in 5 Gruppen einteilen: (1) normale orotracheale Intubation, (2) Einführung eines Tubus in die geöffnete Trachea distal der Resektionsgegend, (3) High-frequency-jet-Ventilation durch das stenosierte Gebiet, (4) High-frequency-positive-pressure-Ventilation (HFPPV), und (5) kardiopulmonaler Bypass.

Bei der ersten Technik verwendet man einen normalen, aber nicht abgeschnittenen Orotrachealtubus; dieser wird nach Einleitung in Allgemeinanäs-

Tabelle 15-2: Verfahren bei Trachearesektionen (s. a. rechte Seite).

Allgemeines Vorgehen	Jahr	Chirurgisches Vorgehen	Technik	Bemerkungen
I. Orotracheale Intubation				
A. Belsey (33)	1950	rechte Thorakotomie	Orotracheale Intubation	Erste Beschreibung dieser Art des Vorgehens – der Tubus wurde nach Ausführung der Resektion nach distal vorgeschoben.
B. Kamvyssi-Dea et al. (34)	1975	rechte Thorakotomie	Orotracheale Intubation	nach Ausführung der Resektion distales Vorschieben des Tubus
II. Einbringen eines Tubus in die eröffnete Trachea distal des Resektionsgebietes				
A. Geffin et al. (31)	1969	zervikale Inzision bei hochsitzender Erkrankung, rechte Thorakotomie bei tiefem Sitz der Erkrankung	Endotracheale Intubation; Endobronchiale Intubation	Der ausgezeichnete Übersichtsartikel beschreibt Erfahrungen mit 31 Patienten. Hebt die Vermeidung einer Tracheotomie hervor und die Bedeutung eines kardiopulmonalen Bypass.
B. Debrand et al. (35)	1979	zervikale Inzision	4 mm endotrachealer Tubus in die distale Trachea	4 Monate alter Patient
C. Boyan et al. (36)	1976	mediane Sternotomie	geblockter Endotrachealtubus im distalen Trachealstumpf	Zur Bestätigung der Diagnose einer Atemwegsobstruktion wurde präoperativ der Kurvenverlauf der forcierten Vitalkapazität versus Volumen aufgezeichnet.
D. Abou-Madi et al. (37)	1979	mediane Sternotomie	Foley-Katheter Gr. 28 in den distalen Trachealstumpf	Das Abschneiden des Endes knapp unterhalb des Ballons erlaubte eine bilaterale Lungenventilation über den kurzen Trachealstumpf.
E. Lippmann et al. (38)	1977	rechte Thorakotomie	linksseitiger Endobronchialtubus	schnelles Legen des Tubus nach Ende der Trachealresektion
F. Akdikmen et al. (39)	1965	rechte Thorakotomie	rechtsseitiger Endobronchialtubus	Patient starb postoperativ. Autoren schlagen die Verwendung eines kardiopulmonalen Bypass vor.
G. Dodge et al. (40)	1977	rechte Thorakotomie	rechtsseitiger und linksseitiger Endobronchialtubus	Verwendung von 2 Anästhesiekreisläufen
H. Theman et al. (32)	1976	rechte Thorakotomie	rechtsseitige und linksseitige Endobronchialtuben	Verwendung von 2 Beatmungssystemen; selektive Okklusion der kontralateralen Pulmonalarterie während Ein-Lungen-Beatmung
III. High-frequency-jet-Ventilation				
A. Lee et al. (41)	1974	mediane Sternotomie	Einbringen eines Absaugkatheters von 8 French durch das stenosierte Gebiet; bronchoskopischer Injektor	8 Jahre alter Patient

Tabelle 15-2: Fortsetzung

Allgemeines Vorgehen	Jahr	Chirurgisches Vorgehen	Technik	Bemerkungen
B. McNaughton et al. (42)	1975	nicht angegeben	Katheter Nr. 12; Jet-Ventilation	keine signifikanten Auswirkungen auf den Kreislauf berichtet
C. Baraka (43)	1977	rechte Thorakotomie	blockbarer Endotrachealtubus von 5 mm; Jet-Ventilation	Vorschieben des Tubus (von oben) über die Erkrankung während der Anastomosierung
D. Ellis et al. (44)	1976	nicht angegeben	Manometerschlauch von 1,52 mm Durchmesser; bronchoskopischer Injektor	13 Jahre alter Patient
IV. High-frequency-positive-pressure-Ventilation (HFPPV)				
A. Eriksson et al. (30)	1975	zervikale Inzision	Katheter Nr. 14; Frequenz 60/min	erster Bericht über die Anwendung von HFPPV
B. El-Baz et al. (29)	1982	zervikale Inzision	Katheter von 2 mm Größe, Frequenz 150/min	Verwendung eines trachealen T-Tubus ohne Manschette
El-Baz et al. (28)	1982	rechte Thorakotomie	Katheter von 2 mm Größe, Frequenz 150/min	Carinaresektionen bei 2 Patienten, Trachearesektionen bei einem Patienten, alleinige Beatmung der linken Lunge
V. Kardiopulmonaler Bypass				
A. Woods et al. (46)	1961	rechte Thorakotomie	kardiopulmonaler Bypass	erster Fallbericht; Anlage nach Eröffnen des Brustkorbs
B. Coles et al. (47)	1979	rechte Thorakotomie	kardiopulmonaler Bypass	Anlegen des Bypass unter Lokalanästhesie vor Operation

thesie oberhalb der Trachealläsion plaziert und nur, wenn notwendig, durch den Chirurgen hinter (distal) der Stenose oder des Tumors weiter eingeführt (33, 34). Wenn die Trachea und Carina abgesetzt wird, erleichtert eine Beatmung per Hand das Vorgehen. Auch wenn diese Methode relativ einfach zu bewerkstelligen ist, kann ein großer Tubus eine Blutung oder eine Verdrängung des Gewebes bewirken, was zu einer weiteren Obstruktion der Luftwege führen kann. Weiterhin ist diese Technik auf Fälle mit einer relativ leichten Stenose begrenzt, denn das Vorhandensein eines Endotrachealtubus im Operationsgebiet erschwert das Nähen einer trachealen Anastomose noch mehr.

Um diese Probleme zu lösen, werden Endotrachealtuben und Endobronchialtuben in die eröffnete Trachea distal der Resektionsstelle (zweite Möglichkeit) eingeführt (31, 35-41). Bei dieser zweiten Möglichkeit ist zu Beginn entweder ein kleiner Endotrachealtubus distal der Obstruktion vorgeschoben oder ein normaler Endotrachealtubus ist proximal der Läsion plaziert worden (Abb. 15-2A, 15-3A und 15-4A). Alle weiteren trachealen und endobronchialen Intubationen werden mit speziellen Tuben, die nicht abknicken können, durchgeführt. Sie werden in den Luftweg vorgeschoben, der distal der Läsion chirurgisch eröffnet worden ist. Der Chirurg muß ein komplettes Set aller Größen von Endotrachealtuben zur Auswahl haben, da entweder der Hauptbronchus oder ein Lappenbronchus intubiert werden muß.

Bei einer hohen Trachealläsion ermöglicht eine zervikale Inzision, eventuell kombiniert mit einer medianen Sternotomie, eine adäquate chirurgische Zugangsmöglichkeit. Die Trachea wird distal des Gebietes, das reseziert werden soll, eröffnet und der Chirurg führt einen sterilen Endotrachealtubus in die distale Trachea ein (31, 35, 36) (Abb. 15-2B). Dieser zweite Endotrachealtubus wird mit einem y-Stück und zweiten Satz von Anästhesieschläuchen konnektiert und dem Anästhesisten übergeben, um die Ven-

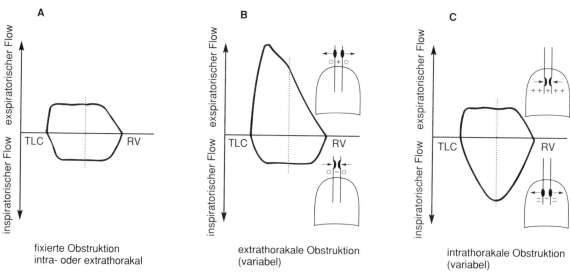

Abb. 15-1: Maximale inspiratorische und exspiratorische Flow-Volumen-Kurven in (**A**) fixierter Obstruktion (intrathorakal oder extrathorakal), bei denen sich der Atemwegsdurchmesser weder mit der Inspiration noch mit der Exspiration ändert, (**B**) extrathorakaler variabler Obstruktion und (**C**) intrathorakaler variabler Obstruktion. Die gepunktete Linie zeigt 50% der Vitalkapazität (VC) an. Das Verhältnis von exspiratorischem zu inspiratorischem Flow an diesem Punkt ist das mittlere VC-Verhältnis und beträgt normalerweise 0,9 bis 1,0. – **A** = Bei fixierter Obstruktion werden exspiratorischer (exp) und inspiratorischer (ins) Flow gleicherweise beeinflußt und das mittlere VC-Verhältnis bleibt normal. **B** = Bei variabler extrathorakaler Obstruktion führt eine forcierte Exspiration zu einem leicht positiven (+) intratrachealen Druck, der größer ist als der Druck um den Atemweg (atmosphärisch oder Null), mit dem Ergebnis einer Abnahme der Obstruktion (Atemwegsdilatation). Während forcierter Inspiration, wenn der Druck um den Atemweg (O) den intratrachealen Druck übersteigt (−), ist die Obstruktion verstärkt (Atemwegseinengung). Da die exspiratorische Kurve normal und die inspiratorische Kurve verändert ist, ist das mittlere VC-Verhältnis größer als normal. – **C** = Bei variabler intrathorakaler Obstruktion führt eine forcierte Exspiration zu einem stark positiven (++) Pleuradruck, der größer ist als der leicht positive (+) intratracheale Druck, wodurch die Obstruktion verstärkt wird (Atemwegseinengung). Während forcierter Inspiration ist der intratracheale Druck (−) größer als der Pleuradruck (− −), wodurch die Obstruktion abnimmt (Atemwegsdilatation). Da die inspiratorische Kurve normal und die exspiratorische Kurve verändert ist, ist das mittlere VC-Verhältnis kleiner als normal. Eine normale Flow-Volumen-Kurve ist eine Komposition aus der inspiratorischen Kurve in B und der exspiratorischen Kurve in C (TLC = totale Lungenkapazität, RV = Residualvolumen).

tilation fortzuführen. Nach der Exzision der trachealen Läsion und nach der Anbringung der hinteren trachealen Nähte wird der zweite (distale) Endotrachealtubus aus der Trachea gezogen, der erste Endotrachealtubus über die Anastomosenstelle vorgeschoben und mit dem Anästhesiekreislauf wieder verbunden, und die Anastomose wird vervollständigt (Abb. 15-2C und D).

Bei einer tiefen Tracheralläsion ermöglicht eine rechtsseitige Thorakotomie den notwendigen chirurgischen Zugang. Besteht eine ausreichende Trachea distal des Resektionsgebietes, kann ein Foley-Katheter, der an der Spitze gerade distal des Ballons abgeschnitten worden ist, als Einlumenendotrachealtubus verwendet werden; er wird durch den Chirurgen eingeführt und gerade oberhalb der Carina gesichert, was eine endobronchiale Intubation und die Notwendigkeit einer Ein-Lungen-Anästhesie vermeidet (37). Im anderen Falle, wenn die Distanz zwischen der Tracheralläsion und der Carina nicht groß genug ist, um nicht einmal die Plazierung eines selbstgefertigten Endotrachealtubus zu ermöglichen, ist eine endobronchiale Intubation und eine Ein-Lungen-Beatmung notwendig (38–40) (Abb. 15-3B). Wenn die Oxygenierung oder Beatmung inadäquat ist, besteht die Möglichkeit, die Durchblutung der atelektatischen Lunge herabzusetzen, indem man entfernbare Anschlingungen um die Pulmonalarterie der nichtbeatmeten Lunge zuzieht (31, 32). Dieses Vorgehen kann jedoch technisch schwierig sein, und eine alternative Technik besteht darin, einen zweiten Endobronchialtubus in den anderen Bronchus einzuführen, um eine Ventilation beider Lungen zu ermöglichen (40) (siehe unten). Wie bei der Technik bei hohen Tracheralläsionen wird der Endotrachealtubus (die Tuben) nach der Vervollständigung der hinteren Anastomose gezogen, und man schiebt den ursprünglichen Endotrachealtubus über die Resektionsstelle vor; in dieser Situation ist es jedoch möglich, daß eine erneute endobronchiale Intubation erforderlich wird, um die Anastomose zu vervollständigen (Abb. 15-3C und D).

Es sind mehrere Methoden beschrieben worden, um die Luftwege während einer Carinaresektion zu sichern (31, 32). Während das betroffene Segment reseziert wird, kann eine linksseitige Lungenventilation über eine endobronchiale Intubation des linken Hauptbronchus unterhalb der Läsion durchgeführt werden (31) (Abb. 15-4B). Nach Anastomosierung des rechten Hauptbronchus und der Trachea zieht man den linken Endobronchialtubus und der ursprüngliche Endotrachealtubus wird über die Anastomosennaht vorgeschoben. Die rechte Lunge beatmet man dann über diesen Tubus, während der linke Hauptbronchus mit der Trachea an unterschiedlicher Stelle reanastomisiert wird (Abb. 15-4C und D). Der Blutfluß zur nicht ventilierten Lunge kann wieder durch Anbändeln der entsprechenden Pulmonalarterie reduziert werden. Eine alternative Methode der Beatmung während einer Carinaresektion besteht darin, daß eine endobronchiale Intubation von beiden getrennten Hauptbronchien durchgeführt wird. Diese Technik ermöglicht Zwei-Lungen-Ventilation für einen wesentlich längeren Zeitraum während des chirurgischen Eingriffs (32), erfordert aber die Verwendung von zwei Beatmungssystemen. Wenn die hintere Anastomose genäht wird, führt man die Beatmung über beide distale Hauptbronchien durch. Während der Naht der vorderen Wand erfolgt die Ventilation über den ursprünglichen Endotrachealtubus (oberhalb der Anastomose). Das Gasleck, das zu Beginn über der Anastomosenstelle auftritt, vermindert sich kontinuierlich, wenn die vorderen Nähte gesetzt werden. Ist das Leck über der Anastomose zu groß, kann der Endotrachealtubus in eine endobronchiale Position vorgeschoben sein, bis durch zusätzliche Nähte das Gasleck vermindert wird.

Es ist offensichtlich, daß die genannten Techniken bei trachealen Resektionen mit einer Vielzahl von Gefahren verbunden sind. Während der Operation verringert eine leichte Kopftieflage die Aspiration von Blut und Sekretionen. Intermittierende Seufzer sind bei der Vermeidung von bronchialen Obstruktionen und Atelektasen hilfreich. Man muß eine hohe inspiratorische Sauerstoffkonzentration anwenden, da eine sauerstoffreiche funktionelle Residualkapazität (FRC) einige wenige zusätzliche Minuten erlaubt, um relativ häufige Episoden einer Atemwegsobstruktion und/oder einer Tubusfehllage zu korrigieren. Die Beatmung wird kontinuierlich durch Auskultation und Beobachtung des Brustkorbs, durch Messung der Compliance (inspiratorischer Spitzendruck) und durch arterielle Blutgasanalysen kontrolliert. Verschiedene unterschiedliche Größen von Endotrachealtuben, die nicht abknicken können, müssen während des gesamten chirurgischen Eingriffs verfügbar sein. Eine enge Zusammenarbeit zwischen dem Chirurgen- und dem Anästhesieteam ist notwendig. Nachteile dieser komplexen Techniken bestehen in einer Verunreinigung der Lunge mit Blut und Gewebsresten, dem Vorhandensein von Tuben im Operationsfeld und der gelegentlichen Notwendigkeit, eine Ein-Lungen-Beatmung (oder noch weniger) anzuwenden.

Um diese Probleme zu lösen, wurde während trachealer Resektionen die Anwendung von High-flow-jet-Ventilation über kleinlumige Endotrachealtuben oder Katheter (41–45) eingesetzt (siehe Abb. 12-2). Bei dieser Technik wird ein kleinlumiger, nicht blockbarer Katheter durch das stenosierte Gebiet hindurch plaziert, und man führt die Beatmung durch, indem man der Lunge Frischgas zuführt, das schnell, intermittierend und mit hohem Fluß aus dem Katheter strömt. In die Sauerstoff-jet-Stöße fließt Umgebungsluft ein, um das Volumen zu erbrin-

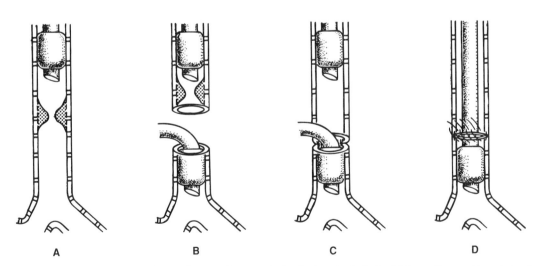

Abb. 15-2: **Vorgehen bei hoher Trachearesektion.** – **A** = initiale Intubation oberhalb der Läsion. – **B** = zweite endotracheale Intubation, distal der Läsion, nach Eröffnung der Trachea. – **C** = Anlage der Naht für die posteriore Anastomose. – **D** = Entfernung des zweiten Endotrachealtubus, Vorführen des ursprünglichen Endotrachealtubus distal der anterioren Anastomose. – (Nach Geffin, B., Bland, J., Grillo, H. C.: Anesthetic management of tracheal resection and reconstruction. Anesth. Analg. 48: 884, 1969.)

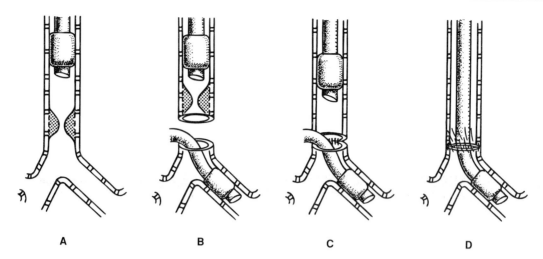

Abb. 15-3: Vorgehen bei tiefer Trachearesektion. – A = initiale Intubation oberhalb der Läsion. – B = linksendobronchiale Intubation distal der Läsion nach Eröffnung der Trachea. – C = Anlage der Naht für die posteriore Anastomose. – D = Entfernung des Endobronchialtubus und Vorschieben des ursprünglichen Endotrachealtubus distal der anterioren Anastomose bis in endobronchiale Position. – (Nach Geffin, B., Bland, J., Grillo, H. C.: Anesthetic management of tracheal resection and reconstruction. Anesth. Analg. 48: 884, 1969.)

gen, das für eine adäquate Ventilation notwendig ist. Bei der Verwendung dieser Technik konnten akzeptable Blutgaswerte erreicht werden, und es traten keine deletären Effekte in bezug auf den Kreislauf auf. Wenn nur ein kleiner Katheter im Operationsfeld liegt, kann der Chirurg die tracheale Resektion und die Anastomose leichter durchführen. Die Nachteile dieser Technik beinhalten jedoch, daß während der Ausatmung Luft um den Katheter herum entweichen kann, wenn der Katheter durch ein enges stenotisches Gebiet vorgeschoben worden ist, die Möglichkeit des Verstopfens des Katheters mit Blut, des Vorrutschens des Katheters, der Blutaspiration und technischer Schwierigkeiten mit High-pressure-Injektoren.

Vor wenigen Jahren konnte die oben beschriebene Technik der Jet-Ventilation bei Trachealstenosen mit gutem Erfolg modifiziert werden (45). Ein kleiner blockbarer Endotrachealtubus (6 mm innerer Durchmesser) wurde oberhalb der Stenose plaziert, und

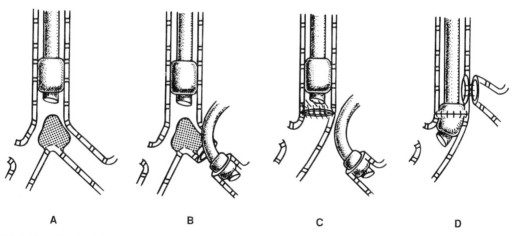

Abb. 15-4: Vorgehen bei Carinaresektion. – A = initiale Intubation oberhalb der Läsion. – B = linksendobronchiale Intubation distal der Läsion nach Eröffnung des linken Hauptstammbronchus. – C = Die Trachea ist mit dem rechten Hauptstammbronchus anastomosiert. – D = Der linke Endobronchialtubus wurde entfernt, um die Anastomose zwischen Trachea und linkem Hauptstammbronchus zu ermöglichen. Die Ventilation während (D) erfolgt über den ursprünglichen Endotrachealtubus. – (Nach Geffin, B., Bland, J., Grillo, H. C.: Anesthetic management of tracheal resection and reconstruction. Anesth. Analg. 48: 884, 1969.)

mit einer Jet-Ventilation begonnen. Wenn die Läsion exzidiert worden ist, wurde der kleine Endotrachealtubus zur Jet-Ventilation in einen Hauptbronchus vorgeschoben, und die Jet-Ventilation wurde als Ein-Lungen-Beatmung fortgesetzt. Wenn die Anastomose um den kleinen Endotrachealtubus herum fertiggestellt worden ist, wurde der Endotrachealtubus über die Anastomosenstelle zurückgezogen.

Die vierte Möglichkeit verwendet die High-frequency-pressure-Ventilation (HFPPV) (30) während Trachearesektionen (siehe Abb. 12-2). Bei dieser Technik werden kleine Hubvolumina (50–250 ml) benutzt, die über einen kleinen Katheter mit relativ hohen Frequenzen (50–150/min) verabreicht werden. Die Vorteile der Verwendung von HFPPV während Trachearesektionen bestehen in einem relativ wenig obstruierten Operationsgebiet, keiner Unterbrechung der Beatmung während der Operation, einer minimalen Kontamination der Lungen mit Blut und Zelltrümmern durch einen kontinuierlichen Gasausstrom, einer minimalen Bewegung der Lunge und des Mediastinums und einem verringerten Risiko des Kollabierens von Alveolen durch die Verwendung von kontinuierlichem positivem Atemwegsdruck. Diese Technik ist erfolgreich sowohl für Resektionen der Trachea (28, 29) als auch der Carina (28) angewendet worden. HFPPV, allein auf die linke Lunge, erbrachte während Operationen an der Carina im allgemeinen eine adäquate Oxygenierung und Beatmung, obwohl – wenn notwendig – ein System von zwei Kathetern und bilateraler HFPPV angewendet werden könnte (30).

Die fünfte Möglichkeit, besonders bei Resektionen der Carina, bestand in der Anwendung des kardiopulmonalen Bypass, entweder zum Zeitpunkt der Resektion (46) oder schon zu Beginn der Operation (47). Nach Resektion kann die Anästhesie mit konventionellen Techniken unter der Verwendung eines normalen Endotrachealtubus fortgesetzt werden. Auch wenn viele chirurgische Teams schwierige tracheale Resektionen nur in Bereitschaft eines kardiopulmonalen Bypass durchführen, so schließt das Risiko einer intrapulmonalen Blutung, bedingt durch die Heparinisierung, die Verwendung in den meisten Fällen aus (31).

Atemgasgemische von Helium-Sauerstoff sind in der Lage, den Widerstand des Gasflusses durch stenosierte Gebiete signifikant zu vermindern. Man kann präoperativ die Anwendung bei diesen Patienten überlegen (47). Die Verwendung von Helium-Sauerstoff-Gemischen verhindert jedoch die Anwendung hoher inspiratorischer Sauerstoffkonzentrationen während der Anästhesie und wird deshalb nicht häufig durchgeführt (31).

Postoperativ werden die meisten Patienten mit stark flexiertem Kopf gelagert, um die Spannung auf die Anastomose zu reduzieren. Wenn postoperativ eine Unterstützung durch Beatmung notwendig ist, muß der Endotrachealtubus so positioniert werden, daß der Cuff nicht an der Anastomose zu liegen kommt. Eine frühe Extubation ist äußerst wünschenswert, um die Beeinträchtigung des Blutflusses zur Trachea zu minimieren, die durch einen geblockten trachealen Cuff verursacht werden könnte. Physiotherapeutische Maßnahmen, um Sekretionen zu lösen, sollten nur vorsichtig und eventuell unter Verwendung eines Fiberbronchoskops durchgeführt werden. Systemische Antibiotika- und Steroidgaben gibt man nicht routinemäßig, es sei denn bei Infektionen oder starkem Ödem. Kommt es postoperativ zu einer massiven Blutung in die Luftwege oder in den Thorax, ist dies meistens durch eine Erosion der Pulmonalarterie oder der Aorta (was nach Trachearesektionen häufig auftreten kann) bedingt und in der Regel nicht behandelbar.

15.4 Große bullöse Emphyseme und Luftzysten

Allgemeine Überlegungen

Eine Bulla ist als eine luftgefüllte, dünnwandige Struktur innerhalb der Lunge definiert, die durch eine Zerstörung des Alveolargewebes entsteht. Die Wände der Bullae werden durch Bindegewebssepten, zusammengepreßtes Lungenparenchym oder durch die Pleura gebildet. Eine Bulla stellt gewöhnlich den Endzustand einer lokalen emphysematösen Destruktion dar. Luftzysten sind trotz aller Ähnlichkeit eigenständige Gebilde, haben eigene epitheliale Ränder, und können mit einer chronisch-obstruktiven Lungenerkrankung vergesellschaftet sein (48) oder auch bei Fehlen anderer pulmonaler Erkrankungen gefunden werden (49).

Eine Bullektomie ist eine chirurgische Resektion einer oder mehrerer Bullae und wird nur bei ausgewählten Patienten vorgenommen. Die Indikationen für eine Bullektomie bei Patienten mit chronisch-obstruktiver Lungenerkrankung besteht bei nicht ertragbarer Atemnot trotz voller medikamentöser Therapie, bei sich schnell vergrößernden Bullae oder bei wiederholtem Auftreten eines Pneumothorax (50). Patienten mit ansonsten gesunden Lungen müssen sich einer Abtragung großer Luftzysten oder einer Bulla unterziehen, wenn diese große Anteile normalen Lungengewebes komprimieren und eine Funktionsbeeinträchtigung verursachen. Die Kompression eines großen Lungenareals kann auf einer Röntgenthoraxaufnahme (wie auch auf einem Angiogramm) am Zusammendrängen von Lungengefäßen erkannt werden. Eine beträchtliche Funktionseinschränkung ist durch Radioisotopenuntersuchungen erkennbar, wobei das komprimierte Areal eine gute Perfusion, aber eine verminderte Ventilation aufweist (51, 52) (siehe Kapitel 5 und Abb. 5-9).

Die Langzeitresultate einer Bullektomie wegen großer Bullae bei Emphysematikern sind ermutigend (53). Bei 27 Emphysematikern, die entweder unilateral (10 Patienten) oder bilateral (17 Patienten) Bullae aufwiesen, die über 50% des Hemithorax einnahmen, verringerte eine Bullektomie die Dyspnoe signifikant, so daß sie nicht länger in der Funktion beeinträchtigt waren, wobei die mittlere Überlebenszeit mehr als 7 Jahre betrug. Die postoperative spirographische Verbesserung war abhängig von der Art der Bullae; eine Resektion von Bullae, die offen mit dem Bronchialbaum kommunizierten, resultierte in erster Linie in einer Verbesserung der FEV_1 (als Prozentsatz der Vitalkapazität), wogegen eine Resektion geschlossener Bullae in erster Linie in einem Anstieg der Vitalkapazität resultierte. Die Langzeitprognose nach chirurgischer Behandlung eines bullösen Emphysems vermindert sich natürlich bei Patienten, die eine chronische eitrige Bronchitis präoperativ aufwiesen und/oder das Rauchen nicht aufgaben.

Anästhesiologische Überlegungen

Die Anästhesie zur Entfernung von Bullae birgt verschiedene spezifische Gefahren im Hinblick auf die Ventilation (Tab. 15-3):

1. Die meisten dieser Patienten weisen eine schwere generalisierte chronische Lungenerkrankung mit nur geringer oder keiner ventilatorischen Reserve auf. So kann die Beatmung (die, wenn der Brustkorb eröffnet ist, kontrolliert durchgeführt werden muß) einer ernsthaft erkrankten Lunge (die keine große Bulla aufweist) gefährlich sein und birgt die Risiken der Hypoxämie, der Hyperkapnie und eines Pneumothorax der beatmeten Seite. Wenn die beatmete Lunge auch eine Bulla aufweist, sind die Risiken offensichtlich noch größer. Für viele Patienten mit ernsthafter Lungenerkrankung besteht die Notwendigkeit, postoperativ zumindest für eine kurze Zeitdauer auf eine mechanische Unterstützung der Atmung angewiesen zu sein, da für das chirurgische Vorgehen eine Allgemeinanästhesie notwendig ist.

2. Wenn eine Bulla oder eine Luftzyste mit einem Bronchus kommuniziert, kann diese durch eine Beatmung mit positivem Druck in ihrem Ausmaß vergrößert werden (54). Wenn ein großer Teil des Hubvolumens in die bullöse Höhle gelangt, wird die alveoläre Totraumventilation in großem Ausmaß gesteigert, und ohne einen äquivalenten Anstieg des Minutenvolumens kann das übrige Lungengewebe inadäquat beatmet werden. Diese Komplikation tritt am ehesten auf, wenn der Brustkorb eröffnet ist, weil dann die Wand des Brustkorbs die Ausdehnung der Bulla nicht länger begrenzt.

3. Wegen der Schnelligkeit, mit der abgeschlossenen Lufträume Lachgas aufnehmen und sich in ihrer Größe ausdehnen (55), sollte man dieses Anästhetikum am besten vermeiden (besonders bei Patienten, deren Bullae nur in geringem Ausmaß mit dem Bronchialsystem kommunizieren) (56).

4. Besteht ein Ventilmechanismus im Luftweg, der mit der Höhle kommuniziert, so kann eine Überblähung mit Air-trapping auftreten.

5. Es ist besonders wichtig zu wissen, daß positiver Druck innerhalb der Bulla eventuell eine Ruptur bewirkt, was zu einem Pneumothorax führen kann, der möglicherweise unter Spannung steht, wenn der Brustkorb geschlossen ist (besonders bei Patienten, deren Bullae gut mit dem Bronchialsystem kommunizieren) (54). Ein Spannungspneumothorax stellt bei diesen Patienten normalerweise ein katastrophales Ereignis dar, bedingt durch die Beeinträchtigung des venösen Rückstroms und des Herzzeitvolumens sowie durch eine weitere Beeinträchtigung der Ventilation. Das Anlegen einer Thoraxdrainage führt in diesem Zustand zu einer großen bronchopleuralen Fistel, durch die ein großer Teil der Ventilation durch die Thoraxdrainage geleitet wird. Vor wenigen Jahren konnte die High-frequency-Ventilation mit niedrigen Hubvolumina und niedrigem Atemwegsdruck erfolgreich angewendet werden, um eine Ruptur einer Bulla durch positiven Druck zu vermeiden (57).

Der entscheidende Punkt des anästhesiologischen Vorgehens bei Patienten mit großen Bullae oder Zysten besteht in der Anwendung eines Doppellumentubus, um eine differenzierte Handhabung beider Lungen zu ermöglichen. Bei Patienten mit unilateraler Erkrankung kann so der Doppellumentubus eine adäquate Ventilation der nicht erkrankten Seite gewährleisten, während zur gleichen Zeit eine Ruptur der erkrankten Seite verhindert wird. Bei Patienten mit bilateraler Erkrankung ermöglicht es der Dop-

Tabelle 15-3: Beatmungskomplikationen bei Bullektomie.

I. Erkrankung der übrigen Lunge
II. Mögliche Vergrößerung der Bullae bedingt durch:
   A. IPPB
   B. N_2O
   C. Ventilmechanismus
III. Mögliche Ruptur der Bullae → Pneumothorax

pellumentubus, eine differenzierte Therapie der Lunge durchzuführen, um den Gasaustausch zu maximieren und um die Möglichkeiten zu steigern, die Komplikationen einer rupturierten Bulla zu therapieren. Die Anwendung eines Doppellumentubus ermöglicht es zum Beispiel, alle möglichen Veränderungen durch die Anwendung der High-frequency-Ventilation, des kontinuierlichen positiven Atemwegsdruckkes, des positiven endexspiratorischen Druckes (PEEP) und eines ZEEPs auf beide Lungen auszuprobieren, abhängig von der Pathologie jeder Lunge (siehe Abschnitt 19.3.4). Wenn mehrere Bullae reseziert werden, erlaubt es die Anwendung eines Doppellumentubus, die operierte Lunge für kurze Zeitperioden zu beatmen, wodurch der Chirurg jedes mögliche Luftleck identifizieren und übernähen kann.

Ein Doppellumentubus kann entweder bei wachen Patienten unter örtlicher Betäubung (bei Patienten, die rezidivierend einen Pneumothorax und/oder bilaterale Bullae aufweisen) oder unter Allgemeinanästhesie (bei der Mehrzahl der Patienten) eingeführt werden, um die betroffene Lunge zu isolieren und die kontralaterale Lunge mit positivem Druck zu beatmen (58, 59). Die Spontanatmung kann beibehalten werden (sehr häufig indiziert bei Patienten, die rezidivierend einen Pneumothorax oder bilaterale Bullae aufweisen), während die Narkose vertieft wird. Man sollte sich dabei jedoch klar sein, daß spontan atmende Patienten mit signifikanter Lungenerkrankung unter Allgemeinanästhesie wahrscheinlich nicht in der Lage sind, selbst ausreichend zu atmen. Alternativ dazu und bei der Mehrzahl der Patienten bevorzugt, kann der Patient narkotisiert werden, und beide Lungen werden dann vorsichtig beatmet. Eine sanfte Beatmung per Hand ist dabei der beste Weg, um niedrige Atemwegsdrucke zu gewährleisten.

Wählt man eine Beatmung mit begrenztem positivem Druck, so ist es wichtig, daß der Anästhesist fähig ist, einen Pneumothorax rasch zu diagnostizieren und zu behandeln. Externe Stethoskope sollten über jedem Hemithorax an den Punkten angebracht werden, wo die Atemgeräusche maximal sind, um jede Seite auf einen Pneumothorax hin zu kontrollieren (60). Man sollte sich jedoch bewußt sein, daß es eine fortgeschrittene bullöse Erkrankung völlig unmöglich machen kann, Atemgeräusche von außen überhaupt zu hören. Zusätzlich zu einer Minderung der Atemgeräusche kann ein Pneumothorax oder ein Ventilmechanismus in einer Zyste durch einen Anstieg des Atemwegsdruckes, durch eine Verschiebung der Trachea auf die Gegenseite oder durch eine Hypotension über das Ausmaß der Narkosetiefe hinaus signalisiert werden. Bei diesen Patienten muß die Ausrüstung für das Legen von Thoraxdrainagen sofort verfügbar sein. Dabei können wegen einer rupturierten Bulla zwei Probleme auftreten:
1. Die Ruptur einer einzigen von mehreren Bullae, die in einer Lunge vorkommen, ist in der Lage, in einem lokalisierten Pneumothorax zu resultieren, der nur durch eine genaue Lokalisation der Thoraxdrainage dekomprimierbar ist.
2. Wie oben erörtert, ist es möglich, daß sich beim Legen der Thoraxdrainage eine große bronchopleurale Hautfistel entwickelt, was u.U. zu Schwierigkeiten bei der Beatmung führt (siehe Abschnitt 16.4).

Theoretisch sollte sich der pulmonale Zustand eines Patienten nach einer Bullektomie verbessern, da das «gesunde» Lungengewebe, das vorher durch die Bulla komprimiert worden ist, nun in der Lage ist, sich auszudehnen. Nach den Erfahrungen des Autors jedoch kann die Phase des Abtrainierens und der Extubation bei einigen Patienten mit fortgeschrittener Erkrankung mehrere Tage in Anspruch nehmen. Wenn postoperativ eine mechanische Beatmung erforderlich ist, sollte die Anwendung von positivem Druck wieder minimiert werden, um die Möglichkeit herabzusetzen, einen Pneumothorax durch Ruptur der Nähte und/oder der verbleibenden Bullae zu erzeugen (61).

Wenn eine bilaterale Bullektomie wegen einer ausgedehnten Erkrankung beider Lungen durchgeführt worden ist, so wird in der Regel eine Inzision des Sternums bei Patienten in Rückenlage durchgeführt (62). Eine darauf folgende posterolaterale Thorakotomie kann geplant werden, falls es erwünscht ist, um zu sehen, wie der Patient auf die erste Bullektomie reagiert. Bei bilateraler Bullektomie werden die gleichen anästhesiologischen Maßnahmen angewendet wie bei unilateraler Bullektomie. Die Anwendung eines Doppellumenendotrachealtubus stellt wieder den Eckpfeiler des Vorgehens dar, weil es damit ermöglicht wird, eine differenzierte Behandlung der Lunge über die gesamte Operation hinweg durchzuführen. Wenn nachfolgende posterolaterale Thorakotomien geplant sind, so sollte der geschlossene Brustkorb für den Zugang vorbereitet werden, indem man die Haut präpariert und den Patienten mit sterilen Tüchern abdeckt, für den Fall, daß der Verdacht auf einen Pneumothorax im geschlossenen Brustkorb steigt.

15.5 Lungenresektion bei Patienten nach Pneumonektomie

Allgemeine Überlegungen

Bei Patienten, bei denen eine Pneumonektomie durchgeführt wurde, kann sich ein neuer Befund in der verbliebenen Lunge entwickeln. Die Verschattung ist, wenn sie persistiert und in der Größe zunimmt, fast immer bösartig. In der Vergangenheit herrschte im allgemeinen die Meinung vor, daß nach einer Pneumonektomie eine weitere Lungenresektion kontraindiziert ist. Sechs Fallberichte jedoch, die über 8 Patienten berichten (63–68) und eine neuere Studie von 15 Patienten (69), haben die Erkenntnis gebracht, daß eine begrenzte Lungenresektion nach einer früheren Pneumonektomie mit einer niedrigen operativen Mortalität durchführbar ist. Die Langzeitergebnisse zeigen, daß eine Resektion dieser «sekundären» Tumoren bei einigen Patienten zu einer respektablen Verlängerung der Lebenszeit geführt hat.

Anästhesiologische Überlegungen

Die Operationen müssen unter Verwendung eines Einlumenendotrachealtubus durchgeführt werden. Die Flüssigkeitszufuhr ist sehr sorgfältig zu bilanzieren, weil das pulmonale Gefäßbett bei bereits geringerer Größe weiter verkleinert, und das Risiko einer pulmonalen Hypertension durch die Resektion gesteigert wird. Alle Gesichtspunkte der postoperativen Nachsorge, wie Aufrechterhaltung des Flüssigkeitsgleichgewichts (Risiko eines Lungenödems und einer pulmonalen Hypertension), Beatmung mit positivem Druck (Risiko eines Rechtsherzversagens) und eine angemessene Evakuierung des Pleuraraums (Risiko der Lungenkompression) müssen mit vermehrter Sorgfalt durchgeführt werden, weil die Patienten eine gesteigerte Empfindlichkeit auf Veränderungen jeder dieser Faktoren aufweisen.

15.6 Einseitige bronchopulmonale Lavage (70)

Allgemeine Überlegungen

Eine einseitige bronchopulmonale Lage oder eine massive Irrigation des Tracheobronchialbaums einer Lunge ist mit gutem Erfolg bei Patienten mit pulmonaler alveolärer Proteinose angewandt worden, um die enormen Ansammlungen von alveolären lipoproteinösem Material, das diese Patienten charakteristischerweise aufweisen, zu entfernen (71–78). Man glaubt, daß das lipoproteinöse Material aus Surfactant besteht (79), und daß die enorme Ansammlung eher durch einen Fehler in den Entfernungsmechanismen als in einer gesteigerten Produktion zu suchen ist (80). Die anormale Ansammlung von alveolärem lipoproteinösem Material ist bilateral und symmetrisch und bewirkt das klassische Röntgenbild einer Verdichtung der Lufträume der gesamten Lunge mit fleckförmigen, schlecht abgrenzbaren Verschattungen (81); die Röntgenaufnahme geht parallel mit dem Verlauf der Erkrankung einher. Die Verdichtung der Lufträume bewirkt eine progressive Hypoxämie und Atemnot (zuerst bei Anstrengung und schließlich auch in Ruhe) (81, 82), und die Lungen weisen eine niedrige Compliance auf. Die Diagnose einer alveolären Proteinose wird durch die oben angeführten klinischen und röntgenologischen Zeichen sowie durch Labordaten und durch die Ergebnisse einer Lungenbiopsie gestellt. Die Indikationen für eine Lavage bestehen bei einem P_aO_2 geringer als 60 mmHg in Ruhe oder einer hypoxämisch bedingten Begrenzung einer normalen Aktivität (83, 84). Selten kann eine Lungenlavage bei Patienten mit Asthma, zystischer Fibrose und nach Einatmung radioaktiver Dämpfe durchgeführt werden (71, 76, 85, 86).

Eine einseitige Lungenlavage wird in Allgemeinanästhesie unter Verwendung eines Doppellumentrachealtubus durchgeführt, was die Lavage einer Lunge ermöglicht, während die andere beatmet wird (Abb. 15-5). Bei Patienten mit einer alveolären Proteinose wird zuerst die Lavage einer Lunge durchgeführt und dann nach einigen Tagen Pause die Lavage der anderen. Nach Durchführung einer Lungenlavage weisen diese Patienten normalerweise eine spürbare subjektive Verbesserung auf, die mit Anstiegen des P_aO_2 in Ruhe und unter Anstrengung, der Vitalkapazität und der Diffusionskapazität, sowie einer Befundverbesserung der Röntgenaufnahme des Thorax korrelieren (87, 88). Einige Patienten benötigen nach einigen Monaten wieder eine Lavage, wohingegen andere für mehrere Jahre in einer Remission verbleiben. Eventuell kann sich die Erkrankung sogar komplett zurückbilden (87, 88).

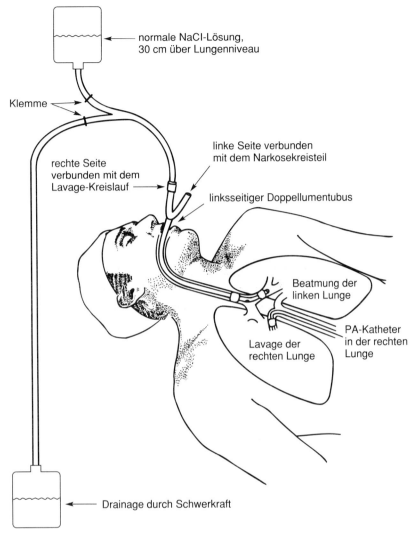

Abb. 15-5: Technik der unilateralen pulmonalen Lavage. Ein linksseitiger Doppellumenendotrachealtubus ermöglicht die Ventilation der linken Lunge während Lavage der rechten Lunge (und umgekehrt). Es wird Kochsalzlösung infundiert und per Schwerkraft drainiert. Klemmen auf den Verbindungsstücken bestimmen die Flußrichtung. – (Nach Alfery, D. D., Benumof, J. L., Spragg, R. G.: Anesthesia for bronchopulmonary lavage. In: Kaplan, J. (ed.): Thoracic Anesthesia. New York, Churchill Livingstone, 1982, chapter 12, pp. 403–420.)

Anästhesiologische Überlegungen (70)

In diesem Abschnitt wird die Technik bei der Durchführung einer bronchopulmonalen Lavage bei Patienten erörtert, die unter einer pulmonalen alveolären Proteinose leiden. Wenn die Patienten in ein Krankenhaus aufgenommen werden, sind Isotopenuntersuchungen des Ventilations-Perfusions-Verhältnisses der Lungen möglich. Die Ventilation kann maximiert werden, indem man eine Lungenlavage in der am meisten betroffenen Lunge durchführt, wodurch die «bessere» Lunge für den Gasaustausch sorgt. Wenn das Scan-Bild eine relativ gleiche Beteiligung (wie es normalerweise der Fall ist) zeigt, wird zuerst die linke Lunge gespült, was die größere rechte Lunge den Gasaustausch bewerkstelligen läßt.

Die einseitige Lungenlavage wird im Operationssaal durchgeführt, wo die notwendige Ausrüstung und geschultes Personal vorhanden ist, um die Sicherheit zu erhöhen. Die Patientensicherheit ist auch größer, wenn ein relativ konstantes Team, bestehend aus Mitgliedern der Anästhesieabteilung und der pulmonologischen Abteilung, sich vertraut macht mit den Feinheiten und der Technik einer einseitigen Lungenlavage. Die Patienten sind in der Regel kooperativ und benötigen nur eine leichte Prämedikation. Da viele dieser Patienten in Ruhe hypoxämisch sind, wird ihnen nach Verabreichung der Prämedikation und während des Transports zum angewärmten Operationssaal über eine Gesichtsmaske Sauerstoff verabreicht.

Der Eingriff nimmt mehrere Stunden in Anspruch, und die Temperatur der Lavageflüssigkeit kann nicht immer genau kontrolliert werden, so daß einige Patienten von außen aufgewärmt werden müssen (z. B. durch Verwendung von Heizmatten), um die normale Körpertemperatur aufrecht zu erhalten. Das Monitoring beinhaltet die Verwendung einer Blutdruckmanschette, eines EKG-Geräts, eines präkordialen Stethoskops, einer Temperatursonde, eines Pulsoxymeters und eines peripheren arteriellen Katheters sowie eines zentral-venösen Katheters. Bei Patienten mit einer beeinträchtigten kardiovaskulären Funktion wird das Monitoring mit einem Pulmonaliskatheter durchgeführt.

Nach mehreren Minuten der Präoxygenierung (siehe weiter unten) wird die Allgemeinanästhesie mit 3–4 mg/kg Thiopental in fraktionierten Dosen und unter Inhalation von Isofluran oder Halothan bei 100% Sauerstoff eingeleitet. Isofluran ist bei Patienten, die therapeutische Spiegel von Theophyllin (und damit das Risiko von Arrhythmien) aufweisen, relativ indiziert. Die neuromuskuläre Blockade wird mit einem peripheren Nervenstimulator überprüft und mit einem nicht depolarisierenden Muskelrelaxans eingeleitet. Wenn ein ausreichendes Anästhesieniveau erreicht worden ist, wird die Trachea mit Lidocain örtlich betäubt und mit dem größtmöglichen, linksseitigen Doppellumenendotrachealtubus, der atraumatisch durch die Glottis eingeführt werden kann (siehe Kapitel 9) intubiert. Man verwendet einen durchsichtigen linksseitigen Doppellumentubus aus Kunststoff, wegen der Einfachheit und Sicherheit, mit der dieser korrekt zu positionieren ist, wegen der zuverlässigen Abdichtung des linken Cuffs (der rechte endobronchiale Cuff ist klein und bläht sich asymmetrisch auf), wegen der Möglichkeit der kontinuierlichen Beobachtung der Feuchtigkeitsniederschläge der auszuatmenden Gase (ventilierte Lunge) und wegen der Möglichkeit der Beobachtung der Lavageflüssigkeit auf Luftblasen (lavagierte Lunge). Die größtmögliche Größe des Tubus wird verwendet, weil der linke endobronchiale Cuff ein größeres bronchiales Schleimhautareal mit weniger Luft im linken Cuff (verglichen mit einem kleinen Doppellumentubus) bedeckt. Zusätzlich ermöglicht ein großer Tubus das Absaugen, was am Ende des Eingriffs eine wichtige Überlegung darstellt, wenn die Lungen so gut wie möglich abgesaugt werden müssen. Exakte Plazierung des Tubus und Erkennen von Leckagen sind essentiell, weil das ernsthafte Risiko einer Verunreinigung während der Durchführung der Lavage besteht. Die Lage des Doppellumentubus muß mit einem Fiberbronchoskop, wie in Kapitel 9 beschrieben, kontrolliert werden und der Cuffverschluß muß 50 cm H_2O standhalten, was man durch die Anwendung der «Katheter-unter-Wasser-Technik», wie in Kapitel 9 beschrieben, prüfen kann. Die Augen sollten durch Verwendung von Salbe und Abdeckungen geschützt werden.

Die Frage der Lagerung des Patienten während einer einseitigen Lungenlavage ist wichtig, weil es wesentliche Vorteile und Nachteile bei jeder Lagerung gibt (Tab. 15-4). Die Seitenlage mit der gespülten Lunge nach unten minimiert die Möglichkeit einer akzidentiellen Verunreinigung der nichtabhängigen, ventilierten Lunge durch die Lavageflüssigkeit aus der abhängigen, lavagierten. Während der Perioden des Absaugens der Lavageflüssigkeit würde jedoch der pulmonale Blutfluß, der gravitätsabhängig ist, bevorzugt die nichtventilierte, abhängige Lunge perfundieren und der rechts-links-transpulmonale Shunt würde maximal sein. Die Seitenlage mit der lavagierten Lunge nach oben würde den Blutfluß zur nichtventilierten Lunge minimieren, aber andererseits die Möglichkeit einer akzidentiellen Verunreinigung der abhängigen, ventilierten Lunge durch die Lavageflüssigkeit aus der lavagierten Lunge steigern. Als Kompromiß wird die Rückenlage angewendet, um ein Gleichgewicht zwischen dem Risiko der Aspiration und dem Risiko der Hypoxämie aufrecht zu erhalten.

Nach Intubation und Überprüfung der Lage des Doppellumentubus und nach Lagerung des Patienten mißt man die totale und die partielle Lungencompliance. Der Atemwegsdruck kann elektronisch übertragen und auf einem Papierdrucker aufgelistet werden, und ein Wright-Spirometer sollte im exspiratorischen Schenkel des Narkosesystems plaziert werden, um das Tidalvolumen genau zu messen. Ein volumengesteuertes Beatmungsgerät, das relativ hohe Beatmungsdrucke bewerkstelligen kann, ist notwendig, da diese Patienten durch Krankheit beeinträchtigte Lungen mit schlechter Compliance aufweisen. Die totale dynamische Compliance (Brustwand und Lunge) beider Lungen zusammen (unter Anwendung eines Atemhubs von 15 ml/kg) und dann von jeder Lunge partiell (unter Anwendung eines Atemhubs von 10 ml/kg) wird vor Durchführung der Lavage ge-

Tabelle 15-4: Einseitige Lungenlavage, Lagerung des Patienten.

I. Seitenlage, wobei die zu lavagierende Lunge nichtabhängig ist
   Vorteil: Minimierung des Blutflusses zur nichtventilierten Lunge
   Nachteil: maximale Möglichkeit der Verunreinigung
II. Seitenlage, wobei die zu lavagierende Lunge abhängig ist
   Vorteil: Minimierung der Möglichkeit der Verunreinigung
   Nachteil: maximaler Blutfluß zur nichtventilierten Lunge
III. Rückenlage
   Ausgeglichenheit der Probleme der Verunreinigung und der Blutverteilung

messen. Nach der Messung der totalen und einzelnen Lungencompliance und unter Atmung von 100% Sauerstoff werden die Basis-Werte der arteriellen Blutgase bestimmt.

Die Patienten werden aus zwei Gründen vor Einleitung der Anästhesie und vor der Lavage gut präoxygeniert:

1. Bei der Einleitung einer Allgemeinanästhesie bewirkt eine sauerstoffangereicherte funktionelle Residualkapazität bei jedem Patienten eine große Minderung des Hypoxämierisikos während Apnoe-Phasen, die bei einer Laryngoskopie und endotrachealen Intubation auftreten. Diese Überlegung besitzt eine größere Bedeutung bei Patienten mit alveolärer Proteinose, da diese bereits ernsthaft hypoxämisch sind.
2. Die Präoxygenierung eliminiert Stickstoff aus der Lunge, die gespült werden soll. Das Alveolargas besteht dann nur noch aus Sauerstoff und Kohlendioxyd. Währen der Flüssigkeitsauffüllung werden diese Gase absorbiert, was der Lavageflüssigkeit einen maximalen Zugang zum Alveolarraum ermöglicht. Wenn der Stickstoff vor der Auffüllung mit der Lavageflüssigkeit nicht aus der Lunge entfernt wird, können peripher Stickstoffblasen in den Alveolen zurückbleiben und so die Effektivität der Lavage einschränken.

Angewärmte isotonische Kochsalzlösung wird als Lavageflüssigkeit verwendet und durch die Schwerkraft aus einer Höhe von 30 cm oberhalb der mittleren Axillarlinie infundiert. Nachdem die Lavageflüssigkeit nur noch zögernd fließt (d. h. das Auffüllen der Lunge komplett ist), wird die Ableitung durch Abklemmen der Zuflußleitung und Entklemmen der Abflußleitung, die zu einem Sammelbehälter geht, der 20 cm unter der mittleren Axillarlinie plaziert ist, geöffnet (Abb. 15-5). Die Zuflußleitung und die Abflußleitung sind über einen Y-Adapter mit dem gewünschten Lumen des Endotrachealtubus verbunden. Jede Füllung mit Lavageflüssigkeit geht mit einer mechanischen Perkussion des Brustkorbs und Vibration des lavagierten Hemithorax vor Öffnung der Abflußleitung einher. Die Lavageflüssigkeit, die abgeleitet wird, ist typischerweise leicht bräunlich gefärbt, und das Sediment setzt sich nach kurzer Zeit am Boden des Sammelbehälters ab. Das Füllen und Ableiten von ungefähr 500–1000 ml Flüssigkeit wird so lange wiederholt, bis die Lavageflüssigkeit klar wird (Abb. 15-5). Die Volumina, die zugeleitet und abgeleitet werden, notiert man bei jedem Lavagevorgang. Für die gesamte Lavage sind ungefähr Flüssigkeitsvolumina von normalerweise 10–20 l notwendig.

Die meisten Patienten sind während des gesamten Lavagevorgangs hämodynamisch stabil. Insbesondere bewirkt die Lavage selbst keine signifikanten Änderungen des systemischen und pulmonalarteriellen Druckes und des Herzzeitvolumens. Bei diesen Patienten steigt die Sättigung, die durch Oxymetrie gemessen worden ist, mit jeder Lungenfüllung an und fällt mit jeder Ableitung ab. Die arterielle Sättigung steigt während der Lungenfüllung, weil der Blutfluß zur nichtventilierten Lunge durch den Infusionsdruck der Lavageflüssigkeit herabgesetzt wird (89). Der gegenteilige Effekt (gesteigerter Blutfluß zur nichtventilierten Lunge, herabgesetzte arterielle Sauerstoffsättigung) tritt während der Ableitung auf (89). Ein angemessener Relaxierungsgrad muß aufrecht erhalten werden, weil unerwartetes starkes Husten während des Vorgangs die Position des Doppellumenendotrachealtubus verändern kann.

Wenn ein kleines Leck während der Lavage auftreten sollte, kann der Reihe nach folgendes beobachtet werden: (1) Das Erscheinen von Blasen in der Lavageflüssigkeit, die aus der gespülten Lunge abgeleitet wird, (2) Rasseln und Giemen über der beatmeten Lunge, (3) ein Unterschied zwischen den zugeführten Lavagevolumina und den aus der Lunge drainierten Volumina (die ersteren übersteigen die letzteren), und (4) ein Abfall der arteriellen Sauerstoffsättigung. Wenn ein kleines Leck vermutet oder durch eines der oben angeführten Zeichen erkannt und die gespülte Lunge nur minimal behandelt worden ist, sollte alle Flüssigkeit dieser Lunge abgeleitet werden, und die Position des Doppellumenendotrachealtubus, die Vollständigkeit der Cuffblockung und die Trennung der Lungen mit einem Fiberbronchoskop ist zu überprüfen. Vor Wiederbeginn der Lavage sollte man die funktionelle Trennung der beiden Lungen und die Zuverlässigkeit der Cuffabdichtung unter Verwendung der früher beschriebenen Methode (Entdeckung des Lecks durch Luftblasen) überprüfen.

Ein massiver Übertritt von Flüssigkeit aus der gespülten in die ventilierte Lunge ist kein harmloses Ereignis und resultiert in einem dramatischen Abfall der Compliance der ventilierten Lunge und in einem raschen und ausgeprägten Abfall der arteriellen Sauerstoffsättigung. Unter diesen Umständen muß die Lavage beendet werden, ganz egal, wie weit die Behandlung fortgeschritten ist. Der Patient sollte rasch in Seitenlage, mit der gespülten Seite nach unten, gelagert werden, und der Operationstisch ist in eine Kopftiefposition zu bringen, um die Entfernung der Lavageflüssigkeit zu erleichtern. Kräftiges Absaugen und Blähen beider Lungen befördern sie heraus. Der Doppellumentubus sollte gegen einen normalen Einlumentubus ausgetauscht, und der Patient zusätzlich eine Zeit lang mit positiv endexspiratorischem Druck mechanisch beatmet werden. Der Zeitpunkt von weiteren einseitigen Lavageversuchen der Lunge wird durch den weiteren klinischen Verlauf und durch das Verhalten des Gasaustauschs bestimmt.

Nachdem die abgeleitete Lavageflüssigkeit klar wird, beendet man das Vorgehen. Die gespülte Lunge wird sorgfältig abgesaugt und die Ventilation begonnen. Da die Compliance der gespülten Seite zu dieser Zeit viel geringer ist als die der ventilierten, sind große Atemhübe (Seufzer) (15–20 ml/kg) allein auf diese Seite notwendig (wobei die nicht gespülte temporär nicht beatmet wird), um die Alveolen wieder zu entfalten. Die arterielle Oxygenierung kann während dieser Zeit jäh abfallen, wobei dies minimierbar ist, indem man die nicht gespülte Seite nach einer starken Inspiration mit 100% Sauerstoff abklemmt.

Das Vorgehen nach einer Lavage umfaßt wiederholte Anwendungen hoher Hubvolumina, Absaugen und Perkussion der Brustwand der vorher gespülten Seite, konventionelle Zwei-Lungen-Beatmung mit PEEP und beidseitiges Absaugen sowie Lagerungsdrainage während die kombinierte (totale) und individuelle dynamische Compliance der Lunge intermittierend gemessen wird. Die Beatmung mit einem Gemisch von Luft und Sauerstoff kann hilfreich sein, die Alveolen der lavagierten Lunge, die niedrige Ventilations-Perfusions-Verhältnisse aufweisen, offen zu halten. Wenn die Compliance des Hemithorax der gespülten Seite zu ihren Ausgangswerten, wie vor der Lavage, zurückkehrt, wird die neuromuskuläre Blokkade antagonisiert. Die Richtlinien für die mechanische Beatmung und Extubation sind dieselben wie bei Patienten mit pulmonaler Erkrankung (siehe Kapitel 19). Die meisten Patienten können noch im Operationssaal extubiert werden. Wenn man glaubt, daß der Patient nicht extubiert werden kann, tauscht man den Doppellumentubus gegen einen Einlumentubus aus, und beatmet den Patienten mechanisch unter Anwendung von PEEP in konventioneller Weise.

Im unmittelbaren Zeitraum nach einer Lavage werden tiefe Atemzüge (Spirometrie unter Antrieb), Übungen zum Abhusten, Perkussionen des Brustkorbs und Drainage durch Lagerung angewendet, um verbliebene Flüssigkeit und Sekretionen zu entfernen sowie die gespülte Lunge wieder zu entfalten. Nach einer Erholungszeit von 3 bis 5 Tagen wird der Patient wieder in den Operationssaal gebracht, um die Gegenseite zu spülen. Die anästhesiologischen Überlegungen für die zweite Lavage sind die gleichen wie bei der ersten, obwohl normalerweise die Oxygenierung nicht annähernd ein so schweres Problem darstellt wie während der ersten Lavage, weil die vorbehandelte und nun nahezu normale Lunge verwendet werden wird, um den Gasaustausch zu bewerkstelligen.

Es gibt zwei besondere Probleme, die mit einer pulmonalen Lavage vergesellschaftet sind:
1. Einige wenige, kritisch kranke Patienten tolerieren das konventionelle Vorgehen nicht.
2. Eine einseitige Lavage über einen Doppellumentubus ist bei Kindern und kleinen Erwachsenen nicht möglich.

Es gibt drei alternative (aber kompliziertere) Wege, um eine Lungenlavage bei Patienten, die unter keinen Umständen eine Ein-Lungen-Beatmung tolerieren, durchführen zu können:
1. Eine extrakorporale Membranoxygenierung (ECMO) ist verwendet worden, um die Sicherung des Gasaustauschs während einer normalen einseitigen Lungenlavage zu gewährleisten. Ein partieller arteriovenöser kardiopulmonaler Bypass ist für einige wenige Stunden während einer unilateralen oder bilateralen Lungenlavage verwendet worden (90–92), aber die Verteilung des oxygenierten Blutes aus dem arteriovenösen Bypass kann deutlich inhomogen sein, ist abhängig vom Ort des venösen Rückstroms (93, 94) und erfordert eine Kanülierung einer größeren Arterie. Ein venovenöser Bypass ermöglicht eine gleichförmige arterielle Verteilung und bietet die Sicherheit, daß keine Kanülierung einer größeren Arterie notwendig ist (95, 96). In einem der neueren Fälle (96) wurde ein partieller venovenöser (Verbindung von der Vena femoralis – Vena cava inferior zur Vena jugularis interna – Vena cava superior) kardiopulmonaler Bypass mit Membranoxygenator bei einem Patienten mit einer schweren Hypoxämie, bedingt durch eine alveoläre Proteinose (der Patient war vorher nicht in der Lage gewesen, in anderer Art und Weise eine konventionelle einseitige Lungenlavage zu tolerieren) besonders erfolgreich angewendet. Während des Bypasses wurden die Lungen mechanisch beatmet. Im Verlauf der Lavage der rechten Lunge war die mechanisch beatmete linke Lunge zum Gasaustausch nicht fähig ($P_aO_2 = P_{\bar{v}}O_2$ wenn der Bypass unterbrochen war). Nach der ersten Lavage wurden beide Lungen mechanisch mit PEEP beatmet, und der Bypass wurde für 12 Stunden fortgeführt. Während dieser Zeit wurde die linke Lunge unter Aufrechterhaltung des Bypasses gespült. Zehn Stunden später konnte der Patient erfolgreich vom Bypass abtrainiert werden. Der Patient wurde dann für 24 Stunden mechanisch mit PEEP beatmet und schließlich extubiert. Bei Entlassung war der Zustand des Patienten deutlich gebessert (96).
2. Ein anderer Weg, eine Lungenlavage bei Patienten, die eine konventionelle unilaterale Lungenlavage nicht tolerieren, durchzuführen, besteht in der Lavage eines Lungenlappens über ein Fiberbronchoskop, das unter Lokalanästhesie eingeführt wurde (97, 98). Bei dieser Technik ist ein Fiberbronchoskop mit Cuff in einen Lappenbronchus eingeführt und die Irrigation mittels Kochsalzlösung durchgeführt worden. Der Patient bleibt wach und atmet Sauerstoff unter hohem Fluß, der über eine Gesichtsmaske zugeführt wird. Während einer Behandlung können ein oder zwei Lappen gespült werden, und die lobäre Lavagierung ist so häufig wie notwendig wiederholbar. Ventilations-Perfusions-Scans der Lunge können verwendet werden, um die Lungenlappen zu bestimmen, die am schwersten betroffen sind und die zuerst gespült werden sollen. Diese Technik war erfolgreich und ist so einfach durchzuführen, daß sie sich im Vergleich zur Anwendung eines ECMO-Systems zu einer bevorzugten Alternative entwickeln kann (97).
3. Es gibt Patienten, die die Perioden des Ablassens

der Lavageflüssigkeit, wenn der Blutfluß zur nichtventilierten Lunge deutlich ansteigt (weil kein Alveolardruck vorhanden ist) und der P_aO_2 abfällt, nicht tolerieren können. Aber sie können die Perioden der Instillation der Lavageflüssigkeit (wenn der Druck der Lavageflüssigkeit den Blutfluß der nichtventilierten, lavagierten Lunge deutlich herabsetzt und den P_aO_2 steigert) tolerieren (71, 72, 77, 89, 99). Um dieses spezielle Risiko zu reduzieren, wurde der pulmonale Blutfluß während der Ableitung durch Aufblasen des Ballons eines pulmonarteriellen Katheters im Hauptstamm der Pulmonalarterie auf der Seite, die gespült wurde, weg von der gespülten Lunge umgeleitet (89, 99). In diesen Fällen wurde der Pulmonaliskatheter in den rechten Hauptstamm der Pulmonalarterie gelegt (was durch Röntgenaufnahmen des Thorax bestätigt worden war), und der Ballon während der Perioden der Drainage der rechten Lunge aufgeblasen, bis die phasische Kurve der Pulmonalarterie gerade begann, gedämpft zu werden. Bei jedem Patienten trat ein Anstieg des P_aO_2 und der arteriellen Sauerstoffsättigung auf. Durch Messungen von Flow-Proben und durch Bestimmungen des transpulmonalen Shunts bei Hunden konnte gezeigt werden, daß der Anstieg des P_aO_2 durch eine Umleitung von ungefähr 15% des Herzzeitvolumens weg von der rechten (nichtventilierten) Lunge bedingt war. Wegen der möglichen Gefährdungen durch eine Ruptur der Pulmonalarterie und wegen der Unmöglichkeit, vorherzusagen, welche Patienten selektiv die Perioden der Lungendrainage nicht tolerieren, sollte diese Technik als zweite Möglichkeit für Patienten reserviert bleiben, die beim ersten Versuch während der Lungendrainage eine nicht akzeptable Oxygenierung aufwiesen.

Eine Lavage in konventioneller Art und Weise ist bei Kindern (oder kleinen Erwachsenen) nicht möglich, weil die Doppellumenendotrachealtuben zu groß sind. Dieses Problem tritt routinemäßig bei Personen auf, die weniger als 25–30 kg wiegen, da der kleinste Doppellumenendotrachealtubus eine Größe von 28 French (French = Charrière; 1 Ch = 0,33 mm [Außendurchmesser]) aufweist, wobei jedes Lumen etwas weniger als 4,5 mm groß ist. In dieser Situation ist ein partieller kardiopulmonaler Bypass erfolgreich angewendet worden, um die Oxygenierung während einer unilateralen oder bilateralen Lavage zu gewährleisten (90, 100, 101). In einem dieser Berichte wurde diese Technik bei zwei Brüdern, die 4 und 2,5 Jahre alt waren, angewendet (100). Diese beiden Patienten wurden einer Lavage der gesamten Lunge unterzogen, und während dieser Zeit wurde das Blut aus den Femoralvenen entnommen, oxygeniert und dann in die linke Femoralarterie zurückgegeben. Beide Patienten wurden schließlich aus dem Krankenhaus entlassen, obwohl sie noch unterstützend Sauerstoffzufuhr über eine Gesichtsmaske benötigten. In einem anderen Fall wurde diese Technik angewendet, um den Gasaustausch während einer Lavage der gesamten Lunge bei einem beatmungspflichtigen, 3,7 kg schweren, 8 Monate alten Kind, zu gewährleisten (101). Das extrakorporale Oxygenierungssystem wurde wiederum arteriovenös angeschlossen (Katheter von der rechten Jugularis interna – rechtem Vorhof zu einem Katheter in der rechten Arteria axillaris). Eine spürbare Verbesserung der Lungenfunktion konnte nach der Lavage (insgesamt 420 ml/kg) erreicht werden, der Bypass konnte 3 Stunden nach der Lavage diskonnektiert werden, und der Patient wurde 48 Stunden nach der Lavage extubiert. In einem neueren Bericht (100) ist aufgezeigt, wie ein partieller arteriovenöser Bypass in Verbindung mit einem «bubble oxygenator» eine simultane bilaterale Lavage der Lunge bei zwei Geschwistern im Alter von 3 und 4 Jahren ermöglichte. Der Bypass wurde bei diesen Patienten durch Kanülierung der Vena femoralis und der Arteria femoralis durchgeführt. Während des Bypass schwankte der P_aO_2 in der Arteria radialis zwischen 25 und 30 mmHg, was zum Teil darauf zu beziehen war, daß nicht gesättigtes Blut in die proximale Aorta weiterhin ausgeworfen worden ist. Neurologische Folgeerscheinungen konnten nicht bemerkt werden. Die Oxygenierung und die Funktionswerte waren nach der Lavage verbessert. Diese verschiedenen Bemühungen, Kinder mit einer pulmonalen alveolären Proteinose durch eine bilaterale Lungenlavage unter Verwendung der extrakorporalen Oxygenierung zu behandeln, muß man als erfolgreich ansehen, wenn man bedenkt, daß bei Kindern ohne diese Art der Behandlung die durchschnittliche Überlebensdauer vom Zeitpunkt des Auftretens schwerer Symptome an weniger als 1 Jahr beträgt.

15.7 Tumoren an der Verbindungsstelle des oberen, vorderen und mittleren Mediastinums

15.7.1 Allgemeine Überlegungen

Das Mediastinum wird, zum Zwecke der Beschreibung, willkürlich in einen oberen und einen unteren Anteil oberhalb des Niveaus des Perikards durch eine Fläche geteilt, die sich vom Brustbeinwinkel bis zur unteren Grenze des 4. Brustwirbels erstreckt. Der obere Anteil wird als oberes Mediastinum bezeichnet, und der untere in drei weitere Teile unterteilt: Das vordere Mediastinum, vor dem Perikard; das mittlere Mediastinum, das das Perikard und das Herz enthält und das hintere Mediastinum, hinter dem Perikard. Am Zusammentreffen von oberem, vorderem und mittlerem Mediastinum befindet sich der mittlere Anteil der Vena cava superior, die Bifurkation der Trachea, der Hauptstamm der Pulmonalarterie, der Aortenbogen und Anteile der kopfwärts gelegenen Fläche des Herzens (siehe Abb. 2-27 bis 2-29 und 14-7). Bei Erwachsenen entstammt die Mehrzahl der Tumoren in dieser Region einer Beteiligung von hilären Lymphknoten bei Bronchialkarzinomen oder Lymphomen, wogegen bei Säuglingen die Gewebsansammlungen meist gutartige Bronchialzysten, Duplikationen des Ösophagus oder Teratome sind. Tumoren können in diesem Gebiet eine Obstruktion von 3 lebenswichtigen Strukturen des Mediastinums bewirken: Der Tracheobronchialbaum im Bereich der Carina, der Hauptstamm der Pulmonalisarterie sowie die Vorhöfe und die Vena cava superior. Die häufigste Komplikation während einer Anästhesie bei Eingriffen in diesen Bereichen des Mediastinums ist die Atemwegsobstruktion. Dies konnte bei 20 von 22 Patienten (1969 bis 1983) gezeigt und kurz zusammengefaßt werden (102). Obwohl die Atemwegsobstruktion bei den Symptomen im Vordergrund stand, ist es nicht ungewöhnlich, daß zwei oder drei dieser wichtigen Organe beim gleichen Patienten in variierendem Ausmaß komprimiert werden (102). Jede dieser Komplikationen ist lebensbedrohlich und kann während der Narkose eine akute Verschlechterung bis hin zum Tod bewirken, wenn nicht mit extremer Vorsicht und Erfahrung vorgegangen wird. Diese drei Komplikationen und die Probleme des anästhesiologischen Vorgehens werden getrennt besprochen.

15.7.2 Kompression des Tracheobronchialbaums

Die meisten, im vorderen Mediastinum gelegenen Tumormassen, die eine Atemwegsobstruktion bewirken, sind lymphatischen Ursprungs. Jedoch auch eine Anzahl von benignen Tumoren wie z. B. zystische Hygrome, Teratome, Thymome und Schilddrüsentumoren können ähnliche Symptome hervorrufen. Es muß deshalb eine Gewebsuntersuchung durchgeführt werden, bevor eine Strahlentherapie oder eine Chemotherapie eingeleitet werden kann. Deshalb benötigen die meisten Patienten mit Mediastinaltumoren, die eine Atemwegsobstruktion bewirken, zuerst eine Anästhesie für einen diagnostischen Eingriff (Lymphknotenbiopsie im Halsbereich oder Skalenusbereich, Laparotomie für ein «staging» beim Morbus Hodgkin). Nicht alle Patienten, die ernste intraoperative respiratorische Probleme entwickelten, wiesen respiratorische Symptome oder Zeichen präoperativ auf.

Anästhesiologisches Vorgehen

Das anästhesiologische Vorgehen bei diesen Patienten basiert auf zwei ausschlaggebenden Überlegungen:
1. Die Obstruktion der größeren Luftwege durch einen Tumor ist normalerweise lebensbedrohlich, weil sie gewöhnlich in der Nähe der Bifurkation des Tracheobronchialbaums auftritt und deshalb distal des Endotrachealtubus liegt. Eine Einleitung mittels Inhalationsanästhetika verstärkte die Obstruktion in drei Fällen und in keinem dieser Fälle konnte sie durch Intubation komplett aufgehoben werden. In einem Fall trat durch Intubation eine vollständige Obstruktion auf, bis ein langer dünner Tubus eingeführt worden war, der eine teilweise Besserung bewirkte (102). In einem weiteren Fall (103) war die Beatmung schwierig durchzuführen, bis die Spontanatmung über den noch in situ befindlichen Tubus wieder einsetzte. In einem anderen Fall (103) konnte bei einem 11 Jahre alten Jungen nur durch ein 4,5 mm starkes, starres Bronchoskop ein offener Luftweg aufrecht erhalten werden. In 8 Fällen wurde durch die Intubation selbst eine partielle Obstruktion des Hauptbronchus hervorgerufen oder verstärkt (103–106). Bei einigen Patienten wurde die Obstruktion durch Wiedereinsetzen der Spontanatmung aufgehoben (103–105). Es scheint möglich zu sein, daß nach Applikation von Muskelrelaxantien der Verlust des Muskeltonus der Brustwand und der durch die aktive Inspiration nach außen ziehenden Kräfte die von außen wirkende Schienung eines kritisch eingeengten Luftwegs aufhebt. Die Intubation kann andererseits beim Vorhandensein einer verzogenen oder einer komprimierten Trachea eine komplette Obstruktion bewirken, wenn die Tu-

busspitze an die Trachealwand anstößt oder wenn das Lumen des Tubus bei der Passage einer engen Stelle oder durch Abknickung verschlossen wird. Solch eine Obstruktion trat bei fünf Patienten auf und konnte nur durch die Einführung eines langen dünnen Tubus oder eines Bronchoskops, das über die Stenose hinweggeschoben worden ist, aufgehoben werden (103, 106–109). Man sollte angesichts dieser Berichte über ernsthafte Atemwegsobstruktionen unter Allgemeinanästhesie alle Versuche unternehmen, den Eingriff in Lokalanästhesie durchzuführen.
2. Lymphatische Tumoren sprechen normalerweise sehr gut auf Bestrahlung oder Chemotherapie an. Röntgenbilder des Thorax zeigen eine bemerkenswerte Verkleinerung der Tumorgröße, und die Symptome werden in der Regel verbessert. Die behandelnden Ärzte sollten deshalb, falls möglich (manchmal kann der Zelltyp mit einem vertretbaren Maß an Sicherheit ohne Biopsie abgeschätzt werden), eine Strahlen- oder Chemotherapie vor einer Allgemeinanästhesie anwenden.

Der folgende Plan des Vorgehens basiert auf den zwei oben angeführten Prinzipien (100) (Tab. 15-5). Wenn ein Patient mit Tumormassen in der Nähe des Zusammentreffens von oberen, vorderen und mittleren Mediastinums Dyspnoe entwickelt und/oder die Rückenlage nicht mehr toleriert und für eine Biopsie vorgesehen ist, sollte diese, wenn möglich, in Lokalanästhesie vorgenommen werden. Wenn man glaubt, daß der Zelltyp strahlensensibel ist oder auf eine Chemotherapie anspricht, sollten die entsprechenden Therapieverfahren ohne vorhergehenden chirurgischen Eingriff angewendet werden. Nach Anwendung dieser Therapieverfahren muß der Tumor radiologisch kontrolliert und die Lungenfunktion erneut überprüft werden (siehe unten).

Wenn der Patient keine Dyspnoe aufweist und die Rückenlage gut toleriert (d. h. wenn er asymptomatisch ist), sollte eine Reihe von nichtinvasiven Untersuchungen durchgeführt werden, um die anatomische Lage und die funktionellen Auswirkungen des Tumors abschätzen zu können:
1. Fluß-Volumen-Kurven sollten in aufrechter Körperhaltung und in Rückenlage angefertigt werden. Die Fluß-Volumen-Kurve ist ein äußerst sensibles Mittel, sowohl um obstruktive Erkrankungen der größeren Luftwege abschätzen (111) als auch zwischen extrathorakalen und intrathorakalen Atemwegsobstruktionen differenzieren zu können. Bei einer extrathorakalen Obstruktion weist die Fluß-Volumen-Kurve bei Inspiration ein Plateau auf und bei intrathorakalen Atemwegsobstruktionen weist sie bei Exspiration ein Plateau auf (siehe Abb. 15-1).
2. Durch die Computertomographie des Brustkorbs ist es am besten möglich, die anatomische Lokalisation des Tumors darzustellen.
3. Ein Echokardiogramm sollte sowohl in aufrechter Körperhaltung als auch in Rückenlage gemacht werden, um die Beeinträchtigung des Herzens durch den Tumor abzuschätzen.

Wenn eine dieser drei Untersuchungen positiv ausfällt, dann sollte die Biopsie in Lokalanästhesie durchgeführt werden, auch wenn der Patient asymptomatisch ist. Bringen alle drei dieser wichtigen nichtinvasiven Untersuchungen negative Ergebnisse, kann der Patient, wenn nötig, einer Allgemeinanästhesie zugeführt werden, wobei die Lokalanästhesie trotzdem vorzuziehen ist. Sind die Biopsien entnommen worden und die Gewebsproben haben gezeigt, daß eine Strahlentherapie oder eine Chemotherapie sinnvoll ist, sollten diese Therapieverfahren angewendet werden, und der Patient ist dann vor weiteren chirurgischen Eingriffen erneut röntgenologisch und durch Funktionsüberprüfungen zu untersuchen.

Wenn eine Allgemeinanästhesie durchgeführt wird, sollten die Luftwege durch eine Fiberbronchoskopie in Lokalanästhesie vor Einleitung einer Allgemeinanästhesie untersucht werden (110). Über das Fiberbronchoskop wird ein Endotrachealtubus geschoben, und nach Abschluß der Untersuchung mit dem Fiberbronchoskop kann der Patient durch Vorschieben des Tubus über das Bronchoskop intubiert werden. Die Einleitung der Allgemeinanästhesie wird in halb sitzender Position vorgenommen, der Patient sollte während des gesamten Zeitraums spontan atmen und die Verwendung von Muskelrelaxantien ist zu vermeiden. Große Schwankungen des intrathorakalen Drucks, die das Kollabieren des instabilen Tracheobronchialbaums bewirken können, müssen ebenfalls vermieden werden. Das Operationsteam muß in der Lage sein, die Position des Patienten rasch in eine Seitenlage oder Bauchlage ändern zu können. Ein starres Bronchoskop, über das beatmet werden kann, muß vorhanden sein. Geschultes Personal und die Ausrüstung für einen kardiopulmonalen Bypass müssen zur Verfügung stehen.

Diese Patienten sind in den ersten postoperativen Stunden extrem eng zu überwachen. Eine Atemwegsobstruktion, die eine Reintubation und eine mechanische Beatmung notwendig macht, kann sekundär nach dem Eingriff durch eine Vergrößerung des Tumors, bedingt durch ein Ödem, auftreten.

Tabelle 15-5: Wichtige Behandlungsprinzipien bei Tumoren im Bereich des superioren, anterioren und mittleren Mediastinums.

1. Nach Möglichkeit jedes Vorgehen in Lokalanästhesie durchführen
2. Wenn möglich, Radiatio und/oder Chemotherapie vor einer Allgemeinanästhesie
3. Falls eine Allgemeinanästhesie notwendig, Erwägung der fiberoptischen Inspektion des tracheobronchialen Baums mit einem Bronchoskop und wache Intubation
4. Wenn eine Allgemeinanästhesie notwendig ist, Aufrechterhaltung der Spontanatmung

15.7.3 Kompression der Pulmonalarterie und des Herzens

Eine Kompression der Pulmonalarterie und des Herzens ist selten, weil der pulmonale Gefäßstamm mehr oder weniger durch den Aortenbogen und den Tracheobronchialbaum geschützt wird. Es gibt nur drei Fallberichte in der Literatur (112–114). Angesichts des letalen Charakters dieser Komplikation ist eine Diskussion gerechtfertigt. In allen drei Fällen war der Zelltyp lymphomatös, wenn auch das Wissen in diesem Fall noch sehr begrenzt ist. Große mediastinale Lymphome sind während einer Narkose mit Arrhythmien vergesellschaftet, bedingt durch eine Beteiligung des Perikards oder Myokards.

Anästhesiologisches Vorgehen

Ähnliche Prinzipien wie bei der Kompression des Tracheobronchialbaumes gelten auch für die Kompression der Pulmonalarterie. Die meisten Patienten machen ihre ersten Erfahrungen mit einer Narkose, weil sie sich einem diagnostischen Eingriff (z. B. einer Biopsie) unterziehen müssen. Alle diagnostischen Eingriffe sollten, wenn möglich, in Lokalanästhesie vorgenommen werden. Da sich die Symptome normalerweise verschlechtern, wenn sich der Patient in Rückenlage begibt, kann eine ungewöhnliche Lagerung notwendig werden (siehe unten). Lymphatische Tumore sind normalerweise strahlensensibel. Diese Patienten sollten präoperativ ähnlich untersucht werden wie die, die eine Kompression des Tracheobronchialbaumes aufweisen. Wenn es keinen Hinweis auf den Zelltyp gibt, ist, wenn irgend möglich, eine Biopsie in Lokalanästhesie durchzuführen. Ist der Zelltyp bekannt oder in hohem Maße wahrscheinlich, sollte eine präoperative Strahlenbehandlung ernsthaft erwogen werden. Wenn eine Allgemeinanästhesie erforderlich ist, ist eine sitzende, vornübergebeugte oder sogar Kopftieflagerung ratsam, und die Spontanatmung sollte man während der gesamten Zeitdauer des Eingriffes aufrecht erhalten. Maßnahmen, um den venösen Rückstrom, den Pulmonalarteriendruck und das Herzzeitvolumen aufrecht zu erhalten, wie Volumenbelastung und Verwendung von Ketamin, sind zu erwägen. Präoperativ ist es ratsam, Vorbereitungen für eine extrakorporale Oxygenierung zu treffen. Der Anästhesist muß sich über die Gefahren einer Luftembolie bei Patienten in sitzender Lagerung bewußt sein.

15.7.4 Das Vena-cava-superior-Syndrom

Das Vena-cava-superior-Syndrom wird durch eine mechanische Obstruktion der Vena cava superior hervorgerufen. Die Ursachen dafür sind, nach Inzidenz geordnet, Bronchialcarcinome (87%), maligne Lymphome (10%) und benigne Ursachen (3%), wie Thrombosen der Vena cava superior, hervorgerufen durch Pulmonaliskatheter, zentrale Venenkatheter, Hyperalimentation und Schrittmachersonden (115), eine idiopathische mediastinale Fibrose, mediastinale Granulome und multinoduläre Kröpfe (116, 117). Die klassischen Erscheinungsmerkmale eines Vena-cava-superior-Syndroms beinhalten dilatierte Venen in der oberen Körperhälfte, bedingt durch den gesteigerten periphervenösen Druck (der bis 40 mmHg betragen kann); Ödeme des Kopfes, des Nackens und der oberen Extremitäten, dilatierte venöse Kollateralen in der Brustwand und Zyanose. Die venösen Erweiterungen treten meist in liegender Position in Erscheinung, aber in den häufigsten Fällen kollabieren die Venen bei Patienten in aufrechter Körperhaltung nicht in gewohnter Art und Weise. Die Mehrheit der Patienten weist respiratorische Symptome auf (Kurzatmigkeit, Husten, Orthopnoe), die durch eine Obstruktion der Luftwege, durch erweiterte Venen und durch ein Ödem der Mukosa bedingt sind. In gleicher Weise stellt eine Veränderung der mentalen Fähigkeiten, hervorgerufen durch eine zerebrale venöse Hypertension und Ödeme, ein schlechtes Zeichen dar. In manchen Fällen vollzieht sich die Okklusion der Vena cava superior ziemlich langsam, und die Manifestation der Anzeichen und Symptome kann tückisch sein. Wenn die Okklusion relativ rasch eintritt, sind alle klinischen Erscheinungsbilder deutlicher. In diesem Fall können die Gesichtsödeme so gravierend sein, daß es dem Patienten unmöglich ist, die Augen zu öffnen. Der rasch ansteigende venöse Druck kann die zerebrale Zirkulation so beeinträchtigen, daß neurologische Symptome auftreten, weil der zerebrale Perfusionsdruck abnimmt.

Die meisten Patienten mit einem Vena-cava-superior-Syndrom, das durch einen malignen Prozeß bedingt ist, werden mit Strahlentherapie und Chemotherapie behandelt (bei Patienten mit inkompletter Obstruktion) (118). Bei Patienten mit einer nahezu kompletten Obstruktion (die gewöhnlich Anzeichen einer zerebralen venösen Hypertension und/oder Atemwegsobstruktion aufweisen), oder bei denen sich eine Bestrahlung oder Chemotherapie als ineffektiv herausgestellt hat, ist ein chirurgischer Bypass oder eine Resektion der Läsion über eine mediane Sternotomie indiziert (118). Diese Operationen sind normalerweise technisch ziemlich schwierig, weil die Gewebsschichten schlecht identifizierbar sind, die Anatomie weitgehend verzogen ist und eine Fibrose unterschiedlichen Ausmaßes vorhanden ist.

Anästhesiologisches Vorgehen

Die präoperativen anästhesiologischen Überlegungen bei Patienten, die sich einer Operation zur Dekompression der Vena cava superior unterziehen müssen, sollten eine sorgfältige Einschätzung der Luftwege beinhalten. In gleichem Ausmaß wie die Ödeme äußerlich im Gesicht und am Nacken vorhanden sind, können diese auch im Mund oder Pharynx und Hypopharynx vorhanden sein. Zusätzlich können die Luftwege durch eine Kompression von außen, eine Fibrose, die die normale Beweglichkeit einschränkt, oder durch eine Schädigung des Nervus recurrens beeinträchtigt sein. Wenn man eine Kompression der Trachea erwartet, sollte diese durch eine Computertomographie abgeklärt werden. Ist man wegen der Integrität der Luftwege besorgt, werden diese Patienten nur gering oder gar nicht prämediziert. Die Verabreichung eines Medikaments, das den Speichelfluß vermindert, ist hilfreich, wenn man eine schwierige Intubation erwartet, und alle Patienten, die Schwierigkeiten beim Schlucken haben, sollten so prämediziert werden. Der Patient wird mit hochgelagertem Kopf in den Operationssaal transportiert, um Ödeme der Luftwege zu minimieren. Bei allen Patienten wird ein arterieller Katheter in die Arteria radialis gelegt, und vor Einleitung der Anästhesie wird, abhängig vom Zustand des Patienten, ein zentralvenöser Katheter oder ein Pulmonaliskatheter über die Vena femoralis eingeführt. In einem Fall wurde eine Stimulierung des Vorhofs über einen Pulmonaliskatheter bei einem Patienten angewendet, bei dem man eine kardiale Beeinträchtigung durch einen Mediastinaltumor annahm und der präoperativ eine signifikante Bradykardie bot. Vor der Operation sollte zumindest eine großlumige intravenöse Verweilkanüle am Bein oder in die Vena femoralis gelegt werden. Die oberen Extremitäten werden für intravenöse Infusionen wegen der langen und nicht vorhersagbaren Kreislaufzeiten, die von der Obstruktion der Vena cava superior resultieren, nicht benutzt. Die Einleitungsmethode der Allgemeinanästhesie und die Intubationsmethode ist abhängig von der präoperativen Abschätzung der Luftwege. Wenn es bei den Patienten notwendig ist, vor der Einleitung die sitzende Position aufrecht zu erhalten, um eine adäquate Ventilation sicherzustellen, kann die Intubation bei wachen Patienten unter Verwendung eines fiberoptischen Laryngoskops (119) oder Bronchoskops (120) erleichtert werden.

Intraoperativ sind Blutungen das Hauptproblem. Ein wesentlicher venöser Blutverlust ergibt sich aus dem abnorm hohen zentralvenösen Druck. Weiterhin kann ein unerwartet hoher arterieller Blutverlust auftreten. Grund dafür ist die Schwierigkeit, in einem anatomisch verzerrten Operationsgebiet zu präparieren. Zum Zeitpunkt der Sternotomie sollte deshalb gekreuztes Blut im Operationssaal zur Verfügung stehen.

Postoperativ kann es, auch nach diagnostischen Eingriffen wie einer Mediastinoskopie oder einer Bronchoskopie, wobei die Obstruktion der Vena cava superior nicht behoben worden ist, zu einem akuten schweren respiratorischen Versagen kommen, das die Intubation und mechanische Beatmung erforderlich macht (117, 121–125). Die Mechanismen des akuten respiratorischen Versagens sind unklar, aber die häufigsten, die beim Vena-cava-superior-Syndrom auftreten, sind ein akuter Laryngospasmus und/oder akuter Bronchospasmus (beides bedingt durch eine anhaltende und vielleicht gesteigerte Obstruktion der Vena cava superior), eine beeinträchtigte Funktion der Atemmuskulatur (Patienten mit malignen Erkrankungen können eine pathologische Reaktion auf Muskelrelaxantien aufweisen) (125) und eine vermehrte Atemwegsobstruktion durch den Tumor (bedingt durch ein Anschwellen des Tumors). Deshalb müssen diese Patienten in den ersten postoperativen Stunden engmaschig überwacht werden.

15.8 Operation von thorakalen Aortenaneurysmen

Patienten mit thorakalen Aortenaneurysmen können entweder elektiv oder als Notfall zur Operation anstehen. Thorakale Aortenaneurysmen bei Patienten, die hämodynamisch kreislaufstabil und frei von Symptomen sind, werden elektiv operiert. Patienten mit Aortenaneurysmen, die durch ein Trauma verursacht sind, oder solche, die auf Grund einer akuten Dissektion kreislaufinstabil mit einer akuten Symptomatik (z. B. Schmerzen im Brustkorb) sind, werden notfallmäßig operiert. Deshalb kann das anästhesiologische Vorgehen bei Patienten mit thorakalen Aortenaneurysmen entweder als elektiver Eingriff oder als Notfalleingriff diskutiert werden.

Das anästhesiologische Vorgehen bei Patienten mit thorakalen Aortenaneurysmen wird bei den speziellen Notfalleingriffen diskutiert (siehe Abschnitt 16.3), wofür es zwei Gründe gibt:
1. Patienten, die notfallmäßig an einem thorakalen Aortenaneurysma operiert werden, sind häufiger als Patienten, die elektiv operiert werden (126).

2. Die Notfalleingriffe stellen größere Anforderungen, haben ein höheres Risiko und erfordern einen größeren anästhesiologischen Aufwand. Die Mortalität bei Notfallresektionen beträgt 16%, im Vergleich zu 5% bei elektiven Resektionen. Die Diskussion des anästhesiologischen Vorgehens bei Patienten mit thorakalen Aortenaneurysmen in Kapitel 16 beinhaltet alle anästhesiologischen Überlegungen, die bei Patienten, die sich einer elektiven Resektion eines thorakalen Aortenaneurysmas unterziehen müssen, angestellt werden.

15.9 Thymektomien bei Myasthenia gravis

Allgemeine Überlegungen

Die Myasthenia gravis ist eine neuromuskuläre Erkrankung, die durch eine Schwäche und leichte Ermüdbarkeit der willkürlichen Muskulatur charakterisiert ist. Unbehandelt hat die Myasthenia gravis eine Mortalität von 40% im Verlauf von 10 Jahren. Neueren Erkenntnissen zufolge ist die Krankheit durch einen Autoimmundefekt der postsynaptischen Acetylcholinrezeptoren in der Skelettmuskulatur verursacht. Es scheint ein kausaler Zusammenhang zu bestehen zwischen der Bindung von Antikörpern an Rezeptoren, einer Verringerung der Anzahl der Rezeptoren in den motorischen Endplatten und einer Beeinträchtigung der neuromuskulären Übertragung (127) (Abb. 15-6). Die Thymektomie ist bei der Behandlung der Myasthenia gravis gut etabliert. Es wurde berichtet, daß dadurch bei zumindest 80% der Patienten eine Remission oder eine klinische Verbesserung erreicht werden kann (128).

Die Diagnose kann an Hand der typischen Anamnese und durch Untersuchungen der neuromuskulären Funktion gestellt werden (129). Am häufigsten leiden Patienten mit Myasthenie an einer Diplopie. Eine Ptosis, das zweithäufigste Merkmal, kann, wenn sie schwach ausgeprägt ist, nicht auffallen. Die Ptosis kann einseitig sein und charakteristischerweise von einer Seite auf die andere Seite wechseln. Eine Dysarthrie ist ein frühes Symptom einer bulbären Beteiligung, die später zu Schwierigkeiten beim Kauen und Schlucken führt, wodurch es zum Gewichtsverlust kommen kann. Bei einer fortgeschrittenen Myasthenia gravis ist das häufigste Bulbärzeichen eine Schwäche der Gesichtsmuskulatur. Bei 15–20% der

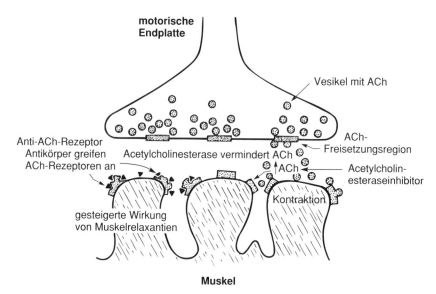

Abb. 15-6: Schematische **Abbildung der motorischen Endplatte.** Bei Myasthenia gravis wird durch Antikörper gegen postsynaptische Acetylcholin (ACh)-Rezeptoren die Zahl der Rezeptoren reduziert. Daher kommt es zu einer raschen Ermüdung der betroffenen Muskulatur. Muskelrelaxantien zeigen eine gesteigerte Wirkung, da sie sich leicht an die reduzierte Rezeptoranzahl binden. Die Acetylcholinesterase (ACh-esterase) metabolisiert ACh. Achesteraseinhibitoren erhöhen die Konzentration von ACh an der Endplatte und verstärken die ACh-Rezeptorbindung, wodurch die Muskelkraft verstärkt wird.

Patienten mit einer Myasthenia gravis sind die Hauptbeschwerden eine Schwäche und leichte Ermüdbarkeit der Extremitäten; die Arme sind häufiger und stärker betroffen. Eine Schwäche der Atemmuskulatur kann den Patienten veranlassen, einen Arzt aufzusuchen, aber dies stellt selten das erste Symptom dar.

Zahlreiche Untersuchungen sind durchführbar, um die Diagnose zu bestätigen. Eine Elektromyographie zeigt eine Abnahme der Reizantwort bei wiederholter Nervenstimulation. Die Gabe von Edrophonium oder Neostigmin (Prostigmin) bewirkt einen vorübergehenden Anstieg der Muskelkraft. Eine Computer-Tomographie ist bei dem Nachweis eines Thymoms hilfreich (9–10% der Patienten mit Myasthenia gravis). Schließlich sind die Antikörpertiter der Acetylcholinrezeptoren bei der Mehrheit der Patienten erhöht.

Man teilt den klinischen Zustand des Patienten in 5 Kategorien ein (129):
- I.: Augensymptome und Zeichen ohne Progression (diese Patienten werden nicht durch eine Thymektomie behandelt),
- II a.: allgemeine Schwäche, leichte bulbäre Symptome und Symptome der Skelettmuskulatur,
- II b.: allgemeine Schwäche, mittlere bis schwere bulbäre Symptome und Symptome der Skelettmuskulatur,
- III.: akute fulminante Schwäche mit schwerer bulbärer Beteiligung,
- IV.: später Ausbruch oder Exazerbation, schwere bulbäre Symptome, schwere allgemeine Schwäche und
- V.: Myasthenia gravis mit muskulärer Atrophie.

Die nichtoperative Therapie der Myasthenia gravis ist in der offensichtlichen Autoimmunätiologie des bekannten Mangels an Acetylcholinrezeptoren begründet. Der Eckpfeiler der Behandlung der Patienten mit Myasthenia gravis besteht in der oralen Anwendung von Pyridostigmin, einem Cholinesterasehemmer (Mestinon) (Tab. 15-6). Der Cholinesterasehemmer hält die lokale Konzentration von Acetylcholin an der motorischen Endplatte auf einem hohen Niveau und steigert die Chance, daß es sich an einen Acetylcholinrezeptor binden kann (Abb. 15-6). Gelegentlich sprechen Patienten mit Myasthenia gravis nicht auf die Behandlung mit Cholinesterasehemmern an, was durch ein vollständiges Fehlen von postsynaptischen Acetylcholinrezeptoren bedingt sein kann, so daß auch eine gesteigerte Menge von vorhandenem Acetylcholin keinen Wirkort hat. Zusätzlich können Myastheniepatienten bei langer chronischer Therapie mit Cholinesterasehemmern eine abnehmende Sensitivität auf das Medikament entwickeln. Der therapeutische Nutzen von Steroiden (Immunsupression) und Plasmapherese (Entfernung von Antikörpern) ist durch die Autoimmunätiologie der Myasthenia gravis bedingt.

Eine Exazerbation der Myasthenia gravis kann sekundär nach emotionellem Streß und/oder Operationsstreß mit nachfolgender Entwicklung einer myasthenischen Krise auftreten. Während einer myasthenischen Krise weisen die Patienten eine verminderte Ansprechbarkeit auf Cholinesterasehemmer auf. Diese Situation muß von einer cholinergen Krise unterschieden werden, die sekundär bei einer Überdosierung von Cholinesterasehemmern auftreten kann (130). Bei beiden Situationen besteht eine vermehrte muskuläre Schwäche, wobei es möglich ist, daß die Atemmuskulatur mit betroffen ist, was eventuell eine Beatmung erforderlich macht. Eine geringe Dosis von Edrophonium (10 mg intravenös) wird bei einer myasthenischen Krise die Muskelkraft eines Patienten verbessern, hat aber nur geringen oder keinen Effekt bei einer cholinergen Krise. Es ist sowohl bei einer myasthenischen als auch bei einer cholinergen Krise am besten, während einer mechanischen Beatmung mit Cholinesterasehemmern zurückhaltend zu sein. Bei der Behandlung einer myasthenischen Krise kann auch die Plasmapherese angewendet werden. In einigen Fällen kann eine kombinierte Krise bei Überbehandlung eines Patienten mit Cholinesterasehemmern während einer myasthenischen Krise entstehen.

Anästhesiologische Überlegungen

Präoperative Überlegungen. Die körperliche Untersuchung sollte eine Abklärung der Luftwege und Überprüfung der Muskelkraft sowie die Prüfung der Fähigkeit umfassen, zu husten, zu kauen und zu schlucken. Bei jedem Patienten sollte die Vitalka-

Tabelle 15-6: In den USA verfügbare Cholinesterasehemmer zur Behandlung der Myasthenia gravis.

Medikament*	Handelsname*	Dosis p. o. (mg)	Parenterale Dosis (mg) i. v	i. m.
Neostigmin	Prostigmin	15	0,5	0,5–1,0
Pyridostigmin	Mestinon	60	2	3–4
Ambenonium	Mytelase	6	nicht verfügbar	

* Wirkstoffe/Handelsnamen: Die Wirkstoffe sind unter denselben Handelsnamen und in den entsprechenden Zubereitungsformen in der BRD im Handel.

pazität, der inspiratorische Spitzendruck und die totale Lungenkapazität gemessen werden. Bei Patienten mit beeinträchtigter respiratorischer Funktion muß eine vollständige Lungenfunktionsanalyse einschließlich der Bestimmung der arteriellen Blutgase durchgeführt werden. Ein Röntgenbild des Thorax und ein Computer-Tomogramm sollten angefertigt werden, um das Vorhandensein und das Ausmaß eines Thymustumors zu sichern. Patienten mit Myasthenia gravis können auch degenerative myokardiale Veränderungen aufweisen, die ein präoperatives Elektrokardiogramm notwendig machen. Veränderungen der Schilddrüse können mit einer Myasthenia gravis vergesellschaftet sein, und die Patienten müssen klinisch und durch Labortests auf einen Hypo- oder Hyperthyreoidismus untersucht werden. Der Ernährungszustand sollte durch Messung der Serumelektrolyte, des Albumins, des Globulins und des Hämoglobins abgeschätzt werden. Bei Patienten, die Steroidpräparate erhalten, muß besonders auf die Serumglukose und -elektrolyte geachtet werden, weil eine prolongierte Therapie Veränderungen im Flüssigkeits- und Elektrolythaushalt sowie eine Hyperglykämie oder Glukosurie verursachen kann.

Ernährungsdefizite, Dehydratation, Elektrolytungleichgewichte und Infektionen des Respirationstraktes müssen präoperativ behandelt werden. Eine Plasmapherese wird normalerweise präoperativ durchgeführt, um den körperlichen Zustand des Patienten zu optimieren.

Gegenwärtig wird gefordert, daß die Therapie mit Cholinesterasehemmern mit normaler Dosis bis zum Tag der Operation fortgesetzt wird. Bei leichten Fällen wird am Operationstag kein Pyridostigmin oder die halbe Morgendosis gegeben, wogegen bei schweren Fällen die volle Morgendosis verordnet wird. Bei Patienten, die systemisch Steroide erhalten, sollte man an eine hypophysär-adrenale Supression denken, und die normale Steroiddosis sollte während des gesamten perioperativen Zeitraumes beibehalten werden. Postoperativ kann die Cortisongabe vom zweiten Tag an bis ungefähr zum fünften postoperativen Tag ausgeschlichen werden.

Ein besonderes Augenmerk muß auf die psychologische Vorbereitung dieser Patienten gelegt werden, weil durch den Streß eine myasthenische Krise ausgelöst werden kann, und viele dieser Patienten emotional instabil sind. Eine Prämedikation ist indiziert, aber es ist darauf zu achten, einen bereits geschwächten Atemapparat in seiner Funktion nicht zu beeinträchtigen.

Intraoperative Überlegungen

Die Narkose kann durch Thiopental und nachfolgend durch halogenierte Anästhetika eingeleitet werden. Der operative Zugang erfolgt über eine mediane Sternotomie. Bei Patienten, die ein Thymom aufweisen, das nicht in der Mittellinie liegt, kann jedoch eine laterale Thorakotomie erforderlich sein. Bei einer medianen Sternotomie wird ein Einlumentubus verwendet, bei einer lateralen Thorakotomie ein Einlumen- oder ein Doppellumentubus.

Die Muskelrelaxation ist bei diesen Patienten ein besonderes Problem. Bei der Verwendung von Succinylcholin kann früh ein Phase-II-Block auftreten, der eine prolongierte Dauer aufweisen kann. Alle nicht depolarisierenden Muskelrelaxantien haben bei diesen Patienten in normaler Dosierung eine nicht akzeptable Wirkdauer. Wenn eine Relaxation erforderlich ist, sollten deshalb geringe Dosen von nicht depolarisierenden Muskelrelaxantien gegeben werden. Atracurium in kleinen Dosen (5–15 mg) (131) scheint wegen seiner kurzen Wirkdauer und wegen des Eliminationsweges (Hoffmann-Elimination) das Medikament der Wahl zu sein. Die neuromuskuläre Blockade muß mit einem Nervenstimulator überprüft werden, ganz gleich, welches oder wieviel Muskelrelaxans verwendet worden ist. Der zeitliche Verlauf der neuromuskulären Blockade nach diesen niedrigen Dosen von nicht depolarisierenden Muskelrelaxantien ist ähnlich wie nach höheren Dosen bei Patienten, die keine Myasthenia gravis aufweisen. Am Ende der Operation können die Restwirkungen des Muskelrelaxans durch Neostigmin effektiv antagonisiert werden.

Ein Bewertungssystem, um vorherzusagen, welche Patienten postoperativ beatmet werden müssen, ist erstellt worden (132). Die Bestandteile des Bewertungssystems umfassen die Dauer der Myasthenia gravis (6 Jahre oder länger = 12 Punkte), andere respiratorische Begleiterkrankungen (= 10 Punkte), Erfordernis von Pyridostigmin größer als 750 mg/Tag (= 8 Punkte) und eine Vitalkapazität kleiner als 2,9 l (= 4 Punkte). Eine Bewertung von 10 Punkten oder mehr bedeutet die Notwendigkeit einer mechanischen Beatmung. Das Bewertungssystem wurde bei Patienten aufgestellt, die sich einer transsternalen Thymektomie unter Anästhesie mit halogenierten Anästhetika ohne Verwendung von Muskelrelaxantien unterziehen mußten. Die Genauigkeit der Voraussage mit Hilfe dieses Bewertungssystems betrug 80% (132). Bei Patienten, die sich einer transzervikalen Thymektomie bei gleicher Anästhesietechnik unterziehen mußten, betrug die Genauigkeit der Voraussage mit Hilfe dieses Bewertungssystems nur 13% (133). Die Variation in der Aussagekraft des Bewertungssystems kann durch den unterschiedlichen Streß, hervorgerufen durch die operativen Zugangswege, bedingt sein.

Alternativ ist auch eine postoperative mechanische Beatmung aller Patienten mit Myasthenia gravis empfohlen worden (128). Die Extubation kann dann ohne Eile und anhand objektiver Kriterien wie Vitalkapazität und inspiratorischer Spitzenzug durchgeführt werden. Dieses Verfahren ermöglicht es, die Therapie mit Cholinesterasehemmern nach klinischer Untersuchung des Patienten, unter besonderer Beachtung der bulbären und respiratorischen Funktion und nach Austestung der Greifkraft der Hand mit einem Dynamometer, wieder aufzunehmen. Das Ziel einer sofortigen postoperativen Therapie mit Cholinesterasehemmern ist es, einen adäquaten spontanen Gasaustausch aufrecht zu erhalten. Cholinesterasehemmer sind in der postoperativen Phase nicht erforderlich, wenn die Spontanatmung ausreichend ist oder falls eine mechanische Beatmung notwendig geworden ist. Wenn jedoch der spontane Gasaustausch nicht adäquat ist, kann während der ersten drei postoperativen Tage die Hälfte der normalen Dosis von Cholinesterasehemmern gegeben werden. Am vierten postoperativen Tag ist es möglich, mit der normalen Dosierung von Cholinesterasehemmern zu beginnen. Ist der Patient nicht in der Lage, Medikamente oral zu sich zu nehmen, kann Neostigmin (0,5–1 mg intramuskulär) alle 2 bis 3 Stunden gegeben werden, bis die Medikation oral verabreicht werden kann. Dann beginnt man wieder mit Pyridostigmin. Da die günstigen Effekte einer Thymektomie postoperativ mehrere Wochen bis mehrere Jahre verzögert auftreten können, ist es notwendig, die Dosierung für einen längeren postoperativen Zeitraum wieder aufzunehmen. Eine Schmerztherapie kann durch Titrierung mit kleinen Dosen gewöhnlich verwendeter Schmerzmittel durchgeführt werden. Alle Patienten mit Myasthenia gravis sollten postoperativ auf einer Intensivstation überwacht werden.

Die Ergebnisse der chirurgischen Eingriffe sind ermutigend (128). Ungefähr 12% der Patienten zeigen eine komplette Remission, 40% eine spürbare klinische Verbesserung mit verminderter Dosierung von Cholinesterasehemmern, 20% eine klinische Verbesserung ohne Änderung der Medikation und 6% keine Verbesserung bei unveränderter Medikation.

15.10 Ein-Lungen-Anästhesie bei Patienten mit krankhafter Adipositas

Eine Verkleinerung des Magens ist eine akzeptierte Therapie bei refraktärer krankhafter Adipositas geworden (134, 135). Obwohl dieser Eingriff normalerweise über einen abdominellen Zugang durchgeführt wird, ist kürzlich ein transthorakaler transdiaphragmaler Zugang, der ein verbessertes operatives Vorgehen ermöglichte, beschrieben worden, wobei sich der Patient in einer Rechtsseitenlage befand. Wie bei jedem intrathorakalen Eingriff kann das transthorakale transdiaphragmale Vorgehen durch die Verwendung einer Ein-Lungen-Beatmung deutlich erleichtert werden. Krankhaft adipöse Patienten haben sehr dicke Brustwände, die eine Erniedrigung der funktionellen Residualkapazität unter das Verschlußvolumen der Lunge (closing volume), niedrige Ventilations-Perfusions-Verhältnisse und Hypoxämie bewirken. Man dachte deshalb, daß Ein-Lungen-Beatmung bei krankhaft adipösen Patienten vergesellschaftet ist mit einem erhöhten Hypoxämierisiko. In einer Studie traten jedoch bei acht krankhaft adipösen Patienten, die sich einer Ein-Lungen-Beatmung unterziehen mußten, keine besonderen intraoperativen oder postoperativen Probleme auf (135). Die Patienten wurden mit einem Hubvolumen von 15 ml/kg, bezogen auf das Idealgewicht, und einer F_iO_2 von 1,0 beatmet; der P_aO_2 variierte während Ein-Lungen-Beatmung zwischen 72 und 230 mmHg. Der wahrscheinlichste Grund des guten Erfolges bei Ein-Lungen-Ventilation dieser krankhaft adipösen Patienten bestand darin, daß es die Seitenlage den Fettpolstern ermöglichte, sich selbst auf dem Operationstisch zu verschieben. Dadurch wurde der abdominelle Druck gegen das Zwerchfell vermindert (im Vergleich zur Rückenlage), und somit ermöglicht, daß die FRC anstieg und die Atemexkursionen des Zwerchfells größer wurden (137). Das postoperative Absinken des P_aO_2 und die Verschlechterung der postoperativen Lungenfunktionstests waren bei den Patienten mit Ein-Lungen-Beatmung im Vergleich zu einer ähnlichen Gruppe von Patienten, bei denen nur eine abdominelle Inzision vorgenommen wurde, nur geringgradig höher. Man kann also schlußfolgern, daß krankhaft adipöse Patienten eine Ein-Lungen-Beatmung/Anästhesie bei transthorakalen Operationen zur Magenverkleinerung im Vergleich zu einem abdominellen Zugang gut tolerieren können.

Literatur

1. Dedhia, H. V., Leroy, L., Jain, P. R. et al.: Endoscopic laser therapy for respiratory distress due to obstructive airway tumors. Crit. Care. Med. 13: 464–467, 1985.
2. Gelb, A. F., Epstein, J. D.: Laser in treatment of lung cancer. Chest. 86: 662–666, 1984.
3. Unger, M.: Bronchoscopic utilization of the Nd: YAG laser for obstructing lesions of the trachea and bronchi. Surg. Clin. North. Am. 64: 931–938, 1984.
4. Parr, G. V. S., Unger, M., Trout, R. G. et al.: One hundred neodymium-YAG laser ablations of obstructing tracheal neoplasms. Ann. Thorac. Surg. 38: 374–381, 1984.
5. Warner, M. E., Warner, M. A., Leonard, P. F.: Anesthesia for neodymium-YAG (Nd-YAG) laser resection of major airway obstructing tumors. Anesthesiology 60: 230–232, 1984.
6. Snow, J. C.: Fire hazard during CO_2-laser microsurgery on larynx and trachea. Anesth. Analg. 55: 146, 1976.
7. Hirshman, C. A., Smith, J.: Indirect ignition of the endotracheal tube during carbon dioxide laser surgery. Arch. Otolaryngol. 106: 639, 1980.
8. Burgess, G. E., LeJeune, F. E.: Endotracheal tube ignition during laser surgery. Otolaryngology 5: 561, 1979.
9. Patel, K. F., Hicks, J. N.: Prevention of fire hazards associated with the use of carbon dioxide lasers. Anesth. Analg. 60: 885, 1981.
10. Brutinel, W. M., McDougall, J. C., Cortese, D. A.: Bronchoscopic therapy with neodymium-yttrium-aluminum-garnet (Nd-YAG) laser during intravenous anesthesia. Chest. 84: 518–521, 1983.
11. Vourch, G., Fischler, M., Personne, C. et al.: Anesthetic management during Nd-YAG laser resection for major tracheobronchial obstructing tumors. Anesthesiology 61: 150–151, 1984.
12. Arabian, A., Spagnolo, S. V.: Laser therapy in patients with primary lung cancer. Chest. 86: 519–523, 1984.
13. McDougall, J. C., Cortese, D. A.: Neodymium-YAG laser therapy of malignant airway obstruction. Mayo Clin. Proc. 58: 35–39, 1983.
14. McElvein, R. B., Zorn, G. L.: Indications, results and complications of bronchoscopic carbon dioxide laser therapy. Ann. Surg. 199: 522–525, 1984.
15. Cortese, D. A., Kinsey, J. H.: Hematoporphyrin derivative phototherapy in the treatment of bronchogenic carcinoma. Chest. 86: 8–13, 1984.
16. Cortese, D. A., Kinsey, J. H.: Bronchoscopic phototherapy using hematoporphyrin derivative. Surg. Clin. North. Am. 64: 941–946, 1984.
17. Marcus, C. G.: Photodynamic therapy: New method for eradicating endobronchial cancer. Can. Med. Assoc. J. 132: 1363–1364. 1985.
18. Ossoff, R. H., Karlan, M. S.: Instrumentation for CO_2 laser surgery of the larynx and tracheobronchial tree. Surg. Clin. North. Am. 64: 973–980, 1984.
19. Hunton, J., Oswal, V. H.: Metal tube anaesthesia for ear, nose and throat carbon dioxide laser surgery. Anaesthesia 40: 1210–1212, 1985.
20. Hetzel, M. R., Millard, F. J. C., Ayesh, R. et al.: Laser treatment for carcinoma of the bronchus. Br. Med. J. 136: 12–16, 1983.
21. Gelb, A. F., Epstein, J. D.: Nd: YAG laser in lung cancer. West. J. Med. 140: 393–397, 1984.
22. Toty, L., Personne, C., Colchen, A., Vourch, G.: Bronchoscopic management of tracheal lesions using the neodymium yttrium aluminum garnet laser. Thorax. 36: 175–178, 1981.
23. Allen, M. D., Baldwin, J. C., Fish, V. J. et al.: Combined laser therapy and endobronchial radiotherapy for unresectable lung carcinoma with bronchial obstruction. Am. J. Surg. 150: 71–77, 1985.
24. Rooney, S., Goldiner, P. L., Blains, M. S. et al.: Anesthesia for the application of endotracheal and endobronchial radiation therapy. J. Thorac. Cardiovasc. Surg. 87: 693–697, 1984.
25. Seagren, S. L., Harrell, J. H., Horn, R. A.: High dose rate intraluminal irradiation in recurrent endobronchial carcinoma. Chest. 86: 810–814, 1985.
26. Pearson, F. G., Todd, T. R. J., Cooper, J. D.: Experience with primary neoplasms of the trachea and carina. J. Thorac. Cardiovasc. Surg. 88: 511–518, 1984.
27. Grillo, H. C.: Carinal reconstruction. Ann. Thorac. Surg. 34: 357–373, 1982.
28. El-Baz, N., Jensik, R., Faber, P. et al.: One-lung high frequency ventilation for tracheoplasty and bronchoplasty: A new technique. Ann. Thorac. Surg. 34: 564–572, 1982.
29. El-Baz, N., Holinger, L., El-Ganzouri, A. et al.: High-frequency positive-pressure ventilation for tracheal reconstruction by tracheal T-tube. Anesth. Analg. 61: 796–800, 1982.
30. Eriksson, I., Nilsson, L. G., Nordstrom, S. et al.: High-frequency positive-pressure ventilation (HFPPV) during transthoracic resection of tracheal stenosis and during perioperative bronchoscopic examination. Acta. Anaesthesiol. Scand. 19: 113–119, 1975.
31. Geffin, B., Bland, J., Grillo, H. C.: Anesthetic management of tracheal resection and reconstruction. Anesth. Analg. 48: 884–894, 1969.
32. Theman, T. E., Kerr, J. H., Nelems, J. M. et al.: Carinal resection. A report of two cases and a description of the anesthetic technique. J. Thorac. Cardiovasc. Surg. 71: 314–320, 1976.
33. Belsey, R.: Resection and reconstruction of the intrathoracic trachea. Br. J. Surg. 38: 200–205, 1950.
34. Kamvyssi-Dea, S., Kritikon, P., Exarhos, N. et al.: Anaesthetic management of reconstruction of the lower part of the trachea. Br. J. Anaesth. 47: 82–84, 1975.
35. Debrand, M., Tseuda, K., Browning, S. K. et al.: Anesthesia for extensive repair of congenital trachea stenosis in an infant. Anesth. Analg. 58: 431–433, 1979.
36. Boyan, P. C., Privitera, P. A.: Resection of stenotic trachea: A case presentation. Anesth. Analg. 55: 191–194, 1976.
37. Abou-Madi, M. N., Cuadrado, L., Domb, B. et al.: Anaesthesia of tracheal resection: A new way to manage the airway. Can. Anaesth. Soc. J. 26: 26–28, 1979.
38. Lippman, M., Mok, M. S.: Tracheal cyclindroma: Anaesthetic management. Br. J. Anaesth. 49: 383–386, 1977.
39. Akdikmen, S., Landmesser, C. M.: Anethesia for surgery of the intrathoracic portion of the trachea. Anesthesiology 26: 117–119, 1965.

40. Dodge, T. L., Mahaffey, J. E., Thomas, J. D.: The anesthetic management of a patient with an obstructing intratracheal mass: A case report. Anesth. Analg. 56: 295–298, 1977.
41. Lee, P., English, I. C. W.: Management of anesthesia during tracheal resection. Anaesthesia 29: 305–306, 1974.
42. McNaughton, F. I.: Catheter inflation ventilation in tracheal stenosis. Br. J. Anaesth. 47: 1225–1227, 1975.
43. Baraka, A.: Oxygen-jet ventilation during tracheal reconstruction in patients with tracheal stenosis. Anesth. Analg. 56: 429–432, 1977.
44. Ellis, R. H., Hinds, C. J., Gadd, L. T.: Management of anaesthesia during tracheal resection. Anaesthesia 31: 1076–1080, 1976.
45. Baraka, A., Mansour, R., Jaoude, C. A. et al.: Entrainment of oxygen and halothane during jet ventilation in patients undergoing excision of tracheal and bronchial tumors. Anesth. Analg. 65: 191–194, 1986.
46. Woods, F., Neptune, W., Palatchi, A.: Resection of the carina and mainstem bronchi with ectracorporeal circulation. N. Engl. J. Med. 264: 492–494, 1961.
47. Coles, J. C., Doctor, A., Lefcoe, M. et al.: A method of anesthesia for imminent tracheal obstruction. Surgery 80: 379–381, 1976.
48. Laurenzi, G., Turino, G., Fishman, A.: Bullous disease of the lung. Am. J. Med. 32: 361–378, 1962.
49. Baldwin, E. P., Harden, K. A., Greene, D. G. et al.: Pulmonary air cysts of bullae. Medicine 29: 169–194, 1950.
50. Foreman, S., Weill, H., Duke, R. et al.: Bullous disease of the lung: Physiologic improvement after surgery. Ann. Intern. Med. 69: 757–767, 1968.
51. Peters, R. M.: Indications for operative treatment of bullous emphysema. Ann. Thorac. Surg. 35: 479, 1983.
52. Nakahara, K., Nakaoka, K., Ohno, K. et al.: Functional indications for bullectomy of giant bulla. Ann. Thorac. Surg. 35: 480–487, 1983.
53. Laros, C. D., Gelissen, H. J., Bergstein, P. G. et al.: Bullectomy for giant bullae in emphysema. J. Thorac. Cardiovasc. Surg. 91: 63–70, 1986.
54. Ting, E. Y., Klopstock, R., Lyons, H. A.: Mechanical properties of pulmonary cysts and bullae. Am. Rev. Respir. Dis. 87: 538–544, 1963.
55. Eger, E. I., II, Saidman, L. J.: Hazards of nitrous oxide anesthesia in bowel obstruction and pneumothorax. Anesthesiology 26: 61–66, 1965.
56. Gold, M. I., Joseph, S. I.: Bilateral tension pneumothorax following induction of anesthesia in two patients with chronic obstructive airway disease. Anesthesiology 38: 93, 1973.
57. Normandale, J. P., Feneck, R. O.: Bullous cystic lung disease. Anaesthesia 40: 1182–1185, 1985.
58. Isenhower, N., Cucehiara, R. F.: Anesthesia for vanishing lung syndrome: Report of a case. Anesth. Analg. 55: 750–752, 1976.
59. Mudge, B. J., Kilaru, P., Pandit, U. et al.: Anesthetic management for resection of a giant emphysematous bulla in a patient with bilateral bullous disease. Anesthesiol. Rev. 9: 34–37, 1982.
60. Caseby, N. G.: Anaesthesia for the patient with a coincidental giant lung bulla: A case report. Can. Anaesth. Soc. J. 28: 272–276, 1981.
61. Tinker, J., Vandam, L., Cohn, L. H.: Tension lung cyst as a complication of postoperative positive-pressure ventilation therapy. Chest. 64: 518–520, 1973.
62. Iwa, T., Watanabe, Y., Fukatani, G.: Simultaneous bilateral operations for bullous emphysema by median sternotomy. J. Thorac. Cardiovasc. Surg. 82: 732–737, 1981.
63. Hughes, R., Blades, B.: Multiple primary bronchogenic carcinoma. J. Thorac. Cardiovasc. Surg. 41: 421, 1961.
64. Martini, N., Melamed, M. R.: Multiple primary lung cancers. J. Thorac. Cardiovasc. Surg. 70: 606, 1975.
65. Neptune, W. B., Woods, F. M., Overholt, R. H.: Reoperation for bronchogenic carcinoma. J. Thorac. Cardiovasc. Surg. 52: 342, 1966.
66. Shields, T. W., Drake, C. T., Sherriack, J. C.: Bilateral primary bronchogenic carcinoma. J. Thorac. Cardiovasc. Surg. 48: 401, 1964.
67. Shields, T. W., Higgens, G. A. Jr.: Minimal pulmonary resection in treatment of carcinoma of the lung. Arch. Surg. 108: 420, 1974.
68. Struve-Christensen, E.: Diagnosis and treatment of bilateral primary bronchogenic carcinoma. J. Thorac. Cardiovasc. Surg. 61: 501, 1971.
69. Kittle, C. F., Faber, L. P., Jensik, R. J. et al.: Pulmonary resection in patients after pneumonectomy. Ann. Thorac. Surg. 40: 294–299, 1985.
70. Alfery, D. D., Benumof, J. L., Spragg, R. G.: Anesthesia for bronchopulmonary lavage. In: Kaplan, J. (ed.): Thoracic Anesthesia. New York, Churchill Livingstone, 1982, chapter 12, pp. 403–420.
71. Blenkarn, G. D., Lanning, C. F., Kylstra, J. A.: Anaesthetic management of volume controlled unilateral lung lavage. Can. Anaesth. Soc. J. 22: 154–163, 1975.
72. Busque, L.: Pulmonary lavage in the treatment of alveolar proteinosis. Can. Anaesth. Soc. J. 24: 380–389, 1977.
73. Wasserman, K., Cosfley, B.: Advances in the treatment of pulmonary alveolar proteinosis. Am. Rev. Respir. Dis. 111: 361–363, 1975.
74. Ramirez, R. J.: Alveolar proteinosis: Importance of pulmonary lavage. Am. Rev. Respir. Dis. 103: 666–678, 1971.
75. Wasserman, K., Blank, N., Fletcher, G.: Lung lavage (alveolar washing) in alveolar proteinosis. Am. J. Med. 44: 611–617, 1968.
76. Rogers, R. M., Tantam, K. R.: Bronchopulmonary lavage: A «new» approach to old problems. Med. Clin. North. Am. 54: 755–771, 1970.
77. Rogers, R. M., Szidon, J. P., Shelburne, J. et al.: Hemodynamic response of the circulation to bronchopulmonary lavage in man. N. Engl. J. Med. 296: 1230–1233, 1972.
78. Smith, J. D., Miller, J. E., Safer, P. et al.: Intrathoracic pressure, pulmonary vascular pressures and gas exchange during pulmonary lavage. Anesthesiology 33: 401–405, 1970.
79. McClenahan, J. B., Mussenden, R.: Pulmonary alveolar proteinosis. Arch. Intern. Med. 133: 284–287, 1974.
80. Ramirez, J., Harlan, W. J. Jr.: Pulmonary alveolar proteinosis. Nature and origin of alveolar lipid. Am. J. Med. 45: 502–512, 1968.
81. Ramirez, J.: Pulmonary alveolar proteinosis. A roentgenologic analysis. Am. J. Roentgenol. 92: 571–577, 1964.
82. Martin, R. J., Rogers, R. M., Myers, N. M.: Pulmonary alveolar proteinosis: Shunt fraction and lactic dehy-

drogenase concentration as aids to diagnosis. Am. Rev. Respir. Dis. 117: 1059–1062, 1978.
83. Rogers, R. M., Levin, D. C., Gray, B. A. et al.: Physiological effects of bronchopulmonary lavage in alveolar proteinosis. Am. Rev. Respir. Dis. 118: 255–264, 1978.
84. Smith, L. J., Ankin, M. G., Katzenstein, A. et al.: Management of pulmonary alveolar proteinosis. Chest. 78: 765–770, 1980.
85. Rausch, D. C., Spock, A., Kylstra, J. A.: Lung lavage in cystic fibrosis. Am. Rev. Respir. Dis. 101: 1006, 1970.
86. McClellan, R. O., Boyd, H. A., Benjamin, R. G. et al.: Recovery of ^{239}Pu following bronchopulmonary lavage and DTPA treatment after an accidental inhalation exposure case. Health Phys. 31: 315–321, 1976.
87. Selecky, P. A., Wasserman, K., Benfield, J. R. et al.: The clinical and physiological effect of whole lung lavage in pulmonary alveolar proteinosis: A ten-year experience. Ann. Thorac. Surg. 24: 451–461, 1977.
88. Kariman, K., Kylstra, J. A., Spock, A.: Pulmonary alveolar proteinosis: Prospective clinical experience in 23 patients for 15 years. Lung 162: 223–231, 1984.
89. Alfery, D. D., Zamost, B. G., Benumof, J. L.: Unilateral lung lavage: Blood flow manipulation by ipsilateral pulmonary artery balloon inflation. Anesthesiology 55: 376–381, 1981.
90. Seard, C., Wasserman, K., Benfield, J. R. et al.: Simultaneous bilateral lung lavage (alveolar washing) using partial cardiopulmonary bypass. Am. Rev. Respir. Dis. 101: 877–884, 1970.
91. Freedman, A. P., Pelias, A., Johnston, R. F. et al.: Alveolar proteinosis lung lavage using partial cardiopulmonary bypass. Thorax 36: 543–545, 1981.
92. Altose, M. D., Hicks, R. E., Edwards. M. W.: Extracorporeal membrane oxygenation during bronchopulmonary lavage. Arch. Surg. 111: 1148–1153, 1976.
93. Zapol, W. M., Snider, M. T., Schneider, R. C.: Extracorporeal membrane oxygenation for acute respiratory failure. Anesthesiology 46: 272–285, 1977.
94. McEnany, M. T., Zapol, W. M., Seebacher, J. et al.: Cannulation of the proximal aorta during long term membrane lung perfusion. J. Thorac. Cardiovasc. Surg. 70: 631–643, 1975.
95. Cooper, J. D., Duffin, J., Glynn, M. F. X. et al.: Combination of membrane oxygenator support and pulmonary lavage for acute respiratory failure. J. Thorac. Cardiovasc. Surg. 71: 304–308, 1976.
96. Zapol, W. M., Wilson, R., Hales, C. et al.: Venovenous bypass with a membrane lung to support bilateral lung lavage. JAMA 251: 3269–3271, 1984.
97. Brach, B. B., Harrell, J. H., Moser, K. M.: Alveolar proteinosis. Labor lavage by fiberoptic bronchoscopic technique. Chest. 69: 224–227, 1976.
98. Vast, C., Demonet, B., Mouveroux, J.: Value of selective pulmonary lavage under fiberoptic control in alveolar proteinosis. Poumon Cœur 34: 305–307, 1978.
99. Spragg, R. G., Benumof, J. L., Alfery, D. D.: New methods for performance of unilateral lung lavage. Anesthesiology 57: 535, 1982.
100. Lippmann, K., Mok, M. S., Wasserman, K.: Anaesthetic management for children with alveolar proteinosis using extracorporeal circulation. Br. J. Anaesth. 49: 173, 1977.
101. Hiratzka, L. F., Swan, D. M., Rose, E. F. et al.: Bilateral simultaneous lung lavage utilizing membrane oxygenator for pulmonary alveolar proteinosis in an 8-month-old infant. Ann. Thorac. Surg. 35: 313–317, 1983.
102. Mackie, A. M., Watson, C. B.: Anaesthesia and mediastinal masses. A case report and review of the literature. Anaesthesia 39: 899–903, 1984.
103. Bray, R. J., Fernandes, F. J.: Mediastinal tumour causing airway obstruction in anaesthetised children. Anaesthesia 37: 571–575, 1982.
104. Bittar, D.: Respiratory obstruction associated with induction of general anesthesia in a patient with mediastinal Hodgkin's disease. Anesth. Analg. 54: 399–403, 1975.
105. Hall, D. K., Friedman, M.: Extracorporeal oxygenation for induction of anesthesia in a patient with an intrathoracic tumor. Anesthesiology 42: 493–495, 1975.
106. Piro, A. J., Weiss, D. R., Hellman, S.: Mediastinal Hodgkin's disease: A possible danger for intubation anesthesia. Int. J. Radiat. Oncol. Biol. Phys. 1: 415–419, 1976.
107. Todres, J. D., Reppert, S. M., Walker, P. F. et al.: Management of critical airway obstruction in a child with a mediastinal tumor. Anesthesiology 45: 100–102, 1976.
108. Amaha, K., Okutsu, Y., Nakamuru, Y.: Major airway obstruction by mediastinal tumour. A case report. Br. J. Anaesth. 45: 1082–1084, 1973.
109. Shambaugh, B. E., Seed, R., Korn, A.: Airway obstruction in substernal goitre. Clinical and therapeutic implications. J. Chronic. Dis. 26: 737–743, 1973.
110. Neuman, G. G., Weingarten, A. E., Abramowitz, R. M. et al.: The anesthetic management of the patient with an anterior mediastinal mass. Anesthesiology 60: 144–147, 1984.
111. Abramson, A. L., Goldstein, M., Stenzler, A. et al.: The use of the tidal breathing flow volume loop in laryngotracheal disease of neonates and infants. Laryngoscope 92: 922–926, 1982.
112. Keon, T. P.: Death on induction of anesthesia for cervical node biopsy. Anesthesiology 55: 471–472, 1981.
113. Hall, K. D., Friedman, M.: Extracorporeal oxygenation for induction of anesthesia in a patient with an intrathoracic tumor. Anesthesiology 42: 493–495, 1975.
114. Levin, H., Bursztein, S., Heifetz, M.: Cardiac arrest in a child with an anterior mediastinal mass. Anesth. Analg. 64: 1129–1130, 1985.
115. Gore, J. M., Matsumoto, A. H., Layden, J. J. et al.: Superior vena cava syndrome. Its association with indwelling balloon-tipped pulmonary artery catheters. Arch. Intern. Med. 144: 505–508, 1984.
116. Perez, C. A., Presant, C. A., Van Amburg, A. L.: III. Management of superior vena cava syndrome. Semin. Oncol. 5: 123, 1978.
117. Quong, G. G., Brigham, B. A.: Anaesthetic complications of mediastinal masses and superior vena caval obstruction. Med. J. Aust. 2: 487–488, 1980.
118. Stanford, W., Doty, D. B.: The role of venography and surgery in the management of patients with superior vena cava obstruction. Ann. Thorac. Surg. 41: 158–163, 1986.
119. Shapiro, H. M., Sanford, T. J., Schaldach, A. L.: Fiberoptic stylet laryngoscope and sitting position for tracheal intubation in acute superior vena cava syndrome. Anesth. Analg. 63: 161–162, 1984.
120. Rogers, S. N., Benumof, J. L.: New and easy techniques for fiberoptic endoscopy aided tracheal intubation. Anesthesiology 59: 569–572, 1983.

121. Piro, A. J., Weiss, D. R., Hellman, S.: Mediastinal Hodgkin's disease: A possible danger for intubation anesthesia. Int. J. Radiat. Oncol. Biol. Phys. 1: 415, 1976.
122. Meeker, W. R. Jr., Richardson, J. D., West, W. O. et al.: Critical evaluation of laparotomy and splenectomy in Hodgkin's disease. Arch. Surg. 105: 222, 1972.
123. Davenport, D., Ferree, C., Blake, D. et al.: Radiation therapy in the treatment of superior vena caval obstruction. Cancer 42: 2600, 1978.
124. Steen, S. N., Kepes, E. R., Arkins, R. E.: Superior vena cava obstruction during anaesthesia. NY State J. Med. 69: 2906, 1969.
125. Croft, P. B.: Abnormal responses to muscle relaxants in carcinomatous neuropathy. Br. Med. J. 1: 181, 1958.
126. Pressler, V., McNamara, J. J.: Aneurysm of the thoracic aorta. J. Thorac. Cardiovasc. Surg. 89: 50–53, 1985.
127. Oosterhuis, H.: Immunopathology. In: Oosterhuis, H. (ed.): Myasthenia Gravis. New York, Churchill Livingstone, 1984, pp. 104–130.
128. Hankins, J. R., Mayer, R. F., Satterfield, J. R. et al.: Thymectomy for myasthenia gravis: Fourteen-year experience. Ann. Surg. 201: 618–625, 1985.
129. Osserman, K. E.: Studies in myasthenia gravis – Review of a 20-year experience in over 1200 patients. Mt. Sinai. J. Med. 38: 538, 1971.
130. Osserman, K. E., Kaplan, L. I.: Studies in myasthenia gravis: Use of edrophonium chloride in differentiating myasthenia from cholinergic weakness. Arch. Neurol. Psych. 70: 385, 1953.
131. Baraka, A., Dajani, A.: Atracurium in myasthenics undergoing thymectomy. Anesth. Analg. 36: 1127–1130, 1984.
132. Leventhal, S. R., Orkin, F. K., Hirsh, R. A.: Predicting postoperative ventilatory need in myasthenia. Anesthesiology 53: 26, 1980.
133. Eisenkraft, J. B., Papatestas, A. E., Kahn, C. H. et al.: Predicting the need for postoperative mechanical ventilation in myasthenia gravis. Anesthesiology 65: 79–82, 1986.
134. Buckwalter, J. A., Herbst, L. A.: Complications of gastric bypass for morbid obesity. Am. J. Surg. 139: 55–60, 1980.
135. Pace, W. G., Martin, E. W. Jr., Tetirick, T. et al.: Gastric partitioning for morbid obesity. Ann. Surg. 190: 392–400, 1979.
136. Brodsky, J. B., Wyner, J., Ehrenworth, J. et al.: Onelung anesthesia in morbidly obese patients. Anesthesiology 57: 132–134, 1982.
137. Vaughan, R. W., Bauer, S., Wise, L.: Effect of position (semi-recumbent versus supine) on postoperative oxygenation in morbidly obese subjects. Anesth. Analg. 58: 345–347, 1979.

16 Anästhesie bei thorakalen Notfalleingriffen

16.1 Einleitung

Die weitaus häufigsten thorakalen Notfallindikationen sind massive Hämoptysen, thorakale Aortenaneurysmen und -dissektionen/-rupturen, wie bronchopleurale Fistel, Lungenabszeß und -empyem, Thoraxtrauma (Brustwandfrakturen, Lungenkontusionen, tracheobronchiale Ruptur, Ösophagustrauma und Zwerchfelltrauma) und tracheobronchiale Fremdkörper. Da das Thoraxtrauma eine massive Hämoptyse und thorakale Aortenrupturen auslösen und eine Thoraktomie im Notfallraum erforderlich machen kann, erscheint die obige Klassifikation etwas willkürlich. Da jedoch jede dieser Indikationen im allgemeinen unabhängig von einem Thoraxtrauma auftreten kann, ist eine separate Betrachtung angezeigt.

16.2 Massive Hämoptyse

16.2.1 Allgemeine Überlegungen

Eine massive Hämoptyse ist mit weniger als 0,5% der Patienten in einem großen pulmonologischen Zentrum (1) relativ selten. Die Definition erfolgte willkürlich auf der Basis des täglich expektorierten Blutvolumens (200 ml [2], mehr als 300 ml [3], mehr als 500 ml [4], mehr als 600 ml in 24–48 Stunden [1, 5–7] und [massiv] mehr als 600 ml innerhalb von 16 Stunden [5]). Andere Autoren haben eine Hämoptyse nicht in bezug auf die Blutungsmenge sondern vom Standpunkt der Bedrohung von Vitalfunktionen definiert. So wurde eine Hämoptyse mit akuter Atemwegsobstruktion oder Hypotension mit erforderlicher Bluttransfusion als lebensbedrohlich bezeichnet (8). In all diesen Berichten trat die massive Hämoptyse oft abrupt, unerwartet und ohne Prodromalsymptome auf. Die Differentialdiagnose der massiven Hämoptyse ist in Tabelle 16-1 zu sehen (9, 10). Gelegentlich kann aspiriertes und/oder verschlucktes Blut bei Epistaxis und eine Hämatemesis mit einer Hämoptyse verwechselt werden.

In mehr als 90% der berichteten Fälle einer massiven Hämoptyse lag eine chronische infektiöse Ätiologie vor (9). Der Grund dafür liegt in einer ausgeprägten Vaskularisation des Bronchialarteriensystems (Hochdrucksystem) bei chronischer Entzündung. Daher führt jegliche Erosion oder Ruptur der vergrößerten Bronchialarterien leicht zu einer massiven Hämoptyse. In der Häufigkeit liegt die aktive Tuberkulose an erster Stelle, Bronchiektasen an zweiter Stelle der infektiösen Ursachen einer massiven Hämoptyse (10).

Bei den restlichen Ursachen einer Hämoptyse stellen blutende Neoplasmen die überwiegende Mehrheit dar. Obwohl die Ursache einer Spontanblutung bei Neoplasmen die gleiche wie bei der infektiösen Ätiologie ist (Erosion von Bronchialarterien), wird heutzutage in der klinischen Praxis die Hämoptyse aus Neoplasmen während fiberoptischer Bronchoskopie von exophytischen Atemwegstumoren zunehmend häufiger. Eine massive Hämoptyse kann auch bei Ruptur im Niederdrucksystem des Lungenkreislaufs auftreten, ebenso bei akzidentellen Traumen mit scharfen oder stumpfen Gegenständen und Traumatisierung durch Pulmonalarterienkatheter. Die Wahrscheinlichkeit einer massiven endobronchialen Blutung nach Pulmonalarterienkatheter wird durch darauffolgende Heparinisierung erhöht (11, 12). Eine massive Hämoptyse kann also entweder aus dem Lungenkreislauf wie aus dem systemischen Kreislauf bestehen. Todesfälle bei massiver Hämoptyse sind in der Regel die Folge einer Asphyxie, seltener eines Verblutens. Jedoch kann die Menge des aktuellen

Blutverlustes stark unterschätzt werden, da mindestens ein Teil des ausgehusteten Blutes verschluckt wird. Daneben ist die exakte Messung des expektorierten Blutes häufig schwierig.

16.2.2 Chirurgische Überlegungen

Bei einer Untersuchung mit 55 pulmonalen Resektionen bei massiver Hämoptyse (600 ml/16 h) (5) wurde über eine Mortalität von 18% berichtet. Dieses Behandlungsergebnis ist besser als bei konservativer Behandlung mit einer Mortalität von 75% bei einer Blutung mit 600 ml und mehr in 16 Stunden und einer Mortalität von 54% bei einer Blutung von 600 ml oder mehr in 48 Stunden (5, 6). Jedoch wurde diese Art von Eingriff als Routinemaßnahme kontrovers diskutiert, da andere Autoren berichteten, daß geringere Schweregrade einer Hämoptyse erfolgreich konservativ behandelt werden können, unabhängig vom Ausmaß der Blutung in den ersten 24 Stunden (2, 13, 14). Trotzdem ist wahrscheinlich eine chirurgische Resektion bei Patienten indiziert, bei denen mehrfache Transfusionen erforderlich sind, bei denen durch die Blutung eine zunehmende Verschlechterung der Lungenfunktion eintritt (häufige Röntgenthoraxaufnahmen zum Ausschluß einer Aspiration) und bei denen die Hämoptyse für mehrere Tage trotz optimaler medikamentöser Behandlung bestehen bleibt (14). Zu den Kontraindikationen zählen ein inoperables Karzinom, die Unmöglichkeit der Lokalisation der Blutungsquelle und schwere bilaterale Lungenerkrankung und systemische Erkrankung. Für diese Patienten ist eine Embolisation der Bronchialarterie zu empfehlen (Abb. 16-1) (siehe unten).

Die Röntgenthoraxaufnahme kann Hinweise auf die Blutungsquelle geben (z. B. Tuberkulose). Unter dem Aspekt, daß Blut in die kontralaterale Lunge aspiriert wird, ist nicht mit Sicherheit anzunehmen, daß die Röntgenthoraxaufnahme mit der Lokalisation der Blutung korrespondiert (15).

Die wichtigste Technik zur Bestimmung der Ursache und Lokalisation der Blutung ist die Bronchoskopie bei bestehender Blutung. Sie sollte daher bei allen Patienten eingesetzt werden. Der Eingriff erfolgt im Operationssaal, so daß eventuell eine sofortige Resektion möglich ist (Abb. 16-1) (16). Die meisten Bronchoskopeure benutzen ein starres Bronchoskop wegen der besseren Absaug- und Ventilationsmöglichkeiten. Jedoch kann auch ein flexibles fiberoptisches Bronchoskop benutzt werden, wenn keine aktive Blutung besteht und/oder die Blutungslokalisation im Oberlappen angenommen wird. Ist auch nach Bronchoskopie die Lokalisation unsicher und erlaubt es die klinische Situation, kann eine Arteriographie der Bronchial- und Pulmonalarterien hilfreich sein. Durch Kombination von Bronchoskopie und selektiver Angiographie erzielt man eine hohe Rate von exakten Lokalisationen. Wurde die Blutung durch eine Bronchoskopie verursacht (wie bei diagnostischen Maßnahmen), ist die Lokalisation der Blutung bekannt und der Patient kann ohne Verzögerung dem chirurgischen Eingriff zugeführt werden.

Während der Bronchoskopie ist die Blutung selbst und ihre Ausbreitung kontrollierbar (Abb. 16-1). Zu ihrer Beherrschung kommen lokal gekühlte Kochsalzlösung und Vasokonstriktoren über das Bronchoskop zum Einsatz, vorausgesetzt, die Blutung ist nicht so massiv, daß sie die Sichtverhältnisse über das Bronchoskop beeinträchtigt (7). Die Verhinderung des Überlaufens von Blut aus der einen Lungenhälfte in die andere erfolgt durch Bronchialblockade (Fogarty-Katheter mit Ballonspitze) im Hauptbronchus der blutenden Lungenhälfte oder durch Tamponade des blutenden Segments (16–20). Während der Bronchoskopie sollte eine adäquate Oxygenierung und Ventilation durch häufige Intubation des nicht beteiligten Hauptbronchus aufrecht erhalten werden.

Bei einigen Patienten, bei denen eine Kontraindikation für einen resezierenden Eingriff besteht, kann eine Kontrolle der Blutung durch selektive Embolisation der Bronchialarterie mit resorbierbarem Material erfolgen (22–25). Das Hauptrisiko einer Embolisation der Bronchialarterien ist eine Rückenmarksschädigung durch Embolisation arterieller Kollateralen zum Rückenmark. Das Vorliegen von Kollateralen zum Rückenmark im Übersichtsarteriogramm ist eine absolute Kontraindikation zur Bronchialembolisation.

Bei einem Patienten mit Blutung aus der linken

Tabelle 16-1: Ursachen einer massiven Hämoptyse.

I. **Infektion**
   Tuberkulose
   Bronchiektasien
   Bronchitis
   Lungenabszeß
   nekrotisierende Pneumonie
II. **Neoplasmen**
   bronchogenes Karzinom
   Karzinommetastasen
   Mediastinaltumor
   endobronchialer Polyp
III. **Kardiovaskuläre Erkrankung**
   Mitralstenose
   pulmonale arteriovenöse Mißbildung
   Lungenembolie
   pulmonale Vaskulitis
IV. **Verschiedene Ursachen**
   pulmonalarterieller Katheter
   Biopsienadel
   zystische Fibrose
   Lungenkontusion, Verletzung
   Reperfusion der Lungengefäße nach pulmonaler Embolektomie und nach kardiopulmonalem Bypass

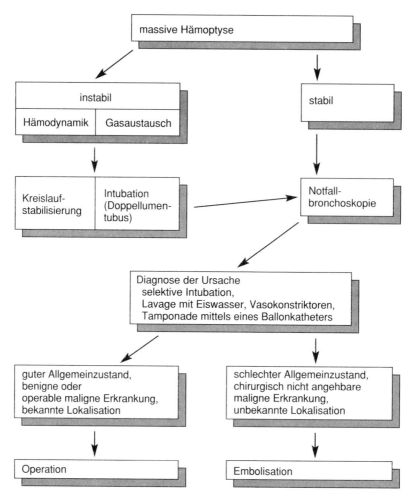

Abb. 16-1: **Behandlungsschema einer massiven Hämoptyse.** Die wichtigste Funktion einer Notfallbronchoskopie ist die Feststellung oder Diagnose der Blutungsursache. Daneben kann Ausmaß und Ausbreitung der Blutung während der Notfallbronchoskopie kontrolliert werden.

Lunge wurde zur Kontrolle von wiederauftretenden Blutungen eine kombinierte Okklusion der linken Pulmonal- und Bronchialarterien vorgenommen (25). Bei diesen Patienten führte man einen Swan-Ganz-Katheter fluoroskopisch in den linken Hauptast der Pulmonalarterie ein, während die Bronchialarterien selektiv embolisiert wurden. Bei erneut auftretender Blutung wurde der Ballon in der Pulmonalarterie mit 4 ml Kochsalzlösung entfaltet. Die Beendigung der zweiten Blutung führte man auf die Abnahme des pulmonalarteriellen Blutflusses zur Blutungsstelle zurück.

Abbildung 16-1 faßt die häufigsten chirurgischen Überlegungen bei massiver Hämoptyse zusammen. Die Seite der Blutung muß bekannt sein, wobei in der Mehrheit der Fälle eine Bronchoskopie erforderlich ist. Die starre Bronchoskopie ist vorzuziehen. Instabile Patienten müssen stabilisiert werden und bei erforderlicher Intubation ist ein Doppellumentubus vorzuziehen. Während der Bronchoskopie kann die Blutung durch regionale Eiswasserspülung, topische Vasokonstriktoren und Tamponade der Blutungsregion gestillt werden. Sind Patient und lokaler Befund operabel, wird der chirurgische Eingriff durchgeführt. Bei Inoperabilität des Patienten und/oder des lokalen Befundes sollte eine Bronchialembolisation versucht werden.

In neuerer Zeit wurde eine Empfehlung zum Vorgehen bei der klinischen Behandlung einer massiven Hämoptyse bei Patienten mit zystischer Fibrose gegeben. Es entspricht dem obengenannten Algorithmus, unterscheidet sich jedoch in einem wichtigen Punkt: Die Embolisation ist die Maßnahme der ersten Wahl und der chirurgische Eingriff ist die der zweiten Wahl (27). Der Grund für diese Umkehrung bei Patienten mit zystischer Fibrose liegt in der generalisierten Lungenerkrankung, bei der die Schonung von Gewebe eine besonders schwierige Aufgabe ist. Zunächst wird die Lokalisation der Blutung durch Bronchoskopie identifiziert, am besten unter Allgemeinanästhesie. Dann wird statt des chirurgischen Eingriffs eine selektive Bronchialarteriographie durchgeführt. Bestehen keine Kollateralen zum Rückenmark, führt man die Embolisation durch. Sind Kollateralen zum Rückenmark erkennbar, wird eine pulmonale Resektion innerhalb der Grenzen, die durch die Gesamtlungenfunktion diktiert werden, vorgenommen.

16.2.3 Anästhesiologische Überlegungen

16.2.3.1 Präoperative Überlegungen

Die wichtigsten präoperativen Prioritäten haben die Verhinderung einer Asphyxie, die Lokalisation der Blutung, die Verhinderung einer Kontamination der kontralateralen Lunge und die Korrektur einer Hypovolämie. Viele davon können gleichzeitig erfüllt werden. Zum Beispiel kann gleichzeitig mit der Intubation mit einem Doppellumentubus zur Verhinderung eines Blutübertritts in die kontralaterale Lunge eine großlumige intravenöse Kanülierung zum schnellen Ausgleich einer Hypovolämie erfolgen. Präoperativ sollten Antibiotika verabreicht werden und bei Patienten mit Tuberkulose beginnt man mit der antituberkulösen Therapie.

Verhinderung einer Asphyxie

So früh wie möglich sollte eine erhöhte F_iO_2 zur Anwendung kommen (durch Episoden einer Hämoptyse kann die Sauerstoffzufuhr unterbrochen werden). Oxygenierung und Ventilation sind mit Hilfe arterieller Blutgasanalysen zu überwachen. Ist die Seite der Blutung bekannt, bringt man die blutende Lungenhälfte in eine abhängige Position, um die Möglichkeit eines Blutübertritts in die kontralaterale Lungenhälfte zu vermindern. Bei Patienten, deren Hustenstoß nicht effektiv genug ist, ist es günstig, daß sobald wie möglich eine Seitentrennung der Lungenhälften erfolgt. In der überwiegenden Mehrheit der Fälle kann dies durch einen Doppellumentubus geschehen. In dem seltenen Fall einer intermittierenden Blutung jedoch, wo das fiberoptische Bronchoskop in der Nähe der Blutung plaziert werden kann, ist die Anwendung eines Bronchienblockers eine akzeptable Alternative (siehe Kapitel 9). Die Einführung eines Einlumentubus in den Hauptstammbronchus dient als lebensrettende Maßnahme, wenn die anderen technisch schwierigeren Maßnahmen nicht möglich sind (siehe Kapitel 9). Unterstützende Maßnahmen zur Ventilation (intermittierende positive Druckbeatmung und positiver endexspiratorischer Druck) werden erforderlichenfalls eingesetzt. Das Absaugen des Tracheobronchialbaums muß aggressiv erfolgen.

Verhinderung einer Kontamination der normalen Lungenhälfte

Das Abhusten kann die Blutung verstärken. Die Anwendung von Sedativa und hustendämpfenden Mitteln ist zeitbegrenzt (14). Beim nichtintubierten Patienten kann die Fähigkeit zum Abhusten lebensrettend sein und daher sollte eine Suppression des Hustenreflexes unterbleiben. Der Patient muß strikte Bettruhe einhalten und in der Semi-Fowler-Position oder mit der radiologisch normalen Lungenhälfte in nichtabhängiger Position gelagert sein. Beim intubierten Patienten kann das Absaugen den Hustenmechanismus ersetzen und die Suppression des Hustenreflexes die Blutung vermindern. Die Intubation sollte gleich mit einem Doppellumentubus erfolgen. So früh wie möglich ist ein Gerinnungsprofil zu erstellen. Werden irgendwelche Abnormalitäten festgestellt, sollten sie korrigiert werden. Während und nach der Bronchoskopie kann der Operateur die Blutung durch gekühlte Lösungen, topische Vasokonstriktoren, Plazierung eines Bronchienblockers oder durch Tamponieren und durch Anwendung der Bronchialarterienembolisation (siehe oben) kontrollieren.

Ausgleich einer Hypovolämie

Sobald wie möglich sollte eine großlumige intravenöse Kanülierung erfolgen. Zur Bereitstellung ausreichender Blutmengen und entsprechender Derivate (Vollblut, Erythrozytenkonzentrate, Thrombozytenkonzentrate, Fresh-frozen-Plasma) muß das Patientenblut typisiert und untersucht und die entsprechenden Kreuzproben durchgeführt werden. Die Transfusion sollte zum geeigneten Zeitpunkt stattfinden. Schließlich müssen geeignete Überwachungsmöglichkeiten (arterielle Druckmessung, zentralvenöser Katheter) geschaffen werden.

16.2.3.2 Intraoperative Überlegung

Der Patient mit massiver Hämoptyse kann ohne Endotrachealtubus, mit einem Einlumenendotrachealtubus oder mit einem Doppellumentubus im Operationssaal eintreffen (Abb. 16-2). Bei der Entscheidung über die notwendige Atemwegssicherung müssen verschiedene generelle Prinzipien beachtet werden:
1. besteht der wichtigste Vorteil eines Doppellumentubus in der Trennung der beiden Lungenhälften, um einen Blutübertritt von der einen Lungenhälfte in die andere zu vermeiden. Weitere Vorteile sind

eine verbesserte operationstechnische Darstellbarkeit, die Möglichkeit zur Beatmung, Anwendung von kontinuierlichem positivem Atemwegsdruck (CPAP) und zum Blähen der operierten Lunge, falls erwünscht, und die Möglichkeit zur sicheren Inspektion eines offenen Bronchus unter Resektion.
2. bestehen die potentiellen Nachteile des Doppellumentubus in der technisch schwierigeren Intubation einer blutigen Trachea beim hypoxischen Patienten und in der schwierigeren Ventilation und Oxygenierung bei inzwischen stattgefundenem Übertritt großer Blutmengen in die kontralaterale Lunge.
3. können die beiden Lungenhälften bei inzwischen stattgefundener Intubation mit einem Einfachlumentubus durch endobronchiale Plazierung ebenfalls getrennt werden (Intubation des rechten Hauptstammbronchus blind und des linken Hauptstammbronchus mit Hilfe eines fiberoptischen Bronchoskops). Dies kann auch durch die Einführung eines Bronchienblockers entlang dem Einfachlumentubus in den entsprechenden Hauptstammbronchus erfolgen (siehe Kapitel 9).

Ist der Patient noch nicht intubiert, sollte eine sofortige Präoxygenierung erfolgen. Eine ausreichende Absaugmöglichkeit muß vorhanden sein. Bei massiver, aktiver und spontaner Blutung kann es erforderlich sein, daß der Patient im Wachzustand intubiert werden muß, um eine Katastrophe bei schlechten Sichtverhältnissen durch stark blutige Atemwege beim paralysierten Patienten zu vermeiden. Die Intubation in halbaufrechter Position kann das Husten bei Anwesenheit von Blut in den oberen Atemwegen vermindern und dadurch ein klareres Gesichtsfeld schaffen.

Bei der Narkoseeinleitung müssen prophylaktische Maßnahmen zur Vermeidung einer Aspiration (z. B. Krikoiddruck) zur Anwendung kommen. Da diese Patienten mit hoher Wahrscheinlichkeit hypovolämisch sind, sollte die Einleitung der Anästhesie mit kleinen Dosen kurzwirksamer Barbiturate mit Ketamin oder mit Narkotika gefolgt von einer direkt darauffolgenden Relaxantiengabe erfolgen. Ist der Larynx einsehbar, ist die Intubation mit einem Doppellumentubus derjenigen mit einem Einfachlumentubus vorzuziehen (siehe Abschnitt 16.2.1, oben, und Abb. 16-2). Es muß daran erinnert werden, daß bei nichtaktiver Blutung, jedoch blutgefüllten Atemwegen (daß heißt einem hämorrhagischen Lungenlappen) ein Übertritt von Blut in die bisher nichtbeteiligten Lungenabschnitte erfolgen kann, wenn der Patient in Seitenlage gebracht wird. Daher ist diese Situation als strenge Indikation für einen Doppellumentubus zu betrachten. Wird ein Einfachlumentubus verwendet, sollte ernsthaft die Einführung dieses Tubus in eine endobronchiale Position in Erwägung gezogen werden, bzw. die Anwendung eines Bronchienblockers entlang dem Tubus überlegt werden, bevor der Patient in Seitenlage gebracht wird.

Ist bereits ein Einfachlumentubus plaziert, gelten dieselben Überlegungen (Abb. 16-2). Es muß sogar bedacht werden, ob der Einfachlumentubus nicht gegen einen Doppellumentubus ausgetauscht werden soll (Abb. 16-2). Wenn bereits ein Doppellumentubus plaziert ist, sollte er so verbleiben und genutzt werden (vorausgesetzt, daß keine ernsthafte beidseitige Kontamination stattgefunden hat). In allen Situationen, bei denen eine aktive Tuberkulose besteht oder zumindest der Verdacht darauf erhoben wird, sind Vorsichtsmaßnahmen gegen eine Kontamination zu ergreifen.

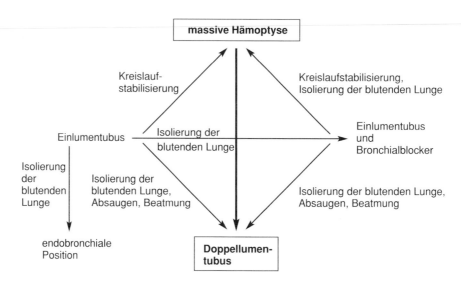

Abb. 16-2: **Vorgehen bei der endotrachealen Intubation bei massiver Hämoptyse.** Bei den meisten Patienten sind Doppellumentuben zu bevorzugen.

Nach Herstellung des künstlichen Atemweges bringt man den Patienten in Seitenlage, wobei die blutende Lungenhälfte in die nichtabhängige Position gebracht wird. Bei dieser Position ist natürlich die Trennung beider Lungenhälften besonders wichtig. Die Verabreichung von Blutderivaten geschieht entsprechend dem anhaltenden Blutverlust, den Gerinnungsprofilen und den hämodynamischen Daten. Die Einführung eines arteriellen Katheters erleichtert die Überwachung des kardiovaskulären Status und gestattet wiederholte arterielle Blutgasanalysen während der Operation. Die Anwendung eines Blutwärmegerätes ist äußerst empfehlenswert.

In einem Fallbericht wird das Management bei erforderlicher Lobektomie des rechten Oberlappens bei massiver Hämorrhagie beschrieben (28). Nach nasotrachealer Intubation am wachen Patienten in aufrechter Position schob man den Standard-Endotrachealtubus in die rechte endobronchiale Position vor. Durch Aufblasen des Cuffs isolierte man den rechten Oberlappenbronchus vom Rest der Lunge, wodurch der Blutübertritt in die anderen Lungenareale verhindert wurde. Über eine Gesichtsmaske, die über den Endotrachealtubus, den Mund und die Nase reichte, so daß Ventilation und Oxygenierung der linken Lunge und der distalen rechten Lunge möglich war, leitete man die Anästhesie ein. Danach erfolgte eine Tracheotomie und der rechte Endobronchialtubus wurde durch einen linksseitigen Carlens-Doppellumentubus ersetzt, der um 180° gegenüber der normalen Ausrichtung eingeführt wurde. Das Aufblasen des distalen (endobronchialen) Cuffs verhinderte erneut den Übertritt von Blut vom rechten Oberlappen in die Restlunge. Die Ventilation war durch die zwei Katheterlumen wesentlich leichter möglich. Obwohl die Indikationen zur Tracheotomie und zur Verwendung des verdrehten linksseitigen Doppellumentubus bei diesem Patienten im Anfang unklar waren, verdeutlicht dieser Fall doch die Möglichkeit der Verwendung eines linksseitigen Doppellumentubus zur Beherrschung einer massiven Blutung des rechten Oberlappens. Bei massiven Blutungen sollte der Robertshaw-Tubus wegen seiner relativ leichten Plazierbarkeit und den größeren Lumina zum Absaugen und zur Beatmung verwendet werden.

Am Ende des Eingriffs wird der Endotrachealtubus belassen und der Patient mechanisch beatmet. Bei den meisten dieser Patienten ist postoperativ durch die vorbestehende Lungenerkrankung ein verschlechterter Gasaustausch zu verzeichnen. Daneben besteht die Wahrscheinlichkeit der Beteiligung der primär nicht blutenden Lungenabschnitte durch die Hämoptyse und die Beeinträchtigung durch die anästhesiologischen und chirurgischen Maßnahmen. Gerinnungsprofil, Elektrolytkonzentrationen und Säure-Basen-Haushalt müssen in der direkten postoperativen Phase überwacht werden, Abnormalitäten müssen schnell behandelt werden.

16.3 Thorakale Aortenaneurysmen und -dissektionen/-rupturen

16.3.1 Allgemeine Überlegungen

Ein echtes thorakales Aortenaneurysma ist eine Dilatation aller drei Schichten der Aortenwand. Als Dissektion der thorakalen Aorta ist ein fortschreitendes Hämatom zwischen der Intima und der Adventitia (d. h. in der Media) zu betrachten. Eine Aortendissektion entsteht durch einen plötzlichen Riß in der Intima, wodurch der Weg für das Blut zur Intima der Aortenwand eröffnet wird, so daß Intima und Adventitia entlang der Aorta getrennt werden. Die wichtigsten Kräfte bei der Entstehung eines dissezierenden Hämatoms sind die Steilheit der ansteigenden Druckwelle (dp/dt) und der aortale Blutdruck. Spontane Dissektionen treten in Aneurysmen auf, traumatische Dissektionen entstehen ohne vorbestehendes oder begleitendes Aneurysma.

16.3.1.1 Spontane Dissektion von thorakalen Aortenaneurysmen

Von selbst auftretende Aneurysmen werden gewöhnlich elektiv operiert, eine spontane, akute Dissektion bei einem solchen Aneurysma erfordert gewöhnlich einen Notfalleingriff (29). Die spontane Dissektion ist etwa 4× so häufig wie eine spontane Ruptur (30). Letztere ist gewöhnlich ein fatales Ereignis.

Es gibt zwei Klassifikationen thorakaler Aortendissektionen, basierend auf der anatomischen Lokalisierung. Die De-Bakey-Klassifizierung (31) enthält die Typen I, II und III (Abb. 16-3). Typ I beginnt in der Aorta ascendens und erstreckt sich über unterschiedliche Längen über den Aortenbogen bis unter das Zwerchfell. Typ II beginnt ebenso in der Aorta ascendens, endet jedoch proximal der linken Arteria subclavia. Typ III beginnt im allgemeinen direkt distal der linken Arteria subclavia, erstreckt sich über unterschiedliche Entfernungen und kann sogar bis zur Arteria iliaca reichen. Typ I der Aortendissektion ist mit etwa 70% der häufigste aller Fälle von spontaner thorakaler Aortendissektion. Die Stanford-Klassifizierung (32) enthält die Typen A und B (Abb. 16-3). Typ A beinhaltet die De-Bakey-Typen I und II, Typ B entspricht dem De-Bakey-Typ III. Die Stanford-Klassifizierung unterstreicht den wichtigsten Punkt, daß der Stanford-Typ A und die De-Bakey-Typen I und II einen sofortigen Eingriff notwendig machen.

Es gibt zahlreiche Grundbedingungen, die eine Prädisposition einer aneurysmatischen Erweiterung und spontanen Dissektion der thorakalen Aorta darstellen. In all diesen Situationen besteht eine Degeneration der Aortenwand. Die Hypertonie schwächt wegen der chronischen Wandbelastung und der Scherkräfte die thorakale Aortenwand mechanisch. Ähnlich verhält es sich mit dem mechanischen Effekt eines Jet-Stroms durch eine stenosierte Aortenklappe und der proximalen Hypertonie bei einer Coarctatio aortae. Auch das Turner-Syndrom, das mit einer Coarctatio aortae einhergeht, ist mit thorakalen Aortenaneurysmen vergesellschaftet. Entzündliche Veränderungen der Aorta schwächen ebenfalls die Wand, und so ist es nicht überraschend, daß eine Riesenzellaortitis und eine syphilitische Aortitis thorakale Aortenaneurysmen nach sich ziehen. Auch das Marfan- und Ehlers-Danlos-Syndrom sind durch die angeborenen Defekte des Bindegewebes mit thorakalen Aortenaneurysmen verbunden. Die hormonellen Veränderungen der Schwangerschaft können zu einem Verlust der strukturellen Integrität der thorakalen Aortenwand führen. Obwohl schließlich spontane Intimarisse bei atheromatösen Veränderungen selten zu sehen sind, können thorakale Aortendissektionen um atheromatöse Plaques herum nach retrograder Katheterisierung der zentralen Arterien auftreten. Patienten mit thorakalen Aortenaneurysmen haben eine hohe Inzidenz anderer arterieller Erkrankungen wie zerebrovaskuläre Verschlüsse und Verschlüsse anderer Gefäße, abdominelle Aortenaneurysmen, Hypertonie und koronare Herzerkrankung.

16.3.1.2 Traumatische Ruptur

Verletzungen der thorakalen Aorta durch stumpfe Einwirkung entstehen durch eine relative Deceleration zwischen dem fixierten Aortenbogen einerseits und dem mobileren Herzen, sowie der Aorta descendens andererseits. Daher sind traumatische Rupturen der thorakalen Aorta im allgemeinen im Bereich des Ligamentum arteriosum zu finden, direkt distal der linken Arteria subclavia. Eine weniger häufige Lokalisation ist direkt oberhalb der Aortenklappe. Der Einriß kann die Intima, die Adventitia und die Media oder die gesamte Aortenwand betreffen.

Nach Schätzungen sind traumatische Dissektionen und Rupturen der thorakalen Aorta zu 10–16% an allen tödlichen Autounfällen beteiligt (32, 33). Bei einem traumatischen Einriß der thorakalen Aorta versterben 80–90% der Patienten am Unfallort (32–34). Bei den 10–20% der Patienten, die initial überleben, wird die Wandintegrität der Aorta temporär durch die Adventitia aufrecht erhalten. Obwohl die Adventitia relativ stark ist, kann sie jedoch nicht demselben Druck wie die intakte Aorta widerstehen, so daß Blutdruckanstiege verhindert werden müssen. Die meisten dieser Patienten haben Begleitverletzungen, so daß Behandlungsprioritäten festgelegt werden müssen. Oft sind Kopf- und Bauchverlet-

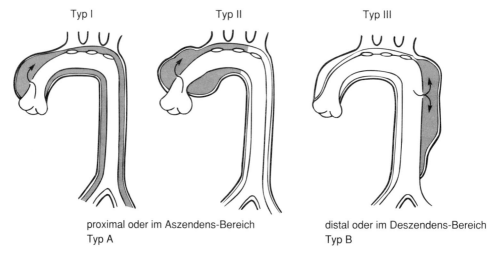

Abb. 16-3: **Die Klassifizierung von thorakalen Aortendissektionen basiert auf der anatomischen Lokalisation.** Die De-Bakey-Klassifikation besteht aus den Typen I, II und III, die Stanford-Klassifikation besteht aus den Typen A und B. In die De-Bakey-Typen I und II sowie den Stanfordtyp A fallen die aszendierende Aorta und der Aortenbogen, in den De-Bakey-Typ III und den Stanford-Typ B fällt die Aorta descendens distal der linken Arteria subclavia.

zungen vordringlich. In der Gruppe von Patienten, die das Krankenhaus lebend erreichen, überleben etwa 80% postoperativ (32, 35).

16.3.1.3 Zeichen und Symptome verschiedener Dissektionstypen (spontan oder traumatisch)

Das häufigste Leitsymptom ist das plötzliche Einsetzen eines schweren, beständigen, reißenden Thorax- oder Rückenschmerzes. Bei Beteiligung der Aorta ascendens kann eine Aortenklappeninsuffizienz durch Dehnung des Klappenringes durch das Dissektionshämatom vorliegen. Andere Symptome sind auf den anatomischen Verlauf des voranschreitenden Hämatoms zurückzuführen (36). Es kann zu einer partiellen oder kompletten Obstruktion einer aus der Aorta entspringenden Arterie kommen, wobei die Symptome den Ausbreitungsbereich der betreffenden Arterie widerspiegeln. Die Beteiligung einer Koronararterie führt zu einem akuten Myokardinfarkt und häufig zum plötzlichen Herztod. Eine Beteiligung der Arteria brachiocephalica und/oder Arteria carotis communis kann zu Synkope, Verwirrtheit, Schlaganfall oder Koma führen. Sind die Arteria brachiocephalica und/oder Arteria subclavia beteiligt, ist eine Gangrän und eine Paralyse der oberen Extremität möglich. Beteiligung der interkostalen und/oder lumbalen Arterien kann zu Rückenmarksischämie und Paraplegie führen. Bei Beteiligung der Arteria renalis, mesenterica und iliaca communis kann Oligurie, Darmischämie und Gangrän, bzw. Lähmung der unteren Extremität resultieren. Eine vollständige Ruptur der Aorta zieht den Blutaustritt in das Nachbargewebe nach sich. So kann es zu einer Blutung in das Perikard, den Pleuraraum, das Mediastinum, das Retroperitoneum, die Wand des Truncus pulmonalis und/oder des rechten und linken Hauptstammes der Pulmonalarterie (gemeinsame Adventitia mit der Aorta), das Lungenparenchym und den Ösophagus kommen.

16.3.2 Chirurgische Überlegungen

Da ungeheure Unterschiede in den Mortalitätsraten zwischen operativer und konservativer Behandlung bei proximalen Aortenläsionen bestehen (36–38), basiert die Indikation zum chirurgischen Eingriff auf der Lokalisation der Dissektion/Ruptur. Bei Stanford-Typ-A und kompliziertem Stanford-Typ-B ist ein sofortiger chirurgischer Eingriff erforderlich. Zu den Komplikationen bei Typ B zählen: Schlechte Kontrolle der Hypertonie, anhaltender Schmerz, Größenzunahme des Aortendurchmessers, Auftreten eines neurologischen Defizits, Verdacht auf Beteiligung eines größeren, subdiaphragmatischen Gefäßes und Auftreten einer Aortenklappeninsuffizienz. Basierend auf weitreichender Erfahrung besteht Übereinstimmung über die wichtigsten Prinzipien und das Management bei Verdacht auf akute Aortendissektion (39–43). In den ersten Stunden nach Aufnahme des Patienten erfolgt eine Stabilisierung mit Nitroprussid (systolischer Blutdruck 100–110 mmHg) und Propranolol (Herzfrequenz 60–70/min). Es ist eine Röntgenthoraxaufnahme in aufrechter Position mit plazierter Magensonde anzufertigen. Folgende Kriterien aus der Röntgenthoraxaufnahme sollten zu einer Aortenangiographie veranlassen: Mediastinalverbreiterung, Konturunregelmäßigkeit des Aortenknopfs, Ausfüllung des aortopulmonalen Fensters, Abwärtsverlagerung des linken Hauptstammbronchus, Abweichung von Trachea oder Magensonde nach rechts (44). Ein Verhältnis der Mediastinalbreite zur Thoraxbreite in Höhe des Aortenknopfs von mehr als 0,28 ist als exakte Vorhersage einer thorakalen Aortenruptur beschrieben worden (45).

Ist der Patient stabil, ist er in den Aortographieraum zu transportieren (35). Während sich der Patient im Aortographieraum befindet, sollten Analgetika und Sedativa restriktiv eingesetzt werden. Anhaltender Schmerz trotz adäquater Blutdruckeinstellung ist ein Zeichen weiterer Hämatombildung. Ähnlich ist die Einschränkung des Bewußtseinszustandes ein verdächtiger klinischer Befund, der die Beteiligung großer extrakranieller Hirngefäße anzeigen kann. Diese wertvollen und wichtigen Zeichen (Schmerz und Bewußtseinsgrad) werden durch eine Überdosierung mit Narkotika oder Sedativa maskiert. Kleine Dosen leichter Hypnotika wie Diazepam bieten eine ausreichende Anxiolyse des Patienten. Sauerstoff wird über eine Maske verabreicht. Besteht eine hämodynamische Instabilität, ist der Patient sofort in den Operationssaal zu transportieren.

Nach den Ergebnissen der Aortographie kann eine Einteilung der Läsion in Stanford-Typ A oder B erfolgen. Diese Information schreibt zusammen mit dem Verlauf und der Reaktion auf die Notfalltherapie vor, ob ein sofortiger chirurgischer Eingriff, eine weitere Stabilisierung mit späterem Eingriff oder kein chirurgischer Eingriff erforderlich ist.

Das chirurgische Vorgehen (Abb. 16-4) wird durch verschiedene Überlegungen diktiert. Zunächst ist die Lokalisation der Läsion wichtig. Proximale Läsionen (Stanford-Typ A) erfordern einen kardiopulmonalen Bypass und eine mediane Sternotomie (A und B in Abb. 16-4). Distale Eingriffe (Stanford-Typ B) erfolgen über eine linksseitige Thorakotomie, häufig mit einem partiellen Bypass (C und D in Abb. 16-4). Bei partiellem Bypass werden die proximal der Klemme gelegenen Organe vom Patientenherzen perfundiert und von der Patientenlunge oxygeniert, während die Organe distal der Klemme von einem Pumpen-Oxygenator-System perfundiert und oxygeniert werden. Die zweite Überlegung besteht in der Kontrolle der proximalen Hypertonie während des partiellen Bypasses. In Abbildung 16-4 C wird die proximale Hy-

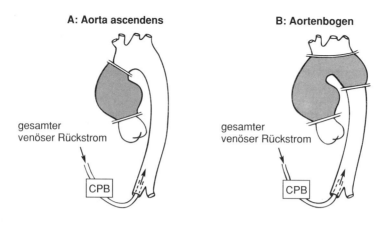

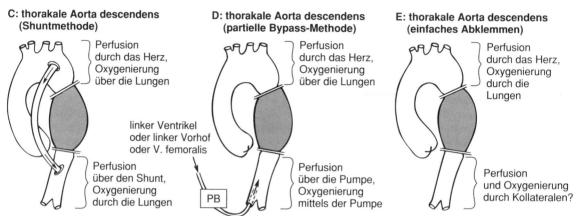

Abb. 16-4: Chirurgisches Vorgehen bei thorakalen Aortenaneurysmen und -dissektionen/-rupturen. – **A** = kompletter kardiopulmonaler Bypass (CPB), Kardioplegie zum Myokardschutz. – **B** = kardiopulmonaler Bypass zur Herbeiführung einer Hypothermie vor der Abklemmphase, Beendigung des Bypass bei tiefer Hypothermie während der Abklemmphase. – **C** = TDMAC-Heparin-Shunt bei Dissektion der deszendierenden Aorta. – **D** = linksventrikulärer atrialer oder femorofemoraler partieller Bypass (PB) bei Dissektion der deszendierenden Aorta. – **E** = einfaches Abklemmen der Aorta bei Dissektion der deszendierenden Aorta.

pertonie durch Einsetzen eines proximal-distalen Shunts (Gott, TDMAC-Heparin-Shunt) vermindert. Der heparinisierte Shunt (keine systemische Heparinisierung) wird proximal in die Aorta ascendens, die Spitze des linken Ventrikels oder die linke Arteria subclavia eingeführt, distal in die Aorta oder Arteria femoralis. In Abbildung 16-4 wird die proximale Hypertonie durch einen linksventrikulären, linksatrialen oder femoralen partiellen Bypass reduziert. Die Drainage aus dem linken Ventrikel, linken Vorhof oder der Vena femoralis vermindert den venösen Rückstrom zum linken Herzen, wodurch die Vorlast, der Cardiac-output und die Hypertonie proximal der Aortenklemme limitiert wird. Die dritte Überlegung besteht in der Verhinderung neurologischer Schädigungen (Rückenmark). Die Situation C und D (in Abb. 16-4) gestattet eine gewisse distale Perfusion. Jedoch besteht kein Unterschied in der Inzidenz der Paraplegie zwischen diesen beiden Situationen (C und D) einerseits und dem einfachen Abklemmen der Aorta (Teil E in Abb. 16-4) (46, 47). Der Grund dafür liegt darin, daß die wichtigsten Determinanten einer Rückenmarksschädigung die prolongierte systemische Hypotonie, das Absetzen langer Aortensegmente und das Absetzen von Aortensegmenten bei fehlender Kollateralisierung zum Rückenmark sind. Das Vorliegen dieser Determinanten hat nichts mit der Art des Bypasses zu tun (46, 47). Die vierte Überlegung besteht in der Aufrechterhaltung der Nierenfunktion, wobei der partielle Bypass theoretisch von Vorteil ist. Die fünfte Überlegung bezieht sich auf Begleitverletzungen. Zum Beispiel ist eine systemische Heparinisierung bei geschlossenen Schädel-Hirn-Verletzungen kontraindiziert und schließt damit die Anwendung des Pumpenbypasses aus. Das einfache Abklemmen der Aorta verhindert die Heparinisierung und gestattet eine schnellere Behandlung anderer Begleitverletzungen. Es gibt keine Komplikationen durch die Kanülierung und die postoperative Nierenfunktion bleibt normal, wenn die Abklemmzeit weniger als 30 Minuten beträgt. Durch Einsatz eines TDMAC-Heparin-Shunts kann die Heparinisierung ebenfalls vermieden werden.

16.3.3 Anästhesiologische Überlegungen

Diese Erkrankung hat eine extrem hohe Frühmortalität und der Sinn in der präoperativen medikamentösen Behandlung liegt in der Begrenzung der Dissektion oder der Verhinderung einer freien Aortenruptur. Die Zeit zur Einrichtung der Überwachungssysteme sollte umgekehrt proportional, die Schnelligkeit der Narkoseeinleitung dagegen direkt proportional der Wahrscheinlichkeit einer weiteren Dissektion-Ruptur und somit der hämodynamischen Stabilität des Patienten sein.

16.3.3.1 Präoperative Überlegungen

Präoperative, anästhesiologische Überlegungen bestehen in der Korrektur der Hypovolämie, der Einrichtung der Überwachungssysteme, medikamentöser Therapie und der Laboranalyse. Das Ausmaß einer Volumenkorrektur hängt davon ab, wie schnell die Operation an der thorakalen Aorta erfolgen muß. Als Minimum ist ein adäquater intravenöser Zugang durch mindestens zwei großlumige intravenöse Katheter zu fordern. Dabei hat die Zufuhr über Blutwärmegeräte zu erfolgen. Es muß eine Blutgruppentypisierung durchgeführt und adäquate Mengen von Blutderivaten müssen gekreuzt werden (10 E Vollblut, Thrombozytenkonzentrate, Gefrierplasma). Eine Autotransfusion ist in Betracht zu ziehen (d. h. Cell-Saver). Das Monitoring erfolgt nach dem Gesamtstatus der Hämodynamik. Zur Überwachung einer Myokardischämie sollte, wenn möglich, die V_5- oder äquivalente Ableitungen (MMV_5 oder CB_5) verwendet werden. Da eine Durchblutungsminderung in der linken Arteria subclavia und damit der linken Arteria radialis durch die Dissektion bestehen kann, sollte die arterielle Kanülierung in der rechten Arteria radialis erfolgen. Daneben ist eine Beeinträchtigung der linken Arteria subclavia durch das Abklemmen wahrscheinlicher als bei der Arteria brachiocephalica. Ein zweiter arterieller Katheter distal der Klemme (Arteria femoralis, Arteria dorsalis pedis) dient der Messung des distalen Perfusionsdrucks während des Abklemmens (48). Die Urinausscheidung wird über einen Blasenkatheter überwacht. Wenn es die Zeit erlaubt, sollte man einen Pulmonalarterienkatheter oder einen Katheter zur Messung des zentralen Venendrucks einführen. Vor Narkoseeinleitung wird die zerebrale Funktion einfach durch ein kurzes Gespräch mit dem Patienten und Beobachtung der Pupillen überprüft. Die medikamentöse Therapie besteht in der Blutdruckkontrolle durch Nitroprussid und der Herzfrequenzkontrolle durch Propranolol. Nitroprussid wird auf einen Richtwert des systemischen arteriellen Blutdrucks von 100 bis 110 mmHg titriert, Propranolol auf eine Herzfrequenz von 60–70/min. Die Laboruntersuchungen bestehen aus einem kompletten Blutbild, Elektrolytbestimmung, der Bestimmung von Harnstoff und Kreatinin im Serum, Gerinnungsuntersuchungen (Prothrombinzeit [PT]/partielle Thromboplastinzeit [PTT]/Blutungszeit/Thrombozytenzahl) und einem 12-Kanal-EKG. Eine Sauerstoffzufuhr erfolgt während all dieser Maßnahmen über Maske.

16.3.3.2 Intraoperative Überlegungen

Die wichtigsten intraoperativen Überlegungen werden in etwa in der Reihenfolge des Auftretens während der Operation besprochen (Tab. 16-2). Während der Einleitung der Anästhesie muß sowohl eine Hypertonie wie eine Hypotonie vermieden werden. Bei Patienten mit akuter Dissektion sollte die Einleitung sanft und schnell, jedoch kontrolliert erfolgen. Bei diesen Patienten wird die Anästhesie intravenös mit geringen bis mittleren Dosen von Narkotika, Ketamin oder Thiopental (oder einer Kombination, abhängig vom Ausgangsblutdruck und dem angenommenen Ausmaß einer Hypovolämie) eingeleitet, gefolgt von einer profunden Muskelrelaxation, Krikoiddruck und rascher Intubation. Bei elektiven Eingrif-

Tabelle 16-2: Wichtige anästhesiologische Überlegungen bei Aneurysma/Ruptur der deszendierenden thorakalen Aorta.

I. Kontrolle der hämodynamischen Reaktionen:
  A. Natriumnitroprussid (systolischer Blutdruck 110 bis 100 mmHg)
  B. Propranolol oder Labetalol (Herzfrequenz 60–70 Schläge/min.)
II. Ein-Lungen-Beatmung (Kollaps der linken Lunge, Ventilation der rechten Lunge)
III. Nach dem Abklemmen Kontrolle der Hypertension im proximalen Bereich:
  A. Natriumnitroprussid
  B. Steigerung der Durchblutung über einen partiellen Bypass
  C. Verminderung der intravenösen Infusionen
IV. Vermeidung einer Hypotension vor und während des Abklemmens:
  A. Volumengabe
  B. Beendigung der Infusion von Natriumnitroprussid
  C. Diskonnektion des Bypasses
  D. Gabe von Bicarbonat bei Indikation
  E. Gegebenenfalls Gabe von Gerinnungsfaktoren

fen werden im allgemeinen höhere Narkotikadosen zur Einleitung verwendet und das Vorgehen kann langsamer erfolgen. Eine Kontrolle der Hypertonie erfolgt durch Anpassung der Nitroprussiddosis, intravenöse Bolusgabe von Lidocain, intravenöse Bolusgabe von Propranolol, weitere intravenöse Anästhetikagabe und die Inhalationsanästhesie. Bei Hypotonie erfolgt eine Volumeninfusion und Verabreichung von vasopressorischen Substanzen. Das Ziel bei der Aufrechterhaltung der Anästhesie ist die Kontrolle des systemischen Blutdrucks, was auf verschiedenen Wegen erreicht werden kann (halogenierte Anästhetika, hochdosierte Narkotika mit Nitroprussid).

Falls keine Kontraindikation besteht, sollte ein Doppellumentubus verwendet werden, mit Kollaps der linken Lunge und Beatmung der rechten Lunge (bei Rechtsseitenlage und linker Thorakotomie). Die Ein-Lungen-Beatmung und Doppellumenintubation sind aus drei wichtigen Gründen in diesen Fällen besonders vorteilhaft:
1. Wie bei vielen anderen thoraxchirurgischen Fällen, wird der chirurgische Zugang stark verbessert und ein Kollaps der linken Lunge ist bei der schwierigen Phase der initialen Aortenmobilisation besonders wichtig.
2. Die initiale chirurgische Schnittführung kann zu einer Blutung in die Bronchien der linken Lunge führen, da die Aorta oft mit dem benachbarten Lungengewebe adhärent ist. Der Doppellumentubus schützt die rechte (abhängige) Lunge, in die ansonsten ein Blutübertritt über die Carina erfolgen kann.
3. Ein Kollaps der linken Lunge schützt diese vor einer Schädigung während der Heparinisierungsphase. Wird die linke Lunge während dieser Phase ventiliert, kann eine Blutung beim voll heparinisierten Patienten bei chirurgischer Manipulation erfolgen.

Aus diesen Gründen bietet die Ein-Lungen-Beatmung mehrere Vorteile für den Patienten. Es muß jedoch festgehalten werden, daß bei diesen Patienten oft eine Nitroprussidtherapie erfolgt, was ein starker Inhibitor der hypoxisch-pulmonalen Vasokonstriktion in der kollabierten linken Lunge ist. Daher ist bei Einsatz von Nitroprussid während der Ein-Lungen-Beatmung eine häufige Kontrolle der arteriellen Blutgaskonzentrationen erforderlich (Pulsoxymetrie in dieser Situation sinnvoll). Bei Auftreten einer starken Hypoxämie sollte CPAP für die nichtabhängige Lunge oder temporäres Abklemmen der linken Pulmonalarterie zur Verminderung des Shuntflusses über die linke Lunge erfolgen (siehe Kapitel 11). Es kann zu einem beträchtlichen Blutverlust während der initialen Mobilisierung der Aorta kommen. Ein adäquater Volumenersatz hat höchste Priorität. Nach Freilegen und Mobilisierung des betroffenen Aortenabschnitts erfolgt die Plazierung der Aortenklemmen proximal und distal der Läsion. Vor dem Anbringen der Klemmen erfolgt die Abnahme von unheparinisiertem Blut zur Vorbehandlung der Gefäßprothese und eine adäquate Antikoagulation mit intravenösem Heparin. Die Activated-clotting-time (ACT) sollte etwa das vierfache des Ausgangswerts betragen (49). Aus der Sicht einer eventuellen Hypovolämie vor dem Abklemmen und einer Hypoperfusion nach dem Abklemmen muß eine engmaschige Überwachung der Urinausscheidung zur Kontrolle der Nierenfunktion erfolgen. Bei Oligurie oder Anurie ist es günstig, ein osmotisches Diuretikum zu verabreichen.

Das Abklemmen der Aorta führt zu einem Anstieg der linksventrikulären Nachlast. Wird die Aorta ascendens oder der Aortenbogen abgeklemmt, muß das Herz in einen Flimmerzustand überführt und der kardiopulmonale Bypass begonnen werden (Abb. 16-4A oder B). Wird die Aorta descendens abgeklemmt, werden die Strukturen proximal der Klemme weiterhin vom Herzen perfundiert und die Strukturen distal der Klemme entweder nicht perfundiert oder über einen Shunt oder über eine partielle Bypasspumpe perfundiert (Abb. 16-4C, D und E). Da das Herz jedoch nun in ein stark reduziertes Gefäßbett pumpt, tritt eine Hypertonie proximal der Klemme ein, die wegen einer möglichen kardialen Ischämie und/oder starken Dehnung gefährlich ist. Daher muß die proximale Hypertonie durch Infusion von Vasodilatatoren, Verstärkung der Drainage über den partiellen Bypass (Abb. 16-4D) und Reduktion der intravenösen Volumenzufuhr unter Kontrolle gebracht werden. Strukturen distal der Klemme, speziell die Nieren und das untere Rückenmark, sind ebenfalls mit Blut zu versorgen. In dieser Hinsicht muß ein distaler Perfusionsdruck von 50–70 mmHg aufrecht erhalten werden (50).

Während der Abklemmphase sollte man eine intraoperative Überwachung mit somatosensorisch-evozierten Potentialen als Hinweis für den Zustand der Rückenmarksperfusion in Betracht ziehen. Eine frühe Warnung hinsichtlich einer Rückenmarksischämie erlaubt die Änderung der chirurgischen Technik wie Reanastomosierung der geopferten Interkostalarterie oder neue Positionierung der Klemmen, um eine Wiederherstellung der Rückenmarksperfusion zu versuchen.

Die intravaskuläre Volumenbehandlung vor dem Eröffnen der Klemmen ist besonders kritisch. So wie das Abklemmen zu einem verminderten arteriellen Gefäßraum und zu einer verminderten Gefäßcompliance führt, hat das Eröffnen der Klemmen den gegenteiligen Effekt. Als Vorbereitung auf diese plötzliche Rückkehr zur normalen Gefäßgröße und -compliance und zur Verhinderung einer ausgeprägten Hypotonie sollte der Anästhesist bei der letzten Gefäßanastomose eine Transfusion auf hochnormale kardiale Füllungsdruckwerte beginnen. Waren hypotensive Substanzen zur Behandlung einer proximalen Hypertonie erforderlich, ist es günstig, die Zufuhr vorsichtig zu reduzieren. Für eine eventuell erforderliche weitere Transfusion nach Entfernung der Klemmen müssen ausreichende Mengen von Blut und Blutderivaten vorhanden sein. Gleichzeitig mit der Freigabe der Aorta descendens muß der distale Perfusionsmechanismus beendet werden. Beim Eröffnen der Klemmen kann eine Blutung entlang der frischen Nahtreihen eintreten, die gut überwacht und adäquat ersetzt werden muß. Eine metabolische Azidose wird entsprechend den arteriellen Blutgasanalysen korrigiert. Die Urinausscheidung ist engmaschig zu überwachen, um eine Oligurie frühzeitig entdecken zu können. Die Gerinnungstherapie wird in folgender Weise gehandhabt: Aufhebung der Heparinwirkung durch Protamin, ACT-Überprüfung (oder äquivalente Methode zur Entdeckung eines Resteffekts von Heparin), zusätzliche Protamingabe bis zur Rückkehr des ACT-Wertes auf das Ausgangsniveau, laborchemische Gerinnungstests mit PT, PTT und Bestimmung der Plättchenzahl, Behandlung entsprechend der Ergebnisse dieser Gerinnungsuntersuchungen. Das weitere Ziel der Anästhesie liegt in einer ausreichenden Relaxierung und Sedierung. Bei abnehmendem Anästhesieniveau muß eine auftretende Hypertonie wegen der Gefährdung der Anastomosennaht behandelt werden. Bei Rückenlage des Patienten wird der Doppellumentubus gegen einen Einfachlumentubus ausgetauscht und der Patient mechanisch beatmet, bis alle vitalen Funktionen adäquat sind und sich stabilisiert haben.

16.4 Bronchopleurale Fistel

16.4.1 Allgemeine Überlegungen

Eine bronchopleurale Fistel kann durch die Ruptur eines Lungenabszesses, eines Bronchus, einer Emphysemblase, einer Zyste oder von Lungenparenchym (hohe endexspiratorische positive Druckwerte [PEEP] während mechanischer Beatmung) in den Pleuraraum verursacht werden. Die Erosion eines Bronchus tritt u. U. bei Karzinom oder chronisch-entzündlicher Erkrankung oder durch Aufbrechen einer Bronchialnaht nach pulmonaler Resektion auf.

16.4.2 Chirurgische Überlegungen

Die Diagnose einer bronchopleuralen Fistel wird im allgemeinen klinisch gestellt. In der frühen Phase nach einer Pneumonektomie basiert die Diagnose auf einer plötzlichen Dyspnoe, subkutanem Emphysem, kontralateraler Tracheaabweichung und Verschwinden des Flüssigkeitsspiegels in der Röntgenthoraxaufnahme. Bei Patienten nach Lobektomie führt ein bestehendes Luftleck, eitrige Drainageflüssigkeit und Expektoration von purulentem Material im allgemeinen zur Diagnose. Tritt die Fistel nach Entfernung der Thoraxdrainage auf, erfolgt die Diagnose auf der Basis von Fieber, purulentem Sputum und einem neuen Luft-/Flüssigkeitsspiegel im Pleuraraum auf der Röntgenthoraxaufnahme. Die Diagnose wird meist durch bronchoskopische Überprüfung, weniger häufig durch Bronchographie und gelegentlich durch ein Sinogramm (der Fistel) erhärtet (51).

Nach Pneumonektomie ist bei früher Ruptur die Übernähung des Stumpfs möglich. Eine späte Ruptur mit Empyem wurde durch konservative Drainage behandelt, zum gegenwärtigen Zeitpunkt wird jedoch der definitive operative Verschluß als Behandlung der Wahl betrachtet. Mögliche Operationsmethoden sind der Verschluß mit gestielten Muskellappen und mit dem Omentum über eine laterale Thorakotomie und das Klammern über einen anterioren, transperikardialen Zugang bei medianer Stenotomie (52).

Bei Eingriffen, durch die nicht die gesamte Lungenhälfte reseziert wird, bei denen also die Restlunge die Pleurahöhle ausfüllt, kann im allgemeinen das Leck über eine Thoraxdrainage kontrolliert werden. Bei großen Fisteln jedoch ist ein spontaner Verschluß unwahrscheinlich und eine chirurgische Revision im allgemeinen erforderlich (51). Die häufigsten Operationsmethoden sind Thorakoplastiken mit Mehrfachrippenresektion (zur Obliteration des Pleuraraums), Übernähen des Bronchialstumpfs und Deckung mit einem gestielten Interkostalmuskellappen über den Bronchialstumpf (51). Ein Empyem als Komplikation einer bronchopleuralen Fistel sollte, wenn möglich, vor der chirurgischen Revision drainiert werden. Dies geschieht in Lokalanästhesie, wobei der Patient aufrecht sitzt, um die Möglichkeit einer Kontamination des gesunden Lungengewebes mit eitrigem Material aus der Pleurahöhle zu vermindern.

Ein spontaner Pneumothorax (keine vorherige Lungenresektion) ähnelt pathophysiologisch einer bronchopleuralen Fistel. Es gibt drei Situationen, in denen eine definitive chirurgische Versorgung zur Behandlung eines spontanen Pneumothorax indiziert ist:

1. Ein chirurgischer Eingriff ist erforderlich, wenn die konventionelle Drainage unter Sog keinen Erfolg hat und wenn sich tatsächlich eine bronchopleurale Fistel ausbildet.

2. Im allgemeinen besteht eine Indikation, wenn ein zweiter ipsilateraler oder ein kontralateraler Spontanpneumothorax auftritt.
3. In Hinsicht darauf, daß ein spontaner Pneumothorax eine Rezidivrate von 10–25% hat, besteht eine Indikation zur definitiven Versorgung, wenn nach dem initialen Ereignis der Lebensstil des Patienten eine Lebensbedrohung oder starke Beeinträchtigung bei einem erneuten Ereignis vermuten läßt. Bei jüngeren Patienten mit einfachem Pneumothorax ist die Pleurektomie die Prophylaxe der Wahl und führt zu einer geringen Rezidivrate (53, 54). Bei älteren Patienten mit schwerer chronischer Atemwegsobstruktion ist eine chemische Pleurodese mit Talk, Dextrose oder anderen Irritantien sicherer, jedoch auch weniger effektiv (55).

16.4.3 Anästhesiologische Überlegungen

Es gibt mehrere konservative Möglichkeiten zur Behandlung von bronchopleuralen Fisteln, deren Kenntnis für den Anästhesisten und Intensivmediziner wichtig sind (56–65) (siehe Abb. 12-3). Bei all diesen beschriebenen Maßnahmen war eine initiale adäquate konventionelle positive Druckbeatmung über einen Einfachlumentubus schwierig, so daß ein großer Verlust des Tidalvolumens über die Fistel erfolgte. Dies verzögert umgekehrt den Heilungsprozeß und kann die Fistel sogar vergrößern. Eine Lösung bestand darin, den Bronchus der kontralateralen, normalen Lunge selektiv zu intubieren und nur eine Lungenhälfte zu beatmen, wodurch die Fistel in einer relativ ruhiggestellten Umgebung heilen konnte (56) (siehe Abb. 12-3). Diese Lösung ist jedoch bei Patienten mit bronchopleuralen Fisteln, die pulmonale Begleiterkrankungen haben und daher den großen transpulmonalen Shunt nur schlecht tolerieren, nicht empfehlenswert. Darüber hinaus kann bei diesen Patienten ein PEEP während der mechanischen Beatmung zur Aufrechterhaltung der funktionellen Residualkapazität (FRC) erforderlich sein, wobei ein unilateraler PEEP den Shunt über die nichtbeatmete Lunge verstärken kann.

Eine effektive Applikation von PEEP bei großer bronchopleuraler Fistel ist wegen des konstanten Lecks schwierig (59, 60). Daneben kann eine Saugdrainage, die normalerweise bei diesen Patienten vorliegt, den Ventilator in eine kreisende Tätigkeit versetzen, wenn ein assistierender Beatmungsmodus eingestellt ist (59, 60). Eine Lösungsmöglichkeit für dieses Problem der Aufrechterhaltung eines PEEPs bei großer bronchopleuraler Fistel ist die Applikation eines positiven intrapleuralen Drucks, der dem gewünschten endexspiratorischen Druck während der mechanischen Beatmung entspricht (57) (siehe Abb. 12-3). Diese Methode ist bei der Aufrechterhaltung des PEEPs und bei der Verhinderung eines Gasverlustes während der Ausatmung effektiv, verhindert jedoch nicht das Leck während der Inspiration mit positivem Druck. Eine Alternative ist das Einfügen einer unidirektionalen Klappe in das Thoraxdrainagesystem (58). Das Ventil wird während der inspiratorischen Phase des Ventilators geschlossen und öffnet sich während der Exspiration. Mit jeder mechanischen Inspiration entsteht ein kleiner Spannungspneumothorax, der jedoch sofort mit der Öffnung der Klappe entlastet wird. Stärkere kardiovaskuläre Nebenwirkungen waren bei dieser Technik nicht zu verzeichnen. Das Ventil muß jedoch regelmäßig auf seine Funktion überprüft werden, da die Drainageflüssigkeiten zu einer fehlerhaften Klappenfunktion führen können.

Ein Fallbericht beschreibt eine konservative Maßnahme bei bronchopleuraler Fistel durch differenzierte Ventilation mit vermindertem Atemwegsdruck für die erkrankte Lungenhälfte (61). Über einen Doppellumentubus wurden unabhängige Volumeneinstellungen mit zwei synchronisierten Ventilatoren vorgenommen. Die nichtbetroffene Lungenhälfte wurde normal beatmet (Tidalvolumen 800 ml, PEEP 12 cm H_2O, Frequenz 10/min), während das Tidalvolumen in der erkrankten Lungenhälfte niedrig gehalten wurde (Tidalvolumen 150 ml, PEEP 5 cm H_2O, Frequenz 10/min). Gegenüber konventioneller Beatmung waren Oxygenation und Ventilation verbessert, obwohl der Patient schließlich verstarb. Die Autoren stellten retrospektiv fest, daß sie die erkrankte Lungenhälfte besser überhaupt nicht beatmet hätten. Eher sei CPAP mit einem Wert direkt unterhalb des kritischen Öffnungsdruckes der Fistel sinnvoll gewesen.

High-frequency-Ventilation kann die Behandlung der Wahl bei einer großen bronchopleuralen Fistel sein (siehe Kapitel 12 und Abb. 12-3). Vorteile sind:
1. minimaler Tidalvolumenverlust über die Fistel,
2. eventuell schnellere Heilung der Fistel,
3. minimaler Einfluß des Atemwegswiderstandes und der pulmonalen Komplience auf die Ventilation,
4. geringer Atemwegsdruck mit minimaler Auswirkung auf den Cardiac-output und
5. geringe spontane Atemarbeit mit Reduktion des Sauerstoffverbrauchs durch die Atemmuskulatur und fehlender Bedarf einer Relaxierung und exzessiver Sedierung.

Der erste Bericht über die erfolgreiche Behandlung einer bronchopleuralen Fistel mit High-frequency-jet-Ventilation erschien 1980 (62). Es wurde über einen Patienten mit bronchopleuraler Fistel und Empyem einige Monate nach Resektion des rechten Oberlappens berichtet. Den Patienten beatmete man über mehrere Wochen (Frequenz 115/min), bis die Fistel verschlossen und ein Weaning möglich war. Ebenso wurde in neuerer Zeit über eine Dualbeatmung mit konventioneller Beatmung und High-frequency-jet-Ventilation bei operativer Korrektur einer bronchopleuralen Fistel berichtet (63). Hierzu verwendete man während der Thorakoplastik einen Doppellumentubus. Die nichterkrankte Lungenhälfte wurde konventionell beatmet (Tidalvolumen 500 ml, Frequenz 9/min), während die Lungenhälfte mit bronchopleuraler Fistel mittels High-frequency-jet-Ventilation beatmet wurde (Frequenz 150/min). Dieses Verfahren führte man über zwei Stunden nach erfolgreichem Verschluß der Fistel fort, bis die Extubation möglich war. Schließlich wurde die High-frequency-jet-Ventilation bei der konservativen Behandlung eines Patienten mit bilateraler bronchopleuraler Fistel eingesetzt (64). In diesem Fallbericht war die High-frequency-jet-Ventilation für beinahe zwei Monate erforderlich. Zum Zeitpunkt der Extubation bestanden noch kleine Fisteln, die schließlich jedoch ausheilten. Obwohl die mögliche Bedeutung der High-frequency-jet-Ventilation für die Behandlung einer bronchopleuralen Fistel noch nicht voll geklärt ist (65), erscheint sie doch die beste konservative Behandlungsmethode zu sein, wenn eine mechanische Beatmung erforderlich und eine geeignete Ausrüstung sowie die Erfahrung des Personals vorhanden ist. Gleich welche Behandlungsmethode und welches Drainagesystem man verwendet, sollte doch der Behandlungserfolg durch kontinuierliche Messung des Gasvolumens über die Thoraxdrainage über einen sterilen Sensor gemessen werden (66). Die übliche Methode der visuellen Einschätzung der Gasblasen in der Wasserschloßkammer oder der Subtraktion des gemessenen Exspirationsvolumens vom Inspirationsvolumen sind nur intermittierende, semiquantitative Messungen des Volumenverlustes, die speziell bei Spontanatmung ungenau sind. Daneben kann sich der Flow über die Fistel häufig während des klinischen Verlaufs ändern. Die kontinuierliche Messung des Fistel-Flows gestattet eine On-line-Titration von Tidalvolumen, PEEP, inspiratorischer Okklusion der Thoraxdrainage und eine Balance zwischen dem Atemwegs-/Drainage-PEEP (66). Die Reaktionszeit des Flowmeters ist kurz genug, um den Fistel-Flow während der inspiratorischen Phase von dem der Ausatmung bei den meisten Patienten trennen zu können. Aus dem oben gesagten ergibt sich, gerade für den präoperativen, nichtintubierten Patienten, daß die Möglichkeit einer adäquaten positiven Druckbeatmung bei einem Patienten mit bronchopleuraler Fistel und Thoraxdrainage oder bei einem Patienten mit bronchopleurokutaner Fistel präoperativ eingehend überlegt werden muß. Ist die Fistel offensichtlich klein, chronisch und nicht infiziert, kann wahrscheinlich ein Standardtubus mit ausreichender Sicherheit verwendet werden. Im Zweifel ist es möglich, eine positive Druckbeatmung zu versuchen. Ist dieses Vorgehen inadäquat, kann man den Standardtubus durch einen Doppellumentubus ersetzen. Entwickelt sich nach Eröffnung des Thorax unter Verwendung eines Standardtubus ein exzessives Leck, kann die Ventilation durch Abstopfen der Lunge und manuelle Kontrolle des Lecks verbessert werden (67).

Bei großen Fisteln oder Fisteln unbekannter Größe und bei Vorliegen oder Verdacht eines Begleitabszesses besitzt die intraoperative Verwendung eines Doppellumentubus den wichtigen Vorteil der positiven Druckbeatmung der normalen Lunge ohne Volumenverlust über die Fistel und der Vermeidung einer Kontamination der nichtinfizierten Lungenhälfte mit infiziertem Material bei Seitenlagerung des Patienten (68–70). Tatsächlich führte bei einer Studie an 22 Patienten, die sich einer Operation einer bronchopleuralen Fistel nach Resektion bei Tuberkulose oder tuberkulösem Empyem unterzogen, die Verwendung eines Einfachlumentubus trotz Intubation in aufrechter Position und häufigem Absaugen bei zwei Patienten zu einer extensiven Kontamination der normalen Lunge (71). Bei einem Patienten mußte die Operation beendet, bei dem anderen Patienten eine Notfallbronchoskopie durchgeführt werden. Der Doppellumentubus ist in der Trennung beider Lungenhälften effektiv. Bei Patienten, bei denen ein Doppellumentubus nicht möglich ist (Kleinkind, Intoleranz einer Diskonnektion vom Ventilator, anatomische Hindernisse) sind Bronchusblockade und endobronchiale Intubation weniger befriedigende Alternativen.

16.5 Lungenabszeß und -empyem

16.5.1 Allgemeine Überlegungen

Die Aspiration bei alkoholisch bedingter Bewußtseinseinschränkung wurde klassischerweise als der häufigste Auslösefaktor eines Lungenabszesses angeführt. Weitere Prädispositionsfaktoren sind Medikamentenabusus, frühere Pneumonie, Lungenkarzinom, Immunsuppression durch Steroide, Diabetes mellitus, septischer Fokus (hämatogene Streuung) und chronisch-obstruktive Lungenerkrankung (72). Ein Empyem ist eine Eiteransammlung im Pleuraraum. Alle oben aufgeführten Ursachen für einen Lungenabszeß können ein Empyem hervorrufen, wie auch der Lungenabszeß selbst zu einem führen kann.

Speziell durch Infektion von geronnenem Restblut nach Hämatothorax und nach diagnostischer Thorakozentese, und hier speziell bei begleitender intraabdomineller Verletzung oder Infektion, ist es möglich, daß ein Empyem entsteht (73). Sowohl Lungenabszeß wie Empyem können einen Bronchus arrodieren und zu einer bronchopleuralen Fistel führen (siehe Abschnitt 16.6 und Abb. 16-5).

Die Symptome sind sowohl bei Lungenabszeß wie Empyem ähnlich. Hierzu zählen Husten, purulentes Sputum, Fieber, Thoraxschmerz und Dyspnoe. Zu den häufigsten physikalischen Untersuchungsbefunden zählen abgeschwächtes Atemgeräusch, Tachypnoe, Rasselgeräusche, abgeschwächter Klopfschall und Tachykardie (72, 74).

16.5.2 Chirurgische Überlegungen

Ein einfaches Empyem (ohne Abszeß) kann durch wiederholte Thorakozentese, Thorakostomie oder offene Drainage mit Rippenresektion behandelt werden. In einer neuen Studie lagen die Erfolgsraten bei diesem Vorgehen bei 11%, 35% bzw. 91% (74). Bei fehlendem Heilungserfolg durch wiederholte Thorakozentese war in einigen Fällen die Drainage und in einigen Fällen die Rippenresektion erfolgreich. Bei Versagen der Thorakostomie als Initialtherapie konnte manchmal die Plazierung von mehreren Drainagen und die Neuanlage einer funktionsfähigen Drainage von Erfolg sein, in einigen Fällen war eine Dekortikation erforderlich, in wenigen Fällen eine wiederholte Dekortikation und selten eine Rippenresektion. Bei Rippenresektion und Empyemdrainage als Initialtherapie konnten fast alle Patienten geheilt werden. Daraus wurde der Schluß gezogen, daß eine frühe offene Drainage und Rippenresektion, speziell bei postoperativem Empyem und bei Empyem eines immungeschwächten Patienten, die Behandlungsmethode der Wahl ist. In neuerer Zeit konnten gute Erfolge durch eine Spülung mit antibiotikahaltigen Lösungen über ein Thorakoskop erzielt werden (75, 76). Bei dieser Technik wird eine Rippenresektion vermieden. Zur Behandlung des Lungenabszesses verwendet man verschiedene chirurgische Methoden (72). Die Thorakostomie trug gelegentlich zur Heilung eines kleinen Abszesses bei, speziell bei nicht abgekapseltem Begleitempyem. In neuerer Zeit konnten gute Erfolge durch perkutane Drainage erzielt werden, nachdem eine radiologische Lokalisierung des Abszesses mit einer Nadel erfolgte (77). Bei abgekapseltem Empyem ist eine offene Drainage mit Dekortikation indiziert. In jedem Fall ist bei fehlender Verbesserung mit einer dieser therapeutischen Maßnahmen eine offene Drainage mit nachfolgender Lobektomie oder Segmentektomie erforderlich (78, 79).

16.5.3 Anästhesiologische Überlegungen

Bei einer erforderlichen Allgemeinanästhesie zur chirurgischen Versorgung eines Lungenabszesses oder Empyems ist ein Doppellumentubus absolut indiziert, um eine Kontamination der nichtinfizierten Lungenhälfte zu vermeiden. Soll ein Empyem durch eine Thorakoskopie behandelt werden, verbessert ein Kollaps der erkrankten Lungenhälfte stark den Zugang zum Empyem (75, 76). Die Abdichtung mit Hilfe des endobronchialen Cuffs muß dicht sitzen, was durch die «Unterwassertechnik», wie sie in Kapitel 9 beschrieben ist, überprüft werden kann. Es ist günstig, die Position des Tubus mittels fiberoptischer Bronchoskopie zuu überprüfen. Beide Manöver sollten vor der Umlagerung des Patienten in die Seitenlage erfolgen.

Während des chirurgischen Eingriffs ist die erkrankte Seite häufig abzusaugen. Wann immer möglich, speziell jedoch am Ende des Eingriffs, bläht man die erkrankte Lunge manuell. Bei voller Entfaltung der Lunge sollte der Operateur sorgfältig auf eine eventuelle bronchopleurale Fistel achten.

16.6 Thoraxtrauma

16.6.1 Allgemeine Überlegungen

Eine stumpfe Thoraxverletzung ist gewöhnlich mit Begleitverletzungen an Kopf, Abdomen oder Extremitäten verbunden und oft für die Prognose des Patienten bestimmend. Eine begleitende Schädel-Hirn-Verletzung ist oft schwer und als Einzelfaktor die häufigste Todesursache bei Patienten mit Thoraxverletzungen. Ein begleitendes Bauchtrauma erhöht die Wahrscheinlichkeit einer respiratorischen Insuffizienz und der Notwendigkeit einer mechanischen Beatmung. Orthopädische Begleitverletzungen beeinträchtigen den Patienten und führen zu einer Immobilisierung.

Insgesamt ist bei weniger als 15% aller Patienten mit Thoraxtrauma eine Thorakotomie erforderlich. Die Behandlung dieser Patienten, die vital durch das Thoraxtrauma bedroht sind und sofort bei der Ankunft im Krankenhaus thorakotomiert werden müssen, fällt in die Behandlung des Traumas unter die Notfallthorakotomie. Patienten, bei denen eine Thorakotomie nach Thoraxtrauma weniger dringlich ist, bieten ein breites Spektrum von Thoraxverletzungen. Die Abbildung 16-5 zeigt die unterschiedlichen primären und sekundären Thoraxverletzungen und die Wechselwirkungen, die beim Einwirken einer traumatischen Kraft entstehen. Die meisten der initialen primären Verletzungen können größere chronische sekundäre Komplikationen auslösen.

16.6.1.1 Brustwandfrakturen (instabiler Thorax)

Ein instabiler Thorax kann als abnorme Thoraxbewegung auf Grund von Frakturen von zwei oder mehr Rippen auf derselben Seite definiert werden. Jeder Rippenabschnitt zwischen den zwei Frakturstellen ist grundsätzlich frei beweglich. Bei spontaner Inspiration und negativerem intrathorakalen Druck wandert das verletzte Segment einwärts in Richtung auf die Lunge (paradoxe Brustwandbewegung) mit Behinderung der Lungenentfaltung und Verschlechterung der Oxygenierung. Bei spontaner Ausatmung kommt es zu einer Umkehrung. Diese Verletzung betrifft am häufigsten den anterolateralen Thoraxbereich. Die posteriore Wand ist durch Muskulatur verstärkt und daher nur selten betroffen. Der Brustkorb ist bei älteren Patientengruppen stärker verkalkt und zerbrechlicher und neigt deshalb eher zur Instabilität. Im Gegensatz dazu ist der Brustkorb bei pädiatrischen Patienten wesentlich elastischer und spannkräftiger, so daß er für die darunterliegenden Strukturen einen größeren Schutz darstellt. Die wichtigsten Aspekte bei Thorax- und Sternumverletzungen sind die Korrektur eines inadäquaten Gasaustauschs bei instabilem Thorax, das Erreichen einer adäquaten Analgesie und die Erkennung einer möglichen zugrundeliegenden Verletzung. Indikationen zur mechanischen Beatmung stellen schwere Hypoxämie, schwere Hyperkapnie, klinisch erkennbare exzessive Atemarbeit (im allgemeinen bei stärkerer Instabilität und paradoxer Brustwandbewegung) und schwere Begleitverletzungen (Parenchymkontusion und Hämatothorax) dar. Die Wahrscheinlichkeit von Begleitverletzungen, speziell Parenchymkontusionen, ist bei Sternumfrakturen und Frakturen der oberen Rippen erhöht, da für diese Frakturen ein stärkeres Trauma erforderlich ist. Einige Patienten können ohne Intubation und Beatmung effektiv behandelt werden, wenn eine ausreichende Analgesie sichergestellt ist. Zusätzlich zur Erhöhung des Lungenvolumens (durch verminderte Ruhigstellung) senkt eine ausreichende Analgesie die Atemfrequenz, was umgekehrt

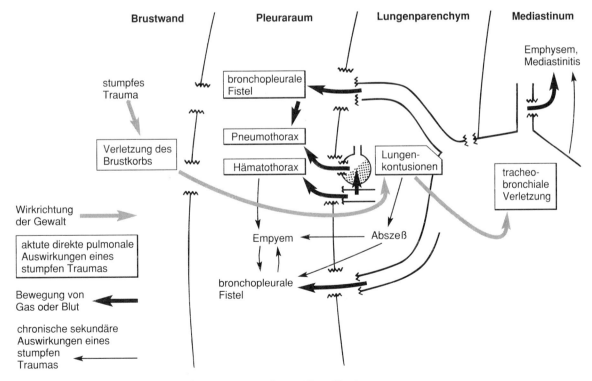

Abb. 16-5: Primärverletzungen bei Thoraxtrauma und späte Komplikationen.

die Instabilität des Thorax weniger ausgeprägt erscheinen läßt (80). Zusammengefaßt muß die Behandlung von Verletzungen mit instabilem Thorax flexibel sein. In einer prospektiven Studie an 36 Patienten mit dieser Verletzung (81) war nur bei 30% eine mechanische Beatmung erforderlich, obwohl sogar 69% eine Pneumonie entwickelten und etwa 30% ein ARDS entwickelten. Bei den beatmeten Patienten betrug die mittlere Beatmungsdauer 10,5 Tage. Die Gesamtmortalität lag bei etwa 10%. In Abhängigkeit von den verschiedenen Untersuchungen kann die Mortalität zwischen 6 und 50% ausmachen (83, 84).

16.6.1.2 Pleuraraum (Hämatothorax, Pneumothorax) und Lungenparenchym (Kontusionen)

Hämatothorax (85, 86)

Der Hemithorax ist ein potentieller Raum, der leicht 30–40% des gesamten Blutvolumens (mehr als 2000 ml beim Erwachsenen mit 70 kg) aufnehmen kann. Daher ergibt sich beim Patienten mit massivem Hämatothorax eine schwere Hypotonie (87). Neben der Blutansammlung im Pleuraraum wird die entsprechende Lungenhälfte komprimiert. Es entsteht ein dumpfer Klopfschall, die Atemgeräusche sind vermindert und das Mediastinum verlagert sich in Richtung auf die nichtbetroffene Thoraxseite (verlagerter Herzspitzenstoß und Tracheaverlagerung), wodurch die nichtbetroffene Lungenhälfte komprimiert werden kann. Die Kompression der kontralateralen Lunge verstärkt die respiratorische Insuffizienz. Daher kann bei diesen Patienten auch eine schwere Hypoxämie bestehen (87).

Pneumothorax

Ein Pneumothorax entsteht sekundär bei stumpfem oder penetrierendem Thoraxtrauma. Bei penetrierendem Trauma ist der Mechanismus des Luftaustritts klar. Die häufigste Ursache eines Pneumothorax durch Penetration ist iatrogen und die Folge einer Subklaviapunktion, die eine Gesamtinzidenz eines Pneumothorax von 2% besitzt (88). Penetrierende Messer- und Schußverletzungen besitzen eine beinahe 100%ige Inzidenz eines Pneumothorax. Bei stumpfem Trauma kann der Mechanismus des Luftaustritts in einem Zerreißen der Lunge durch den Frakturrand einer Rippe oder im Platzen von Alveolen durch das Trauma liegen. Beim Pneumothorax sind die ipsilateralen Atemgeräusche vermindert, der Klopfschall ist tympanitisch.

Ein Spannungspneumothorax entsteht, wenn Luft während der Inspiration in den Pleuraraum eindringt, jedoch durch eine Ventilwirkung während der Ausatmung nicht entweichen kann. Ein Spannungspneumothorax kann, wegen des verminderten venösen Rückstroms und Mediastinalverlagerung, zu einer Kreislaufstörung führen und beeinträchtigt über eine Kompression der ipsilateralen Lunge durch direkten Druck und der kontralateralen Lunge durch Mediastinalverlagerung die Respiration.

Ein offener Pneumothorax hat eine Verbindung zur atmosphärischen Umgebung und wurde als «saugender» Brustwanddefekt betrachtet. Der Sog bezieht sich auf die Luft, die aus der Atmosphäre während eines Atemzugs in den Hemithorax gezogen wird. Die physiologische Situation ist identisch mit der paradoxen Atmung und dem Mediastinalflattern wie in Kapitel 4 beschrieben.

Lungenkontusion

Lungenkontusionen treten entweder bei penetrierender Verletzung oder als Ergebnis von Dezelerationskräften (stumpfes Trauma) auf, wobei es zu einem starken Anprall an die Brustwand kommt (85, 86). Rippenfrakturen bestehen bei etwa 50% der Fälle einer Lungenkontusion. Dezelerationskräfte verursachen eine Alveolen- und Gefäßruptur mit Blutung. Erhöhte endotheliale und epitheliale Permeabilität führt zu einem interstitiellen und intraalveolären Ödem. Die Ödemphase nimmt mit der Zeit (Stunden) und mit einer Flüssigkeitszufuhr progressiv zu und wird von zunehmenden Röntgenthoraxveränderungen sowie einem Abfall des P_aO_2 begleitet. Daher ist die initiale Röntgenthoraxaufnahme oft kein guter Indikator bezüglich des Schweregrades oder des Ausmaßes einer Kontusion.

16.6.1.3 Tracheobronchiale Rupturen

Der Verdacht auf eine tracheobronchiale Ruptur ergibt sich bei einem penetrierenden oder stumpfen Hals- oder Thoraxtrauma, speziell bei einem subkutanen oder mediastinalem Emphysem (Luftaustritt in benachbartes Gewebe), bei einer Hämoptyse (Bronchusblutung) oder einem Pneumothorax und/oder einer bronchopleuralen Fistel (Luftaustritt in den Pleuraraum). Obwohl Trachea und größere Bronchien in beliebiger Höhe betroffen sein können (speziell bei penetrierendem Trauma), befinden sich mehr als 80% der Verletzungen bei stumpfem Mechanismus innerhalb von 2,5 cm von der Carina (89–92). Ein penetrierendes Halstrauma kann zu einer kombinierten tracheoösophagealen Verletzung führen (93). Für tracheobronchiale Rupturen ist bei stumpfem Mechanismus eine erhebliche Kraft erforderlich. Daher besteht oft eine Begleittraumatisierung von Nachbargeweben. Tatsächlich wurde in einer neueren Untersuchung über tracheobronchiale Rupturen bei stumpfem Trauma ein Mittel von 3,8

Verletzungen pro Patient gefunden (94). Die größeren Spätkomplikationen einer tracheobronchialen Ruptur sind bronchopleurale Fistel, Empyem und Mediastinitis. Proximale Verletzungen, die dramatische klinische Symptome auslösen, werden oft erkannt und früher behandelt und haben deshalb ein besseres Ergebnis als distale Verletzungen, bei denen ein geringeres Luftvolumen beteiligt ist, die Verletzungen länger unentdeckt bleiben und eine höhere Inzidenz von größeren Spätkomplikationen besteht.

Es gibt drei Gründe, warum tracheobronchiale Rupturen anatomisch um die Carina herum lokalisiert sind (95):
1. Eine anteriore Thoraxkompression verursacht eine rasche Seitwärtsbewegung der Lungen, was eine Scherkraft für die Carina bedeutet.
2. Ein Anstieg des intrathorakalen Drucks bei geschlossener Stimmritze führt zur größten Wandspannung (und daher Einrißgefahr) in den Atemwegen mit dem größten Durchmesser (Laplacesches Gesetz $T = P \times R$, T = Spannung, P = Transmurale Druckdifferenz und R = Radius).
3. Die Fixation der Trachea oberhalb und unterhalb der Carina stellt eine Prädisposition der mobileren Carina für Scherkräfte dar.

16.6.1.4 Ösophagusrupturen (85, 86, 96)

Ösophagusrupturen entstehen durch interne Traumen (medizinische Instrumente, penetrierendes oder ätzendes Material, Ösophagusobturator), externe Traumen (stumpf und penetrierend), spontan (nach Erbrechen) und im Rahmen von vorbestehenden Ösophagusveränderungen (Tumor und Verätzungen). Eine nicht erkannte und unbehandelte traumatische Ösophagusverletzung besitzt eine extrem hohe Spätmortalität (20%) durch Mediastinitis, Empyem und Sepsis (97, 98). In einer neueren Untersuchung überlebten alle Patienten, die innerhalb von 24 Stunden nach Perforation operiert wurden, wogegen die Mortalität 33% betrug, wenn eine Operationsverzögerung von mehr als 24 Stunden bestand (99). Unglücklicherweise kann eine Ösophagusverletzung für Stunden und Tage unerkannt bleiben, wenn bei einem polytraumatisierten Patienten die Aufmerksamkeit nicht auf den Ösophagus gelenkt wird. Bei Dysphagie, Hämatemesis, Hals- oder Mediastinalemphysem, Thoraxschmerz und Fieber muß der Verdacht erhoben werden. Wurde im Rahmen von Begleitverletzungen eine Thoraxdrainage eingelegt, können anhaltende Luftblasen ein Zeichen für ein Ösophagusleck sein und der Austritt von Partikelmaterial sollte den Verdacht auf einen Ösophagusriß lenken. Die Diagnose kann durch Kontrastmittel (Gastrografin) röntgenologisch (Ösophagogramm) bestätigt werden. Eine Ösophagoskopie ist meist unnötig. Wird der Riß früh erkannt (weniger als 6 Stunden), ist bei primärer Rekonstruktion oft ein gutes Ergebnis zu erzielen.

16.6.1.5 Zwerchfellrupturen

Zwerchfellverletzungen können sekundär nach entweder penetrierendem oder stumpfem Trauma auftreten (100–102). Ein penetrierendes Trauma bis in Höhe des vierten Interkostalraums kann das Diaphragma durchdringen und zu einer intraabdominellen Verletzung führen. Bei stumpfem Trauma sind für eine Ruptur des Diaphragmas extreme Kräfte notwendig und daher besteht eine hohe Inzidenz von Begleitverletzungen bei stumpfem Zwerchfelltrauma. 95% der Zwerchfellrisse nach stumpfem Trauma treten wegen des Schutzes durch die Leber auf der linken Seite auf.

Es bestehen mehrere wichtige pathophysiologische Konsequenzen bei Zwerchfellrissen:
1. Die Zwerchfellbewegungen sind bei ausgedehnter Ruptur ineffektiv und der Thorax verhält sich instabil.
2. Der intraabdominelle Druck ist größer als der thorakale Druck, so daß immer die Gefahr besteht, daß sich Bauchinhalt den Weg durch den Zwerchfelldefekt in den Thorax bahnt. Kleine Zwerchfellrisse können eher abdominelle Organe strangulieren. Die am häufigsten von einer Hernienbildung betroffenen Organe sind (in abnehmender Reihenfolge) Magen, Dünndarm, Milz, Omentum, Leber und Niere (103).
3. Der Durchtritt von Bauchorganen in den Thorax kann zu Lungenkompression, Mediastinalverlagerung und vermindertem venösen Rückstrom führen.

16.6.2 Chirurgische Überlegungen

16.6.2.1 Brustwandfrakturen (instabiler Thorax)

Die Behandlung ist je nach Schweregrad der Verletzung unterschiedlich, angefangen von einfacher symptomatischer Therapie wie Sauerstoffanreicherung, physikalischer Therapie und Schmerzbehandlung bis zu kompletter ventilatorischer Unterstützung. Letzteres wird im Moment als effektivste Behandlung für Patienten mit akuter oder subakuter respiratorischer Insuffizienz betrachtet. Andere, weniger häufige Behandlungsmethoden sind externe Stabilisierung des instabilen Segments durch Zug am verletzten Segment (104) und Stabilisierung der Thoraxwand durch intramedulläre Befestigung der frakturierten Rippen (105).

16.6.2.2 Pleuraraum (Hämatothorax, Pneumothorax) und Lungenparenchym (Kontusionen)

Hämatothorax

Etwa 500 ml Blut müssen sich im Pleuraraum ansammeln, bevor ein Hämatothorax radiologisch erkennbar ist. Wenn möglich sind Aufnahmen in aufrechter Position vorzuziehen. Eine Thorakostomie erlaubt die sofortige Bestätigung der Diagnose. Das häufigste Problem bei Patienten mit signifikantem Hämatothorax ist eine Hypovolämie durch den Blutverlust. Daher besteht die Sofortbehandlung in einem entsprechenden Volumenersatz.

Die alleinige Pleuradrainage (im allgemeinen im 6. Interkostalraum in der mittleren Axillarlinie) ist bei mehr als 80% der Patienten mit Hämatothorax die einzig erforderliche chirurgische Behandlung (106). In den meisten Fällen liegt die Blutungsquelle in den Pulmonalgefäßen, die normalerweise einen niedrigen Perfusionsdruck haben. Obwohl die Pleuradrainage der erste Behandlungsschritt bei Hämatothorax ist, muß bedacht werden, daß eine Drainage gelegentlich die Tamponade eines größeren Gefäßes aufhebt und damit eine starke Blutung verursacht. Patienten, die auf Volumenersatz adäquat reagiert haben, nach initialer Drainage einen Verlust von weniger als 150 ml/Stunde über den Drain zeigen oder bei denen die verletzte Lunge auf der Röntgenthoraxaufnahme ohne erneute Blutansammlung ausgedehnt ist, benötigen keine Notfallthorakotomie. Auf der anderen Seite bleibt eine Blutung aus systemischen Gefäßen im allgemeinen länger bestehen, ist wesentlich umfangreicher und macht im allgemeinen eine Thorakotomie erforderlich (bei Blutverlust größer als 300 ml/Stunde über 4 Stunden). Manchmal verbleibt geronnenes Blut nach Drainage im Thorax. Hier besteht die Möglichkeit eines Empyems oder einer Pleurafibrose. Daher haben einige Autoren eine frühe Thorakotomie zur Entfernung des Restbluts und Dekortikation früher Fibrosierungen empfohlen (73).

Pneumothorax

Ein Pneumothorax von weniger als 20% ist im allgemeinen klinisch nicht zu erkennen. Patienten mit größerem Pneumothorax (20–40%) klagen häufig über Thoraxschmerz, der durch tiefe Atmung verstärkt wird. Bei noch größerem Pneumothorax (40–60%) kann eine Zyanose auftreten und eine Trachealverlagerung bestehen. Bei Rippenfrakturen oder Gewebeemphysem sollte der entsprechende Verdacht geäußert werden. Die radiologische Überprüfung ist das beste verfügbare diagnostische Hilfsmittel, wobei alle Aufnahmen während der Exspiration gemacht werden sollten.

Ein einfacher, geschlossener Pneumothorax (mehr als 10% in der Röntgenthoraxaufnahme) macht lediglich eine Thoraxdrainage erforderlich. Ohne weitere Begleitverletzungen ist eine weitere chirurgische Intervention nicht erforderlich. Kleine Penetrationsdefekte können durch Abdichtung mit Vaselinegaze und Verband sowie Evakuierung des Pleuraums behandelt werden. Bei Verdacht auf einen Spannungspneumothorax (durch klinische Zeichen oder Röntgenthoraxaufnahme) ist eine sofortige Dekompression erforderlich. Dies geschieht zunächst durch Punktion mit einer Nadel im zweiten Interkostalraum in der Medioklavikularlinie. Ein Spannungspneumothorax ist ein Notfall, der einen dramatischen Verlauf nehmen kann. Durch den Versuch einer radiologischen Bestätigung sollte nicht wertvolle Zeit verschenkt werden. Bei korrekter Diagnose kommt es zu einer raschen Besserung. Der Nadelpunktion folgt die Anlage einer Thoraxdrainage. Große offene Defekte erfordern oft ein Debridement und einen primären Verschluß.

Lungenkontusion

Für Lungenkontusionen gibt es keine speziellen chirurgischen Überlegungen (keine Resektionen). Die Kontusion muß wegen einer möglichen Infektion und Abszeßbildung überwacht werden.

16.6.2.3 Tracheobronchiale Rupturen

Ein persistierender Pneumothorax und eine beständige Leckage nach Thoraxdrainage sowie subkutanes und mediastinales Emphysem legen den Verdacht auf eine tracheobronchiale Ruptur nahe. Zu den wenigen Fällen, die konservativ behandelt werden können, zählen kleine distale Einrisse mit minimalem Leck, Einrisse an einem größeren Bronchus, die weniger als ⅓ des Umfangs betreffen und kein Leck zeigen, und kleine Tracheawunden mit guter Randadaptation. Kleinere bis mittlere, hochsitzende Trachealwunden im Halsbereich können durch endotracheale Intubation behandelt werden, wobei der Cuff des Endotrachealtubus unterhalb der Verletzung plaziert wird (107). Eine Tracheotomie ist indiziert, wenn eine schwere Verletzung der zervikalen Trachea und des Larynx besteht oder wenn eine endotracheale Intubation nicht möglich ist. Bei den meisten tracheobronchialen Rupturen ist ein operativer Eingriff indiziert. Dem Eingriff sollte, wenn möglich, eine diagnostische Bronchoskopie zur Identifizierung der Lokalisation und des Schweregrades vorangehen. Der Zugang erfolgt über eine rechtsseitige Thorakotomie bei rechtsseitigen und trachealen Verletzungen und über eine linksseitige Thorakotomie bei linksseitigen Verletzungen. Wenn möglich, erfolgt eine primäre Naht, ansonsten eine Resektion (94).

Langzeitkomplikation dieser Verletzungen ist eine Atemwegsstenose.

16.6.2.4 Ösophagusrupturen

Alle traumatischen (durch externe Ursachen), mitotischen und spontanen Ösophagusrupturen müssen bei Diagnosestellung operativ behandelt werden. Jede Verzögerung führt zu einem starken Anstieg der Mortalität. Zu den chirurgischen Eingriffen zählen primäre Rekonstruktion und Drainage (Nachbargewebe normal), alleinige Drainage (Beteiligung des Nachbargewebes), Ausschaltung des Ösophagus und Ösophagogastrektomie (99). Einrisse im Bereich des oberen und mittleren Drittels werden über eine rechtsseitige Thorakotomie versorgt, Einrisse im unteren Drittel über eine linksseitige. Leider entwickelt sich nach ausgedehnten Ösophagusverletzungen oft eine Insuffizienz nach Rekonstruktion mit den Spätkomplikationen einer tracheoösophagealen Fistel, eines Mediastinalabszesses, einer Wundinfektion und einer Arrosion der Arteria carotis (93). Bei kleinen Perforationen nach medizinischer Instrumentierung (internes Trauma) kann konservativ mit Antibiotika und intravenöser Ernährung behandelt werden (99). Die konservative Behandlung ist in diesen Fällen erfolgreich, da die Perforationen klein sind und da die Patienten, die einer Instrumentierung unterzogen werden, häufig eine Ösophaguserkrankung mit periösophagealer Entzündung und Fibrose haben, die die Ausbreitung der mediastinalen Kontamination limitiert.

16.6.2.5 Zwerchfellrupturen

Patienten mit massiver Hernienbildung von Bauchinhalt in den Thorax mit offensichtlicher Einschränkung der pulmonalen Funktion machen eine sofortige operative Intervention erforderlich. Ist die Zwerchfellverletzung nicht lebensbedrohlich, kann der Eingriff nach Diagnosebestätigung durch Röntgenthoraxaufnahme, diagnostischem Pneumoperitoneum und hämodynamischer Stabilisierung vorgenommen werden. Eine unangemessene Verzögerung jedoch ist mit einer erhöhten Inzidenz einer Organstrangulation und -perforation verbunden. Tatsächlich zeigen Patienten mit chronischem Zwerchfellriß meist Symptome einer intestinalen Obstruktion. Der chirurgische Zugang erfolgt entweder abdominell oder thorakal oder beides, abhängig von Begleitverletzungen (108, 109).

16.6.3 Anästhesiologische Überlegungen

16.6.3.1 Brustwandfrakturen (instabiler Thorax)

Ist zur Versorgung dieser Verletzungen ein chirurgischer Eingriff erforderlich, so sind Allgemeinanästhesie, Intubation und mechanische Beatmung notwendig. Eine Analgesie für eine längere mechanische Beatmung wird am effektivsten durch epidurale Applikation von Opiaten im lumbalen oder thorakalen Bereich erreicht (siehe Kapitel 20).

16.6.3.2 Pleuraraum (Hämatothorax, Pneumothorax) und Lungenparenchym (Kontusionen)

Hämatothorax

Ein intravaskulärer Volumenersatz erfolgt über großlumige intravenöse Zugänge. Vor dem Einlegen der Thoraxdrainage sollte die Möglichkeit eines plötzlichen massiven Blutverlustes bedacht werden. Eine Autotransfusion ist in Betracht zu ziehen. Vor dem Eingriff kann eine akute respiratorische Insuffizienz auftreten, die eventuell eine Intubation und mechanische Beatmung erforderlich macht. Besteht ein großes Luftleck, über die Thoraxdrainage (Möglichkeit einer tracheobronchialen Ruptur) oder eine Hämoptyse bzw. befinden sich große Mengen Blut in den Atemwegen, sollte an einen Doppellumentubus gedacht werden. Weitere spezifische anästhesiologische Überlegungen hängen von den Begleiterkrankungen und der spezifischen Lokalisation der Blutung ab.

Pneumothorax

Die einzige chirurgische Reaktion auf einen Pneumothorax, die eine Allgemeinanästhesie erforderlich macht, ist das Debridement und der primäre Verschluß eines großen offenen Pneumothorax. Natürlich kommt im Rahmen der operativen Behandlung von eventuellen Begleiterkrankungen eine Allgemeinanästhesie in Betracht. In allen Fällen mit einem potentiellen Pneumothorax muß der Anästhesist bedenken, daß sich eventuell ein kleiner, unbehandelter, einfacher, geschlossener Pneumothorax während der Einleitung der Anästhesie und mit dem Beginn der intermittierenden positiven Druckbeatmung in einen großen Spannungspneumothorax umwandelt. Bei Anlage einer Thoraxdrainage muß diese ständig auf ihre Funktion hin überprüft werden (bei Fehlfunktion weiterhin die Gefahr eines Spannungspneumothorax). Zu den Zeichen eines Spannungspneumothorax gehören vermindertes Atemgeräusch, verminderte Compliance, Verschlechterung der arteriellen Blutgaswerte, Tracheaverlagerung und kardiovaskulärer Kollaps. Bei Verdacht auf einen Spannungspneumothorax muß eine großlumige Nadel in den Pleuraraum eingeführt werden, so daß die Luft frei entweichen kann. Besteht die Möglichkeit eines Pneumothorax, ist Lachgas zu vermeiden (110).

Lungenkontusion

Es muß daran erinnert werden, daß eine notwendige Flüssigkeitssubstitution während der intraoperativen Phase zeitlich mit der Ödemphase einer Lungenkontusion zusammenfallen kann. Die Ödemphase wird von einer progressiven Abnahme des P_aO_2 und der Compliance begleitet und sollte durch PEEP und eventuell Flüssigkeitsrestriktion sowie durch Diuretikagabe behandelt werden. Die Art der infundierten Flüssigkeit (Kolloide gegenüber Kristalloide) ist von nicht so großer Bedeutung, da die Permeabilitätscharakteristik der betroffenen Areale stark gestört ist und das Areal ungeachtet der verwendeten Flüssigkeit ödematös wird.

16.6.3.3 Tracheobronchiale Rupturen

Oft ist eine Seitentrennung der Lungenhälften erforderlich. Da eine positive Druckbeatmung einen einfachen Schleimhauteinriß zu einer größeren bronchopleuralen Fistel oder einem Pneumothorax vergrößern kann, sollte während der Einleitung der Anästhesie, der endotrachealen Intubation und der Aufrechterhaltung der Anästhesie eine Spontanatmung beibehalten werden, wenn ein Einfachlumentubus verwendet wird. Bei Läsionen unterhalb oder in der Umgebung der Carina sollte ein Doppellumentubus verwendet werden. Alternativ kann man kleine Katheter über die Verletzungsstelle in der Nähe der Carina für eine High-frequency-Ventilation und High-flow-Apnoe-Ventilation vorführen (siehe Kapitel 12). Verletzungen oberhalb der Carina werden am besten durch einen Einfachlumentubus oder Doppellumentubus, der über die Verletzungsstelle hinaus vorgeführt wird, mit Beatmung einer (oder beider) Lungenhälften behandelt. Bei hohen zervikalen Tracheadurchtrennungen ist die Verwendung eines fiberoptischen Bronchoskops als Leitschiene über die Durchtrennung zu empfehlen. Es sollte daran gedacht werden, daß eine Tracheotomie unter Lokalanästhesie der sicherste Weg zur Atemwegssicherung bei schwertraumatisierten Patienten sein kann und daß eine leichte positive Druckbeatmung bei Eröffnung des Thorax erforderlich sein wird. Sterile Endotrachealtuben von verschiedener Größe zur bronchialen Plazierung vom Thoraxinneren sollten während der Atemwegsrekonstruktion zur Verfügung stehen.

16.6.3.4 Ösophagusrupturen

Die chirurgische Präparation kann durch einen Doppellumentubus mit Ein-Lungen-Beatmung sehr erleichtert werden. Eine Instrumentierung des Ösophagus wie Einführen eines Ösophagusstethoskops oder einer Magensonde ist kontraindiziert. Am Ende der Operation kann der Operateur vorsichtig eine Magensonde oder eine Ösophagusschiene über die Verletzungsstelle leiten.

16.6.3.5 Zwerchfellrupturen

Wird die Verletzung über eine Thorakotomie versorgt, erleichtert ein Doppellumentubus mit Ein-Lungen-Beatmung die chirurgische Präparation. Eine Dekompression des Magens kann den hämodynamischen und respiratorischen Status sehr verbessern.

16.7 Notfallthorakotomie im Gesamtzusammenhang der Traumabehandlung

16.7.1 Allgemeine Überlegungen

Die Bedeutung einer Thorakotomie im Notaufnahmeraum hat sich bei der Traumabehandlung innerhalb des letzten Jahrzehnts sehr verstärkt. Diese erfolgt, wenn das Befinden des Patienten offensichtlich so schlecht ist, daß ein Transport in den Operationssaal aus Zeitgründen unmöglich erscheint. Solche Thorakotomien wurden unter den verschiedensten klinischen Bedingungen durchgeführt. Wie sich aus der Erfahrung ergibt, erscheinen die Art der Verletzung (stumpf gegenüber penetrierend), die Lokalisation und das Ausmaß der Verletzung, das Befinden des Patienten (Vitalzeichen, Pupillenreaktion) und die

Schnelligkeit des Transports die wichtigsten Determinanten für die Überlebenschancen zu sein. Am sinnvollsten ist diese Maßnahme bei penetrierenden Lungenverletzungen (Abklemmen des Lungenhilus zur Kontrolle einer Blutung und zur Verhinderung einer pulmonalvenösen Luftembolie), weniger sinnvoll bei penetrierenden Herzverletzungen (Entlastung einer Perikardtamponade, Blutungskontrolle durch Fingerdruck, interne Defibrillation, interne Herzmassage) und bei penetrierenden abdominellen Verletzungen (Abdrücken der thorakalen Aorta zur Kontrolle einer massiven abdominellen arteriellen Blutung), und am wenigsten erfolgreich ist sie bei stumpfen thorakoabdominellen Verletzungen (111) (Tab. 16-3). Überlebt der Patient initial am Unfallort, wird die Überlebenschance von kritisch verletzten Patienten durch Minimierung von zeitverschwenderischen Stabilisierungsmaßnahmen (Anlegen vieler intravenöser Zugänge) (112) und durch schnellstmöglichen Transport ins Krankenhaus verbessert (114). Eine fehlende Ventrikelaktivität oder nicht tastbarer Puls sowie lichtstarre Pupillen am Unfallort ergeben fast einheitlich eine fatale Prognose. Patienten, die am Unfallort und während des Transports klinisch tot sind, profitieren nicht von einer heroischen Notfallthorakotomie (115). Bei penetrierenden Thoraxverletzungen ist die Lunge das am häufigsten verletzte Organ (116). Die Mehrheit dieser Verletzungen kann durch alleinige Drainage behandelt werden (116) (siehe «Thoraxtrauma»). Jedoch ist bei penetrierenden thorakalen Kriegsverletzungen die Zahl der Patienten, die einer Thorakotomie bedürfen, signifikant erhöht (117). Nur ein geringer Anteil dieser Patienten muß letztlich einer Thorakotomie im Notaufnahmeraum unterzogen werden. Dies sind die Patienten, die unter Extrembedingungen im Krankenhaus eintreffen und bei denen eine Thorakotomie im Notaufnahmeraum lebensrettend sein kann (111, 118) (Tab. 16-3).

Die prähospitale Mortalität von penetrierenden Herzverletzungen ist hoch (38–83%) (111, 118). Patienten mit penetrierenden Herzverletzungen, die initial die Verletzung überleben, jedoch Zeichen einer akuten Dekompensation zum Zeitpunkt der Ankunft im Notaufnahmeraum zeigen, können ebenfalls von der Notthorakotomie profitieren. In den meisten Fällen handelt es sich um eine Herztamponade (wie sich aus früheren Erfahrungen ergibt). Es wird eine einfache Perikardiozentese zur vorübergehenden Verbesserung der hämodynamischen Funktion empfohlen, wodurch der notwendige Zeitraum für einen Transport in den Operationssaal erreicht wird. Das aggressivere Vorgehen eine Notthorakotomie führte zu einer signifikanten Abnahme der Mortalität bei dieser Verletzungsart (119, 120) (Tab. 16-3).

Die Notthorakotomie im Aufnahmeraum wurde auch bei Verletzten mit arterieller abdomineller Blutung eingesetzt. Die Grundüberlegung bei diesem Vorgehen ist, daß eine proximale Kontrolle der Blutung durch Abklemmen der thorakalen Aorta vor der Entlastung des Bauchraums, der einen gewissen Tamponadeeffekt darstellt, die Überlebensrate verbessern würde. Jedoch zeigt die Erfahrung bei Patienten mit penetrierenden abdominellen Verletzungen im Zusammenhang mit einer Notthorakotomie eine extrem niedrige Überlebensrate (111, 118) (siehe Tab. 16-3). Der Unterschied zwischen der relativ hohen Erfolgsrate bei Lungenverletzungen im Vergleich mit derjenigen bei abdominellen Verletzungen kann vielleicht durch zwei Faktoren erklärt werden. Erstens beeinflussen Notthorakotomie und Abklemmen der Aorta die Häufigkeit oder das Ausmaß einer Blutung aus größeren abdominellen venösen Verletzungen nicht grundlegend. Zu solchen venösen Verletzungen zählen Verletzungen der Leber, der Vena cava und der größeren Portalvenen. Der zweite Faktor ist der, daß viele dieser Patienten mit penetrierender abdomineller Verletzung vor der Thorakotomie keine erkennbaren Vitalzeichen hatten. Die Thorakotomie wurde als letzter Versuch einer Rettung des Patienten unternommen. So hat ein Unfallopfer mit Kreislaufstillstand durch abdominelle Blutung nur eine geringe Chance der Erholung und ist in den meisten Fällen kein Kandidat für eine Notthorakotomie (111, 118). Lediglich Patienten, bei denen der starke Verdacht einer größeren intraabdominellen arteriellen Verletzung besteht und bei denen Lebenszeichen feststellbar sind, haben Überlebenschancen durch eine Notthorakotomie. Der lebende, jedoch stark hypovolämische Patient mit pentrierender abdomineller Verletzung und massiv aufgetriebenem Abdomen sollte sofort in den Operationssaal transportiert werden, wo der Operateur eine linksanteriore Thorakotomie mit Abklemmen der Aorta vor der Eröffnung des Abdomens vornehmen kann.

Patienten mit stumpfer Verletzung, die so ausgeprägt ist, daß eine Notthorakotomie erforderlich erscheint, haben ebenso schlechte Chancen (111, 116, 118) (siehe Tab. 16-3). Die Gründe dafür sind even-

Tabelle 16-3: Ergebnisse bei Notfallthorakotomien (111).

Verletzungsart	Fallzahl (Anzahl der Fallberichte)	Anzahl der Thorakotomien (%)	Mortalität (%)
Penetration	1699 (7)	321 (19)	9
Kardiale Penetration	324 (17)	alle Fälle	71
Abdominelle Penetration	194 (6)	alle Fälle	95
Stumpfes thorako-abdominelles Trauma	252 (7)	alle Fälle	96

tuell eine weit ausgedehnte Schädigung, venöse Blutung und wesentlich höhere Inzidenz eines Schädel-Hirntraumas (121).

16.7.2 Chirurgische Überlegungen

Zum Abklemmen der Aorta und des linken Hilus erfolgt am häufigsten die linksanterolaterale Thorakotomie. Der Perikardbeutel sollte inspiziert werden und falls er vorgewölbt oder tief blau ist oder keine Zeichen einer Herzaktivität vorliegen, ist er sofort zu eröffnen. Zur Vermeidung einer Koronararterienverletzung sollte entsprechend vorsichtig vorgegangen werden. Nach Eröffnung des Perikardbeutels werden Blutgerinnsel entfernt, die Blutung durch Fingerdruck kontrolliert und bei fehlender Herzaktivität wird intern defibrilliert und eine Herzmassage begonnen. Schließlich bietet eine linksseitige Thorakotomie einen guten Zugang zur thorakalen Aorta descendens mit der Möglichkeit einer proximalen Kontrolle einer massiven abdominellen arteriellen Blutung. Eine rechtslaterale Thorakotomie wird nur bei rechtsseitigen Läsionen vorgenommen (Verdacht auf Schädigung des rechten Hilus).

16.7.3 Anästhesiologische Überlegungen

Der Patient muß sofort intubiert und mit 100% Sauerstoff beatmet werden. Es sind mehrere großlumige intravenöse Zugänge zu schaffen und der intravaskuläre Volumenersatz muß sofort begonnen werden. Sobald periphere Pulse tastbar sind, wird ein arterieller Zugang zur Druckmessung und Blutprobenabnahme geschaffen. Nach intravaskulärem Volumenersatz legt man einen zentralvenösen Katheter zur Messung des zentralvenösen Drucks. Bei spontaner Bewegung des Patienten erfolgt eine Relaxierung. Es sollten keine oder nur extrem geringe Dosen von intravenösen Anästhetika verwendet werden. So früh wie möglich wird ein Foley-Katheter eingeführt. Das Blut des Patienten muß typisiert und mit ausreichenden Mengen von Bluteinheiten gekreuzt werden. Die Anwendung der Autotransfusion ist in Betracht zu ziehen.

16.8 Fremdkörperentfernung aus dem Tracheobronchialbaum

16.8.1 Allgemeine Überlegungen

Die meisten Fremdkörper werden von Kindern unter drei Jahren aspiriert (122). Das Fehlen von Molaren in jungem Alter bedeutet eine potentielle Aspiration (121). Daneben besteht bei Erwachsenen mit akut (Alkoholismus) oder chronisch (Demenz) eingetrübtem Sensorium ebenso ein Risiko einer Fremdkörperaspiration. Eine plötzliche Gefahr ist die akute totale Obstruktion der oberen Atemwege, jedoch wird der Fremdkörper weitaus häufiger tiefer in den Tracheobronchialbaum aspiriert, wo eine lokale Entzündungsreaktion entsteht. Durch diese lokale Entzündung wird der Fremdkörper fixiert. Entfernt man ihn nicht, entstehen schließlich ein distaler Kollaps und eine Infektion. Organisches Material ist gefährlicher als anorganisches Material, da es nach Inhalation anschwillt und sich zerteilen kann, sogar bevor Versuche der Entfernung begonnen werden können. Besonders Erdnüsse neigen zur Schwellung und Fragmentierung und setzen ein irritierendes Öl frei, das eine schwere lokale Entzündung auslöst. Auch Süßigkeiten sind ein spezielles Problem, da sie sich in den tracheobronchialen Sekreten auflösen und eine viskose hypertone Lösung bilden, die eine Prädisposition für eine Obstruktion und einen Kollaps darstellt. In einer neueren großen Untersuchung über inhalierte Fremdkörper handelte es sich bei 66% um Erdnüsse, bei 16% um Gemüsebestandteile und bei 17% um inerte Objekte (121). Die meisten Fremdkörper geraten wegen des Verlaufs des rechten Hauptstammbronchus im Verhältnis zur Trachea in die rechte Lunge, jedoch können etwa 20–44% auf der linken Seite gefunden werden (122, 123).

16.8.2 Chirurgische Überlegungen

Die Anamnese bleibt der verläßlichste Indikator einer Fremdkörperaspiration. Anfallsartiges Husten und Giemen sind die häufigsten Symptome bei Kindern, jedoch können auch Dyspnoe, Stridor, Fieber und Erbrechen auftreten. Eine thorakale Infektion, die auf eine antibiotische Behandlung bei einem ansonsten gesunden Kind nicht anspricht, erfordert eine Röntgenthoraxaufnahme und eine diagnostische Bronchoskopie, um eine Fremdkörperaspiration auszuschließen. Dies gilt besonders für Patienten mit rekurrierenden einseitigen Infektionen und/oder persistierendem einseitigen Giemen ohne Anzeichen einer allergischen Diathese. Unglücklicherweise liegt bei etwa 20% all dieser Patienten keine spezifische Anamnese vor. Zu diesen Patienten gehören einige Kinder, Erwachsene nach Alkoholexzeß, Erwachsene mit Demenz und Patienten unter Allgemeinanästhesie bei Zahneingriffen ohne endotracheale Intubation (123).

Bei etwa 70–80% der Patienten ist die initiale Röntgenthoraxaufnahme positiv. Sie zeigt den Fremdkörper, eine distale Atelektase, Air-trapping (Fremdkörper als Ventil im Bronchus) oder eine Mediastinalverlagerung (122, 123). Bei den Patienten mit initial normaler Röntgenthoraxaufnahme entwickelt etwa die Hälfte positive Röntgenbefunde vor der Fremdkörperentfernung. So gelangt etwa ⅛ der Patienten allein auf der Basis von Anamnese und physikalischer Untersuchung bei normaler Röntgenthoraxaufnahme zur Bronchoskopie. Wird zusätzlich zu den routinemäßigen radiologischen Techniken die Fluoroskopie verwendet, erhält man eine viel höhere Ausbeute positiver Befunde bei der initialen radiologischen Untersuchung (123). Zu den positiven Fluoroskopiebefunden zählen Mediastinalverdrängung zur Gegenseite entsprechend einem Air-trapping bei Exspiration (122). Zusammengefaßt schreibt eine Anamnese mit Verdacht auf Fremdkörperaspiration eine diagnostische und therapeutische Endoskopie mit oder ohne radiologische Bestätigung vor. Zur Verminderung der einfachen radiologischen Fehlerquote von etwa ¼ innerhalb der ersten 24 Stunden muß die Fluoroskopie als initiale diagnostische Technik in Erwägung gezogen werden. In vielen Fällen kann innerhalb eines 24-Stunden-Intervalls, einer Sicherheitszone, vor der Endoskopie zunächst lediglich beobachtet werden. Die Sicherheitszone garantiert eine ausreichende Magenentleerung und eine vollständige Vorbereitung ohne Eile. Während dieser Zeitphase können Lagerungsdrainage, Thoraxperkussion und -vibration sowie Verabreichung von Bronchodilatatoren (einschließlich Kortikosteroide) eingesetzt werden. Gelegentlich können diese Maßnahmen zu einem spontanen Aushusten des Fremdkörpers führen. Sie sollten jedoch nicht als Ersatz einer endoskopischen Entfernung betrachtet werden (124). In seltenen Fällen wurde auch eine verstärkte Atemwegsobstruktion und ein Herzstillstand verursacht (125–127).

Kann bei dem ersten endoskopischen Versuch der Fremdkörper nicht vollständig entfernt werden, wird durch physikalische Therapie und Bronchodilatation weiter therapiert. Gemüsebestandteile, auch Nüsse, können potentiell selbst entfernt werden. Um eine Thorakotomie zu vermeiden, sollte bei klinischer Indikation wiederholt endoskopiert werden. Trotzdem können Bronchotomie oder sogar Lobektomie nötig sein, wenn der Fremdkörper tief in entzündetes Gewebe eingebettet wird oder durch die Bronchuswand wandert.

Wie in Kapitel 15 besprochen, ist das starre Bronchoskop dem fiberoptischen Bronchoskop vorzuziehen, da eine bessere Kontrolle von Sekretionen und Blut möglich ist, größere Partikel von nekrotischem Material leichter zu entfernen sind und die Sicht besser ist. So können auch Fremdkörper im Tracheobronchialbaum mit einem starren Bronchoskop besser entfernt werden, da die Passage von größeren Instrumenten und Fremdkörpern möglich ist und das starre Instrument mit offenem Ende auch bei kleinen Kindern die Ventilation erleichtert (128).

Ein großer Fremdkörper kann über ein kleines Bronchoskop nicht entfernt werden und muß daher mit einer Zange gefaßt und extrahiert werden, während das Bronchoskop gleichzeitig entfernt wird. Es kann eine wiederholte Instrumentierung nötig sein, die selbst bei geübten Untersuchern die Stimmbänder und den oberen Atemwegstrakt traumatisiert. Als Alternative wurde über eine Passage eines Fogarty-Katheters über den Fremdkörper berichtet. Der Ballon wird aufgeblasen und der Katheter entfernt, so daß der Fremdkörper an der Spitze des Bronchoskops fixiert wird, worauf Bronchoskop und Katheter in Gesamtheit entfernt werden (129). Bei erforderlicher Thorakotomie zur Bronchotomie ist die übliche Methode zur Lokalisierung des Fremdkörpers die Palpation durch die Bronchuswand. Es ist jedoch möglich, daß die Palpation negativ oder ungenau ist. Während der Thorakotomie kann das fiberoptische Bronchoskop eine nützliche Hilfe zur schnellen und präzisen Bestimmung der Lokalisation zur Bronchotomie sein (128). Der Lichtschein des fiberoptischen Bronchoskops identifiziert den Sitz des Objekts (128). Ein Abdunkeln im Operationssaal läßt das Licht am Ende des Bronchoskops besser erkennen. Eine kleine, gut plazierte Bronchotomie führt zu einer geringeren Morbidität. Diese Technik sollte bei allen Patienten, die einer offenen Entfernung eines Fremdkörpers oder eines Bronchialtumors bei fraglicher Lokalisation der Bronchotomie unterzogen werden, zur Anwendung kommen.

16.8.3 Anästhesiologische Überlegungen (Tab. 16-4)

Ist bei einem Kind die Atmung nicht gestört und wird durch Schreien die Respiration nicht beeinträchtigt, kann das Kind intramuskulär prämediziert und in den Operationssaal zur schonenden Einleitung über Inhalation gebracht werden. Besteht eine respiratorische Beeinträchtigung und/oder führt Schreien zu Giemen und/oder Zyanose sollte keine Prämedikation erfolgen. Bei diesen Patienten ist die Anästhesie mit intramuskulärem Ketamin im Operationssaal einzuleiten. Obwohl eine intramuskuläre Injektion ein Schreien auslösen kann, so besteht es doch nur für kurze Zeit, speziell wenn das Kind gehalten und entsprechend betreut wird. Da die Bronchoskopie zu einer intensiven Atemwegsstimulation führt, sollte Atropin oder Glycopyrrolat der intramuskulären Injektion beigegeben werden, um vagale Reaktionen und Sekretbildung zu vermindern. Sobald das Kind genügend sediert erscheint, wird die Anästhesie über Inhalation fortgeführt und so schnell wie möglich ein intravenöser Zugang geschaffen. Bei adäquater Anästhesie werden Larynx und Tracheobronchialbaum mit 4%igem Lidocain eingesprüht. Daraufhin deckt man die Augen ab und der Patient wird zur Endoskopie gelagert. Wir bevorzugen eine spontane Atmung, bis mindestens Art und Lokalisation des Fremdkörpers bekannt sind. Jedoch wird Succinylcholin bereitgehalten. Das Vermeiden von Relaxantien erfordert, daß der Anästhesist eine ausreichende Anästhesietiefe herbeiführt, so daß das Einführen des Bronchoskops nicht zu Laryngospasmus, Bronchospasmus und Thoraxrigidität durch energische aktive Ausatmung führt. Intravenöses Lidocain kann Husten oder Pressen bei der Einführung des starren Bronchoskops vermindern. Jedoch kann jederzeit der Einsatz von Relaxantien erforderlich werden (Succinylcholinbolus, Succinylcholintropf, Atracurium, Vecuronium). Während der Bronchoskopie wird eine Lichtquelle auf das Narkosegerät und eine weitere auf die Füße des Patienten gerichtet, um Durchblutung und Hautfarbe ohne Beeinträchtigung des Gesichtsfelds des Operateurs überprüfen zu können. Während der Passage des Bronchoskops und während der Fremdkörperextraktion sollte der Anästhesist verschiedene wichtige mechanische Probleme, die sich aus der physikalischen Charakteristik des Fremdkörpers ergeben (Konsistenz, Größe) bedenken (130):

1. Bohnen und Nüsse können fragmentieren und beide Hauptstammbronchi verlegen. Besteht die Möglichkeit, gilt es, eine Fremdkörperentfernung in Seitenlage (Fremdkörper in abhängiger Position) in Betracht zu ziehen. Ist dies nicht möglich, sollten ein Thoraxchirurg sowie Instrumente zur Thorakotomie bereitstehen.
2. Kunststoffpartikel und weiche inerte Objekte können schwer zu fassen sein, so daß sie während der Entfernung aus der Zange entweichen und dann größere und proximalere Atemwege verlegen können. Wird ein größerer Atemweg okkludiert, kann das Objekt in die vorherige Lokalisation vorgeschoben werden, um die Atmung wiederherzustellen und die Situation zu überbrücken. Hierbei ist auf die vorherige Lokalisation Wert zu legen, da eine Entzündungsreaktion in neuen Lungenarealen sehr rasch auftreten kann.
3. Wenn Stimmbandbewegungen die Extraktion behindern, sollte Succinylcholin verwendet werden.
4. Der Fremdkörper kann manchmal größer sein als das Bronchoskop, so daß Bronchoskop und Fremdkörper gleichzeitig entfernt werden müssen.
5. Wenn bereits eine Infektion besteht, so ist auf das Absaugen von infiziertem Sekret zu achten. In seltenen Fällen besteht distal des Fremdkörpers ein Abszeß.

In all diesen Situationen muß, wenn das Bronchoskop entfernt wird und der Fremdkörper nicht zu sehen ist, rasch der Pharynx inspiziert werden. Ist das Objekt nicht zu sehen, wird das Bronchoskop sofort wieder eingeführt, um sicherzustellen, daß das Objekt nicht die Trachea verlegt. Die Einengung des Atemwegs in Höhe der Glottis macht diese Lokalisation sehr wahrscheinlich. Der Vorteil einer Spontanatmung wird gerade in dieser Situation deutlich, da eine tracheale Obstruktion sofort erkennbar wird. Ist die Trachea tatsächlich verlegt, schiebt man das Objekt zur Überbrückung der Situation und Wiederherstellung der Atemfunktion in die vorherige Lage zurück.

Bei Verwendung der positiven Druckbeatmung sollte ein adäquater Gasaustausch ohne überhöhten Beatmungsdruck sichergestellt werden, auch wenn man ein kleines Bronchoskop verwendet. Zur Vermeidung einer Lungenüberblähung bei Verlegung des Bronchoskops, entweder mit einem Instrument oder mit dem Fremdkörper, ist äußerste Vorsicht angebracht. Von Zeit zu Zeit muß eventuell die Beatmung unterbrochen werden, um z. B. ein weiteres Vordringen des Fremdkörpers oder seiner Fragmente in den Respirationstrakt (bei Verlust im Bronchiallumen) zu vermeiden.

Der Patient muß bis zur vollständigen Rückkehr des Bewußtseins engmaschig überwacht werden. Relativ häufig ist ein laryngealer Stridor, speziell nach einem schwierigen und längeren Eingriff (mit mehreren Bronchoskoppassagen über die Stimmbänder) bei einem kleinen Kind. Daher werden häufig Steroide und Bronchodilatatoren in der postoperativen Phase eingesetzt. Nach einer traumatischen Endo-

Tabelle 16-4: Wichtige anästhesiologische Überlegungen bei Fremdkörpern im Tracheobronchialbaum.

1. Verminderung der präanästhesiologisch durch Weinen induzierten Dyspnoe
2. Gabe von Atropin vor dem Einführen des Bronchoskops
3. Gewährleistung einer tiefen Anästhesie, um Reaktionen auf die Einführung des Bronchoskops zu verhüten
4. Gabe von Lidocain, um Reaktionen auf die Einführung des Bronchoskops zu vermindern
5. Versuch der Aufrechterhaltung der Spontanatmung
6. Relaxation im Falle einer exzessiven Reaktion auf das Einführen des Bronchoskops (Pressen, Husten, Laryngospasmus, Bronchospasmus)
7. Verhütung von mechanischen Problemen, wenn der Fremdkörper entfernt wird (Steckenbleiben in der Trachea, Fragmentbildung), gegebenenfalls endotracheale Intubation und/oder Gabe von Steroiden postoperativ, falls das Bronchoskop mehrere Male eingeführt worden ist

skopie ist eine nasotracheale Intubation mit einem Tubus, der 0,5 mm kleiner als ansonsten vom Alter her angezeigt ist, indiziert. Dieser wird solange belassen, bis eine Röntgenthoraxaufnahme und eine Lekkage die Abnahme der Schwellung zeigen. Bei Patienten mit postoperativen Atelektasen muß eine entsprechende Physiotherapie erfolgen, Patienten mit Pneumonie erhalten Antibiotika. Daraufhin wird der Patient extubiert und kann nötigenfalls für bis zu 24 Stunden unter ein Croupzelt gelegt werden. Nach der Extubation kann auch razemisches Epinephrin sinnvoll sein (131). Patienten, die im Operationssaal extubiert werden, sollten postoperativ angefeuchteten Sauerstoff über eine Maske oder in einem Sauerstoffzelt atmen.

Literatur

1. Garzon, A. A., Gourin, A.: Surgical management of massive hemoptysis. Ann. Surg. 187: 267–271, 1978.
2. Yeoh, C. B., Hubaytar, R. T., Ford, J. M. et al.: Treatment of massive hemorrhage in pulmonary tuberculosis. Thorac. Cardiovasc. Surg. 54: 503–510, 1967.
3. Stern, R. C., Wood, R. E., Boat, T. F. et al.: Treatment and prognosis of massive hemoptysis in cystic fibrosis. Am. Rev. Respir. Dis. 117: 825–828, 1978.
4. Ehrenhaft, J. L., Taber, R. E.: Management of massive hemoptysis not due to pulmonary tuberculosis or neoplasm. J. Thorac. Cardiovcasc. Surg. 30: 275–287, 1955.
5. Crocco, J. A., Rooney, J. J., Fankushen, D. S. et al.: Massive hemoptysis. Arch. Intern. Med. 121: 495–498, 1968.
6. Gourin, A., Garzon, A. A.: Operative treatment of massive hemoptysis. Ann. Thorac. Surg. 18: 52–60, 1974.
7. Conlan, A. A., Hurwitz, S. S.: Management of massive Haemoptysis with the rigid bronchoscope and cold saline lavage. Thorax. 35: 901–904, 1980.
8. Thoms, N. W., Wilson, R. F., Puro, H. E. et al.: Life-threatening hemoptysis in primary lung abscess. Ann. Thorac. Surg. 14: 347–358, 1972.
9. Wedel, M.: Massive hemoptysis. In: Moser, K. M., Spragg, R. G. (eds.): Respiratory Emergencies. 2nd ed. St. Louis, C. V. Mosby, 1982, chapter 11, pp. 194–200.
10. Bone, R. C.: Massive hemoptysis. In: Sahn, S. A. (ed.): Pulmonary Emergencies. New York, Churchill Livingstone, 1982, chapter 8, pp. 225–238, 1982.
11. Cervenko, F. W., Shelley, S. E., Spence, D. G. et al.: Massive endobronchial hemorrhage during cardiopulmonary bypass: Treatable complication of balloon-tipped catheter damage to the pulmonary artery. Ann. Thorac. Surg. 35: 326–328, 1983.
12. Rice, P. L., Pifarre, R., El-Etr, A. et al.: Management of endobronchial hemorrhage during cardiopulmonary bypass. J. Thorac. Cardiovasc. Surg. 81: 800–801, 1981.
13. Yang, C. T., Berger, H. W.: Conservative management of life-threatening hemoptysis. Mt. Sinai. J. Med. 45: 329–333, 1978.
14. Bobrowitz, I. D., Ramakrishna, S., Shim, Y. S.: Comparison of medical v. surgical treatment of major hemoptysis. Arch. Intern. Med. 143: 1343–1346, 1983.
15. Smiddy, J. F., Elliott, R. C.: The evaluation of hemoptysis with fiberoptic bronchoscopy. Chest. 64: 158–162, 1973.
16. Simmons, D. H., Wolfe, J. D.: Hemoptysis: Diagnosis and management. West. J. Med. 1227: 383–390, 1977.
17. Feloney, J. P., Balchum, O. J.: Repeated massive hemoptysis: Successful control using multiple balloon-tipped catheters for endobronchial tamponade. Chest. 74: 683–685, 1978.
18. Gottlieb, L. S., Hillberg, R.: Endobronchial tamponade therapy for intractable hemoptysis. Chest. 67: 482–483, 1975.
19. Hilbert, C. A.: Balloon catheter control of life-threatening hemoptysis. Chest. 66: 308–309, 1974.
20. Saw, E. C., Gottlieb, L. S., Yokoyama, T. et al.: Flexible fiberoptic bronchoscopy and endobronchial tamponade in the management of massive hemoptysis. Chest. 70: 589–591, 1976.
21. Fermon, C., Oliverio, R. Jr., Wollman, S. B. et al.: Anesthetic management of cystic fibrosis and massive pulmonary hemorrhage. N. Y. State J. Med. 81: 1223–1224, 1981.
22. Remy, J., Arnaud, A., Fardou, H. et al.: Treatment of hemoptysis by embolization of bronchial arteries. Radiology 122: 33–37, 1977.
23. Bookstein, J. J., Moser, K. M., Kalafer, M. E. et al.: The role of bronchial arteriography and therapeutic embolization in hemoptysis. Chest. 72: 658–661, 1977.
24. Prioleau, W. H., Vujic, I., Parker, E. F. et al.: Control of hemoptysis by bronchial artery embolization. Chest. 78: 878–879, 1980.
25. Wholey, M. H., Chamorro, H. A., Rao, G. et al.: Bronchial artery embolization for massive hemoptysis. JAMA 236: 2501, 1976.
26. Bredin, C. P., Richardson, P. R., King, T. K. C. et al.: Treatment of massive hemoptysis of combined occlusion of pulmonary and bronchial arteries. Am. Rev. Respir. Dis. 117: 969, 1977.
27. Trento, A., Estner, S. M., Griffith, B. P. et al.: Massive hemoptysis in patients with cystic fibrosis: Three cases and a protocol for clinical management. Ann. Thorac. Surg. 39: 254–256, 1985.
28. Carron, H., Hill, S.: Anesthetic management of lobectomy for massive pulmonary hemorrhage. Anesthesiology 37: 658, 1972.
29. Pressler, V., McNamara, J. J.: Aneurysm of the thoracic aorta. J. Thorac. Cardiovasc. Surg. 89: 50–53, 1985.
30. Sorenson, H. R., Olsen, H.: Ruptured and dissecting aneurysms of the aorta: Incidence and prospects of surgery. Acta. Chir. Scand. 128: 644, 1964.

31. Debakey, M. E., Henly, W. S., Cooley, D. A., Morris, G. C. Jr., Crawford, E. S., Beall, A. C. Jr.: Surgical management of dissecting aneurysms of the aorta. J. Thorac. Cardiovasc. Surg. 49: 30, 1965.
32. Daily, P. O., Trueblood, H. W., Stinson, F. B., Wuerflein, R. D., Shumway, N. E.: Management of acute aortic dissections. Ann. Thorac. Surg. 10: 237, 1970.
33. Schmidt, C. A., Jacobson, J. G.: Thoracic aortic injury. Arch. Surg. 119: 1244–1246, 1984.
34. Greendyke, R. M.: Traumatic rupture of the aorta. JAMA 195: 119, 1966.
35. Stiles, Q. R., Cohlmia, G. S., Smith, J. H. et al.: Management of injuries of the thoracic and abdominal aorta. Am. J. Surg. 150: 132–140, 1985.
36. Doroghazi, R. M., Slater, E. E.: Aortic Dissection. New York, McGraw-Hill Book, 1983.
37. Wheat, M. W. Jr., Palmer, R. F., Bartley, T. D., Seelman, R. C.: Treatment of dissecting aneurysm of the aorta without surgery. J. Thorac. Cardiovasc. Surg. 50: 364–373, 1965.
38. Miller, D. C., Stinson, E. B., Oyer, P. E. et al.: Operative treatment of aortic dissection. J. Thorac. Cardiovasc. Surg. 78: 365, 1979.
39. Wolfe, W. G., Moran, J. F.: The evolution of medical and surgical management of acute aortic dissection. Circulation 56: 503–505, 1977.
40. Anagnostopoulos, C. E., Athanasuleas, C. L., Garrick, T. R. et al.: Acute Aortic Dissections. Baltimore, University Park Press, 1975.
41. Wheat, M. W. Jr.: Treatment of dissecting aneurysms of the aorta. Ann. Thorac. Surg. 12: 582, 1971.
42. Appelbaum, A., Karp, R. B., Kirklin, J. W.: Ascending vs. descending aortic dissections. Ann. Surg. 183: 296, 1976.
43. Kidd, J. N., Reul, G. J. Jr., Colley, D. A. et al.: Surgical treatment of aneurysms of the ascending aorta. Circulation 54 (Suppl. II-111): 118–122, 1976.
44. Woodring, J. H., Dillon, M. L.: Collective review. Radiographic manifestations of mediastinal hemorrhage from blunt chest trauma. Ann. Thorac. Surg. 37: 171–178, 1984.
45. Kirshner, R., Seltzer, S., D'Orsi, C. et al.: Upper rib fracture and mediastinal widening: Indications for aortography. Ann. Thorac. Surg. 35: 450–454, 1983.
46. Najafi, H., Javid, H., Hunter, J., Serry, C., Monson, D.: Descending aortic aneurysmectomy without adjuncts to avoid ischemia. Ann. Thorac. Surg. 30: 326–332, 1980.
47. Debakey, M. E., McCollum, C. H., Graham, J. M.: Surgical treatment of aneurysms of the descending thoracic aorta: Long term results in five hundred patients. J. Cardiovasc. Surg. 19: 571, 1978.
48. Kopman, E. A., Fergusin, T. B.: Intraoperative monitoring of femoral artery pressure during replacement of aneurysm of descending thoracic aorta. Anesth. Analg. 56: 603–605, 1977.
49. Fischbach, D. P., Fogdall, R. P.: Coagulation: The Essentials. Baltimore, Williams & Wilkins, 1981.
50. Dritz, R. A.: Surgery on the aorta and peripheral arteries. In: Ream, A. K., Fogdall, R. P. (eds.): Acute Cardiovascular Management: Anesthesia and Intensive Care. Philadelphia, Lippincott, 1982, chapter 22, pp. 728–754.
51. Steiger, Z., Wilson, R. F.: Management of bronchopleural fistulas. Surg. Gynecol. Obstet. 158: 267–271, 1984.
52. Baldwin, J. C., Mark, J. B. D.: Treatment of bronchopleural fistula after pneumonectomy. J. Thorac. Cardiovasc. Surg. 90: 813–817, 1985.
53. Gaensler, E. A.: Partial pleurectomy for recurrent spontaneous pneumothorax. Surg. Gynecol. Obstet. 102: 293–308, 1956.
54. Raj Behl, P., Holden, M. P.: Pleurectomy for recurrent pneumothorax. Chest. 84: 785, 1983.
55. Riordan, J. F.: Management of spontaneous pneumothorax. Br. Med. J. 189: 71, 1984.
56. Brown, C. R.: Postpneumonectomy empyema and bronchopleural fistula – use of prolonged endobronchial intubation: A case report. Anesth. Analg. 52: 439–441, 1973.
57. Downs, J. B., Chapman, R. L. Jr.: Treatment of bronchopleural fistula during continuous positive-pressure ventilation. Chest. 69: 363–366, 1976.
58. Gallagher, T. J., Smith, R. A., Kirby, R. R. et al.: Intermittent inspiratory chest tube occlusion to limit bronchopleural cutaneous air leaks. Crit. Care. Med. 4: 328–332, 1976.
59. Zimmerman, J. E., Colgan, D. L., Mills, M.: Management of bronchopleural fistula complicating therapy with positive end-expiratory pressure (PEEP). Chest. 64: 526–529, 1973.
60. Tilles, R. B., Don, H. F.: Complications of high pleural suction in bronchopleural fistulas. Anesth. Analg. 43: 486–487, 1975.
61. Rafferty, T. D., Palma, J., Motoyama, E. K. et al.: Management of a bronchopleural fistula with differential lung ventilation and positive end-expiratory pressure. Respir. Care. 25: 654–657, 1980.
62. Carlon, G. C., Ray, C. Jr., Klain, M. et al.: High frequency positive pressure ventilation in management of a patient with bronchopleural fistula. Anesthesiology 52: 160–162, 1980.
63. Benjaminsson, E., Klain, N.: Intraoperative dual-mode independent lung ventilation of a patient with bronchopleural fistula. Anesth. Analg. 60: 118–119, 1981.
64. Derderian, S. S., Rajagopal, K. R., Abbrecht, P. H. et al.: High frequency positive pressure jet ventilation in bilateral bronchopleural fistulae. Crit. Care. Med. 10: 119–121, 1982.
65. Kirby, R. R.: High-frequency positive-pressure ventilation (HFPPV): What role in ventilatory insufficiency? Anesthesiology 52: 109–110, 1980.
66. Powner, D. J., Cline, C. D., Rodman, G. H.: Effect of chesttube suction of gas flow through a bronchopleural fistula. Crit. Care. Med. 13: 99–101, 1985.
67. Baker, W. L., Faber, L. P., Osteermiller, W. E. et al.: Management of bronchopleural fistulas. J. Thorac. Cardiovasc. Surg. 62: 393–401, 1971.
68. Dennison, P. H., Lester, E. R.: An anaesthetic technique for the repair of bronchopleural fistula. Br. J. Anaesth. 33: 655–659, 1961.
69. Francis, J. G., Smith, K. G.: An anaesthetic technique for the repair of bronchopleural fistula. Br. J. Anaesth. 33: 655–659, 1961.
70. Parkhouse, J.: Anaesthetic aspects of bronchial fistula. Br. J. Anaesth. 29: 217–227, 1957.
71. Khurana, J. S., Sharma, V. N.: Bronchopleural fistula management during general anaesthesia. Br. J. Anaesth. 36: 302–306, 1964.
72. Pohlson, E. C., McNamara, J. J., Char, C. et al.: Lung abscess: A changing pattern of disease. Am. J. Surg. 150: 97–101, 1985.

73. Coselli, J. S., Mattox, K. L., Beall, A. C. Jr.: Reevaluation of early evacuation of clotted blood hemothorax. Am. J. Surg. 148: 786–790, 1984.
74. Lemmer, J. H., Botham, M. J., Orringer, M. B.: Modern management of adult thoracic empyema. J. Thorac. Cardiovasc. Surg. 90: 849–855, 1985.
75. Hutter, J. A., Harari, D., Braimbridge, M. V.: The management of empyema thoracis by thoracoscopy and irrigation. Ann. Thorac. Surg. 39: 517–520, 1985.
76. Oakes, D. D., Sherck, J. P., Brodsky, J. B., Mark, B. D.: Therapeutic thoracoscopy. J. Thorac. Cardiovasc. Surg. 87: 269–273, 1984.
77. Yellin, A., Yellin, E. O., Lieberman, Y.: Percutaneous tube drainage: The treatment of choice for refractory lung abscess. Ann. Thorac. Surg. 39: 266–270, 1985.
78. Blades, B. B., Higgins, G. A. Jr.: Pulmonary suppurations: Empyema, bronchiectasis, and lung abscess. In: Effler, D. B. (ed.): Blade's Surgical Diseases of the Chest. 4th ed. St. Louis, Mosby, 1978, pp. 69–71.
79. Mitchell, R. S.: Lung abscess. In: Baum, G. L. (ed.): Textbook of Pulmonary Diseases. 2nd ed. Boston, Little, Brown & Co., 1974, pp. 388–394.
80. Trinkle, J., Richardson, J., Franz, J. L. et al.: Management of flail chest without mechanical ventilation. Ann. Thorac. Surg. 19: 355, 1975.
81. Shackford, S. R., Smith, D. E., Zarins, C. K. et al.: The management of flail chest: A comparison of ventilatory and non-ventilatory treatment. Am. J. Surg. 132: 759–762, 1976.
82. Shackford, S. R., Virgilio, R. W.: Selective use of ventilator therapy in flail chest injury. J. Thorac. Cardiovasc. Surg. 81: 194–201, 1981.
83. Sankaran, S., Wilson, R. F.: Factors affecting prognosis in patients with flail chest. J. Thorac. Cardiovasc. Surg. 60: 402–410, 1970.
84. Thomas, A. N., Baisdell, F. W., Lewis, F. R. et al.: Operative stabilization for flail chest after blunt trauma. J. Thorac. Cardiovasc. Surg. 75: 793–801, 1978.
85. Daughtry, D. C. (ed.): Thoracic Trauma. Boston, Little, Brown & Co., 1980.
86. Kish, M. M., Sloan, H. (eds.): Blunt Chest Trauma: General Principles of Management. Boston, Little, Brown & Co., 1977.
87. Drummond, D. S., Craig, R. H.: Traumatic hemothorax: Complications and management. Am. Surg. 33: 403–408, 1967.
88. Defalque, R. J.: Subclavian venipuncture: A review. Anesth. Analg. 47: 677–682, 1968.
89. Payne, W. S., DeRemee, R. A.: Injuries of trachea and major bronchi. Postgrad. Med. 49: 152–158, 1971.
90. Richards, B., Cohn, R. B.: Rupture of the thoracic trachea and major bronchi following closed injury to the chest. Am. J. Surg. 90: 253–261, 1955.
91. Shaw, R. R., Paulson, D. L., Kee, J. L.: Traumatic tracheal rupture. J. Thorac. Cardiovasc. Surg. 42: 281–297, 1961.
92. Carter, R., Wareham, E. E., Brewer, L. A. III: Rupture of the bronchus following closed chest trauma. Am. J. Surg. 104: 177–195, 1962.
93. Feliciano, D. V., Bitondo, C. G., Mattox, K. L. et al.: Combined tracheoesophageal injuries. Am. J. Surg. 150: 710–715, 1985.
94. Jones, W. S., Mavroudis, C., Richardson, J. D. et al.: Management of tracheobronchial tree disruption resulting from blunt trauma. Surgery 95: 319–322, 1984.
95. Lloyd, J. R., Heydinger, D. K., Klassen, D. P. et al.: Rupture of the main bronchi in closed chest injury. Arch. Surg. 77: 597, 1958.
96. Worman, L. W., Hurley, J. D., Pemberton, A. H. et al.: Rupture of the esophagus from external blunt trauma. Arch. Surg. 85: 173–178, 1962.
97. Skinner, D. B., Little, A. G., DeMeester, T. R.: Management of esophageal perforation. Am. J. Surg. 139: 760–764, 1980.
98. Goldstein, L. A., Thompson, W. R.: Esophageal perforations: A 15-year experience. Am. J. Surg. 143: 495–503, 1982.
99. Ajalat, G. M., Mulder, D. G.: Esophageal perforations. The need for an individualized approach. Arch. Surg. 119: 1318–1320, 1984.
100. Wise, L., Connors, J., Hwang, Y. H., Anderson, C.: Traumatic injuries to the diaphragm. J. Trauma. 13: 946–950, 1973.
101. Brooks, J. W.: Blunt traumatic rupture of the diaphragm. Ann. Thorac. Surg. 26: 199–203, 1978.
102. DeLaRocha, A. G., Creel, R. J., Mulligan, G. W. N., Burns, C. M.: Diaphragmatic rupture due to blunt abdominal trauma. Surg. Gynecol. Obstet. 154: 175–180, 1982.
103. Sutton, J. P., Carlisle, R. B., Stephenson, S. E.: Traumatic diaphragmatic hernia. Ann. Thorac. Surg. 3: 136–150, 1967.
104. Jones, T. B., Richardson, E. P.: Traction on the sternum in the treatment of multiple fractured ribs. Surg. Gynecol. Obstet. 42: 283, 1926.
105. Moore, B. P.: Operative stabilization of nonpenetrating chest injuries. J. Thorac. Cardiovasc. Surg. 70: 619–630, 1975.
106. Symbas, P. N.: Acute traumatic hemothorax. Ann. Thorac. Surg. 26: 195–196, 1978.
107. Symbas, P. N., Hatcher, C. R., Boehm, G. A.: Acute penetrating tracheal trauma. Ann. Thorac. Surg. 22: 473–477, 1976.
108. Brooks, J. W., Seiler, H. H.: Traumatic hernia of the diaphragm. In: Daughtry, D. C. (ed.): Thoracic Trauma. Boston, Little, Brown & Co., 1980, pp. 175–193.
109. Ebert, P. A.: Physiologic principles in the management of the crushed-chest syndrome. Monogr. Surg. Sci. 4: 69–94, 1967.
110. Eger, E. I. II, Saidman, L. J.: Hazards of nitrous oxide anesthesia in bowel obstruction and pneumothorax. Anesthesiology 26: 61–66, 1965.
111. Bodai, B. I., Smith, J. P., Ward, R. E., O'Neill, M. B., Auborg, R.: Emergency thoracotomy in the management of trauma. A review. JAMA 249: 1891–1896, 1983.
112. Smith, J. P., Bodai, B. I., Hill, A. S. et al.: Prehospital stabilization of critically injured patients: A failed concept. J. Trauma. 25: 65–70, 1985.
113. Holcroft, J. W., Link, D. P., Lantz, B. M. T. et al.: Venous return and the pneumatic antishock garment in hypovolemic baboons. J. Trauma. 24: 928–937, 1984.
114. Bodai, B. I.: Field treatment or immediate transport to the ER – Which saves lives? Hosp. Physician, December 1984, pp. 7–10.
115. Washington, B., Wilson, R. F., Steiger, Z. et al.: Emergency thoracotomy: A four-year review. Ann. Thorac. Surg. 40: 188–191, 1985.
116. Wiser, D., Bodai, B. I., Smith, J. P. et al.: Emergency department thoracotomy: Indications and technique. Hosp. Physician, January 1984, pp. 84–70.

117. Zakharia, A. T.: Thoracic battle injuries in the Lebanon war: Review of the early operative approach in 1992 patients. Ann. Thorac. Surg. 40: 209–213, 1985.
118. Shimazu, S., Shatney, C. H.: Outcomes of trauma patients with no vital signs on hospital admission. J. Trauma. 23: 213–216, 1983.
119. Evans, J., Gray, L. A.: Principles for the management of penetrating cardiac wounds. Ann. Surg. 189: 777, 1979.
120. Ivatury, R. R., Shah, P. M., Ito, K. et al.: Emergency room thoracotomy for the resuscitation of patients with «fatal» penetrating injuries of the heart. Ann. Thorac. Surg. 32: 377–385, 1981.
121. Vij, D., Simoni, E., Smith, R. F., Obeid, F. N., Horst, H. M., Tomlanovich, M. C., Enriquez, E.: Resuscitative thoracotomy for patients with traumatic injury. Surgery 94: 554, 1983.
122. Black, R. E., Choi, K. J., Syme, W. C. et al.: Bronchoscopic removal of aspirated foreign bodies in children. Am. J. Surg. 148: 778–781, 1984.
123. Strome, M.: Tracheobronchial foreign bodies: An updated approach. Ann. Otol. Rhinol. Laryngol. 86: 649–654, 1977.
124. Burrington, J. D., Cotton, E. K.: Removal of foreign bodies from the tracheobronchial tree. J. Pediatr. Surg. 7: 119–122, 1972.
125. Law, D., Kosloske, A.: Management of tracheobronchial foreign bodies in children: A reevaluation of postural drainage and bronchoscopy. Pediatrics 58: 362–367, 1976.
126. Campbell, D., Cotton, E. K., Lilly, J. R.: A dual approach to tracheobronchial foreign bodies in children. Surgery 91: 178–182, 1982.
127. Kosloske, A.: Tracheobronchial foreign bodies in children: Back to the bronchoscope and a balloon. Pediatrics 66: 321–323, 1980.
128. Rubenstein, R. B., Bainbridge, C. W.: Fiberoptic bronchoscopy for intraoperative localization of endobronchial lesions and foreign bodies. Chest. 86: 935–936, 1984.
129. Saw, H. S., Ganendran, A., Somasundaram, K.: Fogarty catheter extraction of foreign bodies from tracheobronchial trees of small children. J. Thorac. Cardiovasc. Surg. 77: 240–242, 1979.
130. Ward, C. F., Benumof, J. L.: Anesthesia for airway foreign body extraction in children. Anesthesiol. Rev., December 1977, pp. 13–15.
131. Adair, J. C., Ring, W. H., Jordan, W. S. et al.: Ten year experience with IPPB in the treatment of acute laryngotracheobronchitis. Anesth. Analg. 50: 649–652, 1971.

17 Anästhesie bei thoraxchirurgischen Eingriffen in der Pädiatrie

17.1 Einleitung

Dieses Kapitel ist in zwei Hauptabschnitte unterteilt. Der erste Abschnitt befaßt sich mit den wichtigen physiologischen und anatomischen Problemen, die bei Frühgeborenen und Neugeborenen auftreten, sowie mit der besonderen Bedeutung für die Anästhesie bei thoraxchirurgischen Eingriffen (im Gegensatz zu einer umfassenden Diskussion aller anästhesiologischer Probleme bei chirurgischen Eingriffen in der Pädiatrie). Diese Probleme beinhalten das Weiterbestehen der fetalen Zirkulation, das respiratorische Distress-Syndrom, die retrolentale Fibroplasie, periodische Phasen der Atmung und des Atemstillstands, die beeinträchtigte Thermoregulation, das unsichere Gleichgewicht von Flüssigkeit, Elektrolyten und Wärmehaushalt und die unterschiedliche Anatomie der Atemwege. Der zweite Abschnitt erörtert die wichtigeren thoraxchirurgischen Eingriffe in der Pädiatrie, die die kongenitalen Zwerchfellhernien, tracheoösophagealen Fisteln, Einschnürungen durch Gefäße, kongenitalen Emphyseme von Lungenlappen, Krankheitszustände, die eine Bronchoskopie notwendig machen und verschiedene Erkrankungen des Lungenparenchyms, die eine Trennung der Lungen erfordern, umfassen. Anästhesien zur Resektion von mediastinalen Tumoren, zur Thymektomien bei Myasthenia gravis und zur Entfernung von Fremdkörpern sind Maßnahmen, die ebenfalls häufig pädiatrische Patienten betreffen, die aber in Kapitel 15 und 16 besprochen wurden.

17.2 Spezielle Probleme bei Frühgeborenen und Neugeborenen

Besondere anästhesiologische Probleme bei pädiatrischen Patienten treten in erster Linie bei neugeborenen und bei frühgeborenen Kindern auf. Bei diesen Patienten kann es möglicherweise zu einem Weiterbestehen der fetalen Zirkulation, zu einem respiratorischen Distress-Syndrom, zu einer besonders gesteigerten Sensitivität bei erhöhtem arteriellem Sauerstoffgehalt, zu zeitweisen Atem- und Apnoephasen, zu Schwierigkeiten bei der Regulation der Temperatur und bei der Regulation des Säure-Basen-Haushalts sowie des Wärmehaushalts und zu einer unterschiedlichen Anatomie der Luftwege im Vergleich zu den Erwachsenen kommen.

17.2.1 Fortbestehen der fetalen Zirkulation

Bei der fetalen Zirkulation fließt gut oxygeniertes Blut von der Umbilikalvene durch die fetale Leber und den Ductus venosus zur Vena cava inferior. Die Vermischung von gut oxygeniertem Blut der Umbilikalvene mit schlecht oxygeniertem Blut der Vena cava inferior resultiert in einem Sauerstoffpartialdruck der Vena cava inferior von ungefähr 35–40 mmHg (Abb. 17-1). Das Blut der Vena cava inferior fließt dann zum rechten Vorhof. Da der Druck im fetalen rechten Vorhof größer ist als der Druck im linken, bleibt vor der Geburt die «Falltür»-Klappe des Foramen ovale im Septum des Vorhofs ständig offen. Auf diese Weise gelangt durch das Foramen ovale der Großteil des relativ gut oxygenierten Bluts der Vena cava inferior zum linken Vorhof. Das relativ gut oxygenierte Blut, das aus dem rechten Vorhof in den linken Vorhof gelangt, fließt in den linken Ventrikel, wird dann in die Aorta ausgeworfen und perfundiert die Koronararterien, den Aortenbogen und das Gehirn. Die Umkehr des Gradienten des Rechts-links-Vorhof-Drucks nach der Geburt ermöglicht einen funktionellen Verschluß des Foramen ovale, auch wenn es sich anatomisch für viele Jahre nicht schließt.

Venöses Blut aus der Vena cava superior mit einem relativ niedrigen Sauerstoffgehalt gelangt in den rechten Vorhof, vermischt sich geringgradig mit Blut aus der Vena cava inferior und wird über die Trikuspidalklappe in den rechten Ventrikel geleitet. Der Auswurf dieses schlecht oxygenierten Blutes aus dem rechten Ventrikel in die pulmonale Strombahn verursacht eine pulmonale Vasokonstriktion und eine Erhöhung des pulmonalen Gefäßwiderstands. Das Blut in der Pulmonalarterie folgt dem Weg des geringsten Widerstandes und strömt aus der Pulmonalarterie über den Ductus arteriosus in die Aorta, um den unteren Anteil des systemischen Gefäßbetts zu versorgen. Ein kleiner Anteil des Blutes der pulmonalen Zirkulation (10%) vermischt sich mit dem Blut der Bronchialarterie, um die linke Seite des Herzens direkt zu drainieren.

Das Fortbestehen der fetalen Zirkulation bedeutet, daß ein Rechts-links-Shunt durch einen offenen Ductus arteriosus und/oder ein offenes Foramen ovale auftritt. Alles, was den pulmonalen Gefäßwiderstand steigert (Hypoxie, Hyperkapnie, Azidose, Stress, vasoaktive Medikamente) und/oder den systemischen Gefäßwiderstand senkt (Inhalationsanästhetika, Vasodilatoren), wird den Shuntfluß durch den Ductus arteriosus steigern. Hypoxämie kann ebenfalls eine Dilatation des Duktus bewirken. Zusätzlich wird jede Tatsache, die den pulmonalen Gefäßwiderstand erhöht, die Drucke im rechten Ventrikel und im rechten Vorhof steigern und den Rechts-links-Shunt durch das offene Foramen ovale erhöhen. Der Shuntfluß durch den Ductus arteriosus und das Foramen ovale resultiert in einem Circulus vitiosus gesteigerter Hypoxämie, pulmonaler Vasokonstriktion, pulmonalen Gefäßwiderstands, Shuntflusses und Hypoxämie. Es sollte daran erinnert werden, daß eine paradoxe Luftembolie durch das Foramen ovale möglich ist, wenn Luft in den venösen Kreislauf gelangt, und aus diesem Grund ist es wesentlich, jegliche Luft aus den intravenösen Infusionssystemen zu entfernen.

Der Ductus arteriosus mündet genau distal der linken Arteria subclavia in die Aorta. Es kommt jedoch zu einer Durchmischung des Blutflusses des Duktus und der linken Arteria subclavia, so daß der arterielle Sauerstoffgehalt des linken Arms signifikant geringer ist als der präduktale arterielle Sauerstoffgehalt. Folgerichtig muß dieser aus der rechten Arteria radialis bestimmt werden, und der postduktale arterielle Sauerstoffgehalt kann aus der Umbilikalarterie bestimmt

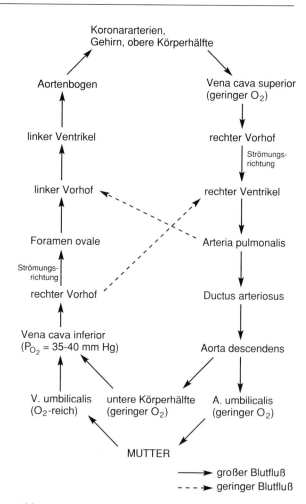

Abb. 17-1: Diese schematische Abbildung zeigt den zentralen **Hauptblutfluß der fetalen Zirkulation**. Sauerstoffangereichertes Blut gelangt von der Mutter über die Umbilikalvene zum Feten. Dieses sauerstoffangereicherte Blut in der Umbilikalvene mischt sich mit sauerstoffarmem Blut, das die untere Körperhälfte des Feten in die Vena cava inferior drainiert, wodurch die Sauerstoffspannung in der Vena cava inferior auf 35 bis 40 mmHg angehoben wird. Dieses nun relativ sauerstoffreiche Blut der Vena cava inferior strömt durch den rechten Vorhof durch das Foramen ovale auf die linke Seite der Zirkulation, wo es die Koronararterien, das Gehirn und die obere Körperhälfte perfundiert. Diese Areale werden durch die Vena cava superior drainiert, die sauerstoffarmes Blut enthält. Der Blutfluß der Vena cava superior strömt durch den rechten Vorhof in den rechten Ventrikel, der dann sauerstoffarmes Blut in die Pulmonalarterie auswirft. Das sauerstoffarme Blut führt zu einer pulmonalen Vasokonstriktion, wodurch der Blutfluß durch den Ductus arteriosus in die Aorta descendens gelenkt wird, um die untere Körperhälfte zu perfundieren und über die Umbilikalarterie zur Mutter zurückzukehren. Die gestrichelten Pfeile repräsentieren Blutflußwege mit geringerer Bedeutung.

werden. Durch eine simultane Bestimmung des prä- und postduktalen Sauerstoffgehalts ist man in der Lage, das Ausmaß des duktalen Shuntflusses zu bestimmen. Wenn der präduktale arterielle Sauerstoffgehalt wenigstens um 15 mmHg höher ist als der postduktale Wert, besteht ein signifikanter duktaler Shuntfluß (1). Tatsächlich wird ein Rechts-links-Shuntfluß von 20% als ein normaler Wert von duktalem Shuntfluß angesehen (2). Wenn der arterielle Sauerstoffgehalt in den präduktalen Proben geringer ist als der Wert, den man bei einem Shuntfluß von 20% erwartet (siehe Abb. 3-30), so liegt ein präduktaler Shuntfluß vor (durch die Lungen und/oder durch ein offenes Foramen ovale). Ist das Ausmaß des präduktalen Shuntflusses groß, so wird es unmöglich, den eigentlichen duktalen Shuntfluß zu bestimmen.

Die erfolgreiche Behandlung einer pulmonalen Vasokonstriktion und eines Shuntflusses durch den Ductus arteriosus und das Foramen ovale besteht darin, alle Umstände zu vermeiden, die zu einer Steigerung des pulmonalen Gefäßwiderstandes und/oder zu einer Minderung des systemischen Gefäßwiderstandes führen. Eine metabolische Azidose wird durch die Infusion von Natriumbicarbonat behandelt. Endotracheales Absaugen erfolgt so wenig wie möglich, um auch vorübergehende Veränderungen des alveolären und arteriellen Sauerstoffpartialdruckes zu verhindern. Folgerichtig ist der erfolgreichste therapeutische Weg, um eine Alkalose zu erreichen, die Hyperventilation (wenn dies überhaupt möglich ist: V_D/V_T kann so groß sein, daß der P_aCO_2 nicht unter 40 bis 50 mmHg gesenkt werden kann) (3, 4). Häufig ist ein Schwelleneffekt zu beobachten, so daß der arterielle Sauerstoffgehalt nicht steigt bis er arterielle pH-Werte von 7,55 bis 7,60 erreicht (4). Im allgemeinen sind Atemfrequenzen von 60 bis 120 Atemhüben/min notwendig, um dieses Hyperventilationsniveau zu erreichen. Es wurden eine ganze Anzahl von Medikamenten ausprobiert, die eine pulmonale Vasodilatation verursachen sollten, darunter Morphin, Prednisolon, Chlorpromazin, Tolazolin, Bradykinin und Acetylcholin (1, 5) wobei keine Substanz in der Lage war, die pulmonale Hypertension tatsächlich zu verbessern, obwohl Tolazolin sehr häufig angewendet wird. Wenn es zu einer systemischen Hypotension kommt, ist eine Volumenbelastung und/oder die Infusion von Dopamin angezeigt, da die Reduktion des systemischen Druckes den duktalen Shuntfluß steigert. Weil Prostaglandin E_1 (PGE_1) die Wirkung eines pulmonalen und duktalen Dilatators aufweist, wird es verwendet, um den pulmonalen Gefäßwiderstand bei Patienten mit persistierender fetaler Zirkulation zu reduzieren (man geht davon aus, daß der Duktus bei diesen Patienten bereits völlig weitgestellt ist und sich nicht mehr weiter dilatieren kann) und um den Ductus arteriosus bei Patienten mit duktalen, blutflußabhängigen, kongenitalen Herzfehlern (z. B. pulmonaler Atresie) zu mindern (6).

Die Rolle der Unterbindung eines offenen Ductus arteriosus bei Kindern mit ausgeprägter persistierender fetaler Zirkulation ist unklar. Der offene Ductus arteriosus, auch wenn er in größerem Ausmaß für den Rechts-links-Shunt verantwortlich ist und deshalb systemische Hypoxämie und Azidose bewirken kann, stellt ebenfalls ein Entlastungsventil für den drucküberladenen rechten Ventrikel dar. Die Unterbindung eines offenen Ductus arteriosus kann ein akutes Versagen des rechten Ventrikels verursachen, weswegen dieser Eingriff nicht routinemäßig durchgeführt werden sollte (5). Die Unterbindung des Ductus arteriosus wird normalerweise in Lokalanästhesie, in flacher Narkose und nach Muskelrelaxation auf der Intensivstation durchgeführt, was einen gefährlichen Transport dieser sehr kranken und kleinen Kinder in den Operationssaal unnötig macht.

17.2.2 Respiratorisches Distress-Syndrom

Das respiratorische Distress-Syndrom (Atemnotsyndrom, Krankheit der hyalinen Membranen) ist eine Erkrankung frühreifer Kinder, die mit Atelektasenbildung einhergeht. Sie wird durch eine Veränderung der Typ-II-Alveolarzellen, die nicht in ausreichendem Maße Surfactant sezernieren, verursacht.

Der Surfactant bewirkt eine Minderung der Oberflächenspannung der Alveolen, wodurch eine Expansion während der Einatmung ermöglicht und ein Kollabieren während der Ausatmung verhindert wird (siehe Abb. 3-16). Wenn kein oder quantitativ zu wenig Surfactant vorhanden ist, entwickeln sich Atelektasen und ein Ventilations-Perfusions-Mißverhältnis. Durch ein respiratorisches Distress-Syndrom kann sich ein erhöhter pulmonaler Gefäßwiderstand entwickeln, welcher wiederum das Weiterbestehen einer fetalen Zirkulation verursacht.

Je ausgeprägter das respiratorische Distress-Syndrom ist, desto höher wird der pulmonale Gefäßwiderstand in Beziehung zum systemischen Gefäßwiderstand. Bei ernsten Formen des respiratorischen Distress-Syndroms ist der pulmonale Widerstand höher als der systemische Widerstand, woraus ein Rechts-links-Shunt durch den Ductus arteriosus resultiert, was einen erniedrigten arteriellen Sauerstoffgehalt in der Strombahn, die hinter dem Ductus arteriosus liegt, mit sich bringt (Abb. 17-2). Wenn sich das respiratorische Distress-Syndrom bessert, fällt der pulmonale Widerstand unter das Niveau des systemischen Widerstands, der Shuntfluß kehrt sich um, eine Herzinsuffizienz kann auftreten, und der Verschluß des Duktus wird entweder pharmakologisch oder chirurgisch erreicht (7–9).

Das vorrangige Ziel, die Behandlung eines respiratorischen Distress-Syndroms, besteht in der Eröff-

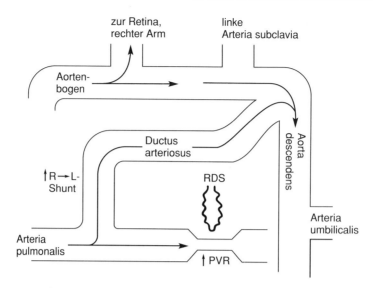

Abb. 17-2: Das Fehlen von Surfactant beim Respiratory-Distress-Syndrom (RDS) führt zu Atelektasen und Regionen mit niedrigem Ventilations-Perfusions-Verhältnis. Hierdurch entsteht ein Anstieg des pulmonalvasculären Widerstands (PVR), wodurch der pulmonalarterielle Blutfluß durch den Ductus arteriosus gelenkt wird mit ansteigendem Rechts-links-Shunt (R → L). Der Ductus arteriosus tritt direkt distal der linken Arteria subclavia in die thorakale Aorta descendens ein. Der Blutfluß zur Retina erfolgt präduktal, und die Sauerstoffspannung im präduktalen Blutfluß muß mit Hilfe einer arteriellen Blutgasprobe des rechten Arms gemessen werden. Die postduktale Sauerstoffspannung kann mit einer arteriellen Blutprobe aus der Umbilikalarterie gemessen werden.

nung der atelektatischen Alveolen durch Beatmung mit positivem Druck und anschließendem Offenhalten der Alveolen durch Anwendung von positivem endexspiratorischem Druck. Die gelegentliche Zurücknahme des endexspiratorischen Drucks während eines Transports zum oder im Operationssaal kann einen ausgeprägten Alveolarkollaps und die Entwicklung einer beachtlichen Hypoxie, Azidose und Hyperkapnie bewirken. Bei einem Kind mit respiratorischem Distress-Syndrom ist also das Management der Beatmung während einer Anästhesie sehr schwierig. Es ist wichtig, während der Operation das gleiche Beatmungsregime aufrecht zu erhalten wie in der präoperativen Phase. In vielen Fällen wird es der einfachste Weg sein, das Beatmungsgerät, mit dem das Kind beatmet worden ist, mit in den Operationssaal zu bringen, um den Patienten dort während der Operation zu beatmen und intravenöse Anästhetika und Muskelrelaxantien anzuwenden.

17.2.3 Retinopathie bei Frühgeborenen

Eine retinale Schädigung, bedingt durch die Einatmung eines erhöhten Sauerstoffpartialdrucks, ist auf unreife Frühgeborene begrenzt. Die Retinaarterien der Frühgeborenen reagieren auf einen erhöhten Sauerstoffpartialdruck mit einer Vasokonstriktion, die eine retrolentale Fibroplasie induziert. Diese verursacht eine Ablösung und Zerstörung der Retina (10). Frühgeborene haben und behalten das Risiko der Entwicklung einer Retinopathie bis zum Abschluß des Wachstums der retinalen Blutgefäße etwa in der 35.–40. Woche nach Konzeption. Wenn die Schwangerschaftswoche nicht genau bestimmt werden kann, scheint ein Geburtsgewicht von weniger als 1500 g der beste Indikator für das Risiko der Entwicklung einer Retinopathie bei Frühreife zu sein (11). Es besteht keine Korrelation zwischen den P_aO_2-Werten und dem Risiko der Erblindung (12, 13).

In den letzten Jahren ist es jedoch offensichtlich geworden, daß neben einer hohen inspiratorischen Sauerstoffkonzentration auch andere Faktoren in der Pathogenese einer Retinopathie bei Frühgeborenen eine Rolle spielen (12). Beispielsweise kann eine Frühgeborenenretinopathie bei einigen Kleinstkindern auftreten, die niemals mit Sauerstoff therapiert worden sind, auf der anderen Seite tritt die Krankheit nicht bei allen frühgeborenen Säuglingen auf, die mit hohen Sauerstoffkonzentrationen behandelt wurden. Die Inzidenz von Frühgeburten scheint zu einer Zeit zu steigen, in der entscheidende Verbesserungen der technischen Methoden der Sauerstoffzufuhr und des Monitorings entwickelt wurden. Es mag sein, daß der offensichtliche Anstieg der Inzidenz mit einer gesteigerten Überlebensrate sehr kleiner Kinder (kleiner als 1 kg) zusammenhängt. Einige andere Faktoren können das absolute Geburtsgewicht (das Risiko ist indirekt proportional zum Geburtsgewicht, was anzeigt, daß diese Erkrankung in erster Linie durch die Unreife verursacht wird, mit erhöhten inspiratorischen Sauerstoffkonzentrationen als sekundärem Faktor), mütterlicher Diabetes, häufige Apnoephasen, bronchopulmonale Dysplasien, der Gesundheitszustand allgemein, die Notwendigkeit von Bluttransfusionen und eine Sepsis sein (14–16).

Die Aufgabe der Anästhesisten besteht darin, den arteriellen und/oder transkutanen Sauerstoffgehalt bei Werten zwischen 60 und 80 mmHg zu halten (17). Bei Patienten ohne offenen Ductus arteriosus kann der arterielle und transkutane Sauerstoffgehalt überall gemessen werden. Bei solchen mit offenem Ductus arteriosus werden die Retinaarterien durch präduktalarteriellen Blutfluß versorgt (Abb. 17-2). Logischerweise muß bei Patienten mit offenem Ductus arteriosus der arterielle Sauerstoffgehalt aus der rechten Arteria radialis bestimmt werden, und der transkutane Sauerstoffgehalt am rechten Arm gemessen werden. Der arterielle und/oder transkutane Sauerstoffgehalt kann durch die Verwendung von Stickstoff als Verdünnungsgas kontrolliert werden, oder es wird zur Kontrolle der inspiratorischen Sauerstoffkonzentration ein Luft-Sauerstoff-Mischer verwendet. Eine genaue Kontrolle der inspiratorischen Sauerstoffkonzentration und des Sauerstoffgehalts der Retinaarterien ist besonders wichtig und während thoraxchirurgischer Eingriffe schwierig, weil dabei die Patienten entweder hypoxämisch oder hyperoxisch sein können und zwischen diesen beiden Zuständen schnelle Wechsel stattfinden, abhängig davon, ob die operierte Lunge komprimiert (retrahiert) oder ventiliert wird.

17.2.4 Periodisches Auftreten von Atmung und Apnoe

Frühgeborene Kinder haben oft kurze Perioden von Atemstillständen (10 Sekunden), die nicht mit Hypoxämie oder Bradykardie vergesellschaftet sind. Lange Atempausen (30 Sekunden), die bei frühgeborenen Kindern von Hypoxämie und Bradykardie begleitet werden, sind sicher nicht normal und können letal sein (Syndrom des plötzlichen Kindstods [SIDS, Sudden-infant-death-Syndrom]) (18). Tatsächlich kann man bei Kindern, die eine Episode eines solchen Atemstillstandes (unvollständiges SIDS) überstanden haben, eine irreguläre und periodenhafte Atmung sehen, was vermuten läßt, daß die Unreife von medullären und/oder peripheren Kontrollmechanismen der Atmung (Verlust der Antwort auf Hypoxämie und Hyperkapnie) eine wichtige Ursache dieses Syndroms darstellt (19). Es konnte gezeigt werden, daß Theophyllin und Coffein die durch zentrale Chemorezeptoren vermittelte Antwort der Atmung steigern können und die Anzahl von Apnoephasen bei frühgeborenen Säuglingen herabsetzen (20). Bei der Vorbereitung zur Extubation nach chirurgischen Eingriffen sollte das Atemmuster von frühgeborenen Kindern sorgfältig beobachtet werden, um eine signifikant periodische Atmung zu erkennen. Ihr Vorliegen stellt eine Kontraindikation für die Entfernung des Endotrachealtubus dar. Sofort nach der Extubation kann ein oraler Tubus, wenn er toleriert wird, besonders hilfreich sein, da viele Kinder (60%) über den zweiten Lebensmonat hinaus eine obligate Nasenatmung aufweisen und ihren Mund nicht öffnen, auch wenn die Nase aus irgend einem Grund (z. B. Sekretionen oder Ödeme) völlig verlegt ist (21).

17.2.5 Thermoregulation

Die relative Oberfläche eines Neugeborenen beträgt im Vergleich zu der eines Erwachsenen ein Neuntel, wogegen das Körpergewicht ungefähr ein Zwanzigstel des Erwachsenenkörpergewichts ausmacht. Das Verhältnis von Oberfläche zu Körpergewicht ist also bei Kindern ungefähr um das Zweifache größer als bei Erwachsenen. Demzufolge tritt bei Kindern ein Wärmeverlust wesentlich rascher ein als bei Erwachsenen.

Hypothermie stellt bei Frühgeborenen und Neugeborenen einen gefährlichen Zustand dar. Die Mortalität bei Neugeborenen, bei denen die Temperatur unter 33°C absinkt, liegt bei 90% (22). Hypothermie kann eine ernste metabolische Azidose und eine kardiovaskuläre Depression verursachen. Es konnte gezeigt werden, daß sich der Sauerstoffverbrauch in der unmittelbaren postoperativen Phase verdoppelt, wenn sich das Kind während der Anästhesieausleitung in einem hypothermen Zustand befindet (23). Hypothermie unter 35°C stellt eine relative Kontraindikation zur Extubation dar.

Neugeborene und kleine Kinder, die sich thoraxchirurgischen Eingriffen unterziehen müssen, leiden häufig an Hypothermie, weil intraoperativ große Körperoberflächen der Umgebungsluft ausgesetzt sind, was hohe Wärmeverluste durch Verdunstung und Abstrahlung fördert. Es ist wesentlich besser, diese Wärmeverluste zu verhindern, als sie zu korrigieren, wenn sie bereits eingetreten sind. Anerkannte Maßnahmen, die Körpertemperatur aufrecht zu erhalten, bestehen darin, die Umgebungstemperatur des Operationssaals auf 30–34°C anzuheben (neutrale Umgebungswärme), die Narkosegase anzuwärmen und anzufeuchten, nur warme Desinfektions- und Spüllösungen zu verwenden, Wärmelampen, Heizdecken und Wärmematten einzusetzen, und alle intravenösen Infusionslösungen anzuwärmen (Tab. 17-1). Möglichst viele dieser Maßnahmen sollten bei thoraxchirurgischen Eingriffen in der Pädiatrie zur Vorbeugung vor Wärmeverlusten praktiziert werden. Die Kerntemperatur muß in jedem Fall gemessen werden

Tabelle 17-1: Techniken zur Verhinderung eines Wärmeverlusts bei Kleinkindern und Neugeborenen.

1. Verwendung von transportablen heizbaren Inkubatoren
2. Aufwärmen des Operationsraumes auf 30–40° C
3. Verwendung von Wärmematten
4. Warme Infusionslösungen
5. Verwendung von Wärmelampen
6. Anwärmung und Anfeuchtung der Narkosegase
7. Warme Desinfektions- und Spüllösungen
8. Abdecken des Kopfes mit einer Mütze

(entweder nasopharyngeal bzw. ösophageal oder rektal).

17.2.6 Bedarf an Vitaminen, Kalorien, Elektrolyten und Flüssigkeit

Neugeborene können einen Mangel an Vitamin K_1 aufweisen, von dem die Synthese der Gerinnungsfaktoren II, VI, IX und XI abhängig ist. Deshalb sollte Vitamin K_1 (0,5–1,0 mg) vor chirurgischen Eingriffen in der Neugeborenenphase intramuskulär oder subkutan verabreicht werden, besonders wenn das Kind noch nie gefüttert worden ist. Hypoglykämie, definiert als ein Blutglucosespiegel unter 40 mg% während der ersten 72 Lebensstunden bzw. weniger als 50 mg% nach 72 Stunden, kann sehr häufig diagnostiziert werden. Bei frühgeborenen Kindern und bei Kindern mit niedrigem Geburtsgewicht spricht man von Hypoglykämie, wenn die Blutglucosewerte weniger als 30 mg% betragen. Kinder diabetischer Mütter (hohe fetale Insulinproduktion) und Kinder, die perinatal Streß irgendwelcher Art erlebt haben, können hypoglykämisch sein. Umstände, die Streß hervorrufen, oder ein bekannter Diabetes mellitus der Mutter, sollten den Anästhesisten auf das mögliche Vorliegen einer Hypoglykämie hinweisen und auf die Notwendigkeit, Blutzuckerspiegel in der perioperativen Periode zu bestimmen. Der normale Glucosebedarf bei Frühgeborenen und normalen Neugeborenen beträgt 4 mg/kg/min.

Eine neonatale Hypokalzämie steht mit einer geringen Aktivität des Parathormons und mit einer verminderten Verfügbarkeit von Calcium in Zusammenhang (24). Eine rasche Infusion von 10 mg/kg Calciumchlorid oder 30 mg/kg Calciumgluconat normalisiert üblicherweise eine Hypkalzämie. Der Bedarf an Natrium, Kalium und Chlorid ist ähnlich dem Bedarf der Erwachsenen mit 1 bis 3 mEq/kg/24 Stunden.

Wenn man eine 5%ige Glucoselösung und 0,2%ige Kochsalzlösung mit 20 mEq Kaliumchlorid pro Liter verwendet, kann man den Flüssigkeitsbedarf durch Zufuhr von 4 ml/kg/Stunde für die ersten 10 kg des Körpergewichts und zusätzlichen 2 ml/kg/Stunde für die zweiten 10 kg des Körpergewichts aufrecht erhalten (25). Wenn es nur darum geht, ein Flüssigkeitsdefizit auszugleichen, ist es ratsam, das präoperative Flüssigkeitsdefizit zu kalkulieren, die Hälfte des Defizits in der ersten Stunde zu korrigieren und anschließend auf der Basis von 120% des Flüssigkeitsgrundbedarfs weiter Flüssigkeit zuzuführen, bis das gesamte Defizit korrigiert ist. Im allgemeinen wird dieses einfache Vorgehen durch das Trauma des chirurgischen Eingriffs, der eine intraoperative vermehrte Flüssigkeitszufuhr notwendig macht, erschwert (25). Der erhöhte Bedarf kann von 2 ml/kg/Stunde bis 10 ml/kg/Stunde über dem Grundbedarf variieren, und man sollte entweder Ringerlactatlösung oder Kochsalzlösung verwenden. Blut muß transfundiert werden, wenn der Blutverlust 15% des Blutvolumens überschreitet oder der Hämatokrit niedriger als 30 ist (26).

17.2.7 Anatomie der Atemwege

Die Anatomie der Atemwege von Kindern, vor allem von Kleinkindern, unterscheidet sich von der der Erwachsenen, was eine Intubation schwieriger gestalten kann (Abb. 17-3): Kopf und Hinterhaupt sind relativ größer als der Rest des Körpers und dies macht eine Beugung des Nackens zum Brustkorb hin notwendig, wenn das Gesicht in einer sagittalen Mittellinienebene liegen soll. Das ist der Grund, warum ein Neugeborenes mit auf die Seite gedrehtem Gesicht liegt. Wenn jedoch der Kopf des Kindes durch Überstreckung im Genick in eine gute «Schnüffelposition» (Nacken zum Brustkorb hin gebeugt, Kopf im Genick überstreckt) gebracht werden kann, so wird die Darstellung des Larynx erleichtert. Während und nach Intubation bewirkt das große Hinterhaupt, daß der Kopf instabil liegt, mit einem Hang auf die eine oder andere Seite zu rollen. Dies kann verhindert werden, wenn man das Hinterhaupt in ein entsprechend stabilisierendes Schaumstoff-Kissen bettet.

Es gibt weitere Unterschiede in der Anatomie der Luftwege eines Neugeborenen im Vergleich mit denen eines Erwachsenen. Der engste Teil des Luftweges eines Kleinkindes ist das subglottische Gebiet auf der Höhe des Krikoidknorpels. Tabelle 17-2 zeigt Richtlinien für die Auswahl von Endotrachealtuben in bezug auf adäquate innere Durchmesser.

Bei einem normalen Neugeborenen ist der Hals im Vergleich zum Erwachsenen kurz. Der Larynx liegt beim Kind weiter kranial, ungefähr auf dem Niveau von C_2–C_3, im Vergleich dazu bei Erwachsenen in Höhe von C_5. Der Abstand Larynx zu Carina beträgt bei Kleinkindern nur 4 cm, man muß demzufolge große Sorgfalt aufwenden, den Endotrachealtubus nur 1,5–2,0 cm hinter die Stimmlippen zu schieben, um eine bronchiale Intubation zu vermeiden. Tabelle

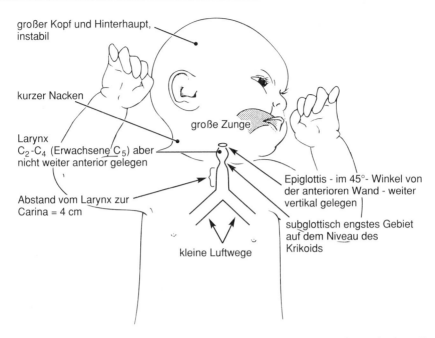

Abb. 17-3: Die Anatomie von Kopf und Atemwegen bei Kleinkindern unterscheidet sich von der beim Erwachsenen.

17-3 zeigt Richtlinien für eine angemessene Intubationstiefe von Endotrachealtuben, vom Niveau der vorderen Gaumenreihe beurteilt. Die Epiglottis des Kleinkindes stellt sich kopfwärts verschoben, etwa 45° von der Vorderwand des Larynx dar, und ist relativ starrer und länger als die eines Erwachsenen. Die Epiglottis ist dadurch zwar leichter zu erkennen, gleichzeitig ist ein Verschieben, um den Kehlkopfeingang sichtbar zu machen, erschwert. Aus diesen Gründen ist ein Miller-Spatel einem Mackintosh-Spatel zur Intubation von Kleinkindern vorzuziehen. Die Zunge ist ebenso wie der Kopf bei Kindern relativ größer als bei Erwachsenen. Sie kann eine Obstruktion während der Anästhesieeinleitung und der Maskenbeatmung verursachen und die Darstellung des Larynx beeinträchtigen. Diese drei Faktoren, d. h. die Verschiebung des Larynx nach kranial, die erhöhte Schwierigkeit, die Epiglottis zu verschieben, und das Vorhandensein einer großen Zunge, können – im Vergleich zum Erwachsenen – den Eindruck erwecken, als sei der Larynx weiter anterior gelegen, was nicht der Fall ist. Schließlich sind alle Luftwege (Nase, Nasopharynx, Trachea) klein und können deshalb leicht verlegt sein. Ebenso kann bei diesen engen Luftwegen eine Obstruktion einen katastrophalen Anstieg des Gasflußwiderstandes bewirken.

Tabelle 17-2: Auswahl von Endotrachealtuben unter dem Aspekt der geeigneten Innendurchmesser (ID).

Alter	Innendurchmesser
Frühgeborene oder für das Alter untergewichtige Kinder	2,5–3,0 mm
Normale termingemäße Neugeborene	3,0–3,5 mm
6 Monate bis 2 Jahre	4,0–4,5 mm
Älter als 2 Jahre	$\frac{Alter + 18}{4} = $ mm ID

Tabelle 17-3: Leitlinien für die adäquate Insertionstiefe von Endotrachealtuben bei pädiatrischen Patienten, bezogen auf den vorderen Zahnfleischrand (bzw. die vordere Zahnreihe).

	Oral	Nasal
Neugeborene	9,5 cm	Scheitel-Fersen-Länge × 0,21 cm
6 Monate	10,5–11 cm	Scheitel-Fersen-Länge × 0,16 + 2,5 cm
Älter als 1 Jahr	$\frac{Alter}{2} + 12$ cm oder $\frac{Größe\ (in\ cm)}{10} + 5$	Scheitel-Fersen-Länge × 0,16 + 2,5 cm

17.3 Angeborene Zwerchfellhernien

17.3.1 Allgemeine Überlegungen

Abdominalorgane können durch eine Hernie im Zwerchfell in den Brustkorb verlagert werden (Abb. 17-4 und 17-5). Der posterolaterale Defekt nach Bochdalek (im vertebrokostalen Trigonum) führt in ungefähr 80% aller Zwerchfelläsionen zu Hernien (27), wobei die linksseitigen Läsionen bei Neugeborenen achtmal häufiger vorkommen als rechtsseitige. Demgegenüber finden sich nach der neonatalen Periode rechtsseitige Hernien zweimal häufiger als linksseitige (28). Fünfzehn bis zwanzig Prozent der Zwerchfellhernien treten durch den ösophagealen Hiatus und 2% der Hernien durch das anteriore Foramen Morgagni auf beiden Seiten des Sternums. Die durchschnittliche Inzidenz von kongenitalen Zwerchfellhernien beträgt ungefähr 1 auf 5000 (29, 30). Zugehörige Anomalien treten häufig auf und beinhalten Defekte des kardiovaskulären Systems (23%), des Gastrointestinaltrakts (Malrotation in 40%), des urogenitalen Systems und des zentralen Nervensystems (31). Patienten ohne andere kongenitale Schädigungen weisen eine Mortalität von 25% auf (32). Patienten mit zusätzlicher kongenitaler Herzerkrankung haben eine Mortalität über 50% (23).

Das wesentliche und immer vorkommende Resultat der chronischen Verlagerung von Darmschlingen in den Brustkorb während der fetalen Entwicklung besteht in einer chronischen ipsilateralen Kompression der Lunge, wobei eine ipsilaterale pulmonale Hypoplasie resultiert. Die Verschiebung von mediastinalen Strukturen weg von den Hernien, was eine chronische kontralaterale Kompression der Lunge bewirkt, kann eine kontralaterale pulmonale Hypoplasie hervorrufen. Eine signifikante Zwerchfellhernie ist daher in der Lage, sich als schwerwiegendes respiratorisches Versagen mit Hypoxämie, Hyperkapnie und Azidose darzustellen. Eine Verdrehung des Mediastinums kann den venösen Rückstrom und die Herzauswurfleistung beeinträchtigen und eine metabolische Komponente der Azidose bewirken. Der gesteigerte pulmonale Gefäßwiderstand der hypoplastischen Lungen ist in der Lage, ebenso wie der gesteigerte pulmonale Gefäßwiderstand, der durch Hypoxämie, Hyperkapnie und Azidose bedingt ist, das Fortbestehen einer fetalen Zirkulation zu verursachen, mit Rechts-links-Shuntfluß des nicht aufgesättigten Blutes auf der Höhe des Vorhofes und/oder des Ductus arteriosus, der, falls er offen ist, wesentlich das Ausmaß der Hypoxämie bestimmt (34, 35). Bochdalek-Hernien beeinflussen die Respiration sehr stark, wogegen ösophageale Hiatushernien und Hernien durch das Foramen Morgagni auf Grund ihres im allgemeinen geringen Ausmaßes, die pulmonale Funktion nicht so sehr beeinträchtigen und während der neonatalen Periode deshalb nicht so leicht entdeckt werden. Patienten mit Bochdalek-Hernien sind häufig in extrem schlechtem Zustand und müssen, bevor sie in den Operationssaal gebracht werden, intubiert werden (36). Das Eindringen der Bauchorgane durch das Zwerchfell ist durch eine angeborene Schädigung in der Entwicklung des muskulären Anteils des Zwerchfells bedingt. Der Mangel an Muskelmasse erlaubt es dem Abdominalinhalt sich durch das Zwerchfell in unterschiedlichem Ausmaß in den Thorax hineinzudrängen. Die Unterscheidung zwischen Hernien mit Bruchsack (der keine muskulären Elemente aufweist) und Eventerationen, die muskuläre oder fibröse Elemente aufweisen, ist in bezug auf die erzeugten Symptome nicht zu treffen. Leichte Fälle einer Eventeration können beispielsweise asymptomatisch bleiben, während schwere ein ähnliches Erscheinungsbild haben wie kongenitale linksseitige Bochdalek-Zwerfellhernien. Die meisten Eventerationen durch das Zwerchfell sollten chirurgisch korrigiert werden (Zwerchfellverschluß), gleichgültig, ob sie symptomatisch oder asymptomatisch sind, weil auch eine geringgradige chronische Kompression der Lunge eine Infektion verursachen kann.

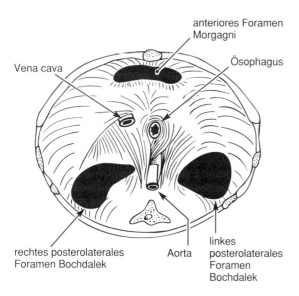

Abb. 17-4: **Sicht auf das Diaphragma von kaudal** mit Prädilektionsstellen für eine Hernienbildung von Bauchinhalt bei kongenitalen Zwerchfellhernien.

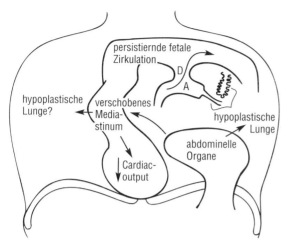

Abb. 17-5: Die physiologische Auswirkung einer kongenitalen, linksposterolateralen Zwerchfellhernie besteht in einer Hypoplasie der ipsilateralen Lunge, einer Mediastinalverlagerung zur kontralateralen Seite mit eventuell kontralateraler hypoplastischer Lunge, einem persistierenden Ductus arteriosus durch hohen pulmonalvaskulären Widerstand bei hypoplastischer Lunge und eventuell einem verminderten Cardiac-output durch Mediastinalverlagerung.

17.3.2 Chirurgische Überlegungen

Die Diagnose einer kongenitalen Zwerchfellhernie ist normalerweise klar. Ungefähr 30% der Fälle sind mit Polyhydramnie vergesellschaftet (37). Eine Zyanose tritt normalerweise bald nach Abklemmen der Nabelschnur in Erscheinung. Die Symptome eines respiratorischen Distress sind häufig und ernst und beinhalten Tachypnoe, Nasenflügeln und inspiratorisches Einziehen des Sternums und der Interkostalräume. Diese Kinder müssen oft sofort oder bald nach der Geburt intubiert werden. Die Kontur des Abdomens ist kahnförmig, wogegen der Thorax faßförmig sein kann. Bei einer linksseitigen posterolateralen Zwerchfellhernie kann das Mediastinum in den rechten Hemithorax verdrängt sein, wobei die rechtsseitigen und linksseitigen Atemgeräusche schlecht auskultierbar sind und die Herztöne über dem rechten Brustkorb am besten gehört werden können. Hörbare Darmgeräusche können im Brustkorb vorhanden oder nicht vorhanden sein (bei der Geburt befindet sich kein Gas in den Därmen, die Gasbildung nimmt mehrere Stunden in Anspruch). Eine Röntgenaufnahme bestätigt normalerweise die Diagnose, indem sie Darmschlingen im Hemithorax darstellt. Die Lunge auf der Seite der Hernie ist in Richtung Hilus komprimiert, und die Mediastinalorgane sind auf die Gegenseite verdrängt. Wenn schon eine Magensonde gelegt worden ist, kann die Röntgenaufnahme auch einen dekomprimierten Magen innerhalb des Brustkorbs zeigen.

Die chirurgischen Aufgaben bestehen darin, die Abdominalorgane in die Bauchhöhle zurückzuverlagern, die Malrotation der Eingeweide zu beseitigen, den Zwerchfelldefekt zu korrigieren und das Abdomen zu verschließen. Der Verschluß des Abdomens kann sich schwierig gestalten, da die nicht gedehnte Bauchhöhle zu klein ist. In dieser Situation muß der Chirurg künstliches Material, wie z. B. Gore-Tex, verwenden, um exzessiven intraabdominellen Druck zu verhindern (38). Wenn das Abdomen unter Spannung verschlossen wird, ist die Möglichkeit eines Rezidivs erhöht und das Kleinkind wird für mehrere Tage mechanisch beatmet werden müssen, bis die Aufdehnung der Bauchhöhle es dem Zwerchfell erlaubt, normale Bewegungen nach abwärts auszuüben. Die meisten Chirurgen verwenden heutzutage einen transabdominellen Zugang, um Bochdalek-Hernien zu versorgen, da dieser Zugang es erleichtert, die Eingeweide in die Bauchhöhle zurückzudrängen und die intestinale Malrotation zu korrigieren, sowie das Zwerchfell unter direkter Sicht wieder herzustellen und die Bauchwand, wenn nötig, zu dehnen, um die Därme aufzunehmen (39). Ein thorakaler Zugang wird oft zur Versorgung von Morgagni-Hernien gewählt.

17.3.3 Anästhesiologische Überlegungen

Viele dieser Kleinkinder weisen wesentliche kardiopulmonale Probleme auf (hypoplastische Lungen, Verdrängung des Mediastinums, möglicherweise eine persistierende fetale Zirkulation, respiratorisches Distress-Syndrom oder andere kongenitale Defekte) und werden die Einleitung einer Allgemeinanästhesie ohne gesicherte Luftwege nicht tolerieren. Zusätzlich kann eine Beatmung mit positivem Druck mittels eines Systems mit Beutel und Maske den Magen aufblähen und die pulmonale Funktion weiter beeinträchtigen. Folgerichtig sollten kritisch kranke Neugeborene mit kongenitalen Zwerchfellhernien wach intubiert werden (Tab. 17-4) (27, 40–43). Die wenigen Kleinkinder, die für diese Handlungsweise zu wach sind, können normalerweise ohne Verwendung von Muskelrelaxantien nach mehrminütiger spontaner Atmung von Halothan und Sauerstoff intubiert werden.

Moribunden Patienten wird nach der Intubation eine minimale Dosis intravenöser Anästhetika gegeben. Sie werden anfangs mit 100% Sauerstoff beatmet und man appliziert ein nichtdepolarisierendes Muskelrelaxans, wenn der Patient sich als Antwort auf den chirurgischen Stimulus bewegt. Die periphere Perfusion sollte durch intravenöse Flüssigkeitszufuhr und, wenn notwendig, Dopaminzufuhr unterstützt werden (39). Kleinkindern, bei denen eine stabile kardiovaskuläre Situation besteht, wird Halothan oder andere Narkotika zusätzlich zum Relaxans appliziert. Die Dosierung ist abhängig vom klinischen Zustand des Patienten. Die Anwendung von Lachgas sollte vermieden werden, da es den Darm aufbläht, was die Lungenfunktion vor Reposition der Hernie weiter beinträchtigen und den Verschluß des Abdomens erschweren kann (44).

Bei frühgeborenen Kindern mit dem Risiko einer retrolentalen Fibroplasie wird Luft oder Stickstoff hinzugefügt, um die arterielle Sauerstoffspannung auf ungefähr 80 mmHg zu senken (17). Um diese arterielle Sauerstoffspannung aufrecht zu erhalten, ist es höchst wünschenswert, einen arteriellen Zugang zu haben. Es sollte daran erinnert werden, daß man die rechte Radialarterie verwenden muß, um den Sauerstoffgehalt vor dem Ductus arteriosus (Retinaarterie) zu bestimmen. Ein Katheter in der Arteria umbilicalis mißt den arteriellen Sauerstoffgehalt postduktal.

Die Beatmung mit positivem Druck wird per Hand mit kleinen Hubvolumina und schnellen Atemfrequenzen (60 bis 120 Atemhübe pro Minute) durchgeführt, um die Atemwegsdrücke bei Einatmung unter 20 bis 30 cm H_2O zu halten (27, 41, 42, 45). Hyperventilation (präduktaler P_aCO_2 = 25–30 mmHg und postduktaler P_aCO_2 = 30–35 mmHg) verursacht eine Senkung des pulmonalen Gefäßwiderstandes und eine Minimierung des Rechts-links-Shunts durch den Ductus arteriosus (3). Versuche, die hypoplastische ipsilaterale Lunge aufzublähen, sollte man vermeiden, da der Druck, der erforderlich ist, um die hypoplastische Lunge minimal aufzublähen, höher ist als der Druck, der die normale Lunge rupturieren läßt (46). Es ist deshalb nicht überraschend, daß man auf der Gegenseite der Hernie häufiger einen Pneumothorax finden kann (41). Jede plötzliche ernsthafte Verschlechterung der Herzfrequenz, des Blutdrucks, der arteriellen Sauerstoffspannung oder der Lungencompliance deutet zumeist ein solches Ereignis an. Es ist dann keine Zeit mit der radiologischen Bestätigung des Pneumothorax zu verlieren, sondern man sollte sofort eine Thoraxdrainage legen (47, 48). Einige Autoren halten es sogar für ratsam, vor dem chirurgischen Eingriff auf der kontralateralen Seite prophylaktisch eine Thoraxdrainage zu legen (46, 49).

Es gibt noch mehrere andere wichtige anästhesiologische Überlegungen. Eine metabolische Azidose behandelt man am besten durch Infusion von Natriumbicarbonat (mEq HCO_3^- = Körpergewicht [kg] × Basendefizit × 0,25). Eine Magensonde sollte immer gelegt werden, um den Magen zu dekomprimieren. Normothermie muß aufrecht erhalten und Hyperoxämie vermieden werden (siehe Abschnitt 17.2). Da sich durch die Traumatisierung infolge der Manipulation an Därmen ein großer extrazellulärer dritter Flüssigkeitsraum entwickeln kann, ist es möglich, daß der Volumenstatus dieser sehr kranken Kleinkinder grenzwertig wird. Eine Hypovolämie muß energisch durch die Infusion von kolloidalen Lösungen und/oder Blut behandelt werden. Häufig kann die gesamte erforderliche Flüssigkeitsmenge während der Operation 25–50 ml/kg betragen.

Die postoperative Periode ist bei diesen Patienten oft sehr schwierig, weil das Abdomen unter Spannung steht, die pulmonale Hypoplasie, assoziierte kongenitale Defekte und das Weiterbestehen einer fetalen Zirkulation vorhanden sein können. Eine mechanische Beatmung ist typischerweise für zumin-

Tabelle 17-4: Die wichtigsten spezifischen anästhesiologischen Überlegungen bei größeren pädiatrischen thorakalen Eingriffen.

I. Kongenitale posterolaterale Zwerchfellhernien
   A. Wache Intubation
   B. Vermeidung von Lachgas
   C. Anwendung von kleinen Tidalvolumina und rasche Atemfrequenzen
   D. Keine Versuche, die ipsilaterale hypoplastische Lunge aufzublähen
   E. Häufige Notwendigkeit eine Thoraxdrainage auf der kontralateralen Seite
   F. Patienten können einen hohen Flüssigkeitsbedarf des Extrazellularraums aufweisen
   G. Postoperative mechanische Beatmung
II. Ösophagusatresie mit tracheoösophagealer Fistel
   A. Notwendigkeit kann bestehen, die Spitze des endotrachealen Tubus gerade oberhalb der Carina zu plazieren
   B. Aufrechterhaltung der Spontanatmung, wenn möglich
   C. Vorsichtige Beatmung mit positivem Druck, falls notwendig
   D. Keine Verwendung eines ösophagealen Stethoskops – Verwendung des Stethoskops linksaxillär
   E. Kein Einführen einer Magensonde – kann notwendig sein, um die Länge der proximalen Ausbuchtung abzumessen
   F. Postoperative mechanische Beatmung
III. Geringförmig Gefäßeinschnürungen
   A. Kann die Intubation des rechten Hauptbronchus erfordern
   B. Kann die Palpation der Pulse der oberen Extremität, des Kopfes und des Nackens erfordern, um den Chirurgen zu helfen
IV. Kongenitale Emphyseme und Zysten eines Lungenlappens
   A. Kontraindikation für Lachgas
   B. Kontraindikation für eine Beatmung mit positivem Druck, bis der Brustkorb eröffnet ist
   C. Kann die Separation der Lungen erfordern
V. Unilaterale Infektionen (Abszeß, Empyem)
   A. Separation der Lungen (Bronchialblocker, kontralaterale Intubation des Hauptbronchus)
VI. Bronchographie
   A. Kann das Legen eines kleinen röntgenfähigen Katheters in eine Lunge mittels der Verwendung eines starren oder flexiblen Bronchoskops oder unter Durchleuchtung erfordern
   B. Bevorzugte Methode der Beatmung, muß mit dem Radiologen diskutiert werden
   C. Kann erfordern, den Patienten in verschiedene Positionen zu lagern

dest mehrere Tage erforderlich. Intraoperative Narkotika und Muskelrelaxantien werden demzufolge nicht abgesetzt. Man sollte nach Möglichkeit versuchen, die präduktale arterielle Sauerstoffspannung zwischen 60 und 80 mmHg und die arterielle Kohlendioxydspannung zwischen 35 und 40 mmHg zu halten. Auf den Flüssigkeitsstatus ist sorgfältig zu achten, genau so wie auf den Ernährungsstatus des Patienten. Eine Gastrostomie wird während des chirurgischen Eingriffes häufig angelegt, so daß während der Rekonvaleszenz mit der Fütterung begonnen werden kann. Man sollte nicht erwarten, daß die hypoplastische ipsilaterale Lunge den Hemithorax sofort ausfüllt; das Mediastinum verlagert sich nur langsam zur Mittelinie zurück (39).

Patienten mit persistierendem fetalen Blutkreislauf sind häufig nur schwer vom Respirator zu entwöhnen. Eine pulmonale Vasokonstriktion, mit resultierendem Rechts-links-Shuntfluß, kann durch minimale Veränderungen der inspiratorischen Sauerstoffkonzentration, durch Abfälle des arteriellen Sauerstoffgehalts, durch vermehrte Azidose oder durch plötzliche Änderungen des pulmonalen Blutvolumens ausgelöst werden. Eine erfolgreiche Behandlung der pulmonalen Vasokonstriktion beinhaltet die Vermeidung dieser Ereignisse. Obwohl eine Anzahl von pharmakologischen pulmonalen Vasodilatatoren eingesetzt wurden, konnte kein Medikament die pulmonale Hypertension auf Dauer bessern (siehe Abschnitt 17.2.1) (1, 4, 50). Andere wesentliche Überlegungen in der postoperativen Phase betreffen die Unterbindung eines offenen Ductus arteriosus, die schlechte oder fehlende Funktion des ipsilateralen Zwerchfellanteils, ein Hernienrezidiv (10–22%, wobei meistens eine Reoperation erforderlich wird) (51, 52), das Risiko eines Pneumothorax (7–20%) (53, 54) und die Durchführung einer adäquaten Ernährung.

17.4 Ösophagusatresie und tracheoösophageale Fisteln

17.4.1 Allgemeine Überlegungen

Es gibt sehr unterschiedliche Arten und Ausprägungen einer Ösophagusatresie, wobei diese Mißbildungen wahrscheinlich am besten durch ihre speziellen individuellen anatomischen Veränderungen und nicht durch Buchstaben- und/oder Zahlenbezeichnungen beschrieben werden. Wohl am häufigsten, bei 80%–90% der Fälle, findet sich eine Ösophagusatresie mit einer distalen (am unteren Ende der Ösophagusatresie gelegenen) tracheoösophagealen Fistel (55–60) (Abb. 17-6). Die distale Fistel zwischen der Trachea und dem Ösophagus liegt gewöhnlich 1 bis 2 Trachealringe über der Carina am posterioren Anteil der Trachea. In 7–9% der Fälle kommt eine Ösophagusatresie ohne tracheoösophageale Fistel vor (Abb. 17-6). Die übrigen Erscheinungsformen (weitere 95 Arten) (61) sind selten. Die Inzidenz einer ösophagealen Atresie und einer tracheoösophagealen Fistel liegt bei ungefähr einem Fall auf 3000 Geburten (62).

Die zwei wichtigsten Faktoren für das Überleben dieser Patienten mit tracheoösophagealen Fisteln sind die Unreife und die vergesellschafteten kongenitalen Anomalien. Bei Fehlen von Unreifezeichen und schweren assoziierten kongenitalen Anomalien erreicht die Überlebensrate heutzutage 100% (57, 63, 64). Unreife mit pulmonaler Hypoplasie und Pneumonie, die bei wenigstens 25% der Fälle einer tracheoösophagealen Fistel auftritt (64–69), ist mit einer Mortalität von 15–90% vergesellschaftet (64, 68–71). Die Inzidenz von weiteren kongenitalen Mißbildungen beim Krankheitsbild einer tracheoösophagealen Fistel beträgt 30 bis 50% und die Mortalität bei diesen Patienten erreicht 50% (55, 58, 72, 73).

Die kardiovaskulären Anomalien sind häufig von schwerem Ausmaß. Mit abnehmender Inzidenz treten auf: Ventrikelseptumdefekte, offener Ductus arteriosus, Fallotsche Tetralogie, Vorhofseptumdefekte und Aortenisthmusstenosen (58, 72). In Kombination mit tracheoösophagealen Fisteln auftretende gastrointestinale Anomalien stehen in Hinsicht auf Mortalität an nächster Stelle und beinhalten eine Analatresie, eine Malrotation des Mitteldarms, eine Duodenalatresie, eine Pylorusstenose, ein Meckelsches Divertikel und ein ektoptisches oder annuläres Pankreas (74). Andere Defekte betreffen die Wirbelsäule und das Urogenitalsystem und bilden zusammen mit den oben beschriebenen Anomalien das VATER-Syndrom (61–63) (V = Vertebral- und Ventrikelseptumdefekt; A = anale Mißbildung; T = tracheoösophageale Fistel; E = Ösophagusatresie; R = Dysplasie des renalen Systems).

17.4.2 Chirurgische Überlegungen

Eine Ösophagusatresie kann vor der Entbindung vermutet werden, wenn eine Polyhydramnie vorliegt (75). Ist eine Polyhydramnie vorhanden und ist es nicht möglich, nach der Entbindung eine röntgendichte Magensonde in den Magen des Kindes vorzu-

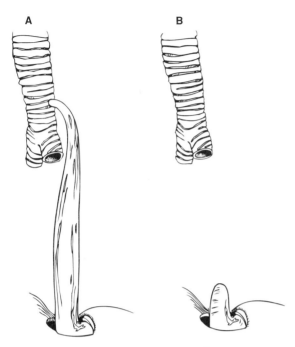

Abb. 17-6: Die häufigsten Fälle einer Ösophagusatresie und tracheoösophagealen Fistel. – A = Ösophagusatresie mit distaler tracheoösophagealer Fistel (80 bis 90%). – B = Ösophagusatresie ohne Fistel (7 bis 9%).

schieben, kann die Diagnose Ösophagusatresie gestellt werden. Wurde die Diagnose nicht gestellt bzw. nach der Entbindung nicht bestätigt, kann bei Vorhandensein von exzessiv viel schaumigen oralen Sekretionen in den ersten postnatalen Stunden dieses Krankheitsbild vermutet werden (64). In den meisten Fällen jedoch wird die Diagnose verspätet gestellt, wenn Husten, Erstickungsanfälle und Regurgitation während der ersten oder folgenden Fütterungen auftreten. Nach den ersten (oder weiteren) Fütterungsversuchen steigt die Atemfrequenz an, und die Atmung wird mühsam (vermutlich bedingt durch pulmonale Aspiration). Jetzt ist die Diagnosestellung dringend, um weitere pulmonale Aspirationen zu verhindern. Bei einer tracheoösophagealen Fistel wird das Abdomen zusätzlich gebläht, was die Atmung beeinträchtigen kann, bei Auskultation sind tympanitische Darmgeräusche vorhanden.

Eine Bestätigung der Diagnose Ösophagusatresie erfolgt durch den Versuch, eine röntgendichte Magensonde in den Magen vorzuschieben. Sie gilt im Prinzip dann als gesichert, wenn die Sonde abrupt im proximalen Anteil des Ösophagus nicht weiter vorzuschieben ist (in einem Abstand von ungefähr 10 bis 12 cm von den Nasenlöchern) (72). Im Anschluß daran werden Röntgenaufnahmen in zwei Ebenen gemacht, um die Lage der Spitze der Magensonde zu bestimmen. Die Röntgenaufnahme sollte das gesamte Abdomen einschließen, so daß man das Vorhandensein oder Fehlen von Luft im Magen und in den Därmen sichern kann. Ist die Diagnose Ösophagusatresie gesichert, kennzeichnet Luft im Magen eine Fistel zwischen der Trachea und dem Ösophagus, während Fehlen von Luft im Gastrointestinaltrakt normalerweise auf das Vorhandensein einer Ösophagusatresie ohne tracheoösophageale Fistel hinweist.

Eine tracheoösophageale Fistel ohne Atresie (H-Typ der Fisteln) kann eventuell keine signifikanten Symptome bis zum Jugendalter oder bis zum Erwachsenenalter hervorrufen (76). Die Diagnose ist bei rezidivierenden Pneumonien zu vermuten (77). Sie erfordert eine Bronchoskopie oder Bronchographie, und manchmal ist es nicht möglich, die Schädigung vor einem chirurgischen Eingriff zu dokumentieren. Ein diagnostisches Hilfsmittel ist der Nachweis von erhöhten intragastrischen Sauerstoffkonzentrationen während einer Beatmung mit 100% Sauerstoff (78). Die Diagnose sollte bei jedem Patienten erwogen werden, der während Intubation und Beatmung mit positivem Druck eine Magenblähung entwickelt (76).

Eine Gastrotomie stellt bei Kleinkindern meistens das erste therapeutische Vorgehen dar. Bei Kindern mit extremer Unreife oder schwerer Lungenerkrankung kann eine Thorakotomie bis zur Verbesserung der respiratorischen Funktion verschoben werden, wobei es vorteilhaft ist, wenn das Kind ein Gewicht über 1800 g erreicht hat (56, 64, 79). Durch eine Hyperalimentation können diese beiden Ziele erreicht werden. Natürlich ist diese Verzögerung nur durchführbar, wenn die Entwicklung des Kindes nicht durch wiederholte Aspirationen von Mageninhalt kompliziert wird (56, 80). Bei einer endgültigen Versorgung wird eine rechte Thorakotomie durchgeführt, und die Operation wird extrapleural vorgenommen. Die wesentlichen chirurgischen Aufgaben bestehen in einer Unterbindung der Fistel zwischen der Trachea und dem Ösophagus und der Anlage einer ösophagealen Anastomose. Wenn die Ösophagussegmente nicht ausreichend mobilisiert werden können, um eine Anastomose ohne Spannung an der Naht zu erreichen, so wird der obere Anteil des Blindsackes so lange konserviert, bis weitere Versuche, eine Anastomose zu schaffen, während einer nachfolgenden Thorakotomie durchgeführt werden.

Abhängig von der Anatomie wird eine Gastrotomie im Operationssaal entweder unter Allgemeinanästhesie (ungewöhnlich) oder Lokalanästhesie (normalerweise) (1%iges Lidocain, 2–4 mg/kg) durchgeführt. Das Kind sollte in einer Position mit erhöhtem Kopf gelagert werden, um die Möglichkeit einer Aspiration zu minimieren. Vor Einschleusen in den Operationssaal wird Atropin i.v. (0,01 mg/kg) gegeben. Die Verwendung eines ösophagealen Stethoskops oder von Temperatursonden sind aus offensichtlichen Gründen während der Gastrotomie genau so wie während nachfolgender operativer Eingriffe unmöglich. Wenn notwendig, wird in angemessenem Maße Sauerstoff zugeführt, und es ist sorgfältig auf die Aufrechterhaltung der Körpertemperatur und auf die exakte Zufuhr von Flüssigkeit, Elektrolyten und Glucose zu achten.

17.4.3 Anästhesiologische Überlegungen

Unreife Kinder mit ernsthafter Lungenerkrankung müssen vor einer Gastrotomie eventuell endotracheal intubiert und mechanisch beatmet werden. Zwei vor einiger Zeit erschienene Berichte beschreiben die Entwicklung eines massiven lebensbedrohlichen Luftlecks aus der Gastrotomiesonde sobald diese eingelegt worden war (81, 82). In einem Fall wurde das Leck erfolgreich behandelt, indem der Gastrotomiekatheter in ein Wasserschloß von 25 cm H_2O geführt worden war (81), und der andere Fall wurde erfolgreich durch das Aufblähen eines Fogarty-Embolektomiekatheter-Ballons im distalen Ösophagus (plaziert unter Durchleuchtung über die Gastrotomiesonde) behandelt (82).

Die endgültige Versorgung erfolgt nach der Gastrotomie. Das Kleinkind sollte bereits zum Zeitpunkt der Gastrotomie mit Atropin (0,01 mg/kg intravenös) prämediziert worden sein. Nach Absaugen der ösophagealen Tasche und der Gastrotomie sowie nach Offenhalten der Gastrotomie zur Atmosphäre hin und nach erfolgter Präoxygenierung wird die tracheale Intubation normalerweise beim wachen Kind vorgenommen (einige Anomalien erlauben eine Allgemeinanästhesie mit positiver Druckbeatmung). Ein passender Endotrachealtubus (normalerweise 3,0 mm) wird hinter die Stimmlippen vorgeschoben, während die Atemgeräusche über beiden Seiten des Brustkorbs überwacht werden.

Bei Patienten, bei denen eine intermittierende Beatmung mit positivem Druck vor der Unterbindung der Fistel notwendig ist (Patienten mit bekanntermaßen sehr großen Fisteln, mit pulmonalen Infiltraten und schlechter Compliance oder anderen kongenitalen Anomalien), und in den Fällen, wo die Fistel oberhalb der Carina liegt, kann es wichtig sein, sich die Mühe zu machen, den Endotrachealtubus knapp oberhalb der Carina zu positionieren (aber unterhalb der Fistel), um entweder ein großes Luftleck aus der Gastrotomie oder eine Aufblähung des Magens mit Gas zu vermeiden. Der Endotrachealtubus wird behutsam in den rechten Hauptbronchus vorgeschoben (Atemgeräusche werden nur über der rechten Lunge gehört) und dann langsam auf eine Position knapp oberhalb der Carina zurückgezogen (das Zurückziehen wird in dem Moment gestoppt, in dem die Atemgeräusche über beiden Seiten gleichmäßig zu hören sind) (83). Auch wenn die Intubation der Fistel selbst selten vorkommt, kann eine Drehung des Tubus, so daß die schräge Fläche nach posterior gerichtet ist, diese Möglichkeit weiter vermindern (die Fistel liegt im posterioren Bereich der Trachea). Eine Intubation der Fistel selbst wird erkannt, wenn der Endotrachealtubus in der Trachea liegt und eine Beatmung der Lungen mit positivem Druck unmöglich ist, während zur gleichen Zeit der Magen aufgebläht wird oder über die Gastrotomiesonde Luft entweicht. Ein geringes Luftleck durch die tracheoösophageale Fistel kann auch auftreten, wenn die Spitze des Endotrachealtubus unterhalb des Niveaus der Fistel liegt. Das Ausmaß des Lecks kann groß sein, wenn die tracheoösophageale Fistel groß ist. Die Lage des Tubus muß nach Lagerung des Kindes in Linksseitenlage erneut überprüft werden. Der beste Weg, um die Atemgeräusche während der Operation kontinuierlich zu überprüfen, besteht in der Anwendung eines präkordialen Stethoskops in der linken Axilla. Man sollte sich darüber klar sein, daß bei einem Endotrachealtubus, der so nahe an der Carina liegt, intraoperative Manipulationen am Mediastinum leicht eine Fehllage des Endotrachealtubus bewirken können.

Die Anästhesie wird mit Lachgas, Sauerstoff und einer geringen Konzentration von Halothan unter Spontanatmung eingeleitet. Wenn die Anwendung von Halothan nicht toleriert wird, verwendet man Lachgas und intravenös verabreichte Narkotika, wie z. B. Ketamin. Nach Möglichkeit sollte das Kind bis zur Unterbindung der Fistel spontan atmen (Tab. 17-4). Dies kann bei manchen Patienten wichtig sein (z. B. bei denen, die keine Gastrotomiesonde haben), da eine ausgeprägte Aufblähung des Magens in der Lage ist, die Ventilation (Komprimierung der Lunge) und die Zirkulation (Minderung des venösen Rückstroms) zu beeinträchtigen, was zu einem Herz-Kreislauf-Stillstand (70) und einer Magenruptur führen kann (84). Es sollte jedoch klar sein, daß bei den meisten Patienten mit einer Gastrotomie, die gegenüber dem atmosphärischen Druck offen ist, die Gefahr einer Aufblähung des Magens minimal ist und es normalerweise möglich ist, die Atmung vorsichtig mit positivem Druck zu unterstützen. Diese Beatmung sollte vor der Anwendung von Muskelrelaxantien ausgeführt werden. Wenn eine Aufblähung des Magens bei der Beatmung mit positivem Druck auftritt, so ist es günstig, die Funktion der Gastrotomiesonde zu überprüfen, die Zufuhr von Lachgas zu beenden und vielleicht wieder eine reine Spontanatmung herzustellen.

Während des Eingriffs überprüft man die Belüftung der abhängigen Lunge kontinuierlich durch ein Stethoskop. Da Sekretionen und Verlegungen des Endotrachealtubus zu jedem Zeitpunkt ein Problem sein können, sollten Absauggerät und Katheter einsatzbereit zum Absaugen zur Verfügung stehen. Eine Atemwegsobstruktion kann ebenfalls durch chirurgische Manipulationen an der Trachea resultieren. Der Chirurg muß, falls dies auftritt, informiert werden. Gelegentlich ist der kleine Endotrachealtubus durch zähe Sekretionen verlegt, was eine sofortige Einführung eines Absaugkatheters und, falls es nicht gelingt, den Tubus durchgängig zu machen, eine feste Sonde erfordert.

Die Unversehrtheit des Fistelverschlusses kann überprüft werden, indem der Chirurg eine kleine Menge Kochsalzlösung in die Wunde einbringt und der Anästhesist einen konstanten Atemwegsdruck von 20 cm H_2O ausübt und gleichzeitig auf Lecks in der trachealen Nahtreihe achtet. Falls, nach Unterbindung der Fistel, eine primäre Operation der ösophagealen Atresie mit Anastomose der proximalen und distalen Segmente vorgenommen wird, kann der Chirurg den Anästhesisten bitten, einen kleinen Absaugkatheter in das proximale Segment einzuführen, bis es in der Nähe des Endes des ösophagealen Blindschlauchs getastet werden kann. Ist das der Fall und befindet sich der Kopf des Kindes in einer neutralen oder leicht gebeugten Lage, markiert der Anästhesist mit einer Naht oder einem Band das Niveau der oberen alveolären Grenze auf dem Katheter. Der Katheter wird dann zurückgezogen und sorgfältig gemessen, um den maximalen Sicherheitsabstand zu bestimmen, d.h. wieweit der Katheter zum postoperativen oropharyngealen Absaugen eingeführt werden kann, ohne eine Verletzung der ösophagealen Anastomose hervorzurufen. Eine Überstreckung des Halses nach der Operation sollte aus dem gleichen Grund vermieden werden.

Die meisten Kinder, die sich Operationen wegen ösophagealer Atresie und tracheoösophagealer Fisteln unterziehen müssen, bleiben linksseitig für mehrere Stunden bis mehrere Tage postoperativ intubiert. Ein Entwöhnen vom Beatmungsgerät beginnt so früh als möglich, nachdem die Blutgaswerte und die radiologischen Untersuchungen eine Verbesserung der Atelektasen oder der Pneumonie anzeigen. Fütterungen werden normalerweise über die Gastrotomie am dritten postoperativen Tag begonnen. Orale Fütterungen mit Glucose beginnt man am sechsten bis siebsten postoperativen Tag, nachdem eine Röntgendarstellung des Ösophagus zur Dokumentation eines offenen ösophagealen Lumens durchgeführt worden ist (53).

17.5 Unterbindung eines offenen Ductus arteriosus bei Frühgeborenen

17.5.1 Allgemeine Überlegungen

Die vasokonstriktorische Antwort des Ductus arteriosus auf einen erhöhten Sauerstoffpartialdruck ist in der frühen neonatalen Periode proportional zum Schwangerschaftsalter. Je kürzer das Schwangerschaftsalter ist, um so größer ist die Möglichkeit, daß der Duktus offen bleibt, und je weiter die Schwangerschaft fortgeschritten ist, um so größer ist die Möglichkeit des duktalen Verschlusses. 40% der Kinder, die bei Geburt weniger als 1750 g wiegen, haben klinische Anzeichen eines offenen Duktus. Bei Kindern, die weniger als 1200 g wiegen, steigt die Inzidenz auf 80% (85). Die initiale Therapie eines offenen Ductus arteriosus ist medikamentös und besteht in einer Flüssigkeitsrestriktion und gleichzeitiger Zufuhr von Diuretika, vielleicht in der Gabe von Digoxin, um zu versuchen, die Effekte der Volumenüberlastung des kardiovaskulären Systems herabzusetzen (86). Wenn es mit dieser normalen medikamentösen Therapie nicht gelingt, den Duktus zu verschließen, dann sollte man Indometacin (einen Prostaglandin-Synthetase-Inhibitor) verabreichen, um zu versuchen, einen pharmakologischen Verschluß des Duktus zu erreichen (86). Ein chirurgischer Verschluß ist indiziert, wenn der Patient nach der normalen medikamentösen Therapie und nach Indometacin-Therapie noch einen signifikanten Shuntfluß aufweist (siehe unten «Chirurgische Überlegungen»). Vor kurzem konnte festgestellt werden, daß ein routinemäßiger chirurgischer Verschluß eines offenen Ductus arteriosus bei frühgeborenen Kindern einem chemisch versuchten Verschluß mit Indometacin überlegen ist. Bei einem operativen Verschluß besteht eine Gesamtmorbidität von 15% und eine Mortalität von 17% im Vergleich zu einer Morbidität von 51% und einer Mortalität von 40% bei chemischem Verschluß (87).

17.5.2 Chirurgische Überlegungen

Es gibt zwei wesentliche, gut begründete Indikationen für die Unterbindung eines offenen Ductus arteriosus bei frühgeborenen Kindern (als einzigem chirurgischen Eingriff):
1. Die Unterbindung ist indiziert, um bei unreifen Kindern mit persistierender fetaler Zirkulation den ernsten Rechts-links-Shuntfluß zu verringern.
2. Die Unterbindung ist indiziert, um bei Patienten, bei denen sich ein respiratorisches Distress-Syndrom bessert, einen größeren Links-rechts-Shunt

zu mindern. Diese Operationen werden normalerweise auf der neonatalen Intensivstation durchgeführt, um die Gefahren eines Transports in den Operationssaal bei diesen kritisch kranken Neugeborenen zu vermeiden. Man wählt dazu eine linksseitige oder anteriore Thorakotomie (88).

17.5.3 Anästhesiologische Überlegungen

Die überwiegende Mehrheit dieser Patienten ist bereits intubiert und mechanisch beatmet und einigen sind bereits nichtdepolarisierende Muskelrelaxantien verabreicht worden. Diese Kinder werden meist schon gut überwacht und sind schon mit intravenösen Kathetern versehen. Das anästhesiologische Vorgehen stellt normalerweise eine Fortsetzung der präoperativen Maßnahmen dar. Diese bestehen in einer Vermeidung von Hypoxämie und Hyperoxämie und in der Aufrechterhaltung einer Normothermie und eines Gleichgewichts des Flüssigkeitshaushalts, des Elektrolythaushalts und des Wärmehaushalts sowie der Aufrechterhaltung eines adäquaten Gasaustauschs.

Wenn diese Patienten noch nicht relaxiert sind, sollte man sie relaxieren. Der Eingriff wird in Lokalanästhesie bzw. Lokalanästhesie mit Zusatz einer geringen Dosis von Narkotika durchgeführt. Findet die Operation im Operationssaal statt, kann eine Lokalanästhesie mit geringen Konzentrationen von Inhalationsanästhetika/Luft/Sauerstoff verwendet werden. Auch wenn der Blutverlust normalerweise minimal ist, sollte man daran erinnern, daß der Duktus leicht verletzbar ist und eine Mobilisation dieser Struktur, um sie zu ligieren, zu Verletzungen und einem plötzlichen massiven Blutverlust führen kann. Der Anästhesist muß darauf vorbereitet sein, einen massiven Blutverlust therapieren zu können (es müssen genügend große Gefäßzugänge vorhanden sein).

17.6 Gefäßeinschnürungen

17.6.1 Allgemeine Überlegungen

Ein doppelter Aortenbogen, ein rechter Aortenbogen mit einem linksseitig verlaufenden Ligamentum arteriosum, eine linksseitig verlaufende Pulmonalarterie und ein nicht normaler Ursprung der Arteria anonyma (das «Arteria-anonyma-Kompressions-Syndrom») sind Gefäßabnormalitäten, die eine signifikante Obstruktion des Tracheobronchialbaumes (normalerweise in der Nähe der Carina) und eine Obstruktion des Ösophagus bewirken können, die einen chirurgischen Eingriff erfordern. Die ersten beiden Anomalien stellen echte «Gefäßeinschnürungen» dar, dadurch, daß sie einen kontinuierlichen Ring um die Trachea und den Ösophagus bilden und diese Strukturen komprimieren.

17.6.2 Chirurgische Überlegungen

Gefäßeinschnürungen verursachen normalerweise schon in der frühen Kindheit Symptome. Die Symptome können auf die Kompression des Tracheobronchialbaumes, des Ösophagus oder beider Strukturen zurückgeführt werden. Ein Computertomogramm des Brustkorbs stellt diese Obstruktionen normalerweise gut dar. Zusätzlich kann die Diagnose durch ein Röntgenbild des Thorax nach Bariumschluck gestellt werden; der bariumgefüllte Ösophagus wird posterior durch die Gefäßstruktur eingeengt. Eine Bronchoskopie mit und ohne Bronchographie stellt deutlich die abgeflachte und obstruierte Trachea knapp oberhalb der Carina dar.

Eine Operation wird normalerweise über eine linksseitige Thorakotomie durchgeführt. Die Kompression der Trachea, bedingt durch die vaskuläre Einschnürung, kann durch Einkerbung des Rings am entsprechenden Punkt aufgehoben werden, wobei man darauf achten muß, die Gefäße, die zur Durchblutung des Kopfes und der unteren Körperanteile notwendig sind, zu erhalten. Die Palpation der Pulse kann dieses Erhalten der Gefäße erleichtern. Eine Korrektur des Arteria-anonyma-Syndroms erfordert lediglich das Vorziehen der Arteria anonyma weg von der Trachea, die komprimiert wird. Die Arterie näht man normalerweise an das posteriore Periost des Sternums, um sie von der Trachea wegzuhalten. Die Ergebnisse der Operation sind in den meisten Fällen exzellent.

Um eine Schlinge der Pulmonalarterie zu korrigieren, ist normalerweise die Verwendung eines kardiopulmonalen Bypasses notwendig. Bei dieser Anomalie verläuft die linke Pulmonalarterie nach rechts über die Trachea, bevor sie posterior zurück zur linken Lunge verläuft. Diese «Schlinge» zieht an der Trachea und komprimiert diese und den rechten Hauptbronchus an der Carina. Die Korrektur erfordert ein Absetzen der linken Pulmonalarterie, eine Mobilisierung der linken Pulmonalarterie hinter der Trachea hervor, und eine Reanastomose des Gefäßes mit dem Hauptstamm der Pulmonalarterie direkt distal der Pulmonalklappe.

17.6.3 Anästhesiologische Überlegungen

Glücklicherweise verbessert sich gewöhnlich die Atmung, wenn der Endotrachealtubus richtig liegt. Die Trachea wird normalerweise gerade oberhalb der Carina komprimiert, so daß der Tubus häufig noch etwas tiefer in die Trachea eingeführt werden muß. Gelegentlich ist eine direkte Intubation des rechten Hauptbronchus erforderlich. In diesem Fall kann ein seitliches Loch knapp oberhalb des Endes des Trachealtubus die Beatmung der linken Lunge ermöglichen (Tab. 17-4). Für den Chirurgen ist es notwendig, die linke Lunge teilweise kollabieren zu lassen, um die Gefäßstrukturen darstellen zu können. Der Vergleich der palpierbaren Pulse am Kopf und an den Armen kann dem Chirurgen helfen, die genaue Stelle für das Einschneiden des Ringes zu identifizieren (Tab. 17-4). Eine postoperative Besserung der trachealen Obstruktion ist normalerweise klar und deutlich zu sehen. Gelegentlich jedoch entwickelt sich eine substantielle Tracheomalazie durch die chronische Kompression. Bei diesen Kindern können die respiratorischen Symptome postoperativ weiter bestehen und sich verschlimmern, wenn das Kind agitiert ist, weil die Trachea bei starker Inspiration eher kollabiert.

17.7 Kongenitale Parenchymschädigungen: Emphysem eines Lungenlappens, Zysten, Sequestrationen und zystische adenomatöse Mißbildungen

17.7.1 Allgemeine Überlegungen

17.7.1.1 Kongenitales Emphysem eines Lungenlappens

Ein kongenitales Emphysem eines Lungenlappens besteht in einer pathologischen Ansammlung von Luft in einem Lungenlappen, normalerweise in einem Oberlappen oder dem rechten Mittellappen. Die Ätiologie dieses Zustands ist in über der Hälfte der berichteten Fälle unbekannt (89–93). In den Fällen mit einer ätiologischen Erklärung werden eine Kompression des Bronchus von außen (durch Gefäße oder vergrößerte Lymphknoten) oder eine Obstruktion des Bronchus von innen (bronchiale Knorpeldysplasien, bronchiale Stenosen oder übermäßige bronchiale Schleimhaut) angeführt. Bronchiale Knorpeldysplasie stellt in den meisten Fällen (25%) die Ursache dar, und diese Abnormalität kann den Hauptbronchus oder die Lappenbronchien oder kleinere Bronchien mit einbeziehen. Die sehr weichen Knorpelspangen kollabieren bei der Exspiration, wobei Luft unterhalb der Kollapsstelle eingeschlossen wird.

17.7.1.2 Kongenitale bronchiale Zysten

Kongenitale bronchiale Zysten entstehen durch eine abnormale Entwicklung des Tracheobronchialbaums (94). Wenn diese abnormale bronchiale Entwicklung auf der Höhe der Carina oder eines Bronchus erster Ordnung auftritt, so entwickelt sich die Zyste mediastinal oder unterhalb der Carina (30%). Stellt der distale Tracheobronchialbaum den Ausgangspunkt der abnormalen Entwicklung dar, resultiert eine intraparenchymale bronchiale Zyste (70%). Kongenitale bronchiale Lungenzysten sind normalerweise wenig überbläht, aber es treten unglücklicherweise häufiger Infekte als Resultat der schlechten Verbindung zum übrigen Bronchialsystem auf. Sind kongenitale Lungenzysten vorhanden, so ist es möglich, daß das verbleibende Lungengewebe hypoplastisch ist, ähnlich der Situation bei kongenitalen Zwerchfellhernien. Weiterhin kann eine kongenitale Zyste durch ein anormales Blutgefäß versorgt sein, was eine Art pulmonale Sequestration darstellt.

17.7.1.3 Pulmonale Sequestration

Eine pulmonale Sequestration ist durch das Vorhandensein von Lungengewebe charakterisiert, das nicht mit dem normalen Tracheobronchialbaum kommuniziert und eine Blutversorgung aufweist, die aus dem arteriellen System stammt (94). Sequestrationen können extralobär liegen (mit einer separaten Pleura visceralis) oder intralobär (eingebettet in der normalen Pleura visceralis).

17.7.1.4 Zystische adenomatöse Fehlbildungen

Wenn sich die Bronchialknospungen und das Lungenmesenchym nicht in der 16.–20. Schwangerschaftswoche vereinigen, kommt es zu einem unkontrollierten Wachstum der Bronchiolen, besonders der terminalen Äste, was charakteristisch für adenomatöse zystische Fehlbildungen ist (94). Nicht kommunizierende alveoläre Gänge und Luftbläschen entwickeln sich aus umgebendem Mesenchym und stellen die alveoläre Komponente dieser kongenitalen Anomalie dar. Zystische adenomatöse Fehlbildungen sind also echte Hamartome. Da das Ausmaß von bronchialen und alveolären Bestandteilen variieren kann, kommen solide Tumoren ohne Zysten sowie gemischt-solide/zystische Tumoren in den Lungen vor.

Bei Patienten mit diesen kongenitalen parenchymatösen Lungenveränderungen besteht eine hohe Inzidenz von kongenitalen Herzerkrankungen (95–98). Auch wenn die kardialen und pulmonalen Veränderungen schwerwiegend sein können, so stellt doch die pulmonale Überblähung oder Infektion im allgemeinen die kritischere Situation dar, eine Korrektur ist gewöhnlich vor einem kardiochirurgischen Eingriff durchzuführen (99).

17.7.2 Chirurgische Überlegungen

17.7.2.1 Kongenitale Emphyseme eines Lungenlappens

Das klinische Erscheinungsbild eines Emphysems eines Lungenlappens ist recht unterschiedlich. Es tritt normalerweise im Zeitraum zwischen der Geburt und den ersten vier Lebensmonaten klinisch in Erscheinung (100), in Ausnahmefällen erst nach dem zwölften Monat (99). Die Symptome sind ähnlich wie bei einem Pneumothorax, obwohl sich bei einem kongenitalen Emphysem extrapleural keine Luft befindet. Die direkte Kompression des umgebenden Lungengewebes und die Kompression der kontralateralen Lunge durch eine Verschiebung des Mediastinums führen zu Dyspnoe und Zyanose, die die häufigsten Symptome darstellen. Auf Grund der Verschiebung des Mediastinums kann es auch zu ernsten kardiovaskulären Beeinträchtigungen kommen (verminderter venöser Rückstrom, systemische Hypotension).

Die Befunde auf einem Röntgenbild des Thorax zeigen eine unilaterale Röntgenstrahlendurchlässigkeit auf Grund der lobären Aufblähung, eine Verschiebung des Mediastinums weg von der betroffenen Seite und eine Abflachung des ipsilateralen Zwerchfells. Das Vorhandensein von bronchovaskulären Merkmalen kann in der Differenzierung von kongenital Emphysemen eines Lungenlappens und kongenitalen Lungenzysten (mit denen die meisten Verwechslungen auftreten) hilfreich sein.

Wenn die Diagnose gestellt ist, wird eine Lobektomie als erforderlich angesehen. Eine konservative Therapie, wie Absaugen durch eine Punktionskanüle, das Einbringen von Thoraxdrainagen, die Zufuhr von Sauerstoff und Antibiotika, ist nicht wirksam und mit einer Mortalität von über 50% verbunden, wogegen die Mortalität bei operativem Vorgehen 3–7% beträgt (101). Langzeitnachuntersuchungen bei Kindern, die sich einer Lungenresektion wegen kongenitaler Emphyseme eines Lungenlappens unterziehen mußten, zeigen nur minimale physiologische Unterschiede im Vergleich zu nicht betroffenen Individuen (102).

17.7.2.2 Kongenitale bronchiale Zysten

Mediastinale Zysten treten gewöhnlich klinisch in Erscheinung, weil sie eine teilweise Obstruktion des Respirationstraktes und eine distale pulmonale Infektion verursachen. Nicht kommunizierende mediastinale Zysten treten als flaue Gewebsmassen in Röntgenbildern des Thorax in Erscheinung. Das Vorhandensein von Luft oder von Luft-Flüssigkeits-Spiegeln innerhalb einer mediastinalen Zyste lassen eine Verbindung zum tracheobronchialen (oder enteralen) System vermuten. Bei Kindern, deren mediastinale Zysten vom Bronchialbaum ausgehen und eine teilweise bronchiale Obstruktion mit distalem Lufteinschluß bewirken, kann das Röntgenbild ähnlich wie bei einem kongenitalen Emphysem eines Lungenlappens aussehen. Da nur bei der Hälfte dieser Kinder mit vom Bronchialbaum ausgehenden Zysten, die ein Emphysem eines Lungenlappens aufweisen, in den initialen Röntgenbildern mediastinale Massen sichtbar sind, muß der Chirurg an die Möglichkeit von nichtdiagnostizierten, vom Bronchialbaum ausgehenden Zysten denken, wenn eine explorative Thorakotomie wegen kongenitaler Emphyseme eines Lungenlappens durchgeführt wird.

Wenn die vom Bronchialbaum ausgehenden Zysten intraparenchymal liegen, stellen sich gewöhnlich Luft-Flüssigkeits-Spiegel dar, was auf einen teilweisen Verschluß der tracheobronchialen Verbindung schließen läßt. Infektionen kommen häufig vor und Zysten können nicht von einer einschmelzenden Pneumonie oder einem Lungenabszeß unterschieden werden (103). Intraparenchymatös gelegene, vom Bronchialbaum ausgehende Zysten müssen reseziert werden, und im Falle einer aufgepfropften Infektion des umgebenden normalen Lungengewebes sollte eine antibiotische Behandlung der operativen Intervention vorangehen, um den inflammatorischen Prozeß zu kontrollieren. Bei kongenitalen Lungenzysten müssen anormale systemische Gefäße, die vom Hilus (oder anderen Orten) entspringen, identifiziert werden. Unterläßt man dieses, so kann es zu einer Exsanguination kommen (25).

17.7.2.3 Pulmonale Sequestration

Extralobäre Sequestrationen werden häufig im Alter von einem Jahr als zufällige Befunde auf Röntgenaufnahmen des Thorax gefunden. Wenn man die Symptome auswertet, so stehen eine respiratorische Insuffizienz, kombiniert mit kardiovaskulären und thorakalen Anomalien und Problemen bei der Nahrungsaufnahme im Vordergrund. In 90% der extralobulären Fälle liegt die Sequestration im posterioren linken kostophrenischen Sulkus, angrenzend an den Ösophagus (104). Die systemische arterielle Versorgung muß identifiziert werden.

Intralobär gelegene Sequestrationen traten im Vergleich mit extralobär gelegenen Sequestrationen relativ spät in Erscheinung. Wenige intralobär gelegene Sequestrationen werden vor dem ersten Lebensjahr erkannt. Das häufigste Symptom ist eine persistierende oder rezidivierende Pneumonie im gleichen bronchopulmonalen Segment. Eine Angiographie ist in der Lage, eine pulmonale Sequestration aufzudecken, weil die anomale systemische Blutversorgung des sequestrierten Segments dargestellt werden kann. Die Lokalisation und die Anzahl der systemischen Gefäße, die die Anomalie perfundieren und der venöse Abfluß müssen klar identifiziert werden.

Pulmonale Sequestrationen sollte man resezieren. Bei Patienten mit intralobär gelegenen Sequestrationen, die durch eine Pneumonie kompliziert werden, ist die Infektion vor einer Thorakotomie durch Antibiotikagabe unter Kontrolle zu bringen. Lobektomie ist das bevorzugte Verfahren bei den meisten Patienten. Sowohl bei den intralobär gelegenen wie auch bei den extralobär gelegenen Formen muß eine sorgfältige Exploration des Thorax vor einer Resektion durchgeführt werden, um die aberrierende systemische Arterie oder Arterien zu identifizieren und zu kontrollieren.

17.7.2.4 Adenomatöse zystische Fehlbildungen

Die häufigste Erscheinungsform einer adenomatösen zystischen Fehlbildung bei einem Neugeborenen ist ein progressives Atemnotsyndrom, das mit einer komplexen, zystischen, soliden, teilweise luftgefüllten Lungenmasse im Röntgenbild des Thorax verbunden ist. Typischerweise verschiebt diese Masse das Mediastinum auf die kontralaterale Seite, was eine kontralaterale Atelektase bewirkt, welche die respiratorische Insuffizienz verstärken kann. Röntgenologisch kann diese Anomalie nicht von einer kongenitalen posterolateralen Zwerchfellhernie unterschieden werden (105, 106). Adenomatöse zystische Fehlbildungen können ebenfalls rezidivierende Infektionen und Abszesse hervorrufen, weil die zystischen Aushöhlungen nur eine schlechte bronchopulmonale Drainage aufweisen.

Die Behandlung einer adenomatösen zystischen Fehlbildung besteht in einer Lungenresektion, meistens einer Lobektomie. Die Fehlbildung kann eine anomale systemische arterielle Gefäßversorgung aus einem infradiaphragmatischen Aortenast zeigen. Diese Gefäßversorgung, ähnlich wie bei einer intralobären Sequestration, sollte routinemäßig vorher untersucht werden.

17.7.3 Anästhesiologische Überlegungen

17.7.3.1 Kongenitale Emphyseme eines Lungenlappens

Vor Narkoseeinleitung empfiehlt es sich, Atropin zu geben. Eine sanfte Einleitung der Anästhesie wird unter Spontanatmung eines volatilen Anästhetikums und 100% Sauerstoff durchgeführt (100). Alternativ kann Ketamin (6–8 mg/kg) intramuskulär verwendet werden, gefolgt von einer Spontanatmung eines volatilen Anästhetikums (100).

Eine unruhige Atmung ist zu verhindern, um weiteren Lufteinschluß zu vermeiden. Das volatile Anästhetikum muß jedoch mit Vorsicht zugeführt werden, wenn das Mediastinum verschoben ist, da ein volatiles Anästhetikum eine kardiovaskuläre Depression bewirken kann, die auf Volumenzufuhr nicht anspricht. Lachgas und die Anwendung einer Beatmung mit positivem Druck sind kontraindiziert wegen der Gefahr der weiteren Aufblähung des emphysematösen Lungenlappens (Tab. 17-4) (44, 99). Die Trachea wird ohne die Verwendung von Muskelrelaxantien intubiert, und der Brustkorb wird unter Spontanatmung eröffnet. Manchmal kann es hilfreich sein, den kontralateralen Hauptbronchus zu intubieren, um eine weitere Aufblähung des Lungenlappens zu verhindern und das chirurgische Vorgehen zu erleichtern (siehe Abschnitt 17.8, weiter unten). Wenn der Patient Symptome einer kardiovaskulären Depression nach der Narkoseeinleitung zeigt, ist es günstig, wenn die Inzision mit Lokalanästhetika infiltriert wird, um das Anästhesieniveau zu verringern. Ist der Brustkorb eröffnet, quillt gewöhnlicherweise der emphysematöse Lungenlappen durch die Inzision hervor, was die Kompression der ipsilateralen normalen Lunge und die Verschiebung des Mediastinums aufhebt. Gelegentlich kann eine Notthorakotomie während der Einleitung der Anästhesie erforderlich sein, um den Lungenlappen aus dem Hemithorax hervortreten zu lassen. Wenn dies erreicht ist, geht man zu kontrollierter Beatmung über, die durch die Anwendung von Muskelrelaxantien erleichtert wird. Postoperativ kann sich die vorher komprimierte ipsilaterale Lunge nicht immer augenblicklich entfalten (100).

17.7.3.2 Kongenitale Bronchialzysten

Das anästhesiologische Vorgehen bei kongenitalen, vom Bronchialbaum ausgehenden Zysten ist in vielen Punkten dem Vorgehen bei kongenitalen Emphysemen eines Lungenlappens ähnlich (z. B. die Notwendigkeit, Lachgas zu meiden und eine Spontanatmung aufrecht zu erhalten) (Tab. 17-4). Wenn die Zyste infiziert ist, muß man die beiden Lungen separieren (siehe Abschnitt 17.8, weiter unten). Das Vorgehen bei mediastinalen Zysten ist in Kapitel 14 abgehandelt worden.

17.7.3.3 Pulmonale Sequestrationen

Wenn die Sequestration infiziert ist, kann die Notwendigkeit bestehen, die Lungen zu separieren (siehe Abschnitt 17.8, weiter unten). Ansonsten ist das anästhesiologische Vorgehen ähnlich wie bei anderen Resektionen.

17.7.3.4 Adenomatöse zystische Fehlbildungen

Wenn die Fehlbildung infiziert ist, ist die Separation der beiden Lungen extrem wichtig (siehe Abschnitt 17.8, weiter unten). Ansonsten sind die anästhesiologischen Überlegungen ähnlich wie bei anderen Resektionen und schließen eine massive Blutung ein, wenn die systemische arterielle Versorgung nicht identifiziert ist.

17.8 Thoraxchirurgische Eingriffe, die Ein-Lungen-Ventilation erfordern

Die Indikationen für eine Ein-Lungen-Ventilation sind bei pädiatrischen Patienten die gleichen wie bei Erwachsenen. Die häufigste Indikation zur Separation ist das Vorhandensein einer Infektion in einer Lunge, die die andere Lunge möglicherweise kontaminieren könnte. Die Infektionen können Lungenabszesse, Empyeme und Echinokokkus-Zysten sein. Lungenabszesse werden durch Fremdkörper, Infektionen innerhalb echter kongenitaler Lungenzysten, Lungensequestrationen und hypoplastischen Lungenlappen verursacht und können nach einer Pneumonie in Erscheinung treten. Andere Indikationen für eine Lungenseparation stellen Bronchiektasien und bronchopleurale Fisteln dar. Es gibt grundsätzlich drei Wege, die zwei Lungen bei pädiatrischen Patienten zu separieren. Diese Methoden bestehen in der Anwendung von Bronchialblockern, wie einem Fogarty-Embolektomie-Katheter, einer Intubation eines Hauptbronchus und der Kombination aus beiden. Schließlich kann die Anwendung einer Bauchlage das Risiko einer Kreuzkontamination verringern. Über die Durchführung der Beatmung bei Ein-Lungen-Ventilation (Verwendung von 100% Sauerstoff, Minderung des Hubvolumens beider Lungen um 20%, Anheben der Atemfrequenz um 20%) siehe Kapitel 11.

17.8.1 Bronchialblocker

Ein 3-French-Fogarty-Embolektomie-Katheter (French = Charrière, 1 Ch = 0,33 mm [Außendurchmesser]) ist ein Katheter mit einem Ballon an der Spitze, der eine Kapazität von 0,5 ml aufweist. Der völlig geblähte Ballon ist 10 mm lang und 7,5 mm breit. Wenn der Patient ausreichend tief anästhesiert ist, wird der Tracheobronchialbaum mit Lokalanästhetikum ausgesprüht und entweder ein starres (3,2–2,6 mm Außendurchmesser) oder ein fiberoptisches (3,2–2,6 mm Außendurchmesser) (107, 108) Bronchoskop in den gewünschten Hauptbronchus eingeführt (Abb. 17-7). Der Fogarty-Embolektomie-Katheter kann unter direkter Sicht in den gewünschten Hauptbronchus plaziert und mit 0,5 ml normaler steriler Kochsalzlösung gebläht werden. Wird ein starres Bronchoskop verwendet, ist es möglich, den Patienten über einen Seitenarm zu beatmen. Man entfernt dann das Bronchoskop und beatmet und oxygeniert den Patienten. Danach wird ein Einlumentubus (3,5 bis 4,5 mm Außendurchmesser) in die Trachea plaziert. Der Bronchialblocker kann auch unter Röntgendurchleuchtung (109) (Abb. 17-7) plaziert werden.

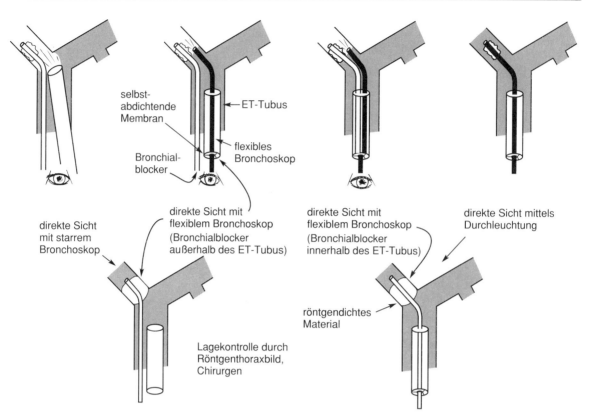

Abb. 17-7: **Die Einführung eines Bronchienblockers** kann in Abhängigkeit vom Alter des Patienten und der Größe des verwendeten Endotrachealtubus mit mehreren Methoden erfolgen.

Ist der Patient groß genug, kann alternativ dazu zuerst ein Einlumentubus (4,5–6,0 mm Außendurchmesser) plaziert und mit einem T-Stück mit selbst abdichtender Membran (Abb. 17-7) verbunden werden. Das pädiatrische fiberoptische Bronchoskop (3,2–3,6 mm Außendurchmesser) wird dann durch die selbst abdichtende Membran eingeführt und die Carina identifiziert. Anschließend kann der Fogarty-Embolektomie-Katheter (abhängig von der Größe des Endotrachealtubus) in die gewünschte Position im Hauptbronchus vorgeschoben werden (ebenfalls durch die selbstabdichtende Membran) (Abb. 17-7).

Die Position des Einlumenendotrachealtubus und des Bronchialblockers sollte durch ein Röntgenthoraxbild kontrolliert werden. Der Bronchialblocker kann auf dem Röntgenbild des Thorax leicht erkannt werden, wenn man röntgendichte Flüssigkeit in den blockbaren Ballon einbringt.

Es ist wichtig, zu wissen, daß der Bronchialblocker jederzeit aus dem Hauptbronchus rutschen kann. Eine geringe Dislokation erkennt man am Auftreten von infizierten Sekretionen. Eine vollständige Dislokation in die Gegend der Carina kann eine Beatmung unmöglich machen oder eine Blockierung der Trachea durch den geblähten Ballon bewirken. Unter diesen Bedingungen muß der Ballon sofort entblockt werden, um eine Ventilation beider Lungen zu ermöglichen. Zusätzlich zur Dislokation des Bronchialblockers wird die Separation beider Lungen aufgehoben. Der Chirurg muß, um eine bilaterale Überflutung mit infiziertem Material zu verhindern, das Gebiet manuell unter Verwendung einer Gummischlinge oder einer Bronchusklemme abdichten. Diese möglicherweise katastrophalen Ereignisse können auch nach chirurgischen Manipulationen am Hauptbronchus auftreten.

17.8.2 Intubation eines Hauptbronchus

Wenn die linke Lunge erkrankt ist und somit der rechte Hauptbronchus intubiert werden muß, wird das tiefe Einführen eines Einlumentubus in den Tracheobronchialbaum meist zur Intubation des rechten Hauptbronchus führen (Abb. 17-8). Der Einlumentubus kann dann langsam zurückgezogen werden, bis Atemgeräusche über dem gesamten rechten Hemithorax zu hören sind. Wenn die rechte Lunge erkrankt ist und der linke Hauptbronchus intubiert

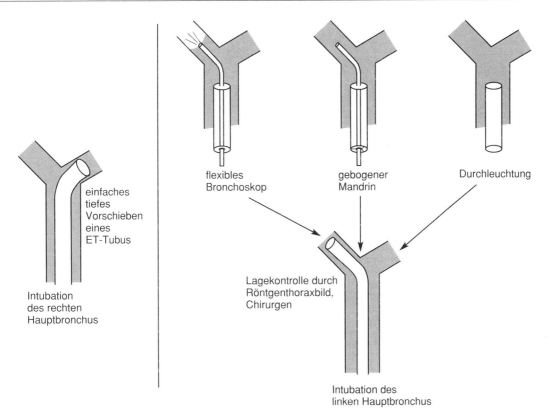

Abb. 17-8: Es gibt mehrere Möglichkeiten für eine **Intubation des linken Hauptstammbronchus**, wogegen eine Intubation des rechten Hauptstammbronchus fast immer durch einfaches Vorschieben des Endotrachealtubus tief in den Tracheobronchialbaum erreicht werden kann.

werden muß, ist die Anwendung eines fiberoptischen Bronchoskops, eines Durchleuchtungsgeräts oder eines gebogenen Mandrins notwendig (Abb. 17-8). Mit einem fiberoptischen Bronchoskop oder unter Röntgendurchleuchtung (109) ist eine genaue Positionierung möglich. Wird ein gebogener Mandrin verwendet, kann es notwendig sein, den Tubus zurückzuziehen, bis Atemgeräusche über dem gesamten linken Hemithorax zu hören sind. Unabhängig davon, nach welcher Methode die Intubation erfolgt, sollte die Lage des Endotrachealtubus im Hauptbronchus durch ein Röntgenbild des Thorax kontrolliert werden. Bei einer Intubation des Hauptbronchus kann der Chirurg zu jeder Zeit der Thorakotomie auch die Lage des Tubus kontrollieren.

17.8.3 Bronchiale Blockade und zusätzliche Intubation des Hauptbronchus

Für eine etwas sicherere Lungenseparation kann ein Bronchialblocker in Kombination mit der Intubation eines Hauptbronchus verwendet werden (107). Ein Bronchialblocker muß zuerst unter bronchoskopischer Kontrolle (entweder durch starre oder durch fiberoptische Bronchoskopie, siehe oben) oder unter Durchleuchtung (Abb. 17-7) plaziert werden, und die Intubation des Hauptbronchus wird unter fiberoptischer Bronchoskopie und/oder unter Durchleuchtung (Abb. 17-8) durchgeführt. Wenn ein Bronchialblocker angewandt wurde, ist die Intubation eines Hauptbronchus mit einem gebogenen Mandrin relativ kontraindiziert, weil der Einlumenendotrachealtubus in den Hauptbronchus gelangen kann, in dem sich der Bronchialblocker befindet und dadurch die Ventilation unmöglich gemacht wird sowie, weil eine Fehllage des Bronchialblockers auftreten kann. Schließlich sollte die Lage des bronchialen Ballons und des Katheters, über den man den Hauptbronchus beatmet, präoperativ durch eine Röntgenthoraxaufnahme und intraoperativ, wie oben beschrieben, durch den Chirurgen kontrolliert werden.

17.8.4 Bauchlage

Eine Bauchlage kann bei Patienten, die laterale oder posteriore Läsionen aufweisen, angewendet werden. Nach Anästhesieeinleitung und Intubation werden die Kinder in Bauchlage, mit dem Kopf etwas tiefer als der Brustkorb, gebracht, wodurch es möglich wird, Sekretionen und Blut ohne Übertreten in die kontralaterale Lunge nach außen zu drainieren. Dem Chirurgen kann dadurch der Zugang zur Lunge erleichtert werden, die Ventilation ist besser gesichert, und das Kollabieren der Lunge stellt kein Problem dar.

17.9 Diagnostische Bronchoskopie

17.9.1 Allgemeine Überlegungen

Indikationen für eine diagnostische Bronchoskopie stellen bei Kindern die Abklärung der Ursache eines Stridors dar, wie etwa laryngotracheale Malazie, laryngeale Gewebshäute und Stenosen nach Intubation oder nach Tracheotomie; die Identifikation des Ursprungs einer Hämoptysis; die Abklärung einer persistierenden Pneumonie oder Atelektase; und die diagnostische Abschätzung einer verdächtigen tracheoösophagealen Fistel (in Verbindung mit einer Ösophagoskopie) und von mediastinalen Gewebsanhäufungen. Eine therapeutische Bronchoskopie wird bei Kindern jedoch normalerweise zur Entfernung von aspirierten Fremdkörpern durchgeführt und ist im Detail im Kapitel 16 erörtert worden.

17.9.2 Chirurgische Überlegungen

Das chirurgische Management einer Bronchoskopie von pädiatrischen Patienten ist durch die Einführung von Bronchoskopen verschiedener Größe, die ein Miniaturlinsensystem, eine verbesserte Beleuchtung und einen standardisierten 15-mm-Konnektor für den Anästhesiekreislauf besitzen, signifikant verbessert worden. Mit Bronchoskopen, die größer als 3 mm sind, können kleine Biopsiezangen oder Faßzangen durch den Instrumentenkanal eingeführt werden, während die Ventilation über das Teleskop aufrecht erhalten wird (110).

17.9.3 Anästhesiologische Überlegungen

Wenn kein intravenöser Zugang vorhanden ist, kann die Narkose durch intramuskuläre Injektion von Ketamin oder durch Inhalation von Halothan/Lachgas/Sauerstoff eingeleitet werden. Sollte ein intravenöser Zugang liegen, leitet man die Narkose alternativ intravenös mit Thiopental oder Ketamin ein und hält sie durch Inhalationsanästhetika aufrecht. Atropin (0,02 mg/kg) sollte wegen der Effekte auf die Sekretionen und den vagalen Tonus während der Narkoseeinleitung i.v. gegeben werden. Sobald der Patient ausreichend anästhesiert ist, kann man die Laryngoskopie durchführen, und die Trachea wird mit Lidocain (3–4 mg/kg) ausgesprüht. Wenn es vorher benutzt worden ist, wird das Lachgas abgestellt und die Narkose mit Halothan und Sauerstoff über Maske für weitere 2 bis 3 Minuten fortgeführt. Während dieser Zeit kann Lidocain (1,0 mg/kg) infundiert werden. Das Bronchoskop wird dann eingeführt (wenn notwendig, kann dies durch die Zufuhr von Succinylcholin erleichtert werden) und das Anästhesiekreisteil mit dem standardisierten 15-mm-T-Stück verbunden. Da dies fast ein geschlossenes System (ein geringes Gasleck kann um die Außenseite des Bronchoskops auftreten) darstellt, kann eine kontrollierte Ventilation durchgeführt werden (siehe Abb. 14-5). Eine solche ist bei den meisten Patienten wünschenswert, weil die Atemarbeit bei Spontanatmung durch die kleinen, mit einem hohen Widerstand versehenen, pädiatrischen Bronchoskope groß ist, die Patienten sich in tiefer Narkose befinden müssen und deshalb einen verminderten zentralen Atemantrieb aufweisen. Wenn das Gasleck um das Bronchoskop herum während der Beatmung mit positivem Druck groß ist, kann dies normalerweise durch «Ausstopfen» des Pharynx mit kochsalzgetränkten Gazestreifen und/oder durch mäßige Kompression des Krikoidknorpels durch Daumen und Zeigefinger, die gegen das Bronchoskop drücken, verringert werden. Treten während der Operation bei kontrollierter oder spontaner Beatmung Rigidität der Brustwand, kraftvolle Ausatmung oder Bronchospasmus auf (was normalerweise Folge einer inadäquaten Anästhesie ist), kann dieses die schnelle Anwendung eines Muskelrelaxans erforderlich machen. Dies sollte aber nicht durch die wiederholte Gabe kleiner Dosen von Succinyl geschehen, da nach der zweiten oder dritten Dosis eine schwerwiegende Bradykardie auftreten kann.

Dem ersten Succinylcholinbolus sollte ein Succinylcholintropf von 1–2 mg/ml folgen, um bei Nervenstimulation eine Reduktion der Zuckungen um 50% aufrecht zu erhalten. Alternativ kann man bei entsprechender Länge des Eingriffs Vecuronium oder Atracurium verwenden. Muskelrelaxation erfordert natürlich eine kontrollierte Beatmung mit positivem Druck.

Es muß betont werden, daß Anästhesie und Beatmung adäquat sein müssen, und daß es nötig ist, das Absaugen auf kurze Perioden mit nachfolgender Blähung der Lunge zu beschränken (111). Die Kombination von Hyperventilation und prolongiertem Absaugen, was beides zu Hypoxie führen kann, und das Vorhandensein einer flachen Anästhesie können zu kardialen Arrhythmien führen. Diese Arrhythmien werden normalerweise durch manuelle Hyperventilation, adäquate Oxygenierung und eine Vertiefung der Anästhesie aufgehoben. Sollten diese Maßnahmen nicht erfolgreich sein, wird Lidocain (1 mg/kg) intravenös gegeben, um die kardiale Irritabilität zu kontrollieren.

Die Anwendung von Instrumenten zur Bronchoskopie oder Laryngoskopie der oberen Luftwege bringt immer die Möglichkeit eines signifikanten laryngealen oder subglottischen Ödems mit sich, besonders bei kleineren Säuglingen oder Kindern. Die Therapie dieser Komplikation besteht postoperativ in der Anfeuchtung der Atemgase, einer adäquaten Hydratation, der intermittierenden positiven Druckbeatmung mit Epinephrin (0,5 ml Epinephrin verdünnt mit 3,5 ml normaler Kochsalzlösung) alle 2 bis 3 Stunden und der i.v. Applikation von Dexamethason (0,1–0,3 mg/kg) (112).

Eine flexible Fiberbronchoskopie bei wachen oder leicht sedierten Patienten kann auch in der Pädiatrie, – obwohl dies selten getan wird –, durchgeführt werden (113). Ist der Patient bereits intubiert oder eine Allgemeinanästhesie für diesen Eingriff erforderlich, kann das Bronchoskop durch einen Endotrachealtubus eingeführt werden. Der kleinste Endotrachealtubus, der bei einem 3,2-mm-Bronchoskop verwendet werden kann, ist 4,5 mm dick. Das flexible Fiberbronchoskop muß durch eine selbst abdichtende Membran im T-Stück in den Endotrachealtubus eingeführt werden, um ein luftdichtes geschlossenes Stück aufrecht zu erhalten (114). Das anästhesiologische Vorgehen ist das gleiche wie bei der starren Bronchoskopie mit der Ausnahme, daß wegen des vermehrten Widerstands des Luftflusses innerhalb des Endotrachealtubus um das Bronchoskop herum stets eine kontrollierte Beatmung durchgeführt werden muß.

Bei sehr kleinen Kindern, bei denen ein 4- bis 5-mm-Endotrachealtubus zu groß ist, muß das flexible Fiberbronchoskop ohne die Hilfe eines Endotrachealtubus eingeführt werden. In dieser Situation kann das Fiberbronchoskop nur für kurze Zeit im Tracheobronchialbaum verbleiben. Die Pulsoxymetrie ist in dieser Situation hilfreich, und der Zeitpunkt zum Zurückziehen des Fiberbronchoskops und der Wiederaufnahme der Beatmung über die Maske ist gegeben, wenn die arterielle Sauerstoffsättigung zu sinken beginnt.

17.10 Bronchographie

Eine Bronchographie kann notwendig sein, um das Ausmaß einer bestimmten parenchymalen Erkrankung der Lunge zu bestimmen, wie etwa segmentale Bronchiektasien. Um das Kontrastmittel selektiv in die fragliche Lungenregion einzubringen, muß es über einen Katheter, der in dieser Lungenregion plaziert worden ist, eingebracht werden. Der Katheter kann in die Lungenregion über ein starres Bronchoskop oder, abhängig vom Alter des Patienten und der Größe des Endotrachealtubus, an einem Endotrachealtubus entlang oder durch ihn hindurch plaziert und in die Lungenregion mittels eines flexiblen Fiberbronchoskops innerhalb des Endotrachealtubus vorgeschoben werden. Dieser Eingriff wird normalerweise in einer Röntgenabteilung durchgeführt, und der Patient muß eventuell in verschiedene Lagerungen gebracht werden, damit man adäquate Bilder erhält. Das anästhesiologische Vorgehen bei einer Bronchographie ähnelt dem bei einer Bronchoskopie. Man verwendet entweder eine intravenöse Einleitung und Aufrechterhaltung durch Halothan/Sauerstoff oder eine Einleitung mittels Inhalationsanästhetika wie vorstehend beschrieben. Wenn ein Endotrachealtubus anstatt eines Bronchoskops benutzt wird, um den Katheter für das Kontrastmittel vorzuschieben, und der Katheter innerhalb des Endotrachealtubus vorgeschoben wird, sollte das T-Stück zum Endotrachealtubus eine selbst abdichtende Membran haben, durch die man den Kontrastmittelkatheter vorschieben und eine Beatmung mit positivem Druck aufrecht erhalten kann.

Der Anästhesist sollte sich mit dem Radiologen absprechen, ob eine Spontanatmung oder eine kontrollierte Beatmung bevorzugt wird. Eine Spontanatmung erlaubt es, das Kontrastmittel allmählich in die Bronchien einzubringen, was eine dichte und gleichmäßige Verteilung bewirkt. Eine kräftige Beatmung mit positivem Druck dagegen kann das Kontrastmittel zu schnell in die Alveolen verteilen, so daß der Bronchialbaum schlecht dargestellt und durch die Dichtigkeiten in der Peripherie überlagert wird. Der vielleicht beste Kompromiß besteht in einer sanften kontrollierten Beatmung mit kurzen Relaxationsphasen. Die Anästhesie sollte ausreichend tief sein, um ein Husten zu vermeiden, wenn das Kontrastmittel eingebracht worden ist, weil Husten das Kontrastmittel verbreiten kann und sich Röntgenaufnahmen von schlechter Qualität ergeben.

Der Patient wird in Seitenlage gedreht, um einen Oberlappen darzustellen. Eine leichte Kopfhochlagerung hilft bei der Anfüllung von Mittel- und Unterlappen. Nach den notwendigen Röntgenaufnahmen wird so viel wie möglich von dem Kontrastmittel aus dem Bronchialbaum abgesaugt. Der Endotrachealtubus sollte in situ belassen werden, bis ein ausreichend aktiver Hustenreflex vorhanden ist.

Literatur

1. Dibbins, A. W., Wiener, E. S.: Mortality from neonatal diaphragmatic hernia. J. Pediatr. Surg. 9: 653, 1974.
2. Nelson, N. M., Prod'Hom, L. S., Cherry, R. B. et al.: Pulmonary function in the newborn infant: The alveolararterial oxygen gradient. J. Appl. Physiol. 18: 534, 1963.
3. Peckham, G. J., Fox, W. W.: Physiologic factors affecting pulmonary artery pressure in infants with persistent pulmonary hypertension. J. Pediatr. 93: 1005, 1978.
4. Drummond, W. H., Gregory, G. A., Heymann, M. A., Phibbs, R. A.: The independent effects of hyperventilation, tolazoline, and dopamine on infants with persistent pulmonary hypertension. J. Pediatr. 98: 603, 1981.
5. Collins, D., Pomerance, J. J., Travis, K. W. et al.: New approach to congenital posterolateral diaphragmatic hernia. J. Pediatr. Surg. 12: 149, 1977.
6. Graham, T. P. Jr., Atwood, G. F., Boucek, R. J.: Pharmacological dilatation of the ductus arteriosus with prostaglandin E_1 in infants with congenital heart disease. South. Med. J. 71: 1238–1246, 1978.
7. Heymann, M. A., Rudolph, A. M., Silverman, N. H.: Closure of the ductus arteriosus in premature infants by inhibition of prostaglandin synthesis. N. Engl. J. Med. 295: 530, 1976.
8. Friedman, W. F.: Pharmacologic closure of patent ductus arteriosus in the premature infant. N. Engl. J. Med. 295: 526, 1976.
9. Nadas, A. S.: Patent ductus revisited (editorial). N. Engl. J. Med. 295: 563, 1976.
10. Payne, J. W., Patz, A.: Current status of retrolental fibroplasia. The retinopathy of prematurity. Ann. Clin. Res. 11: 205–221, 1979.
11. Kinsey, V. E., Arnold, H. J., Kalina, R. E. et al.: P_aO_2 levels and retrolental fibroplasia: A report of the cooperative study. Pediatrics 60: 655–668, 1977.
12. Silverman, W. A.: Retinopathy of prematurity: Oxygen dogma challenged. Arch. Dis. Child. 57: 731–733, 1982.
13. Lucey, J. F.: Retrolental fibroplasia may not be preventable. J. R. Soc. Med. 75: 496–497, 1982.
14. Purohit, D. M., Ellison, C., Zierler, S. et al.: Risk factors for retrolental fibroplasia: Experience with 3,025 premature infants. Pediatrics 76: 339–344, 1985.
15. Phelps, D. L.: Retinopathy of prematurity: An estimate of vision loss in the United States – 1979. Pediatrics 67: 924–926, 1981.
16. Gunn, T. R., Easdown, J., Outerbridge, E. W. et al.: Risk factors in retrolental fibroplasia. Pediatrics 65: 1096–1100, 1980.
17. Aranda, J. V., Saheb, N., Stern, L., Avery, M. E.: Arterial oxygen tension and retinal vasoconstriction in newborn infants. Am. J. Dis. Child. 122: 189, 1971.
18. Rigatto, H., Brady, J. P.: Periodic breathing and apnea in the preterm infant. I. Evidence for hypoventilation possibly due to central depression. Pediatrics 50: 202, 1972.
19. Steinschneider, A.: Prolonged sleep apnea and the sudden infant death syndrome: Clinical and laboratory observations. Pediatrics 50: 646, 1972.
20. Aranda, J. V., Turmen, T.: Methylxanthines in apnea of prematurity. Clin. Perinatol. 6: 87–108, 1979.
21. Miller, M. J., Martin, R. J., Carlo, W. A. et al.: Oral breathing in newborn infants. Pediatrics 107: 465–469, 1985.
22. Oliver, T. K. Jr.: Temperature regulation and heat production in the newborn. Pediatrics 50: 646, 1972.
23. Roe, C. F., Santulli, T. V., Blair, C. S.: Heat loss in infants during general anesthesia and operations. J. Pediatr. Surg. 3: 266, 1966.
24. Schedewie, H. E., Odell, W. D., Fisher, D. A. et al.: Parathormone and perinatal calcium homeostasis. Pediatr. Res. 13: 1, 1979.
25. Ward, C. F.: Diseases of infants. In: Katz, J., Benumof, J. L. (eds.): Anesthesia and Uncommon Diseases. 2nd ed. Philadelphia, Saunders, 1981, chapter 4, pp. 119–154.
26. Furman, E. B., Roman, D. G., Lemmer, L. A. S. et al.: Specific therapy in water, electrolyte, and blood volume replacement during pediatric surgery. Anesthesiology 42: 187, 1975.
27. Snyder, W. H., Greaney, E. M.: Congenital diaphragmatic hernia: 77 consecutive cases. Surgery 57: 576, 1965.
28. Ban, J. L., Moore, T. C.: Intrathoracic tension incarceration of stomach and liver through right-sided congenital posterolateral hernias. J. Thorac. Cardiovasc. Surg. 66: 969–973, 1973.
29. Ravitch, M. M., Barton, B. A.: The need for pediatric surgeons as determined by the volume of work and the mode of delivery of surgical care. Surgery 76: 754, 1974.

30. Harrison, M. R., Bjordal, R. I., Langmark, F., Knutrud, O.: Congenital diaphragmatic hernia: The hidden mortality. J. Pediatr. Surg. 13: 227, 1978.
31. Adelman, S., Benson, C. D.: Bochdalek hernias in infants: Factors determining mortality. J. Pediatr. Surg. 11: 569, 1976.
32. Greenwood, R. D., Rosenthal, A., Nadas, A. S.: Cardiovascular abnormalities associated with diaphragmatic hernia. Pediatrics 57: 92, 1976.
33. Kent, G. M., Olley, P. M., Creighton, R. E. et al.: Hemodynamic and pulmonary changes following surgical creation of a diaphragmatic hernia in fetal lamb. Surgery 72: 427, 1972.
34. Murdock, A. I., Burrington, J. B., Swyer, P. R.: Alveolar to arterial oxygen tension difference and venous admixture in newly born infants with congenital diaphragmatic herniation through the foramen of Bochdalek. Biol. Neonate 17: 161, 1971.
35. Rowe, M. I., Uribe, F. L.: Diaphragmatic hernia in the newborn infant: Blood gas and pH considerations. Surgery 70: 758, 1971.
36. Boles, E. T., Schiller, M., Weinberger, M.: Improved management of neonates with congenital diaphragmatic hernias. Arch. Surg. 103: 344, 1971.
37. Adams, J. G.: Pediatric Anesthesia Case Studies. London, Henry Kimpton, 1976, p. 155.
38. Lister, J.: Recent advances in the surgery of the diaphragm of the newborn. Prog. Pediatr. Surg. 2: 29, 1971.
39. Cullen, M. L., Klein, M. D., Philippart, A. I.: Congenital diaphragmatic hernia. Surg. Clin. North. Am. 65: 1115–1138, 1985.
40. Merin, R. G.: Congenital diaphragmatic hernia: From the anesthesiologist's viewpoint. Anesth. Analg. 45: 44, 1966.
41. Bray, R. J.: Congenital diaphragmatic hernia. Anaesthesia 34: 567, 1979.
42. Wooley, M. M.: Congenital posterolateral diaphragmatic hernia. Surg. Clin. North. Am. 56: 317, 1976.
43. Creighton, R. E., Whalen, J. S., Conn, A. W.: The management of congenital diaphragmatic hernia. Can. Anaes. Soc. J. 13: 124, 1966.
44. Eger, E. I., II, Saidman, L. J.: Hazards of nitrous oxide anesthesia in bowel obstruction and pneumothorax. Anesthesiology 26: 61, 1975.
45. Boles, E. T. Jr., Schiller, M., Weinberger, M.: Improved management of neonates with congenital diaphragmatic hernia. Arch. Surg. 103: 344, 1971.
46. de Lorimier, A. A., Tierney, D. F., Parker, H. R.: Hypoplastic lungs in fetal lambs with surgically produced congenital diaphragmatic hernia. Surgery 62: 12, 1967.
47. Thein, R. M. H., Epstein, B. S.: General surgical procedures in the child with a congenital anomaly. In: Stehling, L. C., Zauder, H. L. (eds.): Anesthetic Implication of Congenital Anomalies in Children. New York, Appleton-Century-Crofts, 1980, p. 90.
48. Holder, R. M., Ashcraft, K. W.: Congenital diaphragmatic hernia. In: Ravitch, M. M., Welch, K. J., Benson, C. D. et al. (eds.): Pediatric Surgery. 3rd ed. Chicago, Year Book Medical Publishers, 1979, p. 439.
49. Ehrlich, F. E., Salzberg, A. M.: Pathophysiology and management of congenital posterolateral diaphragmatic hernias. Am. Surg. 44: 26, 1978.
50. Goetzman, B. W., Sunshine, P., Johnson, J. D. et al.: Neonatal hypoxic and pulmonary vasospasm: Response to tolazoline. J. Pediatr. 89: 617, 1976.
51. Cohen, D., Reid, I. S.: Recurrent diaphragmatic hernia. J. Pediatr. Surg. 16: 42–44, 1981.
52. Reynolds, M., Luck, S. R., Lapper, R.: The «critical» neonate with diaphragmatic hernia: A 21 year perspective. J. Pediatr. Surg. 19: 364–369, 1984.
53. Gibson, C., Fonkalsrud, E. W.: Iatrogenic pneumothorax and mortality in congenital diaphragmatic hernia. J. Pediatr. Surg. 18: 555–559, 1983.
54. Hansen, J., Jones, S., Burrington, J. et al.: The decreasing incidence of pneumothorax and improving survival in infants with congenital diaphragmatic hernia. J. Pediatr. Surg. 19: 385–388, 1984.
55. Cumming, W. A.: Esophageal atresia and tracheoesophageal fistula. Radiol. Clin. North Am. 13: 277, 1975.
56. Calverly, R. K., Johnston, A. E.: The anesthetic management of tracheoesophageal fistula: A review of ten years' experience. Can. Anaesth. Soc. J. 19: 270, 1972.
57. Waterston, D. J., Bonham Carter, R. E., Aberdeen, E.: Oesophageal atresia: Tracheoesophageal fistula: A study of survival in 218 infants. Lancet 1: 819, 1962.
58. Chen, H., Goei, G. S., Hertzler, J. H.: Family studies on congenital esophageal atresia with or without tracheoesophageal fistula. Birth Defects 15: 117, 1979.
59. Wyant, G. M., Cram, R. W.: The management of infants with tracheoesophageal fistula. Can. Anaesth. Soc. J. 10: 93, 1963.
60. Andrassy, R. J., Mahour, G. H.: Gastrointestinal anomalies associated with esophageal atresia or tracheoesophageal fistula. Arch. Surg. 114: 1125, 1979.
61. Kluth, D.: Atlas of esophageal atresia. J. Pediatr. Surg. 11: 901, 1976.
62. Humphreys, G. H., Hogg, B. M., Ferrer, J.: Congenital atresia of the esophagus. J. Thorac. Surg. 32: 332, 1956.
63. Barry, J. E., Auldist, A. W.: The VATER association: One end of a spectrum of anomalies. Am. J. Dis. Child 128: 769, 1974.
64. Koop, C. E., Schnaufer, L., Broennel, A. M.: Esophageal atresia and tracheoesophageal fistula: Supportive measures that affect survival. Pediatrics 54: 558, 1974.
65. Randolph, J. G., Altman, P., Anderson, K. D.: Selective surgical management based upon clinical status in infants with esophageal atresia. J. Thorac. Cardiovasc. Surg. 74: 335–342, 1977.
66. Grosfeld, J. L., Ballantine, T. V. N.: Esophageal atresia and tracheoesophageal fistula: Effect of delayed thoracotomy on survival. Surgery 84: 394–402, 1978.
67. Louhimo, I., Lindahl, H.: Esophageal atresia: Primary results in 500 consecutively treated patients. J. Pediatr. Surg. 18: 217–229, 1983.
68. Filston, H. C., Rankin, J. S., Grimm, J. K.: Esophageal atresia: Prognostic factors and contribution of preoperative telescopic endoscopy. Ann. Surg. 199: 532–537, 1984.
69. Cozzi, F., Wilkinson, A. W.: Low birth weight babies with oesophageal atresia or tracheo-oesophageal fistula. Arch. Dis. Child 50: 791–795, 1975.
70. Baraka, A., Slim, M.: Cardiac arrest during IPPV in a newborn with tracheoesophageal fistula. Anesthesiology 32: 564–565, 1970.
71. Breveton, R. J., Richwood, M. K.: Esophageal atresia with pulmonary agenesis. J. Pediatr. Surg. 18: 618–620, 1983.
72. Haight, C.: Congenital esophageal atresia and tracheoesophageal fistula. In: Mustard, W. T. (ed.): Pediatric. Surgery. 2nd ed. Chicago, Year Book Medical Publishers, 1969.

73. Chatrath, R. R., El Shafie, M., Jones, R. S.: Fate of hypoplastic lungs after repair of congenital diaphragmatic hernia: Prediction of survival. J. Pediatr. Surg. 8: 815, 1973.
74. Raphaely, R. C., Downes, J. J.: Congenital diaphragmatic hernia: Prediction of survival. J. Pediatr. Surg. 8: 815, 1973.
75. Stogsdill, W. W., Miller, J. R., Stoelting, V. R.: Review of anesthesia for congenital tracheoesophageal anomalies. Anesth. Analg. 46: 1, 1967.
76. Grant, D. M., Thompson, G. E.: Diagnosis of congenital tracheoesophageal fistula in the adolescent and adult. Anesthesiology 49: 139, 1978.
77. Schneider, K. M., Becker, J. M.: The «H-type» tracheoesophageal fistula in infants and children. Surgery 51: 677, 1962.
78. Korones, S. B., Evans, L. J.: Measurement of intragastric oxygen concentration for the diagnosis of H-type tracheoesophageal fistula. Pediatrics 60: 450, 1977.
79. Holder, T. M., McDonald, V. G., Woolley, M. W.: The premature or critically ill infant with esophageal atresia: Increased success with a staged approach. J. Thorac. Cardiovasc. Surg. 44: 344, 1962.
80. Hicks, L. M., Mansfield, P. B.: Esophageal atresia and tracheoesophageal fistula. J. Thorac. Cardiovasc. Surg. 81: 358–363, 1981.
81. Sosis, M., Amoroso, M.: Respiratory insufficiency after gastrostomy prior to tracheoesophageal fistula repair. Anesth. Analg. 64: 748–750, 1985.
82. Karl, H. W.: Control of life-threatening air leak after gastrostomy in an infant with respiratory distress syndrome and tracheoesophageal fistula. Anesthesiology 62: 670–672, 1985.
83. Salem, M. R., Wong, A. Y., Lin, T. H. et al.: Prevention of gastric distension during anesthesia for newborns with tracheoesophageal fistulas. Anesthesiology 38: 82, 1973.
84. Jones, T. B., Kirchner, S. G., Lee, F. A. et al.: Stomach rupture associated with esophageal atresia, tracheoesophageal fistula, and ventilatory assistance. Am. J. Radiol. 134: 675, 1980.
85. Hallman, G. L., Cooley, D. A.: Surgical treatment of congenital heart disease. Philadelphia, Lea and Febiger, 1975.
86. Gersony, W. M., Peckham, G. J., Ellison, R. C. et al.: Effects of indomethacin in premature infants with patent ductus arteriosus: Results of a national collaborative study. Pediatrics 102: 895–906, 1983.
87. Mavroudis, C., Cook, L. N., Fleischaker, J. W. et al.: Management of patent ductus arteriosus in premature infants; indomethacin vs. ligation. Ann. Thorac. Surg. 36: 561–566, 1983.
88. Oxnard, S. C., McGough, E. C., Jung, A. L. et al.: Ligation of the patent ductus arteriosus in the newborn intensive care unit. Ann. Thorac. Surg. 23: 564–567, 1977.
89. Hendren, W. H., McKee, D. M.: Lobar emphysema of infancy. J. Pediatr. Surg. 1: 24–39, 1966.
90. Leape, L. L., Longino, L. A.: Infantile lobar emphysema. Pediatrics 34: 246–255, 1964.
91. Raynor, A. C., Capp, M. P., Sealy, W. C.: Lobar emphysema of infancy: Diagnosis, treatment, and etiological aspects. Ann. Thorac. Surg. 4: 374–385, 1967.
92. Lincoln, J. C. R., Stark, J., Subramanian, S. et al.: Congenital lobar emphysema. Ann. Surg. 173: 55–62, 1971.
93. Murray, G. F.: Congenital lobar emphysema. Surg. Gynecol. Obstet. 124: 611–625, 1967.
94. Ryckman, F. C., Rosenkrantz, J. G.: Thoracic surgical problems in infancy and childhood. Surg. Clin. North Am. 65: 1423–1454, 1985.
95. Pierce, W. S., DeParedes, C. G., Friedman, S. et al.: Concomitant congenital heart disease and lobar emphysema in infants: Incidence, diagnosis and operative management. Ann. Surg. 172: 951–956, 1970.
96. Jones, J. C., Almond, C. H., Snyder, H. M. et al.: Lobar emphysema and congenital heart disease in infancy. J. Thorac. Cardiovasc. Surg. 49: 1–10, 1965.
97. Buntain, W. L., Woolley, M. M., Mahour, G. H. et al.: Pulmonary sequestration in children: A twenty-five year experience. Surgery 81: 413–420, 1977.
98. Heithoff, K. B., Shashikant, M., Williams, H. et al.: Bronchopulmonary foregut malformations – a unifying etiological concept. Am. J. Roentgenol. 126: 46–55, 1976.
99. Martin, J. T.: Case history number 93: Congenital lobar emphysema. Anesth. Analg. 55: 869–873, 1976.
100. Cote, C. J.: The anesthetic management of congenital lobar emphysema. Anesthesiology 49: 296–298, 1978.
101. Raynor, A. C., Capp, M. P., Sealy, W. C.: Lobar emphysema of infancy. Ann. Thorac. Surg. 4: 374, 1967.
102. De Muth, G. R., Sloan, H.: Congenital lobar emphysema: Long term effects and sequelae in treated cases. Surgery 59: 601, 1966.
103. Ramenofsky, M. L., Leape, L. L., McCauley, G. K.: Bronchogenic cyst. J. Pediatr. Surg. 14: 219–224, 1979.
104. DeParedes, C. G., Pierce, W. S., Johnson, D. G. et al.: Pulmonary sequestration in infants and children: A 20-year experience and review of the literature. J. Pediatr. Surg. 5: 136–147, 1970.
105. Monclair, T., Schistad, G.: Congenital pulmonary cysts versus a differential diagnosis in the newborn: Diaphragmatic hernia. J. Pediatr. Surg. 9: 417–418, 1974.
106. Nishibayashi, S. W., Andrassy, R. J., Woolley, M. M.: Congenital cystic adenomatoid malformation: A 30-year experience. J. Pediatr. Surg. 16: 704–706, 1981.
107. Rao, C. C., Krishna, G., Grosfeld, J. L. et al.: One lung pediatric anesthesia. Anesth. Analg. 60: 450, 1981.
108. Vale, R.: Selective bronchial blocking in a small child. Br. J. Anaesth. 41: 453, 1969.
109. Cay, D. L., Csenderits, L. E., Lines, V. et al.: Selective bronchial blocking in children. Anaesth. Intensive Care 3: 117, 1975.
110. Johnson, D. G.: Endoscopy. In: Ravitch, M. M., Welch, K. J., Bensdon, C. D. et al. (eds.): Pediatric Surgery. 3rd ed. Chicago, Year Book Medical Publishers, 1974, p. 513.
111. Baraka, A.: Bronchoscopic removal of inhaled foreign bodies in children. Br. J. Anaesth. 46: 124, 1974.
112. Jordan, W. S., Graves, C. L., Elwyn, R. A.: New therapy for postintubation laryngeal edema and tracheitis in children. JAMA 212: 585, 1970.
113. Wood, R. E., Fink, R. J.: Applications of flexible fiberoptic bronchoscopes in infants and children. Chest 73: 737, 1978.
114. Carden, E., Raj, P. P.: Special new low resistance to flow tube and endotracheal tube adapter for use during fiberoptic bronchoscopy. Ann. Otol. Rhinol. Laryngol. 84: 631, 1975.

V. Postoperative Überlegungen

18 Frühe ernste Komplikationen, die spezifisch für die Thoraxchirurgie sind

18.1 Einleitung

Es gibt mehrere lebensbedrohliche Komplikationen in der Thoraxchirurgie, die unmittelbar in der postoperativen Phase auftreten können und eine sofortige Diagnose und Behandlung verlangen. Hierzu gehören die Hernienbildung des Herzens durch das Perikard nach radikaler Pneumonektomie, massive Blutung, Aufreißen des Bronchialstumpfs nach Pneumonektomie oder Lobektomie, respiratorische Insuffizienz, Rechtsherzinsuffizienz, Rechts-links-Shunt über ein offenes Foramen ovale, Arrhythmien, Nervenverletzungen und totale Spinalanästhesie nach intrathorakaler Interkostalnervenblockade. Die Reihenfolge, in der diese Komplikationen diskutiert werden, entspricht in etwa dem gewöhnlichen Schweregrad der Symptome und der Lebensbedrohung, wobei die lebensbedrohlichsten Komplikationen als erste besprochen werden. Das Problem der geeignetsten Infusionstherapie und die Beziehung von Flüssigkeitsinfusion und Ausbildung eines Lungenödems nach Pneumonektomie wurden in Kapitel 13 behandelt, die Komplikationen der Intubation mit einem Doppellumentubus sind in Kapitel 8 besprochen worden.

18.2 Hernienbildung des Herzens

Bei einer radikalen Pneumonektomie kann zum besseren Erreichen der großen Gefäße und bei ausgedehnter hilärer Dissektion ein intraperikardialer Zugang gewählt werden (1). Diese Technik führt u. U. zu einem großen Perikarddefekt, der nach erfolgter Pneumonektomie vom Operateur eventuell nicht mehr verschließbar ist. Es gibt mehrere Berichte über eine Hernienbildung des Herzens durch die Perikardöffnung in den offenen Hemithorax. Die Hernienbildung kann entweder in den rechten oder linken Hemithorax erfolgen (2, 3), was beides zu einer ausgeprägten Funktionseinschränkung führen kann. Die Mortalität liegt bei 50% (4–6).

Bei einer rechtsseitigen Hernienbildung verlagert sich das gesamte Herz durch den Defekt in den rechten Hemithorax. Die Röntgenthoraxaufnahme zeigt gewöhnlich eine Verlagerung der Herzsilhouette in den rechten Pleuraraum, wobei die Herzspitze nach rechts und im rechten Winkel zum Mediastinum weist und die rechte Brustwand berühren kann (7). Darüber hinaus kommt es zu einer Rotation am mediastinalen Übergang mit entsprechender Verdrehung der Strukturen. Die Verdrehung der Vena cava superior führt zu einem akuten Vena-cava-superior-Syndrom und die Verdrehung der Vena cava inferior erzeugt einen akuten kardiovaskulären Kollaps (8–11) (Abb. 18-1). Eine Verlagerung der distalen Trachea oder des linken Hauptstammbronchus kann ein Giemen hervorrufen. Obstruktion der Pulmonalvenen führt u. U. zu einer pulmonalen Stauung und einem Ödem (Abb. 18-1). Das Elektrokardiogramm kann eine Ischämie mit ST-Segmentveränderungen, T-Wellen-Änderungen und Verlagerung der QRS-Achse zeigen (5, 12) (Abb. 18-1).

Bei linksseitiger Hernienbildung tritt die Ventrikelspitze durch das Perikard und die atrioventrikuläre Furche wird durch das Perikard eingeschnürt (2) (Abb. 18-1). Das extraperikardiale Myokard wird ischämisch und ödematös. Erfolgt keine sofortige Zurückverlagerung, entsteht eine Obstruktion des ventrikulären Ausflusses, eine ventrikuläre Arrhythmie und ein Myokardinfarkt. Daher zeigt sich bei einer linksseitigen Hernienbildung viel wahrscheinlicher ein ischämisches EKG-Muster mit Vorhof- und Ventrikelarrhythmien. Das Einschnüren der atrioventrikulären Furche kann zu einem akuten kardiovaskulären Kollaps führen. die Röntgenthoraxaufnahme zeigt im allgemeinen, daß das Herz eine Kugelform angenommen hat, nach lateral im rechten Winkel zum Mediastinum verlagert ist und daß der Apex der linken Brustwand anliegt (7). In den meisten Berichten trat die Hernienbildung des Herzens entweder direkt nach Umlagerung des Patienten von der Seitenlagerung in die Rückenlagerung (75%) auf, oder während den ersten Stunden der postoperativen mechanischen Beatmung (6, 13). Diese Komplikation kann jedoch auch noch einige Tage nach dem chirurgischen Eingriff eintreten (14). Situationen, in denen der intrapleurale Druck im nichtoperierten (beatmeten) Hemithorax erhöht oder im operierten (leeren) Hemithorax erniedrigt wird, können eine Prädisposition für eine Hernienbildung darstellen. Die Umlagerung des Patienten im Sinne einer abhängigen Position des leeren Hemithorax begünstigt eine gravitationsbedingte Wanderung des Herzens in den leeren Hemithorax (Abb. 18-1). Hohe Druckwerte und Volumenzunahme in der Restlunge können ebenfalls das Herz in den leeren Hemithorax drücken (Abb. 18-1). In ähnlicher Weise sind Hustenstöße in der Lage, den Pleuradruck in der Restlunge zu erhöhen und hierdurch das Herz in den leeren Hemithorax zu verlagern (Abb. 18-1). Umgekehrt kann unbeabsichtigtes Saugen an der Thoraxdrainage des leeren Hemithorax das Herz durch den Perikarddefekt ziehen (Spannungsvakuthorax) (6, 8) (Abb. 18-1).

Zur Differentialdiagnose gehören Myokardinfarkt, Herztamponade, massive Lungenembolie, Atemwegsobstruktion und Kollaps der Restlunge. Wenn es die hämodynamische Situation erlaubt, kann die Diagnose durch eine Röntgenthoraxaufnahme bestätigt werden. Die Diagnose einer kardialen Hernienbildung erfordert fast immer eine sofortige Reexploration (4–6). Es gibt jedoch einen Bericht über eine Hernienbildung, die lediglich röntgenologische Veränderungen und keine sofortigen klinischen Zeichen verursachte (11). Drei konservative Maßnahmen sind in der Lage, die kardiopulmonale Funktion vor und während des Transports zum Operationssaal zu verbessern (Umkehrung der Ursachen der Hernienbildung in Abb. 18-1). Diese Maßnahmen sollten bei Diagnosestellung sofort ergriffen werden. Zunächst muß der Patient so gelagert werden, daß die nicht operierte, beatmete Seite in eine abhängige und die leere, operierte Seite in eine nichtabhängige Position kommt (3, 14, 15). Die Schwerkraft führt u. U. das Herz und das Mediastinum in die normale anatomische Lage zurück. Selbst wenn das Herz nicht in das Perikard zurücktritt, kann die Umlagerung das atriokavale Abknicken vermindern und den Cardiac-output erhöhen. Zweitens kann das Vermeiden von hohen Druckwerten und hohen Volumina in der beatmeten Lunge die Rückkehr des Herzens in das Peri-

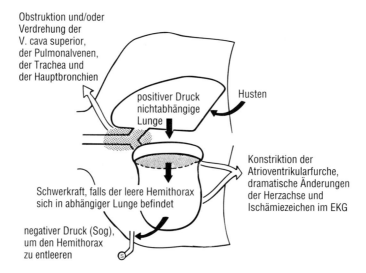

Abb. 18-1: Nach transperikardialer radikaler Pneumonektomie kann das Herz durch einen perikardialen Defekt in den leeren Hemithorax eintreten. **Auslösende Faktoren** (schwarze Pfeile) sind leerer Hemithorax in abhängiger Position, wobei die Schwerkraft auf das Herz einwirkt, starker Sog am leeren Hemithorax, wodurch ebenfalls das Herz durch den Defekt angezogen wird; starkes positives Druckniveau auf die verbleibende nichtabhängige Lunge, wodurch das Herz durch den Defekt gedrückt wird; und Husten, wodurch ebenfalls der Druck im nichtabhängigen Hemithorax erhöht wird. Die **Auswirkungen** einer Herniation des Herzens (offene Pfeile) sind Obstruktion und/oder Verdrehung der mediastinalen Aufhängung (Vena cava superior und inferior, Pulmonalvenen, Trachea, Hauptstammbronchien) und Konstriktion der Atrioventrikulargrube durch einen dichtsitzenden Perikarddefekt. Das EKG zeigt dramatische Veränderungen der Herzachse und/odere Ischämiezeichen.

kard fördern. Daher sollte das Atemhubvolumen reduziert, ein positiver endexspiratorischer Druck (PEEP) vermieden und die Atemfrequenz leicht erhöht werden. Drittens ist der Sog auf den leeren Hemithorax zu beenden. Viertens hat nötigenfalls eine pharmakologische Kreislaufunterstützung zu erfolgen. Fünftens kann die Injektion von 1–2 l Luft in den operierten Hemithorax das Herz und das Mediastinum in die normale anatomische Position zurückverlagern und eventuell sogar das Herz in das Perikard zurückführen. Über Erfolge der zuletztgenannten Technik ist unterschiedlich berichtet worden (13, 14, 16–18).

18.3 Starke Blutung

Eine postoperative Blutung, die eine Notfallthorakotomie erfordert, kann bei etwa 3% aller Thorakotomiepatienten auftreten (19). Die Mortalität einer stärkeren postoperativen Blutung liegt bei etwa 23% (19). Es gibt mehrere potentielle Quellen einer stärkeren postoperativen Blutung (Tab. 18-1). Dazu gehören Blutungen aus durchtrennten Pulmonalarterien und -venen durch insuffiziente Ligaturen, diffuse Oberflächenblutungen und systemarterielle Blutungen (Bronchial- und Interkostalarterien). Eine Blutung kann bei Abrutschen einer Ligatur von einer Pulmonalarterie oder -vene katastrophal sein. Obwohl diese Gefäße nicht unter einem hohen Druck stehen, kann die Blutung dennoch massiv sein, da sie in einem Raum mit hohem Platzangebot stattfindet. Das Risiko einer postoperativen Blutung kann durch eine adäquate intraoperative Präparation stark vermindert werden. Diese wird in den meisten Fällen durch eine Ein-Lungen-Beatmung stark erleichtert, selten durch einen intraperikardialen Zugang zum Hilus. Darüber hinaus sollten Äste der Pulmonalarterie oder -vene direkt mit einer Gefäßnaht übernäht und/oder doppelt ligiert werden. Außerdem ist es günstig, eine Transfixationsnaht mit nichtresorbierbarem Material zwischen die Doppelligatur zu plazieren (19).

Eine diffuse Oberflächenblutung ist nach Pneumonektomie häufiger als nach Lobektomie, da die Anlagerung der verbleibenden Lungenlappen nach Lobektomie gegen die Brustwand und das Mediastinum die Blutung aus diesen Oberflächen stark vermindern kann. Oberflächenblutungen sind speziell dann wahrscheinlich, wenn vaskuläre Adhäsionen zwischen viszeraler und parietaler Pleura durchtrennt werden mußten. Eine arterielle Hypertonie trägt zu einer diffusen Blutung bei.

Eine postoperative Blutung kann auch aus systemischen Arterien, speziell den Bronchialarterien, erfolgen. Eine Bronchialarterienblutung wird durch ausgedehnte mediastinale Dissektion mit Schädigung der bronchialen und mediastinalen Arterien gefördert. Ebenso kann eine Bronchialarterienblutung auftreten, wenn die Bronchialarterie nicht in den Verschluß eines Bronchialstumpfs mit einbezogen wurde. Entwickelt die freie Bronchialarterie einen Spasmus, kann sie sich nach proximal zurückziehen. Nach postoperativer Auflösung des Spasmus kommt es zur Blutung aus diesem Gefäß. Weiterhin können Interkostalarterien bluten, wenn Periostnähte unbeabsichtigt durch ein Interkostalgefäß plaziert wurden (20).

Die Drainage über einen offenen Thoraxschlauch bietet eine exzellente Möglichkeit der Überwachung des Ausmaßes einer intrathorakalen Blutung (Tab. 18-2). Der übliche Hämatokrit der Drainageflüssigkeit ist meistens geringer als 20% und eine intrathorakale Blutung führt zu einer Erhöhung des Hämatokritwerts (Tab. 18-2). Natürlich werden bei einer signifikanten Blutung die entsprechenden hämodynamischen Zeichen einer Hypovolämie wie Tachykardie, Hypotension, Abnahme der vaskulären Füllungsdruckwerte und Urinausscheidung (Tab. 18-2) zu finden sein.

Tabelle 18-1: Potentielle Lokalisationen bei größerer Blutung nach Thorakotomie.

1. Abrutschen von Nähten oder Ligaturen der Pulmonalarterie und/oder Lungenvene
2. Große Wundflächen
3. Bronchialarterien
4. Interkostalarterien

Tabelle 18-2: Symptome einer postoperativen intrathorakalen Blutung.

1. Blutmenge in der Thoraxdrainage
2. Bestimmung des Hämatokrits im Blut der Thoraxdrainage
3. Symptome einer Hypovolämie (Tachykardie und verminderter systemischer Blutdruck, Verminderung des Pulsdruckes, der zentralen Füllungsdrücke und der Urinausscheidung
4. Symptome eines Spannungshemithorax (bei nicht funktionierender Thoraxdrainage)

Eine signifikante Blutung kann nicht immer durch eine geringe Drainagemenge ausgeschlossen werden, da die Thoraxdrainage durch Blutgerinnsel oder anderweitige Obstruktionen blockiert sein kann. Trotzdem zeigt der Patient auch in dieser Situation Zeichen und Symptome einer Hypovolämie. Daneben können bei Fehlfunktion der Thoraxdrainage Zeichen einer signifikanten Mediastinalverlagerung zur Gegenseite bestehen.

Falls keine sofortige Kontrolle der Blutung erzielt wird, ist es möglich, daß es in extremen Fällen zum Verbluten kommen kann. Tatsächlich kann eine sofortige Thorakotomie im Aufwachraum mit manueller Kontrolle der Blutungsquelle lebensrettend sein. Danach wird der Patient in den Operationssaal zur Revision unter aseptischen Bedingungen gebracht. In allen Fällen sollte Blut, vorzugsweise Frischblut, verabreicht werden. Wenn die Zeit es erlaubt, sollte man ein Gerinnungsprofil erstellen. Je nach Ergebnis der Laborbefunde verabreicht man spezifische Gerinnungsfaktoren und/oder Thrombozytenkonzentrate.

18.4 Bronchusruptur

Die Ausbildung einer bronchopleuralen Fistel ist eine ernsthafte Komplikation nach pulmonaler Resektion. 1978 betrug die Mortalität 73% (21, 22). Der Begriff beschreibt jede Kommunikation zwischen dem Tracheobronchialbaum und der Pleurahöhle und kann aus einer Dehiszenz des Bronchialstumpfs nach Lobektomie oder Pneumonektomie, aus einer Ruptur einer entzündlichen Veränderung oder aus einer traumatischen bzw. neoplasmatischen Erosion resultieren. Symptome und Zeichen sind unterschiedlich und hängen von der Größe der Kommunikation, dem Vorhandensein oder dem Fehlen einer Thoraxdrainage und dem Vorhandensein bzw. Fehlen von Flüssigkeit jeder Art innerhalb des Pleuraraums ab.

Eine massive Ruptur des Bronchialstumpfs in der frühen postoperativen Phase kann durch einen technischen Fehler beim Bronchusverschluß im Zusammenhang mit hohen Atemwegsdruckwerten bei der mechanischen Beatmung entstehen. Das Entweichen von Gas wird im allgemeinen durch massive Gasblasen in der Thoraxdrainage signalisiert. Die Patienten werden schnell hypoxämisch und hyperkapnisch. Es entwickelt sich eine sympathomimetische Antwort des Herz-Kreislauf-Systems auf diese Störungen im Gasaustausch. Eine sofortige Reexploration und Revision des Bronchialverschlusses ist erforderlich. Sobald eine stärkere Bronchusruptur erkennbar wird, sollte der Sog an der Thoraxdrainage beendet und diese lediglich an ein Unterwasserschloß angeschlossen werden. Bleibt ein großes Leck bestehen, ist die Reintubation mit einem Doppellumentubus in Betracht zu ziehen, um das Entweichen von Gas über die Ruptur zu verhindern. Die Inzidenz dieser postoperativen Katastrophe kann intraoperativ durch die einfache Technik der Auffüllung des Pleuraraums mit einer Spüllösung und Überprüfung des luftdichten Bronchusverschlusses mit einem Atemwegsdruck von 35–40 cm H_2O durch den Anästhesisten vermindert werden.

Besteht eine Obstruktion der Thoraxdrainage, tritt ein Spannungspneumothorax mit Mediastinalverlagerung auf. Eine liegende Thoraxdrainage verhindert nicht immer einen Spannungspneumothorax. Zur Beatmung können hohe inspiratorische Druckwerte erforderlich sein, so daß ein subkutanes Emphysen entstehen kann (Abb. 18-2). Ein Spannungspneumothorax verlagert das Mediastinum, behindert den venösen Rückstrom und vermindert den Cardiac-output sowie den Blutdruck (Abb. 18-2). Eine Röntgenthoraxaufnahme dient der Diagnose. In kritischen Situationen muß allerdings die Therapie ohne Röntgenaufnahme eingeleitet werden. Bei der Behandlung ist zunächst die Drainage auf Durchgängigkeit zu überprüfen. Mit einer Nadel oder einem Trokar wird im zweiten Interkostalraum in der Medioklavikularlinie der Spannungspneumothorax entlastet.

Bei etwa 1–3% der pulmonalen Resektionen ist mit dem Auftreten einer chronischen bronchopleuralen Fistel zu rechnen (21). Sie manifestiert sich meist innerhalb der ersten zwei Wochen nach der Operation. Sie kann sehr groß sein und einen fulminanten Verlauf mit Sepsis, Empyem, purulentem Sputum und respiratorischer Insuffizienz nehmen. In wenigen Fällen können bronchopleurale Fisteln auch später entstehen, dann allerdings in geringerem Ausmaß und in etwas heimtückischerer Art mit Unwohlsein, Fieber und multiplen Luft-/Flüssigkeitsspiegeln in der Röntgenthoraxaufnahme. Zu den prädisponierenden Faktoren zählen präoperative Bestrahlung, Infektion, restliches neoplasmatisches Gewebe im Gebiet des Verschlusses und ein langer oder schlecht vaskularisierter Stumpf.

Eine große bronchopleurale Fistel, die einige Tage nach Pneumonektomie auftritt, zeigt einen dramatischen Verlauf. Der Beginn ist oft abrupt mit Hustenanfall und Dyspnoe. Dünnflüssiges, rot-braunes Sekret, das charakteristisch für den Inhalt des leeren Hemithorax ist, wird sowohl expektoriert wie in die

Restlunge inhaliert. Dieses Sekret ist häufig infiziert und wirkt meist irritierend, so daß eine Bronchokonstriktion und lokale Entzündung mit schwerer respiratorischer Erschöpfung und Hypoxämie provoziert wird. Durch Hypoxämie und Septikämie treten auch häufig Zeichen der Kreislaufinsuffizienz auf. Aufgrund der klinischen Situation ergibt sich im allgemeinen schon die Diagnose. Zur Bestätigung der Diagnose kann eine Röntgenthoraxaufnahme die Verminderung der Flüssigkeitsmenge im pneumonektomierten Hemithorax (Ersatz der Flüssigkeit durch Luft) sowie eine Konsolidierung und einen Kollaps der Restlunge zeigen. Sofortiges Handeln ist äußerst wichtig, wozu mechanische und differenzierte Beatmung mit einem Doppellumentubus sowie Kreislaufunterstützung gehören. Zur Evakuierung von Luft (Verhinderung eines Spannungspneumothorax) und Flüssigkeit (Verhinderung weiterer Kontamination der kontralateralen Lunge) muß eine funktionstüchtige Thoraxdrainage sofort in die pneumonektomierte Thoraxhälfte eingeführt werden.

Lagerungsdrainage und Physiotherapie haben keinen Platz in der Behandlung einer großen bronchopleuralen Fistel. Der Patient sollte so liegen, daß die normale Seite in eine nichtabhängige Position kommt. Der Stumpf muß chirurgisch verschlossen werden (21).

Für die Operation sollte ein Doppellumentubus zur Separation der beiden Hauptstammbronchi verwendet werden. Die Seitentrennung verhindert eine weitere Kontamination der nichtoperierten Lunge und gestattet eine positive Druckbeatmung der Restlunge ohne Verlust von Beatmungsvolumen über die Fistel. Ein Verlust des Hubvolumens über die Fistel kann eine effektive Ventilation in der Restlunge auf drei Wegen verhindern:
1. Das Hubvolumen geht über eine funktionierende Thoraxdrainage verloren.
2. Bei nicht funktionierender Thoraxdrainage entsteht ein Spannungspneumothorax mit Mediastinalverlagerung und Kompression der Restlunge.
3. Das entweichende Gas setzt die Flüssigkeit im Hemithorax unter Druck und zwingt sie zum Austritt über die Fistel, was zu einer Kontamination der Restlunge führen kann.

Aus diesen Überlegungen wird deutlich, daß das Lumen der resezierten Seite okkludiert werden muß, bevor eine positive Druckbeatmung erfolgen kann. Das endobronchiale Lumen des Doppellumentubus sollte sich im kontralateralen Hauptstammbronchus befinden. Zu den chirurgischen Maßnahmen bei chronischen bronchopleuralen Fisteln gehören die offene Drainage durch Rippenresektion, die Thorakoplastik mit mehreren Rippen, das Überdecken des Bronchiallecks mit Muskellappen und eine weiterführende Resektion. Bei vielen Patienten sind mehrere

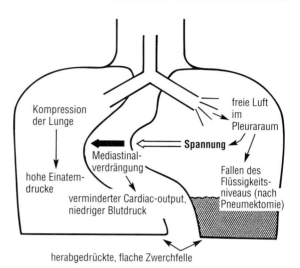

Abb. 18-2: Ein **Spannungspneumothorax** führt zu einer Mediastinalverlagerung. Hierdurch wird die kontralaterale Lunge komprimiert (mit schlechter Compliance und hohem Beatmungsdruck), venöser Rückstrom, Cardiac-output und systemischer Blutdruck werden vermindert. Da beide Lungenhälften unter Druck stehen, werden beide Zwerchfellhälften nach abwärts gedrückt und flach. Tritt der Spannungspneumothorax nach Pneumektomie auf, fällt durch die freie Luft im Pleuraraum der Flüssigkeitsspiegel ab.

Maßnahmen gleichzeitig erforderlich (21). Bei kleinen chronischen Fisteln sind die Symptome oft zunächst unklar und bestehen aus Fieber, Tachykardie und persistierendem Husten mit Expektoration von kleinen Sputummengen, die fast immer blutig tingiert sind. Nächtliche Hustenanfälle und Dyspnoe mit Giemen sind auf eine bronchopleurale Fistel besonders verdächtig. Eine Röntgenthoraxaufnahme in diesem Stadium zeigt eine Flüssigkeitsverminderung im Pleuraraum und eine zunehmende Luftansammlung im Apexgebiet, bzw. eine fehlende Flüssigkeitszunahme, wie es normalerweise der Fall wäre. Eine kleine Fistel nach Pneumektomie kann auch ohne chirurgischen Eingriff ausheilen, vorausgesetzt, die Infektion ist unter Kontrolle und der Patient kann so gelagert werden, daß sich die Flüssigkeit im Pleuraraum unterhalb der Bronchusebene befindet. Wiederholtes Punktieren und Absaugen des Pneumonektomieraums verhindert den Übertritt von Flüssigkeit in den Tracheobronchialbaum und geht mit einem geringeren Infektionsrisiko als eine Dauerdrainage einher. Trotzdem ist häufig ein chirurgischer Eingriff notwendig (21), für den ein Doppellumentubus (mit dem endobronchialen Lumen im kontralateralen Hauptstammbronchus) zur Seitentrennung verwendet werden sollte. Die chirurgischen Maßnahmen sind bereits oben beschrieben.

18.5 Respiratorische Insuffizienz

Die akute respiratorische Insuffizienz (innerhalb 30 Tagen nach Resektion) ist wahrscheinlich die häufigste ernsthafte Komplikation nach pulmonaler Resektion. Neuere Daten aus einem großen thoraxchirurgischen Zentrum geben eine Inzidenz von 4,4% an. In dieser Studie ergab sich für die Patienten mit akuter respiratorischer Insuffizienz eine Mortalität von 50% (23). Die Mortalität durch respiratorische Insuffizienz ist nach rechtsseitiger Pneumonektomie größer als nach Pneumonektomie auf der linken Seite, da die verbleibende funktionsfähige Lungenhälfte kleiner ist (23). Im Kapitel 3 wurden die Mechanismen von Hypoxämie und Hyperkapnie während Anästhesie und chirurgischem Eingriff beschrieben, die zum großen Teil auch bis in die postoperative Phase hinein anhalten können. Darüber hinaus birgt eine pulmonale Resektion zusätzliche neue Mechanismen einer Hypoxämie und Hyperkapnie in sich.

Der Grundmechanismus einer Hypoxämie unter Anästhesie und chirurgischem Eingriff ist eine Abnahme der funktionellen Residualkapazität unter das Closing-volume der Lunge, was zu Regionen mit niedrigem Ventilations-Perfusions-Verhältnis oder Atelektasen führt:

1. Postoperativer Schmerz verursacht eine Ruhigstellung der Thoraxwand, Kompression der Lunge und Abnahme der funktionellen Residualkapazität.
2. Das Husten und tiefe Atmen wird unterdrückt, so daß eine Sekretretention entsteht, die ebenfalls die funktionelle Residualkapazität vermindert. Diese ersten zwei Mechanismen der postoperativen Hypoxämie können durch eine adäquate Schmerzbehandlung minimiert werden (siehe Kapitel 20).
3. Das verbleibende Lungengewebe in beiden Thoraxhälften kann ödematös und/oder blutig imbibiert sein. Die Lungenhälfte, die während des chirurgischen Eingriffs in abhängiger Position war, kann ödematös sein und/oder aspiriertes Blut enthalten (wenn kein Doppellumentubus verwendet wurde), was auf die Wirkung der Schwerkraft zurückzuführen ist (in Zone 3 und 4). Die nichtabhängige Lunge ist durch chirurgische Kompression und Traumatisierung ödematös und hämorrhagisch. Die Ein-Lungen-Beatmung kann das chirurgische Trauma auf die nichtabhängige Lunge minimieren und die Seitentrennung mit einem Doppellumentubus verhindert die Aspiration von Blut in die abhängige Lunge. Das gesamte restliche Lungengewebe ist durch Infusion von hohen Flüssigkeitsmengen in ein verringertes pulmonales Gefäßbett möglicherweise ödematös. Auf der Basis einer präoperativen Auswertung des Lungenkreislaufs und des rechten Ventrikels sollte sich die Auswirkung durch die Verringerung des pulmonalen Gefäßbetts präoperativ abschätzen lassen (siehe Kapitel 5). Der Hauptmechanismus einer Kohlendioxydretention ist die Erschöpfung der respiratorischen Muskulatur bei steifen Lungen mit hohem Atemwegswiderstand und verminderter Gasaustauschfläche. Zur Behandlung der respiratorischen Insuffizienz zählt die mechanische Beatmung. Während der mechanischen Beatmung (siehe Kapitel 19) werden die zugrundeliegenden Ursachen diagnostiziert und behandelt.

18.6 Rechtsherzinsuffizienz

Größere pulmonale Resektionen führen zu einer Verringerung der Querschnittsfläche des pulmonalen Gefäßsystems und zu einem Anstieg der rechtsventrikulären Nachlast, was bei manchen Patienten u. U. eine akute Rechtsherzinsuffizienz auslöst. Obwohl im allgemeinen das Risiko einer Rechtsherzinsuffizienz nach Resektion präoperativ abzuschätzen ist (24), kann eine Rechtsherzinsuffizienz auch bei zusätzlichen Belastungen für das rechte Herz, wie Infektion, erhöhtem pulmonalem Blutfluß und pulmonaler Vasokonstriktion (Hypoxie, Azidose, vasoaktive Amine und Peptide), auftreten. Pulmonale Hypertonie und rechtsventrikuläre Nachlast werden auch durch erhöhte pulmonale kapilläre und venöse Druckwerte verstärkt, wie es bei Flüssigkeitsüberladung und/oder verminderter linksventrikulärer Compliance (durch linksventrikuläre Ischämie und/oder Insuffizienz) möglich ist.

Bei jedem Patienten, für den ein Risiko einer rechts-(oder links-)seitigen postoperativen Herzinsuffizienz angenommen wird, sollte für eine größere pulmonale Resektion ein Pulmonalarterienkatheter verwendet werden. Zu den Patienten mit erhöhtem Risiko einer rechtsseitigen Herzinsuffizienz gehören jene mit einem inferioren Myokardinfarkt, da hier oft der rechte Ventrikel betroffen ist, und jene mit einer vorbestehenden pulmonalen Hypertonie. Die Diagnose einer selektiven Rechtsherzinsuffizienz ist gestellt, wenn der rechte Vorhofdruck den linken Vorhofdruck überschreitet (d. h. den pulmonalarteriellen Verschlußdruck), und zwar bei einem abnorm niedrigen Cardiac-output. Daneben liegt im allgemeinen eine pulmonale Hypertonie mit einem Druckgradienten zwischen diastolischem pulmonalarteriellem und dem Verschlußdruck vor, bei gleichzeitigen systemischen Anzeichen einer Herzinsuffizienz (Oligurie, Bewußtseinstrübung und periphere Ödeme).

Die Behandlung der akuten Rechtsherzinsuffizienz entspricht den Prinzipien der Behandlung der linksseitigen Insuffizienz: Kontrolle der Herzfrequenz, Optimierung von Vorlast und Inotropie des Ventrikels und Reduktion der Nachlast (siehe Kapitel 13). Die Vorlast (gemessen durch den zentralen Venendruck) kann durch Flüssigkeitsrestriktion, Diuretika oder venöse Vasodilatatoren wie Nitroglycerin reduziert weden. Die Unterstützung der Inotropie erfolgt in Abhängigkeit von der pulmonalvaskulären Antwort auf die gewählte Substanz. Dobutamin, das den pulmonalvaskulären Widerstand eher senkt, ist in diesem Zusammenhang die Substanz der Wahl (25). Zu den Vasodilatatoren mit Senkung des pulmonalvaskulären Widerstands zählen Nitroglycerin, Nitroprussid und Phentolamin. Daneben sollten weitere Maßnahmen, die der Reduktion einer pulmonalarteriolären Konstriktion dienen, zur Anwendung kommen. Dazu gehören Sauerstoffapplikation zur Reduktion der hypoxisch-pulmonalen Vasokonstriktion, Aminophyllin zur Behandlung eines Bronchospasmus, Antibiotika und physikalische Therapie (zur Verminderung hypoxischer Kompartimente) und der Ausgleich des Säure-Basen-Haushalts.

18.7 Rechts-links-Shunt über offenem Foramen ovale

Viele Erwachsene haben ein offenes Foramen ovale. Bei Autopsien ist die Inzidenz des offenen Foramen ovale mit 34% in den ersten drei Lebensdekaden am höchsten und vermindert sich auf 20% bis zur neunten und zehnten Dekade (26). Normalerweise besteht kein Rechts-links-Shunt über das Foramen ovale, da der linke Vorhofdruck über dem rechten Vorhofdruck liegt, wodurch die Einwegklappe des Foramen ovale gegen das Foramen ovale gepreßt wird, so daß es funktionell verschlossen ist. Übersteigt der rechte Vorhofdruck den linken Vorhofdruck (wie es bei PEEP möglich ist) (27), im Rahmen einer Lungenembolie (28, 29), bei pulmonaler Hypertonie (28), bei chronisch-obstruktiver Lungenerkrankung (30), bei Pulmonalklappenstenose (27, 31), bei Herzinsuffizienz (27, 32), bei kardiopulmonalem Bypass (28, 33, 34) und bei neurochirurgischen Eingriffen im Rahmen einer Luftembolie (35), kann sich die Einwegklappe öffnen und es entsteht ein Rechts-links-Shunt über das Foramen ovale (Abb. 18-3).

Die Verdachtsdiagnose «Rechts-links-Shunt über ein offenes Foramen ovale» sollte gestellt werden, wenn ein Patient bei relativ normalen Röntgenthoraxbefunden hypoxämisch ist oder wenn eine progressive PEEP-induzierte Abnahme der arteriellen Oxygenierung stattfindet (bei diesen Patienten finden sich meist abnorme Röntgenthoraxbefunde). In der zuletzt geschilderten Situation erhöht PEEP weiter den pulmonalvaskulären Widerstand sowie den rechtsventrikulären und rechtsatrialen Druck, wodurch der Rechts-links-Shunt über das Foramen verstärkt wird. Bei extubierten Patienten sollte die Verdachtsdiagnose bei einer anderweitig unerklärbaren, klinisch-signifikanten Dyspnoe und Hypoxämie gestellt werden. Die zweidimensionale Echokardiographie ist eine exzellente, nichtinvasive Methode zur Bestätigung der Diagnose (43). Kontrastangiographie und Farbstoffverdünnungsmethode sind die besten definitiven, invasiven diagnostischen Methoden (33). Da ein chirurgischer Verschluß für den Patienten eine besondere Belastung darstellt (kardiopulmonaler Bypass erforderlich) und bei Vorliegen einer pulmonalen Hypertonie zu akuter Rechtsherzinsuffizienz führen kann, sollte die Therapie zunächst immer konservativ erfolgen, und zwar durch Verminderung des pulmonalvaskulären Widerstands sowie der rechtsventrikulären und rechtsatrialen Druckwerte. So besteht die konservative Therapie aus Verminderung der pulmonalen Vasokonstriktion durch Behandlung pulmonaler Infektionen, Anwendung von Sauerstoff, Ausgleich einer Azidose, Vermeidung von Situationen, bei denen pulmonalvasoaktive Amine und Peptide freigesetzt werden (wie Hypotonie und Infektion), Anwendung von pulmonalen Vasodilatatoren und Verringerung der rechtsseitigen kardialen Druckwerte durch Vorlastmanipulation. Hierdurch ist bei der überwiegenden Zahl der Patienten ein funktioneller Verschluß des Foramen ovale möglich. Die Pflege eines Patienten mit intrakardialem Rechts-links-Shunt muß äußerst gewissenhaft erfolgen. Wichtig ist das Vermeiden von Luftbläschen in den intravenösen Zugängen. Das gewaltsame Freispülen von schlecht durchgängigen intravenösen Kathetern kann zu einer systemischen Embolie führen

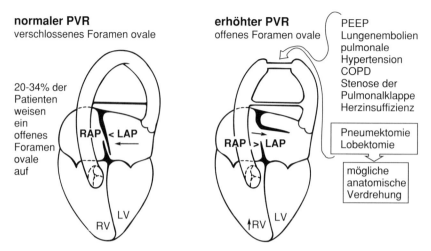

Abb. 18-3: 20–34% der Bevölkerung haben ein offenes Foramen ovale. Normalerweise bleibt das offene Foramen ovale funktionell verschlossen, da der linke Vorhofdruck (LAP) den rechten Vorhofdruck (RAP) überschreitet. Bei zunehmendem pulmonalvaskulärem Widerstand wie nach Pneumonektomie oder Lobektomie kann der rechtsventrikuläre (RV) und der rechtsatriale Druck erhöht sein. Übersteigt der rechtsatriale Druck den linken Vorhofdruck, öffnet sich das Foramen ovale und verursacht einen Rechts-links-Shunt (LV = linker Ventrikel).

(32). Transfusionsblut muß über einen Mikroporenfilter zum Ausschluß von Partikelmaterial gefiltert werden. Da in der postoperativen Phase eine Neigung zu venöser Stase besteht, sollte man eine prophylaktische Antikoagulation zur Erniedrigung der Wahrscheinlichkeit einer systemischen Thromboembolie bedenken (32).

18.8 Arrhythmien

Häufige Komplikationen nach größeren pulmonalen Resektionen, speziell der Pneumonektomie, sind supraventrikuläre Arrhythmien, hauptsächlich Sinustachykardie und Vorhofflimmern bzw. -flattern (44, 45). Zu den möglichen Ursachen dieser Arrhythmien gehören die Traumatisierung des Herzens und rechtsventrikuläre bzw. rechtsatriale Dehnung (durch erhöhten pulmonalvaskulären Widerstand), beeinflußt durch vorbestehende kardiovaskuläre Erkrankung, schlechten Gasaustausch und sympathische Stimulation durch Schmerz. Gelegentlich können diese Arrhythmien, speziell im fortgeschrittenen Alter (46), zu Kreislaufschwierigkeiten führen (7).

Die allgemeine Behandlung besteht aus adäquater Sedierung/Analgesie, Korrektur einer Hypoxie, Hyperkapnie oder Hypokapnie und Behandlung der Rechtsherzinsuffizienz (siehe oben). Eine spezifische pharmakologische antiarrhythmische Behandlung hängt von der speziellen Arrhythmie ab (47) (siehe Tab. 13-8). Die Sinustachykardie wird mit Propranolol (0,5 mg alle 2 Minuten bis zu 5 mg) behandelt. Eine paroxysmale Vorhoftachykardie kann durch Karotis-Sinus-Massage zusammen mit Edrophonium* (2–10 mg) zur Verbesserung des Karotis-Sinus-Reflexes durch Erhöhung des Parasympathikotonus (erste Wahl) behandelt werden. Auch Neosynephrine** (50–100 µg/Dosis) verbessert die Erfolgsmöglichkeiten einer Karotis-Sinus-Massage (zweite Wahl). Weitere Behandlungsmöglichkeiten sind Verapamil (5–10 mg intravenös) (dritte Wahl) und Propranolol (vierte Wahl). Die Behandlung des Vorhofflimmerns erfolgt mit Digitalis (0,25–0,5 mg intravenös), wenn der Patient einigermaßen stabil ist, mit Verapamil (5 mg/Dosis), wenn der Patient mittelmäßig instabil ist und durch externe synchronisierte Kardioversion, wenn der Patient extrem instabil ist. Die Behandlung des Vorhofflatterns besteht aus Verapamil (5–10 mg

---

* Edrophonium hydrochlorid (in USA: Tensilon®), Cholinesterasehemmer, Wirkung ähnlich wie Prostigmin (Neostigmin) aber von kürzerer Dauer; in der BRD nicht im Handel
** Neosynephrine (Phenylephrin), α-Sympathomimetikum.

intravenös, erste Wahl), Propranolol (zweite Wahl) oder externer Kardioversion (dritte Wahl).

Ventrikuläre Arrhythmien, im allgemeinen ventrikuläre Extrasystolen, können durch Lidocain und/oder Beta-Blocker kontrolliert werden. Bei Kammerflimmern und Kammertachykardie muß eine elektrische Defibrillation erfolgen, gefolgt von Lidocain und eventuell Propranolol bzw. in seltenen Fällen Bretylium*. Bei Patienten, bei denen ein kompletter Block auftritt, sollte eine temporäre Schrittmacherstimulation in Betracht gezogen werden.

* Bretylium-Tosylate, Antihypertensivum und Antiarrhythmikum, in der BRD nicht im Handel.

18.9 Nervenverletzungen

Bei radikalen Hilusdissektionen oder Exzisionen mediastinaler Tumoren können der Nervus phrenicus, der Nervus vagus und der Nervus recurrens unbeabsichtigt verletzt oder bewußt exzidiert werden. Eine Schädigung des Nervus phrenicus verursacht respiratorische Störungen und einen ipsilateralen Zwerchfellhochstand. Der Verdacht muß bei Patienten mit relativ unauffälliger Röntgenthoraxaufnahme, adäquatem Gasaustausch und schwierigem Weaning vom Ventilator erhoben werden. Die Diagnose kann durch paradoxe Zwerchfellbewegungen in der Fluoroskopie bestätigt werden. Eine Verletzung des Nervus vagus führt zu einer gastrointestinalen Atonie, die in den ersten postoperativen Tagen im allgemeinen nicht problematisch ist. Die bilaterale partielle Verletzung der Rekurrensnerven führt zu einem Adduktionsspasmus der Stimmbänder, der nach Extubation eine Obstruktion der oberen Atemwege verursachen kann. Dies muß sogleich erkannt und durch sofortige Reintubation behandelt werden.

Rekurrensnerv oder Phrenikusnerv zeigen im allgemeinen eine Rückkehr der Funktion innerhalb von 2 bis 9 Monaten. Kehrt die Stimmbandfunktion nach Verletzung des Nervus recurrens nicht zurück, kann eine Steroidinjektion in das betroffene Stimmband erfolgen, was oft die Funktion wieder herstellt. In seltenen Fällen können chirurgische Eingriffe wie zum Beispiel Teflon-Injektion zur Funktionsverbesserung erfolgen. Bleibt eine Phrenikusparalyse bestehen und führt sie zu einer ausgeprägten respiratorischen Störung durch Paralyse des Zwerchfells, ist es möglich, einen Phrenikus-Nerv-Stimulator (48) zu implantieren oder das Zwerchfell zu raffen (20), um die respiratorische Insuffizienz zu korrigieren.

Neben dem Clamping der thorakalen Aorta gibt es zwei andere Ursachen einer Paraplegie nach Thorakotomie.
1. Eine Ischämie des Rückenmarks wird durch Schädigung der Spinaläste der Interkostalarterien durch Dissektion oder Diathermie am posterioren Rippenanteil verursacht (49). Hier ist die Wahrscheinlichkeit im Bereich des linken Unterlappens am höchsten (50).
2. Durch das chirurgische Eingreifen kann eine Verbindung zwischen Epiduralraum und Pleuraraum geschaffen werden. Dadurch ist es möglich, daß Blut in den Epiduralraum eindringt und bei späterer Gerinnung eine Kompression auf das Rückenmark ausübt und damit eine Ischämie erzeugt (51).

Daneben gibt es andere, weniger ernsthafte Nervenverletzungen, die für thoraxchirurgische Eingriffe typisch sind. Speziell der Plexus brachialis ist durch thoraxchirurgischen Eingriff und Anästhesie verletzbar (52, 53). Er nimmt einen langgestreckten Verlauf zwischen zwei Fixationspunkten in der Axilla, den Wirbelkörpern oben und der axillären Faszie unten. Werden die zwei Fixationspunkte voneinander entfernt, wird der Plexus gedehnt. Das Aufhängen des Armes in Kopfrichtung (siehe Abb. 10-1) beim relaxierten Patienten ohne Muskeltonus mit Erhöhung des Abstands zwischen den zwei Fixationspunkten ist die häufigste Ursache einer Dehnung und Schädigung des Plexus brachialis. Weitere Dehnungsmöglichkeiten entstehen durch extreme Abduktion, Außenrotation und dorsale Extension des Arms auf einer Armschiene. Die Interkostalnerven sind am meisten während des intrathorakalen Eingriffs gefährdet. Eine Rippenfraktur anläßlich einer Thorakotomie kann den Interkostalnerv komprimieren, wodurch eine Interkostalneuritis mit radikulärem Schmerz in der postoperativen Phase entsteht. Wird auf die Interkostalnervenwurzeln bei der Öffnung des Thorax eine exzessive Dehnung und Spannung ausgeübt, kann eine sehr starke postoperative Interkostalneuralgie auftreten. Daneben können Thoraxdrainagen ein Neurinom oder eine Neuritis durch Kompression des Interkostalnerven hervorrufen.

18.10 Komplikationen von intrathorakalen Interkostalnervenblockaden

Intrathorakale Interkostalnervenblockaden unter direkter Sicht vor dem Verschluß des Thorax sind übliche Methoden zur Herstellung einer sofortigen postoperativen Analgesie. In einem großen Zentrum wurde geschätzt, daß diese Blockaden bei 10–15% der Thorakotomiepatienten durchgeführt werden (54). Es gibt jedoch Fallberichte über totale Spinalanästhesien bei dieser Maßnahme (54, 55). Bei diesen Patienten mit Blockaden in verschiedenen Höhen trat ein sofortiger starker Abfall von Blutdruck und Puls, eine anhaltende Apnoe, eine verzögerte Aufwachphase, Fehlen von Reflexen und Pupillenerweiterungen auf. All diese Phänomene stehen in Zusammenhang mit einer totalen Spinalanästhesie.

Es gibt verschiedene mögliche Mechanismen für diese Komplikation. Erstens ist es möglich, daß der Subarachnoidalraum entlang den Nervenwurzeln nach auswärts verlängert ist. Diese Duramanschetten können bis zu 8 cm hinter das Foramen intervertebrale ausgedehnt sein (56). Dadurch kann es sein, daß Lokalanästhetikum in eine oder mehrere dieser Duramanschetten gelangt, die die Interkostalnerven umgeben. Eine zweite Möglichkeit besteht darin, daß sich das Lokalanästhetikum nach zentral über den Perineuralraum in Richtung auf den Liquor ausbreitet. Eine dritte Möglichkeit ist, daß das Lokalanästhetikum direkt durch ein Foramen intervertebrale in den Subarachnoidalraum bei unbemerkter Fehllage der Nadel eingebracht wird.

Diese Berichte begründen eine relative Kontraindikation für eine rückenmarksnahe Interkostalnervenblockade mit Lokalanästhetika, wenn sich der Patient in Allgemeinanästhesie befindet und dadurch keine exakte und direkte Überprüfung des Blockadeeffekts möglich ist. Diese Studien betonen auch die Notwendigkeit, eine Spinalanästhesie in die Differentialdiagnose einer postoperativen Depression der Herz-Kreislauf-Funktion und des zentralen Nervensystems einzubeziehen, wenn Lokalanästhetika in Nachbarschaft des Rückenmarks unter Allgemeinanästhesie eingesetzt werden.

Literatur

1. Allison, P. R.: Intrapericardial approach to the lung root in the treatment of bronchial carcinoma by dissection pneumonectomy. J. Thorac. Cardiovasc. Surg. 15: 99, 1946.
2. Yacoub, M. H., Williams, W. G., Ahmad, A.: Strangulation of the heart following intrapericardial pneumonectomy. Thorax. 23: 261–265, 1968.
3. Gates, G. F., Sette, R. S., Cope, J. A.: Acute cardiac herniation with incarceration following pneumonectomy. Radiology 94: 561–562, 1970.
4. Takita, H., Mijares, W. S.: Herniation of the heart following intrapericardial pneumonectomy. Report of a case and review. J. Thorac. Cardiovasc. 59: 443–446, 1970.
5. Beltrami, V., Catenacci, N.: Cardiac herniation following intrapericardial pneumonectomy. Acta. Chir. Belg. 76: 293–295, 1977.
6. Deiraniya, A. K.: Cardiac herniation following intrapericardial pneumonectomy. Thorax. 29: 545–552, 1974.
7. Kirsh, M. M., Rotman, H., Behrendt, D. M. et al.: Complications of pulmonary resection. Ann. Thorac. Surg. 20: 215, 1975.
8. McKlveen, J. R., Urgena, R. B., Rossi, N. P.: Herniation of the heart following radical pneumonectomy: A case report. Anesth. Analg. 51: 680, 1972.
9. Kirchoff, A. C.: Herniation of the heart: Report of a case. Anesthesiology 12: 774, 1951.
10. Grevel, J. A.: Herniation of the heart – A hazard of thoracic surgery: Report of two fatal cases. Can. J. Surg. 9: 72, 1966.
11. Higginson, J. F.: Block dissection in pneumonectomy for carcinoma. J. Thorac. Cardiovasc. Surg. 25: 582, 1953.
12. Arndt, R. D., Frank, C. G., Schmitz, A. L. et al.: Cardiac herniation with volvulus after pneumonectomy. Am. J. Roentgenol. 130: 155–156, 1978.
13. Gergely, M., Urban, A. E., Deverall, P. B. et al.: Herniation of the heart after intrapericardial pneumonectomy. Acta Chir. Acad. Sci. Hung. 18: 129–132, 1977.
14. Cassorla, L., Katz, J. A.: Management of cardiac herniation after intrapericardial pneumonectomy. Anesthesiology 60: 362, 1984.
15. Levin, P. D., Faber, L. P., Carleton, R. A.: Cardiac herniation after pneumonectomy. J. Thorac. Cardiovasc. Surg. 61: 104–106, 1971.
16. Wright, M. P., Nelson, C., Johnson, A. M. et al.: Herniation of the heart. Thorax 25: 656–664, 1970.
17. Hidvegi, R. S., Abdulnour, E. M., Wilson, J. A.: Herniation of the heart. J. Can. Assoc. Radiol. 32: 185–187, 1981.
18. Rodgers, B. M., Moulder, P. V., DeLaney, A.: Thoracoscopy: New methods of early diagnosis of cardiac herniation. J. Thorac. Cardiovasc. Surg. 78: 623–625, 1979.
19. Peterffy, A., Henze, A.: Hemorrhagic complications du-

ring pulmonary resections: A retrospective review of 1428 resections with 113 hemorrhagic episodes. Scand. J. Thorac. Cardiovasc Surg. 17: 283–287, 1983.
20. Cordel, A. R., Ellison, R. E.: Complications of Intrathoracic Surgery. Boston, Little, Brown & Co., 1979, pp. 240, 264, 284, 364.
21. Hankins, J. R., Miller, J. E., Attar, S. et al.: Bronchopleural fistula: Thirteen-year experience with 77 cases. J. Thorac. Cardiovasc. Surg. 76: 755, 1978.
22. Malave, G., Foster, E. D., Wilson, J. A. et al.: Bronchopleural fistula. Present-day study of an old problem. Ann. Thorac. Surg. 11: 1–10, 1971.
23. Hirschler-Schulte, C. J. W., Hylkema, B. S., Meyer, R. W.: Mechanical ventilation for acute postoperative respiratory failure after surgery for bronchial carcinoma. Thorax 40: 387–390, 1985.
24. Tisi, G. M.: Preoperative evaluation of pulmonary function. Am. Rev. Respir. Dis. 119: 293–310, 1979.
25. Harris, P., Heath, D.: Pharmacology of the pulmonary circulation. In: Harris, P., Heath, D. (eds.): The Human Pulmonary Circulation. New York, Churchill Livingstone, 1977, pp. 182–210.
26. Hagen, P. T., Scholz, D. G., Edwards, W. D.: Incidence and size of patent foramen ovale during the first 10 decades of life: An autopsy study of 965 normal hearts. Mayo Clin. Proc. 59: 17–20, 1984.
27. Moorthy, S. S., Losasso, A. M.: Patency of the foramen ovale in the critically ill patient. Anesthesiology 41: 405–407, 1974.
28. Schroeckenstein, R. F., Wasenda, G. J., Edwards, J. E.: Valvular competent patent foramen ovale in adults. Minn. Med. 55: 11–13, 1972.
29. Kovacs, G. S., Hill, J. D., Aberg, T. et al.: Pathogenesis of arterial hypoxemia in pulmonary embolism. Arch. Surg. 93: 813–823, 1966.
30. Daly, J. J.: Venoarterial shunting in obstructive pulmonary disease. N. Engl. J. Med. 278: 952–953, 1968.
31. Selzer, A., Carnes, W. H.: The role of pulmonary stenosis in the production of chronic cyanosis. Am. Heart. J. 45: 382–395, 1953.
32. Pieroni, D. R., Valdes-Cruz, L. M.: Atrial right-to-left shunt in infants with respiratory and cardiac distress but without congenital heart disease: Demonstration by contrast echocardiography. Pediatr. Cardiol. 2: 1–5, 1982.
33. Morthy, S. S., Losasso, A. M., Gibbs, P. S.: Acquired right-to-left intracardiac shunts and severe hypoxemia. Crit. Care. Med. 6: 28–31, 1978.
34. Byrick, R. J., Kolton, M., Hart, J. T. et al.: Hypoxemia following cardiopulmonary bypass. Anesthesiology 53: 172–174, 1980.
35. Gronert, G. A., Messick, J. M. Jr., Cucchiara, R. F. et al.: Paradoxical air embolism from a patent foramen ovale. Anesthesiology 50: 548–549, 1979.
36. Dlabel, P. W., Stutts, B. S., Jenkins, D. W. et al.: Cyanosis following right pneumonectomy. Chest. 81: 370, 1982.
37. Holtzman, H., Lippman, M., Nakhjaran, F. et al.: Postpneumonectomy intraatrial right-to-left shunt. Thorax 35: 307, 1980.
38. Schnabel, G. T., Ratto, O., Kirby, C. K. et al.: Postural cyanosis and angina pectoris following pneumonectomy: Relief by closure of an interatrial defect. J. Thorac. Surg. 32: 246, 1956.
39. Begin, R.: Platypnea after pneumonectomy. N. Engl. J. Med. 293: 342, 1975.
40. LaBresh, K. A., Pietro, D. A., Coates, E. O. et al.: Platypnea syndrome after left pneumonectomy. Chest. 79: 605, 1981.
41. Seward, J. B., Hayes, D. L., Smith, E. C.: Platypnea-orthodeoxia: Clinical profile, diagnostic workup, management, and report of seven cases. Mayo Clin. Proc. 59: 221, 1984.
42. Springer, R. M., Gheorghiade, M., Chakko, C. S. et al.: Platypnea and intraatrial right-to-left shunting after lobectomy. Am. J. Cardiol. 51: 1802, 1983.
43. Vacek, J., Foster, J. Quainton, R. R. et al.: Right-to-left shunting after lobectomy through a patent foramen ovale. Ann. Thorac. Surg. 39: 576–578, 1985.
44. Mowry, F., Reynolds, E.: Cardiac rhythm disturbances complicating resectional surgery of the lung. Ann. Intern. Med. 61: 688, 1964.
45. Shields, T. W., Ujiki, G.: Digitalization for prevention of arrhythmias following pulmonary surgery. Surg. Gynecol. Obstet. 126: 743, 1968.
46. Breyer, R. H., Zippe, C., Pharr, W. F. et al.: Thoracotomy in patients over age seventy years: Ten-year experience. J. Thorac. Cardiovasc. Surg. 81: 187, 1981.
47. Kaplan, J. A.: Complications of thoracic surgery. In: Kaplan, J. A. (ed.): Thoracic Anesthesia. New York, Churchill Livingstone, 1983, chapter 18, pp. 599–634.
48. Hatcher, C. R., Miller, J. I.: Operative injuries to nerves during intrathoracic procedures. In: Cordell, R. A., Ellison, R. G. (eds.): Complications of Intrathoracic Surgery. Boston, Little, Brown & Co., 1979, pp. 363–365.
49. Henson, R. A., Parsons, M.: Ischemic lesions of the spinal cord: An illustrated review. Q. J. Med. 142: 205, 1967.
50. Mathew, N. T., John, S.: Iatrogenic ischemic paraplegia. Med. J. Aust. 2: 29, 1970.
51. Perez-Guerra, F., Holland, J. M.: Epidural hematoma as a cause of postpneumonectomy paraplegia. Ann. Thorac. Surg. 39: 282, 1985.
52. Clausen, E. G.: Postoperative paralysis of the brachial plexus. Surgery 12: 933–942, 1942.
53. Ewing, M. R.: Postoperative paralysis in the upper extremity. Lancet 1: 99–103, 1950.
54. Gallo, J. A., Lebowitz, P. W., Battit, G. E. et al.: Complications of intercostal nerve blocks performed under direct vision during thoracotomy: A report of two cases. J. Thorac. Cardiovasc. Surg. 86: 628–630, 1983.
55. Benumof, J. L., Semenza, J.: Total spinal anesthesia following intrathoracic intercostal nerve blocks. Anesthesiology 43: 124–125, 1975.
56. Gillies, I. D. S., Morgan, M.: Accidental total spinal analgesia with bupivacaine. Anesthesia 28: 441–445, 1973.
57. Moore, D. C.: Efocaine, complications following its use. West J. Surg. 61: 635–638, 1953.

19 Mechanische Beatmung und Entwöhnen von der Beatmung (Weaning)

19.1 Einleitung

Es gibt zahlreiche Indikationen zur postoperativen mechanischen Beatmung (zumindest für einige Stunden): schwere vorbestehende Lungenerkrankung (siehe Kapitel 5), Beeinträchtigung der respiratorischen Funktion durch Narkose- oder Relaxansüberhang (z. B. «maximale inspiratory force» < 20 cm H_2O), Blut in den Atemwegen, intraoperative Massivtransfusion, als Folge vieler Eingriffe zur Pneumonektomie, Atemwegsfistel nach Resektionseingriff (z. B. bronchopleurale Fistel), instabiler Thorax, starke chirurgische Traumatisierung der Restlunge des operierten Hemithorax, mehrfaches und schweres Organtrauma, Sepsis und inakzeptable arterielle Blutgaswerte (eventuell durch die obengenannten Faktoren). Neben diesen offensichtlichen Indikationen erleichtert die fortgesetzte mechanische Beatmung einen schonenden Transport vom Operationsraum auf die Intensivstation (adäquate Anästhesie/Sedierung vorausgesetzt). Weiterhin wird der intraoperative Einsatz von hochdosierten Narkotika, eine adäquate postoperative Analgesie ohne Bedeutung auf eine eventuelle Atemdepression und eine aggressive hämodynamische Therapie (einschließlich intravaskulärer Volumenbelastung) ohne übermäßige Auswirkung auf die Lungenfunktion ermöglicht. Daneben vermeidet man die Notwendigkeit einer intensiven Atemtherapie bei erschöpften, gestreßten Patienten in der frühen postoperativen Phase. Die funktionelle Residualkapazität (FRC) kann vor der Extubation wieder hergestellt werden und die Rückkehr in den Operationssaal bei Verdacht auf chirurgische Komplikationen wird erleichtert. Ist eine postoperative mechanische Beatmung selbst für nur wenige Stunden geplant, erhält der Patient weiterhin Narkotika und Relaxantien. Der Doppellumentubus sollte vor dem Verlassen des Operationssaales gegen einen Einfachlumentubus ausgetauscht werden (außer wenn eine große bronchopleurale Fistel besteht).

Der Einsatz von positivem endexspiratorischem Druck (PEEP), kontinuierlichem positivem Atemwegsdruck (CPAP) und intermittierender maschineller Beatmung (Intermittent-mandatory-Ventilation, IMV) beim spontanatmenden bzw. apnoischen Patienten und das zunehmende Verständnis der Toxizität von unnötig hohen inspiratorischen Sauerstoffkonzentrationen (F_iO_2) stellen die Grundlage der modernen klinischen Beatmungsstrategie dar. In diesem Kapitel wird schrittweise die gegenwärtige Praxis der mechanischen Beatmung, der Entwöhnung und der Extubation (1–4) beschrieben. Die Empfehlungen zur initialen Ventilatoreinstellung basieren auf der Annahme, daß die Patientenlunge in der Funktion gestört ist und deshalb eine entsprechende Unterstützung benötigt. Weiterhin wird angenommen, daß ein volumenbegrenzter Ventilator verwendet wird, der Patient adäquat sediert ist, und Endotrachealtubus und Thoraxdrainage regelrecht funktionieren.

19.2 Initiale Ventilatoreinstellung: IMV

Intermittent-mandatory-Ventilation (IMV) bedeutet, daß der Ventilator eine obligatorische Anzahl von Beatmungshüben mit positivem Druck pro Minute liefert, während der Patient zwischen diesen Beatmungshüben spontan atmet. Der IMV-Modus ist gegenwärtig aus mehreren Gründen der am häufigsten verwendete Beatmungsmodus:

1. Wegen der Spontanatmungsmöglichkeit kann ein

negativerer Pleuradruck erzeugt werden, wodurch venöser Rückstrom und Cardiac-output verbessert werden (im Vergleich mit der einfachen intermittierenden Überdruckbeatmung [IPPV]).
2. Infolge dessen ist zur Aufrechterhaltung des systemischen Drucks und der Perfusion weniger intravenöse Flüssigkeit erforderlich.
3. Der Bedarf an Sedativa wird vermindert, Relaxantien entfallen, da eine Unterdrückung der Spontanatmung nicht erforderlich ist.
4. Es besteht ein psychologischer Vorteil, da die Patienten spüren, daß sie selbst atmen können.
5. Die Koordination der respiratorischen Muskulatur bleibt bestehen. Schließlich ist bei Erreichen des Entwöhnungsstadiums ein graduelles Übergehen von der Ventilatorabhängigkeit zur -unabhängigkeit möglich.

Es gibt zahlreiche andere Beatmungsmodi, die ebenfalls die mechanische Beatmung erleichtern und/oder den Übergang von der Beatmung zur Entwöhnung ermöglichen: Druckunterstützung, Mandatory-minute-Ventilation (MMV), Inversed-ratio-Ventilation (IRV) und Airway-pressure-release-Ventilation (APRV), die in neuerer Zeit eingeführt wurden. Diese werden in Abschnitt 19.7 besprochen.

Bei konventionellem IMV besteht die Möglichkeit, daß der Ventilator mit dem Beatmungshub zu dem Zeitpunkt beginnt, wo der Patient eine spontane Inspiration beendet. Damit pfropft sich der Beatmungshub auf den spontanen Atemzug auf und kann damit die Lunge mit hohen Spitzendruckwerten überdehnen. Dieses Problem wird durch synchronisiertes IMV (SIMV) vermieden. Bei SIMV «erwartet» der Ventilator, intermittierend mit der eingestellten Frequenz pro Minute, den Beginn einer Spontanatmung, wobei sofort ein Maschinenhub ausgelöst wird. Hierdurch verhindert man ein Gegenatmen.

Die mechanische Beatmung beginnt man mit einem Hubvolumen von 12 ml/kg Körpergewicht, einer zur Erzielung eines P_aCO_2 von 40 mmHg ausreichenden IMV-Frequenz (im allgemeinen 8–12/min) und einer inspiratorischen Sauerstoff-Fraktion (F_iO_2 von 1,0) (Tab. 19-1). Obwohl eine Spontanatmung unter IMV (bedeutsam zur Verminderung des Pleuradrucks und Aufrechterhaltung des Cardiac-outputs) ermöglicht wird, sollte in dieser Situation IMV als volle ventilatorische Unterstützung betrachtet werden (d. h. nicht die Spontanatmung, sondern IMV bestimmt das Atemminutenvolumen) (5, 6). Um den Rechts-links-Shunt und die alveoloarterielle Sauerstoffdruckdifferenz bestimmen zu können, ist initial 100% Sauerstoff zu verwenden, wobei das Risiko einer unerwarteten Hypoxämie minimiert wird. Die Verwendung von 100% Sauerstoff ist für kurze Zeiträume nicht toxisch.

Ein Atemhubvolumen von 12 ml/kg stellt ein relativ großes Volumen dar. Große Hubvolumina sind wegen der Verhinderung von Mikroatelektasen, wie sie bei kleinen Hubvolumina wie z. B. 6 ml/kg möglich sind, wünschenswert (7). Mikroatelektasen bei kleinen Hubvolumina führen zu einem progressiven Anstieg der alveoloarteriellen Sauerstoffdruckdifferenz und zu einer progressiven Abnahme der Compliance. Diese unerwünschten Veränderungen bei kleinen Hubvolumina können durch intermittierende Seufzer vermieden werden. Die Beatmung mit großen Hubvolumina entspricht daher häufigen intermittierenden Seufzern und vermindert dadurch die Entwicklung von Atelektasen. Bei Patienten mit zystischer oder bullöser Lungenerkrankung sollte ein kleineres Hubvolumen von 8–10 ml/kg verwendet werden, um den inspiratorischen Spitzendruck zu vermindern und das Risiko eines Spannungspneumothorax zu reduzieren.

Die Beatmungsfrequenz wird so gewählt, daß sich ein normaler arterieller CO_2-Druck ergibt (im allgemeinen 8–12/min). Auf jeden Fall sollte bei den meisten Patienten eine Hyperkapnie vermieden werden, da die begleitende Azidose gefährlich ist und eine Hypoventilation auch zu einer Hypoxämie führen kann. Eine leichte Hyperkapnie (P_aCO_2 40–50 mmHg) ist bei Patienten mit chronischer CO_2-Retention indiziert. Diese leichte Hyperkapnie verhindert arterielle und zerebrospinale pH- und Bikarbonatänderungen von den Werten, an die der Patient adaptiert ist. Eine Hypokapnie ist aus mehreren Gründen zu vermeiden:
1. Eine Hypokapnie führt auf verschiedenen Wegen zur Abnahme des Cardiac-outputs. Die für eine Hypokapnie erforderliche verstärkte positive Druckbeatmung vermindert den venösen Rückstrom. Der Sympathikotonus wird vermindert, was eine negative Auswirkung auf die Inotropie des Herzens hat. Hypokapnie und Alkalose können den Spiegel des ionisierten Calciums vermindern, was ebenfalls die Inotropie des Herzens vermindert.
2. Es kommt durch eine Hypokapnie zu einer Linksverschiebung der Sauerstoff-Hämoglobin-Dissoziations-Kurve, was die Hämoglobinaffinität für Sauerstoff erhöht. Dadurch wird die Sauerstoffversorgung im peripheren Gewebe behindert.
3. Durch Hypokapnie und Alkalose wird der Sauerstoffverbrauch erhöht. Diese Erhöhung des Sauerstoffverbrauchs ist auf eine pH-vermittelte Entkopplung der Oxydation von der Phosphorylierung zurückzuführen. Bei dieser Entkopplung ist zur

Tabelle 19-1: Initiale Einstellung des Beatmungsgerätes.

1. IMV oder SIMV
2. Tidalvolumen 12 ml/kg
3. Beatmungsfrequenz, so daß P_aCO_2 = 40 mmHG (normalerweise 8–12 Hübe/min)
4. F_iO_2 = 1,0
5. I/E = 1:2 bis 1:3
6. Inspiratorische Flußrate 30 l/min

Herstellung derselben Menge Adenosintriphosphat eine größere Menge Sauerstoff über die respiratorische Kette erforderlich (8, 9). Quantitativ beträgt bei einem P_aCO_2 von 40 mmHg der Sauerstoffverbrauch 250 ml/min, wogegen bei einem P_aCO_2 von 20 mmHg der Sauerstoffverbrauch 500 ml/min beträgt. Hierdurch kann eine Hypokapnie den Sauerstoffbedarf des Gewebes erhöhen (auf Grund des erhöhten Sauerstoffverbrauchs), wobei eine Erhöhung der Sauerstoffversorgung des Gewebes nicht möglich ist (Linksverschiebung der Sauerstoff-Hämoglobin-Dissoziations-Kurve und verminderter Cardiac-output).

4. Eine Hypokapnie kann eine Ventilations-Perfusions-Störung durch Behinderung der hypoxisch pulmonalen Vasokonstriktion und/oder Auslösung einer Bronchokonstriktion und Verminderung der Lungenkompliance auslösen.
5. Eine Hyperventilation mit Alkalose führt zu einer Ventrikelirritabilität (vielleicht durch begleitende Hypokaliämie). Trotzdem kann der Nutzen einer Hyperventilation mit Hypokapnie zur Verminderung eines erhöhten intrakraniellen Drucks bei Patienten mit Schädel-Hirn-Trauma diese physiologischen Nachteile überwiegen.

Weicht der gemessene P_aCO_2-Wert vom angestrebten Wert ab, kann das erforderliche Atemminutenvolumen durch folgende Gleichung errechnet werden:

$$\dot{V}_E^2 = (P_aCO_2^1 : P_aCO_2^2) \times \dot{V}_E^1$$

Dabei ist: $\dot{V}_E^2$ = das gewünschte Atemminutenvolumen, $\dot{V}_E^1$ = das aktuelle Atemminutenvolumen, $P_aCO_2^2$ = der angestrebte P_aCO_2 und $P_aCO_2^1$ = der aktuelle P_aCO_2. Die Berechnung des Gesamtminutenvolumens, das sich aus der alveolären Ventilation und der Totraumventilation zusammensetzt, statt der alleinigen alveolären Ventilation, ist unter klinischen Bedingungen ausreichend, da der Totraum bei nur leichten Veränderungen des Zugvolumens relativ konstant bleibt (10). Das Minutenvolumen kann entweder durch Veränderung der Beatmungsfrequenz oder des Zugvolumens oder von beidem angepaßt werden.

Bei großen Atemhubvolumina ist im allgemeinen eine Normokapnie bei relativ niedriger Atemfrequenz (8–12/min) erreichbar. Dies ist aus zwei Gründen von Vorteil:

1. Niedrige Atemfrequenzen gestatten eine Abnahme im Inspirations-Exspirations-Verhältnis (I/E). Eine lange Exspirationszeit verbessert den venösen Rückstrom und damit den Cardiac-output. Es wird eine volle Exspiration ermöglicht, ein Air-trapping und eine Obstruktion verhindert. Das I/E-Verhältnis sollte etwa 1:2 oder 3 betragen (außer bei hohem Atemwegswiderstand).
2. Eine niedrige Beatmungsfrequenz erlaubt eine geringere inspiratorische Flowrate bei niedrigem I/E-Verhältnis. Je geringer der inspiratorische Flow, um so mehr ist der Luftstrom laminar und weniger turbulent. Dadurch vermindert sich der Atemwegswiderstand und es wird eine gleichmäßige Verteilung des Inspirationsgases in Lungenregionen mit unterschiedlichen Zeitkonstanten gewährleistet. Der inspiratorische Flow sollte bei 30 l/min liegen.

19.3 Ziel Nr. 1: $\boxed{F_iO_2 < 0{,}5}$ und akzeptabler P_aO_2

19.3.1 Warum ist dieses Ziel die Nummer 1? Wegen der Sauerstofftoxizität!

Eine inspiratorische Sauerstofffraktion (F_iO_2) über 0,5 ist lungentoxisch (11, 12). Daher ist das erste Ziel, das angestrebt werden muß, die inspiratorische Sauerstofffraktion unter Beibehaltung eines akzeptablen P_aO_2 auf unter 0,5 zu senken (Tab. 19-2). Der Mechanismus einer sauerstoffinduzierten Lungenschädigung liegt in der lokalen Akkumulation von toxischen, gewebereaktiven freien Radikalen wie Superoxiden und Hyprogenperoxiden, die das Lungengewebe schädigen. Ein akzeptabler P_aO_2 ist definiert als der Wert, der oberhalb des steilen Anteils der Sauerstoff-Hämoglobin-Dissoziations-Kurve liegt (siehe Abb. 3-29), was für alle Patienten einen Wert über 60 mmHg bedeutet. Ein P_aO_2-Wert oberhalb des steilen Anteils der Sauerstoff-Hämoglobin-Dissoziations-Kurve stellt eine gewisse Sicherheitsbreite einer arteriellen Oxygenierungsreserve dar und schützt gegen eine Abnahme des $P_{\bar{v}}O_2$-Wertes. Daneben wird ein P_aO_2 von über 60 mmHg keine ventrikulären Arrhythmien entstehen lassen oder verstärken.

Eine sauerstoffinduzierte Lungenschädigung hängt einerseits von der inspiratorischen Sauerstoffspannung und andererseits von der Expositionsdauer ab. Bei gesunden Freiwilligen ist das erste Symptom nach einer Exposition mit 100% Sauerstoff über 6 Stunden ein substernales Mißempfinden, das als leichte Irritation in der Gegend der Carina beginnt und von Hustenanfällen begleitet sein kann. Bei anhaltender Exposition wird der Schmerz intensiver

Tabelle 19-2: Mechanische Beatmung und Entwöhnungsplan.

Ziele (aufeinander-folgend)	Ziel				Primär erreichbar durch
1. ↓ F_iO_2	↓ F_iO_2 < 0,5			P_aO_2 > 60 mm Hg	Titrierung des PEEP
2. ↓ PEEP	↓ F_iO_2 < 0,5	↓ PEEP < 10 cm H_2O		P_aO_2 > 60 mm Hg	Regime der Atemtherapie
3. ↓ IMV-Frequenz	↓ F_iO_2 < 0,5	↓ PEEP < 10 cm H_2O	↓ IMV < 1 Atemzug/min	P_aO_2 > 60 mm Hg	Ausreichende Atemkraft des Patienten

und der Drang zum Husten und tiefen Atmen stärker. Bei 100% Sauerstoff für mehr als 12 Stunden sind Schmerz, Dyspnoe und paroxysmales Husten äußerst stark ausgeprägt. Mit fortschreitender toxischer Wirkung treten zu diesen Symptomen objektive Zeichen einer Lungenfunktionsstörung hinzu, wie verminderte Vitalkapazität und Compliance bzw. Beeinträchtigung der arteriellen Blutgaswerte. Schließlich entsteht bei Tieren nach Tagen bis Wochen eine akute respiratorische Insuffizienz und bei fehlender Unterstützung des Gasaustausches durch mechanische Beatmung tritt der Tod ein. Unter pathologischen Gesichtspunkten verläuft die Schädigung bei Tieren von einer Tracheobronchitis (Expositionsdauer 12 Stunden bis 1 Tag) über ein interstitielles Ödem (Expositionsdauer einige Tage bis 1 Woche) bis zur Lungenfibrose (Expositionsdauer mehr als 1 Woche) (13). Oft sind diese pathologischen Veränderungen nicht zu unterscheiden von denen bei ARDS. Dosis-Zeit-abhängige Toxizitätskurven beim Menschen ergeben, daß eine Sauerstofftoxizität nicht eintritt, wenn die inspiratorische Sauerstofffraktion weniger als 0,5 beträgt (auch über lange Zeit).

19.3.2 Vorgehen

Die Behandlung der Wahl bei arterieller Hypoxämie durch Rechts-links-Shunt in Regionen mit niedrigem Ventilations-Perfusions-Verhältnis und Atelektasen ist die Anwendung von PEEP. PEEP erhöht das endexspiratorische Lungenvolumen (FRC), wodurch ein Verschluß der Atemwege (airway closure) am Ende der Exspiration verhindert wird und die Alveolen und Atemwege während der Inspiration eröffnet werden (siehe Abb. 3-24 und 3-25). Das Verhindern von Airway-closure und Eröffnen der Alveolen verbessert das Ventilations-Perfusions-Verhältnis und verhindert Atelektasen (1). Der positive Effekt von PEEP und der ungünstige des Entzugs von PEEP auf die arterielle Oxygenierung kann innerhalb von Minuten beobachtet werden (14, 15). Der Endpunkt der PEEP-Einstellung ist der niedrigste PEEP-Wert, der zu einem adäquaten P_aO_2 bei einer F_iO_2 von weniger als 0,5 führt (16). Eine Erhöhung des PEEP-Wertes über diesen Punkt hinaus, um optimale Werte nach anderen Kriterien zu erhalten – wie maximaler Sauerstofftransport (17), maximale statische Lungencompliance (17), Shunt < als 15% (18, 19), minimaler arteriell/endtidaler CO_2-Gradient (20), verminderte gemischtvenöse Sauerstoffspannung (21) und minimale F_iO_2 (22) – ist klinisch nicht von Nutzen und kann negative Auswirkungen haben (16) (siehe unten). Daneben ist zur Bestimmung der anderen Kriterien meist ein invasives Monitoring erforderlich, bzw. variieren diese Kriterien unabhängig vom PEEP-Niveau (d. h., sie haben multiple Determinanten und deshalb eine relativ starke Grundvariation) bzw. erfolgt eine langsame Antwort auf Änderungen in der Lungenpathologie.

Die Reduktion der inspiratorischen Sauerstoffkonzentration unter 50% wird durch Anwendung einer Dosis (PEEP) – Antwort (P_aO_2)-Titration erreicht. PEEP wird progressiv gesteigert (von 0–20 mmHg), bis der P_aO_2 bei einem F_iO_2 von weniger als 0,5 relativ normal (oder mindestens oberhalb 60 mmHg) ist. Die Steigerung erfolgt in 2,5 bis 5,0 cm H_2O-Schritten. Bezüglich der respiratorischen Mechanik (inspiratorischer Spitzendruck, Compliance), der Hämodynamik (Pulsfrequenz und Rhythmus, systemischer und zentraler Füllungsdruck, Cardiac-output, Urinausscheidung) und des Gasaustauschs (arterielle Blutgaswerte) muß eine ausreichende Zeit zur Stabilisierung gewährleistet werden. Im allgemeinen erfordert eine PEEP-Steigerung einen Zeitraum von 0,5 bis 1 Stunde. Daher erfordert die PEEP-F_iO_2/P_aO_2-Titration im allgemeinen nur wenige Stunden.

Bei vielen Patienten scheint es ein bestimmtes, kritisches PEEP-Niveau zu geben, oberhalb dessen es zu einer plötzlichen und dramatischen Verbesserung des P_aO_2-Wertes kommt. Bei den meisten Patienten sind PEEP-Werte von 5–12 cm H_2O zur Behandlung des intrapulmonalen Shunts ausreichend. Nur selten ist ein PEEP von 15 cm H_2O erforderlich. Natürlich müssen während der PEEP-Titration andere respiratorische Maßnahmen wie Absaugen, Lagerung und Antibiotikabehandlung begonnen werden. Durch die Möglichkeit der fiberoptischen Bronchoskopie entfällt die Notwendigkeit eines Super-PEEP (PEEP > 20–25 cm H_2O), da kollaptische Lungenregionen, die durch PEEP nicht eröffnet werden können, im allgemeinen auf der Röntgenthoraxaufnahme erkennbar sind und unter direkter Sicht abgesaugt und gespült werden können. Mit ansteigendem PEEP wird zunehmend eine kardiovaskuläre Unterstützung und gleichzeitig ein entsprechendes Monitoring (zentraler Venendruck, pulmonalkapillärer Wedge-Druck, Cardiac-output, Urinausscheidung) erforderlich (23). Bei hypovolämischen Patienten ist eine Abnahme des Cardiac-outputs bei Anwendung von PEEP zu erwarten. Normovolämische Patienten halten den Cardiac-output bis zu einem PEEP von 10 cm H_2O im Normbereich, da durch eine kompensatorische peripher-venöse Konstriktion der venöse Rückstrom aufrechterhalten wird. Bei einer PEEP-Steigerung über 10 cm H_2O wird auch bei normovolämischen Patienten eine Abnahme des Cardiac-outputs eintreten. Nach Pneumonektomie mit erhöhtem pulmonalvaskulärem Widerstand ist eine stärkere Abnahme des Cardiac-outputs bei beliebigem PEEP im Vergleich zu Patienten mit normaler Lunge zu erwarten (24). Für alle Fälle gilt, daß der IMV-Modus mit einer gewissen spontanen Ventilation für den Cardiac-output nützlich ist.

Der erste Schritt einer kardiovaskulären Unterstützung bei PEEP-induzierter Beeinträchtigung der Hämodynamik ist eine moderate intravaskuläre Volumentherapie (25). Wird durch Flüssigkeitsinfusion keine zufriedenstellende hämodynamische Balance erreicht, werden inotrope Substanzen eingesetzt. Bei Patienten mit akuter hypoxämischer respiratorischer Insuffizienz führt Dobutamin zu einer Verbesserung des Cardiac-outputs bei Verminderung des pulmonalkapillären Wedge-Drucks und des enddiastolischen und endsystolischen Ventrikelvolumens (durch verminderte Nachlast), wogegen Dopamin Cardiac-output, pulmonalkapillären Wedge-Druck und enddiastolisches sowie endsystolisches Volumen (durch Erhöhung der Nachlast) erhöht (26). Selbst kleine Anstiege des pulmonalkapillären Wedge-Drucks können die Akkumulation des Lungenwassers beim Lungenödem (27–29) verstärken. Dobutamin scheint die inotrope Substanz der Wahl zu sein (26).

19.3.3 Mechanismen einer PEEP-induzierten Abnahme des Cardiac-outputs

Der wichtigste limitierende Faktor bei der Anwendung von PEEP ist die Abnahme des Cardiac-outputs. In den letzten Jahren wurden die verschiedensten Mechanismen für die PEEP-induzierte Abnahme des Cardiac-outputs angenommen. Die folgenden Mechanismen werden durch experimentelle und klinische Beobachtungen gestützt.

19.3.3.1 Verminderter venöser Rückstrom (30, 31)

PEEP führt zu einer Zunahme des intrathorakalen Drucks, wodurch der Blutfluß von den peripheren Venen in die zentralen, intrathorakalen Venen behindert wird (Abb. 19-1A). Bis zu einem PEEP von 10 cm H_2O bei normovolämischen Patienten und Tieren verstärkt eine sympathisch vermittelte Venokonstriktion den peripher-venösen Druck, wodurch ein normaler Druckgradient für den venösen Rückstrom aufrecht erhalten wird. Bei einem PEEP von mehr als 20 cm H_2O kommt es jedoch auch bei normovolämischen Patienten und Tieren zu einer zunehmenden Abnahme des Cardiac-outputs. Die Abnahme des Cardiac-outputs kann gewöhnlich durch alleinige Flüssigkeitsinfusion ausgeglichen werden, wodurch ebenfalls ein erhöhter periphervenöser Druck entsteht, jedoch auf Kosten einer Hypervolämie im Verhältnis zu dem Blutvolumen, das bei 0 cm H_2O endexspiratorischem Druck vorlag (32). Da eine sympathisch-vermittelte Venokonstriktion zumindest teilweise die hämodynamischen Auswirkungen von PEEP ausgleicht, ist es nicht überraschend, daß durch alpha-adrenerge Blockade mit Phenoxybenzamin zu einer stärkeren Abnahme des Cardiac-outputs bei einem beliebigen PEEP-Wert führt (30). Gelegentlich ist eine alpha-adrenerge Stimulation für das Erreichen einer zufriedenstellenden Hämodynamik erforderlich (30).

19.3.3.2 Erhöhter pulmonalvaskulärer Widerstand und rechtsventrikuläre Dysfunktion (33)

Der pulmonalvaskuläre Widerstand ist eine U-förmige Funktion des zunehmenden Lungenvolumens (siehe Abb. 3-13). Das Tal der U-förmigen Kurve entspricht der normalen funktionellen Residualkapazität (FRC). Mit Zunahme des Lungenvolumens über die FRC werden die kleinen intraalveolären Gefäße komprimiert und somit deren pulmonalvaskulärer Widerstand erhöht, was in einem gleichzeitigen Anstieg des totalen pulmonalvaskulären Widerstands

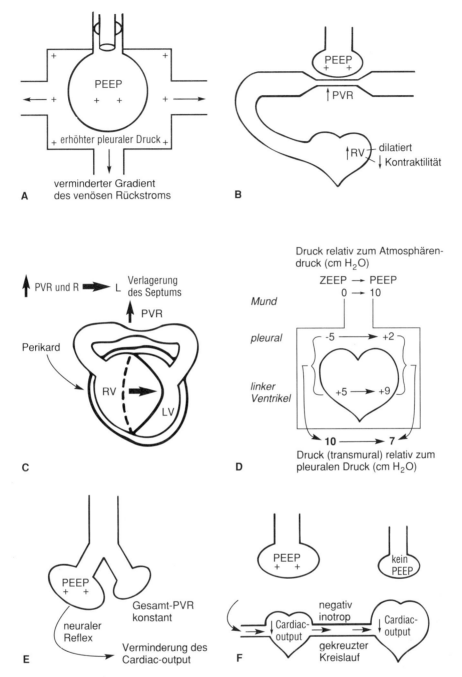

Abb. 19-1: **Mechanismen der PEEP-induzierten Abnahme des Cardiac-outputs:** Verminderter venöser Rückstrom (**A**), erhöhter pulmonalvaskulärer Widerstand und rechtsventrikuläre Dysfunktion (**B**), Linksverlagerung des interventrikulären Septums (**C**), verminderter transmuraler Füllungsdruck (**D**), neurale Reflexe (**E**) und humorale Reflexe (**F**) (+ = positiver Druck [über atmosphärischem Druck], PEEP = positiver endexspiratorischer Druck, PVR = pulmonalvaskulärer Widerstand, RV = rechter Ventrikel, R = rechts, L = links, LV = linker Ventrikel, ZEEP = indifferenter endexspiratorischer Druck gegenüber Atmosphäre) (siehe Text).

mündet. Fällt das Lungenvolumen unter die FRC, steigt der Widerstand der großen Gefäße bei gleichzeitigem Anstieg des totalen pulmonalvaskulären Widerstands an. Diese Zunahme des Widerstands der großen Gefäße unterhalb der FRC erfolgt durch hypoxisch-pulmonale Vasokonstriktion. Eine mechanische Komponente durch Verdrillung der Gefäße soll keinen Anteil am erhöhten Widerstand haben.

Aus Abbildung 3-13 ist ersichtlich, daß der PEEP-Effekt auf den pulmonalvaskulären Widerstand vom initialen Lungenvolumen, bei dem der PEEP angewendet wird, abhängig ist (d. h. vom jeweiligen Punkt auf der U-förmigen Kurve). Wird durch PEEP das Lungenvolumen von einem kleinen Volumen auf die normale FRC angehoben, vermindert sich der pulmonalvaskuläre Widerstand (durch Abnahme des Widerstands in den großen Gefäßen) und der Cardiacoutput steigt an. Wird das Lungenvolumen durch PEEP von einer normalen FRC auf einen hohen Wert angehoben, kann der pulmonalvaskuläre Widerstand stark ansteigen (durch Zunahme des Widerstands in den kleinen Gefäßen).

Die Zunahme des totalen pulmonalvaskulären Widerstands bei großen Lungenvolumina erhöht die Nachlast des rechten Ventrikels. Der rechte Ventrikel besitzt eine dünne Muskelwand und kann bei Zunahme des pulmonalvaskulären Widerstands (Nachlast) leicht insuffizient werden (Dehnung und schlechte Kontraktilität) (34) (Abb. 19-1 bis 19-3). Daher führt eine durch progressiven PEEP induzierte Zunahme des pulmonalvaskulären Widerstands zu einer progressiven Abnahme des rechtsventrikulären Outputs (Abb. 19-1 B).

19.3.3.3 Linksverlagerung des interventrikulären Septums (25)

Neuere Untersuchungen zeigen, daß eine progressive Steigerung des PEEPs folgende Kette auslöst: Verstärkung des pulmonalvaskulären Widerstands und der rechtsventrikulären Nachlast, rechtsventrikuläre Wanddehnung mit kompletter Ausfüllung des Perikardsacks und schließlich Bewegung des interventrikulären Septums in den linken Ventrikel (Abb. 19-1 C). Füllt der rechte Ventrikel den Perikardbeutel aus, müssen beide Ventrikel innerhalb des gemeinsamen und unnachgiebigen Perikards arbeiten und die einzige Struktur, die einer anhaltenden oder erhöhten Druckbelastung des rechten Ventrikels nachgeben kann (weitere rechtsventrikuläre Expansion) ist das interventrikuläre Septum. Eine Kompression durch die aufliegenden Lungen ist ebenso in der Lage, eine weitere rechtsventrikuläre Expansion zu behindern.

Die Linksverlagerung des interventrikulären Septums läßt das Septum, das normalerweise zum rechten Ventrikel hin konvex ist, zunehmend flach und eventuell sogar konkav zum rechten Ventrikel hin

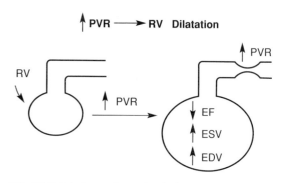

Abb. 19-2: Erhöhter pulmonalvaskulärer Widerstand (PVR) führt zu einer Abnahme der rechtsventrikulären (RV) Ejektionsfraktion (EF) und zu einer Zunahme des rechtsventrikulären endsystolischen Volumens (ESV) und des enddiastolischen Volumens (EDV). Zunahme von ESV und EDV führt zu einer rechtsventrikulären Dehnung.

werden. Diese Septumverlagerung in den linken Ventrikel interferiert mit der linksventrikulären Füllung, Compliance und Kontraktilität (35–39). Durch den begrenzenden Einfluß auf die beiden Ventrikel erzwingt das Perikard eine dynamische ventrikuläre Interaktion (39, 40) durch Septumverlagerung; linksventrikuläres Volumen und diastolischer Druck hängen vom Ausmaß der rechtsventrikulären Füllung ab (41). Es wird auch deutlich, daß bei hohen PEEP-Werten die Abnahme des Cardiac-outputs Folge einer akuten biventrikulären Insuffizienz sein kann.

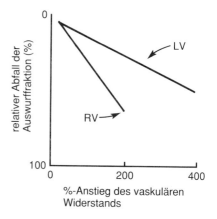

Abb. 19-3: Die x-Achse (prozentualer Anstieg des vaskulären Widerstands) und die y-Achse (relative Abnahme der Ejektionsfraktion) in dieser Abbildung entstammen den Daten der Literaturangabe 34 und beziehen sich auf die Kombinationen von pulmonalvaskulärem Widerstand / rechtem Ventrikel (RV) und systemischem Gefäßwiderstand / linkem Ventrikel (LV). Der rechte Ventrikel erfährt eine wesentlich stärkere Abnahme der Ejektionsfraktion bei Anstieg des pulmonalvaskulären Widerstands im Vergleich zur Abnahme der linksventrikulären Ejektionsfraktion bei Anstieg des systemischen Gefäßwiderstands.

19.3.3.4 PEEP-induzierte Abnahme der transmuralen ventrikulären Füllungsdruckwerte (42, 43)

PEEP ist in der Lage, zu einer Abnahme des transmuralen ventrikulären Füllungsdrucks zu führen (Innendruck zu Pleuradruck). Der transmurale ventrikuläre Füllungsdruck kann durch teilweise Übertragung des PEEPs auf den Pleuraraum und dann vom Pleuraraum auf den Ventrikelraum vermindert werden (siehe Abb. 19-1D). Die Ausgangsbedingungen vor PEEP sind ein Druck von 0 cm H_2O im Mundbereich, ein Pleuradruck von -5 cm H_2O und ein linksventrikulärer enddiastolischer Füllungsdruck (relativ zum atmosphärischen Druck) von 5 cm H_2O, was zu einem transmuralen ventrikulären Füllungsdruck (relativ zum Pleuradruck) von 10 cm H_2O führt. Nach Anwendung eines PEEPs von 10 cm H_2O am Mund steigt der Pleuradruck an, jedoch nur um 7 cm H_2O auf 2 cm H_2O. Gleichzeitig steigt der ventrikuläre Füllungsdruck an (relativ zum atmosphärischen Druck), aber nur um 4 cm H_2O auf 9 cm H_2O. Der transmurale ventrikuläre Füllungsdruck jedoch ist nun auf 7 cm H_2O abgefallen. So wird der PEEP von 10 cm H_2O am Mund nur teilweise in den Pleuraraum und von hier auch nur zum Teil in den Ventrikelraum übertragen. Es resultiert eine Abnahme des transmuralen ventrikulären Füllungsdrucks von 10 auf 7 cm H_2O. Die Abnahme der wahren transmuralen Füllungsdruckwerte der Ventrikel vermindert Vorlast und Cardiac-output (Links- und Abwärtsbewegung auf der Ventrikelfunktionskurve).

19.3.3.5 Neurale Reflexe bei einseitiger Lungenblähung (44–46)

Bei Experimenten an Hunden mit eröffnetem Thorax führte eine akute unilaterale Lungenblähung zu einer Abnahme des Cardiac-outputs und der Herzfrequenz (44–46). Da der experimentelle Aufbau Veränderungen der ventrikulären Vorlast oder Nachlast ausschloß, wurden diese negativen kardiovaskulären Effekte einem neuralen Reflex zugeschrieben (Abb. 19-1E). Es sind drei afferente Rezeptoren in der Lunge bekannt, die alle durch eine mechanische Dehnung der Lunge stimuliert werden können. Bei Stimulation lösen die Dehnungsrezeptoren eine leichte Blutdruck- und Herzfrequenzzunahme aus, die Irritationsrezeptoren ergeben keine bekannte kardiovaskuläre Antwort und die C-Faserrezeptoren führen zu einer ausgeprägten Bradykardie und Hypotension. So werden die oben beschriebenen kardiovaskulären Effekte bei einseitiger Lungenblähung im Hundeexperiment auf die Stimulation der C-Faserrezeptoren innerhalb der Lunge zurückgeführt.

19.3.3.6 Humoral-vermittelte, PEEP-induzierte Abnahme des Cardiac-outputs (45–51)

Die PEEP-induzierte Abnahme des Cardiac-outputs wird u. U. durch eine Freisetzung von kardiodepressiven, humoralen Substanzen oder Metaboliten verursacht (Abb. 19-1F). So kann zum Beispiel die Überblähung von Lungen in vitro und in vivo verschiedene biologisch aktive Substanzen freisetzen, wie biogene Amine, Polypeptide, proteolytische Enzyme und Prostaglandine. Die meisten dieser Substanzen haben eine kardiodepressive Wirkung. Der Verdacht auf einen humoralen Mechanismus der PEEP-induzierten Abnahme des Cardiac-outputs ergibt sich auch aus Tierexperimenten mit gekreuztem Kreislauf, wo ein PEEP von 15 cm H_2O bei dem einen Tier zu einer Abnahme des Cardiac-outputs beim anderen Tier über den gekreuzten Kreislauf führt und durch In-vitro-Experimente, die zeigen, daß Plasma von Tieren, die einem PEEP unterworfen wurden, ein negativ-inotropes Agens enthält, das bei ZEEP nicht vorhanden ist (Abb. 19-1F).

19.3.4 Differenzierte Beatmung

Bei den meisten Patienten mit bilateraler Lungenerkrankung erhöht PEEP die funktionelle Residualkapazität beider Lungenhälften, wodurch Atelektasen aufgehoben werden und das Ventilations-Perfusions-Verhältnis beider Lungenhälften verbessert wird (siehe Abb. 3-24, 3-25 und 19-4). Ähnlich erhöht PEEP bei den meisten Patienten mit einseitiger Lungenerkrankung die funktionelle Residualkapazität der erkrankten Lungenhälfte in den Normalbereich, während die funktionelle Residualkapazität der normalen Lungenhälfte nicht exzessiv ansteigt (Abb. 19-5). Jedoch dehnt bei einigen Patienten mit einseitiger Lungenerkrankung, PEEP, der auf beide Lungenhälften angewendet wird, die normale Lungenhälfte exzessiv, während die erkrankte Lunge nicht ausgedehnt wird. Die Dehnung der normalen Lunge kann zu einer selektiven Zunahme des pulmonalvaskulären Widerstands in der nichterkrankten Lunge führen mit Shunt-Blutfluß zur erkrankten Lunge, wodurch der Rechts-links-Shunt ansteigt und ein paradoxer Abfall der arteriellen Sauerstoffspannung eintritt (52, 53) (Abb. 19-6). Ähnlich dehnt bei einigen Patienten mit bilateraler Lungenerkrankung, bei denen die Erkrankung im Basisbereich lokalisiert ist (mit normalen apikalen Regionen), PEEP die apikalen Regionen exzessiv ohne die Basis zu entfalten (Abb. 19-4). Die exzessive Dehnung der apikalen Regionen kann zu einer selektiven Zunahme des pulmonalvaskulären Widerstands in den apikalen Regionen und zum Shuntblutfluß zu den atelektatischen Regionen mit niedrigem Ventilations-Perfusions-Verhältnis

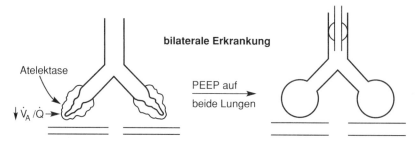

Abb. 19-4: Anwendung von PEEP auf beide Lungenhälften über einen Einfachlumentubus bei Patienten **mit bilateraler Lungenerkrankung** führt im Allgemeinen zu einer Umkehr des niedrigen Ventilations-Perfusions-Verhältnisses und von Atelektasen in beiden Lungenhälften ($\downarrow \dot{V}_A/\dot{Q}$ = niedriges Ventilations-Perfusions-Verhältnis).

in der Basis führen, wodurch der Rechts-links-Shunt ansteigt und ein paradoxer Abfall der arteriellen Sauerstoffspannung eintritt (54, 55).

In Situationen, in denen PEEP den Rechts-links-Shunt erhöht und die arterielle Sauerstoffspannung erniedrigt (unilaterale oder asymmetrische Lungenerkrankung und bilaterale basiläre Erkrankung), kann eine differenzierte Beatmung und PEEP eine selektivere Anwendung des PEEPs auf das erkrankte Gebiet erreichen. Im ersten Fall (unilaterale Lungenerkrankung) führt die Applikation von PEEP auf die beiden Lungenhälften (über einen Doppellumentubus) umgekehrt proportional zur jeweiligen Compliance zur gleichen normalen funktionellen Residualkapazität in beiden Lungenhälften (56) (Abb. 19-8). Auf diese Weise wird ein hoher PEEP für lediglich das erkrankte Areal wesentlich ökonomischer und effizienter angewendet. Da dieser PEEP nur auf einen Teil der Lunge einwirkt, ist der Effekt auf den Cardiac-output stark vermindert.

Im zweiten Fall, nämlich dem der bilateralen, basilären Erkrankung, erreicht man eine Atelektasenbeseitigung und Verbesserung des Ventilations-Perfusions-Verhältnisses in beiden Lungenhälften durch Seitenlagerung des Patienten, separate Lungenbeatmung (über Doppellumentubus) und PEEP-Anwendung auf die abhängige Lungenhälfte (57) (Abb. 19-9). Die Funktion der nichtabhängigen Lunge wird durch einen niedrigen pulmonalvaskulären Druck verbessert, woraus ein geringer Blutfluß und Shunt in der nichtabhängigen Lunge resultiert. Weiterhin entsteht eher eine Flüssigkeitsresorption als -transsudation in der nichtabhängigen Lunge, die Funktion der abhängigen Lunge wird durch den selektiven PEEP ebenfalls verbessert. Auch hier minimiert man durch die selektive Anwendung von PEEP den Effekt auf den venösen Rückstrom und den Cardiac-output. Das Hauptkriterium zur differenzierten Beatmung ist die Shuntzunahme und die Abnahme der arteriellen Sauerstoffspannung unter PEEP-Anwendung (56, 57). Die Messung der funktionellen Residualkapazität kann als Kriterium nicht verwendet werden, da unter PEEP die funktionelle Residualkapazität normal sein oder ansteigen kann, weil lediglich die normalen Areale gedehnt werden (entweder in der einen Lungenhälfte oder in den apikalen Regionen), obwohl die erkrankten Areale weiterhin nicht expandiert werden (entweder in der anderen Lungenhälfte oder in den Basisregionen) (Abb. 19-6 und 19-7). Natürlich muß die Röntgenthoraxaufnahme entweder eine schwere unilaterale asymmetrische Lungenerkrankung oder eine schwere bilaterale basiläre Erkrankung zeigen. Eine weitere spezifische Indikation zur differenzierten Beatmung, die unabhängig vom PEEP-induzierten Shunt ist, ist das Vorliegen einer bronchopleuralen Fistel, die eine positive Druckbeatmung wegen des Hubvolumenverlustes über die Fistel verhindert.

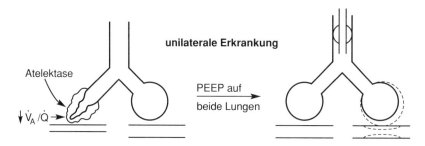

Abb. 19-5: Anwendung von PEEP auf beide Lungenhälften über einen Einfachlumentubus bei Patienten **mit unilateraler Lungenerkrankung** führt im allgemeinen zu einer Umkehr des niedrigen Ventilations-Perfusions-Verhältnisses und von Atelektasen in der erkrankten Lungenhälfte ($\downarrow \dot{V}_A/\dot{Q}$ = niedriges Ventilations-Perfusions-Verhältnis).

Es gibt verschiedene Methoden zum Nachweis einer PEEP-induzierten Shuntzunahme bei unilateraler Lungenerkrankung:
1. Der Shunt kann vor und nach PEEP gemessen werden.
2. Ein pulmonales Angiogramm, das eine qualitative Darstellung des regionalen Blutflusses erlaubt, kann man über den Pulmonalarterienkatheter erhalten (53).
3. Lungenperfusionsszintigramme, die eine quantitative Darstellung des regionalen Blutflusses erlauben, können mit Radioisotopen angefertigt werden (58).

Das spezifische Management bei differenzierter Beatmung und PEEP bei unilateraler Lungenerkrankung wird im folgenden geschildert. Da jederzeit die Notwendigkeit einer Positionsbestimmung des Doppellumentubus bestehen kann (z. B. Lageänderung des Patienten), sollte ein fiberoptisches Bronchoskop verfügbar sein. Die stärker betroffene Lungenhälfte wird in eine nichtabhängige Position gebracht. Daraufhin erfolgt die seitengetrennte Compliancebestimmung. Die anfängliche jeweilige PEEP-Einstellung erfolgt umgekehrt proportional zur Compliance jeder Lungenhälfte. Hat z. B. die eine Lungenhälfte ⅓ der Compliance der anderen Lungenhälfte, wäre ein anfänglicher PEEP von 15 cm H_2O für die erkrankte Lunge und von 5 cm H_2O für die nichterkrankte Lungenhälfte sinnvoll. Das Hubvolumen sollte für beide Seiten gleich sein. Gleiche Hubvolumina führen natürlich zu unterschiedlichen inspiratorischen Spitzendruckwerten. Der zur Compliance umgekehrt proportionale PEEP und gleiche Hubvolumina führen meist zu gleichen funktionellen Residualkapazitäten und Blutflüssen. Mit Einstellungen, die zu gleichen endtidalen CO_2-Konzentrationen oder gleichen Atemwegsdruckwerten führen, hat man schlechtere Ergebnisse erzielt (59).

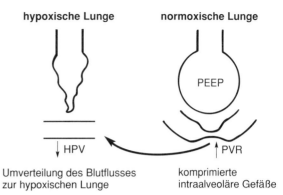

Abb. 19-6: Anwendung von PEEP sowohl auf normoxische wie hypoxische Regionen kann die Expansion der hypoxischen Lungenareale scheitern lassen. Dies führt zu einer selektiven PEEP-Wirkung auf die normoxischen Lungenareale. Die selektive Anwendung von PEEP nur auf die normoxischen Lungenareale kann die kleinen intraalveolären Gefäße in der normoxischen Lunge komprimieren und den pulmonalvaskulären Widerstand (PVR) in den normoxischen Arealen ansteigen lassen. Der Anstieg von PVR kann zu einer Umverteilung des Blutflusses in die hypoxischen Areale führen und die hypoxisch-pulmonale Vasokonstriktion (HPV) in den hypoxischen Arealen vermindern.

Zunächst wurde angenommen, daß eine synchrone Beatmung erfolgen muß, da eine asynchrone differenzierte Beatmung zu Mediastinalverlagerungen mit Verschlechterung der Kreislauffunktion führen würden. Jedoch konnten experimentelle und klinische Erfahrungen diese Hypothese nicht unterstützen, so daß keine synchrone Beatmung erfolgen muß (60, 61). Im Gegenteil legen einige Studien nahe, daß eine asynchrone oder wechselnde differenzierte Beatmung tatsächlich die Compliance jeder Lungenhälfte verbessert, da beide Lungenhälften während der In-

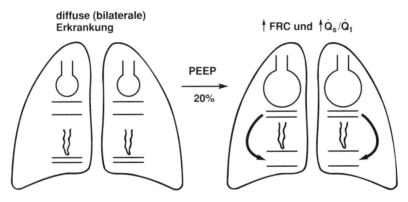

Abb. 19-7: Die Anwendung von PEEP auf beide Lungenhälften bei basisbetonter Erkrankung beider Lungenhälften kann zu einer Dehnung der apikalen Regionen führen mit selektivem Anstieg des pulmonalvaskulären Widerstands in den apikalen Regionen, wodurch eine Umverteilung des Blutflusses von den apikalen Regionen in die basilären Regionen entsteht. Dies kann bei bis zu 20% der Zeit der PEEP-Anwendung in dieser Situation passieren (54, 55). Die Dehnung der apikalen Regionen führt zu einem Anstieg der funktionellen Residualkapazität (FRC), die Umverteilung des Blutflusses in die basilären Regionen führt zu einer Shunt-Zunahme ($\dot{Q}_s/\dot{Q}_t$).

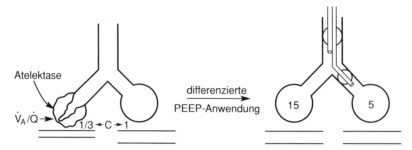

Abb. 19-8: **Seitengetrennter PEEP** umgekehrt proportional zur Compliance (= C) der jeweiligen Lungenhälfte (Doppellumentubus erforderlich). In diesem Beispiel hat die erkrankte Lungenhälfte ⅓ der Compliance der normalen Lungenhälfte und erhält daher den dreifachen PEEP ($\downarrow \dot{V}_A/\dot{Q}$ = niedriges Ventilations-Perfusions-Verhältnis).

spiration nicht miteinander um den Raum innerhalb des Thorax konkurrieren müssen (60, 61). Haben die beiden Lungenhälften die gleiche Compliance erreicht und hat sich die Röntgenthoraxaufnahme verbessert, kann der Doppellumentubus gegen einen Einfachlumentubus ausgetauscht werden und die weitere Behandlung erfolgt wie bei Ziel 2 und 3 (siehe unten).

Das spezifische Management von differenzierter Beatmung und PEEP bei bilateraler Lungenerkrankung entspricht dem bei unilateraler Lungenerkrankung, mit Ausnahme weniger wichtiger Unterschiede:

1. Für die nichtabhängige Lunge sollte kein oder ein relativ niedriger PEEP angewendet werden, die abhängige Lunge sollte einen relativ hohen PEEP erhalten (im Gegenteil zum Vorgehen bei unilateraler Lungenerkrankung in Seitenlagerung).
2. Das Hubvolumen sollte proportional zur angenommenen Perfusion jeder Lungenhälfte sein (57).

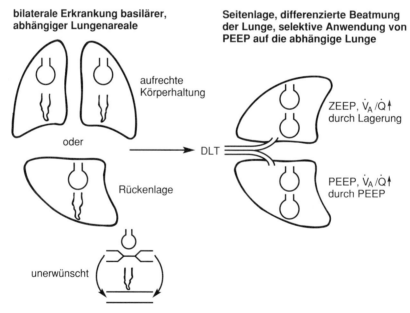

Abb. 19-9: Schematische Zusammenfassung der Ergebnisse aus der Studie in Literaturangabe 57. Das Ventilations-Perfusions-Verhältnis ($\dot{V}_A/\dot{Q}$) kann bei Patienten mit bilateraler, abhängiger, basisbetonter Lungenerkrankung (aus der Sicht entweder der aufrechten Position oder der Rückenlage) durch Umlagerung des Patienten in Seitenlagerung und Beatmung mit differenzierter Ventilation über einen Doppellumentubus (DLT) verbessert werden. Die differenzierte Beatmung besteht aus einem indifferenten endexspiratorischen Druck (ZEEP) für die nichtabhängige Lunge und positivem endexspiratorischem Druck (PEEP) für die abhängige Lunge. Die nichtabhängige Lunge wird das Ventilations-Perfusions-Verhältnis aufgrund der günstigeren nichtabhängigen Position verbessern (siehe Abb. 19-11), wogegen die abhängige Lunge ihr Ventilations-Perfusions-Verhältnis aufgrund der selektiven PEEP-Wirkung verbessert. Diese Methode vermeidet eine Überdehnung der apikalen Regionen mit erhöhtem pulmonalvaskulärem Widerstand im Apexbereich und Blutflußumverteilung in die basilären Regionen der Lunge.

3. Der Patient sollte alle 2–3 Stunden umgelagert werden, so daß jede Lungenhälfte für eine gewisse Zeit in die nichtabhängige Position kommt.

4. Die fiberoptische Bronchoskopie ist zur Überprüfung des Doppellumentubus wegen der häufigeren Umlagerung noch wichtiger.

19.4 Ziel Nr. 2: $F_iO_2 < 0,5$, $\boxed{PEEP < 10\ cm\ H_2O,}$ akzeptabler P_aO_2

19.4.1 Warum ist dieses Ziel die Nummer 2? Wegen der Anpassung der Ventilation an die Perfusion!

Ist ein PEEP von mehr als 10 cm H_2O für einen $P_aO_2 > 60$ mmHg mit einer F_iO_2 von weniger als 0,5 erforderlich, ist die Ventilations-Perfusions-Störung so stark ausgeprägt, daß das Anstreben einer Spontanatmung unlogisch ist. Mit anderen Worten, ist eine Lunge, die eine F_iO_2 von mehr als 0,5 und einen PEEP von mehr als 10 cm H_2O benötigt, in der Hinsicht ineffizient, daß die Atemarbeit wahrscheinlich so stark ist, daß sich der Patient erschöpfen würde. Ist der PEEP-Bedarf kleiner als 10 cm H_2O, die F_iO_2 kleiner als 0,5 und der P_aO_2 adäquat, wird die nötige Gasaustauschfunktion einigermaßen effizient erfüllt, so daß ein gewisses Maß an eigener Atemarbeit zugelassen werden kann.

19.4.2 Vorgehen

Das zweite Ziel ist, den PEEP-Bedarf auf weniger als 10 cm H_2O zu senken. Natürlich wird vorausgesetzt, daß das vorher erreichte Ziel ($F_iO_2 < 0,5$, akzeptabler P_aO_2) beibehalten wird. Dieses Ziel wird zunächst durch eine intensive und aggressive respiratorische Therapie mit Hustenmanövern, häufiges tracheales Absaugen, fiberoptische Bronchoskopie, physikalische Therapie (Perkussion und Vibration in verschiedenen Lagerungen), Anfeuchtung der Atemluft, halbstündliches oder stündliches Lagern des Patienten, Umlagerung der erkrankten Lunge in eine nichtabhängige Position so häufig wie möglich, inzentive Spirometrie, Antibiotikabehandlung entsprechend Antibiogramm und in speziellen Fällen Anwendung von Bronchodilatatoren (Beta-2-Agonisten, Aminophyllin, Steroide, siehe Kapitel 6), Diuretika und inotrope Substanzen erreicht (Abb. 19-10). Obwohl keine «harten» Daten dafür vorliegen, daß irgendeine dieser Behandlungsmaßnahmen bei alleinigem Einsatz sinnvoll ist, besteht jedoch Einigkeit darüber, daß bei kombiniertem Einsatz und im Zusammenhang mit anderer notwendiger Pflege in der postoperativen Behandlung der respiratorischen Insuffizienz eine Atelektasenbeseitigung, Kontrolle der Infektion und eine Abnahme des PEEP-Bedarfs erreicht wird (62, 63).

Die Patienten können nur durch Husten selbständig Sekret aus dem Tracheobronchialbaum entfernen und ein effektives Hustenmanöver ist die effizienteste Methode zur Mobilisation und Entfernung von Sekreten (64). Jedoch sind viele Patienten nicht in der Lage, ausreichend abzuhusten (Depression durch Medikamente, Schmerz, Lungenerkrankung), so daß die Sekrete mechanisch entfernt werden müssen. Daher ist ein häufiges tracheales Absaugen notwendig und sicherlich sinnvoll, wenn Sekrete auskultatorisch im Tracheobronchialbaum zu hören sind. Vorher sollte eine Präoxygenierung erfolgen, die maximale Dauer des Absaugvorganges sollte 10 Sekunden betragen. Verschiedene Katheter mit abgebogener Spitze können die Kanülierung der Hauptstammbronchien erleichtern (75) und zur unter Sicht gesteuerten endobronchialen Absaugung kann die flexible fiberoptische Bronchoskopie dienen (66). Selbstverständlich sollte die fiberoptische Bronchoskopie zum Einsatz kommen, wenn eine röntgenologisch sichtbare lobäre Obstruktion auf die Standardtherapie resistent ist (67). Ein fiberoptisches Bronchoskop mit aufblasbarem Cuff an der Spitze gestattet die Anwendung von positivem Druck für spezifische Regionen zusätzlich zur Absaug- und Spülmöglichkeit (68). Eine physikalische Sekretlösung durch Vibration und Perkussion ist in Verbindung mit einer Lagerungsdrainage in der Lage, die Sekretentfernung zu verbessern. Für spezifische Regionen kann ein externer Druck während der Ausatmung zur Verbesserung des exspiratorischen Gasflows ausgeübt werden, wodurch ebenfalls die Sekretentfernung verbessert wird. Die physikalische Therapie scheint speziell bei Patienten, die akut krank sind, große Sekretmengen produzieren und ineffektiv husten, sinnvoll zu sein (69). Sie ist ebenso bei Patienten mit lobären Atelektasen von Vorteil (70). Bei Patienten ohne Sekretbildung ist sie jedoch nicht sinnvoll. Es muß bedacht werden, daß die physikalische Therapie bei akut kranken Patienten in manchen Fällen eine Bronchokonstriktion und Hypoxämie auslösen kann (69).

Die abhängige Lunge ist einem höheren pulmonalvaskulären Druck ausgesetzt, die nichtabhängige

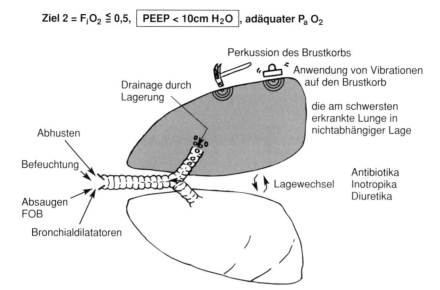

Abb. 19-10: **Ziel 2** dient der Verminderung des PEEP-Niveaus auf weniger als 10 cm Wassersäule, während ein F_iO_2 von weniger als 0,5 für einen adäquaten P_aO_2 aufrecht erhalten wird. Dies geschieht hauptsächlich durch eine intensive und **aggressive respiratorische Therapie** (FOB = fiberoptisches Bronchoskop).

Lunge einem niedrigeren. Der pulmonalvaskuläre Druck hat zwei wichtige Konsequenzen für erkrankte Lungen (Abb. 19-11):
1. Die abhängige Lungenhälfte neigt zur Flüssigkeitstranssudation, die nichtabhängige Lunge zur Flüssigkeitsabsorption. Dadurch kann bei abhängiger Position der erkrankten Lunge ein langsamerer Heilungsverlauf oder sogar eine Verschlechterung eintreten. Umgekehrt kann die Heilung bei nichtabhängiger Position der erkrankten Lunge schneller verlaufen.
2. Die abhängige Lunge besitzt einen höheren Blutfluß gegenüber der nichtabhängigen. Dadurch wird bei abhängiger Position der erkrankten Lunge ein höherer Shunt verursacht, da mechanisch bedingt ein höherer Blutfluß entsteht. Umgekehrt wird der

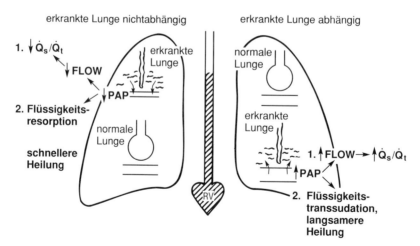

Abb. 19-11: Einsatz der Lagerung zur Behandlung. Befindet sich die erkrankte Lungenhälfte in nichtabhängiger Position, erfährt sie einen niedrigen pulmonalarteriellen Druck (siehe Kapitel 3). Dadurch wird der Blutfluß in diese Region passiv vermindert mit Shuntabnahme ($\dot{Q}_s/\dot{Q}_t$) über die erkrankte Lungenhälfte. Daneben führt der niedrige pulmonalarterielle Druck zu einer Förderung der Flüssigkeitsresorbtion in der nichtabhängigen Lunge und zu einer schnelleren Heilung. Umgekehrt erfährt die erkrankte Lungenhälfte bei abhängiger Position einen höheren pulmonalarteriellen Druck. Hierdurch wird der Blutfluß in die erkrankte Region passiv vermehrt mit Shuntzunahme in der erkrankten Lungenhälfte. Daneben entsteht die Neigung zu einer Flüssigkeitstranssudation mit langsamerer Heilung oder sogar weiterer Verschlechterung des Befundes.

Shunt bei nichtabhängiger Position der erkrankten Lunge verringert. Daher sollte die erkrankte Lungenhälfte so lange wie möglich in einer nichtabhängigen Position verbleiben (71–74).

Bei diesem Vorgehen ist im allgemeinen innerhalb weniger Tage eine PEEP-Reduktion unter 10 cm H$_2$O bei adäquatem P$_a$O$_2$ mit niedrigem F$_i$O$_2$ möglich. Liegt der PEEP-Bedarf unter 10 cm H$_2$O wird kein Versuch gemacht, ihn weiter zu reduzieren. Die Beibehaltung eines gewissen PEEPs ist zur Aufrechterhaltung einer normalen funktionellen Residualkapazität und Complicance erwünscht und führt zu dem subjektiven Empfinden einer guten Lungenentfaltung. Das Erreichen einer F$_i$O$_2$ von weniger als 0,5 und eines PEEP von weniger als 10 cm H$_2$O bei akzeptablem P$_a$O$_2$ bedeutet, daß das Verhältnis von Blut und Gas innerhalb der Lungen soweit ausreichend ist, daß der nötige Gasaustausch einigermaßen effizient stattfinden kann. Nun kann der Patient als Kandidat zur Entwöhnung (Weaning) von der mechanischen Beatmung betrachtet werden.

19.5 Ziel Nr. 3: F$_i$O$_2$ < 0,5, PEEP < 10 cm H$_2$O, IMV < 1 Atemzug/min, akzeptabler P$_a$O$_2$

19.5.1 Warum ist dieses Ziel die Nummer 3? Wegen des Übergangs von IMV auf Spontanatmung!

Ziel Nr. 1 und Nr. 2 dienten der Vermeidung der Sauerstofftoxizität und der Anpassung von Ventilation an Perfusion. Nach erfolgter Ventilations-Perfusions-Anpassung wird der Übergang von einer vollen ventilatorischen Unterstützung (100% Abhängigkeit vom Ventilator) auf die Beendigung der ventilatorischen Unterstützung (keine Abhängigkeit vom Ventilator) angestrebt. IMV-Entwöhnung gestattet einen graduellen Übergang von 100% auf 0% Ventilationsabhängigkeit. Während des Übergangs bietet IMV eine progressive Abnahme der partiellen Ventilationsunterstützung (6).

19.5.2 Vorgehen

Das dritte Ziel ist, das bisher erreichte zu erhalten (F$_i$O$_2$ < 0,5, PEEP < 10 cm H$_2$O, akzeptabler P$_a$O$_2$) und die IMV-Rate auf unter 1/min zu senken. Dies erreicht man durch eine progressive Reduktion der IMV-Rate. Die Schnelligkeit der IMV-Reduktion wird durch die Vitalkapazität (VC) und die Peak-inspiratory-force (PIF) diktiert. Beides kann schnell und leicht mit einem Spirometer (VC) und einem Gasmanometer (PIV) gemessen werden. Die Vitalkapazität ist das Volumen, das nach einer maximalen Inspiration kräftig ausgeatmet wird. Die Messung erfordert eine gute Kooperation, eine adäquate Lungencompliance und eine ausreichende Muskelstärke. Da eine ausreichende Kooperation erforderlich ist, läßt sich die Kooperation mit dem Atemtraining nach der Extubation abschätzen. Die Peak-inspiratory-force ist der negative Druck, der in den Atemwegen unter Inspiration bei artefizieller Obstruktion entsteht. Dies ist ein guter Indikator der thorakalen Muskelkraft. Dieser Wert ist verläßlicher als die Vitalkapazität, da er von der Patientenmotivation unabhängig ist und auch im komatösen Zustand gemessen werden kann. Er bietet jedoch keine Information über die freiwillige Aktivität des Patienten. Eine schlechte Vitalkapazität (abhängig von Kooperation, Lungencompliance und Muskelkraft) in Kombination mit einer guten Peak-inspiratory-force (abhängig von der Muskelstärke) bedeutet, daß der Patient entweder schlecht kooperiert und/oder eine schlechte Lungencompliance hat. Die minimal ausreichende VC ist 15 ml/kg (Normalbereich 50–70 ml/kg), die minimal ausreichende PIF ist −20 bis −25 cm H$_2$O (Normalbereich −80 bis −100 cm H$_2$O). Die IMV-Rate kann bei Patienten, die diese Minimalbedingungen erfüllen, in Schritten von einem Atemzug/min vermindert werden (siehe unten). Höhere Werte (positivere VC und negativere PIF) lassen eine schnellere IMV-Reduktion zu, umgekehrt erfordern niedrigere Werte (weniger positive VC und weniger negative PIF) eine langsamere IMV-Reduktion. Mit dem Beginn der IMV-Reduktion sollte das Kopfende des Bettes soweit wie möglich angehoben werden, um den Druck des Bauchinhaltes auf das Zwerchfell zu reduzieren und dem Patienten die Kontaktaufnahme mit der Umgebung zu ermöglichen.

Während der IMV-Reduktion wird der Patient durch die spontane Atemfrequenz, VC, PIF und P$_a$CO$_2$ überwacht. Wenn die Entwöhnung gut toleriert wird, bleibt die spontane Atemfrequenz konstant oder steigt nur leicht an, VC und PIF bleiben konstant oder werden besser und die arteriellen Blutgaskonzentrationen werden nicht beeinträchtigt.

Wird umgekehrt das Weaning nicht toleriert, steigt die spontane Atemfrequenz stark an, (im allgemeinen erstes Zeichen der Intoleranz), VC und PIF nehmen ab und die arteriellen Blutgaswerte verschlechtern sich. Der Patient wird hypertensiv und tachykard, eventuell können Arrhythmien auftreten. Bei Patienten mit frischen Operationswunden und multiplen Kathetern (Magensonde, Urinkatheter, Endotrachealtubus, intravenöse und arterielle Katheter) ist der Schmerz stark und die spontane Atemfrequenz während der Entwöhnung beträgt oft 20–30/min.

Die Intoleranz für eine IMV-Reduktion bei einem Patienten, bei dem die ersten beiden Ziele erreicht sind, ist im allgemeinen dadurch bedingt, daß entweder der klinische Status eine volle ventilatorische Unterstützung erfordert (z. B. Fehlernährung oder neuromuskuläres Problem) oder daß das verwendete Entwöhnungs-System zu einer intolerablen Zunahme der Atemarbeit führt. Eine zu hohe Atemarbeit wird am besten durch negative Fluktuationen des inspiratorischen Drucks von mehr als 2 cm H_2O unter Spontanatmung angezeigt, die im allgemeinen auf einen inadäquaten inspiratorischen Flow hinweist. Bei Patienten, bei denen eine Entwöhnung fehlschlägt oder einen langen Zeitraum in Anspruch nimmt, sollte ein intensives Ernährungsregime begonnen werden (75).

Die Extubation kann erfolgen, wenn folgende Bedingungen erfüllt sind: P_aO_2 adäquat, $F_iO_2 < 0,5$ (Ziel 1), PEEP < 10 cm H_2O (Ziel 2), VC > 15 ml/kg, PIF > −20 cm H_2O, IMV ≦ 1/min, spontane Atemfrequenz < 20–30/min, P_aCO_2 etwa 40 mmHg (Ziel 3), keine akute Insuffizienz oder Instabilität anderer größerer Organsysteme, Röntgenthoraxbefund entsprechend den Vorbefunden oder sich schnell verbessernd und keine neuen pathologischen Befunde (Infiltrat, Pneumothorax). Es muß betont werden, daß während des gesamten Verfahrens Analgetika und Sedativa bedarfsgerecht titriert werden müssen, so daß sich der Patient wohlfühlt, sich nicht gegen den Endotrachealtubus wehrt und keine Anstrengung bei der Exspiration zeigt (siehe Abb. 3-37).

19.6 Zusammenfassung von mechanischer Beatmung und Entwöhnungsprozessen

Die Grundüberlegung im beschriebenen Vorgehen besteht darin, daß für die Patientenlunge zunächst eine gute Anpassung von Ventilation und Perfusion erforderlich ist, wie es sich aus einem adäquaten oder ausreichenden P_aO_2, einer $F_iO_2 < 0,5$ und einem PEEP-Niveau < 10 cm H_2O ergibt, so daß die Lungenfunktion einen effizienten Gasaustausch garantiert. Der nächste Schritt besteht in der Aufrechterhaltung des effizienten Gasaustauschs ohne Respiratorhilfe, wie es sich in einer adäquaten oder ausreichenden VC, PIF, spontanen Atemfrequenz und einem ausreichenden P_aCO_2 bei niedriger IMV-Frequenz zeigt. Schließlich ist es erforderlich, daß keine neuen Komplikationen auftreten, was sich aus der Röntgenthoraxaufnahme und dem Fehlen signifikanter Störungen oder Komplikationen in einem der anderen größeren Organsysteme ergibt.

19.7 Andere, neue Möglichkeiten der mechanischen Beatmung und der Entwöhnung

In den letzten Jahren wurden verschiedene neue mechanische Beatmungsmöglichkeiten eingeführt. Diese resultieren aus der Mikroprozessortechnologie, die die Möglichkeit der Überwachung von Flow, Druck, Volumen und Atemmechanik pro Atemzug erlaubt. Die Möglichkeit, diese Variablen exakt und on-line zu messen und zu übertragen, läßt die Interaktion zwischen Patient und Ventilator ausgeklügelter als je zuvor werden.

Die Druckunterstützung (pressure support PS) ist ein Beatmungsmodus, der einen zusätzlichen inspiratorischen Gasfluß über ein Demand-Ventil als Reaktion auf einen spontanen Atemzug gestattet. Dieser zusätzliche Gasfluß hält einen positiven inspiratorischen Atemwegsdruck (im allgemeinen bis zu 30 cm H_2O über PEEP) während der Inspiration und sistiert, wenn die patienteneigene inspiratorische Flowrate abnimmt, wobei der genaue Zeitpunkt bei den verschiedenen Ventilatoren unterschiedlich festgelegt ist. Diese unterstützten Atemzugvolumina können in Abhängigkeit vom patienteneigenen inspiratorischen Flowmuster variieren. Die Atemarbeit wird gewöhnlich reduziert (76, 77), da lediglich eine Triggerung des Demand-Ventils erfolgen muß, während ein Teil oder der gesamte spontane Atemzug durch den Ventilator erfolgt. Werden hohe Werte bei der Druckunterstützung verwendet, entspricht sie dem Modus der assistiert/kontrolliert/druckbegrenzten Beatmung (78), obwohl die Inspiration nicht begrenzt wird, wenn der eingestellte Druck erreicht wird, wie es bei echten drucklimitierten Geräten der Fall ist. Einige Patienten empfinden die Druckunterstützung als wesentlich angenehmer, da sie die Atemarbeit reduziert und dem Patienten eine bessere Kontrolle über die Peak-inspiratory-flow-Rate, die Flowwelle, die Inspirationszeit und das Zugvolumen gestattet (79). Die Druckunterstützung kann auch als Entwöhnungs-Methode verwendet werden, wobei mit Verbesserung des patienteneigenen Zugvolumens der eingestellte Druckwert schrittweise reduziert wird. Obwohl diese Methode in den meisten Fällen von praktischem Vorteil ist, scheint sie jedoch keine Verbesserung gegenüber den bestehenden Entwöhnungs-Techniken zu sein und erfordert einen verläßlichen endogenen Atemantrieb. Daneben kann sie eventuell zu einem gefährlichen Anstieg des Atemwegsdrucks führen (78), da jeder Atemzug durch einen positiven Druck verstärkt wird. Mandatorisches Minutenvolumen (MMV) und minimale Minutenventilation (MiMv) sind beides Methoden, die ein eingestelltes Minutenvolumen, entweder durch Spontanatmung oder durch Assistenz durch den Ventilator selbst sichern. Der Unterschied zwischen beiden ist, daß eine inadäquate Spontanatmung vom MMV-Ventilator durch unabhängige Atemhübe mit positivem Druck unterstützt wird, während bei MiMv die mechanische Unterstützung in Form der Druckunterstützung erfolgt (d. h., der Patient muß für die Assistenz einen spontanen Atemzug ausüben). Durch Mikroprozessoren wird bei MMV kontinuierlich das akkumulierte Minutenvolumen mit dem vorgegebenen Wert verglichen und das Defizit durch mandatorische mechanische Atemhübe ausgeglichen. Der potentielle Vorteil von MMV ist klar: Es wird ein minimales Minutenvolumen garantiert, unabhängig von der spontanen Atemtätigkeit, der Entwöhnungs-Prozeß verläuft «automatisch» (d. h., der Patient wechselt von artefizieller Beatmung zur Spontanatmung ohne erforderliche Kontrollen) (80). Es gibt jedoch keine Daten, die diese «automatische Entwöhnung» bei Patientengruppen beschreiben, vielleicht weil MMV zwei Hauptnachteile besitzt, die sich aus dem Namen ergeben, nämlich dem Minutenvolumen. Der erste Nachteil ist die Schwierigkeit, den richtigen Wert für das Minutenvolumen abzuschätzen, da es stark in Abhängigkeit von der Totraumventilation und dem CO_2-Spiegel variiert. Ist das vorgewählte Minutenvolumen zu hoch, bleibt der Patient vom Ventilator assistiert, obwohl bereits eine Extubation möglich wäre. Daneben kann der Patient apnoisch bleiben, da der P_aCO_2 zu niedrig ist. Ist das vorgewählte Minutenvolumen zu niedrig, ist es möglich, daß eine Hypoventilation und eine Hyperkapnie resultieren. Das zweite Problem, das mit dem Minutenvolumen als vorgegebenem Parameter verbunden ist, besteht darin, daß sich das Minutenvolumen aus Frequenz und Hubvolumen zusammensetzt. Tatsächlich kann der Patient das vorgegebene Minutenvolumen erreichen, jedoch durch eine flache Atmung mit Hyperventilation, was klinisch nicht akzeptabel ist und eine drohende respiratorische Katastrophe anzeigen kann. Daher läßt sich die Praktikabilität des MMV in diesem Stadium nur schwer erkennen.

Zwei andere neue Ventilationsmodalitäten, die speziell bei Patienten mit ARDS angewendet werden, sind die «inverse ratio ventilation» (IRV) (81) und die «airway pressure release ventilation» (APRV) (82). Das Ziel der Umkehrung des I/E-Verhältnisses auf bis zu 4:1 ist die bessere Oxygenierung entweder durch eine Steigerung des mittleren Atemwegsdrucks oder durch eine progressive Rekrutierung und Stabilisierung von Alveolen. APRV ist die intermittierende Freigabe von CPAP gegenüber dem Umgebungsdruck für eine Sekunde. Daher ähnelt die Druckkurve der IRV der der APRV. Der Unterschied zwischen den beiden Methoden ist, neben der Tatsache, daß der dominante Atemwegsdruck bei IRV inspiratorisch und bei APRV exspiratorisch ist, daß die Patienten bei IRV nicht spontan atmen, wogegen bei APRV dem Patienten die Spontanatmung gestattet ist. Daher ist der mittlere Atemwegsdruck bei APRV niedriger als bei IRV. Die technischen Details, Indikationen und die klinische Effizienz dieser Beatmungsmodalitäten müssen noch weiter ausgewertet werden.

19.8 Extubation

Zusätzliche Kriterien zur Extubation sind die Wachheit und die Kooperation des Patienten und sein Drängen nach der Extubation. Vor der Extubation müssen Trachea, Pharynx, Nase, Magensonde (falls vorhanden) und Endotrachealtubus abgesaugt werden. Auf den Absaugvorgang folgen mehrere intermittierende Druckstöße (Seufzer) mit positivem Druck und 100% Sauerstoff. Während der Extubation wird die Lunge des Patienten mit einem Druck von 30 cm H_2O gebläht, wobei der Druck während der Cuff-Entlastung konstant gehalten und daraufhin der Tubus sofort aus der Trachea entfernt wird (Abb. 19-12). Mit diesem Manöver stellt man sicher, daß nach der Extubation sogleich eine kräftige Exspiration mit der totalen Lungenkapazität erfolgt (durch die elastische Zugkraft der Brustwand). Durch diese kräftige Exspiration wird Material, das sich oberhalb des Cuffs und/oder der Stimmbänder angesammelt hat und das durch das Absaugmanöver nicht erreicht wurde, ausgehustet (Abb. 19-12).

Daraufhin fordert man den Patienten auf, tief zu atmen. Weiterhin wird auf Laryngospasmus oder Stridor geachtet. Über eine durchsichtige Gesichtsmaske appliziert man angefeuchteten Sauerstoff mit einer F_iO_2, die um 0,1 größer ist als während der Intubation. Nasensonden sind am komfortabelsten und behindern nicht beim Essen, gestatten jedoch keine höhere F_iO_2 als 0,3. Ist eine höhere F_iO_2 erforderlich (was im allgemeinen der Fall ist), sollte eine Gesichtsmaske benutzt werden, mit der bei Flow-Raten von 5–10 l/min eine F_iO_2 zwischen 0,3 und 0,5 erreicht werden kann. Masken mit einem Reservoir lassen eine F_iO_2 von bis zu 0,9 zu. Über eine dicht sitzende Maske kann auch eine CPAP-Atmung erreicht werden. Natürlich hängt die zu erwartende F_iO_2 in allen Fällen von einer exakten Position der Maske über dem Gesicht des Patienten ab. Die arteriellen Blutgaskonzentrationen sollten 0,5–1 Stunde und 4–6 Stunden nach der Extubation gemessen werden, eine Röntgenthoraxaufnahme wird 4–6 Stunden nach der Extubation angefertigt. Die respiratorischen Pflegemaßnahmen, die während der mechanischen Beatmung und während der Entwöhnung begonnen wurden, werden fortgeführt. Daneben ist die Atemschulung mit Spirometrie (inzentive spirometry), mit der eine Zunahme des inspiratorischen transpulmonalen Drucks und Lungenvolumens erreicht wird, das ideale Vorgehen (Tab. 19-3). Diese auch äußerst kosteneffektive Pflegemaßnahme sollte stündlich erfolgen. Bei Patienten mit starken postoperativen Schmerzen ist jedoch bei den dabei zu übenden tiefen Atemmanövern keine gute Kooperation zu erwarten. Daher muß die Schmerzbehandlung effektiv sein (siehe Kapitel 20). Der Patient wird aufrecht gelagert, zum Husten angehalten und so früh wie möglich mobilisiert. Magensonde, Urinkatheter und arterielle Katheter sowie die Pleuradrainagen sollten 6–8 Stunden nach Extubation entfernt werden.

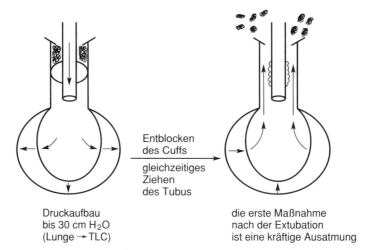

Druckaufbau bis 30 cm H_2O (Lunge → TLC)

Entblocken des Cuffs gleichzeitiges Ziehen des Tubus

die erste Maßnahme nach der Extubation ist eine kräftige Ausatmung

Abb. 19-12: Das Extubationsverfahren besteht aus einem Druckaufbau von 30 cm Wassersäule, so daß sich das Lungenvolumen der totalen Lungenkapazität (TLC) nähert. Dann wird gleichzeitig der Tubuscuff entleert und der Endotrachealtubus entfernt. Durch den kräftigen elastischen Rückzug der Lunge von der totalen Lungenkapazität ist das erste Ereignis nach Extubation eine kräftige Ausatmung (Husten). Diese kräftige Ausatmung kann Sekrete und/oder Material, das sich zwischen Endotrachealtubuscuff und Stimmbändern befand, herausbefördern. Nach der Erfahrung des Autors vermindert dies stark die Inzidenz eines Laryngospasmus und von Hustenanfällen nach der Extubation.

Tabelle 19-3: Auswirkungen postoperativer Atemmanöver.

Manöver	Alveolärer Einatemdruck	Zeit für die alveoläre Blähung	Einatemvolumen
Ideales Manöver	hoch (40–60 cm H_2O – vorzugsweise bei negativem intrathorakalem Druck)	lang (5–15 s)	größtmöglich (6–10faches Tidalvolumen)
Ausatemmanöver	minimal	minimal	variabel
CO_2-Hyperventilation	mäßig	kurz (tiefe, aber schnellere Atmung)	2–3faches Tidalvolumen
IPPB	vorgewählt (normalerweise positiver Atemwegsdruck von 15–20 cm H_2O)	lang (5–10 s)	unbekannt (2–3faches Tidalvolumen)
Maximal ausgeführte Inspiration	maximal (negativer intrathorakaler Druck von 30–50 cm H_2O)	lang (5–10 s)	größtmöglich (2–6faches Tidalvolumen)

19.9 Komplikationen bei mechanischer Atemunterstützung

Die Komplikationen der mechanischen Atemunterstützung können unterteilt werden in jene, die durch die tracheale Intubation und jene, die durch die mechanische Beatmung bedingt sind.

19.9.1 Komplikationen bei der trachealen Intubation (83)

Während der Intubation
1. Taumatisierung der Augen, der Halswirbelsäule, der Nase, der Zähne, der Lippen, der Zunge, des Larynx und der Trachea,
2. Aspiration (von Blut, Zähnen, Laryngoskoplampe, Mageninhalt und Zahnprothese),
3. ösophageale Intubation,
4. endobronchiale Intubation,
5. Reflexe
    a) sympathisch (Hypertonie, Tachykardie, Myokardischämie),
    b) vagal (Hypotension, Bradykardie, Herzstillstand).

Bei plaziertem Endotrachealtubus
1. Bronchospasmus,
2. Tracheomalazie,
3. Perforation der Trachea (durch Cuff, Tubusspitze),
4. inadäquate Sekretentfernung (mögliche Obstruktion des Tubus),
5. Traumatisierung von Kontaktoberflächen (verstärkt durch Patientenbewegung,
6. Cuff-Überblähung mit Lumeneinengung,
7. Cuff-Ruptur.

Während der Extubation
1. Traumatisierung der Stimmbänder bei geblähtem Cuff,
2. Aspiration von Sekreten oberhalb des Tubus-Cuffs,
3. Laryngospasmus,
4. Obstruktion durch Ödem im Bereich der Kontaktflächen.

Nach der Extubation
1. Halsschmerzen, Dysphagie,
2. Aphonie,
3. Lähmung des Nervus hypoglossus und/oder lingualis,
4. Stimmbandlähmung,
5. Ulzeration, Entzündung, Ödem der Kontaktflächen,
6. Stimmbandgranulome und Polypen,
7. Laryngotracheale Membranen,
8. Trachealstenose,
9. Sinusitis.

19.9.2 Komplikationen bei der mechanischen Beatmung (84)

Komplikationen, die auf den Ventilator zurückzuführen sind

1. Gerätefehler oder Diskonnektion,
2. Versagen des Alarmsystems,
3. Alarm nicht eingestellt,
4. inadäquate Anfeuchtung,
5. überhöhte inspiratorische Sauerstoffkonzentration.

Medizinische Komplikationen der positiven Druckbeatmung

1. Inadäquate positive Druckbeatmung und alveoläre Hypoventilation,
2. überhöhte positive Druckbeatmung und alveoläre Hyperventilation,
3. Magenüberdehnung,
4. Pneumothorax, Pneumomediastinum,
5. Atelektase,
6. Pneumonie,
7. Hypotonie und verminderter Cardiac-output,
8. erhöhte Totraumventilation,
9. Sekretion von antidiuretischem Hormon (ADH) und Wasserretention.

Obwohl die Liste dieser möglichen Komplikationen gewaltig erscheint, treten diese Ereignisse jedoch nur selten ein und die meisten sind vermeidbar. Bei guter Technik und adäquater Anästhesie sollte das Einführen des Endotrachealtubus unkompliziert verlaufen. Durch adäquate Sedierung, Verwendung eines minimal möglichen Luftvolumens zum Aufblähen des Cuffs, häufiges Absaugen und Lagerung des Patienten wird der Endotrachealtubus gut toleriert. Jedoch kann ein Druck auf die Kontaktflächen durch den Tubus nicht gänzlich verhindert werden und eventuelle Druckschädigungen sind nicht leicht zu erkennen. Eine Stunde nach jeder Sauerstoffkonzentrationsänderung sollte das Luftvolumen im Cuff dahingehend korrigiert werden, daß es gerade zur Abdichtung ausreicht. Vorher müssen Mund und Rachen sorgfältig abgesaugt werden. Wann immer Atemgeräusche auf tracheale oder bronchiale Sekrete hindeuten, sind diese über den Endotrachealtubus abzusaugen.

Literatur

1. Shapiro, B. A., Cane, R. D., Harrison, R. A.: Positive end-exspiratory pressure therapy in adults with special reference to acute lung injury; a review of the literature and suggested clinical correlations. Crit. Care. Med. 12: 127–141, 1984.
2. Benumof, J. L.: Update on mechanical ventilation. An epitome. West. J. Med. 128: 147, 1978.
3. Weisman, I. M., Rinaldo, J. E., Roger, R. M. et al.: State of the art: Intermittent mandatory ventilation. Am. Rev. Respir. Dis. 127: 641, 1983.
4. Downs, J. B., Klein, E. F. Jr., Desautels, D. et al.: Intermittent mandatory ventilation: A new approach to weaning patients from mechanical ventilators. Chest. 64: 331–335, 1973.
5. Shapiro, B. A., Cane, R. D.: The IMV-AMV controversy: A plea for clarification and redirection (Editorial). Crit. Care. Med. 12: 472–473, 1984.
6. Cane, R. D., Shapiro, B.: Mechanical ventilatory support. JAMA 254: 87–92, 1985.
7. Pontoppidan, H., Geffing, B., Lowenstein, E.: Acute respiratory failure in the adult. N. Engl. J. Med. 287: 143, 690, 799, 1972.
8. Patterson, R. W.: Effect of P_aCO_2 on O_2 consumption during cardiopulmonary bypass in man. Anesth. Analg. 5: 269–273, 1976.
9. Cohen, P. J., Alexander, S. C., Smith, T. C. et al.: Effects of hypoxia and normocarbia on cerebral blood flow and metabolism in conscious man. J. Appl. Physiol. 23: 183, 1967.
10. Hedley-Whyte, J., Pontoppidan, H., Morris, M. J.: The response of patients with respiratory failure and cardiopulmonary disease to different levels of constant volume ventilation. J. Clin. Invest. 45: 1543, 1966.
11. Winter, P. M., Smith, G.: The toxicity of oxygen. Anesthesiology 37: 210, 1972.
12. Lambertsen, C. J.: Effects of oxygen at high partial pressure. In: Fenn, W. O., Rahn, E. (eds.): Handbook of Physiology, section 3. Respiration, vol. 2. Baltimore, Williams & Wilkins, 1965, pp. 1027–1046.
13. Nash, G., Blennerhasset, J. B., Pontoppidan, H.: Pulmonary lesions associated with oxygen therapy and artificial ventilation. N. Engl. J. Med. 276: 368, 1967.
14. De Campo, T., Civetta, J. M.: The effect of short-term discontinuation of high-level PEEP in patients with acute respiratory failure. Crit. Care. Med. 7: 47–49, 1979.
15. Rose, D. M., Downs, J. B., Heenan, T. J.: Temporal responses of functional residual capacity and oxygen tension to changes in positive end-expiratory pressure. Crit. Care. Med. 9: 79–82, 1981.
16. Albert, R. K.: Least PEEP: Primum non nocere. Chest. 87: 2–3, 1985.
17. Suter, P. M., Fairley, H. B., Isenberg, M. D.: Optimum end-expiratory pressure in patients with acute pulmonary failure. N. Engl. J. Med. 292: 284–289, 1975.
18. Gallagher, T. J., Civetta, J. M., Kirby, R. R.: Terminology update: Optimal PEEP. Crit. Care. Med. 6: 323–326, 1978.

19. Kirby, R. R., Downs, J. B., Civetta, J. M. et al.: High-level positive end-expiratory pressure (PEEP) in acute respiratory insufficiency. Chest. 67: 156–163, 1975.
20. Murray, I. P., Modell, J. H., Gallagher, T. J. et al.: Titration of PEEP by the arterial minus end-tidal carbon dioxide gradient. Chest. 85: 100–104, 1984.
21. Hurewitz, A., Bergofsky, E. H.: Adult respiratory distress syndrome. Med. Clin. North. Am. 65: 33–51, 1981.
22. Weisman, I. M., Rinaldo, J. E., Rogers, R. M.: Positive end-expiratory pressure in adult respiratory failure. N. Engl. J. Med. 307: 1381–1384, 1982.
23. Powers, S. R. Jr., Mannal, R., Neclerio, M. et al.: Physiologic consequences of positive end-expiratory pressure (PEEP) ventilation. Ann. Surg. 178: 265–272, 1973.
24. Lores, M. E., Keagy, B. A., Vassiliades, T. et al.: Cardiovascular effects of positive end-expiratory pressure (PEEP) after pneumonectomy in dogs. Ann. Thorac. Surg. 40: 464–468, 1985.
25. Jardin, F., Farcot, J., Boisaute, L. et al.: Influence of positive end-expiratory pressure on left ventricular performance. N. Engl. J. Med. 304: 387, 1981.
26. Molloy, D. W., Ducas, J., Dobson, K. et al.: Hemodynamic management in clinical acute hypoxemic respiratory failure. Dopamine vs. dobutamine. Chest. 39: 636–640, 1986.
27. Prewitt, R. M., McCarthy, J., Wood, L. D. H.: Treatment of acute low pressure pulmonary edema in dogs. J. Clin. Invest. 67: 409–418, 1981.
28. Cooligan, T., Light, R. B., Wood, L. D. H.: Plasma volume expansion in canine pneumococcal pneumonia. Am. Rev. Respir. Dis. 126: 86–90, 1982.
29. Molloy, W., Ghignone, M., Girling L. et al.: Dobutamine and lasix in the treatment of oleic acid pulmonary edema in dogs. Fed. Proc. 42: 733, 1983.
30. Schars, S. M., Ingram, R. H. Jr.: Influence of abdominal pressure and sympathetic vasoconstriction on the cardiovascular response to positive end-expiratory pressure. Am. Rev. Respir. Dis. 116: 661–670, 1977.
31. Marini, J. J., Culver, B. H., Butler, J.: Mechanical effect of lung distension with positive pressure on cardiac function. Am. Rev. Respir. Diss. 124: 382–386, 1981.
32. Qvist, J., Pontoppidan, H., Wilson, R. S. et al.: Hemodynamic responses to mechanical ventilation with PEEP. Anesthesiology 42: 45–55, 1975.
33. Hobelmann, C. F. Jr., Smith, D. E., Virgilio, R. W. et al.: Hemodynamic alteration with positive end-expiratory pressure: The contribution of the pulmonary vasculature. J. Trauma 15: 951–959, 1975.
34. Weber, K. T., Janicki, J. S., Shroff, S. G. et al.: The right ventricle: Physiologic and pathophysiologic considerations. Crit. Care. Med. 11: 323–328, 1983.
35. Brinker, J. A., Weiss, J. L., Lappe, D. L. et al.: Leftward septal displacement during right ventricular loading in man. Circulation 61: 626–633, 1980.
36. Weyman, A. E., Wann, S., Feigenbaum, H. et al.: Mechanism of abnormal septal motion in patients with right ventricular volume overload: Cross-sectional echocardiographic study. Circulation 54: 179–186, 1976.
37. Nichol, P. M., Gilbert, B. W., Kisslo, J. A.: Two-dimensional echocardiographic assessment of mitral stenosis. Circulation 55: 120–128, 1977.
38. Laver, M. B., Strauss, W. H., Pohost, G. M.: Right and left ventricular geometry: Adjustments during acute respiratory failure. Crit. Care. Med. 7: 509–519, 1979.
39. Alderman, E. L., Glantz, S. A.: Acute hemodynamic interventions shift the diastolic pressure-volume curve in man. Circulation 54: 662–671, 1976.
40. Glantz, S. A., Misbach, G. A., Moores, W. Y. et al.: The pericardium substantially affects the left ventricular diastolic pressure-volume relationship in the dog. Circ. Res. 42: 433–441, 1978.
41. Bemis, C. E., Serur, J. R., Borkenhagen, D. et al.: Influence of right ventricular filling pressure on left ventricular pressure and dimension. Cir. Res. 34: 498–504, 1974.
42. Qvist, J., Pontoppidan, H., Wilson, R. S. et al.: Hemodynamic responses to mechanical ventilation with PEEP: The effect of hypovolemia. Anesthesiology 42: 45–55, 1975.
43. Harken, A. H., Brennan, M. F., Smith, B. et al.: The hemodynamic response to positive end-expiratory ventilation in hypovolemic patients. Surgery 76: 786–793, 1974.
44. Cassidy, S. S., Eschenbacher, W. L., Johnson, R. L. Jr.: Reflex cardiovascular depression during unilateral lung hyperinflation in the dog. J. Clin. Invest. 64: 620–626, 1979.
45. Liebman, P. R., Patten, M. T., Manny, J. et al.: The mechanism of depressed cardiac output on positive end-expiratory pressure (PEEP). Surgery 83: 594–598. 1978.
46. Cassidy, S. S., Robertson, C. H. Jr., Pierce, A. K. et al.: Cardiovascular effects of positive end-expiratory pressure in dogs. J. Appl. Physiol. 44: 743–750, 1978.
47. Said, S. I.: Release of spasmogens from lungs by physical stimuli. Agents Actions 6: 558–560, 1976.
48. Patten, M. T., Liebman, P. R., Hechtman, H. B.: Humorally mediated decreases in cardiac output associated with positive end expiratory pressure. Microvasc. Res. 13: 131–139, 1977.
49. Manny, J., Grindlinger, G. A., Mathe, A. A. et al.: Positive end-expiratory pressure, lung stretch, and increased myocardial contractility. J. Surg. 84: 87–93, 1978.
50. Patten, M. P., Liebman, P. R., Manny, J. et al.: Humorally mediated alterations in cardiac performance as a consequence of positive end-expiratory pressure. J. Surg. 84: 201–205, 1978.
51. Grindlinger, G. A., Manny, J., Justice, R. et al.: Presence of negative inotropic agents in canine plasma during positive end-expiratory pressure. Circ. Res. 45: 460–467, 1979.
52. Benumof, J. L., Rogers, S. N., Moyce, P. R. et al.: Hypoxic pulmonary vasoconstriction and regional and whole-lung PEEP in the dog. Anesthesiology 51: 503–507, 1979.
53. Carlon, G. C., Kahn, R., Howland, W. S. et al.: Acute life-threatening ventilation-perfusion inequality: An indication for independent lung ventilation. Crit. Care. Med. 6: 380–383, 1978.
54. Powers, S., Mannal, R., Neclerio, M. et al.: Physiologic consequences of positive end-expiratory pressure (PEEP) ventilation. Ann. Surg. 178: 265–272, 1973.
55. Powers, S., Dutton, R. E.: Correlation of positive end-expiratory pressure with cardiovascular performance. Crit. Care. Med. 3: 64–68, 1975.
56. Carlon, G. C., Ray, C. Jr., Klein, R. et al.: Criteria for selective positive end-expiratory pressure and independent synchronized ventilation of each lung. Chest. 74: 501–507, 1978.

57. Hedenstierna, G., Baehrendtz, S., Frostell, C. et al.: Differential ventilation in acute respiratory failure. Indications and outcome. Bull. Eur. Physiopathol. Respir. 21: 281–285, 1985.
58. Kanarek, D. J., Shannon, D. C.: Adverse effect of positive end-expiratory pressure on pulmonary perfusion and oxygenation. Am. Rev. Respir. Dis. 112: 457–459, 1975.
59. East, T. D., Pace, N. L., Westenskow, D. R. et al.: Differential ventilation with unilateral PEEP following unilateral hydrochloric acid aspiration in the dog. Acta Anaesthesiol. Scand. 27: 356–360, 1983.
60. Muneyuki, M., Konishi, K., Horiguchi, R. et al.: Effects of alternating lung ventilation on cardiopulmonary function in dogs. Anesthesiology 58: 353–356, 1983.
61. Hameroff, S. R., Caukins, J. M., Waterson, C. K. et al.: High-frequency alternating lung ventilation. Anesthesiology 54: 237–239, 1981.
62. Petty, T. L.: Critical care for chronic air-flow limitation. Emphysema, chronic bronchitis and cystic fibrosis. Semin. Respir. Med. 3: 263–274, 1982.
63. O'Donohue, W. J.: National survey of the usage of lung expansion modalities for the prevention and treatment of postoperative atelectatis following abdominal and thoracic surgery. Chest. 87: 76–80, 1985.
64. Oldenberg, F. A., Dolovich, M. B., Montgomery, J. M. et al.: Effects of postural drainage, exercise and cough on mucus clearance in chronic bronchitis. Am. Rev. Respir. Dis. 120: 739–745, 1979.
65. Wang, K. P., Wise, R. A., Terry, P. B. et al.: A new controllable suction catheter for blind cannulation of the main stem bronchi. Crit. Care. Med. 6: 347–348, 1978.
66. Fulkerson, W. J.: Current concepts: Fiberoptic bronchoscopy. N. Engl. J. Med. 311: 511–515, 1984.
67. Wanner, A., Landa, J. F., Neiman, R. E. Jr. et al.: Bedside bronchofiberoscopy for atelectasis and lung abscess. JAMA 244: 1281–1283, 1973.
68. Millen, J. E., Vandree, J., Glauser, F. L.: Fiberoptic bronchoscopic balloon occlusion and reexpansion of refractory unilateral atelectasis. Crit. Care. Med. 6: 50–55, 1978.
69. Kiriloff, L. H., Owens, G. R., Rogers, R. M. et al.: Does chest physical therapy work? Chest. 88: 436–444, 1985.
70. Marini, J., Pierson, D., Hudson, L.: Acute lobar atelectasis: A prospective comparison of fiberoptic bronchoscopy and respiratory therapy. Am. Rev. Respir. Dis. 119: 971–978, 1979.
71. Remolina, C., Khan, A. U., Santiago, T. V. et al.: Positional hypoxemia in unilateral lung disease. N. Engl. J. Med. 304: 523–525, 1981.
72. Fishman, A. P.: Down with the good lung. N. Engl. J. Med. 304: 537–538, 1981.
73. Seaton, D., Lapp, N. L., Morgan, W. K. C.: Effect of body position on gas exchange after thoracotomy. Thorax 34: 518–522, 1979.
74. Douglas, W. W., Rehder, K., Beynen, F. M. et al.: Improved oxygenation in patients with acute respiratory failure: The prone position. Am. Rev. Respir. Dis. 115: 559–566, 1977.
75. Larca, L., Greenbaum, D. M.: Effectiveness of intensive nutritional regimens in patients who fail to wean from mechanical ventilation. Crit. Care. Med. 10: 297–300, 1982.
76. Kanak, R., Fahey, P. J., Vanderwarf, C.: Oxygen cost of breathing. Changes dependent upon mode of mechanical ventilation. Chest. 87: 126, 1985.
77. MacIntyre, N. R.: Respiratory function during pressure support ventilation. Chest. 89: 677, 1986.
78. Banner, M. J., Kirby, R. R.: Similarities between pressure support ventilation and intermittent positive-pressure ventilation (letter). Crit. Care. Med. 13: 997–998, 1985.
79. Banner, M. J., Kirby, R. R.: Pressure support ventilation (letter). Crit. Care. Med. 14: 665–666, 1986.
80. Hewlett, A. M., Platt, A. S., Terry, V. G.: Mandatory minute volume. A new concept in weaning from mechanical ventilation. Anaesthesia 32: 163, 1977.
81. Gurevitch, M. J., Van Dyke, J., Young, E. S. et al.: Improved oxygenation and lower peak airway pressure in severe adult respiratory distress syndrome. Treatment with inverse ratio ventilation. Chest. 89: 211, 1986.
82. Stock, M. C., Downs, J. B., Frolicher, D. A.: Airway pressure release ventilation (APRV): A new ventilatory mode during acute lung injury (ALI). Crit. Care. Med. 14: 366, 1986.
83. Blanc, V. F., Tremblay, N. A. G.: The complications of trachea intubation. A new classification with a review of the literature. Anesth. Analg. 53: 202–213, 1974.
84. Zwillich, C. W., Pierson, D. J., Creagh, C. E., Sutton, F. D., Schatz, E., Petty, T. L.: Complications of assisted ventilation: A prospective study of 354 consecutive episodes. Am. J. Med. 57: 161–170, 1974.

20 Postoperative Schmerzbehandlung

20.1 Einleitung

Die Schmerzbehandlung nach einer Thorakotomie ist nicht nur wichtig, um das Wohlbefinden des Patienten sicherzustellen, sondern auch, um pulmonale Komplikationen zu minimieren. Sie ermöglicht es den Patienten, normal (ohne aktive Ausatmung und/oder Schonhaltung) tief (so daß sie abhusten können) zu atmen. Eine normale und tiefe Atmung erfordert eine Dehnung der Hautinzision, die schmerzhaft ist. Postoperativ werden die Patienten normalerweise versuchen, ein Dehnen der Hautinzision reflexartig zu vermeiden. Dieses geschieht, indem sie einerseits die Exspirationsmuskulatur kontrahieren (Schonhaltung), was den Zug auf die Inzision während der Inspiration begrenzt und andererseits durch eine aktive Ausatmung, die jeden Zug auf die Inzision rasch mindert. Ein mangelndes Abhusten verhindert eine tiefe Inspiration vor einer kraftvollen Ausatmung. Schonhaltung, aktive Ausatmung und mangelhaftes Abhusten fördern die Retention von Sekretionen, das Airway-closure und die Atelektasenbildung.

Die systemische Gabe von Schmerzmitteln kann die Zielsetzungen wie Schmerzlinderung, Minderung der Schonhaltung und die Sicherstellung eines suffizienten Abhustens ermöglichen, aber das therapeutische Fenster (Atemdepression) ist klein. Interkostale Nervenblockaden und die thorakale Epiduralanalgesie mit Lokalanästhetika sind zwar einerseits kurzdauernd, zeitaufwendig (erfordern wiederholte Injektionen) und mit einem höheren Risiko behaftet, aber sie stellen andererseits effektive Vorgehensweisen dar. Sie können alternativ oder in Verbindung mit konventioneller Schmerzbehandlung angewendet werden. Die Kryoanalgesie verkörpert eine relativ neue, sichere, effektive und lang anhaltende (3–4 Wochen) Technik der Schmerzbehandlung. Ebenfalls positive Effekte kann die transkutane elektrische Nervenstimulation haben, wenn man sie zusätzlich zu einer der oben beschriebenen Techniken heranzieht. Als Methode der Wahl ist jedoch die epidurale Zufuhr von Schmerzmitteln anzusehen, um bei Patienten nach Thorakotomie Schmerzen zu vermeiden. Aus diesem Grunde wird diese Technik im folgenden Kapitel am ausführlichsten erörtert.

20.2 Systemische Anwendung von Schmerzmitteln

Die systemische Anwendung von Schmerzmitteln war traditionell die am häufigsten durchgeführte Behandlung bei Schmerzen nach Thorakotomien. Ein angemessener Schmerzmittelgebrauch erhält ein Gleichgewicht zwischen dem adäquaten Wohlbefinden des Patienten (was normalerweise durch das Fehlen vor aktiver Ausatmung und Schonhaltung angezeigt wird) und der Vermeidung einer exzessiven Sedierung oder einer respiratorischen Depression. Sobald man am Patienten im Zustand nach Thorakotomie eine aktive Ausatmung und/oder eine Schonhaltung bzw. die Unwilligkeit zum Abhusten beobachtet, kann man ihm kleine Dosen von Schmerzmitteln (z. B. 2–4 mg Morphin i.v.) verabreichen. Das erfolgt solange, bis deutlich wird, daß diese unerwünschten Merkmale der Atmung minimiert sind. Die Vermeidung einer weiteren Zufuhr von Schmerzmitteln über diese physiologischen Endpunkte hinaus ist wichtig, weil die Schmerzmittel eine Inhibition des Abhustens, eine Minderung der Symptomhäufigkeit und eine Tendenz, die Atmung zu normalisieren, bewirken können und damit einen Alveolarkollaps und die Entwicklung von Atelektasen fördern (1). Zusätzlich bewirken die Opiate eine bemerkenswerte Desensibilisierung des zentralen Atemsystems auf stimulierende Reize wie Hyperkapnie und Hypoxie.

Tatsächlich kann man bei Patienten, die adäquate Dosen von Opioiden erhalten haben, einen Anstieg des arteriellen CO_2-Gehalts um 20% erwarten (2, 3). Wird die systemische Gabe von Analgetika, wie oben beschrieben, als alleinige Methode der Schmerzlinderung eingesetzt, ist die therapeutische Breite schmal und erfordert einen beträchtlichen Aufwand (z. B. Titrierung des Medikaments bis zum gewünschten Effekt).

Die Medikamentenmenge, die zur Schmerzfreiheit notwendig ist, variiert von Patient zu Patient (3). Bei Patienten, die sich abdominalchirurgischen Eingriffen unterziehen müssen, wird eine signifikant umgekehrte Korrelation zwischen der präoperativen Konzentration der Endorphine im Liquor und der postoperativen Pethidinkonzentration im Liquor bei patientenkontrollierter Analgesie, gefunden (4). Mit anderen Worten, Patienten, die hohe Liquorspiegel an Endorphinen aufweisen (wahrscheinlich erreichen die Patienten dadurch eine natürliche Analgesie) haben einen niedrigeren Bedarf an Pethidin, wohingegen Patienten, bei denen niedrigere Liquorspiegel an Endorphinen gefunden werden (vermutlich sind dies Patienten ohne natürliche Analgesie) einen hohen Bedarf an Pedithin haben (4). Dies weist deutlich darauf hin, daß die Unterschiede der erforderlichen Medikamentendosis für die Patienten weitgehend durch vorbestehende und vielleicht genetisch bedingte, neurochemische Faktoren bestimmt werden. Daneben können Unterschiede durch das mögliche Vorhandensein von Schmerzstimuli, die nicht mit dem Hautschnitt in Beziehung stehen, bedingt sein, wie das Vorhandensein von Magensonden und von Foley-Kathetern. Die benötigten Schmerzmittel können stark reduziert werden, wenn sie mit der rektalen Verabreichung von Indometacin kombiniert werden. Die Unterschiede in der Anzahl der Medikamente variieren dann längst nicht mehr so stark. Andere Faktoren, die für die von Patient zu Patient unterschiedlichen Bedürfnisse an Medikamenten verantwortlich sind, liegen in Unterschieden bei der Methodik der Schmerzbeurteilung, der Patientenpopulation (z. B. Alter, Geschlecht, frühere Medikamentenexposition) und bei Placebo-Effekten.

Die Menge eines Medikaments, die zur Schmerzfreiheit während der Krankenhausaufenthaltsdauer eines individuellen Patienten erforderlich ist, nimmt in exponentieller Weise ab (3). Dies ist dadurch begründet, daß der Wundschmerz ebenfalls in exponentieller Weise abnimmt. Bei intermittierender intramuskulärer Verabreichung kann die durchschnittliche Schmerzmittelgabe typischerweise alle 1–2 Tage um die Hälfte reduziert werden (6). Das normale Intervall von 2–4 Stunden zwischen zwei Dosierungen eines Schmerzmittels führt, im Gegensatz zu der viel langsameren Abfallrate der Wundschmerzintensität, zu einem schnellen Rückgang der Schmerzfreiheit. Diese beiden Parameter korrelieren schlecht miteinander, so daß häufig Perioden mit Schmerzen resultieren. Patientenkontrollierte (demand) Analgesie und konstante Infusionssysteme können Schmerzen verhindern, die auf Grund dieser Diskrepanz zwischen den beiden Abklingraten auftreten.

Eine patientenkontrollierte Analgesie ermöglicht es dem Patienten, innerhalb bestimmter Grenzen zu bestimmen, wie häufig kleine Dosen von Analgetika zugeführt werden sollen. Die Grenzen bestehen in der Höhe der aktuellen Dosis und in der minimalen Dauer des Dosierungsintervalls und werden von dem für die Behandlung verantwortlichen Arzt bestimmt. Der Patient kann so die Schmerzmittel bis zu einem kritischen Niveau abrufen, was eine adäquate Analgesie zu jedem Zeitpunkt gewährleistet. Auf Grund großer Erfahrung mit der patientenkontrollierten Analgesie konnte gezeigt werden, daß vorher nicht adaptierte Patienten ein kritisches Medikamentenniveau wählen, das eine völlige Vigilanz gewährleistet, auch wenn dies mit einem Restzustand von Schmerzen verbunden ist (7). Dieses Ausmaß an Schmerz wird vom Patienten gut toleriert, weil nach seiner eigenen Entscheidung keine völlige Schmerzfreiheit vorliegt, und er sicher weiß, daß bei Bedarf bzw. Wunsch eine zusätzliche Schmerzmitteldosis verfügbar ist. Patientenkontrollierte Analgesie bringt auch psychologische Vorteile mit sich. Die Tatsache, in der Lage zu sein, wenigstens einen wichtigen Faktor in der eigenen Behandlung bestimmen zu können, beruhigt und erleichtert viele Patienten beträchtlich.

Eine kontinuierliche Schmerzmittelinfusion ist auch in der Lage, ein konstantes Niveau von Schmerzfreiheit zu erzeugen. Durch Titrierung der stündlichen Dosis anhand der Erfordernisse des Patienten kann eine konstante Plasmakonzentration von Schmerzmitteln erreicht werden, die zu einer adäquaten Analgesie führt. In der Praxis treten jedoch noch mehrere Probleme auf:

1. Eine anfangs adäquate Analgesie kann man bei ungefähr 80% der Patienten erreichen, 20% der Patienten sind entweder nicht ausreichend oder zu stark analgesiert (8). So liegt eines der Hauptprobleme darin, die richtige Anfangsdosis zu finden.
2. Die Überwachung der Patienten muß auch auf Zeichen einer Überdosierung hin vorgenommen werden, wobei die Atemfrequenz häufig zu kontrollieren ist. Hat man jedoch die gewünschte stündliche Dosis an Schmerzmitteln bestimmt, geht es den Patienten recht gut.

20.3 Interkostale Nervenblockade

Interkostale Nervenblockaden mit lang wirkenden Lokalanästhetika (z. B. Bupivacain) werden häufig zur Behandlung postoperativer Schmerzen nach Thorakotomie durchgeführt (9–19). Diese Blockaden können entweder intraoperativ (zum Zeitpunkt des Thoraxverschlusses) unter direkter Sicht oder postoperativ angelegt werden. Intraoperative Blockaden unter direkter Sicht werden mittels einer Injektionskanüle oder durch Anlage von Kathetern in die gewünschten Interkostalräume gebracht, um postoperativ, beim Auftreten von Schmerzen dort, Analgetika injizieren zu können (17–20). Zahlreiche Studien konnten zeigen, daß interkostale Nervenblockaden in einer Verminderung des postoperativen Schmerzes und einer Herabsetzung des Schmerzmittelbedarfs (9–11, 15), in einer Verbesserung der arteriellen Blutgaswerte (11, 12, 14) und der Lungenfunktion (9–11, 15, 16) und einer früheren Entlassung aus dem Hospital (10–12) resultieren. Offensichtlich erreicht man durch das Einbringen von Interkostalkathetern länger andauernde und normalerweise ausgeprägtere Blockaden, als dies durch einmalige direkte Blockade mit einer Nadel unter Sicht oder durch intermittierende perkutane Blockaden mittels einer Nadel (16) der Fall wäre. Diese Blockaden konnten erfolgreich bei jungen Patienten (6 Monate alten Kleinkindern) sowie bei älteren Kindern und Erwachsenen angewendet werden (10). Lang wirkende Lokalanästhetika, wie Bupivacain mit Epinephrin, verwendet man vorwiegend für postoperative Interkostalblockaden. Man blockt drei bis fünf Interkostalräume, wobei die Hautinzision im Niveau des mittleren Interkostalraums liegen sollte.

Das Anlegen einer interkostalen Nervenblockade ist jedoch nicht ohne Komplikationen. Mehrere Studien schildern eine ausgeprägte Hypotension kurz nach intraoperativer Anlage von interkostalen Nervenblockaden (21–24). Zwei dieser Untersuchungen bringen den Blutdruckabfall mit einer paravertebralen Ausbreitung des Lokalanästhetikums und resultierender sympathischer Blockade in Verbindung (21, 22). Zwei weitere Berichte dokumentieren eine totale Spinalanästhesie, was wahrscheinlich auf eine nicht erkannte Durapunktion oder eine perineurale Ausbreitung des Lokalanästhetikums zurückzuführen ist (22–24). Einige Autoren sprechen sich gegen eine Anlage von interkostalen Nervenblockaden intraoperativ aus, obwohl diese Komplikation vermieden werden kann, wenn man den Interkostalblock wenigstens 8 cm lateral vom Foramen intervertebrale anlegt (24, 25). Weitere mögliche Komplikationen dieser Technik, speziell beim postoperativen Anlegen, beinhalten das Auftreten eines Pneumothorax (12), rasche intravasale Absorption von Lokalanästhetika, die Unannehmlichkeiten einer Injektion, den beträchtlichen Zeitaufwand und die Notwendigkeit von ausgebildetem Personal, um die Blockaden anzulegen. Auch wenn die Verwendung von Interkostalkathetern den ärztlichen Zeitaufwand herabsetzen und die Sicherheit des Verfahrens steigern, können die Katheter dislozieren und die Inzidenz von nicht sitzenden Blockaden steigt.

20.4 Epidurale Anwendung von Lokalanästhetika

Eine thorakale Epiduralanästhesie (Analgesie) resultiert im wesentlichen in einer Vielzahl von interkostalen Nervenblockaden nach Einzelinjektion eines Lokalanästhetikums. Es überrascht deshalb nicht, daß diese Technik die gleichen positiven Auswirkungen auf die arteriellen Blutgaswerte, die Ergebnisse von Lungenfunktionstests und auf die Erfordernisse von Schmerzmittel aufweist, wie es konventionelle interkostale Nervenblockaden zeigen (27–30). Mögliche wichtige Komplikationen dieser Technik bestehen in einer signifikanten Hypotension, die durch eine sympathische Nervenblockade bedingt ist, einer Toxizität auf das kardiovaskuläre und/oder zentrale Nervensystem, die durch intravaskuläre Injektion von Lokalanästhetika bedingt ist. Weitere Komplikationen stellen Kopfschmerzen, die durch eine unerwünschte Durapunktion (bis hin zu einer totalen Spinalanästhesie, wenn die Durapunktion nicht erkannt wird) bedingt sind, eine Infektion, die durch die chronische Katheterisierung entstehen kann und eine Traumatisierung des Rückenmarks dar. Daneben erfordert die Epiduralanalgesie mit Lokalanästhetika einen beträchtlichen Zeitaufwand des Arztes und eine große Erfahrung. Man untersuchte die kontinuierliche Infusion von 0,25%igem Bupivacain in einen Epiduralkatheter, um die Blockade zu verlängern, die Hypotension zu minimieren und das Vorgehen zu vereinfachen. Diese Technik konnte jedoch keine adäquate Analgesie erzeugen und/oder war von einer hohen Inzidenz von wesentlichen Komplikationen begleitet (31–33). Im Hinblick auf die Effektivität der Kryoanalgesie und der epiduralen Anwendung von Schmerzmitteln über einen lumbalen Zugang (siehe unten) überwiegen die Risiken der Anwendung von Lokalanästhetika über eine thorakale Epiduralanalgesie die Vorteile, was mit sich bringt, daß diese Technik heutzutage nur selten angewendet wird.

20.5 Kryoanalgesie

Extrem lang wirkende interkostale Nervenblockaden können durch die Vereisung interkostaler Nerven (Kryoanalgesie) erreicht werden (34–41). Die direkte Applikation von Eis auf den Nerv verursacht eine Degeneration des Nervenaxons ohne Schädigung der ernährenden Strukturen des Nervens (das Neurolemma), wodurch die nervale Aktivität reversibel unterbrochen werden kann. Das intraneurale und perineurale Bindegewebe wird so erhalten, daß es ein Stützgerüst für die Regeneration von Kapillaren, Axons und Schwannschen Zellen schafft (42). Das zu anästhesierende Gebiet entspricht den operierten Dermatomen. Zwei bis drei Wochen nach Vereisung des Nerven beginnen sich die nervalen Strukturen und Funktionen parallel zu erholen. Normalerweise besteht ohne wesentliche Folgen (Neuritis oder Neubildung eines Neurons) ein bis drei Monate nach der Vereisung eine völlige Wiederherstellung der nervalen Strukturen und Funktionen. Die Taubheit, die während dieser Periode existiert, ist nicht besonders störend. Jedoch klagen junge Frauen während der Dauer der axonalen Regeneration über Mißempfindungen, bedingt durch den Gefühlsverlust in dem Gebiet der Mamillengegend, durch Vereisen der 5. oder höher gelegenen Interkostalnerven (41).

Gegenwärtig verwendete Kryosonden haben die Größe eines Bleistifts. Das Innere des Instruments besitzt eine Austrittsöffnung, die eine rasche Expansion eines Gases (Distickstoffmonoxyd) ermöglicht. Die rasche Expansion von Distickstoffmonoxyd kühlt die umgebende Metallhülle ab. Da die Metallhülle mit einer Flüssigkeit in Kontakt steht, bildet sich an der Spitze der Kryosonde ein Eisstück (Temperatur minus 60°C). Die Kryosonde wird innerhalb des Brustkorbs so weit wie möglich posterior in der Höhe der Inzision und 2 bis 3 Interkostalräume oberhalb und unterhalb dieser Höhe, kurz vor Verschluß der Thorakotomiewunde, mit den Interkostalnerven in Kontakt gebracht. Die Nerven geht man von interthorakal an, da die Sondenspitze sonst beim Versuch, die Interkostalnerven im subkostalen Sulkus zu erreichen, die Pleura parietalis verletzen könnte. Dieses Vorgehen ist leicht durchführbar, indem der Chirurg die Nerven aus dem Sulkus mit einem kleinen Nervenhaken hervorzieht. Die Kryosonde wird direkt auf den Nerven angesetzt und aktiviert, so daß das Zentrum des entstehenden Eisstücks den Nerv einkapselt. Während des Gefriervorgangs beträgt die Gewebstemperatur ungefähr minus 20°C (41). Liegen 2–3 mm Gewebe zwischen der Spitze der Kryosonde und dem Nerv, der geblockt werden soll, so wird der Nerv nicht vollständig vereist, und die nervale Funktion ist eventuell nicht völlig aufgehoben. Ist die Pleura verdickt, empfiehlt es sich, eine lokale Abtragung vorzunehmen (41). Normalerweise wendet man zwei Vereisungszyklen von 30 Sekunden Dauer, die durch eine 5 Sekunden dauernde Tauperiode unterbrochen werden, auf jeden ausgewählten Nerven an. Erfahrungen mit 30 Sekunden dauernden Vereisungen haben gezeigt, daß kein Verlust der postoperativen Schmerzkontrolle bei einer signifikant reduzierten Dauer der Gefühllosigkeit (von 3,0 Monaten auf 1,2 Monate) resultierte (41).

Diese Anwendung der Kryoanalgesie vermindert den tatsächlichen postoperativen Bedarf an Schmerzmitteln und verbessert die Lungenfunktion (34, 36–39). Patienten, die einer Kryoanalgesie unterzogen werden, haben am Ende des ersten postoperativen Tages leichte bis mäßige Schmerzen und danach lediglich leichte Schmerzen (im Vergleich zu Patienten, die intravenös Schmerzmittel erhalten und nach 24 Stunden über mäßige bis schwere Schmerzen klagen). Patienten, die sich einer Kryoanalgesie unterziehen, geben eher Schulter- oder Armschmerzen, bedingt durch Irritation der Pleura, aufgrund der Thoraxdrainage an, als Schmerzen bedingt durch die Inzision. Einen weiteren Vorteil der Kryoanalgesie stellt die Tatsache dar, daß die Thoraxdrainagen in Interkostalräume plaziert werden können, deren Nerven durch die Anwendung von Kryoanalgesie behandelt worden waren (41). Werden am zweiten oder dritten postoperativen Tag die Thoraxdrainagen gezogen, ist festzustellen, daß Patienten mit einer Kryoanalgesie kaum über Schmerzen klagen. Folgerichtig sind diese Patienten eher in der Lage, bei den postoperativen Atemübungen, wie sie in Kapitel 19 beschrieben wurden, mitzuarbeiten. Die Rückkehr der Gefühlsempfindungen tritt bei den meisten Patienten um den 30. postoperativen Tag herum ein. Eine Langzeitnachuntersuchung nach 6 Monaten hat keine ungünstigen Folgen dieses Vorgehens gezeigt.

Da die Kryoanalgesie eine temporäre Nervenschädigung bewirkt und die Dauer der Nervenschädigung die Zeit des signifikanten postoperativen Schmerzes weit übersteigt (auch bei der Anwendung eines einzigen 30 Sekunden dauernden Vereisungsvorgangs, persistiert die Gefühllosigkeit für durchschnittlich 38 Tage) (41), kann die Kryoanalgesie nicht als Routinemethode zur Schmerzbehandlung nach Thorakotomien betrachtet werden. Kryoanalgesie ist eine Behandlungsmethode der Wahl bei thorakalen Schmerzen, die erwartungsgemäß lange dauern werden (z. B. bei Schmerzen nach Thoraxtrauma) und dadurch die respiratorische Funktion signifikant einschränken.

20.6 Transkutane elektrische Nervenstimulation

Schmerz, der über kleine, nichtmyelinisierte C-Fasern geleitet wird, kann durch Aktivierung von großen myelinisierten A-Fasern inhibiert werden. Transkutane elektrische Impulse mit niedriger Spannung und hoher Frequenz (80-Hz), die kontinuierlich aber variabel sind, stimulieren die großen myelinisierten A-Fasern. Es kommt zu einer Verringerung des Postthorakotomieschmerzes, wenn man die Elektroden 2 cm beidseits der Thorakotomiewunde plaziert und die Stromquelle aktiviert.

Die Vorteile der transkutanen elektrischen Nervenstimulation liegen in den niedrigen Kosten, der einfachen Anwendungsweise und dem Fehlen von unerwünschten Nebenwirkungen. Auch wenn die meisten Patienten eine gewisse Schmerzlinderung erfahren, ist diese nicht vollständig, wobei man hinzufügen muß, daß bei einigen Patienten keine Schmerzlinderung auftritt. Bei den Patienten, die eine Analgesie verspürten, variierte die Dauer der Schmerzfreiheit von 1 Stunde (43) bis zu 1 Tag (16) bzw. bis zu 5 Tagen (35). Es ist jedoch eindeutig erwiesen, daß die transkutane elektrische Nervenstimulation die erforderliche Menge von Schmerzmitteln zu reduzieren vermag (44), die Verbesserung der Lungenfunktion unterstützt (44, 45) und pulmonale Komplikationen mindert (44, 46). Zum gegenwärtigen Zeitpunkt wird die transkutane elektrische Nervenstimulation im allgemeinen zusätzlich zur Anwendung von Narkotika, zur Reduktion von postoperativen Thorakotomieschmerzen eingesetzt.

20.7 Epidurale Opioide

Seit die Anwendung von epiduralem Morphin zur Behandlung von Schmerzen 1979 erstmals beschrieben worden ist (47), hat diese Therapie schnell weite Popularität erreicht (48). Die Behandlung von Schmerzen nach thoraxchirurgischen Eingriffen durch epidurale Anwendung von Schmerzmitteln hat mehrere wichtige Vorteile:
1. Es kommt zu keiner sympathischen Blockade und weder zu einem motorischen noch zu einem sensorischen Verlust.
2. Der Erfolg der Reduzierung des Schmerzes ist im Normalfall vorhersagbar.
3. Die Dauer der Schmerzfreiheit ist im allgemeinen wesentlich länger als dies mit der parenteralen Verabreichung von Schmerzmitteln zu erreichen ist (47, 49–54).

Es scheint, daß epidural und intrathekal angewandte Opiate die präsynaptischen und postsynaptischen Neurone in der Substantia gelatinosa im Hinterhorn des Rückenmarks blockieren. Epidural angewandte Opiate gewinnen Zugang zum Rückenmark, indem sie passiv durch die Dura hindurch in den Liquor (cerebrospinal fluid = CSF) diffundieren (50, 55) und in die Arachnoidalzotten sowie die Arteriae radicularis posteriores (die die Hinterhornregion versorgen) aufgenommen werden (56). Diese Annahmen werden durch die hohe Dichte von Opiatrezeptoren in der Substantia gelatinosa im Hinterhorn unterstützt (57, 58). Weiterhin dadurch, daß bei allen Schmerzmitteln nach epiduraler und intrathekaler Anwendung zu einem Verhältnis von hohen Konzentrationen im Liquor und niedrigeren im Plasma (40:100) (50, 59) besteht und durch die Tatsache, daß das Einsetzen der Wirkung, ihre Potenz und Dauer eher in Beziehung zur Schmerzmittelkonzentration im Liquor als zu der im Plasma steht (50, 59). Die Blockade der Substantia gelatinosa führt zu einer «selektiven» spinalen Blockade der Schmerzleitung.

Es werden keine anderen Sensationen, wie Druck von außen, Nadelstich, Temperatur und Propriozeption geblockt, und es werden keine sympathischen oder motorischen Blockaden hervorgerufen. Folgerichtig kann die epidurale Anwendung von Schmerzmitteln keine komplette Anästhesie während chirurgischer Eingriffe erzeugen (60, 61). Im Gegensatz dazu blockieren epidural angewandte Lokalanästhetika die Leitung der Nervenimpulse in den Axonen der Nervenwurzeln und den langen Bahnen im Rückenmark, was in einer Blockade der sympathischen, der sensorischen und der motorischen Funktionen resultiert und angewendet werden kann, um eine vollständige Anästhesie zu erzeugen.

Eine enge Beziehung besteht zwischen der Lipidlöslichkeit epidural angewandter Schmerzmittel und dem Einsetzen, der Dauer und dem Ausmaß der Analgesie. Eine hohe Lipidlöslichkeit bedeutet, daß das Narkotikum den Epiduralraum schnell verläßt und rasch in den subarachnoidalen Liquorraum eintritt. Es bindet sich schnell an die Spinalopiatrezeptoren, was in einem schnellen Einsetzen der Wirkung resultiert und diffundiert nicht weit durch den Epiduralraum und den Liquorraum. Deshalb resultiert eher eine segmentale Blockade (Abb. 20-1). Eine hohe Lipidlöslichkeit bedeutet ebenfalls, daß das Medikament rascher aus dem Epidural- und Liquorraum in den Gefäßraum aufgenommen wird, was eine kürzere Wirkdauer hervorruft (Abb. 20-1). Lipophile Schmerzmittel sind Fentanyl, Methadon und Meperidin (in abnehmender Reihenfolge der Lipidlöslichkeit). Wenn diese auf dem segmentalen Niveau des Schmerzes in den Epiduralraum in Dosierungen von 0,1 mg, 5 mg und 30 bis 100 mg eingebracht werden, haben sie einen relativen kurzen Wirkungseintritt von weniger als 12 Minuten, erzeugen eine fast komplette Schmerzlinderung innerhalb von 20 bis 30 Minuten und weisen eine Wirkdauer von 6 bis 7 Stunden auf (56, 62).

Im Gegensatz dazu hat Morphin eine eher komplexe molekulare Struktur und eine niedrige Lipidlöslichkeit. Eine niedrige Lipidlöslichkeit bedeutet, daß das Schmerzmittel den Epiduralraum langsam verläßt und nur langsam in den Subarachnoidalraum gelangt. Es bindet sich nicht so rasch an spinale Opiatrezeptoren, was in einem langsamen Einsetzen der Wirkung resultiert und diffundiert in großem Ausmaß durch den Liquorraum, mit dem Resultat einer relativen nichtsegmentalen Blockade (Abb. 20-1). Eine niedrige Lipidlöslichkeit bedeutet ebenfalls, daß das Medikament eher langsam aus dem Epiduralraum und dem Liquorraum in den Gefäßraum aufgenommen wird. Dieses bringt eine längere Wirkdauer mit sich (Abb. 20-1). Bei einer epiduralen Dosierung von 5 mg weist Morphin einen relativ langsamen Wirkbeginn innerhalb von 15–30 Minuten auf, erzeugt eine maximale Schmerzlinderung innerhalb von 40–60 Minuten und hat eine Wirkdauer, die häufig 12 Stunden überschreitet. Da sich das lipophobe Morphin im Epiduralraum und im Liquorraum weit verbreitet und eine eher nichtsegmentale Blockade erzeugt, ist die Höhe der epiduralen Injektionsstelle für eine adäquate Schmerzlinderung (siehe unten) nicht so wichtig wie bei lipophilen Schmerzmitteln. Die größere Verbreitung des Morphins ist auch für eine gesteigerte Inzidenz von einer späten respiratorischen Depression, im Vergleich zu den lipophilen Schmerzmitteln, verantwortlich. Alle Schmerzmittel haben eine günstige Beziehung von epiduraler Dosierung zur Wirkung (Intensität und Dauer der Schmerzlinderung) (54, 64, 65).

Der wesentliche Vorteil einer «selektiven» Blockade von spinalem Schmerz mit Schmerzmitteln liegt in der Vermeidung der wesentlichen Komplikationen der Blockaden mit Lokalanästhetika oder der parenteralen Zufuhr von Schmerzmitteln, wie sie weiter oben beschrieben worden sind. Kontraindikationen für die Anwendung von epiduralen und intrathekalen Schmerzmitteln stellen ein erhöhter intrakranieller Druck, vorbestehende periphere neurologische Erkrankungen, Allergien, Infektionen der Punktionsstelle und wesentliche Gerinnungsstörungen dar.

Die Anwendung von intrathekalen (subarachnoidalen) Schmerzmitteln zur Schmerzausschaltung ist im wesentlichen begrenzt durch die Unmöglichkeit, wiederholte Injektionen zu verabreichen. Dieses ist durch die Risiken bedingt, einen Katheter im subarachnoidalen Raum liegen zu lassen. Um dieses Problem teilweise zu umgehen, wurden erfolgreich einzelne intrathekale Injektionen von Morphin präoperativ oder intraoperativ angewendet, um 18–24 Stunden postoperative Schmerzausschaltung zu erreichen (66–68). Intrathekal appliziertes Morphin führt zu extrem hohen Liquor-Konzentrationen; die nachfolgende langsame (6 Stunden) passive Zirkulation des Liquors ermöglicht es dem lipophoben Morphin, die Zisternen des Gehirns und das Atemzentrum zu erreichen (69). Die Anwendung von intrathekalem Morphin scheint also mit einem gesteigerten Auftreten von schwerwiegender später Atemdepression vergesellschaftet zu sein (4–7% im Vergleich mit weniger als 1% bei epiduraler Anwendung) (69). Da der epidurale Zugangsweg eine wesentlich länger andauernde Analgesie bei geringerem Risiko erreichen kann, ist der intrathekale Zugangsweg zur Behandlung von postoperativen Schmerzen im allgemeinen verlassen worden.

Die schwerwiegendste Komplikation von epidural angewendeten Opioiden stellt eine frühe oder späte Atemdepression dar. Die späte Atemdepression kann lebensbedrohend sein und ist mit einer Minderung der geistigen Fähigkeiten und Verwirrtsein vergesellschaftet. Glücklicherweise tritt die späte Atemdepression selten auf (0,25–0,4%) (69) oder eine noch geringere Inzidenz (70) und tritt allmählich ein, was Zeit zur Diagnose und zur Behandlung schafft (56, 69). Die frühe Atemdepression scheint in direkter Beziehung zur Plasmakonzentration der Schmerz-

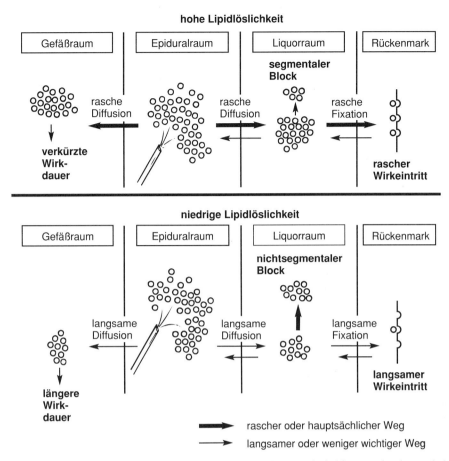

Abb. 20-1: Epidurale Narkotika besitzen entweder eine hohe oder niedrige Fettlöslichkeit. Narkotika mit hoher Fettlöslichkeit diffundieren rasch in den Zerebrospinalraum (CSF) und binden sich rasch an die Rezeptoren des Rückenmarks mit schnellem Wirkungseintritt eines segmentalen Blocks. Daneben diffundieren sie rasch aus dem Epiduralraum in den Vaskulärraum mit kürzerer Wirkdauer. Umgekehrt diffundieren Narkotika mit niedriger Fettlöslichkeit langsam in den Zerebrospinalraum und fixieren sich weniger stark an die Rezeptoren des Rückenmarks mit langsamem Wirkungseintritt eines nichtsegmentalen Blocks. Daneben diffundieren Narkotika mit niedriger Fettlöslichkeit langsam aus dem Epiduralraum in den Vaskulärraum, woraus eine längere Wirkdauer resultiert. Die offenen Pfeile zeigen schnelle oder wichtigere Prozesse, die dünnen Wege zeigen langsame oder weniger bedeutende Prozesse.

mittel zu stehen und tritt bei einigen der lipophilen Schmerzmittel innerhalb von 30 Minuten und beim lipophoben Morphin innerhalb von 98 Minuten auf. Zur späten Atemdepression kommt es bei der Anwendung von epiduralem Morphin innerhalb von 6–10 Stunden und man glaubt, daß sie durch die rostrale Ausbreitung des hydrophilen Morphins im Liquor bedingt ist (71). Die Ergebnisse von quantitativen Untersuchungen der Atemantwort auf das Kohlendioxyd, wie die Minutenventilation ($\dot{V}_E$) und der Atemwegsokklusionsdruck, die vor und nach epiduraler Anwendung von Morphin bestimmt worden sind, stimmen mit der klinischen Erfahrung überein und zeigen einen 20–30%igen Abfall der Kurven von $\dot{V}_E/CO_2$ und P_{100}/CO_2 (72). Die Schnelligkeit seines Eintritts, die Ausgeprägtheit und die Häufigkeit einer Atemdepression kann durch andere Faktoren gesteigert werden, wie z. B. unerwünschte Durapunktion (54, 73), gesteigerte Dosis und höheres Alter (69), Lage des Patienten nach der Injektion (74), erhöhte intrathorakale und intraabdominelle Druckverhältnisse und besonders die gleichzeitige Zufuhr von oralen, intramuskulären oder intravenösen Sedativa und/oder Schmerzmitteln (69). Im Gegensatz dazu schützt die chronische Zufuhr von systemischen Opioiden vor der Entwicklung einer Atemdepression; es gibt in der Tat keine Berichte über eine Atemdepression bei chronischen Schmerzpatienten, die an Opioide vorher gewöhnt waren (59, 75–77). Durch die Anwendung von Naloxon kann sowohl die frühe als auch die späte Atemdepression in dramatischer Art und Weise aufgehoben werden.

Weitere Nebenwirkungen der epiduralen Anwendung von Opioiden sind Harnverhalten, Juckreiz und

Übelkeit sowie Erbrechen. Diese Nebenwirkungen treten wesentlich häufiger auf, sind aber weitaus weniger ernst als eine späte Atemdepression. Die Inzidenz dieser Nebenwirkungen steigt mit Erhöhung der Dosis (78). Da das Verhältnis von Dosis und Intensität der Analgesieantwort schnell die gleiche Höhe erreicht, steigt das Risiko-Nutzen-Verhältnis bei steigender Dosis rasch an, wenn die Niveaus von effektiver Schmerzfreiheit erreicht worden sind (50, 67). Die Inzidenz der Nebenwirkungen kann durch kontinuierliche Infusionen geringer Dosen von Schmerzmitteln in den epiduralen Raum minimiert werden.

Die Inzidenz postoperativer Blasenkatheterisierung nach epiduraler Morphinanwendung lag in der Regel um 15% (70), auch wenn in der Inzidenz beträchtliche Unterschiede angegeben worden waren und sie bis zu 53% betragen kann (48, 79). Die Urinretention tritt ungefähr 12 Stunden nach epiduraler Morphingabe auf (80) und beruht wahrscheinlich auf einem durch den Sympathikus vermittelten Tonusanstieg des Musculus detrusor der Blase und des Sphinkters des Blasenhalses. Die Häufigkeit dieser Komplikation kann durch die Gabe von Phenoxybenzamin weitgehend vermindert werden (79). Die Inzidenz von Pruritus schwankt ebenfalls stark und wird mit weniger als 1% angegeben (56), obwohl sie in den meisten Untersuchungen beträchtlich höher lag (51, 70, 71). Der Pruritus tritt im allgemeinen generalisiert auf (81), kann aber gerade auf die Areale, die durch das epidural angewendete Morphin beeinflußt werden, beschränkt sein (82). Der Zeitpunkt des Auftretens von Juckreiz liegt normalerweise mehrere Stunden nach der Injektion, und es ist deshalb nicht wahrscheinlich, daß eine Histaminfreisetzung eine kausale Rolle spielt. Trotzdem kann der Pruritus gelegentlich durch Promethazin aufgehoben werden (82). Der Mechanismus der Prurituswirkung stellt am ehesten einen generalisierten Defekt in der Modulation der kutanen Sensation dar (85). Die Häufigkeit von Übelkeit und Erbrechen schwankt zwischen 17–50% (70, 78, 84). Diese Symptome treten auf, wenn das Morphin die Triggerzone der Chemorezeptoren im vierten Ventrikel erreicht (85). Die Inzidenz verringert sich bei wiederholter Dosierung (75, 86). Vermutlich erfährt das Gehirn in bezug auf diese Nebenwirkungen eine Gewöhnung, wie es auch bei der respiratorischen Depression der Fall ist. Andere Faktoren, die zu der großen Variabilität der Häufigkeiten von Nebenwirkungen von epidural angewendetem Morphin beitragen, stellen die Unterschiede zwischen den klinischen und den experimentellen Bedingungen dar, wie die Anwendung an Freiwilligen (gesteigerte Häufigkeit von Komplikationen), das Patientenalter, der Operationssitus, das Injektionsniveau und die zugeführte Medikamentendosis. Glücklicherweise kann der Antagonist Naloxon alle oben beschriebenen Nebenwirkungen aufheben. Es sind jedoch manchmal wiederholte Injektionen von Naloxon notwendig, um die rezidivierenden Nebenwirkungen zu eliminieren, was vermuten läßt, daß die Bindung des Opiates an den Rezeptor stark ist. Wiederholte Anwendung von Naloxon kann die Analgesie-Effekte aufheben, so daß man in der Anwendung vorsichtig sein sollte.

Epidurale Opioide sind in bezug auf Schmerzlinderung nach Thorakotomie ziemlich umfassend untersucht worden. Der Epiduralkatheter kann vor der Einleitung der Allgemeinanästhesie gelegt und die korrekte Position durch Anwendung einer kleinen Dosis von Lokalanästhetika überprüft werden. Alternativ ist es möglich, ihn postoperativ vor dem Aufwachen aus der Narkose zu legen, während sich der Patient noch in Seitenlage befindet. Die initiale Injektion wird im Aufwachraum oder auf der Intensivstation durchgeführt. Mehrere wichtige klinische Punkte haben sich aus der Erfahrung mit der epiduralen Opioidanalgesie nach Thorakotomie ergeben:

1. Auch wenn der thorakale epidurale Zugangsweg verwendet worden ist, weist dieses Vorgehen Risiken auf (primäre Durapunktion und Verletzung des Rückenmarks), und man konnte erkennen, daß die lumbale Region zum Einbringen des Katheters im Hinblick auf die Schmerzreduktion fast genau so zufriedenstellend ist, wenn etwas höhere Dosen von Morphin und adäquate Verdünnungsvolumina verwendet werden (50, 53, 54, 75, 87–90). Der Grund, warum Morphin mittels einer lumbalen epiduralen Injektion zur Reduktion von thorakalen Schmerzen verwendet werden kann, ist derjenige, daß Morphin lipophob ist und deshalb im Epiduralraum und im Liquoraum verbleibt und Zeit hat, sich auszubreiten. Zur Reduktion von thorakalen Schmerzen wird die Injektion von 6 mg Morphin in 10 bis 15 ml Lösung (bevorzugt normale Kochsalzlösung) in den lumbalen Epiduralraum erfolgreich angewendet (53, 88). Fentanyl (91, 92), Methadon (93), Hydromorphon (94) und Nalbuphin (95) werden ebenfalls entweder thorakal oder lumbal im Epiduralraum angewendet, auch wenn diese Medikamente wesentlich weniger untersucht sind. Es ist nicht überraschend, daß der lumbale Zugang ein größeres Verdünnungsvolumen erfordert, um die Narkotika mechanisch weiter zu verbreiten, weil sich diese lipophilen Schmerzmittel zu schnell im Rückenmark binden und dadurch nur wenige Dermatome oberhalb und unterhalb des Injektionsniveaus beeinflussen. Die Technik der Wahl beim Schmerzmanagement nach Thorakotomie besteht nach Meinung des Autors in der Verwendung des lumbalen Zugangs mit Fentanyl, da der lumbale Zugang sicherer ist als der thorakale Zugang und weil Fentanyl nicht mit einer Atemdepression einhergeht. Trotzdem verbleibt eine große Bandbreite von Medikamenten (und Dosierungen) bei der Anwendung über den lumbalen oder thorakalen Zugang (Tab. 20-1).

2. Es wird berichtet, daß epidurales Morphin (89) und Fentanyl (75) nach Thoraxtraumen effektiv

Tabelle 20-1: Epidurale Narkotika zur postoperativen Schmerzbehandlung: Applikationsort und Dosierung.

Inzisionsstelle	Epiduraler Zugang	Medikament	Dosierung (verdünnt mit Kochsalz)	Literaturstelle
Thorakotomie	thorakal	Fentanyl	1–2 µg/kg (10 ml) → 1–2 µg/kg/h	88, 89
		Methadon	5 mg (10 ml)	90
		Pethidin	30–100 mg (10 ml)	53, 59
		Nalbuphin	10 mg (10 ml)	92
		Morphin	2–4 mg (8 ml) 0,1 mg/h	31, 47, 50, 51, 72, 84–87
	lumbal	Fentanyl	1–2 µg/kg (18 ml) → 1–2 µg/kg/h	88, 89
		Morphin	6–8 mg (10–15 ml)	47, 50, 51, 72, 84–87
		Methadon	5 mg (10–15 ml)	84
Abdomineller Zugang	lumbal	Fentanyl	1–2 µg/kg (10 ml) → 1–2 µg/kg/h	88, 89
		Morphin	2–6 mg (10 ml)	62
		Methadon	4–6 mg (18–20 ml)	90
		Hydromorphone	1,25–1,5 mg (10–15 ml)	91

angewendet werden können. Bei Patienten mit multiplen Rippenfrakturen bewirkt epidurales Morphin, nach jeder Applikation, eine Analgesie über länger als 6 Stunden. Alternativ scheint es, daß bei thorakalen Traumen die kontinuierliche epidurale Infusion von Fentanyl (1 bis 2 µg/kg/Stunde nach einem Bolus von 2 µg/kg) eine gute Möglichkeit darstellt (genau so wie für Schmerzen nach Thorakotomien), weil dadurch die Möglichkeit verringert ist, daß eine respiratorische Depression verursacht wird. Da keine sympathische Blockade bei epiduralen Opioiden auftritt, besteht keine Notwendigkeit, die Patienten bei Nachinjektionen auf den Rücken zu legen, und Patienten mit einer Hypovolämie können sicherer als mit epiduraler Anwendung von Lokalanästhetika behandelt werden.

3. Wie die Erfahrungen mit der Schmerztherapie nach Thorakotomien (zusammengefaßt in Tab. 20-1) zeigen, wurden relativ wenige signifikante Nebenwirkungen festgestellt.
4. Katheter wurden in situ belassen und über länger als 5 Tage ohne die Entwicklung einer Toleranz verwendet (82).
5. Versager bei der Schmerztherapie sind normalerweise durch unkorrekte Katheterlage bedingt, da gezeigt werden kann, daß nach Injektion von Lokalanästhetika keine Schmerzlinderung eintritt (82).
6. Es kann gezeigt werden, daß nach epiduraler Schmerzlinderung der erwartete Anstieg in der exspiratorischen Flußrate, in der Vitalkapazität, in der funktionellen Residualkapazität und in der Fähigkeit, Atemübungen zu tolerieren, eintreten (82). Die wesentlich größeren Erfahrungen mit der epiduralen Schmerztherapie nach abdominalchirurgischen Eingriffen zeigen sogar, daß es zu wesentlich größeren Anstiegen in der Ventilationskapazität kommt (81). Diese Anstiege sind im allgemeinen größer oder gleich groß wie diejenigen, die man bei Anwendung von intravenösen Narkotika oder epiduraler Anwendung von Lokalanästhetika erhält.

Epidurale Narkotika werden schließlich auch zur Behandlung von therapieresistenten Schmerzen, bedingt durch thorakale Tumoren, verwendet (59). Eine niedrigere Dosierung ist erforderlich, und es wird bei jeder intermittierenden Dosis eine länger anhaltende Analgesie bei therapieresistenten Tumorschmerzen im Vergleich zu akuten postoperativen Schmerzen erzielt (59). Die Ergebnisse bei therapieresistenten Schmerzen sind nach den ersten wenigen Injektionsserien zufriedenstellend, es entwickelt sich jedoch dann eine Toleranz, und die Dosierungen mußten gesteigert werden, was bis zu einer kontinuierlichen Applikation von Opioiden führen kann (75). Zur Behandlung von chronischen Schmerzen sind Dauerkatheter in den Subarachnoidalraum und in den Epiduralraum implantiert und an Reservoirs oder Perfusionspumpen angeschlossen worden (75, 96). Man glaubt, daß diese Implantate effektiv sind, aber auch hier sind wieder Tachyphylaxien beobachtet worden (75).

Literatur

1. Egbert, L. D., Bendixen, H. H.: Effect of morphine on breathing pattern: A possible factor in atelectasis. JAMA 188: 485, 1964.
2. Weil, J. V., McCullough, R. E., Kline, J. S. et al.: Diminished ventilatory response to hypoxia and hypercapnia after morphine. N. Engl. J. Med. 292: 1103, 1975.
3. Bullingham, R. E. S.: Optimum management of postoperative pain. Drugs 29: 376–386, 1985.
4. Tamsen, A., Hartvig, P., Fagerlund, C. et al.: Patientcontrolled analgesic therapy. II. Individual analgesic demand and analgesic plasma concentrations of pethidine in postoperative pain. Clin. Pharmacokinet. 7: 164–175, 1982.
5. Keenan, D. J. M., Cave, K., Langdon, L. et al.: Comparative trial of rectal indomethacin and cryoanalgesia for control of early postthoracotomy pain. Br. Med. J. 287: 1335–1337, 1983.
6. Bullingham, R. E. S.: Postoperative pain. Postgrad. Med. J. 60: 847–851, 1984.
7. Keeri-Szanto, M.: Drugs or drums: What relieves postoperative pain? Pain 6: 217–230, 1979.
8. Church, J. J.: Continuous narcotic infusions for relief of postoperative pain. Br. Med. J. 1: 977–979, 1979.
9. Kaplan, J. A., Miller, E. D. Jr., Gallagher, E. G. Jr.: Postoperative analgesia for thoracotomy patients. Anesth. Analg. 54: 773–777, 1975.
10. Fleming, W. H., Sarafian, L. B.: Kindness pays dividends: The medical benefits of intercostal nerve block following thoracotomy. J. Thorac. Cardiovasc. Surg. 74: 273–274, 1977.
11. Delilkan, A. E., Lee, L. K., Yong, N. K. et al.: Postoperative local analgesia for thoracotomy with direct bupivacaine intercostal blocks. Anaesthesia 28: 561–567, 1973.
12. Bridenbargh, P. O., DuPen, S. L., Moore, D. C. et al.: Postoperative intercostal nerve block analgesia versus narcotic analgesia. Anesth. Analg. 52: 81–85, 1973.
13. Galway, J. E., Caves, P. K., Dundee, J. W.: Effect of intercostal nerve blockade during operation on lung function and the relief of pain following thoracotomy. Br. J. Anaesth. 47: 730–735, 1975.
14. Faust, R. J., Nauss, L. A.: Post-thoracotomy intercostal block: Comparison of its effects on pulmonary function with those of intramuscular meperidine. Anesth. Analg. 55: 542–546, 1976.
15. Toledo-Pereyra, L. H., De Meester, T. R.: Prospective randomized evaluation of intrathoracic intercostal nerve block with bupivacaine on postoperative ventilatory function. Ann. Thorac. Surg. 27: 203–205, 1979.
16. de la Roche, A. G., Chambers, K.: Pain amelioration after thoracotomy: A prospective, randomized study. Ann. Thorac. Surg. 37: 239–242, 1984.
17. Restelle, L., Movilia, P., Bossi, L. et al.: Management of pain after thoracotomy: A technique of multiple intercostal nerve blocks. Anesthesiology 61: 353–354, 1984.
18. Murphy, D. F.: Continuous intercostal nerve blockade for pain relief following cholecystectomy. Br. J. Anaesth. 55: 521–524, 1983.
19. O'Kelly, E., Garry, B.: Continuous pain relief for multiple fractured ribs. Br. J. Anaesth. 53: 989–991, 1981.
20. Olivet, R. T., Nauss, L. A., Payne, W. S.: A technique for continuous intercostal nerve block analgesia following thoracotomy. J. Thorac. Surg. 80: 308–311, 1980.
21. Cottrell, W. M., Schick, L. M., Perkins, H. M. et al.: Hemodynamic changes after intercostal nerve block with bupivacaine-epinephrine solution. Anesth. Analg. 57: 492–495, 1978.
22. Skretting, P.: Hypotension after intercostal nerve block during thoracotomy under general anesthesia. Br. J. Anaesth. 53: 527–529, 1981.
23. Moore, M. C., Reitan, J. A.: Sudden total spinal block after intraoperative intercostal injections. A case report. Anesth. Rev. 8: 35–38, 1978.
24. Benumof, J. L., Semenza, J.: Total spinal anesthesia following intrathoracic intercostal nerve blocks. Anesthesiology 43: 124–125, 1975.
25. Moore, D. C.: Intercostal nerve block: Spread of India ink injected to the rib's costal groove. Br. J. Anaesth. 53: 325–329, 1981.
26. Gallo, J. A., Lebowitz, P. W., Battit, G. E. et al.: Complications of intercostal nerve blocks performed under direct vision during thoracotomy: A report of two cases. J. Thorac. Cardiovasc. Surg. 86: 628–630, 1983.
27. Spence, A. A., Smith, G.: Postoperative analgesia and lung function: A comparison of morphine with extradural block. Br. J. Anaesth. 43: 144–148, 1971.
28. Bromage, P. R.: Extradural analgesia for pain relief. Br. J. Anaesth. 39: 721–729, 1967.
29. Shuman, R. L., Peters, R. M.: Epidural anesthesia following thoracotomy in patients with chronic obstructive airway disease. J. Thorac. Cardiovasc. Surg. 71: 82–88, 1976.
30. James, E. C., Kolberg, H. L., Iwen, G. W. et al.: Epidural analgesia for post-thoracotomy patients. J. Thorac. Cardiovasc. Surg. 82: 898–903, 1981.
31. Griffiths, D. P. G., Diamond, A. W., Cameron, J. D.: Postoperative extradural analgesia following thoracic surgery: A feasibility study. Br. J. Anaesth. 47: 48–55, 1975.
32. Conacher, I. D., Paes, M. L., Jacobson, L. et al.: Epidural analgesia following thoracic surgery. A review of two years' experience. Anaesthesia 38: 546–551, 1983.
33. El-Baz, N. M., Faber, L. P., Jensik, R. J.: Continuous epidural infusion of morphine for treatment of pain after thoracic surgery: A new technique. Anesth. Analg. 63: 757–764, 1984.
34. Katz, J.: The management of pain. In: Benumof, J. L. (ed.): Clinical Frontiers in Anesthesiology. San Diego, Grune and Stratton, 1983.
35. Rooney, S., Jain, S., McCormack, P. et al.: A comparison of pulmonary function tests for postthoracotomy pain using cryoanalgesia and transcutaneous nerve stimulation. Ann. Thorac. Surg. 41: 204–207, 1986.
36. Glynn, C. J., Lloyd, J. W., Barnard, J. D. W.: Cryoanalgesia in the management of pain after thoracotomy. Thorax 34: 325–327, 1980.
37. Katz, J., Nelson, W., Forest, R. et al.: Cryoanalgesia for post-thoracotomy pain. Lancet 1: 512–513, 1980.
38. Maiwand, O., Makey, A. R.: Cryoanalgesia for relief of pain after thoracotomy. Br. Med. J. 282: 1749–1750, 1981.
39. Nelson, K. M., Vincent, R. G., Bourke, R. S. et al.: In-

traoperative intercostal nerve freezing to prevent postthoracotomy pain. Ann. Thorac. Surg. 18: 280–284, 1974.
40. Orr, I. A., Keenan, D. J. M., Dundee, J. W.: Improved pain relief after thoracotomy: Use of cryoprobe and morphine infusion. Br. Med. J. 283: 945, 1981.
41. Maiwand, M. O., Makey, A. R., Rees, A.: Cryoanalgesia after thoracotomy. Improvement of technique and review of 600 cases. J. Thorac. Cardiovasc. Surg. 92: 291–295, 1986.
42. Myers, R. R., Powell, H. C., Heckman, H. M. et al.: Biophysical and pathological effects of cryogenic nerve lesion. Ann. Neurol. 10: 478–485, 1981.
43. VanderArk, G. D., McGrath, K. A.: Transcutaneous electrical stimulation in treatment of postoperative pain. Am. J. Surg. 130: 338–340, 1975.
44. Ali, Y., Yaffe, C. S., Serrette, C.: The effect of transcutaneous electric nerve stimulation on postoperative pain and pulmonary function. Surgery 89: 507–512, 1981.
45. Stratton, S. A., Smith, M. M.: Postoperative thoracotomy: Effect of transcutaneous electrical nerve stimulation on forced vital capacity. Phys. Ther. 60: 45–47, 1980.
46. Hymes, A. C., Raab, D. E., Yonehiro, E. G. et al.: Acute pain control by electrostimulation: A preliminary report. Adv. Neurol. 4: 761–767, 1974.
47. Behar, M., Olshwang, D., Magora, F. et al.: Epidural morphine in the treatment of pain. Lancet 1: 527–529, 1979.
48. Torda, T. A.: Management of acute and postoperative pain. Int. Anesthesiol. Clin 21: 27–47, 1983.
49. Torda, T. A., Pybus, D. A.: Comparison of four narcotic analgesics for extradural analgesia. Br. J. Anaesth. 54: 291–294, 1982.
50. Nordberg, G., Hedner, T., Mellstrand, T. et al.: Pharmacokinetic aspect of epidural morphine analgesia. Anesthesiology 58: 545–551, 1983.
51. Pybus, D. A., Torda, T. A.: Dose-effect relationships of extradural morphine. Br. J. Anaesth. 54: 1259–1262, 1982.
52. Magora, F., Olshwang, D., Eimerl, D. et al.: Observations on extradural morphine analgesia in various pain conditions. Br. J. Anaesth. 52: 247–251, 1980.
53. Shulman, M. S., Brebner, J., Sandler, A.: The effect of epidural morphine on post-operative pain relief and pulmonary function in thoracotomy patients. Anesthesiology 59: A192, 1983.
54. Rawal, N., Sjostrand, U., Dahlstrom, B.: Postoperative pain relief by epidural morphine. Anesth. Analg. 60: 726–731, 1981.
55. Snyder, S. H.: Opiate receptors and internal opiates. Sci. Am. 236: 44–56, 1977.
56. Cousins, M. J., Mather, L. E.: Intrathecal and epidural administration of opioids. Anesthesiology 61: 276–310, 1984.
57. Pert, C. B., Snyder, S. H.: Opiate receptors: Demonstration in nervous tissue. Science 179: 1011–1014, 1973.
58. Atweh, S. F., Kuhar, M. J.: Autoradiographic localization of opiate receptors in rat brains. I. Spinal cord and lower medulla. Brain. Res. 124: 53–67, 1977.
59. Glynn, C. J., Mather, L. E., Cousins, M. J. et al.: Peridural meperidine in humans: Analgetic response, pharmacokinetics and transmission into CSF. Anesthesiology 55: 520–526, 1981.
60. Holland, A. J. C., Srikantha, S., Tracey, J. A.: Epidural morphine and postoperative pain relief. Can. Anaesth. Soc. J. 28: 453–457, 1981.
61. Chayen, M. S., Rudick, V., Borvine, A.: Pain control with epidural injection of morphine. Anesthesiology 53: 338–339, 1980.
62. Martin, J., Lamarche, Y., Tetrault, J. P.: Epidural and intrathecal narcotics. Can. Anaesth. Soc. J. 30: 662–673, 1983.
63. siehe Nr. 81
64. Crawford, R. D., Batra, M. S., Fox, F.: Epidural morphine dose response for postoperative analgesia. Anesthesiology 55: A150, 1981.
65. Martin, R., Salbaing, J., Blaise, G. et al.: Epidural morphine for postoperative pain relief. A dose response curve. Anesthesiology 56: 423–426, 1982.
66. Mathews, E. T., Abrams, L. D.: Intrathecal morphine in open heart surgery. Lancet. 1: 543, 1980.
67. Katz, J., Nelson, W.: Intrathecal morphine for postoperative pain relief. Reg. Anaesth. 6: 1–3, 1981.
68. Fromme, G. A., Gray, J. R.: A comparison of intrathecal and epidural morphine for treatment for post-thoracotomy pain. Anesth. Analg. 64: 185–304, 1985.
69. Gustafsson, L. L., Schildt, B., Jacobsen, K.: Adverse effects of epidural and intrathecal opiates: Report of a nationwide survey in Sweden. Br. J. Anaesth. 54: 479–486, 1982.
70. Reiz, S., Westberg, M.: Side effects of epidural morphine. Lancet. 2: 203–204, 1980.
71. Weddel, S., Ritter, R.: Serum levels following epidural administration of morphine and correlation with relief of post-surgical pain. Anesthesiology 54: 210–214, 1981.
72. Knill, R. L., Clement, J. L., Thompson, W. R.: Epidural morphine causes delayed and prolonged ventilatory depression. Can. Anaesth. Soc. J. 28: 537–543, 1981.
73. Welch, D. B.: Epidural narcotics and dural puncture. Lancet. 1: 55, 1981.
74. Colpaert, F. C.: Can chronic pain be suppressed despite purported tolerance to narcotic analgesia? Life Sci. 24: 1201–1210, 1979.
75. Coombs, D. W., Saunders, R. L., Gaylor, M. et al.: Epidural narcotic infusion: Implantation technique and efficacy. Anesthesiology 55: 469–473, 1981.
76. Zenz, M., Piepenbrock, S., Schappler-Scheele, B. et al.: Epidural morphine analgesia (PMA). III. Cancer pain. Anaesthetist 30: 508–513, 1981.
77. Zenz, M., Schappler-Scheele, B., Neuhans, R. et al.: Long term peridural morphine analgesia in cancer pain. Lancet. 1: 91, 1981.
78. Bromage, P. R., Camporesi, E. M., Durant, P. A. C. et al.: Nonrespiratory side effects of epidural morphine. Anesth. Analg. 61: 490–495, 1982.
79. Evron, S., Magora, F., Sadovsky, E.: Prevention of urinary retention with phenoxybenzamine during epidural morphine. Br. Med. J. 288: 190, 1984.
80. Petersen, T. K., Husted, S. E., Rybro, L. et al.: Urinary retention during I. M. and extradural morphine analgesia. Br. J. Anaesth. 54: 1175–1177, 1982.
81. Bromage, P. R., Camporesi, E., Chestnut, D.: Epidural narcotics for postoperative analgesia. Anesth. Analg. 59: 473, 1980.
82. Torda, T. A., Tybus, D. A.: Clinical experience with epidural morphine. Anaesth. Intensive Care 9: 129–134, 1981.

83. Bromage, P. R.: The price of intraspinal narcotic analgesia. Anesth. Analg. 60: 461–463, 1981.
84. Lanz, E., Theiss, D., Riess, W. et al.: Epidural morphine for postoperative analgesia: A double-blind study. Anesth. Analg. 61: 236–240, 1982.
85. Bromage, P. R., Camporesi, E. M., Durant, P. A. et al.: Rostral spread of epidural morphine. Anesthesiology 56: 431–436, 1982.
86. Bowen-Wright, R. M., Goroszeniuk, T.: Epidural fentanyl for pain of multiple fractures. Lancet. 2: 1033, 1980.
87. Welch, D. B., Hrynaszkiewicz, A. T.: Postoperative analgesia using epidural methadone. Administration by the lumbar route for thoracic pain relief. Anaesthesia 36: 1051–1054, 1981.
88. Steidl, L. J., Fromme, G. A., Danielson, D. R.: Lumbar versus thoracic epidural morphine for post-thoracotomy pain. Anesth. Analg. 63: 277, 1984.
89. Johnston, J. R., McCaughey, W.: Epidural morphine: A method of management of multiple fractured ribs. Anaesthesia 35: 155–157, 1980.
90. Fromme, G. A., Steidl, L. J., Danielson, D. R.: Comparison of lumbar and thoracic epidural morphine for relief of postthoracotomy pain. Anesth. Analg. 64: 454–455, 1985.
91. Lomessy, A., Magnin, C., Viale, J. et al.: Clinical advantages of fentanyl given epidurally for postoperative analgesia. Anesthesiology 61: 466–469, 1984.
92. Wolf, M. J., Davies, G. K.: Analgesic action of extradural fentanyl. Br. J. Anaesth. 52: 357–358, 1980.
93. Welch, D. B., Hrynaszkiewicz, A.: Postoperative analgesia using epidural methadone. Administration by the lumbar route for thoracic pain relief. Anaesthesia 36: 1051–1054, 1981.
94. Wakerlin, G., Shulman, M. S., Yamaguchi, L. Y. et al.: Experience with lumbar epidural hydromorphone for pain relief after thoracotomy. Anesth. Analg. 65: S163, 1986.
95. Mok, M. S., Louie, B. W., Hwong, B. F. et al.: Epidural nalbuphine for the relief of pain after thoracic surgery. Anesth. Analg. 64: S258, 1985.
96. Coombs, D. W., Saunders, R. L., Pageau, M. G.: Continuous intraspinal narcotic analgesia. Technical aspects of an implantable infusion system. Reg. Anaesth. 7: 110–113, 1982.

Register

A

Abklemmphase bei TAA 358
AIDS 280
Air trapping 267
Airway-pressure-release-Ventilation (APRV) 417, 431
alveoläre Hypoxie 43f.
alveoläre Ventilation 58f.
Alveolen, Anatomie 26f.
Anästhesie
–, Aufrechterhaltung 198
–, Einleitung 197
Anästhetika
–, Beeinflussung des Gasaustauschs 185
–, Effekt auf Atemwegsreaktivität 183, 184
–, Effekt auf HPV 188
–, Effekt auf kardiovaskuläre Funktion 184
–, Effekt auf Oxygenierung bei Ein-Lungen-Ventilation 189
–, koronare Herzkrankheit 185
Analgetika 438
Anaphylaxie 68
Anatomie der Atemwege bei Neugeborenen 382f.
Antibiotika 9
Antihistaminika 277
Aortenaneurysma, thorakales 244, 339, 353
Aorteneingriff 244
Aortenruptur, traumatische 354f.
ARDS 42, 79, 419, 431
Arrhythmie 412
– in Thoraxchirurgie 287, 288
Asphyxie bei Hämoptyse 351
Aspiration nach Ösophaguseingriffen 289
Asthma bronchiale 55
Atemarbeit 51
Atemdepression nach epiduralem Morphin 442f.
Atemmuster unter Anästhesie 69
Atemwegsobstruktion 54f., 56
–, akute 370
– durch Mediastinaltumoren 336f.
Atemwegswiderstand (s. a. Resistance) 74f.

B

Beatmung
–, konventionelle 261
–, Komplikationen 433
Beta-Agonisten 276
Blutfluß
– und Ein-Lungen-Beatmung 100f., 192, 193
–, Verteilung unter Zwei-Lungen-Beatmung 191
Bluttransfusion
–, Gründe gegen 280
–, Indikation 280
Blutverlust
–, Einschätzung 277f.
–, Einsparung von Fremdblut 282
–, mäßiger 280
–, minimaler 279
–, physiologische Reaktionen 279
–, schwerer 281
–, Ursachen 281
Bohreffekt 61, 65
Bronchialarterien, Anatomie 30
Bronchialarterienblutung 407
Bronchialbaum, Anatomie 24f.
Bronchialblocker 229, 395f.
– bei Hämoptyse 351
Bronchialkarzinom
–, Diagnose 118f.
–, Stadieneinteilung 121f.
–, Symptome 114f.
–, Überlebensrate 122
Bronchialvenen, Anatomie 30
Bronchodilatatoren 275, 276
Bronchographie 399f.
bronchopleurale Fistel 359f., 408
– bei tracheobronchialer Ruptur 364f.
bronchopulmonale Lavage 330f.
–, Anästhesietechnik 331f.
–, Doppellumentubus 332f.
–, Lagerung 332
bronchopulmonale Segmente 24
Bronchoskopie 299
–, Allgemeinanästhesie 305
– bei Fremdkörperaspiration 371
– bei Hämoptyse 349
–, diagnostische 398f.
–, fiberoptische 299, 300f., 397, 399, 427
–, fiberoptische, bei Hämoptyse 351

–, fiberoptische, bei linksseitigen Doppellumentuben 215f.
–, fiberoptische, bei Lungenseparation mit Einlumentubus 231
–, fiberoptische, bei rechtsseitigen Doppellumentuben 216
–, fiberoptische, beim Einführen von Doppellumentuben 214
–, fiberoptische, Größenverhältnis Bronchoskop – Doppellumentubus 225
–, fiberoptische, zur Lagekontrolle von Doppellumentuben 215f.
–, flexible, Allgemeinanästhesie 303
–, flexible, fiberoptische, Einführung 14
–, flexible, Komplikationen 303
–, flexible, Lokalanästhesie 302f.
–, Komplikationen 305f.
–, Lokalanästhesie 305
–, starre 299, 304f.
–, Ventilation 304
Bronchospasmus 55
–, Behandlung 274f.
–, Prophylaxe 275
Bronchusruptur 408
Bullektomie 327f.
–, Anästhesietechnik 328f.
–, Doppellumentubus 328f.
–, Pneumothorax 329

C

Carboanhydrase 65
Cardiac output 78, 285, 286, 420
Carinaresektion 265
Chemotherapie, präoperativ bei Ösophagustumoren 290
cholinerge Krise 341
Cholinesterasehemmer bei Myasthenia gravis 341f.
Closing capacity (cc) 45f., 70f.
CO_2-Produktion 81
Cole-Tubus 265
Compliance 40, 47f., 77
– und Seitenlage 96
CPAP, Einführung 13f.
Cuff
–, quantitative Bestimmung des Verschlußdrucks 226
–, Verminderung von Schäden 227

D

De-Bakey-Klassifizierung 353 f.
differenzierte Beatmung 423 f.
– bei bronchopleuraler Fistel 360
2,3-Diphosphoglycerat (2,3-DPG) 61 f.
Doppellumentubus 409, 425
– bei bronchopleuraler Fistel 361
– bei Hämoptyse 350
– bei Lungenabszeß 362
–, Bryce-Smith-Tubus 207
–, Carlens-Tubus 206
–, Dichtigkeitsprüfung 226
–, Einführen des linksseitigen 211
–, Entwicklung 12 f.
–, Fehllagen bei linksseitigem 212 f.
–, Gebrauch des Fiberbronchoskops zum Einführen 214 f.
–, Grundzüge und Bestandteile 205
–, Intubation mit 205 f.
–, Komplikationen 227 f.
–, Kontraindikationen für linksseitigen 208
–, konventionelles Vorgehen bei Intubation 209 f.
–, korrekte Lage bei linksseitigem 212
–, Nachteile 205
–, relative Kontraindikationen 228
–, Robertshaw-Tubus 206 f.
–, Röntgendiagnostik zur Lagebestimmung 225
–, Sicherheitsspielraum beim Legen 218
–, Sicherheitsspielraum, linksseitige Doppellumentuben 218 f.
–, Sicherheitsspielraum, rechtsseitige Doppellumentuben 219, 220, 223 f.
–, Vorteile 205
–, White-Tubus 206
Drainage des Pleuraraums 241 f.
Druck-Volumen-Diagramm 40, 51
Druckunterstützung 417, 430 f.
Ductus arteriosus 378, 386, 390

E

Ein-Lungen-Beatmung 98 f., 246 f.
–, abhängige, beatmete 247 f.
–, Anästhesietechnik 197
–, arterielle Sauerstoffspannung 192
–, Atemzugvolumen 249
–, auf die abhängige Lunge 251 f.
–, auf die nichtabhängige Lunge 252 f.
–, Beatmungsfrequenz 250
– bei thorakalem Aortenaneurysma 358
–, Blutflußverteilung 247
–, CPAP 250
–, differenzierte Durchführung 251 f.
–, Effekt von Isofluran 192
–, Gesamtübersicht 258

–, High-frequency-Beatmung der nichtabhängigen Lunge 257
–, konventionelle Durchführung 248 f.
–, nichtabhängige, nichtventilierte Lunge 246, 247
–, PEEP 257
–, Sauerstoffkonzentration 248 f.
–, Shunt 192
– und Adipositas 343
–, Ventilationsmethode 248
–, Verteilung des Blutflusses 192
Elektrolytbedarf bei Neugeborenen 382
Embolisation bei Hämoptyse 349
Endorphine 438
endotracheale Intubation, Geschichte der 8 f.
Endotrachealtuben
–, Komplikationen 433
– und fiberoptische Bronchoskopie 300 f.
Entwöhnung (von der Beatmung) 430 f.
Epiduralanalgesie 437, 439 f., 441
–, Komplikationen 442 f.
Epiduralkatheter 444
extrakorporale Membranoxygenierung (ECMO) während bronchopulmonaler Lavage 334
Extubation 432
–, Komplikationen 433
Extubationskriterien 430

F

Fentanyl, epidurales 444 f.
fetale Zirkulation 377 f.
Fick'sches Prinzip 63 f.
F_iO_2 76, 83, 418
Flüssigkeitsbedarf bei Neugeborenen 382
Fogarty-Okklusions-Katheter 229
Foley-Katheter 229
Foramen ovale 45, 377 f., 411
Fremdkörperaspiration 370 f.
Fremdkörperentfernung 370 f.
Füllungsdruck 423
funktionelle Residualkapazität (FRC) 44 f., 52 f., 56 f., 70 f., 72 f., 77, 128, 419 f.
– und Seitenlage 95 f.

G

Gefäßstriktur 381 f.
Gefäßwiderstand, systemischer 285
Gerinnungsstörungen durch Massivtransfusion 283
Gordon-Green-Tubus 231, 232

H

Hämatothorax 364, 366, 367
Hämodynamik 286
Hämoptyse 348 f.
Hämostase 282, 283
Haldaneeffekt 65
Halothan 84
– und muköziliäre Clearance 77
Hauptbronchien, Anatomie 22 f.
Herniendildung des Herzens 405 f.
Herztamponade 369
Herzzeitvolumen, s. Cardiac output
High-flow-Apnoe-Ventilation 261, 269 f.
– bei Operationen an größeren Luftwegen 270, 271
–, kontinuierliche 271 f.
– mit Unterbrechungen 270, 271
High-frequency-jet-Ventilation (HFJV) 263
– bei bronchopleuraler Fistel 361
High-frequency-oscillation-Ventilation (HFOV) 263, 264
High-frequency-positive-pressure-Ventilation (HFPPV) 263
High-frequency-Ventilation (HFV) 261 f.
–, Anwendung bei bronchopleuralen Fisteln 266, 267, 360
– bei tracheobronchialer Ruptur 368
–, Charakteristiken 263
–, Einführung 14
–, ungünstige Aspekte 268
Höhenkrankheit 44
Hyperkapnie 80, 84 f., 417
– und HPV 105
Hyperoxie 83 f.
Hypertension, pulmonale 170
Hyperventilation 72
Hypokapnie 81, 85, 417
– und HPV 105
Hypoventilation 44, 72, 80
Hypoxämie 82 f.
– und Ein-Lungen-Beatmung 107
– unter Anästhesie 71 f.
Hypoxie 78 f., 81 f.
hypoxisch pulmonale Vasokonstriktion (HPV) 43 f., 70 f., 78, 188 f.
–, Inhibition durch Isofluran 195
– und Ein-Lungen-Beatmung 100 f.

I

Inhalationsanästhetika
–, Atemwegsirritabilität 196
–, halogenierte, Einführung 12 f.
–, kardiovaskuläre Stabilität 196
Immunsuppression 280
Interkostalblockade 414, 437, 439
Intermittent-mandatory-Ventilation (IMV) 416, 429
interstitieller Raum
–, Anatomie 27 f.

– und Flüssigkeitsverteilung 37f.
intravenöse Anästhetika
– bei KHK 196
–, HPV 188
Intubation
–, endobronchiale, mit Einlumentubus 231f.
–, Komplikationen 433
Inversed-ratio-Ventilation (IRV) 417, 431

K

Kalorienbedarf bei Neugeborenen 382
kardiovaskuläre Funktionsprüfung, präoperative Einschätzung 134
Ketamin zur Anästhesie in der Thoraxchirurgie 196
kolloidonkotischer Druck 37
kongenitale Zysten 382, 393
kongenitales Emphysem 382, 393, 394
Kontraktilität 285
koronare Herzerkrankung (KHK) 286, 287
Kryoanalgesie 437, 440f.

L

Lagerung 71, 77, 236
–, Seitenlagerung bei posterolateraler Thorakotomie 236
Lagerungsschädigung 413
Laryngoskopie, Geschichte der 8f.
Laserresektion 314f.
–, photodynamische Laserstrahltherapie 318
– und Anästhesietechnik 316f.
Lasertypen 315
–, Kohlendioxyd-Laser 318
–, Nd-YAG-Laser 315, 319
linksventrikulärer enddiastolischer Füllungsdruck (LVEDP) 423
Lokalanästhetika 439f.
Low-flow-Apnoe-Ventilation 268f.
Lungenabszeß 361f.
Lungenembolie 79
Lungenemphysem 55
Lungenempyem 361f.
Lungenfunktion
–, globale Funktionstests 126
–, maximale Atemkapazität 127
–, Minimalkriterien für Lungenresektionen 126
–, präoperative Einschätzung der Situation nach Pneumonektomie 130
–, präoperative respiratorische Behandlung 143f.
–, präoperative Vorbereitung 140, 141
–, Radioisotopen-Untersuchung 128

–, regionale Funktionstests 128, 129
–, Seitenlagerungstest 129
–, Testfolge vor einer Lungenresektion 130, 131
Lungenkapillaren, Anatomie 26f.
Lungenkontusion 364, 366, 368
Lungenlappen, Anatomie 23f.
Lungenödem nach Pneumonektomie 279, 280
Lungenperfusion
–, Verteilung 34f.
–, Zonen der 34f.
Lungenresektionen 10f., 242f.
–, Lobektomie 243
–, Manschettenresektion 244
–, Pneumonektomie 242, 243
–, Segmentektomie 243, 244
Lungenseparation
– durch Bronchialblocker 229
– mit Einlumentubus 232
Lymphknoten, Anatomie 29f.

M

Mandatory-minute-Ventilation (MMV) 417, 431
Manschettenresektion 244
Massivtransfusion
–, Durchführung 283, 284
–, Gerinnungsstörungen 283
–, Störung der Hämostase 283
Mediastinalshift 92
Mediastinaltumoren 336f.
–, Anamnese 135
–, diagnostisches Vorgehen 136
–, präoperative Einschätzung 137
Mediastinalverlagerung 92
Mediastinoskopie
–, Anästhesietechnik 307f.
–, Indikationen 307
–, Komplikationen 308f.
Mediastinum, Anatomie 31f.
Minutenventilation unter Anästhesie 70
Monitoring 153f.
–, abgestuftes Monitoringsystem 154
–, Atemminutenvolumen 157, 160
–, Atemwegsmechanik 159, 162, 165
–, erweitertes, Stufe III 163f.
– für Patiententransport 290f.
–, Gasaustausch 158, 160, 164
–, Grund-, Stufe I 155f.
–, inspiratorische Sauerstoffkonzentration 155
–, kardiovaskuläre Parameter 159, 163, 165f.
–, Komplikationen, Pulmonalarterienkatheter 177, 178
–, kontinuierliche Apnoeüberwachung 155, 159
–, Messung des Lungenwassers 178
–, Muskelrelaxation 159
–, Pulmonalarterienkatheter 173
–, spezielles, Stufe II 159f.

–, spezielles pulmonalvaskuläres 175f.
–, Temperatur 159
–, zentraler Venendruck (ZVD) 172f.
Montgomery-T-Tubus 265
Morphin, epidurales 442f.
muköziliäre Clearance 77
muköziliärer Fluß 77
Muskelrelaxantien bei Myasthenia gravis 342
Myasthenia gravis 340
–, Diagnostik 341
–, Kategorien 341
–, medikamentöse Therapie 341
– und Thymektomie 340
myasthenische Krise 341

N

Naloxon 444
Nervus phrenicus-Verletzung 413
Nervus recurrens-Verletzung 413
Nervus vagus-Verletzung 413
Notfallthorakotomie 368f.

O

O_2-Gehalt, gemischtvenöser 78
O_2-Verbrauch (V_{O_2}) 78
Oberflächenspannung 48f.
Ösophagogramm 365
Ösophagoskopie 311f., 365
Ösophagusatresie 387f.
Ösophaguschirurgie
–, Aspiration 289
–, Ernährungszustand 287f.
Ösophaguseingriff 244
Ösophagusruptur 365, 367, 368
Opiate, epidurale 441f.
Opiatrezeptoren 441
Opioide, s. Opiate

P

paradoxe Atmung 92f.
Paraplegie 413
parenterale Ernährung, intraoperative Probleme 289
partieller Bypass bei thorakalem Aortenaneurysma 355f.
patientenkontrollierte Analgesie 438
Peak inspiratory force (PIF) 429
PEEP (positiv endexspiratorischer Druck) 168, 169, 411, 419f., 427f.
– bei bronchopleuraler Fistel 360f.
–, Einführung 13f.
– und Cardiac output 422f.
– und Seitenlage 95f.
Pleuradrainage 366, 367, 408
Pneumonektomie 10f., 242, 405, 408
–, Lungenödem nach 279
Pneumothorax 359, 364, 366, 367

postoperative Blutung 407f.
Prämedikation 148
–, Histaminfreisetzung 148
Pressure support (PS), s. Druckunterstützung
Pruritus nach epiduralem Morphin 444
Pulmonalarterien
–, Anatomie 26
–, Ligatur 259
pulmonale Hypertension 44
–, nichtinvasive Diagnostik 133
pulmonale Komplikationen
–, postoperative 141
–, Senkung der Inzidenz 142, 143
pulmonale Sequestration 382, 394, 395
pulmonale Vasodilatation 44
pulmonale Vasokonstriktion 378f., 387
–, aktive 42
–, hypoxische 43f.
pulmonalvaskulärer Widerstand (PVR) 420f.
–, nichtinvasive Diagnostik 122, 133
Pulmonalvenen, Anatomie 26
P_vO_2 und HPV 103

R

Rechts-links-Shunt (Q_s/Q_t) 44f., 62f., 79, 386, 411, 423f.
Rechtsherzinsuffizienz 410f.
rechtsventrikuläre Dysfunktion 420f.
Relaxantien 73, 78
Relaxation und Seitenlage 96
Resistance 49f.
respiratorische Insuffizienz 410
respiratorisches Distress-Syndrom 379, 385
Retinopathie 380
Rückenlage 75

S

Sauerstoff-Hämoglobin-Dissoziationskurve 60f.
Sauerstoffangebot, Determinanten des myokardialen 186
Sauerstofftoxizität 83f., 418f.
Sauerstofftransport 60f.
Schmerzbehandlung 437f.
Schnittführung
– bei anteriorer Thorakotomie 239
– bei medianer Sternotomie 240, 242
– bei Minithorakotomie 241
– bei posteriorer Thorakotomie 239
– bei postero-lateraler Thorakotomie 238
Schock 79, 80
seitengetrennte Lungenbeatmung 202f.
–, Indikationen absolut 202f.
–, Indikationen relativ 203, 204
Seitenlage 93f.
Sekretolyse 427
Septumverlagerung 422
Shuntfluß 378f., 423f., 766
– und Ein-Lungen-Beatmung 100f.
SIMV 417
Sleeve pneumectomy 265
Spannungspneumothorax 408
Stanford-Klassifizierung 354f.
Sternotomie, mediane 237
Sudden infant death syndrom, SIDS 381
Surfactant 25, 49, 379

T

Tachyphylaxie 445
Thermoregulation bei Früh- und Neugeborenen 381
Thorakotomie
–, anteriore 236
–, Mini- 237
–, posteriore 237
–, postero-laterale 236
Thorakoskopie 310
Thorax, instabiler 363f., 365, 367
Thoraxdrainage (s. a. Pleuradrainage) 291
– bei bronchopleuraler Fistel 361
– bei Pneumonektomie 292, 293
Thoraxdrainagesystem 292
Thoraxtrauma 362f., 445
Thymektomie 340f.
–, Anästhesietechnik 341f.
Toleranz bei Epiduralanalgesie 445
Totraumventilation 58f., 80
Trachearesektion 265, 266, 320
–, Endobronchialtuben 322f.
–, Endotrachealtuben 322f.
–, High-flow-jet-Ventilation 325f.
–, High-frequency-pressure-Ventilation 327
–, intraoperative Überwachung 321
– und Beatmungstechnik 321f.
Tracheobronchialbaum, mittlerer Druckmesser 225
tracheobronchiale Ruptur 364f., 366, 368
tracheoösophageale Fistel 387
transkutane elektrische Nervenstimulation 441
Transport
–, Checkliste 291
– des Patienten 290f.
–, Gerinnung 293
–, Kreislauf 293
–, Respiration 290, 291
Tumorschmerzen 445

V

vasoaktive Substanzen und pulmonaler Kreislauf 66f.
Vena-cava-superior-Syndrom 338f.
Ventilations-Perfusions-Verhältnis (V_A/Q) 40f., 76f.
– und Ein-Lungen-Beatmung 102
– und Seitenlage 93f.
Ventilationsverteilung 39f.
Venturiprinzip 300, 306f.
–, Allgemeinanästhesie 307
–, Komplikationen 307
–, Lokalanästhesie 306
–, Ventilation 306
Verschlußdruck, pulmonal-arterieller (Wedge-pressure) 168f.
Verschlußkapazität (s. a. Closing capacity [cc]) 53f.
Vitalkapazität (VC) 429
Vitaminbedarf bei Neugeborenen 382
Vorlast 285
–, linksventrikuläre 166

W

Widerstand, pulmonal-vaskulärer (PVR) 171

Z

Zwerchfellhernien 384f.
Zwerchfellruptur 365, 367, 368
zystische Fehlbildungen, adenomatöse 383, 394, 395
zystische Fibrose 350

Die medizinische Fachbibliothek

Grabow
Postoperative Intensivtherapie
mit einem Geleitwort von Karl Vosschulte
2., neubearb. Aufl. 1991. Etwa 900 S.,
etwa 374 Abb., etwa 320 Tab., geb.
etwa DM 280,–

Nemes/Niemer/Noack
Datenbuch Anästhesiologie und Intensivmedizin

Band 1 · Datenbuch Anästhesiologie
Grundlagen · Empfehlungen · Techniken ·
Übersichten · Grenzgebiete · Bibliographie
3., vollst. rev. u. erw. Aufl. 1985. 579 S.,
86 Abb., 199 Tab., geb. DM 188,– (Vorzugspreis Band 1 bei Abnahme beider Bände DM 170,–)

Band 2 · Datenbuch Intensivtherapie
3., vollst. neubearb. u. erw. Aufl. 1991.
Etwa 1100 S., etwa 220 Abb., geb. etwa
DM 348,– (Vorzugspreis Band 2 bei
Abnahme beider Bände etwa DM 314,–)

Thys/Kaplan
Das EKG in der Anästhesie und Intensivmedizin
1991. Etwa 300 S., etwa 240 Abb.,
etwa 22 Tab., geb. etwa DM 88,–

Tempel
Physostigmin und postnarkotische Vigilanz
1989. 78 S., 13 Abb., 16 Tab., kt. DM 36,–

Murphy/Murphy
Radiologie in Anästhesiologie und Intensivmedizin
Ein Leitfaden für Radiologen und
Anästhesisten
1990. 273 S., 287 Abb. mit 440 Teildarst.,
15 Tab., geb. DM 158,–

Keats
Notfallradiologie
Ratgeber für Radiologen und Ärzte in der
Notaufnahme
2., neubearb. u. erw. Aufl. 1989. 531 S.,
770 Tab., geb. DM 158,–

Dunnill/Colvin/Crawley
Daten zur klinischen Notfallbehandlung und Reanimation
1983. 194 S., zahlr. Abb. u. Tab.,
geb. DM 48,–

Schellong
Künstliche Beatmung
Strukturgeschichte eines
ethischen Dilemmas
1990. 236 S., 13 Abb., kt. DM 69,–

Preisänderungen vorbehalten

GUSTAV FISCHER VERLAG Stuttgart New York
SEMPER BONIS ARTIBUS

Die medizinische Fachbibliothek

Stoelting/Dierdorf/McCammon
Anaesthesie und Vorerkrankungen
1991. Etwa 1000 S., 209 Abb., 173 Tab.,
geb. etwa DM 180,–

Vandam
Anästhesiologische und internistische Betreuung des Patienten in der perioperativen Phase
1990. 344 S., 22 Abb., 27 Tab.,
geb. DM 128,–

Gravenstein/Paulus
Praxis der Patientenüberwachung (Monitoring)
1985. 379 S., 164 Abb., 28 Tab.,
geb. DM 138,–

Hoerster/Kreuscher/Niesel/Zenz
Regionalanästhesie
Operativer Bereich · Geburtshilfe · Schmerztherapie
3., neubearb. u. erw. Aufl. 1989. 299 S.,
225 Abb., geb. DM 124,–

Yao/Artusio
Anästhesiologie
Problemorientierte Patientenbehandlung
2., neubearb. u. erw. Aufl. 1991.
Etwa 650 S., etwa 25 Abb., etwa 30 Tab.,
geb. etwa DM 148,–

Atkinson/Rushman/Lee
Synopsis der Anästhesie
2., bearb. Aufl. 1986. 1062 S., 20 Abb.,
18 Tab., Ln. DM 110,–

Jöhr
Kinderanästhesie
1990. 190 S., 34 Abb., 47 Tab., DM 26,80

Brown/Fisk
Kinderanästhesie
mit Aspekten der Intensivbehandlung
1985. 473 S., 176 Abb., 32 Tab.,
geb. DM 186,–

Platt
Handbuch der Gerontologie
Band 4/1 · Anästhesie, Chirurgie, Neurochirurgie
1990. 525 S., 224 Abb., 122 Tab.,
Ln. DM 435,–

Stober
Anästhesie bei geriatrischen Patienten
1987. 168 S., 31 Abb., 24 Tab., kt. DM 38,–

Preisänderungen vorbehalten

GUSTAV FISCHER VERLAG
SEMPER BONIS ARTIBUS
Stuttgart
New York